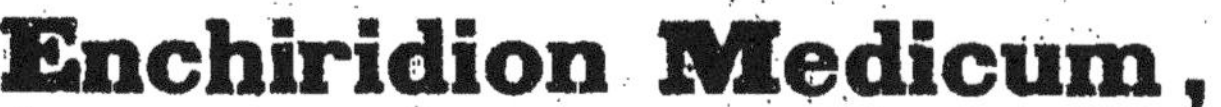

Enchiridion Medicum,

AF462968

OU

MANUEL

DE

MÉDECINE PRATIQUE,

FRUIT D'UNE EXPÉRIENCE DE CINQUANTE ANS;

PAR CHRÉTIEN-GUILLAUME HUFELAND,
Premier médecin du Roi de Prusse.

TRADUIT DE L'ALLEMAND, SUR LA 4ᵉ ÉDITION,

PAR A.-J.-L. JOURDAN,
Membre de l'Académie Royale de Médecine.

PARIS
LIBRAIRIE MEDICALE ET SCIENTIFIQUE DE P. LUCAS,
A L'ANGLE DES RUES RACINE ET DE LA HARPE, 82.

STRASBOURG. DERIVEAUX ET LEVRAULT.
MONTPELLIER. CASTEL ET SEVALLE.

1838

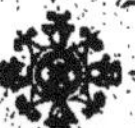
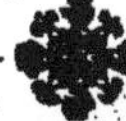

Td 30 295

~~T. 2830.~~

MANUEL

DE

MÉDECINE PRATIQUE.

ON TROUVE CHEZ LE MÊME LIBRAIRE.

—

GALTIER, Traité de Pharmacologie et de l'art de formuler, *Paris*, 1838, in-8. 4 50

— Traité de matière Médicale, *Paris*, 1838, in-8. 8 0

— Traité de Toxicologie, *Paris*, 1838, in-8. (*sous presse.*)

ANDRAL, Maladies de l'abdomen, 2e. édit. *Paris*, 1830-1831, 2 vol. in-8. 14 0

BATEMAN. Abrégé pratique des Maladies de la Peau, classées d'après le système nosologique du docteur Willan, trad. de l'anglais par Bertrand. *Paris*, 1820, in-8. fig. 6 0

BONNET, Traité des Maladies du Foie, in-8. 3 50

CAPURON, Cours théorique et pratique d'Accouchemens, 4e. édit. *Paris*, 1828, in-8. 9 0

CAYOL, Clinique médicale, suivie d'un traité des maladies cancéreuses, *Paris*, 1833, in-8. 7 0

A. C. CELCI, de medicinâ libri octo, belle édition, *Paris*, 1826, in-8. 3 50

HIPPOCRATE (Traduction des œuvres médicales d'), sur le texte grec, d'après l'édition de Foës, *Toulouse*, 1801, 4 vol. in-8. 20 0

LACHAISE, Précis physiologique sur les Courbures de la Colonne vertébrale, *Paris*, 1827, in-8. 4 50

SCARPA, Traité des Maladies des Yeux, traduit de l'italien sur la 5e. et dernière édition, et augmentée de notes par J. B. Bousquet et N. Bellanger, *Paris*, 1821, 2 v. in-8. au lieu de 10 f. 7 0

SYDENHAM; Médecine pratique, trad. par Jault, nouvelle édition, augmentée d'une Notice sur la vie et les écrits de l'auteur par M. Prunelle, professeur de la Faculté de Médecine de Montpellier, *Montpellier*, 1816, 2 vol. in-8. 10 0

ENCYCLOPÉDIE DES SCIENCES MÉDICALES, par une réunion de professeurs sous la direction de M. Bayle. Ce recueil sera composé des ouvrages indispensables au praticien. Il sera publié en 100 liv. dont 68 sont en vente. Prix de chaque liv. 1 50
Chaque ouvrage se vend séparément.

A. BARBIER. — IMPRIMERIE DE P. BAUDOUIN,
rue et hôtel Mignon, 2.

Enchiridion Medicum,

OU

MANUEL

DE

MÉDECINE PRATIQUE,

FRUIT D'UNE EXPÉRIENCE DE CINQUANTE ANS;

PAR CHRÉTIEN-GUILLAUME HUFELAND,
Premier médecin du Roi de Prusse.

TRADUIT DE L'ALLEMAND, SUR LA 4e ÉDITION,

PAR A.-J.-L. JOURDAN,
Membre de l'Académie Royale de Médecine.

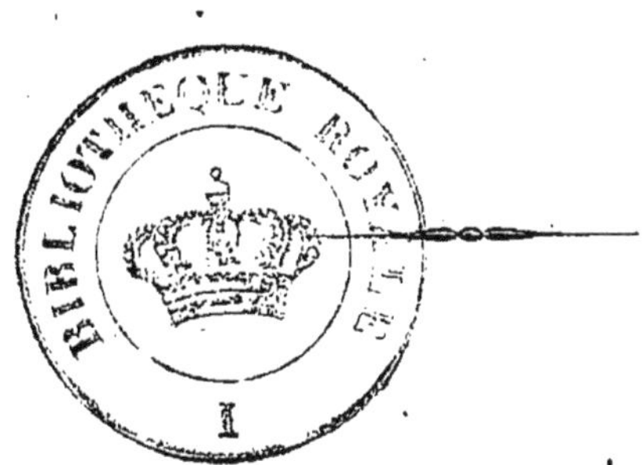

PARIS
LIBRAIRIE MEDICALE ET SCIENTIFIQUE DE P. LUCAS,
A L'ANGLE DES RUES RACINE ET DE LA HARPE, 82.

STRASBOURG. DERIVEAUX ET LEVRAULT.

MONTPELLIER. CASTEL ET SEVALLE.

1838

PRÉFACE.

—

Enseigner et agir ont rempli ma vie entière. Pendant cinquante années consacrées à l'exercice et à l'enseignement de la médecine, j'ai eu assez d'occasions de reconnaître, tant ce qu'il y a d'invariable, d'essentiel et d'utile dans la pratique, que ce qui peut imprimer une bonne direction et fournir un guide sûr aux jeunes gens appelés à débuter dans la carrière médicale. J'ai donc cru ne pouvoir mieux employer la fin de ma vie qu'à en présenter les résultats sous la rédaction la plus serrée et la plus concise.

De là naquit cet ouvrage, qui, depuis plusieurs années déjà, était mon occupation journalière, aux heures de loisir. Il ne devait être livré au public qu'après ma mort; je prie donc de le considérer comme la parole et le legs d'un homme qui a vécu, et qui n'attend plus rien du monde. Mais la Providence ayant prolongé mes jours au-delà de mon attente, je n'ai pu résister aux instances de mes amis, qui m'engageaient à le publier et à ne pas retarder l'influence utile qu'il est peut-être appelé à exercer. Je m'y décidai d'autant plus volontiers que je ne voulais pas en retenir trop long-temps le produit, destiné par moi à une fondation en faveur des médecins nécessiteux.

Ce livre a donc deux buts.

D'abord il doit servir de guide clinique aux médecins qui débutent, imprimer une direction convenable à leur esprit, et leur offrir, exempt de toute hypothèse, l'exposé aussi rapide et abrégé que possible des notions les plus nécessaires que la pratique fournit, à l'égard tant des méthodes thérapeutiques que des médicaments sur lesquels on peut le plus compter dans chaque maladie.

De plus, il me fournit à moi-même le moyen de consigner le résultat de ma longue expérience, en ce qui concerne la théorie et le traitement des maladies.

En le rédigeant, j'ai toujours songé aux jeunes médecins pour lesquels j'écrivais. Les heures que j'y consacrais semblaient faire suite à l'enseignement clinique auquel je m'étais livré pendant une si longue série d'années, et que l'âge ne me permettait plus de continuer au lit du malade. J'ai donc eu principalement sous les yeux les besoins de celui qui débute dans la carrière médicale, et partout j'ai cherché les meilleurs moyens d'y satisfaire.

Ainsi cet ouvrage a pour tendance de simplifier autant que possible la nosographie et la thérapeutique, et pour caractère de reposer uniquement sur l'observation, dans tout ce qui concerne l'exposition des maladies et la manière de les juger.

De là sont résultées les qualités suivantes qui le distinguent.

Le diagnostic des maladies est exposé avec autant de brièveté et de précision que possible. Je ne donne que les signes pathognomoniques essentiels, ceux qui se lient inséparablement à l'existence d'une maladie, la différencient de toutes les autres, et sont comparables aux caractères spécifiques que les naturalistes assignent aux espèces de plantes et d'animaux. Car j'ai reconnu que les descriptions trop détaillées rendent le diagnostic difficile, et l'embrouillent même, au début des études.

Dans la pathologie et l'analyse, j'ai soigneusement évité tout ce qui porte le cachet des hypothèses ou des idées spéculatives, et je n'ai rapporté que les théories reposant sur les faits, celles sans lesquelles on ne saurait raisonner, ni par conséquent s'élever à des idées thérapeutiques justes et à la connaissance des indications.

Eu égard à la thérapeutique, j'ai noté l'idée et l'indication fondamentales du traitement. Pour ce qui concerne les procédés et moyens, dont le nombre s'accroît chaque jour, mais qui souvent retombent dans l'oubli avec la même promptitude qu'ils en sortent, et qui ne font qu'embarrasser le jeune praticien, au lieu de les citer tous, j'ai choisi seulement ceux dont une longue expérience a rendu l'efficacité non douteuse pour moi. Si donc il arrivait qu'on trouvât omis quelque médicament nouveau, ceux que je recommande auront au moins, je l'espère, le mérite de pouvoir être employés en toute confiance.

Quant à la classification des maladies, elle ne diffère pas de celle qu'en tout temps j'ai adoptée dans mon enseignement et jugée la plus utile pour l'usage clinique. C'est la division d'après les symptômes prédominants. J'ai toujours trouvé que le mieux pour la pratique, et surtout pour les commençants, était de se conformer à la marche de la nature, celle dont on ne doit jamais s'écarter au lit du malade, et qui consiste à procéder du dehors au dedans; elle nous montre d'abord les phénomènes, l'image ou le portrait de la maladie; nous devons ensuite nous accoutumer à pénétrer dans l'intérieur, à scruter l'essence de la maladie, ce qu'elle dérobe à nos regards, son siège et ses relations tant avec l'état de l'organisme qu'avec les causes, et asseoir enfin sur ces recherches les bases d'un plan de traitement. En agissant ainsi, on a le grand avantage d'arriver à connaître ce qu'il y a de général dans chaque classe, l'idée mère de la pathogénie des maladies qui y sont renfermées, les indications fondamentales du traitement qu'elles réclament, et par conséquent d'acquérir une théorie et une méthode curative exactes pour toutes ces maladies, dont chacune n'exige plus dès-lors que les détails rendus nécessaires par la différence des lieux affectés, ce qui non-seulement a beaucoup d'utilité pour la pratique, et en diminue les difficultés, mais encore évite de fastidieuses répétitions. Ainsi, par exemple, quand on adopte la division par systèmes, on est obligé d'examiner, à chaque organe, tous les genres de spasmes, d'affections nerveuses, de vices des sécrétions, de flux et d'inflammations, sans pouvoir, ce qui est néanmoins le point capital pour le praticien, reproduire chaque fois les idées fondamentales de pathogénie et de thérapeutique applicables à la classe entière. Aussi, quoique je regarde cette division d'après les systèmes comme très convenable pour un cadre nosologique, je demeure persuadé que l'autre vaut mieux pour le praticien.

Je dois encore faire remarquer que je livre mon ouvrage au public sans nulle prétention à la renommée. Je m'estime heureux d'être arrivé à un âge où ces considérations terrestres ne me touchent plus. C'est seulement un tribut que j'ai cru devoir payer encore avant de quitter le monde.

Puisse-t-il, en ce sens, être accueilli avec bienveillance, et atteindre au but pour lequel je l'ai destiné, celui d'être utile, et surtout de guider sûrement le jeune praticien au lit du malade. Car je le termine par la même sentence qui servit d'épigraphe à mon premier écrit, le Mémoire couronné sur les scrofules : *Nisi utile est, quod agimus, vana est gloria nostra.*

TABLE.

MANUEL
DE
MÉDECINE PRATIQUE.

LA NATURE ET L'ART.

PHYSIATRIQUE.

Natura sanat, medicus curat morbos.

C'est la nature qui opère toutes les guérisons de maladies; l'art ne fait que lui venir en aide, et il ne guérit que par elle.

De même qu'une maladie ne peut se manifester extérieurement qu'à la suite d'un état morbide de la vie organique, d'un état pathogénétique intérieur, qui est l'unique condition de son existence, de même aussi toute guérison extérieure se rattache à un travail curatif interne, à une opération de la vie organique, ayant pour but de modifier l'état anormal, de le ramener à la normalité, et cette opération seule la rend possible.

Cette proposition est vraie pour toutes les maladies sans exception. Personne ne la met en doute à l'égard des maladies visibles, de celles qu'on nomme chirurgicales. Tout chirurgien avoue que ce n'est pas lui qui guérit une fracture, une plaie, un ulcère, que c'est la force de la nature ou de la vie qui accomplit réellement l'œuvre par ses admirables opérations de l'exsudation, de l'agglutination, de la suppuration, de l'élimination des parties mortes, et de la régénération, et que son rôle, à lui, se réduit à régulariser ces actes, à les diriger vers le but, à écarter tout ce qui pourrait y mettre obstacle. Mais les maladies internes, celles dont les particularités intimes échappent à nos sens, sont exactement dans le même cas, avec cette seule différence qu'ici nous ne pouvons pas voir les opérations curatives de l'élaboration et de l'élimination des matériaux altérés, de la régénération, du rétablissement de l'équilibre. Et la chose a lieu, non-seulement dans les maladies aiguës, où la vie déploie une plus grande activité, mais encore dans les affections chroniques, où le phénomène est toutefois moins rapide et moins frappant. Chaque jour, nous voyons des maladies légères guérir sans nul secours de l'art, et il en arrive autant à de graves lésions, même aux plus redoutables de toutes. Il n'y a point de maladie, depuis la fièvre inflammatoire la plus légère jusqu'à la peste, depuis les suppressions jusqu'aux flux, depuis les lésions purement dynamiques jusqu'aux dyscrasies humorales, qui n'ait été guérie par la nature seule. En quoi donc l'art contribue-t-il à la guérison? Dans les inflammations, nous saignons, nous abattons les forces, et, par là, nous croyons avoir guéri; mais nous n'avons fait qu'écarter les obstacles, enlever le trop plein du sang, calmer l'excès d'irritation, et mettre ainsi la nature à portée d'accomplir le travail intérieur, à proprement parler curatif, qui doit toujours précéder pour que notre traitement réussisse. Dans les états adynamiques et nerveux, nous soutenons les forces, et pensons opérer de cette manière la guérison; mais c'est là ne faire qu'amener la faculté médicatrice au point de pouvoir accomplir les opérations curatives intérieures sans lesquelles la santé ne saurait se rétablir. Même la cure directe des maladies au moyen de ce qu'on nomme des spécifiques est l'œuvre de la nature, car le médicament n'agit qu'en imprimant l'élan, et la réaction, la modification salutaire qui s'ensuivent ne sont possibles que par l'intervention des forces dont le déploiement s'opère à l'intérieur. Sous ce rapport, l'homœopathie, malgré les prétentions qu'elle affiche, fournit la meilleure preuve de la haute puissance de la nature, car elle n'est elle-même qu'une manière de guérir par des spécifiques, et en choisissant pour médicaments les substances qui produisent des effets analogues à ceux des maladies, elle agit précisément sur l'organe souffrant, y sollicite la réaction de la nature, et y fait naître le travail intérieur qui amène la guérison. Dans les dyscrasies également, alors qu'un virus spécifique a infiltré l'organisme, la force médicatrice peut accomplir la guérison; avons-nous besoin de rappeler ici les milliers de personnes qui se sont débarrassées de l'infection vénérienne sans prendre aucun remède, en s'abstenant avec intention de faire usage du mercure? Mais même dans les empoisonnements syphilitiques les plus invétérés, que pourrait le mercure sans la coopération de cette force médicatrice intérieure, qui seule détermine l'élimination simultanée du poison morbide et du poison médicamenteux, la régénération des humeurs indispensable à la guérison complète, la normalisation des sécrétions altérées d'une manière spécifique, et la restauration des parties désorganisées? Combien de fois ne voyons-nous pas le mercure, administré sous toutes les formes imaginables, demeurer sans effet jusqu'au moment où, appelant à son secours une nourriture succulente et des toniques, nous ramenons, dans le corps épuisé, la force vitale au degré d'énergie nécessaire pour que le travail intérieur de la guérison s'accomplisse, et même pour que le mercure puisse exercer son action.

Nulle part cette force curative intérieure ne se montre plus en relief que dans les merveilleuses modifications, appelées crises, transformations ou métaschématismes, et métastases, qu'elle seule amène souvent d'une manière tout-à-fait inopinée et au plus haut point surprenante, et qui, dans une multitude de circonstances, anéantissent ou métamorphosent tout à coup une maladie grave et depuis long-temps rebelle à tous nos efforts. L'homme qu'à la visite du soir nous regardions encore comme infailliblement dévoué à la mort, est pris d'une sueur copieuse pendant la nuit, et, en arrivant auprès de lui le lendemain matin, nous le voyons hors de danger. Au milieu d'une maladie aiguë sérieuse, contre laquelle nous déployons en vain toutes nos ressources, il survient subitement un abcès sur un point quelconque de la surface du corps, et la maladie se trouve ainsi terminée. Enfin, ce qui couronne la force médicatrice de la nature, c'est la victoire qu'elle remporte sur les méthodes les plus variées, les plus opposées, souvent les plus absurdes. Ne voit-on pas journellement, dans les campagnes, des hommes guérir sans aucun secours, ou en dépit d'un traitement insensé ? Et même, en ce qui concerne la médecine rationnelle, je suis arrivé depuis long-temps à l'intime conviction que si la plupart des malades guérissent avec l'aide du médecin, il n'y en a qu'un bien petit nombre qui doivent leur guérison à cette seule assistance.

Tel est le véritable sens du grand mot de *crise*, qui nous vient de l'antiquité la plus reculée, enveloppant un sens si élevé et si mystérieux. Ce n'est pas l'évacuation critique, le changement visible à l'extérieur, qui fait la base des phénomènes dont nos sens sont frappés, mais le travail curatif intérieur, l'élaboration intime de la maladie, l'œuvre de la force en vertu de laquelle la nature assimile, élimine, métamorphose et crée. Voilà ce qu'exprime le mot de crise, voilà ce qu'en le prononçant ont entendu tous les médecins fidèles observateurs de la nature, tous ceux dont le regard savait plonger au fond des choses, tous ceux que les systèmes de l'école n'avaient point aveuglés, depuis Hippocrate jusqu'à Sydenham, Hoffmann et Boerhaave.

J'appelle *physiatrique* la médecine qui conçoit ainsi l'organisme, qui, dans tout ce qu'elle fait, reconnaît et respecte la loi suprême de la vie et de l'activité spontanée de la nature; qui se considère, non comme l'agent, mais comme l'instrument de la guérison intérieure; qui ne puise ses indications que dans les besoins et les exigences de la nature malade; qui ne voit que des actions vitales dans tous les phénomènes organiques, maladie, travail curatif, et effet des médicaments; en un mot, qui vit elle-même dans la vie, et qui, reconnaissant que tout ce qui possède vie, se trouve par cela seul transporté dans une sphère supérieure d'existence, ne se meut et n'agit non plus elle-même que dans les limites de cette sphère, et s'identifie ainsi avec la nature médicatrice. On attache ordinairement à ce terme l'idée de guérison accomplie par la nature; mais je m'en sers pour désigner la *médecine agissant d'après les inspirations de la nature*. Cette médecine est la seule vraie, la seule qui repose sur les lois éternelles de l'organisation. C'est elle qui, depuis Hippocrate, a toujours été l'idéal du véritable médecin, et qui, au milieu du chaos des systèmes scolastiques, est constamment demeurée dans l'ame du vrai praticien. C'est sous sa bannière que je me range et que j'ai toujours marché.

De là découlent ce qu'on doit penser de l'art pour s'en faire une idée juste, ses rapports avec la nature, et le point de vue sous lequel le médecin se trouve placé. Autant il est certain qu'au fond de toute guérison, il y a un travail curatif de la nature, autant il l'est aussi que l'art peut faciliter, appuyer, favoriser ce travail, que parfois même lui seul parvient à le rendre exécutable. A cela tiennent et sa nécessité et sa valeur. Précisons davantage les termes de cette proposition.

1°. L'art peut quelquefois faire cesser la maladie entière et rendre inutile le travail curatif intérieur, en éloignant la cause occasionelle, par exemple un corps étranger, un poison, des saburres, qui déterminaient cette maladie.

2°. La force de la nature est parfois assez exaltée, et les effets en sont assez tumultueux, assez violents, pour qu'elle se porte préjudice à elle-même ou lèse des organes nobles. Ici l'art peut produire le degré d'affaiblissement et de dépression nécessaire pour amener une crise parfaite et prévenir des accidents dangereux.

3°. Il est des cas, au contraire, où la nature n'a point assez d'énergie pour accomplir le travail curatif. Alors l'art intervient, relève les forces à l'aide de moyens appropriés, et par-là rend possible la guérison intérieure, qui autrement ne l'eût point été.

4°. L'art peut écarter les obstacles qui rendent difficile ou impossible l'accomplissement par la nature du travail de la guérison. Tel est le rôle important qu'il joue en prescrivant un régime convenable, en imposant le repos dans les maladies fébriles, en corrigeant l'air vicié, en écartant les aliments nuisibles, etc.

5°. Il peut rendre la nature plus apte à combattre certains états morbides, en ayant recours à des moyens particuliers, qui ont une relation spéciale avec ces états.

6°. Il peut l'aider à parachever la crise qu'elle juge à propos de provoquer.

7°. Enfin, il y a des principes morbifiques et des états morbides dont la nature ne saurait triompher seule, par exemple, le vice syphilitique et les lésions mécaniques. En pareil cas, l'intervention de l'art est nécessaire, soit pour corriger la matière à l'aide de moyens agissant en sens inverse, soit pour appliquer les secours de la mécanique et de la chirurgie.

Voilà quelle est la destination de la médecine, et en même temps quelles en sont les bornes. Le médecin doit être non le *maître* de la nature, mais son *ministre*, son serviteur, ou plutôt son aide, son allié, son ami. Il doit marcher en la tenant par la main, et procéder au grand œuvre sans jamais oublier que c'est elle, et non lui, qui l'accomplit. Il doit avoir sans cesse les yeux fixés sur elle, et ne se permettre que le moins possible d'actes capables de la troubler.

En se plaçant à ce point de départ, le médecin rencontre deux fausses routes, qu'il lui importe d'éviter.

L'une mène à *faire trop peu*, traitement négatif dans lequel on laisse tout à la nature. C'est une faute que commet surtout l'école homœopathique, et qui peut entraîner les plus tristes conséquences, lorsqu'il y a réellement quelque chose de positif à tenter pour sauver le malade. L'inaction ne convient que quand on n'aperçoit aucune indication précise d'agir, quand le traitement exige du temps et de la patience, ou quand, les forces étant en parfait équilibre, la nature opère la crise entière au bout d'un laps de temps déterminé, comme par exemple dans la variole bénigne, la rougeole, etc.

L'autre fausse route conduit à *trop faire*. Ici se rapporte l'abus des émissions sanguines et autres moyens d'une action puissante, quand il est poussé au point de nuire plus à l'organisme que ne pourrait le faire la maladie elle-même.

La médecine embrasse deux catégories d'opérations qu'on peut résumer en ces termes : *connaître* et *agir*, *diagnostic* et *thérapeutique*.

DIAGNOSTIC.

IATROGNOMIQUE, CONNAISSANCE DE L'OBJET DE LA GUÉRISON.

Connaître une maladie, est la première de toutes les conditions pour la guérir. Mais qu'entend-on par-là ? Ce n'est point seulement savoir le nom que porte cette maladie ; ce n'est pas non plus uniquement en saisir les phénomènes apparents (*diagnostic nominal*, *physiographique*, *nosologique*), puisqu'on n'arriverait, de cette manière, qu'à une méthode curative superficielle, symptômatique ; c'est donc connaître l'état morbide intérieur auquel se rattachent les phénomènes visibles, et qui seul peut être l'objet d'un traitement radical. Voilà l'idée qu'on doit se faire du *diagnostic pratique*, de celui dont il s'agit ici. Le diagnostic pratique est l'art de reconnaître l'état morbide intérieur et le siége qu'il occupe, par conséquent aussi l'objet de la guérison, les appels que la nature malade fait à l'art, et de trouver ainsi l'indication à remplir, puisque c'est là-dessus qu'elle repose.

Mais le diagnostic pratique ne comprend pas seulement la *connaissance de la maladie*, il embrasse encore la *connaissance du malade*, c'est-à-dire, de l'individu qui a la maladie, et la détermination, aussi exacte que possible, de son individualité, de ce qui le caractérise. En effet, une même maladie présente, suivant qu'elle existe chez tel ou tel sujet, de grandes différences, qui influent puissamment sur sa forme, ses modifications et son traitement. On ne parvient même à en déterminer les nuances délicates, qu'autant qu'on prend toutes ces particularités en considération, et l'expérience nous apprend que c'est là précisément ce qui distingue le praticien habile et heureux.

Nous allons examiner d'abord la connaissance du malade, après quoi nous passerons à celle de la maladie.

CONNAISSANCE DU MALADE.

Plusieurs particularités servent à caractériser l'individu.

CONSTITUTION.

Nous rapporterons aux espèces suivantes les principales différences physiques, ou diversités de constitution, qui existent entre les hommes.

1°. *Constitution pléthorique, phlogistique, sthénique.* Prédominance du système sanguin, rapidité et richesse de l'hématose, plénitude et force du pouls, rougeur du visage, abondance de chaleur, énergie dans toutes les manifestations de la vie, propension aux congestions sanguines, aux hémorragies, aux inflammations.

2°. *Constitution adynamique, faible, débile.* Pouls faible et facile à déprimer, manque de chaleur, faiblesse dans toutes les fonctions, celles surtout qui dépendent de la volonté, fatigue et dyspnée au moindre mouvement, besoin fréquent de restauration, tant par la nourriture que par l'air frais, mode vicieux de l'excitabilité, qui est ou trop exaltée ou déprimée, mauvais état des sécrétions, qui sont ou trop copieuses ou trop abondantes, disposition aux maladies adynamiques, aux stagnations, aux flux.

3°. *Constitution nerveuse.* Prédominance du système nerveux, grande irritabilité et sensibilité exagérée du corps et de l'âme, inégalité et instabilité de l'état physique et moral, tendance aux spasmes et à d'autres anomalies.

4°. *Constitution sèche et rigide.* Rigidité de la fibre, sécheresse et maigreur du corps entier, rareté des sécrétions et des excrétions, urine fortement colorée, selles peu abondantes et dures, aridité de la peau, teint généralement brun, propension aux congestions sanguines, aux stagnations, surtout dans le bas-ventre, aux maladies sthéniques.

5°. *Constitution humide et lâche.* Laxité de la fibre, chairs mollasses et comme spongieuses, bouffissure, pâleur, défaut de chaleur; les sujets doués de cette constitution, sont sensibles au froid, et ordinairement blonds; disposition aux catarrhes, aux accumulations de mucosités dans tous les organes de la tête, de la poitrine et du bas-ventre, qui en sécrètent, aux congestions et aux extravasations séreuses et lymphatiques, aux flux, aux stagnations, aux crises incomplètes, à la chronicité des maladies.

6°. *Constitution lymphatique, muqueuse.* Elle rentre dans la précédente.

7°. *Constitution gastrique, bilieuse, atrabilaire.* Digestion et déjections irrégulières et incomplètes, disposition incessante aux troubles et aux maladies des organes digestifs, aux obstructions des viscères du bas-ventre, à l'hypocondrie; dans la constitution *bilieuse*, irritabilité morbide du foie, qui fait que la moindre cause donne lieu à des débordements ou à des rétentions de bile; dans l'*atrabilaire*, teint jaunâtre, urine chargée en couleur, constipation, affections hémorroïdales.

8°. *Constitution rhumatismale*, *catarrhale*. Faiblesse et sensibilité morbide de la peau, d'où mauvais état de la transpiration cutanée, qui se supprime aisément; grande propension aux flux et aux catarrhes.

9°. *Constitution psorique*. Altération de la nutrition et de la sécrétion cutanées, d'où résulte que la peau n'est jamais nette, et qu'il y a une prédisposition continuelle aux exanthèmes et aux ulcères, comme aussi une tendance de toutes les maladies ou de toutes les crises à se jeter sur la peau.

10°. *Constitution veineuse*, *hémorrhoïdaire*. Prédominance du système et du sang veineux, surtout dans le bas-ventre : d'où réplétion outre mesure du système de la veine porte, et congestions hémorroïdales.

11°. *Constitution phthisique*. Elongation du corps, rapidité de la croissance, longueur du col, aplatissement et dépression de la poitrine, saillie des omoplates en façon d'ailes, irritabilité du système sanguin, vitesse du pouls, rougeur circonscrite des pommettes, chaleur au creux des mains après avoir mangé, tendance aux révolutions et aux congestions du sang, dyspnée fréquente à l'occasion des mouvements; grande prédisposition, pendant la vie entière, aux maladies des poumons, aux inflammations de ces organes, au crachement de sang, à la phthisie pulmonaire.

12°. *Constitution apoplectique*. Col court et épais, tête grosse et enfoncée entre les épaules, corps court et trapu; propension aux affections de la tête, à l'apoplexie.

HÉRÉDITÉ.

L'état de santé des parents est d'une haute importance pour connaître et caractériser celui de l'individu; car la génération transmet, non-seulement les maladies réelles, mais encore, et surtout, la prédisposition à des maladies qui n'éclatent que pendant le cours de la vie, à certaines époques du développement, ou sous l'influence de circonstances propres à en favoriser la manifestation. Telles sont la propension à la phthisie pulmonaire, à la goutte, à l'affection calculeuse, à la maladie scrofuleuse, aux hémorrhoïdes. Des parents débiles ou âgés procréent des enfants chétifs. La syphilis même passe quelquefois d'une génération à une autre.

SEXE.

La différence des sexes en imprime une au caractère pathologique de l'organisme, et fonde une prédisposition à des maladies qui ne sont point les mêmes. Le sexe masculin a plus de force, d'énergie, de rigidité et de propension aux affections sthéniques; le sexe féminin, davantage de sensibilité et d'excitabilité, moins d'énergie et de durée dans la réaction, une fibre délicate et lâche, une tendance spéciale aux accumulations de lymphe, de mucosités et de graisse, aux maladies nerveuses, à l'hystérie. Une puissante influence pathologique est exercée, chez lui, tant par la vie sexuelle et ses fonctions, la menstruation, la grossesse, la parturition, la lactation, que par la cessation de ces mêmes fonctions.

AGE, PÉRIODE DE LA VIE.

Chaque âge a son caractère propre, auquel se rattachent des maladies, des prédispositions maladives et des genres de mort, car la mortalité varie selon les périodes de la vie. Pendant la *première enfance*, ou jusqu'à la première dentition, la vie est incomplète, à moitié achevée seulement; le développement et la création continuent encore; l'irritabilité et la sensibilité sont grandes; des stimulations légères affectent vivement; il y a tendance aux spasmes et aux congestions vers la tête; la mortalité surpasse celle de tout autre âge : elle est d'un quart. Pendant l'*enfance proprement dite*, ou jusqu'à sept ans, la fibre est lâche et l'excitabilité grande; la force, peu considérable, s'épuise aisément et se restaure de même; propension aux congestions, aux inflammations, aux anomalies de la nutrition et de la reproduction (encéphalite avec exsudation, croup, hypertrophie et atrophie, dyscrasies, scrofules, vers intestinaux); la mortalité est forte, et d'un tiers de tous les individus venus au monde. Jusqu'à quatorze ans, époque du développement de la puberté, il y a plus d'harmonie dans les fonctions et les forces, moins de disposition aux maladies, une mortalité moindre. Pendant la *jeunesse*, depuis quatorze ans jusqu'à vingt-et-un et vingt-quatre ans, accroissement, prédominance du système sanguin, propension aux inflammations, surtout aux congestions cérébrales et pulmonaires, apparition des fonctions sexuelles. Durant *l'âge viril*, de vingt-quatre à cinquante ans, état stationnaire, sans augmentation ni diminution, équilibre, prédisposition aux maladies et mortalité moindres qu'à tout autre époque. Dans *l'âge mûr*, de cinquante à soixante ans, commencement de diminution des forces, paresse et trouble des fonctions, cessation de la vie sexuelle. Dans la *vieillesse*, diminution de la sensibilité, des sens surtout, de la mémoire, de la force musculaire, des sécrétions et de la nutrition, rigidité, sécheresse, même tendance à l'ossification, propension aux dyscrasies, aux dégénérescences et aux désorganisations, affection calculeuse.

TEMPÉRAMENT.

On appelle ainsi le rapport qui existe entre le moral et le physique, et les caractères divers qui résultent de là pour ce dernier. Les tempéraments sont variés à l'infini : cependant on peut les ramener à quatre catégories, susceptibles elles-mêmes d'être rangées dans deux classes principales: ou l'excitabilité est facile à mettre en jeu (*tempérament irritable*), et la réaction, tantôt dure peu (*tempérament sanguin*), tantôt est vive et prolongée (*tempérament colérique*); ou bien l'excitabilité s'émeut avec peine (*tempérament apathique*), et la réaction est courte et pesante (*tempérament flegmatique*), ou forte et prolongée (*tempérament mélancolique*).

Voici quels sont les caractères des divers tempéraments :

1°. *Tempérament sanguin.* Toutes les excitations et impressions, tant physiques que morales, agissent très facilement et avec vivacité, mais l'effet se dissipe promptement; d'où étourderie, insouciance, gaîté, santé sujette à se déranger, mais rarement d'une manière durable; hématose rapide et abondante, d'où pléthore et prédominance du système sanguin, disposition aux congestions sanguines et aux inflammations.

2°. *Tempérament colérique.* Excitabilité facile à émouvoir, avec réaction violente de l'économie entière, mais principalement du foie et du système biliaire, d'où il suit que toute stimulation quelconque est fort sujette à accroître la sécrétion de la bile et à modifier les qualités de cette humeur, mais aussi que l'irritation physique causée par elle réagit à son tour, et communique de l'aigreur au caractère, de la violence aux passions; surabondance de la bile, teint jaunâtre, couleur noire des cheveux, fibre sèche et robuste; prédisposition aux maladies graves et inflammatoires, aux affections bilieuses; tendance de toutes les autres maladies à prendre un caractère bilieux, à se compliquer de symptômes bilieux.

3°. *Tempérament flegmatique.* Irritabilité et sensibilité peu prononcées, réaction faible et lente, paresse de toutes les fonctions, tant physiques que morales, défaut de chaleur, laxité de la fibre, propension aux congestions de mucosités et de sérosité, aux flux, aux maladies chroniques par atonie et faiblesse.

4°. *Tempérament mélancolique.* Excitabilité difficile à mettre en jeu, mais remuant profondément l'organisme, dès qu'elle est stimulée; réaction sans violence, mais prolongée; le sentiment est sans vivacité, et ne s'émeut point avec rapidité, mais les impressions sont profondes et durables, et souvent la réaction demeure latente. De là une tendance, sous le point de vue moral, à la méditation, aux pensées profondes, à l'hypocondrie et à la mélancolie, sous le point de vue physique, à toutes les maladies chroniques, celles surtout du bas-ventre, et aux obstructions des viscères.

Mais on doit bien remarquer que le tempérament n'est pas toujours simple, et que fort souvent il est mixte ou produit par un assemblage de plusieurs tempéraments.

IDIOSYNCRASIE.

Les idiosyncrasies sont des modes de percevoir les impressions et de réagir sur elles qui n'appartiennent qu'à tel ou tel individu. Elles ont beaucoup d'importance en physiologie, en pathologie et en thérapeutique. Le praticien doit y avoir le plus grand égard, attendu qu'elles influent puissamment sur le diagnostic et le traitement.

LA PARTIE FAIBLE.

Chaque homme a une partie faible, relativement aux autres, et cette partie mérite une attention spéciale, parce que c'est elle qui reçoit de préférence les impressions morbifiques. On la reconnaît en cherchant quel est le point du corps qui a été le plus souvent atteint de maladies, quel est celui sur lequel les causes morbifiques, les refroidissements, les échauffements, les affections morales, agissent de la manière la plus immédiate.

HABITUDE, GENRE DE VIE, OCCUPATIONS.

L'habitude est une seconde nature. Ici se rangent le régime, les aliments, les habillements, les médicaments dont on a contracté l'habitude, par exemple la coutume de se faire saigner ou de se purger à certaines époques.

Eu égard aux occupations, on peut, sous le point de vue pathogénétique, rapporter tous les genres de vie à deux principaux, qui impriment un caractère essentiellement différent à l'économie, et répartissent les hommes dans deux classes bien distinctes. Ce sont la *vie sédentaire* et la *vie active*. La première, à laquelle se joint presque toujours l'action d'un air renfermé, dispose aux maladies du bas-ventre, aux obstructions des viscères, du foie surtout, aux hémorroïdes, à l'hypocondrie, et, par la viciation de l'air, aux affections pulmonaires. La vie active, au grand air, est la plus conforme à la nature, et préserve de ces maladies. De là l'extrême disproportion de la phthisie pulmonaire parmi les gens de campagne et les citadins.

La manière de vivre, suivant qu'elle est molle, indolente, luxueuse, ou dure, épuisante, nécessiteuse, et la nature des occupations, selon qu'elles exercent davantage ou l'esprit ou le corps, établissent également une différence essentielle, et forment le caractère de l'individu.

MALADIES ET CRISES ORDINAIRES.

Chaque homme a une prédisposition particulière à telle ou telle maladie, à tel ou tel genre de crises. Chez l'un, la nature tend à juger toutes les maladies par des sueurs : chez un autre, c'est à l'aide de la diarrhée qu'elle essaye de ramener la santé, etc. Le médecin doit faire bien attention à toutes ces nuances, dans le traitement.

CLIMAT.

Le climat influe à un degré extraordinaire sur les hommes. On peut s'en convaincre par la différence qui existe entre les habitants des pays froids et des contrées chaudes, des continents et du littoral de la mer, des montagnes et des plaines.

CONNAISSANCE DE LA MALADIE.

La connaissance de la maladie se puise à quatre sources : la *pathogénie*, ou l'ensemble des influences morbifiques antécédentes et actuelles, internes et externes; la *symptomatologie*, ou la collection des phénomènes de l'état morbide présent; l'*analogie* et le *tâtonnement*.

De ces quatre sources, les deux premières sont les plus importantes. L'analogie, c'est-à-dire la comparaison du cas présent avec ceux qui ont été observés par nous ou par d'autres, sert dans les circonstances difficiles, quand la pathogénie et les symptômes ne fournissent pas de lumières suffisantes. On a recours au tâtonnement, dans la même vue que le chimiste emploie ses réactifs, afin de juger, d'après la réaction excitée par certaines puissances ou impressions extérieures, quel est l'état intérieur de la vie organique : ainsi, par exemple, en cas de doute, on essaye une petite émission sanguine, ou une faible quantité de vin, pour découvrir s'il y a état inflammatoire ou état adynamique.

C'est en utilisant convenablement ces diverses données qu'on arrive à se faire une idée rationnelle de l'essence d'une maladie, une image de l'état intérieur du malade, un aperçu du changement intime de la vie organique d'où dépendent les phénomènes extérieurs, et qui est en même temps l'objet de la guérison.

PATHOGÉNIE.

Pour découvrir comment une maladie a pris naissance, il faut étudier les points suivants :

1°. La *constitution maladive régnante.* C'est toujours cette constitution qui réclame en premier lieu l'attention du médecin. Elle a la même importance pour lui que l'esprit du siècle pour le philosophe, ou le cours de la bourse pour le commerçant. Produit d'influences qui exercent une domination générale, elle est par cela même l'effet immédiat de la nature, dont l'homme fait partie, et qui se manifeste en lui et par lui. Pour la connaître, il faut observer jour par jour l'état du baromètre et du thermomètre, la direction des vents, (l'élévation du baromètre et les vents d'est et de nord-est ont pour effet constant de tendre la fibre et de faire naître une prédisposition aux maladies inflammatoires), l'humidité et la sécheresse, les mutations rapides de l'atmosphère, et la quantité d'électricité dont l'air est chargé; il faut, en outre, avoir égard aux influences nuisibles, physiques ou morales, qui règnent d'une manière générale, comme les mauvaises récoltes, la famine, la crainte, les calamités publiques, les désastres de la guerre. On distingue la *constitution annuelle*, qui présente des variations régulières, dépendantes des saisons; la *constitution stationnaire*, qui conserve le même caractère malgré le changement des saisons, et souvent pendant plusieurs années de suite; la *constitution épidémique*, qui se produit d'une manière accidentelle; enfin l'*épidémie*, maladie revêtue d'une forme spéciale et d'un caractère particulier, qui est fréquemment une création pathologique toute nouvelle et jusqu'alors inconnue, saisit une multitude d'individus à la fois, avec une puissance irrésistible, dure un certain laps de temps, et parcourt, comme toutes les maladies, ses périodes d'augment, d'état et de déclin. Entre l'épidémie et la constitution épidémique, il y a la même relation qu'entre la maladie et la prédisposition.

2°. Le *génie du lieu*, la *constitution endémique*, l'*influence du climat*. Chaque localité a un caractère particulier, dont le cachet s'imprime à l'état de santé et de maladie des habitants, aux affections desquels il communique souvent des modifications spéciales. Le médecin doit étudier avec soin ce caractère local, qui, dans beaucoup d'occasions, contribue plus qu'aucune autre particularité à l'éclairer sur la nature et le traitement des maladies. Il y en a même, parmi ces dernières, qui appartiennent exclusivement à tel lieu ou à tel climat, et qu'on nomme *endémiques*. Les circonstances qui déterminent le génie local et l'influence du climat sont : le degré de latitude, ou l'éloignement de l'équateur, l'élévation au-dessus du niveau de la mer, les vents dominants, les courants d'air, les variations fréquentes et brusques de la température, la disposition du sol, suivant qu'il est plat ou montagneux, sa nature, selon qu'il est humide, marécageux ou sec, sablonneux ou rocailleux, la végétation, (terres arides, prairies, champs cultivés, forêts), les eaux (eaux dormantes ou vives, voisinage de la mer, différence importante entre les îles ou les contrées littorales et les pays situés au centre des continents), le genre de vie des hommes et la nature de leurs occupations (différence entre le caractère pathologique des grandes villes populeuses et celui du plat pays, entre les lieux de fabriques et les provinces adonnées à l'agriculture).

3°. Les *causes prédisposantes*, parmi lesquelles se rangent principalement les circonstances individuelles dont l'énumération vient d'être faite, l'hérédité, la partie faible, et en outre les causes produites par l'action d'influences extérieures continues, comme l'habitation, le genre d'occupation, les fréquentations habituelles, les dispositions morales.

4°. Les *causes occasionelles*, au nombre desquelles prennent place toutes les puissances mécaniques, chimiques, organiques et morales, qui exercent une action pathogénétique sur l'organisme, principalement l'air, la température, les aliments et les boissons, les poisons, les principes contagieux, l'échauffement et le refroidissement, les trop grands efforts, l'affaiblissement, la suppression des sécrétions, les passions.

5°. Les *maladies antérieures*, ou encore *subsistantes*, qui agissent comme causes éloignées de celle qu'on observe actuellement, ou la *vie pathologique* entière du malade. En effet, il arrive souvent que la source du mal présent remonte fort loin dans le passé, et qu'on ne peut la découvrir qu'en étudiant avec soin toutes les métamorphoses intermédiaires. C'est également ici que doivent se ranger les méthodes curatives précédemment employées, les médicaments à l'action desquels l'organisme a été accoutumé, et toutes les autres habitudes.

Le médecin ne peut approfondir ces diverses influences pathogénétiques qu'autant qu'il possède bien l'anatomie et la physiologie, la pathologie générale, l'étiologie surtout, et de plus la physique, la chimie et l'histoire naturelle générale, en tant que ces sciences ont rapport aux êtres doués de la vie.

SYMPTOMATOLOGIE.

La symptomatologie est l'*interprétation de la nature*, l'art de connaître la valeur des signes par lesquels elle s'exprime. La première qualité du médecin, celle qu'il lui importe le plus de posséder, est d'entendre le langage de la nature, qui lui permet de reconnaître comment elle souffre, et quels secours elle réclame.

Cette langue se compose des phénomènes de l'organisme malade, vulgairement appelés *symptômes*. Les symptômes doivent être considérés comme autant de *mots* dont la nature se sert pour nous parler, et dont chacun a une signification précise. Cependant, de même que, dans la langue commune, les mots prennent une acception différente selon qu'on les accouple à tels ou tels autres, de même aussi le sens des symptômes se modifie par leur jonction avec d'autres. Mais, dans les deux cas, la signification fondamentale ou propre est toujours ce qu'il y a de plus essentiel, et sans elle on ne parvient jamais à comprendre exactement ni à bien interpréter les associations.

Il m'est impossible de faire connaître ici toutes ces acceptions, qui m'entraîneraient trop loin. Je me contenterai donc de mettre sous les yeux du médecin qui débute la signification principale et la valeur pratique des phénomènes les plus importants, en profitant toutefois de l'occasion pour lui recommander l'étude sérieuse d'une séméiotique complète.

POULS.

Quand on voit un malade pour la première fois, le pouls doit être le guide principal pour arriver à la solution des quatre grandes questions suivantes : quel est l'état dans lequel se trouve la vie? de quelle maladie s'agit-il? quel caractère présente-t-elle? y a-t-il ou non danger pour la vie? Il serait plutôt possible au médecin qui connaîtrait le pouls d'un malade, sans rien savoir de plus à son égard, de bien juger et traiter la maladie dont il est atteint, qu'à celui qui, possédant la connaissance de tous les autres signes, manquerait de celle-là. Les médecins chinois fournissent une preuve frappante de l'étendue des notions qu'on peut devoir au pouls quand on a le talent de l'interpréter : ils ne font que palper l'artère, et n'adressent presqu'aucune question au malade. Le pouls décide même de l'existence ou de l'extinction de la vie : les cas ne manquent pas dans lesquels lui seul peut nous apprendre si le malade est réellement mort, ou s'il ne l'est qu'en apparence.

Première question : *Quel est l'état de la vie ?* Le pouls seul nous permet de prononcer sûrement à cet égard, car, il indique la force du cœur et du sang. Or, le cœur est le centre de la vie, et le sang est le véritable siége de la force vitale.

Seconde question : *De quelle maladie s'agit-il ?* Ce qu'il y a de plus important, sous le point de vue du diagnostic, c'est de déterminer si la maladie est ou non accompagnée de fièvre. Nous n'avons d'autre moyen de le savoir que d'examiner si le pouls est vite ou lent.

Le pouls permet, en outre, de distinguer les deux formes principales de la fièvre, intermittente et rémittente. Dans la première, il est complètement calme et naturel à des époques déterminées. Dans l'autre, il ne jouit jamais d'une tranquillité parfaite : il a seulement un mouvement tantôt plus et tantôt moins vif. C'est à cela qu'on reconnaît ici les périodes de rémission et d'exacerbation, de même que, dans le cas précédent, on détermine celles d'apyrexie et de paroxysme. Cette distinction est de la plus haute importance pour le traitement, puisqu'il y a des substances médicamenteuses, le quinquina par exemple, qu'on peut employer durant l'intermission complète, et qui nuiraient encore pendant la simple rémission. Il y a plus même, et la vie dépend d'elle dans la fièvre intermittente pernicieuse, car une apoplexie intermittente demande à être traitée tout autrement qu'une apoplexie ordinaire.

Le pouls fait connaître, dans les maladies chroniques, si elles sont déjà ou non arrivées au degré de l'état hectique, c'est-à-dire de la fièvre lente.

Avec son secours, on distingue l'asthme de la phthisie pulmonaire; car il est calme dans la première de ces maladies, tandis que, dans la seconde, il est accéléré et fébrile.

Dans toutes les fièvres, le pouls est le principal signe servant à déterminer si la fièvre augmente ou diminue, et par conséquent à évaluer le danger. La vitesse croissante du pouls annonce toujours que la maladie s'aggrave et que le danger croît, tandis que son ralentissement indique la diminution de la maladie et du danger. Plus le pouls se rapproche de l'état normal, plus aussi le malade est voisin de la santé. Ce signe est le plus sûr de tous, à tel point que, quand bien même les autres seraient défavorables, si le pouls redevient plus calme, s'il se rapproche de son rhythme normal, on peut compter sur un amendement, tandis qu'il faut s'attendre à une issue fâcheuse si, les autres signes paraissant favorables, la fréquence du pouls va toujours en faisant des progrès.

A la fin des fièvres, au moment de la crise, le pouls seul décide si celle-ci est complète ou incomplète, c'est-à-dire si la maladie a cessé entièrement ou non. Quand le pouls demeure irrité et accéléré, on peut être certain, malgré tous les autres signes d'amélioration, que le travail de la guérison ne s'est point complètement opéré, et que la maladie récidivera, ou qu'il surviendra une métastase, ou que l'état morbide changera de forme, et dégénérera par exemple en fièvre lente, en un mot, que le malade ne recouvrera pas pleinement la santé. Cependant il faut faire une exception pour les fièvres nerveuses aiguës, dans lesquelles on voit souvent le pouls conserver encore pendant plusieurs semaines une fréquence insolite, qui dépend uniquement d'un reste d'exaltation de l'excitabilité du système artériel; mais, même en pareil cas, cette particularité annonce que la convalescence sera longue.

Troisième question : *La maladie a-t-elle un caractère sthénique ou asthénique ?* C'est encore à l'aide du pouls qu'on résout le plus sûrement ce problème. Un pouls fort, dur, et difficile à comprimer, indique toujours la sthénie, tandis qu'un pouls mou et facile à déprimer est l'annonce de l'asthénie, à moins que des causes locales ne lui impriment ce caractère d'une manière purement temporaire.

Sous ce point de vue, il est d'une haute importance d'observer le rapport direct ou indirect que peut avoir le pouls avec la chaleur et les autres phénomènes fébriles. Si le rapport est direct, en d'autres termes si, à mesure que le pouls s'élève et acquiert plus de fréquence, la chaleur, la douleur, le délire, ou tout autre symptôme s'exaspère, la maladie a un caractère inflammatoire, et elle exige la méthode débilitante. Mais si le rapport est indirect, c'est-à-dire si, plus le pouls baisse, plus aussi la chaleur, la douleur, le délire, etc., prennent d'intensité, c'est un signe assuré que la maladie a un caractère adynamique, et qu'elle réclame la méthode fortifiante. Elle reconnaît pour cause, dans le premier cas, un excès, et dans le second un défaut de force; ce qui apaise les accidents, c'est de diminuer la force dans l'un, et de l'accroître dans l'autre. Le vin rafraîchit, il calme le pouls, le délire, les douleurs.

Le pouls est le meilleur moyen de reconnaître le caractère nerveux dans les maladies, tant aiguës que chroniques. Quand il est inégal (c'est-à-dire qu'une pulsation ne ressemble point à l'autre), ou variable, (c'est-à-dire, pendant quelques minutes ou même des heures entières, lent, plein, grand, puis petit ou fréquent), ce seul phénomène suffit pour annoncer, dans les maladies aiguës, que la fièvre n'est point inflammatoire, mais nerveuse, et, dans les maladies chroniques, qu'il s'agit d'une affection, non du sang, mais du système nerveux (hypocondrie ou hystérie), qu'en conséquence on doit recourir à un traitement entièrement opposé.

Ici se range la distinction qu'il importe tant d'établir entre les caractères divers des affections locales, ou entre les inflammations purement spasmodiques et les véritables inflammations. Il peut survenir un violent point de côté, avec oppression et menace de suffocation, ou une excessive douleur fixe dans une partie du bas-ventre, de manière à faire croire que le sujet est atteint de la plus vive inflammation locale, et cependant une saignée lui coûterait la vie. En pareil cas, il n'y a que le pouls et d'autres circonstances accessoires qui puissent éclairer sur la vraie nature des choses. En effet, si le pouls est petit, inégal et intermittent, si l'urine est pâle et aqueuse, si les extrémités sont froides, si le sujet éprouve le besoin de pleurer, la maladie est spasmodique, elle réclame l'emploi du vin et des exciants diffusibles. Mais si le pouls est dur, plein et fort, si l'urine est d'un rouge de feu, si le malade a chaud, il s'agit d'une inflammation, et l'indication de recourir à la saignée est pressante.

QUATRIÈME QUESTION : *Y a-t-il ou non du danger?* Le pouls est encore le plus sûr moyen de résoudre ce problème, car le cœur étant le point mobile de toute vie, l'énergie qu'il déploye est la meilleure mesure de la force vitale que la nature tient en réserve, de même que les phénomènes de la circulation font connaître les obstacles que la vie rencontre dans ses conditions les plus immédiates. Ainsi, plus le pouls est inégal, ou intermittent, ou faible et fréquent, plus aussi le danger est grand.

Le pouls fournit également, pour l'*emploi des médicaments*, un signe précieux, d'où le salut du malade dépend même dans certains cas graves. C'est lui, par exemple, qui indique la nécessité de recourir au quinquina, dans la fièvre intermittente pernicieuse, pour prévenir une apoplexie mortelle, ou de pratiquer la saignée dans les inflammations et les congestions sanguines qui mettent la vie en danger.

Il contribue même puissamment à nous faire *apprécier l'effet des médicaments*, et à nous guider dans la manière de les employer; car il nous met à même de juger d'abord si ces substances agissent sur l'économie, ensuite si leur action est utile ou nuisible, et si nous devons l'accroître ou la modérer : ceci s'applique également aux deux grandes classes de fièvres.

Dans les fièvres inflammatoires, le pouls est le principal guide à suivre relativement à l'application du plus important des remèdes en pareil cas, la saignée. Il faut laisser couler le sang jusqu'à ce que le pouls, descendu de son élévation et de sa force inflammatoires, soit revenu au degré normal. C'est le pouls qui a voix décisive ici. Quand bien même l'affection locale pour laquelle on saigne, (oppression de poitrine, douleur pleurétique, délire, etc.), ne céderait point encore, dès que le pouls baisse, on doit cesser de tirer du sang. S'il se relève, la saignée redevient nécessaire, et s'il faiblit, toute émission sanguine est contre-indiquée, alors même que l'affection persisterait, ou reprendrait plus d'intensité.

Est-on dans le doute de savoir s'il s'agit d'un état phlogistique ou d'un état adynamique, l'influence qu'une saignée exerce sur le pouls fournit le meilleur signe diagnostique. Mais il faut pour cela un observateur attentif et exercé. Si l'on s'aperçoit qu'aussitôt que le sang commence à couler, le pouls devient plus petit et plus fréquent, nul doute que la maladie n'ait un caractère asthénique, et qu'il ne faille sur-le-champ fermer la veine. Au contraire, le pouls acquiert-il d'abord un peu plus de plénitude encore, bientôt suivie de mollesse, mais devient-il alors plus tranquille, sans être plus petit, on peut compter que la maladie est inflammatoire.

Dans les fièvres adynamiques, le pouls est le seul signe qui fasse connaître si l'organisme réagit sur les médicaments, et si ces derniers ont déterminé un degré convenable d'excitation.

Le point important, lorsqu'on emploie un nouveau moyen, est de savoir si le changement qu'on remarque dans le pouls annonce de l'amélioration, si le pouls fréquent et petit devient plus lent et plus plein, si le pouls lent et déprimé se ranime. Cette circonstance est déjà suffisante à elle seule pour démontrer la curabilité de la maladie, et en même temps pour prouver que le médicament convient, sous le rapport et de la qualité et de la quantité. S'il ne se manifeste aucun changement dans le pouls, même après qu'on a élevé les doses, c'est le plus fâcheux des signes, et l'annonce d'une issue funeste. Quand le pouls devient plus fréquent et plus irrité, on peut ordinairement conclure de là que les moyens employés sont trop actifs, et il faut en diminuer l'énergie, sans quoi on tuerait le malade par surexcitation.

Le jeune médecin ne saurait trop se garder de toujours considérer l'augmentation de la fréquence du pouls comme un signe de faiblesse croissante : son premier soin doit être d'examiner si l'effet ne tiendrait pas plutôt à la trop grande puissance des excitants mis en usage, ce dont on ne tarde pas à se convaincre en diminuant un peu ces derniers, tandis qu'en se livrant à la première supposition, on administrerait des stimulants de plus en plus forts, et l'on ne tarderait pas à faire périr le malade.

Toutes les fois qu'il y a une évacuation ou un flux quelconque, de sang ou d'autres humeurs, soit dans des fièvres, soit dans des maladies chroniques, le pouls est le seul signe certain auquel on puisse reconnaître si cet écoulement est critique ou symptomatique, salutaire ou nuisible, si par conséquent il faut le combattre ou lui permettre de s'accomplir en liberté.

En un mot, quiconque ne connaît pas l'art d'interroger et

d'interpréter le pouls, n'est point médecin, et celui qui a vu un malade sans lui tâter le pouls ne l'a réellement point vu.

Voici quelles sont en général les notions que le pouls procure.

1°. Il *fait connaître la puissance du cœur, et par elle l'énergie de la force vitale*. Le pouls n'est que le contrecoup du sang dans les artères, déterminé par la contraction du cœur, d'où l'on voit que le plus ou moins de résistance opposée par le sang à la pression du doigt, indique l'impulsion plus ou moins forte que le cœur communique à ce liquide, et par suite aussi le degré d'énergie de la force vitale, dont le cœur est la source et le centre. Voilà pourquoi nul signe n'est plus propre que le pouls à faire connaître tant l'excès d'énergie (état inflammatoire) que la débilité de la force vitale. Plus le cœur a de puissance, plus le sang, au moment des contractions de l'organe, presse avec force contre les parois des vaisseaux, plus aussi le choc qu'il imprime au doigt appliqué sur ces derniers est considérable, et plus il oppose de résistance aux efforts qui tendent à les comprimer; plus, au contraire, le cœur est faible, plus aussi le choc du sang et la résistance des parois artérielles sont peu prononcés.

2°. Il *indique le mode d'irritabilité du système vasculaire et du système nerveux* (1). La contraction du cœur tient à ce que le sang qui pénètre dans ce viscère agit comme stimulant sur ses parois internes, et met en jeu son irritabilité. Plus l'irritabilité est grande, plus aussi la contraction est excitée avec promptitude et vivacité, plus le pouls est fréquent et vite : plus, au contraire, l'irritabilité est faible, plus le pouls

(1) Les modernes, depuis les expériences de Parry, ont beaucoup trop réduit la part que les artères prennent au pouls. On a oublié, ce dont on pourrait citer tant d'autres exemples de nos jours, que l'état pathologique diffère totalement de l'état physiologique, et qu'au milieu du premier de ces deux états, il peut entrer en action dans une partie des forces dont l'état physiologique ne donne pas même le soupçon. Il est incontestable et facile à sentir que la contractilité des artères peut être exaltée par l'irritation inflammatoire, ou par l'irritation nerveuse et le spasme, et qu'il peut résulter de là que les vaisseaux deviennent plus durs, plus tendus, même que leur calibre se rétrécisse, comme aussi il peut se faire que l'absence de cette contractilité leur donne plus de mollesse et d'extensibilité. La part essentielle que l'action des artères prend à la progression du sang devient évidente dans les paralysies bornées à un membre, dont le pouls faiblit beaucoup, et même cesse quelquefois entièrement, quoique le cœur pousse le sang dans ses artères avec la même force que dans les autres. L'accroissement des pulsations dans une partie enflammée, et la différence entre le pouls d'une artère et celui des autres, qu'on observe dans certaines maladies, en sont également une preuve.

devient lent et paresseux. Voilà la part immédiate du système artériel. Mais l'intime connexion qui unit ce système au système nerveux fait que tout changement de l'irritabilité nerveuse s'exprime également en lui, et que le pouls devient par là un signe fort important pour juger de la présence d'irritations nerveuses, par exemple, de douleurs, d'émotions morales, d'irritations gastriques (vers, flatuosités), etc. Le changement de l'irritabilité modifie le pouls, non-seulement sous le rapport de la rapidité et de la fréquence, mais encore sous celui de la régularité et de l'uniformité ; l'irritabilité anormale même se communique au cœur, et le pouls en offre la représentation, d'où l'inégalité et l'intermittence. De même, les vaisseaux peuvent être affectés par l'impression de l'irritation nerveuse, et devenir plus durs, plus tendus, plus resserrés.

3°. Il *fait connaître la quantité et la qualité du sang.* Plus il y a de sang, plus l'artère est pleine et cède difficilement sous le doigt; moins il y a de sang, moins aussi l'artère est distendue, et plus elle semble vide au doigt. Le pouls indique même la qualité du sang, en ce sens que plus ce liquide est riche de cruor et de fibrine, plus l'artère est ferme et difficile à déprimer, tandis que plus le sang est aqueux et mucilagineux, plus aussi le pouls est mou et cède à la pression. De même, la fréquence et la rapidité du pouls sont en raison de l'abondance des principes excitants ou du calorique dans le sang.

4°. Il *dénote la présence d'obstacles mécaniques dans les voies du sang :* les stagnations, l'hépatisation des poumons, les polypes, les dilatations du cœur et des gros vaisseaux, les amas de sérosité dans le péricarde et la poitrine, et les obstacles considérables, même dans des systèmes éloignés, le bas-ventre surtout.

Les plus importantes espèces de pouls sont :

1°. Le *pouls fréquent* et le *pouls rare*, le *pouls vite* et le *pouls lent* (*pulsus celer et tardus*).

Il y a *fréquence* quand le cœur se contracte plus souvent que dans l'état de santé, c'est-à-dire plus de 90 fois par minute chez les enfants au-dessous de deux ans, et plus de soixante et dix chez les adultes, en tenant compte néanmoins de quelques différences individuelles qu'on rencontre parfois; *vitesse*, lorsque la contraction du cœur s'accomplit avec plus de rapidité que dans l'état normal; *rareté*, si le cœur bat moins souvent que chez les personnages en santé, c'est-à-dire moins de soixante et dix fois par minute; *lenteur*, lorsque chaque contraction s'effectue d'une manière plus lente.

Ainsi la *fréquence* et la *rareté* se rapportent au *nombre* des contractions, tandis que la *vitesse* et la *lenteur* sont relatives à leur *mode*.

La *fréquence* du pouls annonce tantôt un accroissement de l'irritabilité, de sorte qu'elle est le signe le plus général de la fièvre, et que comme l'exaltation de l'irritabilité dépend ou de l'accrue ou de la diminution de la force vitale, la fréquence du pouls peut résulter de l'une et de l'autre, qu'elle peut même être plus grande dans le cas d'affaiblissement que dans celui d'accroissement des forces, parce que l'irritabilité de la faiblesse est sujette à plus d'anomalies encore que celle de l'état opposé; tantôt une augmentation du stimulus, et, eu égard à ce dernier, soit un accroissement idiopathique de la somme des stimulants dans le système sanguin, par conséquent, l'accroissement de la masse du sang, ou une pléthore apparente, due à l'accumulation, dans le cœur, de ce liquide, que l'impression du froid, un spasme cutané, des ligatures, repoussent de la périphérie; tantôt enfin, un excitement sympathique, une excitation morale ou sensorielle, une douleur, une inflammation, en un mot une irritation fixée sur une partie quelconque du corps, et dont l'action se déploye d'autant plus que cette partie jouit d'une plus grande sensibilité.

Quand la fréquence du pouls diminue, dans les fièvres, c'est le signe le plus certain que la maladie décroît; lorsqu'elle persiste après la crise, on peut conclure de là que la crise a été incomplète qu'il reste encore une partie de la maladie, et que des métastases sont à craindre.

La fréquence extrême, celle dans laquelle le nombre des pulsations s'élève à cent cinquante ou deux cents, terme au-delà duquel on ne peut plus les compter, le pouls étant réduit à un simple tremblement de l'artère, indique la faiblesse portée au plus haut degré, ou l'état putride. Frappé de faiblesse, le cœur cherche, en multipliant ses contractions incomplètes, à suppléer ce qui lui manque de faculté contractile énergique et lente pour pousser le sang, de sorte que le pouls est à la fois fréquent et petit. Il ne faut donc point, en pareil cas, conclure, de la fréquence accrue, que la masse du sang marche avec plus de rapidité; bien loin de là, c'est le contraire qu'on doit en inférer. La fréquence extrême, jointe à la petitesse, à la vitesse et à l'intermittence, caractérise le pouls des moribonds.

La *rareté* du pouls peut être naturelle chez certaius sujets. Il est des hommes qui ne présentent que cinquante et même trente pulsations par minute. Dans les maladies, elle annonce la diminution de l'irritabilité (d'où la diminution ou l'intermission totale de la fièvre, l'apyrexie), celle du sang (ce qui fait qu'on l'observe après de fortes hémorragies), l'âge avancé, enfin une compression du cerveau, qui diminue la sensibilité et l'irritabilité du système vasculaire.

La *vitesse* tient à ce que le cœur se contracte trop rapidement après sa distension, ce qui empêche celle-ci de s'opérer d'une manière complète. Elle est ordinairement accompagnée de fréquence; cependant le pouls peut être à la fois vite et rare. Elle décèle un état spasmodique, ou une grande faiblesse, mais surtout cette dernière, lorsqu'elle se trouve jointe à la rareté.

La *lenteur*, effet de la paresse avec laquelle le cœur se contracte, dénote l'épuisement de l'excitabilité, ce qui la rend un signe de l'état typheux et torpide dans les fièvres, mais principalement l'annonce d'une compression du cerveau. Aussi le pouls rare et lent porte-t-il l'épithète de céphalique ou apoplectique; il indique une compression du cerveau qui menace de déterminer l'état apoplectique, ou qui l'a déjà occasionné: de-là vient que c'est toujours un signe fâcheux après les plaies de tête et dans les maladies qui font craindre une exsudation.

2°. Le *pouls dur* et le *pouls mou* (*pulsus durus et mollis*). L'impression produite sur le sens du toucher détermine la différence qui existe entre ces deux sortes de pouls.

La *dureté* du pouls se rattache tantôt aux tuniques des artères, dont elle indique l'état de tension ou d'irritation (ce qui la rend un des principaux signes de l'inflammation locale et du spasme, que les symptômes concomitants apprennent à distinguer l'une de l'autre), parfois la dessiccation et la tendance à s'ossifier, qui s'observent dans l'âge avancé (motif pour lequel le pouls des vieillards est ordinairement dur); tantôt la violence d'action du cœur, qui chasse le sang dans les artères avec une grande puissance (alors le pouls est en même temps *grand* et accompagné d'un accroissement de chaleur); tantôt, enfin, la densité ou la grande coagulabilité du sang (un sang aqueux et très coulant rend le pouls mou).

La *mollesse* annonce un état de choses inverse, l'absence d'inflammation et de spasme.

3°. Le *pouls fort* et le *pouls faible*, (*pulsus fortis et debilis*).

On dit le pouls *fort* quand il frappe avec force le doigt posé sur l'artère, et qu'il est difficile à comprimer. Au plus haut degré même, on ne peut plus l'arrêter, et avec quelque force qu'on pèse sur l'artère, on la sent toujours tressailler sous le doigt.

Le pouls *faible* frappe faiblement le doigt, qui le déprime aisément ou même complètement.

Le *pouls fréquent*, *fort et dur*, annonce toujours une fièvre inflammatoire, et il indique la saignée. Sydenham dit qu'on doit saigner en pareil cas, le malade fût-il même atteint de la peste.

Si un tel pouls est accompagné d'une douleur dans quelque viscère important, il faut admettre que cet organe va être frappé d'inflammation, ou qu'il en est déjà attaqué. Cependant on doit excepter l'inflammation du parenchyme des poumons, et celle des organes abdominaux, le canal intestinal surtout; car, souvent ici le pouls est très petit, dans le premier cas petit et mou, dans le second petit et dur, comme une corde tendue. Ce phénomène dépend, dans les phlegmasies pulmonaires, de ce que le passage du sang à travers les poumons s'opère difficilement, ou de ce que la douleur gêne l'inspiration, ce qui fait qu'il arrive trop peu de ce liquide dans l'aorte ou dans la grande circulation.

Mais qu'on se garde bien de confondre ce pouls avec celui de la faiblesse. Les signes propres à le distinguer sont les symptômes préexistants, qui annoncent le caractère inflammatoire de la maladie, les symptômes concomitants, l'instantanéité avec laquelle le pouls se relève, dans les phlegmasies pulmonaires, quand on fait respirer avec force ou tousser le malade, et la plénitude qu'il acquiert, dans les deux cas, lorsqu'on ouvre la veine et laisse couler un peu de sang.

C'est là-dessus que se fonde l'axiôme suivant : le pouls faible et facile à déprimer annonce toujours une véritable débilité vitale, quand les affections locales qui viennent d'être désignées n'existent pas, et il indique l'emploi du vin.

4°. Le *pouls grand* et le *pouls petit* (*pulsus magnus et parvus*); le *pouls plein* et le *pouls vide* (*pulsus plenus et vacuus*).

Le pouls est *grand* lorsque l'artère se fait sentir large et distendue; *petit*, quand le contraire a lieu, et que l'artère se rapetisse, presque jusqu'au point de ne pas paraître plus grosse qu'un fil.

La *grandeur* annonce une extensibilité pleine et entière de l'artère (par conséquent l'absence de spasme et d'irritation, ce qui la rend un très bon signe que la crise a été complète), l'abondance du sang (quoiqu'il puisse n'y avoir que turgescence ou dilatation de ce liquide, comme par l'effet de la chaleur, de la fièvre, d'une irritation nerveuse anomale, ce qu'on distingue à ce qu'en même temps le pouls est plein, ou ne l'est pas), enfin, la puissance du cœur.

La *petitesse* indique que l'artère n'est point suffisamment distendue par le sang. Mais cet effet peut dépendre de deux causes, du spasme ou de la faiblesse, ce qu'on reconnaît à ce qu'il y a simultanément ou dureté ou mollesse.

Le *pouls petit et dur* est le pouls spasmodique. Il donne à penser que l'artère est resserrée par le spasme au point de ne pas se laisser distendre convenablement.

Le *pouls petit et mou* fait connaître que le cœur n'a point la force de pousser suffisamment le sang dans les artères; il indique donc la faiblesse vitale portée au plus haut degré, ou aussi le défaut de sang.

Le pouls *plein* diffère du pouls grand en ce que l'artère n'est pas seulement distendue d'une manière complète, mais donne encore au toucher la sensation d'un vaisseau entièrement plein, et qu'en conséquence le doigt parvient avec peine à la comprimer. Il annonce donc la surabondance du sang, la *pléthore*. Si le pouls n'est que grand, mais en même temps facile à déprimer, il n'y a non plus qu'apparence de pléthore, que simple turgescence du sang.

Ceci est surtout à remarquer dans les fièvres adynamiques, typheuses, où le pouls semble quelquefois plein; mais on commettrait une erreur dangereuse si l'on considérait sa plénitude apparente comme un signe de vraie pléthore, et si l'on réglait sa conduite en conséquence. La facilité avec laquelle on déprime ce pouls plein empêche qu'on ne se trompe.

Le *pouls vide* est toujours petit, de sorte qu'il se confond avec le pouls petit et mou : il a aussi la même signification.

Je dois encore faire remarquer que le pouls peut paraître périodiquement grand et plein, par l'effet de congestions sanguines locales vers le cœur, notamment de celles qui sont de nature hémorrhoïdale, et qu'alors il annonce l'accumulation de ce liquide dans le système de la veine porte.

5°. Le *pouls inégal* et le *pouls intermittent*.

On dit le pouls *inégal*, soit quand les pulsations ne se succèdent pas d'une manière uniforme sous le rapport du nombre (*pouls irrégulier*), soit lorsqu'une d'elles diffère des autres, eu égard à la grandeur, à la plénitude, à la force. Il indique toujours un trouble du mouvement du cœur, dépendant ou de spasmes, auxquels cet organe est sujet, comme tous les autres muscles, ou d'un défaut d'énergie, parfois aussi, mais bien plus rarement d'une gêne de la circulation, soit dans les poumons, (comme dans la pneumonie portée au plus haut degré), soit dans le cœur lui-même, en raison d'un vice organique dont il se trouve atteint. Aussi est-il un des principaux signes des fièvres nerveuses, des fièvres adynamiques, et en général de l'état nerveux.

Le *pouls intermittent*, celui dans lequel une ou plusieurs pulsations manquent entièrement, annonce une suspension momentanée de la contraction du cœur, qui se rattache le plus souvent au spasme, mais qui tient aussi quelquefois à la faiblesse ou à des vices organiques.

Dans les cas ordinaires ce pouls indique une affection spasmodique du cœur, sympathiquement déterminée par une maladie des organes abdominaux. Aussi l'appelle-t-on avec raison *pouls abdominal*, *pouls intestinal*, car il se lie presque toujours à la diarrhée, déclarée ou sur le point d'éclater, et à des congestions hémorrhoïdales dans le bas-ventre. S'il est en même temps plein et fort, il annonce que le sang abonde trop dans le cœur, et il établit la nécessité de recourir aux émissions sanguines.

Quelques espèces particulières de pouls inégal méritent encore une attention spéciale.

Le *pouls myure* (*pulsus myurus*), qui a lieu quand une série de pulsations deviennent de plus en plus petites, jusqu'au point de cesser d'être appréciables, est celui des moribonds.

Le *pouls dicrote* (*pulsus dicrotus*), dans lequel une pulsation semble être coupée en deux, est ordinairement le signe précurseur des saignements de nez critiques.

Le pouls dit *inciduus*, dans lequel une série de pulsations vont d'abord en se ralentissant, puis en croissant graduellement de fréquence, annonce en général une crise imminente, surtout par la sueur.

Palpitations de cœur (*palpitatio cordis*.)

Les palpitations de cœur sont le résultat d'un mouvement

trop violent ou irrégulier de cét organe, mouvement qu'on sent au toucher, et qu'on peut même quelquefois entendre.

Elles annoncent un afflux trop abondant du sang vers le cœur, résultat lui-même d'une pléthore, soit générale, soit locale, par exemple d'une congestion hémorrhoïdale et menstruelle ; ou une irritation nerveuse, spécialement des émotions morales vives, la frayeur et l'anxiété surtout, des douleurs violentes, des irritations consensuelles irradiant du bas-ventre, en particulier des vers, des spasmes hystériques et hypocondriaques, des métastases; ou une grande faiblesse, comme celle qui arrive après des pertes trop abondantes de sang ou d'autres humeurs (et alors elles sont le précurseur de la syncope); ou enfin des maladies locales et des lésions organiques du cœur, telles que hypertrophie, anévrismes, polypes, hydropisie du péricarde.

Elles n'ont aucune importance chez les sujets hystériques et hypocondriaques.

Des palpitations de cœur continuelles, ou qui reviennent à chaque instant, accompagnées de syncopes, doivent faire craindre des maladies organiques de ce viscère.

On n'acquiert les notions fournies par le pouls qu'à la condition de savoir l'*explorer*, et ce n'est point assez pour cela de le tâter légèrement. Il faut appliquer trois ou quatre doigts sur l'artère, de manière à embrasser ce vaisseau dans une étendue de quelques pouces, et prolonger le contact pendant une minute au moins, parfois davantage, en concentrant son attention entière sur ce point; on augmente, diminue et modifie diversement la pression des doigts; de temps en temps on comprime tout-à-fait l'artère, puis on la laisse brusquement en liberté, afin de voir s'il est possible ou non d'en expulser tout le sang, si elle se remplit de nouveau avec promptitude ou lenteur, etc. En un mot, l'*art de tâter le pouls* demande une certaine habitude; il exige au bout des doigts un tact particulier, que l'exercice seul peut faire acquérir. Le médecin doit en agir avec le pouls comme le musicien avec son instrument, c'est-à-dire, apprendre à s'en servir et se familiariser avec lui. Alors, seulement, il reconnaîtra en lui et par lui des choses dont un autre n'aurait même pas le soupçon, et pourra deviner, par exemple, qu'un amour caché est la cause de la maladie. Les jeunes médecins ne sauraient donc trop s'exercer à tâter le pouls, même aux personnes bien portantes.

Il ne faut point tâter le pouls dès qu'on arrive auprès des malades, car beaucoup d'entre eux éprouvent de l'émotion à l'approche du médecin, qui va juger de leur vie ou de leur mort; on commence par les calmer au moyen d'un entretien amical, après quoi on leur prend le bras d'une manière naturelle et sans affectation.

On ne doit pas être moins attentif, pour éviter les méprises, à des circonstances accessoires qui sont aptes à changer le pouls; ainsi, par exemple, la chaleur extérieure et l'influence de certaines choses excitantes peuvent rendre momentanément le pouls plein et grand, de petit qu'il était. La même chose arrive à la suite de secousses morales ou physiques.

RESPIRATION.

Après le pouls, c'est la respiration qui fournit les inductions les plus significatives, à cause de sa liaison immédiate avec la vie. Hippocrate dit : *Respiratione bona semper salus speranda est, etiamsi reliquia non bona essent.* Cet axiôme s'applique surtout aux fièvres. D'ailleurs la respiration est le seul signe diagnostique dans un grand nombre de maladies, par exemple, l'asthme, la toux, la pneumonie, le catarrhe suffoquant et même l'apoplexie. Elle nous fait connaître :

1°. L'*état des poumons*, leur perméabilité, leur expansibilité, et les obstacles à leur expansion, qui peuvent être une inflammation ou un spasme, une congestion de mucosités ou autres matières dans les bronches ou dans le parenchyme pulmonaire lui-même, l'hépatisation, l'emphysème, des tubercules, une vomique et autres lésions organiques.

2°. L'*état de la trachée-artère*, sa perméabilité ou son obstruction, soit par l'inflammation ou le spasme, soit par des matières qui la bouchent en partie ou en totalité, soit par une compression exercée du dehors, comme, par exemple, dans le cas de goître.

3°. Les *obstacles à la liberté du mouvement et de l'expansion des poumons* qui résident en dehors de ces organes, soit entre eux et les parois de la poitrine, comme les amas de sérosité, de gaz, de graisse ou de pus, soit dans la cavité thoracique, par suite de l'inflammation des membranes, du spasme ou de l'inaction des muscles, de l'ossification des cartilages costaux ou d'un vice de la charpente osseuse, soit enfin dans le diaphragme, dont les mouvements sont gênés par son état inflammatoire ou par la distension du ventre, due elle-même à une congestion de sérosité ou à la tuméfaction des viscères abdominaux.

4°. Les *lésions du cœur*, hypertrophie, anévrismes, etc.

5°. L'*état de la circulation*. Sous ce rapport, la respiration permet surtout d'établir la distinction entre la véritable accélération du mouvement du sang et celle qui n'est qu'apparente. Cette distinction, si importante à faire pour bien juger la fréquence du pouls, qui n'est pas toujours à beaucoup près la preuve d'un accroissement réel de la vitesse du sang, exige qu'on observe avec attention les rapports du pouls à la respiration. En effet, la circulation parfaitement normale comporte quatre pulsations à chaque respiration. Cette proportion demeure toujours la même, dans l'état de santé, soit que la circulation s'accélère, soit qu'elle se ralentisse; elle ne varie pas non plus dans les fièvres accompagnées d'une exaltation de la force vitale, et elle prouve qu'il y a réellement accélération du mouvement progressif de la masse du sang. Quand elle cesse, lorsque la fréquence de la respiration ne coïncide point avec celle du pouls, on doit conclure de là que la contraction du cœur est accrue, il est vrai, mais que le manque de force ne permet pas d'imprimer une impulsion plus rapide à la masse elle-même du sang, et qu'en conséquence aussi le besoin d'une respiration accélérée ne se fait point sentir.

6°. L'*état de la force vitale* en général, un certain degré d'énergie étant nécessaire pour entretenir convenablement les muscles pectoraux et les poumons en action. Aussi un grand accablement rend-il la respiration difficile; les sujets faibles perdent aisément haleine quand ils se livrent au mouvement.

7°. L'*état du système nerveux*. Comme la respiration est une fonction à demi-volontaire, les degrés divers de la sensibilité exercent de l'influence sur elle. Ainsi, l'émoussement de cette sensibilité, la stupeur, peuvent faire que le malade sente moins le besoin de la respiration, et que, par conséquent, il respire avec plus de lenteur qu'il ne devrait le faire d'après l'état de la circulation. C'est ce qu'on voit, par exemple, dans les fièvres typheuses, de même que dans les cas de compression du cerveau et dans l'apoplexie, où la respiration devient stertoreuse.

8°. L'*état de l'air extérieur*. Un air impur, saturé, irrespirable, peut être cause de la difficulté de respirer.

Les principales espèces de respiration anomale sont:

1°. La *respiration fréquente* et la *respiration rare* (*respiratio frequens et rara*).

On dit la respiration *fréquente*, lorsqu'elle se répète, durant un laps de temps donné, un nombre de fois plus grand que dans l'état normal. Quand le contraire a lieu, on l'appelle *rare*.

La *fréquence* de la respiration annonce l'accélération du mouvement du sang (aussi l'observe-t-on dans les fièvres, dont l'intensité est en raison de cette fréquence; la *respiration fréquente et grande* indique le plus haut degré de la fièvre inflammatoire); la faiblesse des poumons, quand elle survient à la suite du moindre mouvement du corps (chez les hommes que la plus légère cause met hors d'haleine, le poumon cherche à suppléer, par la répétition plus fréquente de ses actes, ce qui lui manque du côté de l'énergie, dans chacune des respirations); enfin, un obstacle qui s'oppose à l'expansion complète des poumons (alors la respiration est en même temps *petite*, par exemple, dans le cas de pneumonie, d'hépatite, d'hydrothorax, de flatulence).

La *rareté* de la respiration annonce un mouvement calme du sang, des poumons perméables, la liberté de la circulation dans cet organe, et l'absence de tout obstacle à son expansion.

La *respiration grande* et *rare*, avec grands efforts des muscles, est un symptôme de profonde débilité, et lorsqu'elle s'accompagne de soupirs, elle indique une syncope imminente ou des spasmes.

La *respiration petite et froide* appartient aux moribonds.

2°. La *respiration vite* et la *respiration lente* (*respiratio velox s. celer et tarda*).

La *vitesse* et la *lenteur* de la respiration se rapportent à la manière dont l'acte s'accomplit, c'est-à-dire, dont l'expiration succède à l'inspiration.

La *vitesse* de la respiration indique des douleurs dans la poitrine et le bas-ventre, qui augmentent pendant la dilatation du thorax, de manière que le malade cherche à diminuer et raccourcir cette expansion (par exemple, dans les inflammations abdominales et pulmonaires); ou une irritabilité telle des bronches que leur distension détermine sur-le-champ une constriction spasmodique, (ordinairement accompagnée d'une convulsion de la poitrine, c'est-à-dire, de la toux, comme dans les catarrhes); ou enfin un obstacle qui ne permet point aux poumons de se dilater, par exemple, des tubercules, une suppuration.

La *lenteur* de la respiration a une signification contraire ; elle prouve que les poumons se distendent en toute liberté, que rien ne gêne la circulation du sang dans leur intérieur, qu'il n'y a ni irritation ni spasme.

Le meilleur signe de la santé des organes pulmonaires est donc que l'homme puisse faire des inspirations très profondes et retenir l'air pendant long-temps.

Cependant on observe aussi, dans les maladies, un excès de lenteur qui annonce une grande faiblesse.

3°. La *respiration grande* et la *respiration petite* (*respiratio magna s. profunda et parva*).

La respiration est *grande ou profonde* quand il entre, pendant l'inspiration, beaucoup d'air, qui ressort ensuite par l'expiration. C'est donc, généralement parlant, un bon signe, indiquant la liberté des poumons et de la circulation du sang, l'absence de spasme, et assez de puissance dans les muscles pour dilater complètement le thorax. Cependant, il faut pour cela que la respiration n'éprouve non plus aucune gêne, et d'ordinaire elle est en même temps lente.

Le cas est différent lorsque la respiration grande exige des efforts, qu'elle est accompagnée d'anxiété, et qu'elle devient sensible à l'oreille. Cet état de choses indique qu'il y a surabondance de sang, spasme, surtout à la région précordiale, état soporeux et délire, principalement lorsque la respiration qui offre un tel caractère s'accomplit à de longs intervalles.

La respiration *petite* annonce le contraire; ici l'expansion est gênée par le spasme, la faiblesse.

4°. La *respiration difficile* et la *respiration facile* (*respiratio difficilis et facilis*).

La respiration *difficile* présente divers degrés, qui sont la *dyspnée*, ou difficulté de respirer, oppression de poitrine, la respiration *anhéleuse*, ou l'essoufflement, la respiration *suspirieuse*, et l'*orthopnée*, ou étouffement, le plus haut degré de tous, dont voici l'image : le malade ne peut inspirer qu'assis ou debout, en tendant le cou, et faisant agir puissamment tous les muscles de la poitrine. Dans toute respiration difficile, la circulation à travers les poumons est plus ou moins gênée ; le sang arrive donc en moins grande quantité au cœur gauche, et de là résultent deux ordres de phénomènes ; d'abord le sang, ne pouvant redescendre de la tête, s'y accumule, et détermine l'état soporeux ; en second lieu, l'aorte distribue moins de ce liquide dans le corps, d'où la petitesse, la vacuité, l'intermittence du pouls et le froid des extrémités.

La difficulté de respirer annonce tantôt un obstacle au-dedans ou au dehors des voies respiratoires, souvent aussi, chez des sujets d'ailleurs bien portants, une simple pléthore, la réplétion des poumons par le sang ; tantôt un état spasmodique des organes respiratoires. L'orthopnée est un signe d'obstacle insurmontable, de pneumonie portée au plus haut degré, d'hépatisation des poumons, d'extravasation dans les bronches ou la trachée-artère, de compression extérieure des poumons par de la sérosité, du pus, etc., de suffocation.

4°. La *respiration égale* et la *respiration inégale* (*respiratio æqualis et inæqualis*).

L'*inégalité* de la respiration indique, ou une irritation qui affecte spasmodiquement les nerfs pulmonaires, ou un obstacle à la respiration.

5°. La *respiration bruyante* ou *sonore* (*respiratio sonora*).

Elle offre plusieurs nuances.

La *respiration stertoreuse* annonce une accumulation de mucosités, de pus ou de sang, dans les bronches, ou un état de paralysie des poumons ; de là le *râle* des agonisants.

La *respiration sibilante* indique un rétrécissement du conduit aérien, tenant soit à un spasme, comme dans l'asthme convulsif, soit à une exsudation de lymphe plastique, comme dans le croup.

La *respiration crépitante*, celle dans laquelle chaque inspiration fait entendre un bruit pareil à celui que produirait le froissement d'un morceau de papier ou de parchemin sec, annonce une grande sécheresse de la membrane muqueuse des bronches, ou une accumulation, soit de pus, soit de mucosités très-visqueuses.

6°. La *respiration chaude* et la *respiration froide* (*respiratio calida et frigida*).

La respiration *chaude* annonce l'accélération de la circulation ; et celle qui est très chaude, tantôt une diathèse inflammatoire générale, tantôt l'inflammation des poumons ou des organes abdominaux les plus rapprochés de la poitrine (ce qui fait qu'elle a une importance spéciale pour le diagnostic de ces affections, et que, chez les trèspetits enfants, elle est souvent le seul signe auquel on puisse les reconnaître). Aussi le plus fâcheux de tous les symptômes, dans une inflammation, est-il la chaleur de l'haleine, avec froid aux extrémités.

La respiration *froide* indique une circulation lente et paresseuse, un sang aqueux, des congestions dans les poumons; celle qui est très froide annonce la mortification; aussi l'observe-t-on dans le cas de gangrène interne et chez les moribonds.

7°. La *respiration fétide* (*respiratio male olens*).

Elle ne dénote souvent que la malpropreté du malade ou l'existence de dents cariées; mais elle peut aussi dépendre de saburres dans l'estomac, de vers, d'un jeûne prolongé, ou d'une diathèse putride du sang (ce qui fait qu'on observe chez les sujets qui abusent de la nourriture animale, notamment de la viande crue, comme chez tous les animaux carnivores, dans le scorbut, dont elle est un des principaux signes, dans la fièvre putride, la cacochymie purulente, ou la suppuration du poumon et du larynx, et l'usage abusif des mercuriaux). Chez certaines femmes, la fétidité de l'haleine annonce l'approche des règles.

Pression, tension, douleur dans la poitrine.

Tous ces symptômes indiquent ou une congestion vers les poumons, ou une affection spasmodique, une irritation nerveuse (qui n'est souvent que sympathique et métastatique), ou des vices locaux de l'organe pulmonaire. Aussi n'ont-ils de l'importance que chez les sujets prédisposés à la phthisie. Les douleurs de poitrine, avec fièvre, annoncent une affection de la plèvre, ou rhumatismale, ou inflammatoire.

Sonorité de la poitrine, bruit dans la poitrine.

On distingue le *son* que la poitrine rend lorsqu'on la percute, et le *bruit* que l'inspiration fait entendre quand on applique aux parois thoraciques, soit l'oreille immédiatement, soit le stéthoscope.

Le son produit par la percussion est clair ou sourd, comme celui que ferait entendre un tonneau vide ou plein. Dans le premier cas, on peut conclure que les poumons et le thorax sont exempts de congestions morbides; la conclusion contraire est justifiée dans l'autre.

Les divers bruits, différents du bruit normal, que le stéthoscope fait entendre pendant l'inspiration, peuvent dépendre, ou de ce qu'une portion du poumon est imperméable (inflammation, hépatisation, tubercules, vomique), ou de ce qu'il existe une matière quelconque (mucosités, sang, pus) dans les bronches, ou de ce qu'il y a des amas de sérosité dans la poitrine, ou des adhérences de la plèvre. Les lésions du cœur s'annoncent également par des bruits particuliers.

Mais tous ces signes sensibles à l'oreille ne peuvent être considérés que comme des moyens accessoires de diagnostic. Ils ne prouvent rien quand on n'observe pas, en même temps qu'eux, d'autres symptômes qui confirment ou rectifient les inductions auxquelles ils conduisent.

Toux (*tussis*).

La toux est le signe général et immédiat d'une irritation et d'une convulsion momentanée des organes respiratoires, de sorte qu'elle a une signification très variée. En effet, l'irritation qui la détermine peut dépendre aussi bien d'un excès d'irritabilité des poumons que de l'action d'une cause irritante, et celle-ci peut être ou idiopathique, c'est-à-dire, avoir son siège dans les poumons eux-mêmes, ou consensuelle et antagonistique, et résider hors des organes respiratoires. La toux peut être ou le signe d'une affection des poumons, soit d'une exaltation de l'irritabilité de ces viscères provoquée par l'inflammation, par un état nerveux, par un catarrhe, soit d'une cause d'irritation, telle qu'une congestion sanguine, des tubercules, une métastase, un point de suppuration; ou celui d'une mauvaise digestion et de saburres dans l'estomac (toux stomacale); ou enfin, celui d'une maladie du foie, de la rate et d'autres viscères abdominaux. Elle a donc toujours besoin, pour être convenablement interprétée, du concours des signes accessoires que fournit le diagnostic spécial de la maladie.

Les considérations suivantes sont les seules qui aient, en général, une utilité pratique.

Dans toute fièvre aiguë, qui n'est point catarrhale, l'apparition de la toux mérite la plus grande attention, attendu qu'elle peut être le premier indice d'une pneumonie imminente. Cependant, il est possible qu'elle dépende de l'irritation produite par un principe exanthématique : ainsi une toux brève et sèche, avec éternuements fréquents et larmoiement, qui se déclare dès le principe, annonce la rougeole.

Chez les sujets doués d'une constitution phthisique, la toux, quand elle survient, doit toujours être prise sérieusement en considération, car elle peut annoncer que la phthisie pulmonaire est sur le point de se développer.

Les individus chez lesquels la plus légère irritation morbide provoque aussitôt la toux, ceux qui toussent au moindre effort pulmonaire, après avoir couru, parlé ou ri, même à la suite d'émotions morales, sont atteints d'une irritabilité morbide des poumons, et prédisposés à la phthisie.

Une toux chronique et sèche, qu'excite le plus léger effort des poumons; à laquelle se joignent de temps en temps des élancements passagers dans la poitrine, et qu'accompagne une respiration non entièrement libre, indique la présence de tubercules.

Une toux chronique, avec expectoration muqueuse abondante, fait présumer un commencement de phthisie pituiteuse.

L'*absence de la toux* est le meilleur indice du bon état des poumons. C'est le plus favorable de tous les signes, tant chez les personnes en santé que chez les malades, dans les maladies aiguës, comme dans affections chroniques. Qu'on fasse faire une inspiration profonde au malade, et qu'on lui prescrive de retenir sa respiration pendant quelque temps, s'il y parvient sans éprouver le besoin de tousser, c'est une preuve que ses poumons sont sains. Le contraire est toujours suspect.

Voix et parole.

La *raucité de la voix* (*vox rauca*) annonce qu'il y a des mucosités ou du pus dans le larynx, ou que sa membrane muqueuse est frappée d'inflammation. Aussi l'enrouement est-il un signe de catarrhe, de phthisie laryngée et d'angine.

L'*aphonie* indique le plus haut degré de l'angine, la phthisie laryngée, ou le spasme des organes vocaux, ou leur paralysie.

La *perte de la parole* résulte tantôt d'un spasme (comme on le voit souvent d'une manière périodique, dans l'hystérie surtout, et sympathiquement à la suite d'irritations gastriques, notamment celles qui dépendent de vers), tantôt d'une paralysie des organes de la parole, comme dans l'apoplexie, les fièvres typheuses et les plaies de tête, où elle est toujours un signe redoutable.

Le *bégaiement* décèle constamment, dans les fièvres, une affection fâcheuse des nerfs vocaux et du cerveau, qui avoisine la paralysie, et qui, dans beaucoup de cas, s'annonce, dès le début même de la fièvre, par la difficulté que le malade éprouve à prononcer certaines lettres d'une manière distincte. Le médecin doit donc bien noter ce symptôme.

Bâillements, soupirs, éternuement.

Le *bâillement* indique toujours que le sang circule avec trop de lenteur à travers les poumons, et que la nature cherche à rendre le mouvement de ce liquide plus rapide en provoquant de profondes inspirations qui distendent fortement les organes respiratoires. C'est donc un signe de faiblesse ou de spasme, ce qui fait qu'on l'observe, par exemple, au début de la fièvre intermittente.

Les *soupirs* sans cause morale ont la même signification.

L'*éternuement* est une expiration convulsive, qui annonce une irritation dans le nez (par conséquent, un catarrhe ou la rougeole), dans le poumon (ce qui fait qu'on l'observe dans la pneumonie, aux approches de la suppuration), ou dans le bas-ventre (motif en raison duquel la fréquence des éternuements est un signe de vers chez les enfants).

Pleurs et *rire.*

Les *pleurs*, dans les maladies, annoncent toujours un spasme, un état nerveux, ce qui fait que la propension à verser des larmes est un des principaux symptômes de l'hystérie.

Le larmoiement indique, dans les fièvres, que la tête est le siége de congestions, et, au début de la fièvre, que la rougeole va se déclarer.

Le *rire* dénote constamment une vive irritation physique ou morale du système nerveux, ce qui fait que dans les fièvres, il est souvent le précurseur du délire et des convulsions. La propension à rire pour les moindres futilités annonce l'hystérie, tout comme celle à pleurer, avec laquelle on la voit fréquemment alterner.

Le *rire sardonique*, remarquable par son caratère violent et convulsif, peut être un symptôme d'inflammation du diaphragme.

SANG.

Le sang coulant de la veine ou fourni par une hémorragie s'éloigne de l'état ordinaire à certains égards, et les anomalies qu'il présente peuvent servir comme signes de maladies ou de prédisposition à des maladies.

On doit d'abord considérer les diversités qu'il offre sous le point de vue de sa consistance, et qui indiquent ou une altération de sa coagulabilité, ou une disproportion entre la partie séreuse et le cruor.

Son *trop de consistance* annonce, ou le *défaut de sérosité* (sécheresse, constitution atrabilaire du sang), ou un *excès de coagulabilité, de plasticité* (consistance inflammatoire).

Dans ce dernier cas, le sang se coagule rapidement et forme un caillot ferme, d'où il ne se dégage qu'une petite quantité de sérum. C'est la preuve, chez l'homme en santé, d'une complexion robuste et d'une propension aux phlegmasies, dans les maladies, d'une diathèse inflammatoire, ou d'une inflammation déjà réellement existante. On reconnaît aux signes suivants que le sang est véritablement enflammé : il se coagule avec une promptitude extrême, souvent même aussitôt après sa sortie du vaisseau; il produit un caillot ferme, entouré d'une très petite quantité de sérum, et à la surface duquel se forme une croûte blanche et consistante (*couenne inflammatoire* ou *pleurétique*, *corium seu crusta pleuritica*), qui a d'autant plus d'épaisseur et de solidité que l'inflammation est plus intense, qui peut même, au plus haut degré de cette dernière, avoir assez de fermeté pour qu'on éprouve de la peine à la couper. Cependant il faut bien noter ici que cette couenne manque parfois dans les inflammations, et que son absence n'est point un signe constant de la non existence d'une phlegmasie, qu'en outre sa production dépend de la manière dont on ouvre la veine, car une petite plaie, qui empêche le sang de couler en jet, ne lui permet pas de se produire, et qu'enfin elle peut aussi se manifester, soit dans des affections rhumatismales, soit chez des femmes enceintes; en pareil cas seulement, elle est moins épaisse, et elle a un tissu moins ferme. La véritable croûte inflammatoire se fait remarquer par sa blancheur et sa consistance. Quand elle a une teinte jaunâtre ou verdâtre, lorsqu'elle est floconneuse, déchiquetée, c'est l'annonce d'une inflammation nerveuse et fausse.

Le *trop peu de consistance du sang* indique, ou que ce liquide ne possède point assez de plasticité et de coagulabilité, ou que les parties séreuses y sont trop abondantes; ici donc deux cas sont possibles; celui de *ténuité séreuse du sang* (*tenuitas serosa*), dans lequel le sérum est en excès, et qui annonce une assimilation languissante, une diathèse chlorotique, une prédisposition à l'hydropisie; celui de *colliquation du sang* (*colliquatio sanguinis*), dans lequel ce liquide, manquant de coagulabilité et de plasticité, est foncé en couleur et se prend, non point en un caillot solide, mais en une masse pultacée, au milieu de laquelle le cruor et le sérum demeurent mêlés ensemble, ce qui indique une disposition à la décomposition putride, à l'état scorbutique, à la fièvre putride.

La *couleur* du sang doit être étudiée, comme sa consistance. Un sang foncé en couleur et qui donne un caillot ferme, annonce une nature robuste; un sang trop foncé et noir indique la prédominance du carbone et celle du système veineux, par conséquent le scorbut, les maladies atrabilaires du bas-ventre, la cyanose. Un sang trop pâle, trop clair, est une preuve de surabondance du sérum, et de faiblesse. S'il a en même temps une teinte vermeille, on peut conclure de là qu'il y a dyscrasie, par exemple arthritique ou rhumatismale.

La couleur du sérum mérite également attention. Un sérum parfaitement clair est un signe excellent de bonne hématose et de santé. Un sérum trouble et laiteux annonce la faiblesse; un sérum très jaune, la présence de la bile dans le sang; un sérum sanguinolent, l'état putride.

DIGESTION.

Après la circulation et la respiration, la digestion est la plus importante des fonctions de l'organisme, par conséquent aussi celle dont le praticien peut tirer les signes les plus expressifs, car elle lui fait connaître :

1°. L'*état du système digestif*, et par conséquent celui de principale source de la nutrition;

2°. L'*état de l'organisme entier*, en raison des innombrables connexions nerveuses qui lient ce système avec toutes les parties du corps.

3°. La *qualité des humeurs*, attendu que le système digestif est le siége des principaux émonctoires et appareils sécrétoires de l'organisme.

En général, une bonne digestion annonce une nature vigoureuse, peu d'aptitude à recevoir l'impression des influences morbifiques du dehors, physiques et morales, une force vitale qui se porte vivement et facilement secours à elle-même dans les maladies, et une prédisposition à vivre long-temps.

Les hommes qui digèrent bien sont plus enclins aux maladies aiguës, et ceux qui ont une digestion faible aux affections chroniques.

Déglutition. — La difficulté d'avaler indique ou une inflammation de la gorge (quand elle est accompagnée de douleur); ou un spasme, une paralysie, un obstacle mécanique; ou enfin l'hydrophobie, quand elle ne porte que sur les choses liquides.

Faim. — Le *défaut d'appétit* indique d'abord, et le plus souvent, la présence de matières nuisibles, indigestes, dans l'estomac, puis l'état fébrile, car toutes les fièvres, à l'exception des rhumatismales et des hectiques, enlèvent l'appétit, enfin une perversion de la sensibilité nerveuse (comme dans l'hystérie et la mélancolie), la faiblesse de l'estomac, ou une maladie organique de ce viscère.

Un *appétit démesuré*, appelé aussi *faim canine*, ou *pica*, annonce le défaut de nourriture, tant dans l'estomac que dans le sang (ce qui fait qu'on l'observe dans les maladies qui ne permettent pas au canal digestif de retenir les aliments, telles que le vomissement chronique, la diarrhée, comme aussi dans les maladies hectiques et phthisiques), ou une irritation fixée sur les nerfs de l'estomac et des intestins (comme dans les cas de vers, de saburres âcres, de métastases), ou enfin une exaspération morbide de la sensibilité des nerfs gastriques (comme dans les maladies nerveuses, l'hystérie, la folie, et chez les femmes enceintes).

Un appétit extraordinaire pour certaines choses est souvent le signe d'un instinct salutaire de la nature, et l'on doit en tirer parti, tant pour le diagnostic que pour la thérapeutique. Ainsi le désir de manger de la chaux ou de la terre annonce des acides dans l'estomac; l'appétence des choses salées, des mucosités; celle des acides, une corruption putride; celle du vin, la faiblesse et le besoin de confortation.

Soif. — Elle indique la sécheresse de la bouche, le défaut d'exhalation, par conséquent une chaleur interne (ce qui la rend un signe de fièvre et d'inflammation), un spasme (comme pendant le froid de la fièvre), une âcreté dans l'estomac ou le sang, enfin le manque d'eau dans le sang (d'où la soif inextinguible des fébricitants, annonce du plus haut degré d'inflammation du sang).

Nausées et vomissements. — Le vomissement est une affection convulsive de l'estomac, et il indique une irritation insolite dans cet organe; une irritation hors de lui, qui l'affecte d'une manière consensuelle, une exaltation de son irritabilité; la présence, dans son intérieur, de matières nuisibles et irritantes (ce que prouvent l'état de la langue et la nature des matières vomies); un spasme ou une inflammation (quand le malade rend sur-le-champ tout ce qu'il prend); une irritation exerçant une influence consensuelle; l'inflammation du foie ou des intestins, l'accumulation des matières fécales dans le tube intestinal, des calculs biliaires ou rénaux, une commotion cérébrale, ou une congestion de sérosité dans les ventricules du cerveau, enfin des altérations organiques de l'estomac et des viscères voisins.

Les envies de vomir et les vomissements pendant la matinée, sans nul symptôme de saburres dans l'estomac, sont fréquemment un signe de calculs rénaux, et, chez les femmes, d'un commencement de grossesse.

Vents, météorisme. — Des vents fréquents, par le haut (*ructus*) ou par le bas (*flatus*), annoncent des amas, dans l'estomac ou le canal intestinal, de matières nuisibles, qui dégagent beaucoup de gaz. Une grande propension à être tourmenté par les vents indique la faiblesse, et particulièrement l'atonie (défaut de ressort) de ces parties.

Le météorisme, dans les fièvres, est toujours un mauvais signe, d'où l'on peut conclure, ou qu'il existe un amas considérable de matières altérées et putrides, avec grande atonie, ou, si le bas-ventre est très tendu et douloureux, qu'il y a un état voisin de l'inflammation. Chez les enfants, le météorisme, avec gonflement du ventre, dénote des vers.

Déjections alvines. — L'examen des matières évacuées par le bas est important pour connaître la nature du contenu des intestins, constater leur état morbide et celui des viscères abdominaux qui communiquent avec eux, découvrir quelles sont les substances qui se séparent du sang dans le canal intestinal, et, par conséquent, quel est le genre d'altération de la masse des humeurs, enfin apprécier les affections dynamiques, sympathiques, antagonistiques et de l'organisme.

Il est donc nécessaire, dans toutes les maladies du bas-ventre, d'examiner la nature des excréments. Dans les affections gastriques, c'est cette nature qui établit l'indication de recourir aux purgatifs.

On doit avoir égard à la consistance des matières fécales, à leur couleur, à leur odeur, et à la manière dont s'accomplit la déjection.

Les déjections alvines peuvent être plus ou moins copieuses que de coutume.

Leur accroissement, appelé *diarrhée*, annonce la présence, dans le canal intestinal, de matières nuisibles et irritantes, au nombre desquelles se rangent les vers; une irritation des tuniques de cet organe, par exemple, des ulcères, des métastases; une exaltation, inflammatoire ou nerveuse, de son irritabilité; un dépôt de matières nuisibles, telles que pus ou excrétions critiques, sur un point quelconque de son étendue; une irritation sympathique (même morale, par exemple, la frayeur) et antagonistique (comme après la suppression de la fonction cutanée); enfin une faiblesse extrême du canal intestinal, même de l'organisme entier, la colliquation.

Des selles vertes, chez les enfants à la mamelle, sont une preuve d'acides dans les premières voies; celles d'un brun foncé annoncent la surabondance de la bile, et celles qui sont incolores, l'absence de cette humeur.

La diminution des déjections alvines, appelée *resserrement de ventre* ou *constipation*, indique lemanque du stimulus naturel des intestins, la bile, ou un défaut d'irritabilité, l'atonie, quelquefois une constriction spasmodique, un manque de liquide dans le corps, l'omission de boire, la dérivation des humeurs vers d'autres parties, la peau surtout, par des sueurs ou par des obstacles mécaniques, des lésions organiques.

La *colique* et le *ténesme* annoncent la présence de matières irritantes et âcres dans le canal intestinal, ou une exaltation de la sensibilité de cet organe, qui peut être nerveuse ou inflammatoire. Le ténesme est un signe d'hémorrhoïdes ou de dysenterie.

On distingue les déjections alvines qui ont lieu à *l'insu du sujet*, pendant les rêves, dans le délire, ou quand les excréments sont trop aqueux, et qui n'ont pas d'importance, des *déjections involontaires*, qui annoncent un état de paralysie, et sont une preuve de grand danger dans les fièvres.

SÉCRÉTIONS ET EXCRÉTIONS.

I. *Transpiration et sueur.*

L'état de la sécrétion cutanée peut faire connaître en général :

1°. *Celui de la force vitale.* Plus la tendance vers la périphérie est active, plus la sécrétion est vivante, c'est-à-dire gazeuse, et plus aussi il y a d'énergie vitale.

2°. La *liberté ou la gêne de la circulation.*

3°. La *qualité du sang et des humeurs.*

4°. La *crise*, le travail curatif critique, car c'est la sueur qui opère la plus complète des crises, et toutes les autres crises sont incomplètes quand la perspiration cutanée ne s'y joint pas.

Il faut bien distinguer la *transpiration* de *la sueur*. La première est une sécrétion insensible, gazeuse, continuelle et indispensable à la santé, à la vie; la seconde, une excrétion liquide, sous formes de gouttelettes, qui ne survient que dans certaines circonstances. L'une est la forme normale de la fonction de la peau; l'autre est une opération nouvelle, anormale, et quelquefois même un flux purement passif.

Une peau moite, ouverte, halitueuse, annonce que la transpiration insensible n'est point troublée. Aussi est-elle d'un favorable augure dans toutes les maladies, les fièvres surtout, où elle prouve qu'il n'y a point de spasme, point de trouble de la circulation, point d'empêchement à la crise.

Une peau sèche, râpeuse et même parcheminée, indique le contraire.

Le point principal dans les maladies, spécialement dans les fièvres, est de distinguer les sueurs critiques des sueurs symptomatiques, c'est-à-dire celles qui se rattachent à un travail salutaire de la nature de celles qui ne sont qu'un symptôme de quelqu'état morbide.

On reconnaît les sueurs critiques aux caractères suivants :

Elles éclatent non pas tout d'abord, mais pendant la période critique de la fièvre, au septième ou au quatorzième jour (la fièvre catarrhale pure et la fièvre rhumatismale font exception); elles sont générales (les sueurs locales, par exemple à la tête, à la poitrine, annoncent une congestion ou une inflammation dans ces parties); elles sont vaporeuses et chaudes (des sueurs froides indiquent une faiblesse extrême et présagent la mort); leur durée n'est point passagère, et elles persistent pendant quelque temps; elles diminuent la maladie, et, dans les fièvres, calment surtout le pouls.

Des sueurs symptomatiques, prématurées, abondantes outre mesure, et qui n'amènent pas de soulagement, annoncent, ou un mouvement très violent du sang, avec débilité de la peau (ce qui, dans beaucoup de cas, tient uniquement à ce que le malade est trop couvert et l'air trop renfermé), ou des accumulations gastriques, ou une grande faiblesse générale et une tendance à la dissolution. Quant elles éclatent, on doit toujours s'attendre à voir paraître une éruption miliaire ou des pétéchies.

Les sueurs aigres indiquent la fièvre miliaire, et les sueurs fétides la fièvre putride.

Les sueurs qui ont lieu le matin, quand elles ne sont point habituelles, annoncent la fièvre hectique.

Entrer aisément en sueur est l'indice d'une nature faible.

II. *Sécrétion urinaire.*

L'urine est le plus important des signes propres à faire connaître l'état du sang et le mode des opérations chimiques qui s'accomplissent dans l'organisme, attendu que nulle autre sécrétion n'a des connexions plus immédiates avec la circulation, comme l'atteste déjà cette seule circonstance que certaines substances prises avec les aliments et même le chyle se retrouvent dans l'urine. Elle mérite donc une attention sérieuse de la part du médecin : on s'en occupait beaucoup autrefois, mais aujourd'hui on la néglige trop.

Pour bien apprécier l'urine malade, il faut connaître les caractères de celle d'une personne bien portante. Cette urine a une teinte paillée, elle exhale une odeur spécifique, mais non fétide, et elle demeure limpide. Cependant plusieurs circonstances, auxquelles le médecin doit avoir égard, contribuent à la modifier, savoir : la *constitution* (l'urine est plus colorée et plus odorante chez les personnes robustes; plus pâle, écumeuse et un peu sédimenteuse chez les sujets débiles); la *saison* (elle est moins abondante et plus colorée en été, plus copieuse et plus pâle en hiver) : le *genre de vie* (l'urine des personnes actives et laborieuses est plus rare et plus chargée en couleur que celle des personnes sédentaires); l'*âge* (les vieillards ont l'urine moins abondante, plus foncée en couleur, et plus désagréable à l'odorat); le *sexe*, (l'urine des femmes est toujours plus pâle et plus sédimenteuse); la *digestion* et la *nourriture* (boire beaucoup rend l'urine abondante et pâle : la rhubarbe et le curcuma lui communiquent une teinte jaune très vive; elle est fétide après qu'on a mangé des asperges; elle est trouble pendant la digestion, à cause du chyle qui s'y trouve mêlé). On distingue l'*urine de la boisson*, qui est rendue d'une à quatre heures après le repas, et l'*urine du sang*, qui coule six heures après qu'on a mangé. Cette dernière est la seule qu'on puisse utiliser pour le diagnostic.

Il importe encore, pour asseoir un jugement exact sur l'urine, qu'elle soit demeurée en repos pendant au moins deux heures, à une température peu élevée, et qu'on ne la fasse point passer brusquement du froid au chaud, ou du chaud au froid.

A l'aide de l'urine, on reconnaît :

1°. L'*état du sang*, de la matière organique, et des opérations chimiques de la vie. Elle indique surtout la présence de l'état phlogistique : aussi l'urine rouge (*urina rubra*), avec accélération du pouls, est-elle le principal signe de la fièvre, de la chaleur intérieure, de l'inflammation, et a-t-elle même une si haute importance qu'à elle seule elle éclaire le diagnostic, quand il y a doute si la maladie interne est inflammatoire ou spasmodique. La colliquation du sang, ou sa tendance à la décomposition, est annoncée par une urine trouble, épaisse, sédimenteuse, sanguinolente (*urina turbida s. crassa*); un haut degré de putridité ou le passage de l'inflammation à la gangrène par une urine épaisse et noire (*urina nigra*); un degré fort avancé de dissolution hectique, par une urine à la surface de laquelle nagent des gouttelettes d'huile. L'urine décèle également la présence de matières étrangères dans le sang, par exemple, celle de la bile, quand elle a une teinte safranée (*urina crocea*), ce qui est un signe de calculs biliaires, ou, si elle teint le linge et le papier en jaune, un des principaux symptômes de l'ictère. L'urine verte (*urina viridis*) annonce que de la bile altérée a passé dans le sang, et l'urine purulente, que ce liquide s'est chargé de pus dans les suppurations internes.

2°. L'*opération chimique intérieure* qui accompagne tout travail curatif général de la nature, ou, en d'autres termes, l'opération de la crise. C'est ce qui lui donne une très haute importance, comme signe diagnostique, dans les fièvres. Nous distinguons ici les trois degrés de l'opération critique : la *crudité*, ou l'état dans lequel il n'y a encore aucun signe de travail critique; la *coction*, ou le commencement de l'élaboration critique, l'époque à laquelle on en découvre les premiers indices dans l'urine; et la *crise*, ou l'achèvement de ce travail, l'élimination du principe morbifique. Là-dessus reposent les trois modifications qu'on appelle urine crue (*urina cruda*), urine cuite (*urina cocta*), et urine critique (*urina critica*).

L'*urine crue*, signe de crudité, tantôt est demeurée parfaitement claire et transparente, avec une teinte ou rouge ou pâle, tantôt (comme il arrive souvent dans les fièvres nerveuses et gastriques) est dès l'origine et demeure trouble, épaisse, jumenteuse, semblable à de l'eau dans laquelle on aurait délayé de l'argile, ou à une décoction de quinquina refroidie.

On dit l'*urine cuite*, signe de coction, lorsque, cessant d'être claire, comme elle l'avait été jusqu'alors, elle commence à se troubler. Ce phénomène n'a lieu qu'au quatrième ou au onzième jour, et disparaît ensuite, mais on peut alors espérer que l'urine deviendra critique au septième ou au quatorzième jour. La coction et la crise commençante s'annoncent parfois aussi, dans l'urine claire, par un léger *nuage* qui demeure suspendu au haut du liquide, ou par un *énéorême* qui s'abaisse peu à peu jusqu'au fond du vase. L'énéorême est d'un heureux augure pour la crise qu'on attend; quant au nuage qui reste suspendu, ou qui regagne la partie supérieure après s'être précipité au fond, il annonce bien un commencement de crise, mais fait craindre qu'elle ne demeure incomplète.

L'*urine critique*, signe de la crise accomplie, a lieu quand le liquide, auparavant clair, dépose un sédiment, ou lorsque ce même liquide, jusqu'alors épais et trouble, s'éclaircit à sa partie supérieure, et forme un dépôt dans le vase.

Le *sédiment* peut aussi être critique ou non, circonstances qu'il importe beaucoup de connaître et de savoir distinguer.

Le *sédiment critique* a les caractères suivants : il gagne le fond du vase peu après l'émission de l'urine; il n'est ni trop, ni trop peu abondant (et forme environ le quart ou le sixième du tout); il est blanc ou grisâtre, léger, réuni en une masse homogène (non déchiquetée), et un peu convexe ou conique à la surface.

Le *sédiment non critique*, celui qui a une signification fâcheuse, est trop considérable (il emplit la moitié ou les deux tiers du vase), épais, pesant, déchiqueté et d'une couleur livide.

Un sédiment rouge, briqueté, annonce une fièvre intermittente, ou le caractère rhumatismal de la maladie; un sédiment blanc, crayeux, avec une urine épaisse et foncée en couleur, le caractère arthritique de l'affection, ou des calculs urinaires; un sédiment de teinte obscure ou noire, l'état putride.

3°. L'*état nerveux*, spasmodique. L'urine claire, aqueuse, ordinairement accompagnée de fréquentes envies d'uriner, indique le spasme; l'urine pâle, trouble, mais surtout variable, dans les fièvres, est l'annonce du caractère nerveux.

4°. L'*état du système digestif*. L'urine jumenteuse est un

des principaux signes de l'état gastrique, et l'urine lactescente, chez les enfants, décèle la présence des vers.

5°. L'*augmentation* ou la *diminution d'autres excrétions* séreuses. Ainsi la sueur, la diarrhée et même l'usage des purgatifs rendent l'urine haute en couleur. La suppression de la transpiration cutanée la rend aqueuse, et augmente sa quantité, jusqu'au point d'amener le diabète.

6°. *Des maladies locales* des reins ou de la vessie. L'urine mucilagineuse est l'annonce d'un catarrhe de vessie ou d'une pierre vésicale; l'urine purulente, d'une suppuration de la vessie ou de la prostate; l'urine sanguinolente, d'une hémorrhagie rénale ou vésicale; l'urine excessivement abondante et aqueuse, du diabète.

Il y a certains cas où l'on ne doit même pas négliger l'analyse chimique de l'urine. L'essai ordinaire avec du papier de tournesol a déjà de l'utilité pour constater la présence d'un acide surabondant; mais il importe bien plus encore de rechercher celle du sucre, pour découvrir le diabète sucré, maladie qu'on ne peut reconnaître d'aucune autre manière, et qui peut amener la mort par consomption. Il ne faut jamais omettre de recourir à cette analyse dans les cas de marasme dont on ne parvient point à apercevoir la cause.

La manière dont s'accomplit l'émission de l'urine n'a pas moins d'importance, pour le diagnostic, que celle dont s'opèrent les déjections alvines. Cette émission peut être douloureuse, difficile, suspendue, ce qui annonce des spasmes, une inflammation, des maladies locales; ou involontaire, et elle indique un état de paralysie, dans les fièvres, une faiblesse excessive, mortelle; mais ici, comme à l'égard des excrétions alvines, il faut bien distinguer de l'émission involontaire celle qui a lieu à l'insu du sujet.

III. *Sécrétion salivaire, crachats.*

L'accroissement de la sécrétion salivaire annonce une irritation locale des glandes salivaires (par exemple l'angine), ou une irritation sympathique de ces organes, ayant son foyer au bas-ventre, notamment des saburres dans l'estomac, des vers, des obstructions des viscères abdominaux, le pancréas surtout (ce qui fait que le crachotement est un symptôme de l'hypocondrie), ou enfin une congestion vers les glandes salivaires et la tête, par exemple chez les sujets de constitution apoplectique; ici se range aussi la salivation critique, qui peut survenir dans les maladies dues à la suppression de la transpiration cutanée, dans les fièvres nerveuses chroniques et dans la petite vérole

Le défaut de salive est une preuve de spasme ou de grande sécheresse du sang.

Les *crachats* (*sputa*), soit qu'ils viennentde la gorge, soit que la toux les amène du fond de la poitrine, annoncent un accroissement de sécrétion dans la membrane muqueuse de l'arrière gorge, de la trachée-artère, des poumons, ou aussi la présence dans ces organes d'une substance étrangère, par exemple, du pus, du sang, de la matière tuberculeuse, ou même de masses calculeuses. Les crachats muqueux continuels et abondants sont un indice de catarrhe pulmonaire, de phthisie pituiteuse; les crachats purulents, de phthisie purulente; les crachats sucrés, salés, gris, noirâtres, grumeleux, de tubercules; les crachats jaunes et amers, de bile dans le sang, de maladies du foie.

Dans les inflammations des poumons, l'expectoration est une crise locale des plus importantes, indispensable même pour la solution complète de la maladie. Les signes de l'expectoration critique sont des crachats *cuits* (*sputa cocta*, *subacta*), c'est-à-dire épais, jaunâtres, semblables à une émulsion épaisse, parfois striés de sang, et qui se détachent facilement.

A l'égard du *crachement de sang* (*sputum sanguineum*), il faut bien distinguer celui qui provient des poumons, et celui qui dépend uniquement d'une exhalation sanguine dans la bouche, au palais et aux parties supérieures du pharynx et de la trachée-artère.

IV. *Hémorragies.* — Elles annoncent tantôt une véritable pléthore, ou une turgescence, une expansion du sang, tantôt une congestion ou une inflammation locale, souvent la débilité relative d'une partie, qui ne peut résister à l'afflux du sang, ou enfin la dissolution du sang et son état putride. Quelquefois aussi elles sont critiques, surtout dans les fièvres aiguës. Ainsi le saignement de nez est fréquemment la plus salutaire et la plus décisive des crises dans les fièvres inflammatoires, les congestions cérébrales et l'inflammation du cerveau.

AFFECTIONS MORALES ET NERVEUSES.

I. Le *délire* est toujours l'annonce d'une affection du cerveau; mais comme celle-ci peut dépendre de causes très diverses, lui-même varie beaucoup eu égard à sa signification et à son importance.

Faisons remarquer d'abord qu'il y a des hommes qui, à la moindre fièvre, au plus léger rhume de cerveau, délirent pendant la nuit, qui même, en pleine santé, parlent durant leur sommeil. C'est une circonstance dont on doit s'enquérir avec soin, lorsqu'il s'agit d'apprécier le délire.

Le délire morbide indique toujours un trouble de l'action normale du cerveau. Ce trouble peut dépendre :

1°. D'une *irritation de cerveau*. Le délire est alors actif, et accompagné d'agitation, souvent d'un grand déploiement de forces, ou même de fureur (*delirium activum*, *furibundum*). L'irritation est ou idiopathique, comme celle qui résulte d'un violent afflux du sang vers l'encéphale (ce qui fait que, dans les fièvres, le délire annonce le plus haut degré de la diathèse inflammatoire, ou une inflammation réelle du cerveau), de métastases, de l'irritation provoquée par des principes exanthématiques, celui de la variole entre autres; ou sympathique, et, dans ce cas, elle émane principalement de l'estomac et du canal intestinal, comme, par exemple, quand elle se rattache à une accumulation de bile, à des vers, à l'ingestion de poisons narcotiques.

2°. D'un *affaiblissement du cerveau*. Ici le délire est calme, concentré, accompagné d'assoupissement et d'autres signes de faiblesse (*delirium blandum*, *somnolentum*, *typhosum*); c'est ce qu'on voit dans les fièvres nerveuses, dans le typhus, dans les cas de compression du cerveau par une cause extérieure ou par le sang accumulé au milieu de son parenchyme enflammé, dans ceux d'épanchement de sang ou de sérosité.

Le délire chronique peut aussi provenir de ces deux sources. Mais ici on doit noter avec soin, d'abord que les personnes atteintes d'hypocondrie et d'hystérie sont fort sujettes au délire, qui n'est qu'un symptôme de leur maladie, et qui n'a aucune importance alors, en second lieu, qu'il importe de ne pas confondre le délire avec la folie : le délire ne devient folie que quand il acquiert un caractère permanent et subsiste de lui-même.

II. *Sommeil et veille*. Un sommeil calme, naturel, qui ne dure pas trop long-temps, est un des meilleurs signes dans toutes les maladies, un des phénomènes les plus favorables dans les crises, et l'annonce que celles-ci ont été complètes. La plupart des enfants dorment davantage lorsqu'ils sont atteints de maladies fébriles, et l'on ne doit pas sur-le-champ conclure de là qu'il y a chez eux affection cérébrale. On trouve aussi des adultes qui, semblables aux animaux, dorment sans cesse dès qu'ils éprouvent une fièvre quelconque, et s'en trouvent mieux que de tout autre remède.

Le sommeil morbide est celui qui s'accompagne de délire ou de convulsions et de réveil en sursaut, et qui dure sans interruption, soit que le malade s'éveille au moindre bruit, pour se rendormir aussitôt (*coma vigil*), soit que rien ne puisse l'éveiller (*coma somnolentum, sopor*). Il annonce une affection profonde du cerveau, ce qui fait qu'il est un signe de typhus ou d'encéphalite : il n'est jamais plus redoutable que quand il paraît dès le début même de la fièvre.

L'insomnie est moins fâcheuse que la somnolence; cependant elle indique toujours, dans les fièvres, la persistance de l'irritation du système nerveux et sensoriel.

III. *Vertige*. Il annonce ou la pléthore (congestion générale ou locale du cerveau), ou une affection nerveuse, émanant le plus souvent de l'estomac et du bas-ventre (il est un des principaux signes de la turgescence gastrique vers le haut). Chez les personnes avancées en âge et d'une constitution pléthorique, c'est un précurseur de l'apoplexie, qui mérite une sérieuse attention.

IV. *L'œil et la vue*. Le regard a beaucoup d'importance, comme expression de la vie intérieure en général et de celle du *sensorium commune* en particulier. Il mérite donc une grande attention dans le diagnostic.

Le strabisme, quand il n'est point habituel, annonce toujours un spasme dans les nerfs oculaires, et dénote soit une affection du cerveau (comme au début de l'hydrocéphale aiguë, chez les enfants), soit une irritation sympathique gastrique, des saburres dans l'estomac, et surtout des vers. La fixité du regard est l'indice du délire. Son abattement soudain annonce ou la chute des forces, ou une turgescence gastrique, un vomissement imminent. La dilatation des pupilles indique la compression du cerveau (elle est un des principaux signes de l'encéphalite et de l'hydrocéphale), ou une irritation gastrique, due principalement à des vers, des obstructions abdominales, l'amaurose. Le resserrement des pupilles et la difficulté de supporter la lumière annoncent une exaltation considérable de la sensibilité, tandis qu'un désir avide de lumière témoigne une grande faiblesse, et qu'il est de mauvais augure dans les fièvres. Des taches noires devant les yeux ou l'obscurcissement de la vue dénotent soit une congestion du sang vers la tête, soit une turgescence gastrique, ou la perte des forces, une syncope prochaine. La diplopie et l'hémiopie sont toujours une preuve de spasme, et annoncent ordinairement des irritations abdominales, mais souvent aussi ne sont qu'un symptôme d'hypocondrie ou d'hystérie. Des yeux saillants, rouges, brillants, indiquent une forte congestion de sang vers le cerveau. L'affaissement des yeux est l'indice de la faiblesse.

V. *Ouïe*. La trop grande sensibilité de l'ouïe, dans les fièvres, annonce, ou que la sensibilité du système nerveux entier est portée trop haut, ou qu'il y a affection inflammatoire du cerveau. L'ouïe faible vaut toujours mieux que l'ouïe trop fine dans les fièvres. Le tintement et le bourdonnement d'oreilles annoncent une congestion de sang, fréquemment aussi une congestion catarrhale séreuse vers les oreilles. La faiblesse de l'ouïe, la surdité, sont un bon signe dans les fièvres, surtout typheuses.

VI. *Odorat*. La perte de l'odorat dénote ou un état catarrhal ou une affection nerveuse considérable. Une odeur putride annonce ou une maladie locale ulcéreuse du nez, du palais, ou la diathèse putride du sang. Une odeur inaccoutumée de plumes brûlées est le signe d'affection nerveuse spasmodique.

VII. *Goût*. La perte du goût a la même signification que celle de l'odorat, et annonce de plus une grande abondance de mucosités. Toute saveur étrangère indique soit des maladies de la bouche, de la gorge ou des poumons (par exemple le goût putride ou salé dans la phthisie purulente), soit des saburres dans l'estomac (un goût amer, de la bile; un goût pâteux, des mucosités; un goût aigre, des acides), soit enfin, quand ces causes manquent, un désordre du système nerveux (comme, par exemple, chez les hystériques, et aussi chez quelques femmes enceintes), ou, dans les fièvres, une diathèse putride du sang.

VIII. *Sentiment cutané*.

Le *prurit*, sans éruption, est l'annonce, dans les fièvres, d'un exanthème ou d'une sueur critique qui va se déclarer, et, quand la fièvre n'existe pas, d'âcreté des humeurs. L'insensibilité de la peau sur certains points indique une stase du sang, ou une affection nerveuse, un spasme, parfois une goutte latente.

À l'égard des *changements de température*, il faut bien distinguer les sensations de froid et la chaleur qu'éprouve le malade, du froid et de la chaleur qui font réellement impression sur le thermomètre. En effet, l'un et l'autre peuvent n'être qu'une sensation cutanée, une affection nerveuse, sans qu'il y ait réellement diminution ou accroissement du calorique.

Le sentiment de *froid* est toujours un spasme de la peau, et on en admet plusieurs degrés; l'horripilation, la chair de poule, le frisson, le tremblement, l'engourdissement (*horripilatio, horror, rigor*). C'est toujours un signe de haute importance. Il faut distinguer le froid qui paraît à l'invasion de la fièvre, du froid qui survient pendant son cours. Toute fièvre commence par du froid, et c'est là le plus sûr moyen de déterminer l'époque de son début. Quand le premier froid est vif, il annonce ou une fièvre très violente, ordinairement inflammatoire, ou une fièvre intermittente; s'il est peu considérable, et qu'il alterne avec de la chaleur, on doit s'attendre à une fièvre catarrhale, rhumatismale ou nerveuse. Dans les fièvres aiguës, le froid ne paraît qu'une seule fois, au début : dans les fièvres intermittentes, il se reproduit à chaque nouveau paroxysme. Toutes les fois qu'il se déclare dans le cours d'une fièvre aiguë, il réclame la plus sérieuse attention de la part du médecin, et il annonce alors, ou qu'une fièvre intermittente est sur le point de se joindre à la fièvre aiguë, ou qu'il va survenir une inflammation locale, ou si le malade est déjà atteint d'une inflammation, que celle-ci est au moment de se terminer par suppuration (circonstance fort importante dans la pneumonie), par gangrène, par métastase, quelquefois aussi que la nature prépare une crise, spécialement par la peau. Dans les fièvres intermittentes, un froid faible, suivi d'une forte chaleur, annonce la tendance à dégénérer en fièvre aiguë; un froid intense et prolongé, suivi de peu de chaleur, une disposition à prendre le caractère chronique.

Le froid aux extrémités indique la gêne de la circulation (par conséquent, dans les fièvres, des inflammations internes), ou le spasme, ou la faiblesse (aussi les extrémités sont-elles glacées chez les moribonds).

La *chaleur*, dans les maladies, annonce ou l'accélération de la circulation du sang et des opérations vitales (aussi est-elle le signe général des fièvres aiguës, qui tirent de là l'épithète de *fièvres chaudes*), ou un commencement de décomposition du sang et de la matière organique (comme dans les fièvres putrides). C'est là-dessus que repose l'importante distinction à établir entre la chaleur des fièvres inflammatoires et celle des fièvres putrides. Dans les premières, la chaleur est vivante (*calor vivus*); quoique très vive, elle n'affecte pas désagréablement la main, elle s'assimile en quelque sorte bientôt avec celle de la personne qui touche au malade, et elle est en harmonie avec la force et la dureté du pouls. Dans les fièvres putrides, au contraire, comme elle résulte d'un commencement de décomposition chimique, elle est morte (*calor chimicus s. mortuus*), très vive et brûlante, elle cause une impression désagréable et mordicante (*calor mordax*), dont la prolongation du contact ne fait qu'accroître l'intensité, et qui persiste encore pendant quelque temps après qu'on a éloigné sa main du malade; en outre, la chaleur augmente d'autant plus, que le pouls baisse et faiblit davantage.

Une chaleur locale, appréciable à la main, ou que le malade ressent intérieurement, annonce une congestion de sang ou une inflammation dans la partie. Ainsi, par exemple, la chaleur à la région précordiale est toujours un signe grave d'un état inflammatoire intérieur.

Les *bouffées de chaleur* sont un symptôme nerveux, qu'on observe ordinairement aussi chez les femmes, après la cessation des menstrues.

La chaleur aux mains, après les repas, annonce l'étisie, et, chez les personnes en santé, une disposition à tomber dans cet état.

IX. *Douleur et anxiété.*

La *douleur* est l'expression la plus générale que la nature emploie pour décéler l'existence d'une affection locale. Celle-ci peut être ou inflammatoire ou spasmodique, et de la présence de la douleur on peut toujours conclure qu'il y a l'un ou l'autre de ces deux états. Cependant toute douleur qui a de la violence et qui dure long-temps, finit par amener une congestion de sang. L'un des signes les plus fâcheux est l'insensibilité que témoigne la malade quand il existe chez lui des causes de douleur. La cessation soudaine des douleurs vives, dans les inflammations, annonce le passage à la gangrène, lorsqu'il ne survient pas de métastase.

Une douleur gravative au front, avec vertige, annonce des saburres dans l'estomac; à l'occiput, une congestion sanguine. La céphalalgie bornée à une moitié ou à une petite étendue de la tête, est un signe d'hypocondrie et d'hystérie. La douleur dans le dos et les reins dénote des hémorrhoïdes. Celle que la pression de la main excite à la région précordiale est toujours un signe fâcheux dans les fièvres : elle annonce une affection inflammatoire dans l'abdomen ou la poitrine, surtout quand elle est accompagnée de chaleur et de tension à cette région du corps.

L'*anxiété*, sensation particulière des nerfs de la région précordiale, plus désagréable encore et plus insupportable que la douleur, annonce, tantôt une congestion considérable de sang (ce qui fait qu'on l'observe dans l'inflammation du cœur, des poumons, du foie, de l'estomac et d'autres viscères abdominaux, dans les maladies organiques du cœur, dans la pléthore abdominale), tantôt une accumulation, dans l'estomac, de matières nuisibles, irritantes, flatulentes, notamment de bile et de vents; ou un obstacle mécanique à l'expansion du poumon (dans l'hydrothorax et l'ascite), ou enfin un simple spasme, comme est l'anxiété des hypocondriaques, qui les réduit souvent au désespoir.

X. *Mouvement musculaire.*

Le *tremblement* indique, ou la faiblesse, ou la trop grande réplétion des vaisseaux, par exemple la pléthore, ou une irritation nerveuse. Aussi, au début d'une fièvre, est-il un des principaux signes de son caractère nerveux.

Les *spasmes* et les *convulsions* annoncent tantôt une excitation nerveuse, par exemple, une irritation gastrique due à des saburres, des vers, des principes exanthématiques et contagieux, comme ceux de la variole, de la miliaire ou du typhus, des corps étrangers qui irritent les nerfs, le cerveau ou la moëlle épinière, des plaies de tendons; tantôt la réplétion des vaisseaux et une congestion de sang vers la tête et la moëlle épinière; tantôt, enfin, l'épuisement des forces, ce qui les rend un des signes les plus fâcheux dans les hémorragies et autres flux. Mais on doit bien noter que des causes légères suffisent pour les provoquer chez les enfants et les personnes hystériques, où elles tirent ordinairement leur source du canal intestinal, et qu'alors il ne s'y rattache point un aussi grand danger.

A proprement parler, on appelle *spasme* une contraction permanente des fibres musculaires, et *convulsion* une alternative de contraction et de relâchement de ces mêmes fibres. Le plus haut degré du spasme est le *tétanos,* et celui de la convulsion, l'*épilepsie*. Le spasme et la convulsion peuvent tout aussi bien avoir lieu à l'intérieur qu'à l'extérieur, et à cette catégorie se rapportent une multitude de maladies internes, par exemple, les palpitations, le vomissement, la toux, la colique, l'ischurie, le hoquet, etc. Dans le sens le plus large, toutes les anomalies de la sensibilité sont désignées aussi sous le nom d'affections spasmodiques.

Le *hoquet* annonce bien immédiatement une légère convulsion du diaphragme ; mais il peut provenir de causes fort différentes, et par conséquent sa signification varie beaucoup. Ordinairement il n'indique qu'une surcharge de l'estomac, ou aussi, chez les jeunes enfants, un refroidissement, et il n'a aucune importance. Mais, dans les fièvres aiguës, il annonce une inflammation de quelque viscère abdominal, et, dans les fièvres nerveuses, il est un symptôme nerveux de très fâcheux augure.

La *paralysie* indique l'affaiblissement ou la cessation de l'activité des organes locomoteurs, les muscles ; mais on prend aussi ce mot dans une acception plus large, pour désigner en outre l'affaiblissement ou l'abolition de la sensibilité, des sens, même des facultés de l'âme, (par exemple la perte de la mémoire, la stupeur, la démence). Dans tous ces cas, elle annonce que la force nerveuse est ou gênée et enchaînée par quelque influence du dehors, ou qu'elle est affaiblie et détruite dans ses propres sources, de sorte que sa valeur diagnostique varie beaucoup. Dans le premier cas, elle est souvent fort peu importante et transitoire : dans le second, c'est un accident grave et dangereux, surtout quand elle se rattache à une affection de la source d'où émane toute sensibilité, le cerveau et la moëlle épinière, par exemple, lorsqu'elle dépend de l'apoplexie.

XI. *Syncope, apoplexie.*

Dans l'une ou dans l'autre, il y a diminution ou abolition de l'activité nerveuse du sentiment, du mouvement, de la conscience, mais avec cette différence que, dans la syncope, l'action du cœur et la circulation, par conséquent aussi le pouls et la chaleur, participent au même degré d'affaiblissement, et sont même supprimés en totalité, tandis que, dans l'apoplexie, ils demeurent intacts, prennent même assez souvent plus d'accroissement, et qu'à la suite de l'accident il reste fréquemment une paralysie, ce qui n'arrive point dans la syncope. La syncope annonce donc la débilitation ou la suspension momentanée de l'action du cœur, et l'apoplexie, celle du cerveau et de la vie nerveuse. De là vient que la première a peu d'importance chez les sujets hystériques, et qu'on ne doit l'y considérer que comme un accident spasmodique ordinaire. Elle n'est fâcheuse qu'au début des fièvres, car on doit voir en elle un signe certain du caractère nerveux de ces affections, et, quand il existe des maladies du cœur, un signe confirmatif de la présence d'une lésion organique de l'organe. L'apoplexie annonce toujours que le cerveau a été atteint jusque dans les plus profonds replis de sa vie intérieure.

COMPLEXION, FACIES, MAINTIEN.

Ce sont autant de circonstances d'où l'on tire des signes, non seulement pour des maladies déclarées, mais encore pour des prédispositions aux maladies.

1°. *Complexion.* Une poitrine haute et large et des membres bien proportionnés annoncent une complexion robuste et une santé durable. Les sujets fluets, dont l'accroissement en hauteur a été rapide, sont toujours faibles. Ceux à col long, à poitrine plate, à épaules saillantes en manière d'ailes, sont prédisposés à la phthisie pulmonaire. Les hommes trapus sont plus robustes, et ceux à col court exposés à l'apoplexie. En général, la disproportion des membres, par exemple, la trop grande briéveté des jambes ou les déviations du rachis indiquent de la propension aux désordres de la circulation et aux congestions du sang.

Un amaigrissement considérable, lorsqu'il ne tient point au défaut de nourriture, à une affection morale, ou à la fièvre, doit toujours diriger l'attention du médecin vers les vices qui pourraient exister dans les organes digestifs ou respiratoires, ou lui faire soupçonner une excrétion morbide, par exemple, une hémorrhagie, une perte de sang ou de semence, le diabète.

L'acquisition d'un embonpoint insolite est toujours fâcheuse, et annonce ordinairement une maladie du foie.

Dans aucune maladie chronique on ne doit omettre d'explorer le bas-ventre, pour voir si l'on n'y découvrira pas, sur quelque point, une tuméfaction ou une dureté, indiquant la physconie, l'obstruction, ou d'autres lésions organiques d'un viscère. Cependant, il faut bien se garder de prendre pour obstructions des excréments durs accumulés dans le colon;

la non fixité de ces masses et la possibilité de les déplacer par la pression, permettent d'éviter l'erreur.

2°. *Couleur*. La pâleur indique des matières morbifiques dans les premières voies, notamment des acides et des vers, ou bien aussi des spasmes, le défaut de sang, un sang trop séreux, la lenteur de la circulation et la faiblesse. La blancheur annonce la chlorose ; la rougeur, la pléthore ou une congestion de sang vers la tête ; une rougeur circonscrite aux pommettes, la prédisposition à la phthisie pulmonaire ; un teint jaunâtre, des maladies des organes abdominaux ; une couleur jaune, des affections du foie, l'ictère ; une couleur bleue, la cyanose ; des taches bleues, le scorbut, la dissolution du sang ; et, chez les vieillards, des stases de ce liquide, le danger de l'apoplexie. Un changement total et subit dans le facies du malade, indique toujours un grand danger ; il en est de même d'un changement absolu dans ses manières.

3°. *Situation*. Plus la situation du malade se rapproche de ses habitudes, et mieux on doit augurer de son état. Rester couché dans l'immobilité, est une preuve de stupeur ou de grande faiblesse. S'agiter sans cesse dans le lit, annonce de l'anxiété ou des douleurs à l'intérieur, une irritation dans le sang, par exemple, un principe exanthématique, souvent aussi des accumulations gastriques, et, au jour critique, l'approche de la crise. Pouvoir se coucher également sur les deux côtés et sur le dos, indique que les viscères de la poitrine et du bas-ventre sont exempts d'affections notables, ceux du thorax surtout quand le malade respire sans peine la tête renversée en arrière. L'impossibilité de se coucher sur un côté annonce presque toujours une maladie dans un des viscères du côté opposé. Si le malade ramène ses jambes vers son corps, c'est une preuve qu'il souffre dans le bas-ventre. S'il se découvre d'une manière indécente, il a le délire, ou il éprouve une grande anxiété : on doit tirer la même conclusion quand il ne peut rien supporter sur lui, et son état est plus grave encore s'il veut à chaque instant quitter son lit et s'en aller. Sa chute vers le pied du lit annonce une excessive faiblesse ; telle est aussi, à un plus haut degré encore, la signification de la carphologie, qui, ordinairement, présage la mort, quoiqu'elle n'en soit pas toujours un signe infaillible.

L'analyse chimique des matières rendues par les évacuations peut aussi être employée pour découvrir le nature de la maladie, et principalement son caractère chimique. Elle est surtout utile eu égard à l'urine.

On en peut dire autant des recherches ayant pour objet de faire reconnaître l'état de l'électricité animale, afin de savoir si elle est positive ou négative, et des investigations à l'aide du stéthoscope. Mais les données fournies par ces deux moyens s'appliquent plus à l'état physique et matériel de l'organisme qu'à son état dynamique, de sorte qu'elles ont plus de valeur sous le point de vue de la physiographie que sous celui de la pratique.

THÉRAPEUTIQUE.

La maladie est une aberration de l'état normal de la vie, par conséquent un changement intérieur de la vie elle-même. Guérir, c'est ramener à l'état normal, c'est rétablir cet état.

La maladie et la guérison doivent donc être considérées toutes deux comme des opérations vitales, et, pour les bien juger, il faut avoir des idées justes de la vie et de la manière dont la maladie se développe.

Toute vie appréciable, par conséquent aussi la vie anormale, ou la maladie, n'est autre chose que la manifestation d'une force intérieure, qui ne tombe jamais sous aucun de nos sens, et qu'on nomme force vitale.

Cette manifestation s'annonce de trois manières différentes, qui nous font connaître en quoi consiste l'essence de la vie, et en quoi celle-ci diffère de la mort.

1°. Le corps entre par là dans un mode particulier de relation avec les choses du dehors; *relation d'irritation*. Ses perceptions ne sont pas les mêmes que celles des corps privés de vie, et il réagit autrement qu'eux sur les impressions extérieures. Il devient *excitable*, et les impressions du dehors agissent sur lui comme des *excitans*. Cette propriété du corps vivant se manifeste sous deux formes principales, la contraction et l'oscillation des fibres à l'occasion des irritations qui ont agi sur elles (*irritabilité*, *contractilité*), et la réception, la propagation de l'irritation, sans changement appréciable dans les fibres (*sensibilité*).

2°. Les lois chimiques de la nature sont par là, ou suspendues, ou modifiées, de sorte que la matière acquiert un mode spécial de composition; *relation de composition* (chimie vivante ou organique, vitalité de la matière organique). Sous ce point de vue, les liquides eux-mêmes, et notamment le sang, sont vivants.

3°. Toutes les parties constituantes, forces et fonctions, du corps sont ramenées à l'unité, et n'ont qu'un même but, la formation et la conservation de cette unité, c'est-à-dire, qu'il se produit un *individu* possédant la faculté de prendre la forme qui lui appartient en propre, de se développer, d'écarter les influences nuisibles, de transformer ou d'éliminer ce qui ne lui convient pas, de régénérer ce qu'il a perdu, d'entretenir une réaction convenable entre ses parties, de maintenir le tout en équilibre, et de rétablir cet équilibre, quand il a été rompu (*force plastique* ou *créatrice* de l'organisme, *force médicatrice* dans les maladies).

Tout corps vivant est par conséquent élevé à un degré supérieur d'existence.

Toute action qui s'accomplit chez un être doué de la vie est une action vivante, et implique un changement des trois relations qui viennent d'être indiquées, tant de celles qui sont purement matérielles, que de celles qui sont dynamiques.

Toute impression pathogénétique agit comme action vivante et ne peut qu'à ce titre provoquer une maladie.

De même aussi, toute action de médicament est une action vivante, et c'est comme telle seulement qu'elle peut déterminer l'effet curatif.

Il faut donc distinguer, dans toute maladie : 1°. le changement intérieur de la vie, qui en fait le fond; 2°. les manifestations de ce changement, les phénomènes auxquels il donne lieu, les symptômes. Ces derniers diffèrent eu égard à leurs rapports avec la maladie : les uns, appelés *essentiels* ou *pathognomoniques*, sont inséparables d'elle; les autres, nommés *accidentels*, ne s'y rattachent point d'une manière essentielle.

Le changement intérieur de la vie, qui est la base des phénomènes, des symptômes, porte le nom de *cause prochaine*.

La cause prochaine est donc la condition immédiate de l'existence de la maladie, celle dont la présence implique celle de cette dernière, et dont l'éloignement la fait cesser aussi.

Les causes qui amènent ce changement intérieur, sont appelées *éloignées*, et elles ont un rapport plus ou moins immédiat avec la production de la maladie. Elles peuvent être externes ou internes, et ce qui les distingue de la cause prochaine, c'est que leur présence n'implique pas toujours celle de la maladie, qu'elles peuvent par conséquent exister sans déterminer cette dernière.

On les divise en *prédisposantes* et *occasionelles*.

Guérir, c'est *ramener l'état anormal de la vie à l'état normal :* ce n'est pas uniquement écarter les symptômes de la maladie, d'où ne saurait jamais résulter une cure radicale et durable, puisque les symptômes reparaissent de toute nécessité tant que la cause intérieure persiste (*traitement symptomatique*); c'est *faire cesser l'état intérieur de la vie auquel la maladie extérieure se rattache*, détruire la cause prochaine, extirper la racine, et obliger ainsi les fleurs et les fruits à tomber d'eux-mêmes (*traitement radical*).

On peut arriver à ce but de deux manières :

1°. *En enlevant la cause éloignée* qui occasione le changement intérieur; par exemple, en faisant l'extraction d'un corps étranger, nous mettons un terme à l'irritation et à l'inflammation qui résultaient de sa présence; en évacuant des saburres intestinales, nous faisons cesser les accidents qu'elles déterminaient; en rétablissant les excrétions supprimées, ou modérant celles qui sont trop fortes, nous amenons la cessation des symptômes que leur suppression ou leur excès avait provoqués. De même aussi d'autres maladies peuvent être la cause de celle qui existe actuellement, en sorte que leur guérison entraîne celle de cette dernière. C'est là ce qu'on appelle le *traitement dirigé contre la cause*. On voit sans peine qu'il mérite la préférence sur tout autre; car tant que la cause persiste, ou il n'y a aucun moyen d'obtenir de l'amélioration, ou, si l'on parvient à en procurer une par une voie quelconque, la maladie n'en reparaît pas moins d'une manière constante.

2°. *En agissant directement sur le changement intérieur de la vie* qui est la condition immédiate de la maladie, et qui, à proprement parler, constitue la maladie elle-même, c'est-à-dire, sur la cause prochaine, et ramenant cet état anormal aux conditions de l'état normal. Le traitement porte alors le nom de *direct* ou *spécifique*. On y a recours toutes les fois que le précédent n'est point indiqué, quand il est impossible, ou lorsque la maladie persiste même après l'éloignement de la cause.

Mais comme tout état anormal de la vie ne peut être transformé en état normal que par la réaction et avec le concours de la force vitale, et qu'*au fond de toute guérison se trouve un travail curatif intérieur de la nature,* il suit de là que le traitement direct par l'art consiste uniquement à *favoriser ce travail curatif intérieur de la nature et à le rendre complet.* On parvient à ce but :

En écartant tout ce qui pourrait troubler l'action de la nature ou y mettre obstacle ;

Ou en accroissant la force vitale, quand elle est insuffisante ;

Ou en la diminuant, lorsqu'elle agit avec trop d'énergie ou d'une manière tumultueuse ;

Ou en faisant usage de moyens aptes, soit à exercer sur l'organe malade une action qui modifie sa force vitale, ou qui lui imprime une direction convenable, soit à corriger les vices de la composition et rétablir les rélations matérielles dans leur intégrité.

C'est là le *traitement rationnel, radical.*

On peut cependant aussi n'opérer qu'une guérison apparente, c'est-à-dire, faire disparaître les symptômes de la maladie, en laissant subsister la cause (*traitement symptomatique* ou *palliatif*). La chose est quelquefois praticable ; mais on entrevoit sans peine qu'une semblable guérison ne saurait être ni durable ni radicale. Toutes les fois que la cause persiste, les symptômes reparaissent tôt ou tard, soit sous leur forme primitive, soit, ce qui est pire, sous une autre forme, plus dangereuse encore. Cette méthode est celle du médicastre ; le vrai médecin évite d'y recourir. On n'en doit faire usage que dans deux cas seulement, d'abord lorsqu'un symptôme met la vie en danger, puis quand le symptôme lui-même rend la cure radicale difficile ou impossible, comme, par exemple, une douleur violente, ou une diarrhée qui chasse trop rapidement du corps les substances médicinales administrées au malade.

Enfin, le traitement peut avoir en vue une maladie qui n'existe point, et ne tendre qu'à la prévenir (*traitement préservatif*). On procède alors, soit en combattant la prédisposition, soit en éloignant les causes, s'il est en notre pouvoir d'agir sur elles. Cependant il faut bien se garder d'abuser du traitement préservatif, et d'y recourir sans motifs péremptoires.

Les *moyens à l'aide desquels on arrive au but* de la guérison embrassent la nature entière, non-seulement physique, mais encore morale.

Tout ce qui agit sur l'organisme humain peut être utilisé à titre de médicament.

Pour le *choix des médicaments*, on consulte :

1°. La *théorie*, c'est-à-dire la connaissance positive qu'on a des besoins de la nature malade et des rapports qui existent entre ces besoins d'une part, l'effet des médicaments de l'autre; par exemple, on emploie la saignée dans le cas de pléthore ou d'effervescence du sang; on donne du vin et du quinquina dans celui où les forces manquent.

2°. L'*empirisme*, c'est-à-dire, la connaissance expérimentale de la relation spéciale existante entre un médicament, ou plutôt son action curative, et tel ou tel organe, tel ou tel état morbide de l'organisme; ainsi, on sait que les cantharides agissent sur les voies urinaires, que le mercure est le remède de la syphilis. Ici se rapportent les spécifiques, pour la découverte desquels on peut mettre à profit le principe *similia similibus*, c'est-à-dire, la connaissance des moyens propres à faire naître chez l'homme bien portant des symptômes analogues à ceux d'une maladie quelconque.

L'*ordre à suivre dans un traitement rationnel* est donc celui-ci :

1°. *Constater l'état présent des choses,* et pour cela rechercher avec soin, dans l'organisme du malade, tous les phénomènes qui s'écartent de l'état normal. Qu'on se garde ici de rien négliger, de dédaigner les traits les plus fugitifs; car un symptôme qui semble d'abord insignifiant, peut acquérir dans la suite une haute importance et une signification très grave. Le mieux aussi, pour ne rien oublier, est de s'astreindre à un certain ordre, par exemple, à celui des fonctions, et d'examiner d'abord les fonctions vitales, le pouls et la respiration, puis la digestion, les sécrétions, les excrétions, l'état du moral et celui du système nerveux.

2°. *Procéder à la recherche des circonstances commémoratives et des causes.* Il ne convient pas de commencer par là, comme le font quelques médecins, car c'est livrer l'esprit à des préoccupations, et faire naître d'avance une idée de la maladie, à travers le prisme de laquelle on verra ensuite les phénomènes, de sorte qu'on ne les apercevra jamais dans toute leur pureté, tels qu'ils sont et tels qu'on doit les voir. Toute opinion préconçue empêche de saisir d'une manière exacte et complète l'image de la maladie qu'on a sous les yeux. Dans la recherche des circonstances commémoratives, il faut remonter aussi loin que possible.

3°. *Examiner la constitution*, tant la constitution individuelle du malade, que la constitution générale régnante, épidémique, endémique, stationnaire.

4°. *Se tourner alors vers l'intérieur*, chercher à se faire une juste idée de l'état morbide interne, du siége et du caractère de la maladie, juger si elle est inflammatoire, nerveuse, adynamique, dyscrasique, et pour tout celà, dans les cas difficiles, appeler à son secours l'analogie et le tâtonnement.

5°. On trouve ensuite de soi-même l'*objet de la guérison* et l'*indication*; les moyens propres à remplir cette dernière sont fournis, ou par la théorie, ou par l'empirisme.

PRATIQUE.

APHORISMES ET RÈGLES GÉNÉRALES DE CONDUITE POUR LE PRATICIEN QUI DÉBUTE.

I. L'art est éternel, les systèmes sont périssables.

II. L'art appartient au for intérieur de l'homme; le système, au temps, dont il est le produit.

III. Nous avons d'autres noms et même d'autres formes de maladies que les anciens, d'autres moyens de guérison, d'autres idées, d'autres manières d'expliquer; mais la médecine est toujours la même, la nature n'a point changé, et pour devenir un grand médecin, il faut encore aujourd'hui les mêmes qualités qu'au temps d'Hippocrate.

IV. Il n'y a qu'*une* médecine, car elle repose sur les lois éternelles de la nature; mais il y a et il doit y avoir beaucoup de systèmes, parce qu'ils dépendent des idées dominantes à chaque époque, et de la somme des connaissances dont l'homme a fait l'acquisition.

V. Nous avons eu jusqu'à ce jour assez de systèmes pour savoir que la médecine ne réside point en eux. L'histoire, celle surtout des trente dernières années, en a donné l'irrécusable preuve. Chacun s'en tenait au système qui seul lui semblait bon, jusqu'à ce qu'il le vît renversé par un autre réputé non moins infaillible. Il continuera d'en être ainsi jusqu'à la fin du monde.

VI. Mais ce qu'il y a de consolant, c'est qu'au milieu de cette perpétuelle variation des systèmes, au milieu de tous ces écarts de l'école, la notion du véritable art est toujours demeurée inculquée dans quelques esprits. Il y a toujours eu une église invisible de vrais médecins, qui demeuraient fidèles à la nature, étaient animés de son esprit, agissaient dans son sens, et conservaient la parole sacrée, qui tous pensaient et voulaient la même chose, qui toujours se sont compris et toujours se comprendront à travers les siècles et malgré la confusion des langues; il y a toujours eu des hommes comme Hippocrate, Aetius, Aretée, Baglivi, Sydenham, Huxham, Boerhaave, Werlhof, Brendel, Zimmermann, Lentin, Frank.

VII. Cessons donc de poursuivre une chimère, et pénétrons dans l'essence même des choses; sachons distinguer la parole de l'esprit, la forme de la vie, ou, ce qui revient au même, le système de l'art, de manière que nous ne soyons plus exposés à perdre le sens pour la lettre, l'art pour le système, comme il a manqué naguère encore de nous arriver.

VIII. Chaque art a son secret; personne ne peut l'apprendre d'autrui, ni le puiser au dehors de soi, ni l'acquérir par certaines formules et cérémonies; il faut que chacun le trouve en soi-même, et celui-là seul en devient maître, qui va puiser l'art dans la vie de la nature, qui s'infiltre tout entier de cette vie, qui vit en elle, et qui sait se mettre dans son intimité; lui seul est initié et reçoit des révélations; lui seul comprend la parole.

IX. Sans réflexion, point d'action raisonnable. La médecine agissante suppose donc des réflexions, une théorie; mais la pensée du médecin doit puiser aussi ses inspirations dans la nature et dans la vie, non dans les systèmes.

X. Il y a donc une théorie de la pratique, comme il y en a une de la science. Cette dernière semble toujours plus conséquente, parce qu'elle est un produit spontané de l'esprit *à priori*, et qu'elle se conserve dans l'école. L'autre paraît moins orthodoxe, parce qu'elle est un reflet de la nature même, qu'elle emprunte ses principes à la nature, qu'elle les reçoit sans les imaginer; mais elle montre sa supériorité quand il s'agit d'agir sur la nature, c'est-à-dire au lit du malade.

XI. Comme la vie organique n'est qu'une élévation des choses à une plus haute puissance d'existence, de même aussi l'essence de la vraie médecine n'est qu'une élévation des connaissances empirico-historiques à une plus haute puissance d'existence dans l'esprit. Tout savoir a besoin de recevoir la vie; tout phénomène, d'être porté à une sphère plus haute; toute action, d'être amenée à être un acte vital; alors seulement l'art vit dans la vie; alors seulement il est un véritable art. Voilà aussi pourquoi, depuis Hippocrate, la vraie médecine a eu sa langue spéciale pour désigner le monde de la vie, qui est son élément, et qu'on ne peut, à proprement parler, point exprimer par des mots. Voilà pourquoi les termes de coction, de crise, de métastase, même de reproduction, d'assimilation, de métamorphose, etc., seront toujours des symboles ou des mythes, inaccessibles aux systèmes, mais intelligibles pour celui qui vit dans la vie.

XII. Les systématiques les plus sévères sont les empiriques les plus absolus. Il est beaucoup plus fâcheux d'imposer à la nature un système contre sa volonté, qu'un moyen qui lui répugne.

XIII. Ce qui se développe dans le commerce et l'observation de la nature a plus de valeur que tout ce qu'on peut imaginer ou apprendre. Il n'y a que cela qui ait une vraie vie, c'est-à-dire qui possède l'esprit de la nature, et qui soit éternellement vrai comme elle.

XIV. L'étude de la nature est donc le seul vrai moyen d'y arriver, et la condition indispensable pour y parvenir est de s'habituer à observer. On acquiert l'esprit d'observation, en étudiant avec soin tant la nature elle-même, que ceux qui ont su lire dans son livre et en trouver la véritable interprétation, Hippocrate surtout. L'étude d'Hippocrate est pour le médecin ce que celle des antiquités grecques est pour l'artiste.

XV. Tout malade est un temple de la nature. Ne t'en approche qu'avec crainte et respect, en écartant de toi l'irréflexion, les calculs de l'intérêt personnel, les inspirations d'une conscience trop large; alors la nature laissera tomber sur toi un regard de bienveillance, et te dévoilera son secret.

XVI. Pense toujours à ce que tu es, à ce que tu dois. Dieu t'a fait prêtre du feu sacré de la vie, il t'a commis le soin de dispenser ses plus beaux dons, la santé et la vie; il t'a confié, pour le bien de tes semblables, les forces occultes déposées par lui dans le sein de la nature. Quelle haute et sainte mission! Remplis-la dignement, non pour ton propre avantage, non pour ta réputation, mais pour la gloire de Dieu et pour le salut de tes frères; un jour viendra où tu seras appelé à en rendre compte.

XVII. Maintiens toujours la dignité de l'art en toi et chez

les autres : ne l'exploite jamais comme un métier, ni comme un moyen d'arriver à d'ignobles buts.

XVIII. Distingue bien la maladie et le malade, et ne perds jamais de vue ni l'un ni l'autre dans le traitement. La même maladie exige souvent qu'on la traite, chez un homme, tout autrement que chez un autre.

XIX. Le grand talent consiste à généraliser le plus possible les maladies, et à individualiser le plus possible les malades.

XX. Il vaut mieux laisser mourir le malade que de le tuer.

XXI. Si tu ne peux pas soulager, sache au moins ne point nuire.

XXII. Que le traitement n'entraîne pas des inconvénients supérieurs à ceux de la maladie.

XXIII. Il vaut mieux essayer un remède douteux que de n'en tenter aucun.

XXIV. Si le malade est en danger de mort, risque tout pour le sauver, même ta réputation.

XXV. En général, ne songe jamais à toi, mais pense uniquement aux malades.

XXVI. Fais de suite ce qui est nécessaire ; l'occasion manquée ne se retrouve plus.

XXVII. N'entreprends rien sans raison suffisante. Il vaut mieux laisser la nature agir seule, que de faire quelque chose qui ne convient pas, ou qui est intempestif.

XXVIII. Habitue-toi à la patience, dans les maladies chroniques surtout, et sache compter sur la puissance du temps. Ces maladies sont curables à une époque, et ne le sont point à une autre, où tous les moyens qu'on pourrait employer contre elles n'aboutiraient à rien, ne feraient même souvent que nuire. Fréquemment la nature, livrée à elle-même, agit d'une manière insensible et dans le silence, amende, guérit même la maladie, la transforme en une autre qui est curable, ou amène une crise, une métastase, dont le médecin peut profiter pour procurer la guérison.

XXIX. N'oublie jamais que ce n'est pas toi qui guéris les maladies, que c'est toujours la nature qui s'en charge, et que tu dois te considérer uniquement comme un aide, qui peut lui prêter assistance, dont le secours est souvent même nécessaire pour qu'elle ait les moyens d'accomplir son œuvre, pour qu'elle se décide à l'entreprendre, mais qui, malheureusement aussi, peut entraver sa marche et rendre tous ses efforts inutiles.

XXX. Ne néglige jamais de bien régler le régime du malade. Plus d'une guérison n'est due qu'à la sévérité avec laquelle on écarte tout ce qui pourrait nuire, ou fomenter la maladie, tandis que le meilleur traitement médical peut être frappé de nullité par des excès ou des écarts de régime. Il ne s'agit pas seulement ici de la quantité, mais encore de la qualité des aliments, dont toutes les nuances exigent une étude approfondie.

XXXI. La plus haute mission de l'homme, après celle du service des autels, est d'être prêtre du feu sacré de la vie, dispensateur des plus beaux dons de Dieu, et maître des forces occultes de la nature, c'est-à-dire d'être médecin.

XXXII. Crois-tu que quand un jour tu paraîtras devant le trône de l'éternelle vérité, on te demandera d'après quel système tu as agi, si tu es resté fidèle à celui que tu avais embrassé, si tu y as fait honneur. Non! il te sera dit : Je t'avais confié, pour le bien de tes semblables, les forces merveilleuses déposées par moi dans la nature et dans ses produits ; à quoi les as-tu employées? est-ce au salut du genre humain, avec reconnaissance et adoration? ou bien est-ce au profit de ta réputation et de ta fortune? Dans toutes tes études, dans toutes tes actions, as-tu eu en vue la vérité, le bien de tes frères, ou ton intérêt personnel?

XXXIII. Celui pour qui la médecine ne devient point une religion, ne trouve en elle que la plus désolante, la plus pénible et la plus ingrate de toutes les professions ; elle doit même le conduire au dernier terme de la frivolité, au péché ; car il n'y a que ce qu'on fait en Dieu qui sanctifie et rende heureux. Or qu'est-elle aujourd'hui pour tant de ceux qui l'exercent? rien autre chose qu'une pure spéculation, un moyen d'arriver à la fortune et aux honneurs, ou, tout au plus, chez ceux qui valent le mieux, d'étudier la nature.

PREMIÈRE CLASSE.

Fièvres aiguës.

Il n'y a qu'une seule maladie aiguë, la *fièvre*, ayant pour caractère fondamental l'*exaltation de l'activité du système vasculaire et l'accélération du mouvement vital*, dont un *accroissement de la production de la chaleur* dans l'organisme est l'inséparable compagnon. Toute fièvre est donc de son essence un état phlogistique, c'est-à-dire inflammatoire, qui n'a besoin que de parvenir à un plus haut degré pour donner lieu au développement d'une véritable inflammation. Aussi sa durée se trouve-t-elle renfermée dans des limites déterminées. La vie ne peut pas persévérer plus long-temps dans cet état d'exaltation et d'accélération sans se détruire elle-même, ou revenir sur ses pas, ou prendre une autre forme de maladie. Une fièvre quelconque peut, chez un même individu, passer à tous les genres connus de fièvres, et les représenter tous successivement. Elle peut n'être d'abord qu'une simple fièvre d'irritation, puis se convertir en fièvre inflammatoire par l'influence de boissons échauffantes, et se transformer ensuite en fièvre nerveuse par l'abus ou l'omission des émissions sanguines ou par l'effet d'une surexcitation; elle peut encore devenir une fièvre intermittente.

Diagnostic. Froid, chaleur, accélération du pouls, lassitude, changement de l'urine. La fièvre ne quitte jamais entièrement le malade : elle persiste quelquefois à un degré qui est toujours le même (*febris continens*), plus souvent à des degrés divers (*febris remittens*), tantôt plus forte (*exacerbatio*), et tantôt plus faible (*remissio*).

Marche, durée et *crise*. La durée varie depuis un jour jusqu'à 7, 14, 21, et 28. On appelle ces jours *critiques*, parce que c'est à l'un d'eux que s'opère la solution. La marche embrasse cinq périodes, l'invasion, l'accroissement, l'état, le déclin et la convalescence. L'état, ou le point culminant, est aussi l'époque à laquelle arrive la crise, la solution. La *bonne crise*, la *crise complète*, est toujours accompagnée d'évacuations critiques, notamment par la peau et l'urine. Elle continue pendant toute la période de déclin. La *crise incomplète* amène ou un déplacement (*métastase*), ou un changement de forme (*métaschématisme*) de la maladie. La fin est ou la santé, ou une autre maladie, ou la mort. La mort résulte, soit de l'épuisement général de la force vitale, soit de l'envahissement d'un organe dont l'inaction arrête immédiatement le mouvement vital (et qui est le plus souvent le poumon), ou dont l'état morbide réagit hostilement sur l'organisme entier.

Les seuls signes certains d'une crise complète et d'une amélioration réelle sont : la *moiteur uniforme de la peau*, une urine critique (c'est-à-dire qui, de claire ou épaisse et trouble qu'elle était, devient limpide et paillée à sa partie supérieure, tandis qu'au fond se dépose un sédiment homogène, gris, blanc ou rougeâtre), mais par-dessus tout la diminution de la vitesse du pouls, qui redevient tranquille et mou. Sans ce changement dans le pouls, tous les autres signes d'amélioration, même le sentiment de bien-être, ne sont qu'illusoires. Quand le pouls demeure fréquent et irrité après la cessation des autres symptômes, on doit toujours craindre l'apparition d'une maladie consécutive.

Pathogénie. Les causes sont variées à l'infini. Tout ce qui est apte à déterminer une irritation considérable, ou à rompre l'équilibre dans l'organisme, peut produire la fièvre. Les causes les plus fréquentes sont les changements de température, des accumulations gastriques, une influence épidémique et contagieuse. On ne saurait non plus méconnaître une certaine prédisposition, qui réside plutôt dans le système irritable que dans le système sensible, car les personnes faibles de nerfs, hypocondriaques et hystériques, sont beaucoup moins sujettes que d'autres aux fièvres aiguës.

On commet une erreur en admettant que la fièvre dépend toujours d'une irritation locale; il en est réellement ainsi dans la plupart des cas; mais fort souvent l'excitation fébrile générale précède, et l'irritation locale, l'inflammation, etc., n'en sont que l'effet.

Division pratique des fièvres aiguës. Quoique la fièvre soit toujours la même dans son essence, elle présente cependant des modifications relatives aux divers systèmes qui en sont le point de départ, ou qu'elle affecte d'une manière spéciale. C'est d'après cela qu'on détermine les différentes espèces de la fièvre, ou les diversités qu'elle présente dans son caractère. C'est aussi là-dessus que reposent les différents modes de traitement qu'on lui oppose.

1°. Aucun système n'est affecté plus particulièrement que les autres, ou du moins, il n'existe aucun symptôme des différentes espèces admises : *fièvre simple* (*febris simplex*).

2°. Le système sanguin est spécialement attaqué; alors il y a toujours exaltation de l'activité vitale de ce système, du sang lui-même et de sa productivité; *fièvre inflammatoire, synoque,* (*febris inflammatoria*, *synocha*).

3°. Le système nerveux est celui qui souffre de préférence, auquel cas il y a tendance de plus en plus prononcée à la diminution de l'énergie vitale; *fièvre nerveuse, typhus,* (*febris nervosa, typhus*).

4°. Si l'anéantissement porte d'une manière spéciale sur la vie du sang, on dit qu'il y a *fièvre putride* (*febris putrida, typhus putridus*).

5°. Le système gastrique est celui surtout qui a ressenti l'action de la cause morbifique, et il existe des matières morbifiques gastriques; *fièvre gastrique* (*febris gastrica*).

6°. La fièvre a pour point de départ le système des téguments extérieurs ; elle affecte principalement les membranes séreuses et muqueuses, et elle est accompagnée d'une matière morbifique séreuse; *fièvre rhumatismale, catarrhale* (*febris rheumatica, catarrhalis*).

Les causes de la diversité du caractère de la fièvre sont :

1°. Le caractère de la cause occasionnelle qui se communique sur-le-champ à la fièvre entière : ainsi une vive frayeur détermine une fièvre nerveuse ; un violent dépit, une fièvre gastrique ; l'excès de la chaleur ou l'abus du vin, une fièvre inflammatoire; l'impression de miasmes putrides ou contagieux, une fièvre putride.

2°. La constitution et la disposition de l'individu sur lequel agit la cause occasionnelle, le sol au sein duquel la semence se développe. Ainsi, par exemple, la même cause donne lieu à une fièvre nerveuse chez un sujet très affaibli, à une fièvre inflammatoire chez un individu pléthorique et robuste.

3°. La constitution épidémique régnante. Son pouvoir est immense, et elle peut communiquer un même caractère de fièvre à tous les individus.

4°. Le progrès de la fièvre elle-même, qui peut en modifier le caractère. Ainsi l'épuisement des forces finit par résulter de ce qu'elles se sont déployées outre mesure ; de même une fièvre inflammatoire dégénère en fièvre nerveuse ; de même, encore, l'irritation fébrile détermine souvent la production de sécrétions intestinales altérées et de saburres gastriques.

5°. Des causes accidentelles, comme une frayeur éprouvée pendant la fièvre, ou des contrariétés, des erreurs de régime, même la méthode curative. Souvent il suffit de tenir le malade trop chaudement pour transformer une fièvre simple en fièvre inflammatoire, une fièvre simple ou inflammatoire en fièvre nerveuse ou putride.

Thérapeutique. Toute fièvre aiguë étant un état phlogistique, l'indication fondamentale est de *recourir aux antiphlogistiques.*

Aussi le traitement antiphlogistique est-il le meilleur qu'on puisse employer au début, et tant que la fièvre n'a point pris de caractère décidé. Mais il ne faut jamais perdre de vue que la *puissance de la nature est*, à proprement parler, le *principe de la guérison* dans toutes les fièvres aiguës, que la fièvre elle-même est un travail curatif, à la faveur duquel seul peuvent s'accomplir les modifications critiques, les crises et le rétablissement de l'équilibre ; que, dans une innombrable quantité de cas, la nature fait par là cesser à elle seule la maladie ; qu'en conséquence l'art a pour but non de détruire la fièvre, mais d'imprimer une direction telle à cette opération, qu'elle soit en mesure de provoquer une crise complète, et qu'il ne peut donc qu'écarter les obstacles, tempérer la force de la nature quand elle est trop vivement excitée, la remonter lorsqu'elle est trop faible, en un mot, la maintenir au terme moyen d'énergie qui seul rend possible l'accomplissement du travail critique.

Les *indications générales* sont :

1°. Eloigner la cause occasionelle, par exemple, des matières gastriques ;

2°. Rechercher quel est le caractère de la fièvre, et diriger la méthode en conséquence. De là résultent cinq méthodes principales de traitement pour la fièvre ; l'*antiphlogistique*, la *nervine* ou *excitante*, la *fortifiante* ou *antiseptique*, la *gastrique*, et la *diaphorétique* ou *antirhumatismale* ;

3°. Traiter les affections locales qui pourraient coexister ;

4°. Etre bien attentif aux crises et aux efforts curatifs de la nature, qui ont tant d'importance ici, leur venir en aide, ou du moins ne rien faire qui les traverse ;

5°. Veiller aux métamorphoses que la fièvre pourrait subir, et à son passage d'un caractère à un autre. Mais ici on doit bien noter que les diverses espèces de fièvres ne sont pas, à beaucoup près, aussi tranchées dans la nature, qu'elles le paraissent dans nos livres. Il leur arrive souvent de s'enchevêtrer les unes dans les autres, et de se réunir plusieurs ensemble, l'inflammatoire avec la nerveuse, la gastrique avec toutes les autres, etc. Dans beaucoup de cas aussi, elles n'existent qu'à un faible degré ; ainsi, par exemple, la fièvre nerveuse n'est qu'un simple état nerveux chez certains sujets.

Le principal, pour le praticien, est toujours de considérer la fièvre comme *une*, comme *phlogose*, et de ne voir, dans ce qu'on appelle espèces et variétés, que des déviations et modifications de cet état fondamental, qui en fait constamment la base et auquel on parvient sans peine à les ramener.

Ce n'est donc non plus que quand la fièvre présente un caractère bien nettement dessiné, qu'il doit employer une méthode différente et opposée à ce caractère. Dans tous les autres cas, *un système négatif*, *l'expectation*, *les antiphlogistiques et le régime végétal sont le meilleur traitement des fièvres aiguës.*

Régime général dans les fièvres.

1°. Tout fébricitant doit garder le lit et demeurer en repos, d'esprit comme de corps. C'est une règle générale, que la nature elle-même prescrit, puisque toute fièvre s'accompagne d'un sentiment de lassitude. On ne saurait croire combien la *situation horizontale* contribue à diminuer la fièvre : elle calme le pouls, rend la circulation du sang uniforme, permet à la nature d'employer toutes les forces de la vie au travail de la guérison, et par là favorise l'établissement des crises. En un mot, elle est une condition indispensable du traitement de toute fièvre quelconque.

2°. Tout fébricitant doit *boire beaucoup*; la nature l'y invite aussi par la soif dont toutes les fièvres sont accompagnées. Boire beaucoup est nécessaire pour faciliter la crise. La boisson doit être de l'*eau*, dans laquelle on peut faire bouillir de l'orge, du gruau, du pain, des pommes, si l'estomac est faible, et pour rendre plus aisé le passage du liquide dans le sang.

3°. Tout fébricitant doit *s'abstenir de manger*. C'est encore là un précepte de la nature, car toutes les fièvres entraînent la perte de l'appétit. Ainsi, *point de nourriture proprement dite*. La nature ne saurait la digérer, car elle a besoin de la puissance digestive pour l'élaboration critique de la fièvre. Les aliments demeurent indigérés dans l'estomac, et y forment des saburres. C'est la maladie seule et non le malade qu'ils nourrissent.

On se contentera donc d'une panade claire, d'un gruau d'avoine, ou autres choses semblables, et de fruits cuits. Tout aliment tiré du règne animal est interdit en général, car il augmente la phlogose.

4°. *L'air doit toujours être frais et pur*, moyen capital de diminuer les mouvements fébriles et de prévenir la dégénérescence en fièvres inflammatoire et putride. L'air renfermé, vicié et chaud de la chambre du malade suffit pour transformer une fièvre simple en fièvre putride. Il faut que la température soit à 14 ou 15 degrés du thermomètre de Réaumur.

Le meilleur moyen d'entretenir la pureté de l'air est de le renouveler, en donnant accès à celui de dehors. Les désinfectants chimiques ne produisent pas cet effet, et ils sont sujets à nuire par l'action qu'ils exercent, notamment sur les poumons. Il faut excepter le vinaigre, dont on asperge la chambre.

5°. *Le malade doit être couvert suffisamment, mais légèrement*. Le meilleur lit se compose de matelas et d'une couverture de laine; point d'édredons.

6°. *La plus grande tranquillité d'âme* est indispensable. Toute émotion nuit, la joie comme le chagrin.

7°. Il est nécessaire que le ventre soit libre, ne fût-ce qu'à cause des vents. Si des fruits cuits ne procurent pas une selle journalière, on fait prendre le soir un lavement émollient.

FIÈVRE SIMPLE.

(Febrix simplex s. nullius generis.)

Diagnostic. Les symptômes généraux de la fièvre, sans caractère déterminé. Elle ne dure quelquefois que vingt-quatre heures, et ce court espace de temps, suffit pour qu'elle parcoure toutes ses périodes, pour qu'elle opère sa crise (*fièvre éphémère, febris ephemera*).

La simple fièvre d'irritation se rencontre fréquemment chez des sujets sains et dont la vie est bien équilibrée, quand des causes légères les font tomber malades, ou qu'ils ont été exposés à des influences contagieuses, lorsqu'ils se trouvent atteints de ce qu'on appelle une variole, une rougeole, une scarlatine bénigne. Très souvent aussi elle marque le début de la fièvre, son premier jour, l'époque à laquelle le caractère n'est point encore prononcé et commence seulement à se développer. Ici le mieux est de s'arrêter à l'idée de la simple fièvre d'irritation; il faut bien se garder de prêter, sans motif suffisant, un caractère quelconque à la fièvre, et, d'après cette supposition, d'agir aussitôt avec force sur l'économie, car il peut résulter de là deux choses : ou que la fièvre qui, livrée à elle-même, se serait terminée heureusement, monte à un plus haut degré et devienne une maladie grave; ou qu'on fasse précisément le contraire de ce qu'il faudrait, qu'on emploie, par exemple, des excitants chez un malade en qui se développe un état inflammatoire, ou des débilitants énergiques chez un autre qui va être atteint d'une fièvre nerveuse.

Thérapeutique. Le traitement et le régime généraux de la fièvre sont indiqués ici. Le meilleur traitement est l'expectation; repos, situation horizontale, soustraction des aliments, et légers antiphlogistiques, la potion de Rivière, (n° 1), ou la poudre aérophore (n° 2), la crême de tartre, surtout la limonade (n° 3), et faire boire beaucoup; souvent il n'en faut pas davantage. Cependant il sera fort utile aussi de donner un léger purgatif rafraîchissant (sel de Glauber, tamarin, manne), parce que ordinairement les premières voies contiennent des saburres, dont la fièvre elle-même occasione la rétention; par là, d'ailleurs, on obtient le grand avantage, si c'est une fièvre intense qui se développe, d'avoir nettoyé à temps les premières voies.

FIÈVRE INFLAMMATOIRE.

(*Febris inflammatoria, synocha.*)

Diagnostic. Froid violent au début, pouls dur, fort et fréquent, chaleur grande, mais vivante, soif, urine rouge, sécheresse de la peau et de la langue, fixité du pouls et de tous les symptômes, harmonie du pouls avec la respiration, accord entre tous les symptômes et le pouls, quant à l'accroissement et à la diminution.

Marche rapide, régulière; observation exacte des périodes et des jours critiques; crise complète par la sueur, l'urine, des hémorragies.

Durée, sept ou tout au plus quatorze jours. Parfois, transformation en fièvre nerveuse ou fièvre putride.

Le caractère est benin; la fièvre est violente, mais facile à guérir, lorsque dès le principe on lui oppose un traitement anti-phlogistique convenable. Il survient fréquemment des inflammations locales.

Pathogénie. La cause prochaine est l'exaltation outre mesure de la vie du sang, par conséquent l'accroissement de l'énergie et de l'irritabilité du système artériel, l'augmentation de la coagulabilité et de la plasticité du sang. La maladie rentre donc dans ce que les modernes ont appelé *phlébite universelle*; car, dans une diathèse inflammatoire générale du sang, les parois internes des vaisseaux sanguins ne peuvent manquer d'être enflammées aussi.

Les causes éloignées sont : la constitution inflammatoire épidémique, endémique, individuelle, un froid sec et rigoureux, une faible pression atmosphérique, les vents du nord et du nord-est, l'âge de quinze à trente ans, la pléthore sanguine, une vie active en plein air, le régime animal, l'habitude du vin.

Les causes occasionelles sont : un grand échauffement ou refroidissement, des émotions violentes, des plaies, des inflammations locales, et en général toute irritation fébrile qui atteint un sujet prédisposé par des influences extérieures ou intérieures, comme aussi toute pyrexie exaspérée par un mauvais traitement.

Thérapeutique. Les indications sont d'affaiblir la force vitale, spécialement celle du cœur et du système sanguin, de relâcher les fibres, de rendre le sang moins coagulable, et de soustraire de la chaleur. Les moyens de les remplir sont fort simples. On satisfait à la première par la saignée, le nitre et tous les sels antiphlogistiques, les purgatifs rafraîchissants ; à la seconde, par l'eau, et en faisant boire beaucoup ; à la troisième, par le calomelas et le nitre, la potasse, la soude ; à la quatrième, par l'air frais, l'eau froide.

Le principal moyen est la saignée ; elle remplit à la fois toutes les indications. Mais qu'on n'oublie jamais qu'*elle est le plus grand et le plus violent de tous les moyens dont la médecine dispose*, qu'en y ayant recours, l'art se permet de *soustraire une partie de la vie elle-même.* S'il est bien certain que, dans l'inflammation portée à un haut degré, la saignée est l'unique moyen de salut, et que rien ne saurait la remplacer, s'il ne l'est pas moins que la vie exaltée par l'inflammation exige et supporte souvent des pertes énormes de sang, cependant on doit bien se garder d'une prodigalité dont les suites pourraient être fâcheuses, même irréparables. En effet, l'abus des émissions sanguines peut avoir pour résultat, que l'état inflammatoire passe subitement à l'état nerveux, ou à l'état adynamique, putride. De plus, il prive la nature des forces dont elle a besoin pour opérer une crise (résolution, dans les inflammations locales), sans laquelle il y a impossibilité de guérison complète et de retour à l'état normal. Enfin, il peut amener un état chronique de débilité, prolonger la convalescence, et même susciter de graves maladies consécutives.

Il est donc nécessaire de distinguer les deux degrés auxquels cette fièvre se présente.

1°. *Léger degré*. Il ne faut ici qu'un traitement indirect et la soustraction des aliments, un régime antiphlogistique sévère, le repos, de l'eau pour boisson, en un mot, le traitement général de la fièvre, et l'usage d'un purgatif rafraîchissant et du nitre. Si l'estomac est mauvais, et si le nitre purge trop, on donne le sel ammoniac, avec une petite addition de tartre émétique (nº 4). Devient-il nécessaire de prolonger l'emploi du nitre, et craint-on par là de trop affaiblir, on se sert du nitre cubique, à la même dose et sous la même forme (nº 5). Ici encore on ne saurait trop recommander de faire prendre un purgatif rafraîchissant (nº 6) dès le début.

2°. *Haut degré*, annoncé par la violence de tous les symptômes, mais surtout par la force, la plénitude et la dureté du pouls. La saignée est alors le moyen capital; souvent même elle suffit, aidée d'un bon régime. Mais, à son égard, comme à celui de tout remède quelconque, c'est le choix du mode, de la dose et de la forme, qui assure le succès; car, employée timidement, elle demeurerait sans effet, et maniée avec témérité, elle nuirait, au lieu d'être utile. On peut même épargner beaucoup de sang; car *une seule* saignée faite à propos contribue plus à la solution de l'inflammation que des émissions sanguines répétées, mais pratiquées sans méthode.

Voici les règles auxquelles il faut se conformer strictement, et dont je ne saurais trop recommander l'observation.

Saigner de bonne heure. Moins il s'est écoulé de temps entre la saignée et le premier développement de l'état inflammatoire, plus on est certain d'étouffer l'inflammation dès sa naissance, et moins on est obligé de tirer de sang; plus tard, l'inflammation étant complètement développée, à peine arriverait-on au même résultat par trois ou quatre saignées, et en versant beaucoup de sang.

Tirer la quantité de sang nécessaire pour anéantir l'inflammation, mais pas davantage. C'est là la dose du remède, que le pouls seul peut déterminer; car les évaluations par poids et mesure ne signifient rien. Tel a besoin qu'on lui tire une livre de sang, tel autre une livre et demie ou même plus. On palpe donc l'artère pendant la saignée, et on laisse couler le sang jusqu'à ce que la dureté, la force, la plénitude et la fréquence du pouls aient fait place à la mollesse, à moins d'élévation, à plus de calme. Mais on ne doit jamais aller jusqu'à la syncope; car la grande plasticité du sang pourrait faire que, pendant la suspension de la circulation, il se coagulât dans le cœur ou les gros vaisseaux, et produisît ainsi des concrétions polypeuses, ou même la pneumonie. On prévient la syncope en étendant le malade horizontalement et fermant la veine dès que le pouls devient inégal ou intermittant.

Faire la saignée rapide, et pour cela *ouvrir largement la veine*. Ce n'est que quand le sang coule en jet et en arcade, que la saignée opère, dans les vaisseaux, le salutaire collapsus indispensable pour tuer l'inflammation. Le sang qui coule en nappe, ou à l'aide de la pression, ne sert à rien. La rapidité de la saignée supplée même à son abondance : une livre de sang tirée en peu de temps produit plus d'effet que trois à quatre livres soustraites avec lenteur.

Le meilleur endroit pour saigner, dans l'état inflammatoire, est le bras, aussi près du cœur que possible.

L'indication de recourir à la saignée devient plus pressante encore dans les cas suivants : lorsque le malade est pléthorique, robuste, jeune (âgé de dix-huit à trente ans), qu'il a contracté l'habitude de la saignée, qu'on se trouve à l'époque où ordinairement il se fait tirer du sang, qu'il est sujet à des hémorragies naturelles, telles que flux hémorroïdal ou saignement de nez, qui le soulagent, que la constitution ou l'épidémie régnante a le caractère inflammatoire, qu'on est au mois de janvier, de février ou de mars, surtout s'il fait un froid vif et sec, si le baromètre est élevé, ou si le vent souffle du nord-est, circonstances dans lesquelles l'organisme supporte toujours mieux la saignée, et souffre moins d'abondantes pertes de sang; enfin quand il y a des symptômes d'une inflammation locale qui se développe, par exemple une toux brève, une petite douleur en faisant de profondes inspirations.

Ces diverses circonstances peuvent encore servir comme indications accessoires et motifs déterminants dans les cas où l'on doute s'il faut ou non saigner, et où l'on se trouve dans la pénible alternative de voir le malade périr d'inflammation, si on ne lui tire pas de sang, ou tomber dans la fièvre nerveuse, si on lui en soustrait. Ici il y a un moyen de sortir d'embarras, c'est de saigner avec précaution et à titre d'essai : on ouvre la veine, et on observe attentivement le pouls tandis que le sang coule; si, après la sortie de quelques onces de liquide, la petitesse et la vitesse du pouls augmentent, on ferme sur-le-champ le vaisseau; une si petite saignée n'a pu porter préjudice au malade, et l'on sait à quoi s'en tenir. (V. *Inflammations.*)

Qu'on ne croie pas pouvoir remplacer la saignée par des sangsues ou des ventouses scarifiées. L'effet décisif, qui a pour résultat de tuer le germe de l'inflammation dans le sang, ne peut être obtenu que par une émission rapide et forte, par le collapsus du cœur et des vaisseaux qui s'ensuit. C'est une grande erreur de croire qu'on arrivera au même but en vidant peu à peu les vaisseaux capillaires de la peau, fût-ce même par des applications de quarante et soixante sangsues, tirât-on même ainsi plusieurs livres de sang. Il n'y a que les très jeunes enfants, ou les sujets très faibles, qui sont atteints d'inflammations locales, chez lesquels on puisse substituer les sangsues à la saignée.

Mais *une* saignée ne suffit pas toujours. L'inflammation peut n'avoir pas été entièrement domptée; elle reprend le dessus au bout de huit, douze, vingt-quatre heures, et la fièvre remonte au même degré d'intensité. En pareil cas une nouvelle saignée devient nécessaire. La règle est de *répéter la saignée aussi souvent que le pouls revient au même degré de dureté et de force qu'auparavant.* Plus ce phénomène survient avec rapidité, moins il avait été tiré de sang précédemment, plus la couenne inflammatoire était consistante, et plus il devient utile de réitérer la saignée. On est quelquefois obligé d'y revenir à trois ou quatre fois, mais en observant toujours les mêmes précautions qu'à la première, c'est-à-dire en se réglant, pour la quantité, sur l'état du pouls pendant l'écoulement, car la couenne inflammatoire ne saurait jamais servir de guide à elle seule, puisqu'il y a des cas où l'on tirerait tout le sang du malade sans qu'elle cessât de paraître.

En même temps que la saignée, ou après elle, on donne un purgatif antiphlogistique, à doses fractionées, de manière que le malade aille trois ou quatre fois à la selle. Mais on ne perdra pas de vue non plus qu'un purgatif trop fort est nuisible, et qu'en qualité d'irritant il peut accroître la fièvre. On fait prendre ensuite deux à trois gros de nitre en vingt-quatre heures, avec de petites doses de tartre émétique, et aussi le sel ammoniac, d'après les indications données plus haut.

Dans les cas favorables, la fièvre cesse complètement, la

crise s'accomplit, et, depuis le commencement jusqu'à la fin, il n'y a autre chose à faire que de continuer ces moyens, c'est-à-dire d'insister sur le régime antiphlogistique et d'attendre la crise, en tenant le malade au lit.

Assez souvent la fièvre se juge par des métastases, surtout quand les crises générales ont été troublées par un refroidissement ou autre cause semblable. Ces métastases (plus communes d'ailleurs dans les fièvres nerveuses et putrides) sont ou *dynamiques* (dépôts du principe morbifique sur les nerfs, paralysies, surdité, perte de la mémoire), ou *matérielles* (abcès, exanthèmes). Les meilleurs moyens à employer sont, dans le premier cas, les vésicatoires entretenus pendant longtemps; dans celui d'abcès, les cataplasmes émollients, ou même irritants, pour hâter la suppuration et l'ouverture du foyer.

Mais quelquefois la fièvre persiste, elle augmente même au sixième ou septième jour, sans qu'il y ait aucun signe d'état inflammatoire, et les crises ne s'établissent pas convenablement. Ce qu'il y a de mieux à faire alors, pour perfectionner ces dernières et passer par degrés d'une méthode débilitante à une autre légèrement excitante, est de donner trente à soixante gouttes d'esprit de Mindererus, toutes les deux heures. Qu'on se garde bien, en pareil cas, de recourir à des excitants plus forts, qui pourraient rappeler l'état phlogistique. Si ce moyen n'a aucun effet, deux choses peuvent avoir lieu.

Ou bien, et c'est le cas le plus ordinaire, l'état phlogistique a disparu, mais le système vasculaire est demeuré dans un *état d'éréthisme* (nerveux), qui le rend trop irritable. On associe à l'esprit de Mindererus l'eau distillée de laurier-cerise, à la dose d'un gros en vingt-quatre heures.

Ou il s'est opéré, ce qui arrive ordinairement après de trop fortes émissions sanguines, une transformation en *état adynamique;* la fièvre est devenue nerveuse, ou putride, ou lente. Le traitement doit être alors celui de ces sortes de fièvres.

Il est rare qu'on soit obligé de fortifier le malade après la fièvre inflammatoire simple. Qu'on se garde bien surtout du quinquina et autres moyens analogues, qui pourraient ramener l'effervescence du sang. Le mieux est de faire prendre l'élixir viscéral d'Hoffmann, à la dose de soixante gouttes, deux fois par jour.

FIÈVRE NERVEUSE.

(Febris nervosa, typhus nervosus.)

Diagnostic. Au début, non un frisson violent, comme dans les fièvres inflammatoires, mais des frissonnements qui ont lieu lentement et alternent avec la chaleur. La tête et le système nerveux surtout sont attaqués dès le principe, ce qui s'annonce d'abord par les étourdissements, la morosité, la céphalalgie, le vertige, parfois aussi des syncopes et des tremblements, dans la suite, par le délire, l'état soporeux, des spasmes de tous genres, tant externes qu'internes, des convulsions; grande faiblesse et accablement; pouls petit, faible, mou, facile à déprimer, médiocrement fréquent, quelquefois même lent, très variable, et non en harmonie avec la respiration, de manière qu'il offre de l'accélération quand celle-ci est calme. En général, variabilité extrême de tous les symptômes, de l'urine surtout, qui est tantôt rouge, tantôt pâle, le plus souvent jumenteuse : défaut d'accord entre les symptômes et l'état de la maladie, ou entre les divers symptômes; sécheresse de la bouche, sans soif; cause de douleur (par exemple des sinapismes), sans que le malade sente rien; maladie violente dont il se plaint très peu, qui ne l'empêche même pas d'assurer qu'il est bien : de là l'épithète de *maligne* (*specie leves, re vera graves*); absence des signes d'autres genres de fièvres, surtout de l'inflammatoire pure.

Mais quelquefois tous ces signes sont tellement incertains que, dans le cas surtout d'affections locales graves de viscères importants à la vie, il devient très difficile de décider si la fièvre est purement nerveuse ou inflammatoire. Alors il est permis, pour découvrir le vrai caractère de la maladie, de recourir à des tâtonnements, par exemple, d'essayer une saignée faite avec beaucoup de circonspection : on tire quelques onces de sang, et on en étudie soigneusement l'effet; si le pouls s'élève et devient lent, c'est l'annonce d'un caractère inflammatoire, et on peut laisser couler le sang; si le pouls baisse, s'il devient plus petit et plus vite, nul doute que la maladie n'ait un caractère nerveux; on referme sur-le-champ la veine, et on emploie en toute confiance le traitement antinerveux.

Les difficultés que le diagnostic présente en raison du caractère décevant, versatile et contradictoire des symptômes, a souvent été cause qu'on a méconnu cette fièvre et qu'on l'a confondue avec d'autres. Bien des fois on a donné le nom de nerveuses à des fièvres qui ne l'étaient point, et *vice versa*.

Il importe beaucoup aussi de distinguer l'état nerveux de la vraie fièvre nerveuse. L'état nerveux se joint fréquemment à toutes les espèces de fièvres, chez les personnes nerveuses et sensibles, sans que pour cela il y ait fièvre nerveuse.

La marche est également fort irrégulière et indéterminée. Ordinairement les prodromes (étourdissements, vertiges, tremblottements dans les membres, mal de tête, insomnie, rêves, visions) durent plusieurs jours, même des semaines entières. La durée de la maladie s'étend en général jusqu'au 21e ou 28e jour, parfois davantage. La convalescence est lente et pénible. Les malades sont exposés aux récidives. Quand la fièvre a été violente, la santé n'est parfaitement rétablie qu'au bout de deux à trois mois.

La terminaison a lieu rarement par des crises complètes (ce qui a valu le nom d'*acritiques* à ces fièvres, comme leur irrégularité les a fait appeler *ataxiques*) ; elle se signale en général par des crises incomplètes, des métastases, ou des transformations, la miliaire (qui, à la vérité, est ordinairement symptomatique, mais qui peut aussi être critique quand elle ne survient que tard, à un jour critique), des furoncles, des abcès, même la gangrène (*gangræna critica*), ou des métastases sur les nerfs, la surdité, la cécité, la perte de la mémoire et autres facultés intellectuelles, des maladies nerveuses chroniques, des affections de la poitrine et du bas-ventre.

La mort arrive par le fait ou d'un épuisement absolu de la force vitale, d'une paralysie, d'une apoplexie nerveuse, ou par l'affection locale et l'inflammation de viscères nobles, ou enfin par colliquation, dissolution putride.

Le danger, dans les fièvres nerveuses, tient à l'épuisement de la force vitale, à la colliquation, à l'affection locale d'un organe important, de la tête surtout, affection qui, en pareil cas, passe fréquemment à la paralysie, ou à l'inflammation et à la gangrène.

La juste appréciation du danger est difficile, à cause du peu de fond qu'on peut faire sur les sensations du malade, de l'incertitude des symptômes, de leur instabilité et de leur désaccord avec ce qui a lieu intérieurement. La grande règle est : *spera infestis, metue secundis*. Au milieu des signes les plus favorables, les malades peuvent mourir subitement d'une paralysie nerveuse, comme on en voit qui guérissent bien que leur état semble désespéré et qu'ils offrent la réunion de tout ce qui ordinairement annonce la mort.

Les principales sources du diagnostic sont :

1°. Le *pouls*. L'état du pouls, et principalement sa vitesse, sont ici le meilleur signe pour reconnaître si la vie court des dangers. Plus le pouls est accéléré, et plus le danger menace; plus il est calme et uniforme, plus aussi on doit conserver d'espérance.

2°. L'*urine*. Une urine parfaitement limpide, très épaisse, brune, sanguinolente, présentant un nuage qui reste à la surface ou qui gagne la partie supérieure, un sédiment très copieux qui n'éclaircit point le liquide surnageant, annoncent un grand danger, tandis qu'une urine qui s'éclaircit peu à peu, après avoir été trouble, et celle qui, jusqu'alors limpide, se remplit d'un léger trouble, sont l'indice d'une amélioration, et qu'un sédiment médiocre qui survient dans les derniers temps, laissant parfaitement claire l'urine citrine ou paillée qui le surnage, fait augurer la guérison.

3°. La *tête* et le *système nerveux*. Plus la tête est frappée d'étonnement, de stupeur, d'insensibilité, plus le malade assure être bien au milieu d'un état alarmant, plus les paralysies locales sont prononcées, par exemple celle de la langue, en parlant, ou en la tirant hors de la bouche, la difficulté d'avaler, l'incontinence d'urine ou des matières fécales, plus les convulsions (tétanos, opisthotonos) sont violentes, et plus aussi le danger est menaçant.

4°. La *peau*. Plus la chaleur est répartie d'une manière inégale, plus la peau est sèche et flasque, ou couverte soit d'une sueur locale, excessive et visqueuse, soit d'une éruption miliaire et de pétéchies prématurées et symptomatiques, plus aussi le cas est grave.

5°. Enfin, les signes tirés de la *colliquation*, de la *dissolution putride*; hémorragies, surtout par les voies urinaires et les selles, diarrhée colliquative, pétéchies, odeur putride, gangrène locale, excoriation des parties qui se trouvent en contact avec le lit.

Les signes de l'approche de la mort sont l'état soporeux, avec délire tranquille, le coma-vigil, le crocidisme, la carphologie, le météorisme, avec diarrhée colliquative, la difficulté d'avaler. Cependant ils trompent quelquefois; j'ai vu moi-même guérir des malades qui les présentaient tous réunis.

Il est digne de remarque que la surdité soit ordinairement un bon signe.

Différences et *division*. Les différences naissent d'abord du degré d'intensité (*febris nervosa mitis* et *gravis*, *typhus mitior* et *gravior*), puis du type (*febris nervosa continua* et *intermittens*); ensuite de la durée (*febris nervosa acuta* et *chronica*); enfin, ce qui est le plus essentiel sous le point de vue pratique, des complications. Ce qu'il importe surtout ici de rechercher, c'est jusqu'à quel point la fièvre nerveuse attaque le système vasculaire et la masse du sang. Dans le cas où le système vasculaire souffre peu, on dit la fièvre nerveuse *simple* (*febris nervosa simplex*). Lorsque ce système est plus fortement entrepris et son énergie accrue (ce qui arrive souvent chez les sujets jeunes, vigoureux, et dans les fièvres nerveuses contagieuses développées rapidement), la fièvre nerveuse prend l'épithète d'*inflammatoire* (*febris nervosa inflammatoria*). On l'appelle *putride* (*febris nervosa putrida*) quand le système sanguin est très affaibli, que le sang a même perdu de sa vitalité et de sa plasticité, en sorte qu'il y a tendance à la décomposition; *gastrique* (*febris nervosa gastrica*), lorsque le système gastrique est simultanément envahi; *rhumastismale* et *catarrhale* (*catarrhus malignus*, *febris nervosa rheumatica et catarrhalis*), lorsqu'il y a complication de rhumatisme ou de catarrhe.

Pathogénie. La force de la fièvre est concentrée dans l'affection du cerveau et du système nerveux, avec participation plus ou moins grande du système vasculaire, et propension à la faiblesse. Aussi les principaux signes de son existence, souvent même les seuls, sont-ils des symptômes cérébraux et nerveux. De là les différentes formes de la fièvre vasculaire qui s'y joint. Quelquefois le système vasculaire, le pouls et la chaleur ne subissent pas la moindre altération : parfois aussi, suivant la prédisposition du sujet, il y a état inflammatoire ou état asthénique. Ce dernier passe fréquemment à l'état putride, à cause du trouble considérable qu'a subi l'influence des nerfs sur la nutrition.

Les causes éloignées sont :

1°. *Tout ce qui peut diminuer la force vitale et surtout la puissance nerveuse*, comme la privation des choses les plus nécessaires à la vie, les aliments (faim, mauvaises récoltes, nourriture altérée) et l'oxigène atmosphérique (air animalisé), l'entassement des hommes dans des espaces étroits, la malpropreté, une constitution épidémique débilitante, une grande perte de sang et d'autres humeurs. Ainsi des émissions sanguines trop abondantes peuvent convertir toute fièvre quelconque en fièvre nerveuse.

2°. L'*épuisement de la force vitale*, *en particulier de la puissance nerveuse*. Les surexcitations, les travaux excessifs de corps ou d'esprit, les excès vénériens, une chaleur extrême, un lit trop couvert, l'air enfermé dans la chambre du malade, l'emploi de médicaments trop excitants, l'omission de saignées nécessaires, des maladies essuyées antérieurement, la fièvre elle-même. Toute fièvre aiguë peut de cette manière dégénérer en fièvre nerveuse, par suite de l'épuisement qui l'accompagne.

3°. L'*impression d'agents qui dépriment immédiatement la force vitale et la puissance nerveuse*. Les chagrins, les soucis, les principes contagieux des maladies nerveuses et putrides, l'humidité, le froid, un air pauvre en oxigène, la constitution épidémique nerveuse, qui règne surtout quand le temps est humide, le vent de l'ouest et le baromètre bas.

Thérapeutique. L'indication fondamentale est de *rétablir l'activité normale du système nerveux*, et de *ramener l'équilibre entre les systèmes vasculaire et nerveux*, sans jamais perdre de vue la faiblesse qui existe. Ainsi, quand il y a tendance à l'inflammation, on déprime le système vasculaire par les antiphlogistiques, mais d'une manière moins franche et moins libre que dans la synoque pure, parce qu'il s'agit d'une inflammation nerveuse; s'il y a prostration des forces et propension à la putrescence, il faut relever et fortifier énergiquement la force vitale; si les spasmes et les symptômes nerveux prédominent et sont menaçants, on emploie la méthode calmante et antispasmodique. Il importe surtout d'avoir égard à la complexion du sujet, à la constitution épidémique et à la cause occasionnelle, de rechercher si la maladie a été provoquée par un principe contagieux apporté du dehors, ou si elle s'est développée spontanément. Cette dernière circonstance joue un grand rôle dans le traitement; car, quand la fièvre nerveuse a été déterminée par l'absorption des miasmes du typhus, que par conséquent elle vient du dehors (ce qui peut même arriver chez un sujet robuste et parfaitement sain d'ailleurs), il y a toujours état d'excitation et tendance à l'inflammation; tandis que quand la maladie s'est manifestée d'une manière spontanée, elle porte plutôt le caractère de la faiblesse. On doit toujours se rappeler qu'il y a peu à compter, dans cette fièvre, sur la force de la nature et sur la crise, qu'elle ne se termine pas en moins de trois semaines, et que la mission du médecin se réduit souvent à conserver la vie pendant tout le temps qu'elle est en danger (ce qui dure ordinairement jusqu'au dix-huitième jour).

Le traitement spécial varie beaucoup suivant les diverses modifications que présente la fièvre nerveuse. Ces modifications sont la fièvre nerveuse simple légère, la fièvre nerveuse intense (fièvre cérébrale), la fièvre nerveuse inflammatoire, et la fièvre nerveuse putride. Quelquefois elles se succèdent l'une à l'autre dans le cours d'une même maladie, dont elles représentent alors les différentes périodes; mais parfois aussi elles conservent la même forme depuis le commencement jusqu'à la fin.

1°. *Fièvre nerveuse simple* légère, ou première période de la fièvre nerveuse intense.

Diagnostic. Les symptômes généraux de la fièvre nerveuse à un faible degré, avec fréquence encore modérée du pouls, et point de délire, ou seulement un délire passager.

La règle est de recourir à un traitement plutôt négatif que positif; il vaut mieux faire trop peu que trop.

Le meilleur moyen, qui souvent suffit à lui seul, est la dissolution de chlore (n° 7), à la dose d'une demi-once à une once par jour, avec repos, situation horizontale, température uniforme, sinapismes aux extrémités inférieures. Je puis assurer qu'à l'aide de ce seul traitement simple, j'ai vu guérir complètement une multitude de fièvres nerveuses. S'il ne suffit pas, on donne une infusion légère de valériane (n° 8), l'esprit de Mindererus, la liqueur d'Hoffmann, on ajoute du vinaigre à la boisson, on applique des sinapismes, et surtout on prescrit des bains tièdes, pour favoriser la transpiration, car la crise par la peau est une chose essentielle.

On ne négligera jamais d'avoir égard aux complications, et de leur opposer le traitement convenable : dans le cas d'accumulations gastriques, un vomitif, un purgatif, administré avec prudence; dans la complication rhumatismale, des diaphorétiques doux, non échauffants, l'esprit de Mindererus, les antimoniaux.

2°. *Fièvre nerveuse intense, typhus.*

L'intensité des affections céphaliques, l'accroissement du délire, ou un état soporeux, et un commencement de soubresauts des tendons, caractérisent ce degré.

La première chose à faire, c'est de rechercher si ces accidents dépendent d'un état inflammatoire du cerveau, ou seulement d'une irritation nerveuse de ce viscère.

L'*état inflammatoire* se reconnaît aux signes suivants : les yeux du malade sont rouges et brillants, la face est rouge et vultueuse, les vaisseaux sanguins de la tête et du cou sont gonflés et battent, la tête est chaude, l'urine rouge, le pouls très fréquent et plein. Cependant le pouls peut aussi être lent, en raison de la compression du cerveau.

Les circonstances accessoires qui éclairent le diagnostic sont le caractère inflammatoire de l'épidémie, la jeunesse et la complexion robuste du malade, même, dans les cas douteux, le résultat de tâtonnements, par exemple, l'effet de quelques cuillerées de vin, qui diminuent le délire et calment le pouls dans le cas d'état nerveux, augmentent le délire et accroissent la fréquence du pouls dans celui d'état inflammatoire. On peut de même essayer une petite saignée, pourvu qu'on la fasse pratiquer en sa présence, et qu'on arrête le sang dès que le pouls baisse, qu'il devient plus petit et plus vite.

Ici il faut recourir aux antiphlogistiques, mais sans jamais perdre de vue le caractère fondamental de la fièvre, qui est la faiblesse de la vie nerveuse. C'est pourquoi les émissions sanguines locales (sangsues aux tempes, aux oreilles ou à la nuque, ventouses à la nuque) sont préférables à la saignée, qui ne convient que chez les sujets jeunes, pléthoriques, habitués à se faire tirer du sang, lorsque le pouls est fort et plein, et pendant la première période, surtout dans le typhus contagieux ; il faut les employer avec circonspection, et y revenir à plusieurs reprises, plutôt que de faire couler trop de sang à la fois. Le nitre ne convient pas, parce qu'il diminue trop le ton général ; on préfère le sel ammoniac, le tartre tartarisé, avec de petites doses de tartre émétique. Mais on emploie surtout les fomentations froides et les applications de glace sur la tête, vers la fin des affusions froides toutes les deux heures, des lavements avec trois ou quatre onces de vinaigre, et des sinapismes aux mollets, répétés journellement. S'il ne s'en suit pas promptement une diminution des symptômes céphaliques, on donne, toutes les deux à trois heures, un à deux grains de calomelas. En général, les lotions froides sur le corps ne sauraient être trop recommandées dans toute fièvre nerveuse phlogistique. On les renouvelle plusieurs fois par jour, aussi souvent que la chaleur devient forte et sèche : mais on s'en abstient quand le malade transpire. Si l'emploi rationnel de ces moyens n'amende point les symptômes céphaliques en quelques jours, si le pouls devient petit et mou, quoique la rougeur et la chaleur de la tête diminuent, alors l'irritation inflammatoire du cerveau est dégénérée en irritation nerveuse, et le remède principal, le seul même sur lequel on puisse compter, est l'opium uni au calomelas (un quart de grain du premier et un grain du second, toutes les deux heures), avec un vésicatoire à la nuque.

S'il n'y a point d'état inflammatoire, ou s'il a été écarté, et que cependant la fièvre persiste avec violence ou que les symptômes augmentent, le système nerveux, et même l'organisme entier sont frappés d'une grande débilité, et l'indication fondamentale est de fortifier, de ranimer, d'apaiser le désordre nerveux. Les excitants, les analeptiques, les antispasmodiques, les acides, les fortifiants fixes sont les moyens d'arriver au but. Ici le cas est inverse de celui de la fièvre inflammatoire. Tous les symptômes, le délire violent, la douleur, l'accélération du pouls, annoncent la faiblesse, et les excitants produisent alors ce que la saignée fait dans l'autre occurrence : *vinum refrigerat, sopit, pulsum retardat*. Au lieu que, dans la fièvre inflammatoire, c'est un signe d'amélioration quand le pouls devient moins élevé et moins fort, c'en est un ici qu'il s'élève et se développe.

Mais il faut distinguer trois états différents, qui modifient le traitement, savoir l'état de spasme, d'irritation ou d'éréthisme, l'état de paralysie, et l'état putride.

Le plus ordinaire à rencontrer est l'état spasmodique, irritable, purement nerveux (*typhus irritativus, erethicus, versatilis*).

Tous les symptômes annoncent le spasme et l'exaltation tant de l'irritabilité que de la sensibilité: horreur de la lumière, délire frénétique violent, convulsions, spasmes allant jusqu'au tétanos. Le pouls est petit, quoique la plupart du temps un peu dur.

L'irritabilité étant encore très exaspérée ici, on doit user de circonspection au début, afin de ne point, par des excitants trop forts, déterminer une surexcitation ou provoquer un état inflammatoire. On employe bien des nervins antispasmodiques et excitants, tant à l'intérieur qu'à l'extérieur, mais on choisit d'abord les plus faibles, et l'on n'en administre de plus forts que quand les accidents ne cèdent point. Le pouls et les symptômes servent de guide. Il faut accroître graduellement l'excitation, jusqu'à ce que le pouls se relève et que les symptômes diminuent. Pour cela, on élève la dose, on administre les médicaments à des époques plus rapprochées, on les remplace par d'autres plus actifs, on change et on multiplie les modes d'application. Les moyens sont: les acides minéraux, sulfurique et muriatique, le premier toujours en boisson, et le second quand il y a une grande propension à la diarrhée; le vin, surtout le vieux vin du Rhin, qu'il faut donner depuis le commencement jusqu'à la fin, et qui souvent suffit seul, à doses plus ou moins fortes, selon le degré de la faiblesse; une forte infusion de valériane, avec l'angélique et l'arnica, (n°s. 9, 10), et, quand la faiblesse augmente, avec des huiles essentielles (de valériane, de cajeput, de cannelle), dissoutes dans la liqueur d'Hoffmann, même l'esprit de corne de cerf succiné. Si ces moyens sont insuffisants, on a recours aux aromatiques, aux balsamiques, (baume du Pérou, baume de vie d'Hoffmann), à l'éther sulfurique, muriatique, acétique. Enfin on emploie les excitants les plus forts et les plus diffusibles, le camphre (surtout quand il y a grande faiblesse, avec symptômes cérébraux, et pouls petit, mou, vide), le musc (dans les spasmes violents, avec pouls petit et un peu dur), le castoréum, l'opium (surtout dans le délire violent, les spasmes, les douleurs, le vomissement, la diarrhée, quand le pouls est misérable, petit et vite, sans perdre de vue qu'à forte dose l'opium est narcotique, et qu'à petite dose il excite, de sorte qu'on doit le prescrire sous la première forme dans les cas de symptômes nerveux violents, et sous la seconde dans ceux de grande faiblesse). En même temps, lotions et fomentations aromatiques sur le creux de l'estomac, sinapismes toutes les vingt-quatre ou même toutes les douze heures, si le danger presse, lavements fortifiants, et surtout un bain aromatique tiède (28 degrés), de dix minutes, répété chaque jour; aliments légers, vivifiants, lait de poule et gelée de corne de cerf au vin, bouillon gras.

Si l'état passe à la paralysie, ou si celle-ci existe dès le principe (ce qu'on reconnaît à l'insensibilité, à la stupeur, à l'état soporeux, au délire calme, au coma, et en dernier lieu à la paralysie des sphincters), c'est le cas de réunir les plus énergiques d'entre les divers fortifiants dont il a été parlé plus haut, et auxquels on associe encore l'ammoniaque, le vieux vin, l'alcool, le phosphore, le froid, l'air frais, un courant d'air. Souvent alors la vie n'est plus qu'un état factice, un vrai produit de l'art, et pour empêcher que l'étincelle ne s'éteigne, il faut l'entretenir par des stimulants à chaque instant renouvelés et de plus en plus puissants.

Au plus haut degré de cet état, lorsque la mort semble imminente, que le malade est étendu sans connaissance, sans mouvement, sans sentiment, avec météorisme et sortie involontaire des urines et des déjections, il arrive quelquefois qu'on se trouve bien d'employer les moyens suivants : un vin du Rhin très vieux, introduit par cuillerées dans la bouche, quatre vésicatoires simultanés, un sur le creux de l'estomac et les autres sur les membres, un bain fortifiant (28 degrés), préparé avec des herbes aromatiques et du vin ou de l'eau-de-vie, des fomentations à la glace sur le bas-ventre et la tête, des lavements avec quelques onces de vin, des gouttes analeptiques (n°. 11), même l'application du feu sur la tête.

Quant à l'état putride, qui peut succéder au précédent, ou, dans le cas d'une fièvre très maligne, exister dès le principe, V. *Fièvre putride*.

Le *typhus abdominal* (*typhus abdominalis*) réclame un examen spécial. On en connaît deux variétés :

1°. Le *typhus gastrique*, (*typhus gastricus*). Combinaison d'un état gastrique, ou, ce qui arrive souvent, d'un état vermineux avec la fièvre nerveuse. Les signes sont la réunion des symptômes de l'état gastrique avec ceux de la fièvre nerveuse. En pareil cas, la fièvre a souvent pour cause première une putridité gastrique, un amas de substances putrides dans le canal intestinal, ce qui peut donner lieu aux fièvres putrides les plus redoutables. Le traitement consiste à combiner celui de la fièvre nerveuse avec celui de la fièvre gastrique, par conséquent les nervins avec les moyens propres à nettoyer les premières voies, en mettant le plus grand soin à éviter de porter l'affaiblissement trop loin.

2°. Le *typhus entérique* (*typhus enteriticus*), état dans lequel les glandes de l'intestin, de l'iléon surtout, s'enflamment, et forment de petites plaques, qui se transforment en pustules et ulcères qu'on découvre à l'ouverture des corps. Ce ne sont point là de véritables inflammations, mais des dépôts exanthématiques et métastatiques du principe fébrile sur les glandes intestinales, analogues aux aphthes que, dans des circonstances analogues, on voit se développer à la partie supérieure du tube digestif, et à l'éruption miliaire qui survient à la peau. Les signes sont fort obscurs : diarrhée, avec douleur sourde dans les régions inférieures du ventre, surtout à gauche, que le malade ne témoigne souvent qu'à la pression, et qui s'accompagne d'une distension légère de la partie.

Outre les moyens exigés par la fièvre nerveuse en général, la maladie réclame l'application de sangsues sur le point douloureux, des fomentations froides ensuite, et l'usage interne de la dissolution de chlore avec la gomme arabique : quand la fièvre est plus violente et plus opiniâtre, on donne, deux à trois fois par jour, trois à six grains de calomelas.

Toutes les fois qu'une fièvre nerveuse traîne en longueur et passe au mode chronique, je ne connais pas de moyen plus efficace, pour la faire promptement cesser, que l'usage journalier des bains tièdes.

Rien n'est plus propre non plus que ces bains, surtout quand on fait bouillir du malt dans l'eau, à effacer la faiblesse que ces maladies laissent à leur suite, et à hâter le retour de la santé.

FIÈVRE PUTRIDE.

(Typhus putridus, febris putrida.)

Diagnostic. Les symptômes du typhus, en même temps que faiblesse portée au plus haut degré, pouls très vite, petit et facile à déprimer, chaleur *mordicante*, odeur putride de la transpiration, de l'haleine et autres excrétions, signe d'un commencement de décomposition organique (colliquation); pétéchies, sueurs profuses, huileuses, visqueuses, urine épaisse et foncée en couleur, diarrhée colliquative, écoulement de sang par le nez, les voies urinaires et l'anus, excoriation des parties qui appuyent sur le lit, gangrène qui se développe à la moindre occasion. Le sang tiré de la veine est foncé en couleur ; il ne se sépare point en cruor et sérum, mais forme un mélange qui ressemble à de la bouillie.

Pathogénie. Tantôt la fièvre putride est la suite ou la métamorphose d'une fièvre aiguë antécédente, le plus souvent de la fièvre nerveuse, mais aussi de toute autre quelconque, même d'une fièvre inflammatoire, dégénérescence qui dépend de la température trop élevée au milieu de laquelle on a tenu le malade, de la malpropreté, de l'altération de l'air, de moyens échauffants. Tantôt elle porte le caractère de fièvre putride dès le début, étant produite par un principe contagieux putride, ou se développant chez des sujets dont les humeurs sont profondément altérées, dans le cas de diathèse scorbutique, ou après l'emploi du mercure à très hautes doses.

Le caractère fondamental est l'épuisement de la force vitale, avec tendance à la décomposition putride.

Thérapeutique. Les indications sont de *réveiller* et de *relever la force vitale*, d'empêcher les affinités chimiques ordinaires de faire irruption dans l'organisme, et d'arrêter la décomposition par des moyens qui la combattent chimiquement. C'est sous ce point de vue que le traitement de la fièvre putride diffère de celui de la fièvre nerveuse.

On remplit la première indication par les excitants les plus forts, le vin surtout, et tous les moyens recommandés dans le typhus nerveux intense. La seconde exige l'emploi de substances aptes à accroître la cohésion, le resserrement de la fibre et de la matière organique, et à résister chimiquement à la putréfaction ; au premier rang se placent le quinquina (et son succédané, l'écorce de saule), les acides minéraux, l'alun (n° 12), et le froid, tant les fomentations froides sur la tête et le creux de l'estomac, les lotions froides avec le vinaigre, même les frictions avec la glace, que les boissons froides, mais surtout l'air froid, renouvelé sans cesse, parce qu'il est de la plus haute importance d'éloigner du malade l'atmosphère que ses propres émanations forment autour de lui. On doit éviter les vésicatoires, parce que la gangrène s'en empare souvent. Dans le cas de gangrène locale, on emploie des fomentations de quinquina avec le vin, l'alun, le sel ammoniac, la myrrhe, et, pour détruire la mauvaise odeur, le chlorure de chaux.

FIÈVRE GASTRIQUE.

(*Febris gastrica, mesenterica, intestinalis, biliosa, mucosa, etc.*)

Diagnostic. Langue chargée, jaune ou brunâtre, répugnance pour les aliments, nausées, dépravation du goût, bouche amère ou pâteuse, sentiment de pesanteur et de plénitude à l'épigastre, accablement, céphalalgie, embarras de la tête, vitesse considérable du pouls, qui cependant n'est ni assez dur et plein pour faire croire à une fièvre inflammatoire, ni assez faible et petit pour faire penser qu'il y a faiblesse ou fièvre putride. En général, cette circonstance que les signes sont négatifs, c'est-à-dire, que ceux d'un autre genre de fièvre n'existent pas, la recherche des causes occasionelles, qui annoncent la mise en jeu du système gastrique, et l'étude, tant de la complexion du malade que de la constitution épidémique, sont ici d'une haute importance pour le diagnostic. Souvent aussi, quand le caractère gastrique est occulte, on se trouve bien d'essayer quelques moyens : l'inutilité ou même le mauvais effet des excitants et des émissions sanguines aide à lever les doutes.

La durée et la marche n'ont rien de déterminé. Les fièvres saburrales simples ne durent souvent que peu de jours, d'autres, surtout les fièvres bilieuses et muqueuses, se prolongent pendant plusieurs semaines. Les périodes ne présentent pas moins de différence. Fréquemment, il n'y a qu'une fièvre gastrique pure, depuis le commencement jusqu'à la fin; mais parfois aussi la fièvre est d'abord gastrique, puis générale, soit nerveuse, soit inflammatoire; dans d'autres cas, elle débute par être générale, puis elle devient gastrique, ensuite générale, avec un caractère divers. La même chose a lieu pour les crises. Dans la fièvre gastrique simple, il n'y a qu'une seule crise, l'évacuation gastrique par le haut ou par le bas. Dans celle qui s'accompagne d'une fièvre générale, ou qui devient telle par dégénérescence, des crises générales surviennent aussi, par les sueurs et les urines, et sont nécessaires. Mais fréquemment ces crises sont incomplètes, et il se manifeste une éruption miliaire, des aphthes, des pétéchies, des abcès ou autres métastases, ce qui arrive principalement quand on a négligé d'abord de recourir aux évacuants, et qu'en place de ces moyens on a employé des sudorifiques, des échauffants, qui ont fait qu'une partie des matières morbifiques gastriques a passé dans les secondes voies, dans le sang. Il peut se faire alors que la fièvre gastrique devienne nerveuse, putride, ou lente et chronique.

La fièvre gastrique varie en raison soit de la diversité des matières accumulées dans les premières voies, ce qui la fait distinguer en *saburrale* (par des substances indigérées), *bilieuse*, *muqueuse*, *vermineuse* (*febris saburralis*, *biliosa*, *mucosa*, *verminosa*); soit de celle du caractère fébrile général (*febris gastrica inflammatoria*, *nervosa*, *putrida*); soit enfin de l'organe qu'elle affecte de préférence (*febris gastrica pleuritica*, *hepatica*, *cephalica*, *phrenitica*).

Pathogénie. L'essence des fièvres gastriques consiste en ce qu'elles ne peuvent être guéries que par l'évacuation des matières contenues dans les premières voies. On peut donc regarder comme leur cause prochaine les saburres, les matières morbides amassées dans le tube alimentaire (*sordes ıstricœ*), qui ne sauraient être élaborées par la puissance gestive, et qui provoquent un état maladif, immédiatement ıns le canal intestinal, sympathiquement dans les systèmes ısculaire et nerveux entiers (V. *Gastroses*).

Les saburres peuvent être engendrées de deux manières, ;nir du dehors, ou se produire au dedans. Celles du dehors ;nnent à l'usage d'aliments qui, par leur quantité ou par urs qualités, résistent aux forces de la digestion, et ;meurent comme masses indigérées (*crudités*). Celles du ;dans doivent naissance à des sécrétions morbides, ou trop ›pieuses ou viciées, de l'estomac, du canal intestinal des organes annexes, par exemple du foie, ce qui ex- .ique les quantités parfois presque incroyables de mucosités squeuses, de bile, etc., qui se forment. Quoique, dans ce ;rnier cas, l'irritation du foie soit la source proprement ite des saburres, et que celles-ci ne puissent pas être consi- érées comme cause primaire, mais seulement comme pro- uits matériels d'une sécrétion altérée, et comme cause ;condaire, cependant on doit voir en elles la cause immédiate e la maladie, celle sans l'éloignement de laquelle il n'y a oint de guérison possible.

La disposition à cette fièvre peut être *individuelle* ou *géné- ale*. Dans le premier cas, faiblesse de l'estomac et des voies .igestives, faiblesse irritable du foie, par conséquent indi- idus qui ont presque continuellement les premières voies 'orgées de mucosités, et qui, aux moindres causes, éprouvent .es accumulations de bile, vie sédentaire, abus des plaisirs :e la table, aliments lourds et indigestes. Dans le second cas, tmosphère humide et variant sans cesse (cause surtout d'amas lc mucosités), chaleur prolongée (principale cause d'amas le bile), usage habituel d'aliments difficiles à digérer et de nauvaise qualité, tristesse de l'âme.

Les circonstances qui agissent comme causes occasionelles ont la surcharge de l'estomac, le dépit, la colère, les dou- eurs, le refroidissement, toute irritation vive chez un sujet léjà prédisposé. Aussi, toute fièvre quelconque peut-elle ›rovoquer une complication gastrique.

C'est ainsi que les fièvres gastriques peuvent devenir *épi- lémiques*. Ces fièvres sont plus fréquentes que partout ailleurs dans les climats mixtes, dans une contrée où le froid et le chaud s'entremêlent ensemble, dans les saisons de l'année qui présentent ce caractère, à la fin de l'été, en automne, et dans les lieux où l'on est adonné à la bonne chère, aux excès de table.

Thérapeutique. Le traitement consiste uniquement à *détacher et évacuer les saburres gastriques :* car la doctrine des fièvres gastriques est née précisément de ce que les médecins ont observé des fièvres qui ne cédaient à d'autre méthode qu'à celle des vomitifs et des purgatifs. Il faut avoir égard en même temps au caractère de la fièvre.

Le malade peut se présenter à nous dans trois états :

1°. Avec tous les signes de la fièvre gastrique, mais sans turgescence des saburres. Ici on emploie les digestifs, c'est-à-dire, les sels neutres dissolvants, et aussi les sels purgatifs, mais à dose telle, qu'ils ne produisent pas la purgation ; le tartre tartarisé, le sel de Glauber à petites doses ; dans le cas de mucosités visqueuses, le sel ammoniac et le tartre vitriolé ; chez les sujets très sensibles, la poudre aërophore et l'esprit de Mindererus ; quand il y a diarrhée aqueuse, le sel ammoniac. Le résultat est, ou que les moyens employés font disparaître les signes des saburres et la fièvre, en excitant légèrement les sécrétions et les excrétions, ou qu'il se prononce une turgescence des saburres soit vers le haut, soit vers le bas, auquel cas il faut employer, selon les circonstances, ou des vomitifs ou des purgatifs. Quelquefois cependant il ne survient aucun de ces effets ; les signes gastriques persistent sans turgescence prononcée, et la fièvre augmente. Alors il y a tantôt un état de pléthore, de phlogose, et il devient nécessaire de pratiquer une saignée, mais toujours avec circonspection ; tantôt un état nerveux, avec symptômes spasmodiques dans le bas-ventre et à la région épigastrique, et l'on se trouve bien d'associer aux digestifs antispasmodiques, la valériane, la jusquiame, le castoréum, le musc.

2°. Nous trouvons le malade avec tous les signes de la turgescence vers le haut. Alors il faut donner de suite un vomitif à doses fractionnées (n° 13). Après le premier vomissement, on attend une demi-heure, et s'il n'en survient plus d'autres, on fait encore prendre une cuillerée de potion, en sorte que le malade vomisse trois fois, ce qui est absolument nécessaire ; à la suite de chaque vomissement, on donne une tasse d'infusion de camomille. Dans le cas de complication inflammatoire, de dureté et de plénitude du pouls, on commence par une saignée, aussitôt après laquelle on administre le vomitif. On fait prendre ensuite un purgatif. Il faut toujours donner le vomitif à doses fractionnées, parce qu'on ne peut jamais calculer d'avance le degré d'excitabilité de l'estomac, qui souvent est très considérable ici, et qu'en faisant prendre tout le médicament à la fois, on courrait le risque de provoquer des vomissements excessifs, qui pourraient devenir dangereux. Lorsque l'excitabilité est grande, et que les vomissements se sont déjà établis spontanément, il suffit de les favoriser et de les mettre en pleine activité par l'oximel scillitique et l'infusion de camomille. Un *seul* cas doit être excepté, c'est celui où l'on aurait négligé de recourir au vomitif, où l'estomac serait déjà devenu inerte et sans ressort, par le séjour prolongé des saburres, où le malade se trouverait atteint d'une diarrhée aqueuse qui entraînerait tout au dehors, car alors de petites doses du vomitif ne feraient qu'accroître la diarrhée, sans rien expulser du contenu de l'estomac : il faut alors le donner à pleine dose, et choisir, non le tartre émétique, mais un scrupule d'ipécacuanha; si l'insensibilité de l'estomac et la propension à la diarrhée sont très considérables, on commence par appliquer un vésicatoire sur la région gastrique, et faire prendre quelques gouttes de laudanum à l'intérieur.

Une des fautes les plus graves et les plus dangireuses de la pratique est de considérer l'effet des vomitifs et celui des purgatifs comme identique, et de croire qu'on peut les substituer l'un à l'autre. Ce dont la nature veut se débarrasser par le vomissement, ne peut être évacué par des purgatifs, tout comme le changement dynamique qu'un vomitif détermine dans le système nerveux et sécrétoire de l'estomac et du foie (et en vertu duquel il tarit la source des impuretés dans les fièvres bilieuses) ne saurait être provoqué par un purgatif. En outre, la voie de l'évacuation par les purgatifs est beaucoup plus longue, par conséquent plus débilitante, et favorable à la résorption. Qu'on ne donne jamais un vomitif dans le cas de constipation, car il pourrait alors produire l'ileus; en pareil cas, on doit toujours débuter par un lavement, afin de débarrasser les intestins.

3°. Le malade présente les signes d'une turgescence vers le bas (distension du ventre, mal de reins, gargouillements dans le bas-ventre, émission de vents fétides, ou même déjà évacuation de matières altérées). Ici, des purgatifs, également à doses fractionnées : nous avons à notre disposition, pour les sujets irritables, le sel de Seignette, le sel de Glauber et la manne;

pour ceux qui sont peu sensibles, le sel de Sedlitz, le tartre vitriolé; pour ceux qui le sont encore moins, les feuilles de sené (n° 14); pour les personnes très affaiblies et nerveuses, la rhubarbe, le calomelas, l'huile de ricin.

Ce sont uniquement les signes des saburres et l'augmentation ou la diminution de la fièvre qui indiquent si l'on doit continuer et répéter les évacuants. Tant que, sous l'influence de ces moyens, la fièvre et les signes gastriques diminuent, les évacuations conservant toujours un mauvais caractère, il faut continuer, jusqu'à ce que ces signes disparaissent et que l'appétit revienne, époque à laquelle on passe peu à peu aux fortifiants. Si les évacuations deviennent aqueuses, et que les signes gastriques persévèrent, on a recours de nouveau aux digestifs. S'il se manifeste de nouvelles turgescences, on en revient aux vomitifs ou aux purgatifs. Le traitement peut donc être terminé en trois jours; mais il peut aussi durer trois semaines.

On doit avoir égard en même temps :

1°. A la *complication de la fièvre*, l'état inflammatoire exigeant l'association des antiphlogistiques nécessaires, et l'état nerveux ou putride, celui des excitants, des fortifiants, des antiseptiques.

2°. A la *nature des matières gastriques;* les saburres bilieuses et putrides réclament les acides, l'acide tartrique et le tamarin; les saburres putrides, l'acide sulfurique ou muriatique; les saburres âcres, les boissons mucilagineuses; les saburres muqueuses, les incisifs, le sel ammoniac, la scille, le polygala de Virginie, le tartre émétique.

Lorsque la fièvre persiste après des évacuations convenables et la cessation des signes gastriques, c'est une preuve ou que l'âcreté gastrique a passé dans le sang, ou qu'il subsiste encore une complication. On favorise alors les crises générales; le mieux est de recourir à l'esprit de Mindererus, aux antimoniaux, à l'eau de Selters, ou de traiter la complication qui se manifeste, et qui est ordinairement de nature nerveuse, ou enfin, si la faiblesse est considérable, d'employer les toniques.

Toute fièvre gastrique exige qu'on termine par des toniques. Ces médicaments peuvent même devenir nécessaires chez les sujets débiles, dans les cas où l'état gastrique traîne en longueur, ou quand il persiste encore des signes de gastricisme, pour prévenir une nouvelle production de saburres, qui n'est souvent que l'effet de la faiblesse. Le mieux alors est de donner d'abord des extraits solutifs et amers, comme ceux de pissenlit, de marrube, de ményanthe (nº 15), puis le quassia (nº 16) associé, suivant les circonstances, avec la rhubarbe, dont le canal intestinal affaibli s'accommode mieux que de toute autre substance.

FIÉVRE RHUMATISMALE, CATARRHALE.

(Febris rheumatica, catarrhalis.)

Diagnostic. Froid et chaleur entremêlés, tiraillements douloureux dans les membres, envies fréquentes d'uriner, parfois avec douleurs, urine trouble, formant un sédiment briqueté, disposition à la sueur, qui soulage sur-le-champ, de même que tout refroidissement aggrave l'état. En même temps que la fièvre, mais quelquefois aussi avant et après elle, s'établit une affection locale, qui est ou rhumatismale ou catarrhale.

Dans le premier cas, une partie quelconque du corps, principalement parmi les aponévroses, le périoste et les muscles, est prise d'une douleur, avec ou sans gonflement, qui est tantôt fixe, tantôt erratique, et souvent passe tout à coup d'un lieu à un autre, transition qui n'est jamais plus fâcheuse que quand elle s'opère du dehors au dedans.

Dans le second cas, il éclate une affection des membranes muqueuses, ou du nez, ou de la trachée-artère. Si c'est la première (coryza, catarrhe nasal), éternuements fréquents, avec écoulement d'une sérosité d'abord aqueuse et âcre, quelquefois mêlée de sang, qui se convertit peu à peu en une matière épaisse et puriforme, dont l'apparition s'accompagne d'une diminution de l'état local d'irritation et de la fièvre. Si c'est la seconde (catarrhe du larynx et de la poitrine), toux fréquente, avec enrouement ou raucité de la voix, et souvent mal de gorge; expectoration, d'abord d'un peu de sérosité âcre, puis peu à peu de matières cuites, liées, épaisses, mucilagineuses, puriformes, avec diminution et cessation graduelle de la toux et de la fièvre. Il n'est pas rare que les deux affections locales existent ensemble, et quelquefois elles passent de l'une à l'autre.

Pathogénie. La cause prochaine est une irritation inflammatoire, que le trouble des fonctions de la peau a fait naître, soit dans une partie musculeuse ou membraneuse, soit dans une membrane muqueuse, et qui s'accompagne de la production d'une âcreté séreuse, alimentant cette irritation. Toute affection rhumatismale est donc une inflammation superficielle, mais seulement des vaisseaux séreux : c'est ce qu'annoncent le peu de rougeur et de chaleur et la rareté du passage à la suppuration. Mais son accroissement d'intensité et le concours d'autres causes peuvent aisément faire qu'elle envahisse aussi les vaisseaux sanguins, et qu'elle devienne une véritable inflammation sanguine.

Les causes prédisposantes sont : *individuelles*, faiblesse et irritabilité morbide de la peau, état habituel de sueur, faiblesse générale produite par un logement trop échauffé, des vêtements trop chauds ou la privation du grand air, dyscrasie séro-muqueuse particulière du sang ; ou *générales*, comme une disposition épidémique, rhumatismale ou catarrhale, au printemps et sur la fin de l'automne, une constitution atmosphérique spéciale donnant lieu à des épidémies catarrho-rhumatismales, une disposition endémique à laquelle des pays entiers (les contrées montueuses), certaines localités, même certaines habitations, sont exposés par leur situation et leur mode de construction, des courants d'air continuels, ou des changements brusques de température.

Les causes occasionelles sont le refroidissement, le passage subit du chaud au froid ou du froid au chaud, mais surtout les courants d'air, l'abandon d'un vêtement chaud dont on a contracté l'habitude.

Thérapeutique. L'indication fondamentale est de *rétablir l'action de la peau, en ayant égard à la prédisposition inflammatoire* qui existe, tant localement que généralement, dans tout rhumatisme ou catarrhe aigu. On doit donc prendre pour règle l'intensité de la fièvre, car toute affection rhumatismale peut se convertir en une véritable inflammation, par cela seul qu'elle s'élève à un plus haut degré. En conséquence, si la fièvre est forte, ou s'il y a des indices de pléthore sanguine, on saignera, et on ne donnera que du nitre, avec des sels antimoniaux ; on prescrira un régime antiphlogistique sévère et une température uniforme, qui seulement ne soit pas trop élevée.

Le *rhumatisme universel* (*rheumatismus universalis*), l'une des maladies les plus douloureuses, l'une de celles qui affectent le plus profondément l'organisme, qui plonge le malade dans un état presque tétanique, et qui peut même dégénérer en véritable tétanos, rend constamment nécessaire la saignée générale, qui souvent suffit à elle seule pour opérer la guérison. Quand la fièvre est légère, ou qu'elle a diminué sous l'influence du traitement dont les principes viennent d'être exposés, on emploie avec avantage les diaphorétiques, pourvu qu'ils ne soient point échauffants, l'esprit de Mindererus, les antimoniaux, les fleurs de sureau (n° 17), les vésicatoires. Si la fièvre est moins forte encore, on a recours au camphre, avec le nitre (n° 18), à l'aconit (n° 19), au polygala de Virginie, à la douce-amère, à la résine de gayac, au soufre, enfin aux vésicatoires, qui sont le principal moyen à mettre en usage. L'opium est indiqué chez les sujets d'une constitution nerveuse et qui éprouvent de violentes douleurs spasmodiques.

Des émissions sanguines trop abondantes ou inutiles peuvent prolonger le rhumatisme et le rendre chronique. Il ne faut jamais non plus tirer du sang de la partie même qui est atteinte. Dans les catarrhes de poitrine, au contraire, indépendamment des indications générales qui sont fournies par la fièvre, la saignée est indiquée par des élancements ou des douleurs dans la poitrine, la dyspnée, la toux sèche (signe d'un commencement d'inflammation pulmonaire, de bronchite), de même que par la prédisposition à la phthisie pulmonaire, et par la connaissance acquise d'un état maladif des poumons, car alors le catarrhe peut aisément dégénérer en pneumonie, et celle-ci en phthisie.

On n'oubliera jamais que la fièvre catarrhale et rhumatismale peut se compliquer avec toute autre espèce de fièvre, la gastrique et la nerveuse par exemple, et qu'alors il faut employer le traitement exigé par les circonstances. Ce qui réclame surtout l'attention la plus sérieuse, c'est la complication nerveuse (*febris catarrhalis maligna* de Hoffmann), qui souvent atteint un haut degré d'intensité, et met même la vie en danger.

Traitement local. Le catarrhe exige qu'on diminue l'irritation de la membrane muqueuse, qu'on favorise la coction et la crise de la matière catarrhale (expectoration). Pour cela, on emploie les boissons émollientes, mucilagineuses, les vapeurs chaudes, les mellites, les loochs, les antimoniaux, le soufre, les fleurs de sureau, le fenouil, l'anis, la racine et le suc de réglisse (n° 20 et 21), un gilet de flanelle sur la peau.

S'il y a des douleurs locales de poitrine, sans indication de saigner, on applique des vésicatoires sur la partie souffrante. V. *Catarrhe, bronchite, pleurésie rhumatismale.*)

Le rhumatisme exige une crise locale par des sueurs, qu'on

favorise à l'aide d'une chaleur uniforme, en couvrant la partie de flanelle, de laine, ou de taffetas gommé. Quand le malade éprouve des douleurs très violentes, on pose au voisinage des vésicatoires, dont on entretient la suppuration ; s'il y a des indices d'inflammation, rougeur et chaleur de la partie, on applique des sangsues ou des ventouses ; s'il y a état nerveux ou exaltation de la sensibilité, on a recours à des liniments et à des pommades opiacés (n° 22).

Quand la fièvre cesse, et que le catarrhe ou le rhumatisme persiste au-delà du terme d'une maladie aiguë, il faut recourir au traitement du rhumatisme et du catarrhe chroniques (V. *Rhumatisme*, *catarrhe*, *toux*).

FIÈVRES CONTAGIEUSES.

(*Febres acutæ contagiosæ.*)

Ce qui distingue ces fièvres, c'est qu'elles ne naissent jamais que par communication de principes contagieux venus du dehors, que chacune d'elles présente, eu égard aux symptômes, à la marche et à la durée, des caractères particuliers dépendants de ces divers principes, et que la même circonstance imprime des modifications spéciales au traitement, principalement en ce qui concerne le danger de la transmission à d'autres.

Ici se rangent le typhus contagieux, la fièvre jaune, la peste, le charbon contagieux, le choléra asiatique, la variole, la rougeole, la scarlatine, la miliaire, les pétéchies contagieuses, la toux convulsive, la rage.

Pathogénie. La cause prochaine, dans toutes ces fièvres, est la communication et l'action d'un principe étranger, qui a cela de particulier qu'il donne lieu à la même maladie chez tous les individus, et qu'il se régénère, soit qu'il ait été produit par un organisme malade (principe contagieux), soit qu'il ait été formé dans l'atmosphère, dans la nature inorganique (*miasme*, principe contagieux des maladies épidémiques).

Cette matière contagieuse, qui d'ailleurs n'agit sur l'organisme qu'autant qu'elle trouve en lui la réceptivité nécessaire pour la percevoir, détermine des effets de deux genres; savoir, une irritation et sa propre reproduction.

La manière d'agir du principe contagieux a deux analogues dans la nature, la fermentation et la génération. Dans l'un et l'autre cas, la communication d'une substance a pour effet de déterminer, et l'assimilation de cette substance avec celle qui la reçoit, et la procréation d'une substance semblable (une nouvelle vie). Tout principe contagieux doit donc être considéré comme une semence, qui possède en propre la faculté de vivre et d'engendrer, et qui donne lieu, dans l'organisme, à une génération parasite, dont le résultat est la production d'une semence semblable, du même principe contagieux. Sous ce point de vue donc toute maladie contagieuse est une sorte de végétation pathologique, qui tantôt a une durée de vie déterminée, des périodes fixes de floraison et de fructification (les exanthèmes et autres produits sécrétoires, et comprend alors les principes contagieux fébriles aigus, comparables aux plantes annuelles); tantôt, au contraire, végète et se reproduit continuellement dans l'organisme, et embrasse ainsi les principes contagieux permanents (analogues aux plantes vivaces). Cette vue a de l'importance pour la pratique, car elle nous montre qu'on n'a pas tant à s'occuper du venin communiqué, que de sa multiplication et de sa reproduction dans l'organisme.

Il résulte de là certaines particularités des fièvres de cette classe.

1°. Dans toutes, une excitation (causée par la substance étrangère introduite dans l'organisme) est l'effet premier et fondamental. Aussi observe-t-on un caractère inflammatoire pendant la première période.

2°. Mais comme cette inflammation ne procède pas du dedans, comme elle n'est point provoquée par des causes internes, et qu'elle a été excitée et imposée, du dehors, elle ne constitue pas une inflammation franche, de sorte qu'elle est moins durable, qu'elle jette des racines moins profondes, et qu'elle passe aisément au caractère opposé, excepté dans le cas où elle rencontre un sol déjà prédisposé à la véritable inflammation.

3°. En outre, l'action du principe contagieux est déterminée, comme toujours, par la diversité du stimulus (du principe contagieux lui-même) et par celle de la réceptivité. Ainsi, le principe contagieux, ou le miasme, peut varier sous le rapport de sa qualité ou de sa nature, et tantôt déprimer immédiatement la force vitale, comme fait, par exemple, le principe contagieux putride, ou, au contraire, l'exalter. Quant à la différence de constitution des individus, elle est la cause la plus fréquente de la diversité des réactions, et on explique de cette manière comment un même principe contagieux peut

BIBLIOTHÈQUE ROYALE

provoquer les fièvres les plus diversifiées, inflammatoires, nerveuses, putrides, gastriques. Ici l'influence de la constitution épidémique joue un rôle fort important, car elle peut donner à tous les organismes une disposition déterminée à un certain caractère de maladie, faire, par exemple, qu'à une époque donnée, toutes les varioles, rougeoles, fièvres nerveuses, etc. aient un caractère inflammatoire, tandis que, dans d'autres temps, elles en revêtent un adynamique ou gastrique.

4°. Toutes les fièvres contagieuses ont de la tendance à des phénomènes exanthématiques, à des métastases, et en général à des crises incomplètes, attendu que le caractère d'hétérogénéité et la nature vénéneuse du principe contagieux ne permettent ni une assimilation ni une crise complètes.

5°. Dans toutes, la réaction fébrile s'accompagne de la reproduction et de la multiplication du principe contagieux, qui sont en raison directe de l'intensité de la fièvre, comme aussi de la nature des circonstances extérieures, favorables ou défavorables.

De ces particularités découlent certains changements extérieurs, ou certaines périodes, que parcourt toute fièvre contagieuse :

1°. La période d'*infection* (incubation), celle de communication du principe contagieux, qui n'a point de symptômes appréciables, et dont la durée varie de trois à quatorze jours.

2°. La période d'*irritation* ou de *fièvre*, celle de la vivification du germe vénéneux et du commencement de réaction.

3°. La période d'*efflorescence* et de *fructification*, pendant laquelle la végétation pathologique fleurit et porte fruit (éruption de l'exanthème dans les fièvres exanthématiques).

4°. La période de *déclin*, celle de mortification, de flétrissure, de la plante contagieuse.

Thérapeutique. L'indication fondamentale, dans toutes ces fièvres, est de *rechercher et traiter convenablement le caractère de la fièvre, en ayant égard au principe contagieux et au caractère divers qu'il revet.*

La maladie, la fièvre, ne doit être considérée ici que comme un effort de la nature tendant à élaborer et éliminer le principe morbifique. Aussi, quand la fièvre est légère et simple (fièvre contagieuse bénigne), la nature se charge-t-elle seule de tout le travail de la guérison, qu'elle accomplit en un certain nombre de périodes et dans un laps de temps déterminé; l'art n'a rien de mieux à faire alors que de s'abstenir.

Lorsque la fièvre est forte, et qu'elle a un caractère bien prononcé, le traitement doit être dirigé conformément au caractère de cette fièvre. Cependant, il vaut toujours mieux, au début, et pendant la première période, appliquer la méthode antiphlogistique. On n'oubliera jamais que toute fièvre contagieuse est un *empoisonnement*, un *travail de reproduction et de multiplication du poison*; on ne perdra jamais de vue non plus que, *plus la fièvre est intense et la chaleur forte*, *plus aussi il se produit de venin dans le corps même du malade*. De là ressort la grande et funeste erreur dans laquelle les anciens médecins étaient tombés, en s'imaginant pouvoir expulser le venin par la chaleur et les sudorifiques échauffants, qui ne faisaient que le multiplier et exaspérer la maladie. De là aussi l'importante règle, qui est un des principaux avantages de la pratique moderne, de *modérer le plus possible la fièvre et la chaleur*, car c'est le meilleur moyen de diminuer la reproduction du venin, et par conséquent de réduire l'empoisonnement à des proportions plus exiguës. Il est donc absolument indispensable de tenir le malade fraîchement, c'est-à-dire de ne jamais laisser la température de sa chambre dépasser quatorze degrés du thermomètre de Réaumur, de la rafraîchir en été par des aspersions d'eau froide, et de proscrire les lits de plumes, qui, outre l'inconvénient d'échauffer, ont encore celui de retenir les émanations nuisibles : on se contente d'un matelas et d'une couverture légère, et l'on appelle même les fomentations froides à son secours, dans les cas où l'état putride est porté à un haut degré.

La principale règle, dans toutes les fièvres contagieuses, est de *purifier l'air, de le renouveler sans cesse*, *de tenir les malades proprement*, *et de les isoler*.

A cette règle s'en rattache une autre, celle de considérer toujours les malades comme *enveloppés d'une atmosphère vénéneuse*, qui entretient une réaction continuelle du venin exhalé sur lui-même, et renouvelle à chaque instant l'empoisonnement, de sorte qu'on doit mettre le plus grand soin à *écarter sans cesse cette atmosphère empestée*. Les modernes ont recommandé, pour détruire le principe contagieux dans l'air, une foule de moyens chimiques, parmi lesquels on distingue surtout les fumigations d'acide muriatique, d'acide nitrique et le chlore. Mais l'expérience n'a point constaté l'utilité de ces moyens, et l'influence nuisible qu'ils exercent, sur les poumons principalement, est un fait bien établi.

Le meilleur moyen de purifier l'air est donc encore de le renouveler continuellement, en établissant un courant, qui, du reste, doit traverser la chambre du malade dans une direction diagonale, à l'aide de deux ouvertures situées, l'une près du sol, et l'autre près du plafond, parce que l'air altéré forme des couches, les unes plus pesantes et les autres plus légères. Il va sans dire que, pendant la ventilation, on couvre le malade, afin qu'il ne ressente pas l'action immédiate du courant.

La même raison fait qu'il est nécessaire d'éviter que les malades soient réunis plusieurs ensemble, ou avec d'autres personnes, dans une même pièce, car l'encombrement est un des meilleurs moyens de multiplier le principe contagieux. On doit aussi se hâter d'enlever toutes les déjections.

TYPHUS CONTAGIEUX.

(*Typhus contagiosus.*)

Diagnostic. Les symptômes sont ceux de la fièvre nerveuse ou putride. La maladie a été produite par contagion.

Le caractère est toujours plus ou moins inflammatoire pendant la première période ; il ne devient nerveux ou putride qu'au bout d'un certain laps de temps ; il peut cependant aussi conserver son premier mode jusqu'à la fin. Ces différences dépendent en partie de la disposition individuelle, et en partie de la constitution épidémique régnante. Ainsi, il y a des épidémies inflammatoires, putrides et nerveuses, de typhus.

Thérapeutique. Le traitement est celui du typhus, mais en faisant une attention spéciale au caractère divers, et surtout à la nécessité d'insister davantage sur les antiphlogistiques pendant la première période. Du reste, on applique les règles générales du traitement des fièvres contagieuses ; il importe surtout de renouveler l'air sans cesse.

PESTE.

(*Pestis bubonica.*)

Diagnostic. Apparition de bubons et de charbons, c'est-à-dire de gonflements glandulaires inflammatoires, qui ont un caractère gangréneux dès le principe, passent très rapidement au sphacèle, et se développent surtout aux aisselles et aux aînes; apparition aussi de pétéchies et d'ecchymoses, qui, comme les bubons et charbons, surviennent dès les premiers jours de la maladie, avec fièvre très intense, grande anxiété, vomissements et affections cérébrales, fétidité putride de toutes les sécrétions, faiblesse portée au plus haut degré. La fièvre est suraiguë; elle tue souvent dans les premières vingt-quatre heures, et se termine ordinairement au troisième ou quatrième jour. La mortalité est considérable, et en général de trsis sur quatre.

La peste se développe sur les côtes du Levant, principalement en Egypte, à Smyrne et à Constantinople: aussi l'appelle-t-on *peste du Levant*; mais elle peut, par contagion, se répandre partout, même dans les contrées septentrionales (Londres, Kœnigsberg, Moscou).

La contagion n'a lieu que par le contact immédiat, jamais par l'air. On peut s'en garantir en évitant de toucher le malade et les corps solides sur lesquels il a mis la main. C'est là-dessus que repose la bienfaisante institution des quarantaines et des cordons sanitaires, moyens d'isolement dont l'usage ne s'est introduit qu'au dix-huitième siècle dans les pays civilisés, et qui seul a permis d'en extirper entièrement le fléau de la peste.

Le traitement varie suivant le caractère de la maladie. Il peut être aussi bien antiphlogistique qu'antiseptique, excitant, tonique. La saignée même a été utile au début, dans certaines épidémies et constitutions. Le point capital est de favoriser la crise par une bonne suppuration des bubons. Il faut apporter le plus grand soin au renouvellement de l'air. Les frictions avec la glace ont opéré parfois des merveilles, même dans des cas où l'état putride était porté au plus haut point: on a vu par là revenir à la vie des malades que l'on croyait déjà morts.

FIÈVRE JAUNE.

(*Typhus icterodes.*)

Diagnostic. Couleur jaune de la peau, vomissement de matières noires, qui sortent aussi par les selles, grande anxiété, prostration extrême des forces, fièvre violente. La marche est rapide, et la mortalité grande, comme dans la peste.

La maladie naît sur le littoral des Indes occidentales, où cependant elle ne dépasse point le quarante-sixième degré de latitude boréale.

Elle peut être transportée en Europe par voie de contagion, mais elle n'y règne épidémiquement non plus que jusqu'à ce même degré de latitude.

Thérapeutique. Le traitement est le même que pour la peste, et varie suivant le caractère de la fièvre. La saignée et le calomelas à hautes doses sont les moyens qui ont réussi le plus souvent.

CHOLERA ASIATIQUE.

(*Cholera orientalis.*)

Diagnostic. Déjections par le haut et le bas de liquides semblables à du gruau peu épais ; grande anxiété, coloration bleuâtre de la peau, voix rauque, douleurs dans l'estomac et le bas-ventre, spasmes extrêmement douloureux dans les extrémités inférieures, les mollets surtout ; froid glacial des extrémités du corps et même de la langue, suppression de l'urine, pouls petit, à peine perceptible, intermittent, tout à fait nul sur la fin, perte totale de l'élasticité de la peau, asphyxie.

La marche de cette maladie est aussi rapide que celle de la peste et de la fièvre jaune. Elle tue quelquefois dans les premières vingt-quatre heures; par asphyxie; ordinairement dans l'espace de deux à trois jours. Elle enlève toujours la moitié, ou même les deux tiers des malades. Souvent, au déclin de l'épidémie, elle dégénère en un typhus, qui peut amener la mort plus tard encore. Toujours il reste une faiblesse chronique des nerfs, et spécialement des organes digestifs.

La maladie naît sur le littoral des Indes orientales, notamment sur les bords du Gange, mais elle se propage ensuite par contagion et par reproduction miasmatique progressives, de manière à envahir la terre entière, et même à franchir les mers (en Amérique). Cependant, comme à l'égard de la fièvre jaune et de la peste, les contrées sèches et élevées au-dessus du niveau de la mer sont moins exposées à la communication. La contagion d'individu à individu est beaucoup plus difficile et plus rare que dans la peste.

Thérapeutique. Les principaux moyens sont, au début, toutes les fois que la faiblesse du sujet ne les interdit pas, une saignée et un vomitif. Ce dernier enraye souvent la maladie entière. On emploie en même temps les sinapismes et les fomentations aromatiques chaudes sur la région de l'estomac.

Ensuite, quand la maladie ne cesse pas, on a recours au calomelas, à l'eau froide bue abondamment, aux lavements froids, aux cataplasmes froids sur le corps, à la rhubarbe, pour évacuer la bile, qui se trouve ici retenue. A un degré plus intense, il convient même de pratiquer des affusions froides.

Dans le typhus consécutif, le traitement est celui du typhus, en ayant égard aux congestions sanguines vers la tête, qui ne se développent qu'à cette époque, et qui souvent obligent de recourir alors encore aux émissions sanguines.

RAGE.

(Rabies.)

Diagnostic. Impossibilité d'avaler l'eau et en général les liquides, qui inspire une si profonde horreur pour ces corps, que leur attouchement, leur aspect, ou même seulement la vue d'objets brillants, par exemple d'un miroir, suffit pour exciter des convulsions, le malade conservant d'ailleurs la faculté d'avaler les choses solides librement et sans douleur. Cette horreur de l'eau, signe diagnostique de la rage, tantôt existe dès le début, tantôt ne se déclare qu'après une période d'anxiété, d'abattement, d'affections nerveuses diverses, d'insomnie, et de rêves pénibles, ayant surtout les chiens pour objet. C'est à l'apparition de l'hydrophobie qu'éclate la rage proprement dite, maladie extrêmement aiguë, qui ne dure pas plus de trois à quatre jours, et qui se termine ordinairement par la mort, au milieu des convulsions ou des symptômes de l'apoplexie nerveuse. La rage est parfois accompagnée de fièvre, mais souvent aussi sans fièvre appréciable; le sensorium demeure généralement libre, et le malade conserve sa connaissance jusqu'à la fin. Cependant, il est beaucoup de cas dans lesquels surviennent de temps en temps des accès violents de fureur, avec envie de cracher, de mordre, d'imiter l'aboyement du chien, accès dans les intervalles desquels on observe aussi des syncopes, des convulsions. Il y a surtout une anxiété extrême et un symptôme propre à cette maladie, l'excitation des parties génitales, le priapisme.

Pathogénie. L'essence de la maladie est un *empoisonnement nerveux*, produit par le contact du venin rabiéique avec une partie blessée ou couverte d'un épiderme très délicat, par exemple avec les lèvres, les paupières, la surface interne du nez, les parties génitales. La communication peut avoir lieu d'une manière directe (par morsure) ou indirecte (par des corps imprégnés du venin. Ce dernier peut rester très long-temps inactif (latent, endormi) sur le point avec lequel il a été mis en contact; ordinairement, il demeure ainsi pendant deux ou trois semaines, mais parfois aussi durant des mois, et même des années; enfin, on voit paraître des démangeaisons ou des douleurs, avec rougeur, dans l'endroit de la morsure depuis long-temps guérie, quelquefois même entièrement oubliée, et c'est alors que la rage éclate. Les échauffements considérables du corps, les passions violentes, les boissons échauffantes, contribuent à éveiller et vivifier le germe endormi.

Le caractère fondamental de la maladie est donc purement nerveux, et non inflammatoire. Tous les symptômes, l'absence ordinaire de la fièvre et le genre de mort en fournissent la preuve : communément aussi, à l'ouverture des corps, on ne découvre aucune trace d'inflammation interne, les places rouges qu'on aperçoit parfois çà et là pouvant très bien être considérées comme de simples effets secondaires de la violente irritation. Le venin rabiéique semble pouvoir être engendré, non pas uniquement par un organisme atteint de la rage (homme ou animal), mais même encore par la colère portée à l'excès; du moins a-t-on des exemples de rages qui ont été déterminées par la morsure de personnes dont la fureur était parvenue au dernier degré.

Thérapeutique. Le seul traitement efficace est le *traitement prophylactique*. La guérison de la rage déclarée n'est que rarement possible.

A la vérité, il faut pour cela savoir que l'infection a eu lieu, ce qui n'est pas toujours facile, parce que souvent les chiens s'échappent ou sont mis à mort avant qu'on ait pu s'assurer de l'existence de la rage chez eux. Cependant, le mieux est toujours, dans les cas douteux, de recourir au traitement préservatif, car le danger est si grand, qu'il suffit de le craindre pour devoir tout faire afin de le détourner.

L'indication principale du traitement préservatif est de *détruire le venin dans le lieu même où il a été appliqué*. Car l'expérience enseigne qu'il peut y demeurer fixé pendant fort long-temps. Le traitement local est donc celui qui se place au premier rang.

La seconde indication est de *détruire et neutraliser le*

venin qui a pu pénétrer dans l'organisme, but auquel on arrive surtout à l'aide du mercure.

La troisième consiste à *détruire la réceptivité du système nerveux pour le venin*. L'expérience constate que la belladone est le meilleur moyen de la remplir.

On s'empresse donc d'employer la méthode suivante, sur laquelle il y a d'autant plus à compter, qu'on y a recours de meilleure heure. D'abord, on scarifie la plaie, on applique sur elle une ventouse, on la brûle avec de la poudre à canon, qui a cet avantage sur le fer rouge, que le feu pénètre dans toutes les fissures, dans toutes les sinuosités, et les carbonise. De cette manière, on détruit complètement à la fois et le venin et la réceptivité de l'organe pour lui. Puis on panse la plaie avec un onguent dans lequel il entre du précipité rouge et des cantharides ; on la fait ainsi suppurer fortement pendant six semaines, à l'expiration desquelles on ne lui permet cependant pas encore de se cicatriser, l'expérience ayant prouvé, par des faits, que la rage peut éclater même alors, quand on la laisse se refermer ; on la convertit donc en un cautère, qui doit être entretenu ouvert durant une année entière. Si la partie ne permet pas d'employer ce traitement (paupières, lèvres, visage), il faut se contenter de scarifier la plaie et de la bien laver avec de l'eau salée ou de la lessive.

A ce traitement local, on en associe un général. Tout autour de la plaie, et jusqu'à une certaine distance, on fait, deux fois par jour, des frictions avec un gros d'onguent mercuriel, et, le soir comme le matin, on donne deux grains de calomelas, avec un grain de racine de belladone, jusqu'à ce qu'il commence à paraître une salivation modérée, qu'on entretient pendant une quinzaine de jours.

Quant au traitement de la rage déclarée, voici les moyens qui ont paru avoir le plus d'effet ; dès que les premiers symptômes éclatent, on applique aussitôt le traitement local sur le siége, souvent oublié déjà, de l'ancienne blessure, et toutes les trois heures on fait des frictions mercurielles sur divers points du corps, principalement au cou, afin de provoquer aussi vite que possible une salivation, qui peut encore procurer ici une crise salutaire. En même temps, on donne, toutes les trois heures, deux grains de calomelas, avec un grain de belladone, à dose croissante. Chez les sujets jeunes et pléthoriques, on saigne jusqu'à la défaillance. Si la chose est praticable, on fait prendre des bains chauds.

CHARBON CONTAGIEUX.

(Carbunculus contagiosus.)

Diagnostic. Communication du venin, soit par une blessure, soit par l'usage de la chair d'animaux atteints du charbon. Dans les deux cas, il se déclare une fièvre, caractérisée par un accablement extrême, des vertiges, l'anxiété, souvent aussi le vomissement et la diarrhée, et à laquelle succède, au bout d'un petit nombre de jours, l'apparition d'une ou plusieurs pustules charbonneuses. Celles-ci se développent de la manière suivante : d'abord, il survient une petite ampoule, autour de laquelle s'en développent plusieurs autres, plus petites et pleines de sérosité, qui, en quelques jours, prennent une teinte brune, puis noire, et qui finissent par former un anthrax plus ou moins étendu et noir. Cet anthrax est quelquefois superficiel, mais parfois aussi il pénètre à une grande profondeur; il n'est accompagné ni d'inflammation, ni de douleurs, mais bien de la tuméfaction et de l'insensibilité du membre entier, dont il amène même la destruction et la perte.

La fièvre peut, dès les premiers jours (surtout quand elle succède à l'ingestion d'une grande quantité de viande infectée), dégénérer en une fièvre putride des plus violentes, et engendrer une putridité qui se propage avec tant de rapidité, que le malade périt en vingt-quatre ou quarante-huit heures, avant même l'apparition des pustules charbonneuses, et au milieu des symptômes d'une colliquation générale, de l'anxiété la plus grande, de coliques vives, et d'une diarrhée sanguinolente; mais, plus fréquemment, elle diminue après la manifestation des anthrax, par l'effet d'une sueur ou d'une diarrhée critique; la maladie se localise alors davantage, et le danger dépend désormais de l'intensité de la gangrène locale, qui peut encore amener la mort. Dans les cas les plus favorables, les parties gangrenées tombent par les efforts d'une suppuration faible, de mauvaise qualité et prolongée. Leur chute exige toujours six à huit semaines, après quoi la guérison est complète.

La cause est l'empoisonnement par le principe contagieux du charbon, qui n'agit jamais par l'intermède de l'air, mais toujours et uniquement par contact, par application, soit au dehors, soit au dedans.

Thérapeutique. Le traitement comprend celui de la fièvre et les moyens locaux que réclame l'anthrax. La fièvre exige l'emploi des vomitifs au début; ensuite, quand elle est violente, on lui applique en entier le traitement de la fièvre putride, principalement le quinquina, le camphre, le vinaigre dans les boissons. Le lait de beurre s'est montré salutaire aussi. L'anthrax demande des scarifications profondes et des fomentations antiseptiques, propres à favoriser la réaction et la suppuration.

Cependant, l'expérience a appris que le seul emploi prolongé de cataplasmes émollients chauds, avec la graine de lin ou autres substances semblables, suffisait souvent pour amener une guérison parfaite.

SECONDE CLASSE.

Fièvres intermittentes et chroniques.

La différence entre ces fièvres et celles de la classe précédente, tient à ce que, dans celles-ci, la fièvre constitue l'essence même de la maladie, tandis qu'elle n'est, dans celles-là, qu'une forme de la maladie, dont l'essence peut varier beaucoup. De même aussi, leur marche et leur durée sont extrêmement vagues, et leur traitement présente de grandes diversités.

FIÈVRES INTERMITTENTES.

(*Febres intermittentes.*)

Diagnostic. Froid, chaleur et sueur revenant à des époques fixes (parfois aussi indéterminées), ordinairement suivis d'un sédiment rouge, briqueté, dans l'urine, et laissant, jusqu'à leur retour, un intervalle parfaitement exempt de fièvre, durant lequel le pouls est normal et le malade se porte bien d'ailleurs. Le temps durant lequel la fièvre existe, se nomme *paroxysme*, et celui de son absence *apyrexie*. Chaque paroxysme représente en petit une fièvre aiguë avec sa crise, et la maladie peut être considérée comme une série de petites fièvres.

Ordinairement, les paroxysmes paraissent régulièrement à

des époques et à des heures déterminées, soit toutes les vingt-quatre heures (*febres quotidianæ*), soit toutes les quarante-huit (*febres tertianæ*) ou soixante-douze (*febres quartanæ*) heures. On a même observé des intermissions plus longues, par exemple de sept jours (*febres octonæ*). Ou bien il survient deux paroxysmes pendant ce laps de temps (*febris duplicata, quotidiana s. tertiana s. quartana duplex*), ce qu'on reconnaît à ce que les paroxysmes sont alternativement égaux quant à l'époque de leur apparition, à leur intensité et à leur durée.

Généralement les symptômes fébriles indiqués plus haut sont bien prononcés (*febris intermittens manifesta*); mais quelquefois ils manquent, et il ne survient à des époques fixes qu'un symptôme morbide déterminé, par exemple, une céphalée, un choléra, une colique, une odontalgie, une ophthalmie, une pneumonie, en un mot, une forme quelconque de maladie, qui cesse entièrement pendant l'apyrexie (*febris intermittens larvata*). Dans ce cas, on reconnaît surtout la fièvre à ce que, presque toujours, l'urine dépose ensuite un sédiment briqueté. Si le symptôme concomitant met la vie en danger, on dit que la fièvre est pernicieuse (*febres intermittentes malignæ s. perniciosæ s. lethales,* par exemple, *apoplecticæ*, *soporosæ*, *convulsivæ*, *suffocatoriæ*).

Les fièvres intermittentes peuvent être ou simples, ou, comme toute autre fièvre, compliquées avec un caractère fébrile divers, inflammatoire, gastrique, rhumatismal, nerveux. Elles peuvent aussi être associées à une fièvre aiguë (*hemitritæus*).

Leur durée est extrêmement variable. Tantôt elles se terminent au troisième ou quatrième paroxysme; tantôt elles durent des semaines, des mois, des années, surtout les quartes.

D'elle-même, la fièvre intermittente est sans danger; mais elle peut devenir dangereuse, soit par les symptômes qui l'accompagnent, soit par sa longue durée, qui est susceptible d'amener une cachexie particulière, des obstructions et la physconie des viscères abdominaux, l'hydropisie, des maladies nerveuses. Elle peut aussi être très salutaire, et guérir des maladies chroniques opiniâtres.

Pathogénie. La fièvre intermittente offre un mélange tout particulier de maladie aiguë et de maladie chronique. Chaque paroxysme est une fièvre aiguë en miniature, mais entée sur un sol nerveux et nourrie par lui. Ce qu'il y a d'essentiel et de caractéristique dans cette fièvre, c'est la *périodicité*, l'apparition et la disparition à des époques fixes. Le caractère essentiel n'est donc pas la fièvre elle-même, puisque celle-ci peut exister sans périodicité, et que nous voyons assez souvent une fièvre intermittente dégénérer en fièvre aiguë, et *vice versa*. C'est la périodicité seule qui rend la fièvre intermittente. Mais la cause de cette périodicité réside dans le système nerveux. Donc la fièvre intermittente est, de son essence, une maladie nerveuse. Sa cause prochaine se compose d'une cause matérielle, celle de la fièvre, et d'une anomalie particulière du système nerveux. Aussi toutes les causes de fièvres intermittentes peuvent-elles exister sans qu'il en survienne, quand cette dernière condition manque; aussi voit-on des séries d'années dans lesquelles elles sont très communes, et d'autres où elles se rencontrent rarement; aussi peuvent-elles être déterminées et même guéries par de simples affections morales; aussi, enfin, tous les nervins sont-ils fébrifuges.

Les causes éloignées sont donc principalement celles qui impriment cette direction spéciale au système nerveux.

Les prédisposantes sont la constitution endémique (les lieux bas et marécageux, les eaux stagnantes), la constitution épidémique, qui persiste souvent pendant des années entières, et qui se rattache à des circonstances atmosphériques inconnues, l'usage habituel ou abusif d'aliments farineux, lourds, le poisson pour toute nourriture, l'air des marécages, les inondations.

Les causes occasionelles sont tout ce qui a en général le pouvoir de provoquer une fièvre, qui prendra la forme intermittente quand elle rencontrera la disposition du système nerveux dont il a été parlé plus haut : indigestions, refroidissement, engorgement et obstructions des viscères du bas-ventre, et aussi des principes morbifiques latents, par exemple, la goutte, la syphilis, ou même de simples irritations locales, comme une dent gâtée. Mais, quand la fièvre dure pendant quelque temps, elle engendre elle-même des causes qui prolongent sa durée, par exemple, l'habitude, qui suffit seule pour l'entretenir, ou des obstructions abdominales.

Thérapeutique. Deux principes doivent nous guider dans le traitement de la fièvre intermittente. L'un est qu'une trop prompte suppression de la fièvre peut nuire, parce qu'il faut admettre quelque chose de critique dans toute fièvre intermittente, et que même celle-ci se rattache souvent à des efforts très salutaires de la nature, qu'on arrête en la faisant cesser. L'autre est que, toute fièvre intermittente affaiblissant et pouvant entraîner d'autres suites fâcheuses encore, on doit éviter de la laisser durer sans nécessité. L'art, souvent difficile, consiste à concilier ces deux genres de considérations. A cet égard, on observera les règles suivantes :

Première indication: Détruire la cause éloignée, et traiter la fièvre comme toute autre fièvre rémittente. Il n'en faudra souvent pas davantage pour amener la guérison, surtout au début, dans les fièvres printannières, et dans celles pendant l'apyrexie desquelles le pouls n'est pas parfaitement tranquille, de sorte qu'elles ont de la tendance à passer au type aigu. Ainsi, après une surcharge de l'estomac, ou dans le cas d'autres impuretés analogues, les vomitifs, les purgatifs, les digestifs; après un refroidissement, ou une impression purement atmosphérique, en temps d'épidémie, le traitement de la fièvre catharrale, le sel ammoniac, l'esprit de Mindererus, le régime diaphorétique; s'il y a des vers, les anthelmintiques, etc. C'est là aussi le meilleur moyen de préparer la voie au quinquina et aux autres médicaments aptes à supprimer la fièvre.

Seconde indication: Agir immédiatement sur la cause prochaine, sur l'anomalie nerveuse spéciale, qui détermine la fièvre (*méthode directe, antifébrile, spécifique*). Cette indication se présente lorsque la fièvre persiste après la destruction de la cause éloignée, ou quand on ne découvre pas celle-ci.

Dans les fièvres ordinaires, et lorsqu'il ne se présente pas d'indications particulières, il est toujours prudent d'attendre cinq ou six paroxysmes, avant de supprimer violemment la fièvre. On débute alors par des moyens qui guérissent bien cette dernière, mais qui ne la font pas cesser trop brusquement. Tels sont le sel ammoniac (à la dose de deux gros par jour), les vomitifs, quelques heures avant le paroxysme, les fleurs de camomille romaine, le ményanthe, la millefeuille, en substance ou en extrait. Si la fièvre résiste, ou si d'autres motifs obligent à la supprimer plus promptement, le quinquina est le moyen qui remplit parfaitement cette indication, dans toute fièvre intermittente quelconque, pourvu qu'on sache l'appliquer d'une manière convenable. Or, il faut, pour cela, connaître les conditions et les règles de son emploi.

Les conditions sont :

1°. Que l'estomac soit exempt de saburres et la langue nette : cette condition est la principale ;

2°. Que l'apyréxie soit complète, c'est-à-dire, que le pouls se trouve à l'état normal ;

3°. Que la fièvre soit simple, pure, non compliquée.

L'effet du quinquina n'est jamais plus certain et plus incapable de nuire que quand on a donné préalablement un vomitif.

Quant à la manière de l'employer, voici en quoi elle consiste.

On prescrit, dans l'intervalle des accès, une once de quinquina royal, en poudre très fine, dont le malade prend un demi-gros toutes les deux heures, ou toutes les heures, si l'apyrexie dure peu (n°s 23 et 24). On obtient le même effet en donnant, pendant cette dernière, huit à douze grains de quinine, un grain toutes les deux heures (n° 25). Il faut régler les choses de manière que la dernière dose soit la plus forte, et que le malade la prenne immédiatement avant l'accès. Quand le quinquina pousse aux selles, il ne guérit pas la fièvre intermittente : on obvie sans peine à cet inconvénient, en ajoutant, toutes les trois ou quatre heures, une goutte de teinture d'opium. Si le quinquina resserre le ventre, on mêle à chaque dose quelques grains de rhubarbe. S'il cause des pesanteurs d'estomac, des nausées, des vomissements, on ajoute à chaque dose de la cannelle ou une cuillerée de bon vin. S'il y a des accidents spasmodiques, on donne la valériane, le castoréum.

Cette méthode suffit ordinairement ; la fièvre cesse au prochain accès ou au suivant. On continue de prescrire la dose entière pendant l'apyrexie suivante, puis on n'en fait plus prendre qu'une moitié durant deux apyrexies, ensuite un tiers, enfin un quart, et l'on continue ainsi pendant huit ou quinze jours. La durée du traitement dépend de celle de la fièvre ; plus celle-ci a duré long-temps, et plus il faut insister sur l'emploi consécutif du quinquina ; c'est le plus sûr moyen de prévenir les récidives. Le malade doit observer un bon régime, éviter les indigestions, s'abstenir surtout de poisson et de laitage ; ne pas s'exposer aux refroidissements, renoncer au coït, fuir le voisinage de l'eau, et bien se garder des purgatifs, qui souvent font reparaître de suite un paroxysme.

Mais le résultat est quelquefois de deux sortes après l'emploi du quinquina.

Tantôt la fièvre s'aggrave; le malade se sent obéré, l'estomac lui pèse, et le pouls demeure irrité, même pendant l'apyrexie. C'est une preuve qu'on a donné le quinquina trop tôt, et l'on pourrait, par là, convertir la fièvre intermittente en une fièvre aiguë. Il faut, en pareil cas, suspendre le quinquina, administrer un vomitif et des moyens propres à nettoyer les intestins; ou, s'il existe, soit des affections viscérales profondes, soit d'autres complications, les combattre, après quoi on revient à l'écorce du Pérou.

Tantôt celle-ci n'exaspère pas la fièvre, mais elle ne la supprime pas non plus. Ici, il ne faut qu'ajouter un grain d'opium à la dernière dose, immédiatement avant le paroxysme.

Chez les enfants, ou quand il n'y a pas moyen d'administrer le quinquina par la bouche, on obtient le même effet en le donnant sous forme de lavements, et en appliquant simultanément quelques onces de poudre d'écorce bouillie avec du vin sur la région de l'estomac et le bas-ventre, ou employant la quinine d'après la méthode endémique.

S'il y a impossibilité de se procurer du quinquina, ou si le malade est trop pauvre, on a recours aux succédanés. Les meilleurs, parmi les productions indigènes, sont l'écorce de saule, celle de marronier d'Inde, et la racine de benoite, qui s'emploient de la même manière et aux mêmes doses que le quinquina. On peut également ranger ici presque tous les amers, les nervins, les préparations éthérées, les aromates (surtout le poivre), les astringents fébrifuges, même des moyens mécaniques, comme la ligature des extrémités, ou des moyens superstitieux, les amulettes, les effets de l'imagination, de la foi. L'art consiste, quand on fait usage du quinquina, à ne le donner ni trop tôt, ni trop tard, ni pendant trop peu de temps.

Fièvres opiniâtres, fièvres quartes, récidives.

La guérison est parfois très difficile à obtenir.

Dans certains cas, la fièvre ne cesse pas, malgré l'emploi du quinquina, ou bien elle s'arrête, mais revient au bout d'un laps de temps plus ou moins long. Ici la cause peut être double. Ou l'on a donné, soit le quinquina, soit tout autre fébrifuge, de trop bonne heure, et sans avoir convenablement écarté la cause éloignée; celle-ci continue d'agir, et reproduit incessamment la fièvre : on doit commencer par la mettre de côté, et par faire ce qu'on aurait dû accomplir plus tôt, par exemple, donner un vomitif, des fondants, quelquefois aussi combattre des dyscrasies profondes qui alimentent la fièvre, par exemple, une syphilis larvée. Ou bien on a fait prendre le quinquina trop tard, et en quantité insuffisante, on l'a surtout cessé de trop bonne heure : en pareil cas, il y a nécessité d'y revenir, et d'en prolonger l'usage.

Dans d'autres circonstances, tout ce qu'on fait est inutile. La fièvre renaît sans cesse, ce qui arrive particulièrement aux quartes. Le principal moyen ici est la belladone, à la dose de deux à quatre grains par jour. On peut aussi employer, surtout s'il y a des symptômes d'obstructions viscérales, le calomelas, avec l'extrait de chélidoine. On a encore à sa disposition le fer, et spécialement les fleurs de sel ammoniac martiales. Enfin, quand tout échoue, on essaye le phosphore, moyen que l'expérience me permet de recommander, comme jouissant d'une grande efficacité (n° 26). Quelques médecins vantent l'arsenic; mais c'est un moyen incertain, hostile à la vie, et trop dangereux; les précédents m'ont toujours suffi.

Hémitritée. J'appelle ainsi le cas dans lequel une fièvre intermittente est unie avec une fièvre continue. La maladie fondamentale ou primitive est une fièvre continue, à laquelle une fièvre intermittente vient s'adjoindre, soit plus tôt, soit plus tard. Le malade continue d'avoir la fièvre, et le pouls demeure toujours accéléré; mais, de temps en temps, à des périodes fixes ou indéterminées, il se manifeste des frissons et un accroissement de chaleur, avec accélération du pouls et autres symptômes fébriles. C'est un état morbide complexe, une fièvre double, qui rend la maladie plus grave et plus dangereuse. Il faut se hâter d'éloigner au moins l'une des deux fièvres, afin de simplifier la maladie, et celle qu'on peut écarter la première est la fièvre intermittente additionnelle. Ordinairement, le caractère de cette fièvre est nervoso-gastrique. Ainsi, après avoir donné des vomitifs, on administre, en suivant les règles tracées plus haut, le sulfate de quinine dans l'intervalle des paroxysmes, malgré la persistance de l'irritation fébrile, et en agissant de cette manière, on parvient ordinairement à faire cesser la fièvre intermittente.

Fièvre intermittente maligne ou pernicieuse. On appelle ainsi celle à chacun des paroxysmes de laquelle se joint un symptôme qui met la vie en danger, par exemple, l'état soporeux, l'apoplexie, le choléra, la suffocation, et d'après lequel la fièvre reçoit aussi les épithètes spéciales de *soporeuse, apoplectique*, *cholérique*, etc. La maladie est extrêmement dangereuse, car le malade périt souvent au premier accès (cas dans lequel, à la vérité, on ignore s'il y avait fièvre intermittente), ou au second, ou certainement au troisième.

Ce qu'il importe ici, c'est de *prévenir le paroxysme prochain*. Pour cela, on fait prendre au malade une once de quinquina dans l'intervalle, et peu avant l'accès une dose double, unie avec deux graines d'opium. L'opium est le principal moyen aussi, pendant le paroxysme apoplectique. On en donne un grain toutes les deux heures, en augmentant peu à peu la dose, jusqu'à ce que le malade revienne à lui. Si celui-ci ne peut point avaler, on lui administre un lavement avec deux gros de laudanum liquide. On se tromperait beaucoup si l'on croyait pouvoir guérir ou prévenir une telle apoplexie par la saignée : car ce n'est point une véritable apoplexie, mais seulement un symptôme spasmodique du paroxysme de la fièvre intermittente, dont l'existence se rattache à cette dernière, et qui ne saurait être guéri qu'avec elle. Les malades très pléthoriques sont les seuls chez lesquels on puisse pratiquer une saignée modérée dans l'intervalle, mais uniquement pour soulager, et non à titre de moyen curatif. Pendant l'apyrexie suivante, on procède exactement comme durant la première. L'imminence du danger fait qu'il faut employer cette méthode dans les cas même où il y a des saburres gastriques et des indications de recourir aux purgatifs. Ceux-ci doivent alors être employés après la suppression de la fièvre.

Suites de la fièvre intermittente. Elles sont extrêmement variées, car presque toutes les espèces de maladies peuvent naître de cette source. Quelquefois la fièvre intermittente dégénère en fièvre aiguë, mais plus fréquemment elle donne lieu à des maladies consécutives chroniques, cachexie, hydropisie, jaunisse, asthme, phthisie, affections nerveuses, coliques; dans le plus grand nombre des cas, elle détermine des obstructions et des physconies du foie, et surtout de la rate, accident qu'on a coutume de désigner sous le nom de *gâteau fébrile*.

Les causes sont une suppression trop prompte et prématurée de la fièvre, avant que la cause éloignée ait été détruite, ou sa durée trop prolongée, avec emploi trop tardif ou trop peu long-temps continué du quinquina, ou enfin la persistance, soit sous la même forme, soit sous une autre, d'une maladie à laquelle la fièvre intermittente se rattachait déjà précédemment.

Le traitement se règle d'après ces diverses circonstances. Les fièvres consécutives aiguës sont traitées en raison de leur caractère et des indications qu'elles présentent. Dans les maladies consécutives chroniques, le mieux est d'employer d'abord des résolutifs, qu'on choisit parmi les plus puissants, le calomelas, la gomme ammoniaque, le sel ammoniac, la chélidoine, la belladone, et qu'on entremêle avec des purgatifs. En même temps, on a égard à la forme de la maladie : ainsi, par exemple, on emploie les diurétiques dans l'hydropisie, et l'on applique un emplâtre de galbanum sur le point tuméfié, dans le cas de physconie des vicères. Si le malade est affaibli, qu'il ait pris trop peu de quinquina, ou qu'il n'en ait point fait usage, on a recours à cette écorce et aux martiaux. La quinine s'est montrée fort efficace dans les physconies de la rate. Si une maladie antérieure persiste, on la traite, par exemple, la syphilis larvée à l'aide du mercure. Quand tout demeure inutile, on cherche à rappeler la fièvre intermittente, au moyen des purgatifs salins, parfois aussi de la belladone; mais ce résultat est difficile à obtenir.

FIÈVRES LENTES.

(Febres chronicæ, lentæ.)

Diagnostic. Toutes les fièvres qui dépassent les limites de la fièvre aiguë. Elles peuvent durer des mois et des années. Elles ont un type rémittent, de manière que le pouls est toujours irrité et fréquent, même le matin. Quand elles durent long-temps, elles s'accompagnent constamment d'un trouble de la nutrition, d'amaigrissement. Elles finissent par amener la dissolution de la matière organique, la colliquation, et par causer ainsi la mort.

Pathogénie. La maladie tient tantôt à une faiblesse générale, qui entraîne l'exaltation de l'irritabilité du système sanguin, et qui est la suite de fatigues excessives, de l'abus des plaisirs vénériens, de l'onanisme, de pertes de sang ; tantôt à une irritation générale chronique, produite par des matières hétérogènes introduites ou engendrées dans le corps, comme les âcretés arthritique, psorique, scrofuleuse, et par des douleurs chroniques, même par une excitation morale continue, par le chagrin; tantôt enfin à une irritation locale chronique, par exemple à une inflammation chronique, à la suppuration, à la désorganisation d'un organe.

Thérapeutique. Le traitement consiste à éloigner les causes, les puissances débilitantes, les dyscrasies, les corps étrangers, l'inflammation ou la suppuration chronique, et à relever la force vitale par des toniques et des analeptiques.

Parmi ces fièvres, on distingue les suivantes :

Fièvre lente nerveuse (*febris lenta nervosa*). Ce qui la caractérise, c'est qu'elle ne se rattache à aucune lésion locale de viscères, mais tient à une grande faiblesse des nerfs et de toutes les fonctions qui dépendent d'eux; pouls vite et petit, mais inconstant, urine variable, plus de frissonnements et de froid que de chaleur, sueurs nulles ou seulement passagères, affections cérébrales, maux spasmodiques, morosité, découragement, variabilité de l'humeur; le malade se trouve plus mal à son aise et la fièvre est plus forte le matin et à jeun; il se porte mieux et il a moins de fièvre après les repas (ce qui est le contraire de la fièvre hectique).

Cette fièvre est souvent la suite et la continuation d'une fièvre aiguë, spécialement nerveuse. Elle survient aussi après des travaux de corps et d'esprit violents et prolongés, après de grands excès dans le coït ou la masturbation, des pertes continuelles de sang ou d'autres humeurs, des hémorrhagies et des blennorrhées chroniques, les flueurs blanches, la gonorrhée, la diarrhée, l'éphidrose.

Le traitement exige qu'on éloigne les causes débilitantes, les flux, l'irritation nerveuse, la fatigue, qu'on apaise la susceptibilité du système nerveux, qu'on fortifie et qu'on restaure l'organisme d'une manière proportionnée au degré de l'excitabilité.

Les moyens les plus efficaces sont les bains tièdes, préparés avec une décoction d'herbes aromatiques et de malt, l'air pur de la campagne, les distractions, le quinquina sous toutes les formes, le fer, les eaux minérales ferrugineuses coupées avec du lait, et, dans le cas de grande irritabilité, le colombo et la benoite; nourriture animale facile à digérer, vins doux, sucrés, mais généreux, comme ceux d'Alicante, de Malaga, de Xerès, de Tokay; climat doux et chaud.

Fièvre phthisique (*febris phthisica*). Elle diffère de la précédente en ce qu'il y a plus de chaleur, avec de la tendance aux affections inflammatoires, et en ce que la fièvre augmente après les repas, le malade éprouvant alors de la chaleur dans les mains, de la chaleur et de la rougeur aux joues. Il ne tarde pas non plus à s'y joindre des sueurs matinales, et la tendance à la colliquation est plus grande que dans aucune autre fièvre lente. On remarque de plus les signes d'une suppuration interne ou externe, dont cette fièvre est toujours accompagnée, et à laquelle elle doit naissance. (V. *Phthisie.*)

Fièvre hectique (*febris hectica*). Elle ressemble à celle qui précède; seulement la chaleur et la disposition à l'inflammation sont moins prononcées, et elle ne passe pas non plus aussi promptement à la colliquation que la fièvre de suppuration. Elle dépend d'indurations ou d'autres désorganisations de viscères nécessaires à la vie. (V. *Etisie*, *Atrophie*, *Marasme.*)

Fièvre lente symptomatique (*febris lenta symptomatica*). C'est la fièvre chronique qui se joint aux dyscrasies chroniques, à la goutte, à la syphilis, aux scrofules, etc. Le traitement consiste à guérir la maladie fondamentale; on y joint l'usage des analeptiques et des toniques, celui surtout du lait et du quinquina.

TROISIEME CLASSE.

Inflammations et congestions sanguines.

Diagnostic. Rougeur, gonflement, chaleur et douleur dans une partie.

On conçoit que plusieurs de ces signes manquent dans les inflammations des viscères internes, et que le seul souvent qui subsiste est la *suspension ou le trouble de la fonction d'une partie*, *accompagné d'une fièvre inflammatoire.* Cependant on peut quelquefois apprécier au toucher la *chaleur* d'un organe intérieur, lorsque cet organe est rapproché de la surface du corps, comme le foie, ou la reconnaître à la température des sécrétions, par exemple, à celle de l'haleine dans les pneumonies, ou de l'urine dans la cystite. De même, le *gonflement* est appréciable au toucher quand l'organe interne se trouve peu éloigné de la superficie et non couvert par des os. La *douleur* aussi peut être fort vive, par exemple, dans la pleurésie, la gastrite; mais ce signe est fallacieux. Quelquefois il existe à l'intérieur des inflammations assez violentes pour amener la mort, sans que le malade éprouve aucune sensation douloureuse (*inflammationes occultæ*). La cause en est ou dans le siége de l'inflammation, celle qui envahit les membranes ou les surfaces tapissées de membranes étant plus douloureuse, et celle qui attaque le parenchyme des viscères indolente (*pleuritis, peripneumonia, encephalitis dolorifica et stupida*), ou dans le système ganglionnaire qui fournit les nerfs de la partie, et qui, déjà même pendant la santé, soustrait celle-ci à la conscience. Cependant, il arrive quelquefois que ces dernières limites sont franchies, et qu'une partie ordinairement placée hors du domaine de la conscience occasione des douleurs. Aussi importe-t-il beaucoup au médecin d'explorer lui-même, et de recourir à la pression, dans les inflammations du bas-ventre; car, dans beaucoup de cas, c'est seulement alors que le malade sent et accuse une douleur, qu'il n'éprouvait point auparavant, ou dont le siége diffère totalement de celui qu'il indiquait.

Il est fréquemment difficile de distinguer les inflammations internes de violentes névralgies intérieures ou d'autres affections spasmodiques. Les douleurs et l'oppression de poitrine, les douleurs dans l'estomac et le bas-ventre, peuvent être aussi vives que dans la plus forte inflammation, bien qu'il n'y ait que spasme, état nerveux. Cependant, la distinction est d'une haute importance pour la pratique, et souvent même la vie du malade en dépend; car il n'y a de salut à attendre, dans le premier cas, que de la saignée, et, dans le second, que de l'opium, qui pourrait être mortel dans l'autre. Il faut donc ici mettre beaucoup de réserve. Je recommande instamment les précautions suivantes :

1°. Voir s'il y a de la fièvre, si l'affection locale a débuté par du froid, s'il existe de la chaleur, de la soif, si le pouls est accéléré, auquel cas on peut toujours admettre une inflammation;

2°. Faire attention à la dureté, à la plénitude et à la force du pouls, qui cependant peuvent manquer dans les inflammations abdominales et dans la péripneumonie portée à un haut degré;

3°. Avoir surtout égard à l'urine, dont la rougeur annonce la fièvre et l'inflammation, tandis que sa pâleur et son caractère aqueux sont l'indice d'un état spasmodique; c'est là un signe capital, et souvent le seul qui puisse faire distinguer l'inflammation du spasme;

4°. Examiner si la douleur est permanente ou non; dans le premier cas, il y a inflammation, et dans le second, spasme;

5°. Enfin, dans les maladies du bas-ventre, recourir à la pression extérieure; si le malade la supporte, et que même elle diminue la douleur, il n'y a point d'inflammation.

Mais il ne faut pas perdre de vue que toute affection douloureuse prolongée d'un organe interne peut finir par amener une véritable inflammation, alors même qu'elle n'aurait été que purement spasmodique au commencement.

Dans les cas douteux, on essaye avec prudence les émissions sanguines, locales surtout, à l'endroit où la douleur se fait sentir.

La durée de l'inflammation aiguë est de sept à quatorze jours, rarement plus. Elle se termine de différentes manières :

1°. Par *résolution* complète, qu'accompagnent toujours des crises générales ou locales, des sueurs, des urines critiques, des hémorrhagies, des sécrétions locales, par exemple des crachats après la pneumonie;

2°. Par le *passage à l'inflammation chronique;*

3°. Par *induration*, callosité, formation de tubercules, désorganisation, pseudomorphoses de tous genres, hypertrophie;

4°. Par la *suppuration;*

5°. Par *mortification*, gangrène.

Fréquemment aussi elle suscite et laisse après elle des maladies consécutives; des *exsudations* de sérosité dans les cavités voisines, par exemple l'hydropisie du cerveau ou de la poitrine après l'encéphalite et les inflammations de poitrine; des *adhérences* des parties entre elles ou avec les membranes voisines; une *faiblesse locale,* même la paralysie de la partie enflammée, par exemple, l'imbécillité après l'encéphalite, la blennorrhée des poumons après la pneumonie, l'amaurose après l'ophthalnie; une *exaltation morbide locale de l'irritabilité.*

La résolution parfaite de l'inflammation interne se reconnaît à la cessation entière de la fièvre et aux crises qui l'accompagnent. Toutes les fois que le pouls demeure fébrile, même après la disparition des symptômes locaux, c'est une preuve que la résolution n'a point été complète. Le passage à la suppuration s'annonce par des frissons qui surviennent tout-à-coup, la diminution de la douleur, mais sans cessation complète des souffrances locales, et la persistance de la fièvre; le passage à la gangrène, par une cessation soudaine et totale des douleurs et des accidents locaux, immédiatement suivie de la chute du pouls, qui devient petit, intermittent, et du froid aux extrémités.

Pathogénie. La cause prochaine est une *exaltation de la vitalité du système vasculaire et du sang*, une activité redoublée du mouvement vital et de la formation dans une partie, attestée par l'accroissement de l'irritabilité et de l'action dans les vaisseaux, de la sensibilité dans les nerfs, et de la plasticité dans le sang.

Les vaisseaux artériels ayant acquis un surcroît d'activité, que l'irritabilité moins grande des vaisseaux veineux ne leur permet pas de partager au même degré, cet état a pour conséquence immédiate la *surabondance du sang* dans la partie, ce qui donne lieu à des extravasations dans le tissu cellulaire, à des exsudations de lymphe et même de sang sur les surfaces. De là le *gonflement* de la partie. Cette surabondance de sang et l'exaltation de la vie expliquent aussi l'*accroissement de chaleur*, ou la *rougeur*, comme l'exaspération de la sensibilité rend raison de la *douleur*. Il entre donc dans l'essence de l'inflammation d'avoir un double caractère, celui de *phlogose* (exaltation de l'irritabilité des solides), et celui de *plasticité* (exaltation de la vie du sang). Or, de là découlent les deux différences principales que l'inflammation présente, suivant que l'un ou l'autre de ces caractères prédomine. Elle est *sèche* (*inflammatio sicca*), quand la tension, la contraction, l'irritabilité de la fibre ont le dessus, et *humide* ou *exsudatoire* (*inflammatio exsudatoria*), lorsque la coagulabilité et l'exsudation prédominent.

Il y a donc congestion sanguine dans toute inflammation; mais toute congestion de sang n'est point une inflammation. Une congestion peut exister et se prolonger sans inflammation, mais elle peut aussi en déterminer une. Elle ne devient telle que quand elle provoque, dans la partie, cette exaltation de la vie qui seule constitue l'essence et motive l'existence de l'inflammation.

De même, il y a irritation dans toutes les inflammations; mais toute irritation n'est point une inflammation. Il existe une irritation purement nerveuse, à laquelle le système vasculaire ne prend aucune part. Il y a même des irritations vasculaires qui ne sont pas encore des inflammations. L'irritation ne peut être appelée inflammation que quand elle amène, dans la partie irritée, ce nouvel état de vie, cette vie plastique (reproductive) du sang, qui s'annonce par les signes précédemment énumérés.

A l'instar d'une fièvre locale, ce travail pathologique nouveau parcourt ses périodes d'augment, d'état et de déclin dans un laps de temps déterminé, en sept, quatorze, vingt-et-un jours, et il peut subir les changements intérieurs suivants :

1°. Une crise complète (résolution parfaite) a lieu : la phlogose et l'extravasation cessent en même temps ;

2°. La phlogose cesse bien, mais il reste la plasticité et la stase (*stasis inflammatoria*), ce qui donne lieu dans la suite à des indurations, lesquelles proviennent le plus souvent de la faiblesse, mais peuvent aussi dépendre ou de ce qu'on a poussé trop loin la soustraction de sang ou de chaleur, ou de ce qu'on a employé localement des moyens réfrigérants propres à supprimer le travail inflammatoire ;

3°. L'exaltation de l'irritabilité cesse, mais celle de la sensibilité locale persiste (douleur, éréthisme nerveux, chez les sujets sensibles, ou quand on a trop tiré de sang) ;

4°. L'inflammation arrive au plus haut degré, la force vitale conservant toujours son activité : en pareil cas, il s'établit un travail vital nouveau, tout particulier, et qui ne devient possible qu'après cette exaltation de la vitalité ; c'est la *suppuration*, qui a lieu ordinairement lorsqu'on a négligé les débilitants, ou qu'on a exaspéré l'irritation inflammatoire par des stimulants ;

5°. L'inflammation s'élève au plus haut degré, mais consume entièrement la force vitale de la partie, et l'on voit survenir la mortification, la *gangrène*, ce qui arrive lorsque, dès auparavant, il y avait, soit dans le corps entier, soit seulement dans la partie malade, faiblesse ou propension à la putridité, quand on a débilité outre mesure, ou négligé les débilitants nécessaires, pour mettre en usage des moyens propres à déterminer une surexcitation ; *summus gradus inflammationis est initium putredinis ;*

6°. Enfin il reste des extravasations séreuses, ou des productions pseudomorphiques et des adhérences.

Parmi les *causes éloignées*, les *prédisposantes* sont : l'accroissement d'irritabilité d'une partie, soit congénial, soit acquis, une diathèse inflammatoire générale, la jeunesse, un genre de vie échauffant, une fièvre inflammatoire générale, à laquelle une inflammation locale peut très aisément se joindre, comme effet, comme concentration locale de l'état inflammatoire, la pléthore sanguine d'une partie, naturelle (des poumons), ou acquise (par exemple une congestion sanguine), une faiblesse locale. Les causes *occasionelles* sont tout ce qui peut provoquer une excitation suffisante, soit *locale* (idiopathique), comme les irritations mécaniques, les plaies, les commotions, les poisons, les âcretés, les principes morbifiques (par exemple, ceux de la goutte et de la syphilis, une bile altérée), la chaleur et le froid, des travaux excessifs, même de tête, des spasmes locaux (*summus gradus spasmi est initium inflammationis*), des congestions sanguines, des vices organiques, tels que des tubercules pulmonaires; soit *sympathique*, et alors due, tantôt à un *consensus*, au transport d'une irritation sur des parties éloignées, comme dans le cas d'inflammation provoquée à la gorge, aux poumons, au cerveau, à la peau, par des irritations gastriques, ou au foie par un ébranlement cérébral, tantôt à un *antagonisme*, à la suppression d'un travail organique, qui peut en amener un autre et l'élever jusqu'au degré inflammatoire, comme on voit l'inflammation de parties internes succéder à un refroidissement extérieur, à la cessation brusque des fonctions de la peau, à des métastases.

Différences de l'inflammation. L'inflammation varie donc beaucoup, eu égard :

1°. A son *degré*; elle est légère ou violente;

2°. A son *siége*, à la constitution, à la vitalité des parties qu'elle affecte; elle est plus vive dans les organes doués d'une grande puissance vitale, plus faible et plus chronique dans ceux qui en ont moins, les membranes muqueuses, les vaisseaux lymphatiques, les os, moins phlogistique, et plus particulièrement caractérisée par l'exaltation de la sensibilité dans les nerfs (*inflammatio erethica, nervosa*);

3°. A son *origine*; elle doit naissance à une cause qui agit tantôt sur le lieu même où elle siége (*inflammatio idiopathica*), tantôt sur un point éloigné (*inflammatio sympathica*), et qui alors la détermine ou par sympathie (*inflammatio consensualis*), ou par antagonisme (*inflammatio antagonistica*), comme dans le cas d'inflammation gastrique, bilieuse;

4°. A son *caractère*; elle peut être *phlogistique* ou *phlegmoneuse*, quand elle a sa cause et son essence dans le sang; *nerveuse* ou *éréthique*, lorsqu'elle attaque les nerfs, et se distingue moins par la phlogose que par l'accroissement de la sensibilité ; *rhumatismale* ou *séreuse*, lorsqu'elle est moins phlogistique, qu'elle a moins son siége dans le sang et les vaisseaux sanguins que dans les vaisseaux séreux ; *érysipélateuse*, quand elle est passagère, exanthématique, bornée seulement à l'épiderme, et provoquée par une cause gastrique ; *putride* (*inflammatio putrida*, *gangræosa*), laquelle est ordinairement secondaire, parfois aussi primaire, auquel cas l'inflammation s'accompagne de faiblesse et d'extinction de la vitalité de la partie, comme dans l'inflammation scorbutique, la pestilentielle, le charbon, l'angine gangréneuse ; *spécifique*, lorsqu'elle dépend d'un principe morbifique spécial, par exemple, syphilitique, scrofuleux, arthritique, etc.

5°. Enfin, elle est ou *sèche* ou *humide*, et, dans ce dernier cas, parfois accompagnée d'un épanchement de lymphe dès l'origine, par exemple, dans le croup, la péritonite, l'encéphalite avec exsudation.

Mais ce qui a surtout de l'importance dans la pratique, c'est de bien distinguer les rapports divers qui existent entre l'état de la force vitale et l'inflammation. Sous ce point de vue, on admet une inflammation *active* (*inflammatio activa*), celle dans laquelle l'affection locale est unie à une exaltation générale de l'activité vitale, et une inflammation *passive* (*inflammatio passiva*), celle dans laquelle il y a défaut général ou local d'énergie vitale. Ici, encore, il y a plusieurs degrés : l'inflammation *nerveuse*, qui tient en quelque sorte le milieu entre l'active et la passive, et dans laquelle le système sanguin peut encore conserver un certain degré d'énergie ; l'inflammation *atonique*, déterminée par un coup violent, une contusion, une commotion, qui ont fait baisser la force ; l'inflammation *putride*, *gangréneuse* ou *maligne*, qui s'accompagne d'une extinction totale de la vitalité et du passage à la décomposition et à la putrescence, soit par suite de la faiblesse générale de l'organisme, d'une diathèse putride, soit par l'effet du pouvoir paralysant et décomposant dont jouit le principe provocateur de l'inflammation (miasmes putrides, principe contagieux du charbon), et qui, par conséquent, tantôt présente ce caractère dès l'origine, et tantôt aussi ne l'acquiert que pendant son cours ; l'inflammation *chronique*, dans laquelle l'irritation inflammatoire d'une partie persiste durant des mois et même des années, sans exaltation véritable de l'énergie du système sanguin, parfois même avec diminution de cette énergie (état de congestion, plutôt que véritable inflammation), et qui tantôt succède à une inflammation active dont la résolution n'a point été complète, tantôt est entretenue, soit par une faiblesse locale de la partie, soit par des irritations locales permanentes, mécaniques, chimiques, métastatiques, ou même organiques (par exemple des tubercules).

L'inflammation *périodique*, c'est-à-dire celle qui se reproduit d'après un certain type et cesse entièrement dans les intervalles, est très remarquable aussi. On ne peut point la considérer comme une véritable inflammation; elle est toujours le produit du système nerveux, auquel se rapporte, en général, la cause de toute périodicité maladive.

Dans ces derniers temps, on a beaucoup trop généralisé l'idée de l'inflammation, celle surtout de l'inflammation chronique, et par cela même on a donné trop d'extension à la méthode antiphlogistique, notamment aux émissions sanguines. On croit à l'inflammation dans toute affection locale accompagnée de douleurs ou d'exaltation de l'irritabilité, toutes les fois qu'après la mort on aperçoit de la rougeur, de l'extravasation ou des pseudomorphoses. Mais cette affection locale peut dépendre d'un simple éréthisme local, et être purement nerveuse; cette rougeur peut être la suite d'une congestion, ou d'une ecchymose survenue seulement après la mort ou pendant l'agonie; l'exsudation et les pseudomorphoses peuvent également dépendre tout aussi bien du défaut d'action et de la suspension du travail reproducteur, que de l'inflammation. Il y a plus, la véritable inflammation elle-même, dès qu'elle devient chronique, a pour base la débilité de la partie, et doit toujours être regardée comme passive.

Thérapeutique. La première indication consiste toujours à *éloigner le plus promptement possible l'irritation morbide* qui excite l'inflammation, c'est-à-dire l'épine, le poison, l'âcreté gastrique. La seconde est de *rechercher le caractère de l'inflammation*, qui peut varier beaucoup, et réclame des modifications correspondantes dans le traitement. Enfin, la troisième est de *résoudre complètement l'inflammation* elle-même, c'est-à-dire de provoquer une crise locale complète, qui non-seulement enlève l'affection inflammatoire présente, mais encore prévient toutes les suites qu'elle pourrait entraîner.

Obtenir une résolution complète doit donc être la *pensée dirigeante* et le *but principal* dans le traitement. A la vérité, cette résolution est toujours l'œuvre de la force médicatrice de la nature, une crise locale, comparable à la crise générale qui s'accomplit dans la fièvre; mais il entre dans le devoir du médecin de la bien comprendre et de lui venir en aide. Or, c'est précisément en cela que l'on commet tant de fautes; le praticien doit bien se garder, en traitant l'inflammation, de troubler le jeu de la nature médicatrice, et à plus forte raison de l'arrêter entièrement.

Par résolution ou crise complète de l'inflammation, on doit entendre non pas seulement la diminution de l'activité vitale dans la partie enflammée, mais encore la dissipation de la stase qui a été déterminée par la maladie, la résorption du sang accumulé dans les vaisseaux veineux, même du sang extravasé et de la lymphe coagulable exsudée. Le traitement consiste donc, non uniquement à débiliter, mais en outre à favoriser le travail de dissolution et de résorption, c'est-à-dire qu'il se compose de deux parties, l'une négative et l'autre positive. La débilitation (*antiphlogosis*) est bien l'indication principale à remplir; mais il faut toujours y procéder avec prudence, et éviter qu'elle ne soit portée trop loin, afin que la force demeure suffisante pour opérer la dissolution et la résorption des stases et des extravasations, afin que l'état inflammatoire ne dégénère pas en état nerveux ou même paralytique, afin qu'il ne reste pas des stases, des indurations, des exsudations, dans la partie enflammée.

Les émissions sanguines, générales et locales, sont donc le moyen principal.

Au premier rang se place la saignée qui, pratiquée à temps, assez abondante, et faite de manière à procurer une évacuation rapide, peut anéantir instantanément le germe du travail inflammatoire intérieur, et rendre tout autre traitement inutile, mais qui, poussée trop loin, peut aussi empêcher que la résolution soit complète, et amener l'induration, la gangrène, ou le passage de la fièvre à l'état nerveux et putride. Elle est indiquée quand il y a diathèse inflammatoire générale (signes de la fièvre inflammatoire universelle), et on doit la répéter alors jusqu'à ce que cette diathèse soit détruite. Que la première saignée ait lieu promptement, qu'elle soit faite avec hardiesse, et qu'on laisse couler le sang jusqu'à ce que le pouls plein et dur devienne plus mou et plus petit, ou que le pouls serré et petit acquière de la plénitude, jusqu'à ce que les symptômes de l'inflammation cessent ou diminuent considérablement. Le pouls est le principal guide à suivre; ordinairement il est plein et dur, mais parfois aussi il est petit, par exemple, dans les inflammations pulmonaires, qui gênent la respiration et la circulation du sang à travers les poumons, et dans celles des viscères du bas-ventre, où cette petitesse du pouls est une indication plus pressante de recourir à la saignée. Mais on doit bien se garder de pousser celle-ci jusqu'à la syncope.

Les émissions sanguines locales ne sont admissibles que quand la saignée a déjà diminué la masse du sang et la diathèse phlogistique générale ; autrement elles détermineraient une congestion plus considérable encore du sang dans la partie enflammée. On y a recours aussi lorsque la saignée générale n'est point nécessaire, ou qu'elle serait dangereuse, en raison soit de la faiblesse du malade, soit de l'existence d'un état nerveux.

Aux émissions sanguines on associe les médicaments antiphlogistiques, ceux qui affaiblissent d'une manière directe, et dont l'usage bien dirigé peut épargner beaucoup de sang au malade. Les principaux de ces moyens sont le nitre, les acides végétaux, l'eau, le froid appliqué localement. (V. *Fièvre inflammatoire.*)

Il importe aussi de dériver l'irritation par des contre-irritations, but auquel on arrive surtout en excitant l'action des intestins, en irritant la peau et y provoquant une sécrétion (par des sinapismes, des vésicatoires). On ne doit recourir à ces moyens qu'après avoir, au besoin, dompté la phlogose du sang par des émissions sanguines, parce qu'autrement toute addition d'irritation exaspérerait l'inflammation ; mais souvent aussi ils parviennent à enlever tout ce qui peut rester encore de l'irritation locale. Les ventouses sèches, appliquées au voisinage de la partie malade, sont également utiles en pareil cas ; elles attirent une partie du sang qui circule dans l'organe enflammé, sans débiliter trop par la perte de ce liquide.

En agissant ainsi, il ne faut pas perdre de vue que la résolution et la résorption des stases inflammatoires sont nécessaires. Les moyens qui viennent d'être indiqués suffisent bien quelquefois pour les amener ; mais souvent aussi il reste des signes de stase locale. C'est le cas de recourir à l'antimoine (tartre émétique), au mercure (calomelas) et à la potasse, comme étant les principaux moyens de résoudre complètement l'inflammation et de parachever la crise locale. On doit les employer dès le principe dans les inflammations exsudatoires, le croup, la péritonite puerpérale, l'hydrocéphale aiguë.

Après la destruction de la partie phlogistique de l'inflammation, il peut (souvent parce qu'on a poussé trop loin la débilitation) en rester, dans l'organe enflammé, la partie nerveuse, qui s'annonce par l'excès de sensibilité, l'éréthisme, le spasme. Les symptômes locaux d'irritation ne cèdent point, et il n'y a plus d'indication de tirer du sang ; loin de là même, le pouls et les autres symptômes dénotent que le système nerveux seul est en jeu. Ici l'inflammation phlogistique est dégénérée en inflammation nerveuse, et les antispasmodiques, les narcotiques, les dérivatifs, les vésicatoires, sont les moyens les plus propres, les seuls même aptes à éloigner complètement ce qui reste encore de l'inflammation (jusquiame, eau de laurier-cerise, opium). Quant à ce qui concerne les vésicatoires, il faut bien noter que, pour être utiles dans les inflammations locales, ils doivent réunir deux conditions, c'est-à-dire, avoir assez d'étendue (deux pouces carrés), et demeurer en place jusqu'à ce qu'ils aient produit l'effet vésicant, car l'évacuation locale a de l'importance ici.

Si l'inflammation passe à la gangrène, ou si elle montre, dès le principe, de la tendance à se terminer par cette voie, comme dans l'angine gangréneuse et le charbon, on employe les toniques, les excitants, les antiseptiques, les moyens propres à arrêter la décomposition (acides minéraux, quinquina, serpentaire de Virginie, arnica, vin, camphre).

Il est fort important d'avoir égard aux différences que l'inflammation présente sous le rapport de ses causes, de ses espèces, de son caractère, de son siége.

L'*inflammation phlogistique pure*, *phlegmoneuse*, réclame dans toute sa latitude le traitement dont l'exposition vient d'être faite.

L'*inflammation nerveuse* exige, dès le principe, qu'on mette de la réserve dans l'emploi des émissions sanguines et surtout de la saignée. Ordinairement il faut préférer les émissions locales, par les sangsues et les ventouses. Ici conviennent les dérivatifs, surtout les contre-irritations, les nervins doux et non échauffants, par exemple l'eau de laurier-cerise et la jusquiame, associés aux antiphlogistiques; quand la faiblesse est très grande, on a recours à la valériane, à l'arnica, aux bains tièdes.

L'*inflammation putride*, *gangréneuse*, interdit toute émission sanguine; elle réclame dès le début des toniques et des antiseptiques énergiques.

L'*inflammation gastrique*, surtout *bilieuse*, demande qu'on adjoigne aux antiphlogistiques les moyens propres à débarrasser le canal intestinal, les vomitifs et les purgatifs. Quelquefois les premiers suffisent seuls pour guérir l'inflammation, et l'on n'a pas besoin de pratiquer d'émissions sanguines.

L'*inflammation exsudatoire* exige, dès le commencement, outre les émissions sanguines, l'usage des résolutifs, des moyens propres à favoriser la résorption, le calomelas, la digitale pourprée.

L'*inflammation rhumatismale et catarrhale*, n'étant pas phlegmoneuse de sa nature, ne réclame point par elle-même les émissions sanguines, qui ne pourraient que la faire passer au mode chronique et troubler la crise; elle ne demande que les antiphlogistiques, les diaphorétiques, les antimoniaux et les irritations cutanées, principalement les vésicatoires. C'est seulement lorsqu'elle prend le caractère phlegmoneux que les émissions sanguines deviennent nécessaires; mais presque toujours les saignées locales suffisent.

L'*inflammation érysipélateuse* n'exige point, de sa nature, les émissions sanguines, qui seraient inutiles, ou la rendraient chronique, ou enfin la feraient disparaître trop rapidement, et détermineraient des métastases sur d'autres parties. Elle demande les moyens propres à débarrasser le canal intestinal, les purgatifs et les vomitifs, qui, ici, remplacent parfaitement les émissions sanguines. Ce n'est que quand elle devient phlegmoneuse qu'il faut tirer du sang.

L'*inflammation métastatique*, *spécifique* (arthritique, syphilitique, scrofuleuse, psorique), exige, indépendamment des antiphlogistiques, qu'on ait égard au principe morbifique spécial, soit pour l'anéantir, soit pour le révulser et l'éliminer; par exemple, l'arthritique réclame les vésicatoires, les sinapismes, les antigoutteux; la syphilitique, le mercure, etc.

L'*inflammation atonique* (après des commotions) demande le froid et l'arnica.

L'*inflammation périodique*, *intermittente*, cède au quinquina, donné dans l'intervalle des accès.

Toute inflammation aiguë, fébrile, exige, pour sa guérison complète, des crises générales par la peau et l'urine. (V. *Fièvre inflammatoire*.)

Inflammation chronique. Son caractère fondamental doit toujours être considéré comme faiblesse et passiveté; donc le traitement doit tendre à fortifier, avec les modifications que commandent les différens degrés de l'irritabilité des vaisseaux. On parvient quelquefois au but par de simples toniques rafraîchissants, en tête desquels se placent le froid et l'eau froide ; parfois aussi, on est obligé de recourir aux toniques les plus énergiques et les plus chauds, le quinquina, le fer. Mais il faut veiller avec soin aux congestions de sang qui, en pareil cas, existent souvent, ou surviennent de temps en temps, et qui rendent les émissions sanguines locales nécessaires de temps en temps. Il faut aussi avoir égard aux principes morbifiques, aux métastases, qui continuent d'agir comme causes permanentes d'irritation, de même qu'aux vices organiques qui entretiennent l'irritation inflammatoire. Cependant on ne perdra pas de vue non plus que, même dans ce cas, la faiblesse locale peut donner lieu à des congestions de sang, qui exigent une émission sanguine, de préférence locale ; seulement cette émission ne doit être pratiquée qu'après un examen attentif du caractère fondamental, et il ne faut jamais la considérer comme traitement radical, mais seulement comme traitement palliatif et symptomatique.

Congestion sanguine. Les congestions sanguines sont un des points les plus importants de la médecine, car elles appartiennent à la série des affections les plus fréquentes, et elles sont la base d'une foule de maladies, par conséquent aussi les véritables, même les seuls objets du traitement de ces dernières.

Diagnostic. Nous appelons ainsi toute accumulation anormale de sang dans un organe ou un système du corps. Les signes sont : trouble plus ou moins prononcé de la fonction de l'organe, exaltation ou diminution de son irritabilité et de sa sensibilité (suivant le degré de la congestion ; quand celle-ci est médiocre, exaltation ; lorsqu'elle est considérable, et occasione la distension, la compression des vaisseaux, diminution, inaction, même paralysie, comme on en trouve une preuve frappante dans les congestions cérébrales, qui, selon leur intensité, rendent la pensée plus vive, déterminent la stupeur, ou amènent la paralysie, l'apoplexie) ; sentiment de plénitude et accroissement de la chaleur dans cet organe, exaspération des accidents par l'exercice, par les aliments et les boissons doués de propriétés échauffantes.

Les effets sont d'abord tous les accidents qui se rattachent au trouble de la fonction, de sorte que les congestions sanguines peuvent produire tous les genres et tous les degrés de maladies nerveuses, depuis le plus simple spasme jusqu'à l'hypocondrie et à l'épilepsie, toutes les espèces de maladies locales ; dans l'estomac, spasme et difficulté de digérer ; dans le canal intestinal, colique et diarrhée; dans le foie, dérangement de la sécrétion biliaire ; dans les poumons, asthme, toux et phthisie; dans le cerveau, céphalée, délire, folie ; dans les organes sensoriels, des maladies de tous genres ; dans les organes sécrétoires, flux, suppression, etc. ; puis, inflammation de l'organe qui reçoit trop de sang, par suite de l'irritation portée à un trop haut degré; ensuite, quand la congestion augmente, des paralysies, comme l'apoplexie, la paralysie dorsale ; enfin, à un plus haut degré encore, l'ampliation des vaisseaux, leur fragilité, leur dilatation variqueuse ou anévrismale, et, en dernier lieu, leur rupture.

Le meilleur exemple de tous ces effets nous est fourni par la maladie hémorrhoïdale, qui n'est au fond autre chose qu'une congestion sanguine dans le bas-ventre, une pléthore abdominale (V. *Hémorrhoïdes*).

Pathogénie. L'essence de la congestion sanguine consiste en une accumulation trop considérable de sang dans les vaisseaux d'un organe. Elle diffère donc de l'inflammation par l'absence de cette exaltation de la productivité, de cette nouvelle vie pathologique, qui fait l'essence de toute inflammation. Mais elle accompagne toutes les inflammations, et toute congestion, quelle qu'elle soit, peut donner lieu à une inflammation.

La congestion sanguine peut se produire de trois manières diverses :

1°. *Par faiblesse locale* d'une partie (*congestion passive*) ; c'est la plus fréquente de toutes les causes. Elle agit à son tour de deux manières. En premier lieu, c'est une loi fondamentale, non seulement de l'organisme, mais encore de la nature entière, qu'à égalité de force d'impulsion, un liquide s'accumule de préférence là où il rencontre le moins de résistance, là, par conséquent, où il y a débilité, soit par faiblesse de la vie, soit par atonie, par relâchement. Ainsi une congestion a lieu dans toute partie affaiblie par une commotion violente, dans tout vaisseau relâché ou distendu outre mesure. C'est ainsi, par exemple, que la congestion hémorrhoïdale locale s'établit quand le rectum a été relâché par l'abus des lavements. En second lieu, la faiblesse locale diminue la force des vaisseaux sanguins, des veines surtout, dans l'organe, et rend l'accomplissement de la circulation plus difficile ; le sang coule avec plus de lenteur, surtout dans son trajet pour revenir au cœur.

Il s'ensuit nécessairement des stases, des amas de ce liquide dans les vaisseaux. Ainsi la faiblesse congéniale des poumons est la source d'une congestion sanguine permanente dans ces organes (la disposition phthisique) ; de même, la faiblesse native du système de la veine porte est la cause de la disposition hémorrhoïdaire. On peut également rapporter à cette cause fondamentale la plupart des prédispositions congéniales ou héréditaires.

2°. *Par irritation locale* d'une partie (*congestion active*). *Irritatio attrahit*, est une loi de la vie organique. Toute irritation locale d'une partie, qu'elle soit mécanique, chimique, organique ou morale, fait affluer le sang en plus grande quantité vers cette partie, parce qu'elle accroît l'activité des vaisseaux artériels, et elle l'oblige à s'y accumuler, parce qu'elle n'exalte pas autant l'activité des vaisseaux veineux. Ainsi l'irritation de la peau détermine une congestion cutanée, et celle de l'œil, par un grain de sable, une congestion de sang dans cet organe. De même, l'irritation morale continuelle du cerveau, par l'exercice de la pensée, amène une congestion cérébrale. Les irritations pathologiques agissent également de cette manière. Des tubercules dans les poumons entretiennent, à l'instar de corps étrangers, une irritation continuelle, qui a pour effet d'y produire une congestion de sang permanente, et d'établir ainsi la prédisposition à l'hémoptysie et à la phthisie. Des indurations dans la matrice y sont une source continuelle de congestion sanguine, et par là deviennent la cause de fréquentes pertes. Il importe surtout ici d'avoir égard à l'irritation métastatique, au déplacement d'un principe morbide qui se jette sur un organe interne, dans lequel il entretient un état habituel d'irritation et une congestion sanguine chronique.

Mais, sous ce rapport, il y a une distinction essentielle à établir entre les irritations. Elles peuvent être locales (idiopathiques) ou éloignées (sympathiques), de sorte qu'une congestion sanguine peut aussi dépendre d'une irritation locale (*congestion idiopathique*) ou d'une irritation éloignée (*congestion sympathique*). Cette dernière peut aussi être, ou consensuelle, ou antagonistique.

On appelle *consensuelle* l'irritation qui, obéissant à la loi du *consensus*, principalement entre les nerfs, est d'après cela susceptible de se propager d'une partie à d'autres ; elle peut faire naître de cette manière une congestion sanguine dont la source soit fort éloignée de son siége. Le principal point de départ des irritations est le système nerveux du bas-ventre, ce qui explique la fréquence des congestions sanguines sympathiques à la tête et aux poumons dont la source réside uniquement dans l'abdomen.

L'irritation *antagonistique* est celle qui suit la loi de l'antagonisme, loi ainsi conçue : la suppression d'une action organique (même pathologique) en appelle une autre à entrer en jeu, agit comme irritant pour en provoquer une autre. Elle est également une source féconde de congestions sanguines. Ainsi la suppression de l'action de la peau détermine les plus violentes congestions dans les organes internes; celle de la menstruation, du flux hémorrhoïdal, en occasione dans les poumons, l'estomac, le cerveau, etc.

3°. *Par mécanisme.* Des congestions sanguines peuvent se développer, et surviennent en effet fréquemment d'après des lois purement mécaniques. Le cas le plus ordinaire est l'interruption mécanique de la progression du sang dans une partie, qui oblige nécessairement ce liquide à s'accumuler dans une partie voisine. Ainsi une ligature détermine une congestion dans les parties situées au-dessus d'elle. De même, la pression causée par des tumeurs, par des viscères engorgés, par des indurations, donne lieu à des congestions sanguines dans les organes voisins, par exemple, le goître en produit dans la tête, le foie hypertrophié ou induré en occasione dans le système de la veine porte, qui deviennent une source d'hémorrhoïdes. Des vêtements étroits agissent de la même manière : la constriction que le bas-ventre éprouve par l'effet d'un corset trop serré ou de l'habitude d'être assis, engendre des congestions sanguines dans le système de la veine porte. La loi même de la pesanteur détermine des congestions; il s'en produit au cerveau quand on se couche la tête trop basse, et aux jambes lorsqu'elles demeurent pendantes.

Il suit donc de là que, sous le point de vue de son caractère, la congestion sanguine présente deux différences fort essentielles, qui la font distinguer en *active* et en *passive*.

Thérapeutique. On examine d'abord si la congestion se rattache à une pléthore sanguine générale, ce qu'on reconnaît à la plénitude du pouls, qui est difficile à déprimer, à la pesanteur dans les membres, à la dyspnée, et aux palpitations de cœur pendant les mouvements. Ici les principaux moyens sont les émissions sanguines, générales et locales, les rafraîchissants, les dérivatifs, et, pour détruire radicalement la pléthore, un régime peu nourrissant, un sommeil peu prolongé, l'abstinence des liqueurs fermentées, l'exercice, le mouvement, la fraîcheur. On recherche ensuite si la congestion n'est point occasionée ou entretenue par une irritation locale (idiopathique ou consensuelle), ou par un principe spécifique : il faudrait alors écarter cette irritation, ce principe, précaution qui suffit souvent seule pour faire disparaître complètement la congestion, et sans laquelle au moins tous les autres moyens sont inutiles. Quant à ce qui concerne le premier point, on doit surtout porter son attention sur les irritations locales habituelles, telles que celle du cerveau par des méditations assidues, des poumons par les cris, le chant, etc., et, parmi les irritations consensuelles, sur celles qui sont gastriques, comme saburres, vers. A l'égard du second point, l'existence d'une cause syphilitique, psorique, rhumatismale ou arthritique, impose l'obligation de recourir au traitement convenable pour éteindre ces vices. Mais si la congestion dépend d'un état d'affaiblissement ou de spasme, on employe les toniques, les antispasmodiques, en se gardant bien d'exciter le système sanguin, et évitant par conséquent tous les moyens échauffants. Dans le même temps on travaille à diminuer localement la congestion, soit par une soustraction locale de sang et d'autres humeurs (exutoires, contre-irritations), soit en faisant des applications locales de répercussifs et d'astringents, au premier rang desquels se place le froid.

INFLAMMATION DU CERVEAU.

(Encephalitis, frenitis.)

Indépendamment de l'*encéphalite*, les modernes distinguent encore la *méningite* ou inflammation de la dure-mère, et l'*arachnoïdite* ou inflammation de l'arachnoïde; mais ces distinctions n'ont d'importance qu'en anatomie, et elles sont sans valeur pratique, parce qu'elles ne fournissent point d'indications.

Diagnostic. Délire continuel, ou état soporeux continu, ou réunion de l'un et de l'autre, avec fièvre et signes de congestion sanguine locale dans la tête, face rouge et vultueuse, rougeur des yeux, chaleur au front et à la tête, battement des vaisseaux du cou; le malade porte fréquemment la main à la tête.

Notons bien que tous les délires, tous les états soporeux, avec fièvre, ne sont point des encéphalites; autrement toutes les fièvres inflammatoires violentes et toutes les fièvres nerveuses seraient également des inflammations du cerveau, ce qui n'est pas. Pour qu'il y ait encéphalite, il faut la présence des signes d'une congestion sanguine vers la tête, et la continuité du délire ou de l'état soporeux. La maladie s'accompagne quelquefois de violents maux de tête, qui parfois aussi n'existent pas; cette différence paraît tenir au siége de l'inflammation; celle-ci occupe-t-elle davantage les méninges, elle est douloureuse; envahit-elle surtout la substance du cerveau, elle est peu douloureuse, et cause plutôt un sentiment de pesanteur, de stupeur (différence analogue à celle qu'on remarque entre la pleurésie et la péripneumonie).

Cette inflammation se termine par résolution complète, sans nulle suite fâcheuse; laisse après elle un affaiblissement et un bouleversement de l'action cérébrale (folie, idiotisme, perte de quelque sens); amène des exsudations, l'hydrocéphale, effet qu'elle a beaucoup de tendance à produire; dégénère en désorganisation, induration ou même suppuration de cerveau; enfin passe quelquefois à la gangrène, mais rarement, parce que d'ordinaire la mort a lieu avant que les choses en viennent là. Elle tue par paralysie du cerveau (apoplexie).

Pathogénie. La cause prochaine des phénomènes est une irritation cérébrale inflammatoire. Mais comme tout autre genre d'irritation violente du cerveau peut produire les mêmes symptômes, le délire et l'état soporeux, il suit de là que les symptômes de l'encéphalite peuvent aussi exister sans véritable inflammation. Voilà comment on parvient à expliquer et résoudre l'ancienne discussion relative à la nature inflammatoire ou non inflammatoire de la frénésie, et c'est aussi là-dessus seulement que reposent les différentes espèces d'encéphalite qu'on admet et qu'on est forcé d'admettre dans la pratique. En effet, l'irritation du cerveau est ou de nature sanguine, inflammatoire (*encephalitis inflammatoria*), ou purement nerveuse, sans participation du système sanguin (*encephalitis nervosa*), ou simplement consensuelle, émanant du basventre, et ayant surtout pour point de départ des irritations de la région précordiale (*encephalitis gastrica*), auquel cas elle peut avoir un caractère ou inflammatoire ou nerveux.

Les causes éloignées sont tout ce qui a le pouvoir d'irriter violemment le cerveau, d'accroître son action, et de la rendre anomale; une forte impression de chaleur ou de froid, des affections morales, un trop grand exercice de la pensée, l'abus des boissons spiritueuses, les commotions et blessures de la tête, le contre-coup des commotions du dos ou du siége, une violente congestion sanguine, des métastases, des principes contagieux, surtout ceux qui recherchent de préférence le cerveau, comme celui du typhus et de la scarlatine, des irritations laiteuses, biliaires ou vermineuses, toute irritation fébrile vive, enfin une grande débilitation du cerveau qui, à l'instar de tout affaiblissement quelconque, peut entraîner une exaspération de l'irritabilité et une anomalie d'action, comme les excès dans les plaisirs vénériens et l'onanisme, l'hystérie, l'hypocondrie, la fièvre nerveuse par faiblesse.

La différence du caractère tient, comme toujours, soit à la nature des causes, soit à la prédisposition. Eu égard au premier de ces deux points, il faut surtout remarquer que la même cause, suivant qu'elle agit d'une manière rapide et concentrée, ou d'une manière chronique, peut aussi produire un effet tout opposé sous le rapport du caractère; que, par exemple, les boissons spiritueuses, prises à la hâte et en grande quantité par une personne qui n'en a point l'habitude, provoqueront une encéphalite inflammatoire, tandis que, continuées pendant long-temps et passées en habitude, elles engendreront une encéphalite nerveuse atonique, le *delirium tremens*, qu'on a considéré à tort comme une maladie spéciale, puisqu'il n'est autre chose qu'une encéphalite nerveuse.

Thérapeutique. L'idée fondamentale du traitement est de *faire cesser l'irritation cérébrale*. Mais il importe beaucoup d'avoir égard à la diversité des causes et à celle du caractère, qui obligent à employer des voies tout-à-fait différentes pour arriver au but. On doit donc bien distinguer les cas suivants:

1°. *Encéphalite inflammatoire*. Le malade a continuellement un délire, ou calme ou furieux, ou bien il est plongé dans un état soporeux, avec les yeux rouges, la face rouge et vultueuse, les artères battantes, les veines de la tête et du cou gonflées, la tête chaude, ainsi que le front, le pouls plein, fort et fréquent (quoiqu'il puisse aussi quelquefois être serré), l'urine rouge. En pareil cas, saignée copieuse, d'abord générale, puis locale, au moyen de sangsues à la nuque, aux tempes, ou derrière les oreilles, de ventouses à la nuque, et au besoin de l'ouverture de l'artère temporale; après une soustraction convenable de sang, vésicatoires à la nuque, fomentations froides sur la tête rasée, et, quand elles ne suffisent pas, affusions froides toutes les deux heures, sinapismes aux mollets. A l'intérieur, le nitre, excitation du canal intestinal, et provocation de fréquentes évacuations alvines, à l'aide de purgatifs antiphlogistiques, sel amer, tartre émétique, calomelas, à la dose d'un à deux grains toutes les deux heures. Il faut avoir égard à la cause éloignée, par exemple, à une métastase arthritique.

Quand l'inflammation est tombée, ce qu'on reconnaît à la cessation de la fièvre, de la rougeur du visage et des yeux, de la pulsation des vaisseaux du cou, si le délire ou l'état soporeux persiste, on a lieu d'admettre le passage à la période nerveuse et lymphatique. L'affection cérébrale n'est plus alors inflammatoire sanguine; elle n'est plus qu'une irritation nerveuse, entretenue par la faiblesse, et elle peut être accompagnée déjà d'un commencement d'exsudation. Dès lors, il faut changer de plan; les principaux moyens sont l'opium et le calomelas, avec des vésicatoires à la nuque : on donne aussi le musc, le camphre, l'arnica, la digitale pourprée; si l'état soporeux persévère, on rase la tête et on la couvre d'un large vésicatoire, on y applique même le cautère actuel.

2°. *Encéphalite nerveuse* et *adynamique*, qu'on devrait, à proprement parler, nommer *frénésie nerveuse*, car il n'y a point ici d'inflammation. Le malade délire, souvent avec une violence extrême, sans le moindre signe de congestion sanguine vers la tête, et d'une manière non permanente; pouls fébrile, à la vérité, mais petit; la plupart du temps aussi des tremblements et autres symptômes de spasmes. Ici se range le *delirium febrile potatorum*, ou *delirium tremens*, le *deliriun onaniticorum*, le *delirium hystericum*, et les causes débilitantes antérieures répandent beaucoup de lumière sur le diagnostic. On n'a autre chose à faire qu'à dissiper l'irritation nerveuse du cerveau (le spasme cérébral), et l'opium remplit cet office, aidé par des dérivatifs, des contre-irritations, des bains tièdes, dans les cas opiniâtres par le musc, le camphre, le castoréum, l'esprit de corne de cerf succiné, même, quand la faiblesse est grande, par le quinquina, l'arnica, le vin. Les vomitifs, comme puissants contre-irritants, sont souvent aussi les meilleurs moyens de calmer le cerveau.

Cependant, si le sujet est pléthorique, et s'il a été soumis à des influences excitantes accidentelles, il peut se mêler à la maladie une complication sanguine, même inflammotire, que l'état du pouls et les signes de congestion font reconnaître.

On combat cette complication par des émissions sanguines et autres antiphlogistiques, mais en revenant aussitôt après à la méthode antispasmodique excitante.

3°. *Encéphalite gastrique, bilieuse, vermineuse.* Les signes de l'affection cérébrale sont joints à ceux des saburres gastriques ou des vers. Le traitement consiste à nettoyer les premières voies par des vomitifs, des purgatifs et des vermifuges. Cependant cette affection consensuelle peut déterminer tant une irritation simplement nerveuse qu'une irritation réellement inflammatoire du cerveau, et, dans ce dernier cas, il y a nécessité de commencer par l'emploi de la saignée, en général d'associer les antiphlogistiques aux antigastriques.

Dans le traitement de toutes les inflammations du cerveau, il faut avoir égard à la cause occasionelle, par exemple à une métastase arthritique ou psorique, à une suppression des règles ou des hémorroïdes, surtout aux commotions ou aux blessures du cerveau, et, dans ce dernier cas, ne point négliger les moyens chirurgicaux, en appliquant d'ailleurs le traitement de l'encéphalite inflammatoire. Il en est de même pour l'encéphalite des femmes en couches; on la traite suivant son caractère, tantôt par les antiphlogistiques, tantôt par les antispasmodiques (notamment le camphre, l'opium et aussi la belladone), en ne perdant pas de vue les métastases laiteuses qui pourraient avoir lieu sur le cerveau, et veillant à ce que le lait coule par les seins. Si le désordre de l'esprit ou la paralysie persiste après la période aiguë, il faut recourir au traitement de la folie ou de la paralysie.

4°. *Encéphalite exsudatoire des enfants* (*hydrops cerebri acutus infantum, hydrencephalus*). V. *Maladies des enfants.*

INFLAMMATION DE LA MOELLE ÉPINIÈRE.

(*Myelitis, spondylitis.*)

Diagnostic. Douleur dans un point du rachis, qui est permanente ou revient toujours au même endroit, et à laquelle se joint, au bout d'un laps de temps plus ou moins long, une paralysie, ordinairement des membres inférieurs, quelquefois cependant des membres supérieurs, qui débute presque toujours à l'extrémité périphérique des nerfs. La douleur est parfois insignifiante, ou même n'existe pas.

On reconnaît la maladie en explorant l'une après l'autre toutes les vertèbres; le malade ressent de la douleur quand la main appuie sur le siége de l'inflammation, plus encore lorsqu'on frotte l'épine du dos avec une éponge imbibée d'eau chaude.

L'inflammation peut être aiguë, et alors il s'y joint de la fièvre; mais le plus souvent elle est chronique, et dans ce cas très difficile à reconnaître. Les paralysies qu'elle occasione ne frappent pas seulement des parties extérieures; elles atteignent aussi des organes internes, par exemple, dans l'affection des vertèbres dorsales supérieures, certains muscles du cou et de la poitrine, d'où résultent la dysphagie, la dyspnée, des palpitations, ou, dans celle des vertèbres dorsales inférieures, l'estomac et le canal intestinal, dont les fonctions sont plus ou moins troublées. De cette manière, la myélite peut revêtir la forme des maladies chroniques les plus diverses, ce qui fait qu'on la méconnaît fréquemment (V. *Paralysie*, *Marasme dorsal*). Quand la résolution n'a pas lieu, cette inflammation se termine par exsudation (*hydrops vertebralis*), adhérence, dessèchement, callosité, atrophie de la moelle épinière, suppuration, carie.

Les causes sont, outre les causes générales, une congestion sanguine (surtout hémorrhoïdale), un rhumatisme, une métastase, des lésions mécaniques.

Le traitement se compose des antiphlogistiques, notamment les sangsues sur le point souffrant; frictions mercurielles, calomelas, purgatifs, puis vésicatoires long-temps entretenus à l'endroit où existe la maladie; en cas de métastase, on applique le traitement que celle-ci réclame.

ANGINE.

(*Angina.*)

Diagnostic. Déglutition douloureuse, difficile, souvent impossible, altération de la voix, respiration gênée, parfois sifflante, ou l'un et l'autre symptôme à la fois.

Les différences tiennent à celles de l'inflammation, suivant qu'elle occupe plus particulièrement le pharynx (*angina pharyngea*, *pharyngitis*); le larynx (*angina laryngea*, *laryngitis*, *tracheitis*); les amygdales (*angina tonsillaris*); la luette (*angina uvularis*), ou la langue (*glossitis*).

Les symptômes concomitants sont : écoulement de salive (à cause de la difficulté d'avaler); exsudation de mucosités visqueuses par les parties enflammées de la bouche, qui en demeurent couvertes ; gêne de la circulation, soit que le sang reflue avec peine de la tête, à cause de la pression exercée sur les veines jugulaires, soit qu'il circule difficilement dans les poumons, à cause de la respiration incomplète, ce qui fait que, quand l'inflammation est portée à un haut degré, on voit souvent la péripneumonie, l'état soporeux, même l'apoplexie.

La maladie est souvent très légère et vraiment insignifiante; mais elle peut aussi être fort dangereuse, et même mortelle en peu de temps. Ces différences dépendent du degré de l'inflammation, du plus ou moins de gonflement des parties qu'elle envahit, et de son siége; sous ce dernier rapport, la trachéite est celle qui entraîne le plus de danger.

Elle se termine, ou par résolution complète, ou par le passage à l'induration, à la suppuration (surtout dans l'angine tonsillaire), à l'angine chronique, ou enfin par la mort. Celle-ci est l'effet tantôt de la suffocation et tantôt de l'apoplexie. La suffocation dépend souvent de circonstances purement mécaniques, d'une tuméfaction telle des parties intérieures de la gorge, que la trachée-artère et les veines jugulaires sont comprimées ; mais parfois aussi elle ne tient qu'à une simple constriction spasmodique, suite de l'irritation inflammatoire.

Pathogénie. Indépendamment des causes générales, on doit ranger surtout ici le refroidissement de la gorge, tant au dehors qu'à l'intérieur, par des boissons froides prises pendant qu'on a chaud, ou par l'action d'un vent froid de l'est ou du nord-est, qui s'est introduit dans la bouche tenue ouverte. Certains principes contagieux recherchent spécifiquement la gorge; tels sont, par exemple, ceux de la scarlatine et de la syphilis.

Thérapeutique. Le traitement est celui de l'inflammation, modifié selon les degrés.

A un faible degré, les antiphlogistiques suffisent, combinés avec les résolutifs locaux, qui sont des gargarismes (infusion de sureau, avec vinaigre et miel (n° 39), des loochs (n° 40), ou un demi gros de borax avec deux onces de sirop de mûres, l'alun administré de même, et qui vaut mieux encore, les injections, les vapeurs. A l'extérieur, des flanelles qui enveloppent bien le cou, des frictions avec un liniment volatil, des sinapismes, les émissions sanguines, générales et locales. Les saignées locales, par des sangsues ou des ventouses appliquées au cou, font souvent plus d'effet que la saignée générale.

Cependant celle-ci doit les précéder lorsque la fièvre inflammatoire ou la pléthore sanguine est considérable, autrement les sangsues suffisent. A un degré plus élevé, l'état soporeux, l'oppression de poitrine, la petitesse et la mollesse du pouls indiquent la saignée d'une manière pressante, comme dans la péripneumonie. Si la difficulté d'avaler ou de respirer ne cesse point après l'emploi des antiphlogistiques, on doit regarder la persistance du spasme comme étant la cause qui la détermine, et alors on soulage souvent le malade, avec une grande promptitude, par l'opium uni au calomelas, par un vésicatoire appliqué au cou, et par des cataplasmes narcotiques. En pareil cas, un émétique peut aussi être utile : il ne faut pas se laisser arrêter par la difficulté de la déglutition; le malade vomit plus facilement qu'il n'avale.

La différence du siége rend nécessaire encore l'emploi de moyens particuliers. L'inflammation du pharynx réclame les loochs et les gargarismes; celle du larynx, les vapeurs; celle des amygdales, quand le gonflement menace d'amener la suffocation, les scarifications de ces glandes avec le pharyngotome, qui peuvent instantanément mettre la vie hors du danger pressant qui la menaçait. Il en est de même dans l'inflammation de la langue, qui se gonfle souvent au point de remplir la bouche entière, et sur les deux côtés de laquelle on doit pratiquer des incisions longitudinales.

Mais il importe beaucoup d'avoir égard à la différence du caractère, qui peut être purement inflammatoire, catarrhal, gastrique ou mixte.

Angine gastrique, bilieuse (*angina gastrica*, *biliosa*). Les signes de l'angine sont joints à ceux de l'état gastrique, langue chargée, etc. Ici le vomitif est le principal moyen, et il suffit souvent seul; on emploie ensuite des purgatifs. Dans le cas de complication avec la véritable inflammation, on met aussi en usage les émissions sanguines et les moyens nécessaires en pareille occurrence.

Angine catarrhale (*angina serosa*, *catarrhalis, rheumatica*.) Les signes sont : douleur peu prononcée, mais gonflement considérable, peu rouge, couvert d'un mucus visqueux; la maladie attaque de préférence les amygdales ou la luette, parfois aussi elle se jette sur la glotte; elle est accompagnée d'un coryza, ou succède à cette affection; la fièvre est ordinairement faible; quelquefois il n'y en a pas du tout. Par elle-même, la maladie est absolument sans danger;

mais elle peut aller jusqu'à compromettre l'existence, par le seul fait du gonflement des amygdales ou de la luette, qui bouche le passage. Le traitement exige qu'on ait d'abord égard à la complication gastrique, qui fort souvent existe alors. Dans ce cas, un vomitif, suivi de purgatifs, procure des secours aussi prompts qu'efficaces. S'il n'y a point de complication gastrique, les principaux moyens à employer sont les diaphorétiques rafraîchissants, et, parmi eux, le sel ammoniac; à l'extérieur, des frictions avec un liniment volatil sur le cou, qu'on enveloppe d'une ouatte de coton, qu'on entoure d'un cataplasme de levain ou d'un sinapisme; des gargarismes astringents et irritants, notamment avec la racine de boucage (n°s 41, 42, 43), l'alun, le sel ammoniac; des collutoires et des injections de même nature, sont nécessaires ici surtout, pour détacher et enlever les mucosités gluantes qui s'accumulent. Quand tous ces moyens échouent, s'il y a beaucoup de fièvre et d'inflammation, on pose des sangsues, on pratique même une saignée, et on donne du calomelas. Lorsque la tuméfaction des amygdales ou de la luette va jusqu'à menacer de suffoquer le malade, le plus sûr et le plus rapide moyen de soulager consiste à pratiquer sur ces parties des incisions, qui doivent être faites en long à la luette.

Angine parotidienne (*angina parotidea, parotitis*). Elle se manifeste par le gonflement des glandes parotides et sous-maxillaires, qui acquièrent quelquefois un volume énorme, et peuvent ainsi mettre le malade en danger de périr par suffocation. Son caractère est purement catarrhal, et en général elle règne épidémiquement pendant la durée d'autres maladies catarrhales. D'ordinaire elle cède au traitement diaphorétique, combiné avec des purgatifs antiphlogistiques et l'attention de tenir la partie chaudement, de la couvrir de laine; dans le cas où elle aurait plus d'intensité, on emploierait le calomelas, les sangsues, et surtout les vomitifs. Il est à remarquer que cette affection provoque souvent la tuméfaction sympathique des testicules, et qu'en général elle a beaucoup de tendance aux métastases; aussi doit-on s'abstenir du froid, des préparations de plomb, du camphre, ou autres répercussifs.

Angine gangréneuse, putride (*angina gangrœnosa, putrida*). Les signes sont: inflammation, tuméfaction des parties internes, et ordinairement aussi des parties externes du cou, accompagnées, dès le commencement, de taches bleuâtres, violettes, et d'une odeur fétide, putride; fièvre violente, délire, difficulté de respirer; dès le second ou troisième jour, escarres noires, d'où s'échappe un ichor très âcre et fétide, qui ronge toutes les parties, même le palais et la membrane muqueuse du nez; respiration stertoreuse, accroissement de l'état soporeux et des symptômes de suffocation; mort dès le quatrième jour, au plus tard le sixième.

La maladie est rare dans nos climats, et elle se présente ordinairement comme symptôme d'une fièvre scarlatine, souvent larvée.

Le traitement exige d'abord des vomitifs, puis des antiseptiques, des toniques, des excitants énergiques, le quinquina, la serpentaire de Virginie, le vin, les acides minéraux; à l'extérienr, des injections et des collutoires ayant pour base les mêmes substances, le chlorure de chaux, les vapeurs du vinaigre bouilli avec de la myrrhe. On retire aussi une grande utilité du froid, de l'eau glacée bue fréquemment, de la glace tenue en petits morceaux dans la bouche.

Angine de poitrine, V. *Asthme*.

Angine habituelle (*angina habitualis*), celle qui se reproduit continuellement, et à la moindre occasion. C'est une maladie fort désagréable, et qui souvent reste à la suite de violentes esquinancies. Elle tient à la persistance d'une prédisposition, qui se rattache elle-même à la faiblesse locale laissée par l'affection antérieure. Le meilleur traitement consiste à se gargariser tous les jours, soir et matin, avec une dissolution d'alun (deux gros de sel par livre d'eau, et un sirop agréable), à se laver journellement le cou avec de l'eau froide, et à porter une cravate de flanelle ou de soie sur la peau. Si ces moyens ne réussissent pas, il faut chercher la source de la maladie dans des causes plus profondes, des métastases, des principes morbifiques spéciaux, des lésions locales.

L'*angine chronique* (*angina chronica*), celle qui persiste toujours, ne dépend quelquefois que de la faiblesse, et cède alors aux mêmes moyens que la précédente. Mais plus fréquemment elle reconnaît pour cause des métastases, notamment rhumatismale, arthritique, syphilitique, scrofuleuse. Ici l'unique traitement est celui qui convient au rhumatisme, à la goutte, à la syphilis, aux scrofules. De temps en temps, lorsque l'état devient plus phlogistique, on applique des sangsues. Il faut faire grande attention aussi aux congestions hémorroïdales et autres congestions abdominales, qui sont souvent la cause du mal : en pareil cas, les moyens propres à rappeler les hémorroïdes, les fondants et les évacuants, sont ceux qui conviennent le mieux pour guérir l'angine chronique ; j'ai vu nombre de fois cette affection céder aux eaux de Carlsbad, tant naturelles qu'artificielles. Enfin il ne faut pas non plus oublier de prendre en considération les vices organiques, les indurations, les ulcères, etc., qui pourraient exister.

Angine polypeuse, ou *croup* (*angina polyposa s. membranacea, Laryngitis exsudatoria*), V. *Maladies des enfants.*

STOMACACE.

Diagnostic. Phénomènes inflammatoires dans la cavité buccale, avec odeur fétide, putride, et enduit épais sur la langue et les gencives. Le plus souvent cette maladie se présente chez les enfants, et règne épidémiquement.

La cause est catarrhale, gastrique. Chez les adultes, elle est souvent un symptôme du scorbut.

Thérapeutique. Le traitement consiste principalement à donner de bonne heure un vomitif, qui souvent guérit à lui seul la maladie entière ; viennent ensuite les purgatifs, les acides. A l'extérieur, on emploie utilement les gargarismes et collutoires avec une dissolution de chlorure de chaux dans l'eau.

Quand le stomacace est un symptôme du scorbut, on lui applique le traitement de cette maladie.

INFLAMMATION DE LA LANGUE.

(*Glossitis.*)

Diagnostic. Tuméfaction, rougeur, chaleur à la langue, déglutition très difficile, impossibilité absolue même d'avaler quand la maladie est parvenue à un haut degré, danger de suffoquer ; la langue est gonflée au point de remplir entièrement la bouche, de n'y plus même trouver place.

Quand la résolution n'a pas lieu, la maladie se termine par induration, suppuration, gangrène.

Les causes, outre celles de l'inflammation en général, sont des lésions locales, des matières âcres, des chicots pointus, le rhumatisme, le catarrhe, des métastases.

Thérapeutique. Le traitement est celui que réclame l'inflammation ; émissions sanguines, générales et locales, scarifications en long, quand la langue est très tuméfiée, ce qui, en très peu de temps, diminue le gonflement et écarte le danger. Dans les cas opiniâtres, frictions avec l'onguent mercuriel.

INFLAMMATION DE POITRINE.

(*Pneumonitis*, *pneumonia.*)

Cette maladie se présente sous des formes diverses, douloureuse ou non douloureuse, et reçoit alors des noms différents. On l'appelle *pleurésie* (*pleuritis*), quand elle est accompagnée d'un point de côté, ou de douleurs en respirant; alors l'inflammation a surtout pour siége la plèvre, les muscles intercostaux, ou la surface des poumons; *péripneumonie* (*peripneumonia*), quand elle est accompagnée, non de douleur, mais d'oppression, de gêne de la respiration et d'anxiété; l'inflammation occupe le parenchyme même des poumons; *pleuropneumonie* (*pleuropneumonia*), lorsqu'elle offre la réunion de la douleur et de l'oppression, par conséquent aussi de l'inflammation superficielle et de l'inflammation parenchymateuse; *bronchite* (*bronchitis*), caractérisée par une irritation continuelle et violente des bronches, la toux et l'enrouement; elle n'est qu'une irritation catarrhale inflammatoire de la membrane muqueuse bronchique. (V. *Catarrhe pulmonaire inflammatoire*.)

Mais cette distinction est plutôt anatomique que pratique, car il est rare que les inflammations se présentent isolées ainsi, ou du moins elles ne le restent pas, et toutes réclament le même traitement. La péripneumonie seule, ou l'inflammation du parenchyme pulmonaire, mérite une attention spéciale, parce qu'étant sans douleurs et accompagnée de petitesse du pouls, elle peut facilement être méconnue.

Diagnostic. Elancements ou douleurs dans un point de la poitrine, qui augmentent pendant l'inspiration, de sorte que le malade s'abstient souvent de respirer d'une manière complète; dureté, plénitude du pouls.

Ou oppression de poitrine, anxiété, mollesse, petitesse, parfois inégalité, intermittence du pouls.

Toux à chaque inspiration profonde, même seulement en parlant, ou au moindre effort de la poitrine, quand l'inflammation est forte. C'est là un signe capital, inséparable de toute inflammation de poitrine. Si la toux manque, il n'y a certainement point d'inflammation, quand bien même la douleur et d'autres signes existeraient. Cette toux est, ou sèche, ou humide, avec expectoration. Une toux sèche annonce, soit une pleurésie, soit, dans la péripneumonie, une inflammation parvenue au plus haut degré. Les crachats sont séreux, muqueux, glutineux ou sanguinolents; le crachement de sang pur a lieu quand la maladie est au plus haut degré d'intensité.

Fièvre inflammatoire, avec tous ses symptômes, chaleur, soif, urine rouge et pouls dur. Mais le pouls peut présenter ici des anomalies susceptibles de donner lieu à des illusions, et qui, par conséquent, sont d'une haute importance sous le point de vue du diagnostic. Il peut, quoique l'inflammation soit des plus violentes, et précisément par ce motif, devenir petit et mou, et faire croire à un médecin peu exercé qu'il est celui de la faiblesse. Ce phénomène tient à deux causes: tantôt à la vivacité de la douleur en inspirant (dans la pleurésie), qui empêche le malade de dilater complètement le thorax, de sorte que, comme il respire toujours à demi, le sang ne circule pas librement dans les poumons, et par suite n'arrive qu'en partie dans le cœur et la circulation générale; tantôt à la stagnation du sang dans la substance des poumons, à un commencement d'hépatisation (dans la péripneumonie), qui gène également le passage de ce liquide à travers l'organe pulmonaire, et fait qu'il arrive en moins grande quantité dans le cœur et la circulation générale, de sorte que le pouls devient petit, mou, même parfois inégal et intermittent, en un mot, tout-à-fait semblable à celui de la faiblesse. Mais il est facile d'éviter la méprise, et de ne point confondre avec une véritable débilité ce qui n'est ici qu'un effet de l'oppression, en prescrivant au malade de tousser ou de faire une inspiration profonde; le pouls devient sur-le-champ plein et dur, et son vrai caractère inflammatoire se prononce.

On a beaucoup recommandé, dans ces derniers temps, pour éclairer le diagnostic des maladies de poitrine, les signes fournis par l'auscultation, au moyen du stéthoscope ou de la percussion. Mais ces signes sont trompeurs, et ils ne sauraient jamais faire découvrir l'existence d'une inflammation sans le secours d'autres signes, qui seuls suffisent pour assurer le diagnostic. Tout au plus donc peuvent-ils servir à reconnaître le point qu'occupe l'inflammation, ce qui d'ailleurs ne fournit aucune indication et n'exerce pas d'influence sur le traitement, ou à déterminer avec plus de précision, dans les inflammations qui ne se sont pas terminées par résolution, l'endroit où siègent les maladies consécutives, l'induration ou la suppuration.

La maladie s'offre à des degrés très différents, depuis le plus léger jusqu'au plus violent, et, dans ce dernier cas, il s'y joint le délire (dû à la violence de la fièvre), et l'état soporeux (tenant à ce que la stagnation du sang dans les poumons empêche ce liquide de revenir du cerveau). La pneumonie est ou *primaire*, et paraît en même temps que la fièvre, débutant presque toujours par un grand frisson, ou *secondaire*, et ne se développe que dans le cours de celle-ci.

La marche et la durée sont des plus régulières. La maladie dure sept, quatorze, rarement vingt-un jours.

Les crises sont, ou générales, la sueur et l'urine, souvent aussi le saignement de nez; ou locales, l'expectoration, qui est absolument nécessaire pour opérer une résolution complète. Les crachats salutaires, critiques, sont d'un blanc jaunâtre (semblables à une émulsion épaisse), presque toujours mêlés d'abord de quelques stries d'un sang foncé en couleur (provenant de l'extravasation sanguine qui se résout), et ils se détachent aisément.

La maladie se termine : 1°. par résolution complète (signes : crise générale, crachats critiques, cessation de la toux et de la fièvre); 2°. par suppuration, soit libre, soit renfermée dans un sac constituant une vomique (signes : cessation des douleurs, mais persistance de l'oppression, surtout quand le malade fait de profondes inspirations, ou qu'il se couche sur le côté, respiration non entièrement libre, toux excitée par les inspirations profondes, la parole et la marche, pouls fébrile, bien-être apparent, retour de l'appétit; mais, au bout de trois semaines ou d'un mois, manifestation de la fièvre hectique le soir, chaleur aux mains, chaleur et rougeur des joues après le repas, crachement de pus, ou, dans le cas de vomique, exaspération de la toux et des accidents locaux (phthisie purulente); 3°. par induration, tubercules (signes : cessation de la fièvre, mais respiration non entièrement libre, toux brève et sèche, surtout quand le malade fait de profondes inspirations, parfois des élancements passagers dans la poitrine, du reste rétablissement apparent de la santé); 4°. par blennorrhée des poumons (signes : cessation de la fièvre, mais persistance d'une expectoration muqueuse abondante, amaigrissement, enfin, phthisie pituiteuse); 5°. par la mort, due à la suffocation, à une hépatisation complète des poumons, ou à la gangrène, rarement toutefois, parce que le malade succombe auparavant. Il n'est pas rare non plus que, pendant le cours de la maladie, se développe une hydropisie de poitrine, qui devient une affection secondaire.

Pathogénie. Outre les causes générales de l'inflammation, la pneumonie en reconnaît encore de particulières, qui sont : 1°. une prédisposition naturelle du poumon lui-même à l'inflammation : nul organe n'est aussi enclin que celui-là à s'enflammer, de sorte que ses phlegmasies sont les plus communes de toutes ; cette disposition tient à l'abondance du sang dans le poumon, qui en contient plus qu'aucun autre organe, parce qu'il est obligé d'admettre la masse entière de ce liquide dans son tissu, à l'action immédiate qu'exercent sur lui toutes les influences nuisibles, enfin, au dégagement continuel de chaleur qui s'y opère, car il est le foyer de la flamme vitale, qui s'y rallume de nouveau à chaque inspiration ; 2°. la fièvre ; toute fièvre augmente la circulation du sang, par conséquent aussi la congestion dans les poumons, et peut, quand elle est violente, surtout lorsqu'elle est déjà inflammatoire, ou que les poumons sont déjà dans un état d'irritabilité morbide, exciter dans ces organes une inflammation, qui effectivement ne s'y développe souvent que pendant sa durée ; 3°. la hauteur du baromètre, les vents d'est et du nord est, le froid sec, ce qui rend les inflammations de poitrine fréquentes surtout et épidémiques lorsque l'hiver est rigoureux, ou que cette saison fait place au printemps ; 4°. le régime animal et les boissons spiritueuses.

Les causes occasionelles sont principalement le refroidissement, le catarrhe, le rhumatisme, la suppression d'hémorrhagies habituelles, la rougeole ; puis les commotions violentes du corps, tant de la poitrine que d'autres parties, notamment une chute, des coups sur le dos.

Thérapeutique. La saignée, le tartre émétique et les vésicatoires sont les principaux moyens. D'abord, une saignée au bras du côté malade, pratiquée le plus tôt possible, par une large ouverture, de manière que le sang forme arcade et coule jusqu'à ce que la dureté et la plénitude du pouls fassent place à sa mollesse et à sa petitesse, ou que le pouls, petit et mou (dans le cas d'oppression de poitrine ou de violent point de côté) devienne plus plein et plus grand, avec diminution ou cessation totale de la douleur ou de l'oppression, mais en surveillant sans cesse le pouls, de manière que le malade soit sur le point de tomber en syncope, sans cependant se trouver mal. Par conséquent on saigne le malade couché, et on ferme la veine dès que le pouls devient inégal ou intermittent. On répète la saignée d'après les mêmes principes, et chaque fois que les mêmes indications se représentent. Cette inflammation exige et supporte les émissions sanguines les plus larges. Plus on saigne de bonne heure, plus la première saignée est copieuse, et plus aussi elle a d'efficacité pour détruire entièrement le travail inflammatoire. On peut ainsi éviter d'y revenir, et par conséquent épargner beaucoup de sang. Des poumons malades, tuberculeux, et une disposition à la phthisie rendent l'indication de la saignée plus pressante : dans un pareil cas, il en faut au moins pratiquer une médiocre, alors même que l'inflammation est assez légère. Dans la péripneumonie portée au plus haut degré, les veines des deux bras doivent être ouvertes à la fois. Aussitôt après la saignée, on donne le tartre émétique, remède capital et véritable spécifique dans cette maladie, en l'associant au nitre (n° 44), et si les symptômes locaux ne s'apaisent pas totalement, on applique un large vésicatoire sur le point souffrant. Avec ces moyens, on réussit parfaitement dans la plupart des cas.

Si le point de côté ou l'oppression reparaît au bout d'un laps de temps plus ou moins long, si, dans les cas où ces symptômes n'auraient pas disparu entièrement, ils reprennent une nouvelle intensité, si le pouls redevient plus plein et plus dur, ou, dans le cas d'oppression, si sa petitesse augmente, il faut répéter la saignée, en suivant les règles tracées plus haut, et recommencer aussi souvent que les mêmes indications se reproduisent.

Il y a même des cas où la saignée est encore utile et nécessaire dans la troisième, dans la quatrième semaine, lorsque les symptômes de la pneumonie persistent. Ceci arrive surtout quand on a négligé les émissions sanguines au début, ou qu'on n'a point tiré assez de sang, et quand les poumons renferment des tubercules.

Si la douleur devient plus vive, sans que la plénitude et la dureté du pouls augmentent, on applique dix à douze sangsues sur le point le plus souffrant ou le plus oppressé de la poitrine, et si les symptômes ne cèdent point ensuite, on donne le calomelas, avec l'opium (n° 45). En pareil cas aussi, le polygala de Virginie, avec le sel ammoniac (n° 46), est très efficace, surtout dans la péripneumonie et pour favoriser la crise pulmonaire locale (l'expectoration). On employe également avec succès, durant la période d'éréthisme des inflammations pulmonaires, et même de toutes les autres inflammations locales, une potion préparée avec deux gros de tartre tartarisé, un gros de nitre, deux gros d'eau de laurier-cerise, un gros de vin antimonial, sept onces d'eau de fontaine, trois gros de suc de réglisse, et une once et demie de sirop de guimauve, dont le malade prend deux cuillerées à bouche toutes les deux heures.

Tous ces moyens doivent être accompagnés d'abondantes boissons mucilagineuses délayantes (décoction d'orge miellée, ou oximel simple, faible infusion de sureau ou d'espèces pectorales). Quand les douleurs sont vives, ou qu'il y a une grande difficulté de respirer, qui persiste quelquefois, en raison d'un spasme, après des émissions sanguines convenablement faites, des frictions avec un liniment volatil opiacé et des cataplasmes chauds d'herbes aromatiques rendent de grands services.

Il faut surveiller l'expectoration, qui est une crise locale indispensable à la résolution complète. Sous ce rapport, le principal est de faire boire abondamment des tisanes tièdes, mucilagineuses, délayantes (décoction miellée d'orge, de gruau, de racine de guimauve, de feuilles de pas d'âne), et de faire respirer des vapeurs chaudes d'eau de sureau ; si les crachats sont très visqueux et difficiles à détacher, on donne un looch de sirop de réglisse, avec le soufre doré d'antimoine, l'oximel scillitique, le sirop de polygala, on fait respirer des vapeurs de fleurs de sureau bouillies dans l'eau et le vinaigre; s'ils sont séreux, âcres, et excitent continuellement à tousser, on emploie les mucilagineux, la décoction de salep, un looch préparé avec un gros d'huile d'amandes douces, suffisante quantité de mucilage de gomme arabique, une once d'eau pure, autant de sirop d'orgeat et quatre grains d'extrait de jusquiame, et on applique un vésicatoire sur la poitrine.

Lorsque le malade crache du sang pur, on le saigne, si ce phénomène tient à la violence de l'inflammation, ou on administre l'acide sulfurique dans une boisson mucilagineuse, si le sang est noir, dissous, et qu'on observe en même temps des symptômes de faiblesse.

Dans la pneumonie légère, on emploie de suite la mixture

émétisée (n° 44). Elle suffit souvent seule, sinon on saigne ensuite.

Mais toutes les pneumonies ne guérissent point par cette méthode. Il y en a dans lesquelles la saignée ne sert à rien, d'autres même où elle nuit. On arrive ainsi à connaître leur caractère divers, qui oblige de recourir à un traitement différent, et qui, par cela même, demande à être pris sérieusement en considération.

1°. *Pneumonie gastrique* et *surtout bilieuse*.

Il y a des cas dans lesquels l'affection pulmonaire n'est point une véritable inflammation, mais seulement une affection consensuelle de la congestion, ou une simple irritation érysipélateuse des organes thoraciques, occasionée par une accumulation de matières, ordinairement bilieuses, ou dans l'estomac, ou dans le système biliaire. Le traitement antiphlogistique pur, les émissions sanguines surtout, ne sont alors d'aucun secours, et produisent même le plus grand mal. On juge qu'il s'agit d'une circonstance de ce genre lorsque le malade éprouve bien un violent point de côté, une oppression de poitrine des plus fortes, mais que son pouls n'a ni la dureté, ni la plénitude inflammatoires, qu'il est fréquent à la vérité, mais mou, et que les signes de l'accumulation gastrique ont un rapport manifeste avec l'affection de poitrine.

Le traitement doit alors être dirigé, non vers le système pulmonaire et sanguin, mais vers le système gastrique. Deux cas peuvent avoir lieu.

Ou il existe alors en même temps tous les signes de la plus forte turgescence gastrique, langue chargée d'un enduit épais et pâteux, amertume, goût de pourri dans la bouche, nausées, envies de vomir, ou vomissements, mal de tête, souvent aussi une teinte jaunâtre à la face, spécialement autour de la bouche. De suite on donne le tartre émétique, jusqu'à ce qu'il ait provoqué des vomissements suffisants; le malade rend une grande quantité de bile, souvent on voit cesser tout à coup le violent point de côté et les autres symptômes de l'inflammation, et un purgatif rafraîchissant termine le traitement.

Ou bien il y a des saburres gastriques (V. *fièvre gastrique*), mais en même temps le pouls est dur et plein, le visage rouge, la constitution pléthorique. On doit commencer par saigner du bras, puis on donne le tartre émétique jusqu'à ce que le vomissement survienne, et on administre ensuite des purgatifs rafraîchissants. Si l'indication se représente, on répète le vomitif.

Quelquefois le caractère inflammatoire ne se prononce que pendant le cours de la maladie. Ici il faut saigner et appliquer des sangsues.

2°. *Pneumonie rhumatismale* (*pneumonia rheumatica*). Le malade, après s'être exposé à un refroidissement, ou avoir éprouvé un rhumatisme, est pris, dans une partie quelconque de la poitrine, d'un violent point ou d'une vive douleur, que la pression extérieure accroît. C'est là le caractère distinctif de cette espèce. Il peut s'y joindre aussi de la toux (par irritation consensuelle), et une grande gêne de la respiration (parce que la douleur empêche le malade de dilater son thorax). Ici la maladie n'est autre chose qu'un rhumatisme des muscles pectoraux et intercostaux, parfois aussi de la plèvre elle-même, et les moyens principaux consistent à poser un vésicatoire sur le point douloureux, à le couvrir de flanelle, à faire prendre un demi-grain de tartre stibié toutes les deux heures, à prescrire un régime diaphorétique. Chez les sujets jeunes et pléthoriques, on peut commencer par appliquer quelques sangsues.

Mais, soit par l'exaspération et la propagation de l'irritation, soit par suite de la gêne qu'éprouve la respiration, il peut s'adjoindre à ce rhumatisme une congestion sanguine et une inflammation des poumons. On ne doit point alors négliger non plus la saignée du bras.

3°. *Pneumonie putride* (*pneumonia putrida, gangrœnosa*). Dès le début il y a, dans la partie enflammée, prostration extrême de la force vitale et tendance à la décomposition putride. Les signes sont ceux de la fièvre putride, avec pouls excessivement abattu, fétidité de l'haleine, crachement de sang dissous et d'une couleur noire. La maladie est rare chez nous, et ne se présente ordinairement qu'à l'état épidémique. Le traitement est celui de la fièvre putride, les acides minéraux, le quinquina, l'alun, l'inspiration des vapeurs antiseptiques et balsamiques, de vinaigre bouilli avec la myrrhe, les fomentations froides sur la poitrine. La saignée est mortelle.

4°. *Pneumonie adynamique* (*pneumodia notha*). On la rencontre chez les personnes âgées. Elle s'annonce par la difficulté de respirer et la faiblesse du pouls. Elle est très sujette à dégénérer en paralysie complète du poumon, en catarrhe suffocant. Les principaux moyens sont l'arnica, le polygala de Virginie, le soufre doré d'antimoine, le kermès minéral, l'esprit de corne de cerf succiné, les vésicatoires, les sinapismes, La saignée convient rarement; elle peut cependant être quelquefois nécessaire, mais il n'en faut jamais user qu'avec réserve.

Pleurésie chronique (*pleuritis chronica*). Sous ce nom l'on désigne des douleurs de poitrine chroniques, qui tantôt persistent, tantôt reparaissent de temps en temps, et qui sont ordinairement accompagnées de toux et de difficulté de respirer. Elles méritent toujours une grande attention, mais varient beaucoup quant à leur espèce et au sens qu'on doit y attacher, de sorte qu'il importe de les soumettre à un mûr examen et de bien les distinguer les unes des autres.

Le plus ordinairement, elles sont de nature rhumatismale (rhumatisme chronique de poitrine). Ici, on applique un vésicatoire perpétuel sur le point affecté, on couvre le malade de flanelle, on emploie les moyens propres à combattre le rhumatisme.

Ou bien ce sont des congestions hémorroïdales vers la poitrine, ce qu'on reconnaît à la prédisposition ou à l'existence antérieure d'hémorroïdes. C'est le cas d'appliquer des sangsues, tant à la poitrine qu'à l'anus, de prescrire des purgatifs rafraîchissants, le soufre, de recourir même à la saignée chez les personnes pléthoriques. La congestion menstruelle peut produire le même effet chez les femmes.

Ou enfin la cause du mal réside dans le poumon lui-même. Ce cas est celui qu'il importe le plus de savoir distinguer; car les deux premières espèces sont sans danger, tandis que celle-ci peut conduire insensiblement à la phthisie.

Tantôt il y a, dans les poumons, des tubercules qui s'enflamment de temps en temps, et alors excitent des douleurs, accompagnées d'un mouvement fébrile plus ou moins prononcé, d'une toux sèche, assez souvent d'un léger crachement de sang, et d'un peu de dyspnée. Ces accidents durent quelques jours, puis disparaissent; mais, au bout d'un laps de temps plus ou moins long, les douleurs reviennent, toujours au même endroit. Ils méritent une sérieuse attention, et l'on doit s'empresser d'y porter remède, car toute inflammation accroît le volume des tubercules, ou les rapproche du moment de la suppuration. On s'empresse donc de pratiquer une petite saignée, d'appliquer des sangsues sur le point douloureux, de prescrire les antiphlogistiques, et ensuite on pose un vésicatoire, qu'on entretient pendant long-temps (V. *Phthisie tuberculeuse*).

Tantôt il y a des vomiques, des collections emprisonnées de pus, qui s'enflamment de temps en temps, et font alors naître des douleurs. Le traitement antiphlogistique est nécessaire aussi en pareil cas (V. *Vomique*).

Cas dans lesquels les secours sont venus trop tard, et où la vie se trouve en danger. Il n'est pas rare que le médecin soit appelé trop tard (après le septième jour) auprès du malade, ou que, malgré tous ses efforts, un état qui met la vie en danger se développe à cette époque. Des soins bien combinés peuvent encore sauver des sujets qui paraissent perdus sans ressource, mais il faut savoir bien distinguer les différents cas.

1° Le malade éprouve une oppression extrême de poitrine; respiration courte, pénible, bruyante ou stertoreuse, chaude; orthopnée, toux fréquente, brève, mais n'amenant que du sang; tête entreprise, ou délire, état soporeux, face chaude et rouge, pouls vite, parfois aussi plein, mais la plupart du temps petit et faible; urine rouge; la saignée a été omise ou incomplètement appliquée au début. Il y a ici inflammation au plus haut degré; les poumons sont gorgés de sang, qui les obstrue. Une saignée, et elle seule, peut encore sauver la vie du malade, et elle l'a fait quelquefois même au dixième, au douzième jour. Mais il peut aussi se présenter un cas, qui est un des plus embarrassants et des plus cruels de la pratique. Il est possible, en effet, que l'hépatisation des poumons ait fait assez de progrès pour qu'il ne passe plus qu'une très petite quantité de sang à travers ces organes. La saignée n'a plus le pouvoir d'enlever l'inflammation, elle ne fait que soustraire le peu de sang qui reste encore en circulation, et le malade meurt pendant qu'on la pratique, ou peu de temps après. Voilà ce qu'on ne saurait prévoir, et cependant, s'il y a encore moyen de détruire l'inflammation, c'est la saignée seule qui offre une ancre de salut. Ici tout doit être abandonné à la conscience du médecin, et c'est un de ces cas où lui-même doit savoir sacrifier sa réputation à son devoir. Après la saignée, large vésicatoire sur la poitrine, calomelas, avec opium, inspiration des vapeurs d'eau vinaigrée bouillie avec des fleurs de sureau.

2°. Le malade éprouve la même oppression de poitrine, mais tout annonce une faiblesse excessive et un état nerveux;

l'urine est pâle, les extrémités sont froides; le malade a été saigné suffisamment, même trop. Le cas est opposé au précédent : il y a défaut d'activité dans les poumons et commencement de paralysie. Les excitants résolutifs les plus puissants peuvent seuls sauver la vie : un large vésicatoire sur la poitrine, des sinapismes aux mollets, l'inspiration continuelle des vapeurs de fleurs de sureau ou d'arnica, bouillies dans un mélange d'eau et de vinaigre, à l'intérieur le musc, avec l'opium et le calomelas, le kermès minéral, l'ammoniaque, avec une infusion d'arnica. Au besoin, on peut aussi employer un émétique.

3°. Respiration très difficile, anxiété des plus grandes, tête entreprise, même délire, sentiment de faiblesse extrême, allant souvent jusqu'à la syncope; pouls fréquent, mais non inflammatoire; urine jumenteuse; assez fréquemment diarrhée; mais l'anxiété et la difficulté de respirer sont tantôt plus et tantôt moins fortes. En même temps, langue très sale, jaune, brune, noirâtre, couverte d'un enduit pâteux, mauvais goût dans la bouche, nausées, envies de vomir, éructation, souvent aussi une légère teinte jaune autour de la bouche. Ici, l'état est purement gastrique; l'oppression et l'anxiété dépendent de l'irritation consensuelle causée par des saburres dans l'estomac : ou bien les évacuations nécessaires ont été omises dans le principe, ou il s'est produit des saburres gastriques pendant le cours de la maladie. En un mot, le seul moyen de sauver la vie consiste à faire vomir; le mieux est de faire prendre quinze grains d'ipécacuanha à la fois, et d'en donner ensuite cinq grains tous les quarts d'heure, jusqu'à ce que le vomissement survienne.

Traitement consécutif. Le traitement consécutif de la pneumonie exige souvent une grande attention, tant pour éloigner ce qui pourrait encore rester des stases inflammatoires dans les poumons, et prévenir ainsi la formation de tubercules, dont la phthisie tuberculeuse serait la suite, que pour faire cesser l'état de faiblesse dans lequel les poumons ont été plongés par l'inflammation, et empêcher le développement de la phthisie pituiteuse. Deux cas peuvent donc se présenter.

Ou le malade conserve encore de la toux ou de la tussiculation, mais cette toux est sèche, ou accompagnée d'une très faible expectoration. Les meilleurs moyens sont le petit lait, l'eau de Seltz coupée avec du lait, la jusquiame, la digitale à petites doses, et un vésicatoire perpétuel au bras. Ou le malade a des crachats muqueux abondants, qui le soulagent d'abord, mais qui, au lieu de diminuer, vont toujours peu à peu en augmentant, et l'épuisent. Le moyen le plus sûr, et qui agit d'une manière réellement spécifique, est le lichen d'Islande, sous forme de gelée, à la dose de deux ou trois onces par jour. S'il irrite encore trop dans les commencements, on y joint de la douce-amère et de la réglisse.

INFLAMMATION DU COEUR.

(Carditis.)

Diagnostic. Grande anxiété, mais sans que l'inspiration excite la toux; fièvre violente, avec pouls très fréquent, mais mou, petit, inégal, intermittent; syncopes, froid des extrémités; ordinairement aussi pression douloureuse au côté gauche du sternum, à la région du cœur.

Les symptômes ressemblent beaucoup à ceux de la péripneumonie intense, car ils dépendent de la gêne de la circulation du sang, ici dans le cœur, là dans les poumons. Cependant, l'absence de la toux, la respiration plutôt oppressée que courte, et plus suspirieuse, les syncopes, le decubitus horizontal, qui est impossible dans la pneumonie, établissent la différence entre les deux maladies. La cardite portée à un haut degré entraîne toujours une pneumonie à sa suite.

Du reste, cette distinction a peu d'importance pour le traitement, qui est le même absolument que dans la péripneumonie, et qui se dirige d'après les mêmes principes. Ce qu'il importe surtout ici, c'est de pratiquer des saignées copieuses et fréquentes; plus le pouls est petit et intermittent, plus le froid est vif aux extrémités, et plus aussi les émissions sanguines sont nécessaires.

INFLAMMATION DU BAS-VENTRE.

Dans toutes les inflammations abdominales au dedans du péritoine, il y a trois choses à remarquer :

1°. Le pouls est petit, serré, souvent filiforme, et il annonce alors une inflammation au plus haut degré.

2°. La sensibilité de la partie est très fallacieuse; souvent la douleur manque entièrement, ou bien on ne peut l'exciter qu'en exerçant une forte pression sur le ventre.

3°. En conséquence, il peut fort aisément ici y avoir des inflammations occultes.

INFLAMMATION DE L'ESTOMAC.

(Gastritis.)

Diagnostic. Douleur continue, violente, brûlante, lancinante, à la région de l'estomac, qui augmente par l'inspiration, par la pression extérieure, par l'ingestion d'une substance quelconque; ballonnement, tension, gonflement, chaleur, sensibilité douloureuse à l'épigastre, souvent avec pulsation; vomissement de tout ce qui entre dans l'estomac, même de l'eau pure; hoquet, grande anxiété, pouls très petit, filiforme, extrémités froides, violents accidents nerveux et spasmes consensuels, sentiment d'une faiblesse extrême, syncopes, convulsions portées jusqu'au tétanos et à l'opisthotonos, quelquefois même jusqu'à l'hydrophobie.

La marche est extrêmement rapide et la maladie fort dangereuse. Nulle autre inflammation n'attaque autant le système nerveux (à cause des sympathies extraordinaires de l'estomac), et elle peut tuer par cela seul. La mort arrive par gangrène (alors, cessation soudaine de toutes les douleurs, pouls petit, à peine perceptible, intermittent, froid aux extrémités, symptômes qu'il ne faut pas prendre pour ceux d'une amélioration, en cas de laquelle la douleur diminue peu à peu et le pouls devient plus grand), ou par paralysie nerveuse (*apoplexia nervosa*), au milieu de spasmes, ou de syncopes, et des symptômes de la faiblesse parvenue au plus haut point. Mais souvent la maladie dégénère en gastrite chronique, en spasme d'estomac, ou bien elle passe à l'induration, à la suppuration.

La petitesse toujours croissante du pouls est un signe de danger; lorsque le pouls devient de plus en plus grand et large, c'est une preuve d'amélioration.

Les causes particulières sont : une diarrhée bilieuse, une dysenterie, un choléra, un vomissement de sang, arrêtés brusquement ou par des moyens échauffants; des poisons âcres, des vomissements excessifs, des métastases goutteuses sur l'estomac, la suppression des règles et des hémorrhoïdes, une lésion extérieure.

Thérapeutique. Le traitement général de l'inflammation, seulement avec trois particularités. D'abord, plus le pouls est petit, plus il y a nécessité de recourir à la saignée, et plus il la faut abondante. En second lieu, la méthode antiphlogistique se borne ici aux émissions sanguines, générales et locales (surtout aux ventouses scarifiées), et aux moyens externes, car les moyens internes, les sels principalement, sont des poisons, et augmentent l'inflammation, par l'irritation immédiate qu'ils exercent sur la surface dont elle s'est emparée : tout au plus peut-on employer des substances douces et mucilagineuses, des émulsions huileuses (n° 47), un mélange d'eau et de lait, surtout le lait de beurre. En troisième lieu, l'affection nerveuse, qui est générale, et qui peut aisément devenir mortelle, oblige de faire succéder immédiatement aux émissions sanguines des antispasmodiques et des narcotiques, en frictions et en cataplasmes, sur l'épigastre, avec de l'opium, l'onguent mercuriel opiacé, les vésicatoires, les lavements opiacés, et, par-dessus tout, les bains tièdes.

Dans les *empoisonnements* par des substances âcres et corrosives (arsenic, sublimé et autres sels métalliques), on donne le lait en grande quantité, l'huile, et les alcalis propres à décomposer le sel, la potasse, le savon ; dans la gastrite provoquée par une métastase arthritique, un large vésicatoire sur la région de l'estomac fait plus que tous les autres moyens.

Plus fréquemment que la gastrite aiguë, on rencontre l'état inflammatoire chronique de l'estomac, auquel les modernes donnent à tort le nom de *gastrite chronique* (*gastritis chronica*), puisqu'il n'est que le résultat d'une congestion dans ce viscère. Il se manifeste par des douleurs et des spasmes chroniques d'estomac, et réclame le traitement de la cardialgie sanguine (V. *Cardialgie*).

INFLAMMATION DE L'INTESTIN.

(*Enteritis, ileus inflammatorius, colica inflammatoria.*)

Diagnostic. Douleur violente, brûlante ou lancinante, permanente, sur un point du bas-ventre, qui est très sensible aussi au toucher ; bas-ventre ballonné, chaud, douloureux, souvent à tel point qu'il ne supporte pas le moindre attouchement ; constipation opiniâtre ; vomissement, d'abord de mucus et de bile, enfin d'excréments (*ileus*, *miserere*) ; hoquet, anxiété ; soif ardente ; tête ordinairement libre jusqu'à la fin ; pouls petit et serré ; du reste, tous les signes de la fièvre inflammatoire.

La marche est très aiguë. La maladie se termine par résolution complète, par la mort, due à la gangrène (signes : disparition totale et subite de la douleur, qui, peu auparavant, était arrivée à son plus haut terme ; pouls intermittent, imperceptible, évacuation involontaire de matières alvines exhalant une odeur cadavéreuse, symptômes qu'il faut bien se garder, comme dans les gastrites, de prendre pour ceux d'une amélioration), par l'induration (*callositas, scirrhositas intestinorum*), ou par la suppuration, ce qui entraîne, dans le premier cas, un resserrement de ventre habituel, et dans l'autre, une phthisie intestinale. Cependant on possède quelques rares exemples de cas dans lesquels la nature est parvenue, après la gangrène, à se débarrasser des parties mortifiées, à réunir les autres, et à sauver la vie du malade.

Ici également l'accroissement de l'inflammation et le danger sont annoncés par le pouls, qui devient de plus en plus petit.

Outre les causes générales, cette inflammation en reconnaît de particulières, notamment le refroidissement des pieds et du ventre, la suppression des règles et des hémorroïdes, les couches, les purgatifs drastiques, les vers, des métastases.

La cause prochaine de la constipation et du vomissement stercoral n'est pas tant l'obstacle mécanique apporté par le gonflement, que le mouvement antipéristaltique déterminé par l'irritation inflammatoire, et qui peut persister, même après la cessation de l'inflammation, par le seul fait de l'irritation nerveuse (spasme), dont les parties continuent encore d'être le siége.

Thérapeutique. Le traitement est le même que dans la gastrite. Emissions sanguines, générales et locales; ici également la saignée est d'autant plus urgente que le pouls est plus petit, et il faut la répéter jusqu'à ce qu'il devienne plus plein et plus large. A l'intérieur, une émulsion huileuse, avec de la jusquiame, ou de l'huile de lin fraîche, cuillerée à cuillerée, du lait de beurre, des cataplasmes émollients, narcotiques, des frictions antispasmodiques et mercurielles, des ventouses, un vésicatoire sur le ventre, toutes les six heures un lavement mucilagineux et huileux. Point de purgatifs, ni de sels, tant que l'inflammation est encore violente : ils ne font qu'exaspérer cette dernière, et ne provoquent point de selles. La cessation de l'inflammation rétablit le cours du ventre. Avant tout, quand on a tiré convenablement du sang, on prescrit un bain tiède, qui souvent est le meilleur moyen d'apaiser le spasme, et qui peut ici sauver la vie du malade. En général, pour combattre le spasme qui survit fréquemment à l'inflammation, et qui entretient la constipation, le vomissement, la douleur, on emploie l'opium, une émulsion huileuse, avec trois grains d'extrait aqueux d'opium, ou l'opium, avec le calomelas, et aussi des lavements opiacés. Ce n'est qu'ensuite qu'on peut recourir aux purgatifs, parmi lesquels le plus convenable est l'huile de ricin, dont on fait prendre une cuillerée à bouche toutes les deux heures, qu'on administre aussi en lavements, et à défaut de laquelle on employe un mélange d'une goutte d'huile de *Croton tiglium* avec deux onces d'huile d'œillette. Si la constipation persiste encore, on met en usage les lavements de vinaigre, ceux d'eau froide, et les fomentations froides sur le ventre (V. *Ileus*).

Il est essentiel d'avoir égard à la cause éloignée, et avant tout de s'assurer s'il n'existerait pas une hernie étranglée. On commence donc, chez tous les malades, par examiner les divers points du bas-ventre où il peut survenir des hernies de ce genre, et s'il y en a une, le traitement consiste uniquement dans celui qu'elle réclame. Les vers méritent également attention.

Après la maladie, on veille à ce que le corps soit tenu chaudement; le malade prend des vêtements de flanelle, il évite les substances et boissons venteuses, difficiles à digérer, échauffantes.

INFLAMMATION DU FOIE.

(*Hepatitis.*)

Diagnostic. Il varie suivant le siége de l'inflammation. Lorsque celle-ci occupe de préférence la surface et le côté convexe du foie, on remarque les phénomènes suivants : douleur dans l'hypocondre droit, tantôt lancinante, tantôt brûlante, quelquefois aussi vive que dans la pleurésie, s'étendant jusqu'au sternum et à l'épaule du côté droit, occupant même parfois la jambe droite, et devenant plus forte pendant l'inspiration; toux, fréquemment aussi des vomissements, impossibilité de se coucher sur le côté droit.

Si l'inflammation envahit surtout le côté concave du foie, ou la substance intérieure de cet organe, le malade éprouve plutôt de la pesanteur que de la douleur, mais le système biliaire est plus affecté, il y a teint jaunâtre des yeux et de la face, quelquefois jaunisse complète, goût amer dans la bouche, urine safranée, vomissement, hoquet; le décubitus sur le côté gauche est impossible, et celui sur le côté droit procure du soulagement.

Dans les deux cas, en examinant l'hypocondre droit, on le trouve gonflé, douloureux à la pression et chaud.

Les signes généraux de la fièvre inflammatoire accompagnent ces symptômes locaux.

Il est facile de confondre la première espèce d'hépatite avec la pleurésie, car les phénomènes sont exactement semblables dans beaucoup de cas; mais cette méprise n'entraînerait aucun inconvénient, le traitement étant le même.

L'inflammation du foie a, comme l'organe lui-même, un caractère chronique, et elle est très sujette aussi à passer au mode chronique. Fort souvent elle envahit le poumon, et se complique d'une pneumonie.

Elle se termine par la résolution complète (avec des crises générales et locales, notamment le saignement du nez, le flux hémorroïdal, des métastases érysipélateuses vers les parties extérieures, la diarrhée), par le passage à l'inflammation chronique, par adhérence, induration et autres désorganisations, auxquelles le foie est fort enclin; par suppuration, dont la suite est une *phthisie hépatique* (*phthisis hepatica*). Le pus, tantôt forme une vomique interne, qui peut détruire la substance entière du foie, ou se frayer une voie soit au dehors, et produit alors des abcès hépatiques, soit dans les poumons, et donne lieu à des crachats purulents (*phthisis hepatico-pulmonalis*), soit enfin dans le canal intestinal, et détermine ainsi une diarrhée purulente, quelquefois suivie d'un rétablissement complet. Enfin, la maladie peut se terminer par gangrène.

Les causes, outre celles de l'inflammation en général, sont des calculs biliaires, une violente colère, surtout associée à l'usage de boissons échauffantes, des vomitifs trop énergiques, des lésions extérieures, une commotion cérébrale, une suppression subite de la diarrhée ou de la dysenterie, une congestion hémorroïdale. Les chaleurs de l'été et un climat chaud sont les circonstances qui prédisposent le plus à l'hépatite.

Thérapeutique. Le traitement est le même que dans la pleurésie. Saignées générales et locales (on a soin surtout ici de chercher à provoquer une dérivation vers les vaisseaux hémorroïdaires, qui communiquent directement avec le foie, en appliquant des sangsues à l'anus); sels antiphlogistiques, purgatifs acidules (tamarin), pour favoriser l'excrétion biliaire, petit lait préparé avec la crême de tartre ou le tamarin, lavements, qui agissent en même temps comme fomentations internes du foie, et quand ces moyens ne suffisent pas, emploi à l'intérieur et à l'extérieur du mercure qui convient d'une manière toute spéciale dans les inflammations du foie, surtout lorsqu'elles ont un caractère chronique.

L'*hépatite chronique* se rencontre fréquemment, soit comme suite de l'inflammation aiguë, soit comme conséquence de vices organiques locaux. Ses signes sont : douleur continue ou périodique à la région du foie, gonflement de cette région, soif, pesanteurs d'estomac, urine rouge, de temps en temps des mouvements fébriles, teint jaunâtre. Le traitement consiste dans le calomelas, l'onguent mercuriel, les carbonates de soude et de potasse (les eaux minérales alcalines, celles de Fachingen et de Kreuzbrunnen), le petit lait, les extraits de chiendent, de pissenlit et de chélidoine, ou les sucs frais de ces plantes, la ciguë, la digitale, les bains tièdes, savoneux et alcalins, l'application prolongée d'un emplâtre de savon ou de galbanum, et de temps en temps des sangsues, aussitôt que la douleur devient plus forte.

INFLAMMATION DE LA RATE.

(*Splenitis.*)

Diagnostic. Douleurs gravatives, pongitives, à la région de la rate, qui est gonflée et douloureuse à la pression ; à un haut degré de la maladie, symptômes consensuels du côté de l'estomac, et surtout, dans beaucoup de cas, vomissement de sang.

Les causes et le traitement sont les mêmes que pour l'hépatite.

INFLAMMATION DU DIAPHRAGME.

(*Diaphragmitis.*)

Diagnostic. Douleur sur un point en dedans du rebord des fausses côtes, qui augmente lorsqu'on appuie les doigts sur cette région, comme aussi quand le malade inspire ou s'étend, de manière qu'il n'éprouve de soulagement qu'autant qu'il se tient ployé en deux. En même temps, toux, et si l'inflammation occupe une grande surface, hoquet : si elle est plus étendue encore, la douleur se fait sentir aussi dans le dos, et peut même devenir effroyable. Le pouls est vite, petit, et parfois intermittent. En général, la maladie a beaucoup d'analogie avec la pleurésie, et on la confond souvent avec elle. Le rire sardonique s'y joint quelquefois, quand elle est portée à un haut degré.

Les causes sont les mêmes que dans la pneumonie.

Thérapeutique. Le traitement ne diffère pas non plus. La saignée et les sangsues sont les principaux moyens. On retire beaucoup d'utilité de lavements fréquents.

Les frictions, les cataplasmes narcotiques, les irritations cutanées, les ventouses, la jusquiame, l'eau de laurier cerise, et en dernier lieu le musc, sont ce qu'il y a de mieux contre le hoquet.

INFLAMMATION DU MÉSENTÈRE.

(*Mesenteritis.*)

Diagnostic. Douleur profonde, sourde, gravative, dans le bas-ventre, qui est distendu et douloureux à la pression; ordinairement constipation, et quelquefois aussi ischurie; fièvre, comme dans toutes les inflammations.

La maladie est plus souvent chronique qu'aiguë, et plus commune chez les enfants que chez les adultes; on l'observe surtout chez ceux qui sont atteints de scrofules ou d'indurations dans le mésentère.

Le traitement est le même que dans la péritonite.

INFLAMMATION DU PANCRÉAS.

(*Pancreatitis.*)

Diagnostic. Symptômes analogues dans la région située entre le creux de l'estomac et l'ombilic, accompagnés de vomissements.

Même traitement.

INFLAMMATION DU PÉRITOINE.

(*Peritonitis.*)

Diagnostic. Gonflement et tension douloureuse du bas-ventre, qui est tellement sensible au toucher que le malade ne peut rien souffrir dessus, dans le cas d'inflammation intense. Fréquemment il s'y joint la constipation ou l'ischurie, ce qui tient à l'extension de la phlegmasie. A un haut degré, on voit souvent paraître tous les symptômes de l'entérite, vomissement, etc. Lorsque la résolution n'a pas lieu, il peut survenir des indurations ou des suppurations, qui produisent un abcès extérieur.

Outre les causes générales, la maladie en reconnaît de particulières, lésions extérieures, grossesse, couches, métastases, refroidissement du bas-ventre.

Thérapeutique. Le traitement est celui de l'inflammation en général ; il consiste surtout dans les sangsues, les frictions mercurielles, les fomentations, les bains tièdes.

Péritonite puerpérale (*Peritonitis exsudatoria puerperalis*), V. *Maladies des femmes.*

INFLAMMATION DE L'ÉPIPLOON.

(*Omentitis.*)

Diagnostic. Les mêmes symptômes que dans la péritonite, seulement plus bornés à la région épigastrique, et accompagnés de vomissements.

La maladie est plus souvent chronique qu'aiguë.

Même traitement.

INFLAMMATION DU REIN.

(*Nephritis.*)

Diagnostic. Douleur brûlante, pongitive, gravative, à la région rénale, qui descend jusqu'à la vessie, en suivant le trajet de l'uretère ; douleur en urinant, strangurie, ou même ischurie (qui n'a cependant lieu que dans le cas fort rare d'inflammation simultanée des deux reins) ; urine rouge et chaude ; testicule du même côté rétracté vers l'anneau, douloureux, tuméfié ; souvent la jambe entière engourdie et spasmodiquement affectée ; vomissements, coliques, ténesme ; le décubitus sur le côté malade et sur le dos augmente les douleurs, comme aussi la station et la marche.

La maladie se termine par résolution, par induration (le rein est sujet aux désorganisations les plus variées), ou par suppuration (*phthisis renalis*). Dans ce dernier cas, tantôt le pus s'écoule avec l'urine, ce qui peut amener une guérison complète, tantôt il se fraye une issue au dehors (*abcès rénal*), ou au dedans, et s'épanche dans le canal intestinal.

Les causes sont : des calculs rénaux (surtout lorsque le malade s'expose à de fortes commotions, ou qu'il commet des excès de boissons), l'équitation, les cahots d'une voiture mal suspendue, des chutes et des coups sur le dos, le décubitus prolongé sur le dos, de violents efforts pour soulever un lourd fardeau, une congestion hémorroïdale, des diurétiques âcres, par exemple, les cantharides.

Thérapeutique. Le traitement est celui de l'inflammation, comme dans les cas précédents, en remarquant, toutefois, qu'il faut éviter ici l'emplâtre des cantharides et le nitre. Les oléagineux, les boissons mucilagineuses, les purgations douces par la manne et le tamarin, des lavements émollients fréquents, des cataplasmes, et, par-dessus tout, un bain tiède, après des émissions sanguines suffisantes, produisent d'excellents effets; si les accidents persistent, on donne le calomelas, avec l'opium.

Quand le rein demeure en proie à une affection inflammatoire chronique, à une induration, il faut insister sur les moyens propres à amener doucement la résolution, les dissolutions d'extraits, avec la terre foliée de tartre ou carbonate de soude, les bains tièdes, de temps en temps des sangsues. S'il y a des indices de suppuration, on emploie surtout l'eau de Selters, l'eau de Spa, coupée avec du lait.

INFLAMMATION DE LA VESSIE.

(*Cystitis*.)

Diagnostic. Douleur brûlante à l'hypogastre, avec tuméfaction, tension et douleur en appuyant sur cette région, urine chaude et rouge, strangurie, dysurie, ischurie, même ténesme et constipation, fièvre, avec dureté du pouls. A un haut degré, des symptômes consensuels, vomissements, hoquet.

La maladie se termine par résolution, avec des urines épaisses; par suppuration, le pus s'échappant avec l'urine, ou produisant des abcès, et enfin des fistules urinaires au périnée, au scrotum, au rectum; par induration, qui, peu à peu, et sous l'influence d'inflammations répétées, peut amener les parois vésicales à une épaisseur de près d'un pouce, et qui cause de continuelles douleurs vésicales ou difficultés d'uriner; enfin par gangrène.

Outre les causes générales, la cystite en a de particulières: lésions extérieures, congestion hémorroïdale, métastase rhumatismale, arthritique, syphilitique, calculs vésicaux, grossesse, parturition, couches, suppression des règles.

Thérapeutique. Le traitement est celui de la néphrite. Quand il y a ischurie, on se garde bien d'user de violence pour introduire la sonde, tant que l'application de ce moyen est douloureuse et difficile ; mais on emploie d'abord les émissions sanguines, le calomelas, avec l'opium, les bains tièdes, les lavements, les frictions et cataplasmes émollients, afin d'apaiser l'inflammation et le spasme, après quoi seulement, si le besoin s'en fait sentir, on introduit une sonde flexible, qu'on laisse en place aussi long-temps que les circonstances l'exigent.

INFLAMMATION DE LA MATRICE.

(*Metritis.*)

Diagnostic. Douleur, avec gonflement et tension à la région de la matrice, qui est douloureuse au toucher, chaleur et douleur dans le vagin et quand on touche au museau de tanche, douleur en urinant et en allant à la selle, strangurie, ischurie, ténesme, constipation à un haut degré ; des symptômes consensuels, comme dans la cystite.

La maladie se termine par résolution (souvent avec hémorrhagie), par suppuration (avec écoulement de pus au dehors), par induration ou par gangrène.

Les causes sont des accouchements laborieux, des violences exercées pendant la parturition, une suppression soudaine des règles ou des lochies, le renversement de la matrice, des pessaires mal appliqués, la rétention du délivre, la suppression malencontreuse d'hémorrhagies utérines par des fomentations froides ou des irritants échauffants, l'usage des moyens échauffants pour provoquer l'avortement.

Le traitement est celui de la cystite : de plus, des injections émollientes dans le vagin.

INFLAMMATION DE L'OVAIRE.

(*Oophoritis.*)

Diagnostic. Douleur dans la région inguinale droite ou gauche, qui, en cas d'inflammation intense, s'accompagne d'un gonflement circonscrit, perceptible au toucher et douloureux à la pression, souvent avec affection consensuelle des parties voisines et mouvements fébriles. Lorsque l'inflammation est légère, commençante ou chronique, le diagnostic présente plus de difficultés, et cependant il importe beaucoup de reconnaître la maladie, parce qu'elle peut devenir la source d'un grand nombre de désorganisations et de dégénérescences diverses de l'ovaire, qu'on ne prévient qu'en la combattant elle-même de très bonne heure. En pareil cas, le seul signe est une douleur à la région inguinale, souvent insignifiante quand la femme demeure couchée tranquillement, mais sensible quand on appuye avec force sur la partie, moins prononcée pendant la station, sans gonflement, et accompagnée d'un sentiment de chaleur dans le vagin, parfois aussi d'ardeur d'urine ou de douleur dans la cuisse du même côté.

Pathogénie. La maladie est provoquée par la grossesse, surtout par celle qui commence, plus fréquemment par les couches, et, chez les femmes non mariées, par des congestions dans les ovaires, qui dépendent la plupart du temps de désirs excités, mais non satisfaits, soit par l'onanisme physique ou moral, soit par un coït incomplet.

Thérapeutique. Le traitement est celui de l'inflammation; il consiste principalement en des applications de sangsues; cependant on saigne aussi, quand l'indication se présente; on emploie également les purgatifs rafraîchissants, le calomelas, les frictions avec le liniment volatil et l'onguent mercuriel.

INFLAMMATION DU PSOAS.

(*Psoïtis.*)

Diagnostic. Douleur à la région lombaire, s'étendant vers le dos, la hanche et la cuisse; le malade ne peut alonger ou fléchir la cuisse sans souffrir; la douleur augmente lorsqu'il veut se retourner ou se soulever dans le lit; il ne peut marcher qu'en boitant et le corps ployé en deux. Il est rare qu'on aperçoive à l'extérieur un gonflement qui suive la direction du muscle psoas et se prononce à la région inguinale.

Cette maladie a beaucoup de ressemblance avec la néphrite, dont on la distingue par l'absence des difficultés d'uriner et de la constipation. Elle se présente plus fréquemment à l'état chronique qu'à l'état aigu.

Elle n'est point mortelle, mais elle entraîne des suites fort graves; car fréquemment (souvent sans qu'on s'en aperçoive) elle passe à la suppuration, et le pus, faisant irruption soudaine dans la cavité abdominale, occasione la mort, ou, ce qui est plus commun, il fuse par le bas, produit la *phthisie lombaire*, les *abcès lombaires*, et arrive au dehors dans des points fort éloignés, à l'aine, à l'anus, au périnée, à la cuisse, au-dessus du genou. Il n'est pas rare non plus que les vertèbres ou l'articulation coxo-fémorale souffrent et soient frappées de carie.

Les causes, outre celles qu'on appelle générales, sont de grands efforts pour soulever ou porter des fardeaux, des coups et des chutes sur le dos et le siége, le rhumatisme, les hémorroïdes.

Thérapeutique. Le traitement est le même que dans la péritonite ; il se compose surtout des sangsues, des bains tièdes, des vésicatoires, du mercure à l'intérieur et à l'extérieur.

INFLAMMATION DE L'OEIL.

(*Ophthalmitis.*)

Diagnostic. Rougeur, chaleur et douleur de l'œil, à des degrés divers, avec diminution (*ophthalmitis sicca*) ou augmentation (*ophthalmitis humida*) de la sécrétion des larmes et des autres humeurs oculaires ; à un degré plus intense, mal de tête, fièvre.

Cette maladie reconnaît pour cause tout ce qui peut irriter vivement l'œil, tant à l'extérieur qu'à l'intérieur, et, sous ce dernier rapport, principalement les congestions sanguines, le catarrhe, le rhumatisme, des irritations gastriques consensuelles, des principes morbifiques spécifiques.

Thérapeutique. Le traitement varie suivant les causes et le caractère de la maladie.

Dans l'inflammation aiguë et intense, il importe d'amener le plus promptement possible la résolution, afin de prévenir les suites fâcheuses, la suppuration, la perte de transparence et les autres modes de destruction d'un organe si délicat. Les moyens les plus efficaces pour arriver à ce résultat sont la saignée, les sangsues, le calomelas à hautes doses (trois à six grains toutes les quatre heures), et les fomentations fraîches sur l'œil, avec de l'eau contenant une petite quantité d'extrait de saturne.

C'est dans l'ophthalmie chronique surtout que la cause et le caractère de l'inflammation influent sur le traitement. Les moyens généraux sont les plus importants ; quant aux locaux, il faut remarquer que l'inflammation sèche supporte mieux les collyres liquides, et que l'ophthalmie humide admet seulement les pommades, parmi lesquelles celle avec le précipité rouge mérite la préférence sur toutes les autres.

Pour ce qui concerne les détails du traitement, je recommande d'étudier les traités d'ophthalmologie, cette partie de la médecine s'étant élevée au rang d'une science spéciale entre les mains des modernes.

INFLAMMATION DE L'OREILLE.

(*Otitis.*)

Diagnostic. Douleur violente, souvent intolérable, dans l'oreille, avec chaleur, même sensibilité du conduit auditif, et irritation fébrile. La douleur est sujette à envahir toute la tête, et quand elle est poussée très loin, elle détermine parfois le délire. L'inflammation du cerveau peut en résulter. Lorsque la résolution n'est pas complète, il survient de la suppuration, ou une otorrhée, qui cependant peut aussi être critique.

La cause la plus fréquente est rhumatismale : néanmoins toute otalgie peut s'élever jusqu'au degré qui constitue l'otite.

Thérapeutique. Le traitement antiphlogistique doit être appliqué promptement et avec énergie. Des sangsues aux oreilles, et même la saignée générale, chez les personnes pléthoriques, sont les principaux moyens; on y joint un régime antiphlogistique et des purgatifs rafraîchissants.

ÉRYSIPÈLE.

(*Erysipelas.*)

Diagnostic. Rougeur superficielle luisante, qui s'efface sous la pression du doigt, et reparaît ensuite.

La maladie a un caractère très mobile, de manière qu'elle passe aisément d'un point à un autre. Quelquefois il survient des ampoules sur la rougeur (*erysipelas bullosum*).

L'inflammation a pour siége l'épiderme; mais, parvenue à un haut degré, elle attaque aussi les tissus situés plus profondément (*erysipelas phlegmonodes*).

Ordinairement il existe, avant et pendant l'éruption, une fièvre légère, qui se fait remarquer par la propension du malade au sommeil; mais parfois aussi cette fièvre est violente; elle peut, accompagnée d'un état soporeux, précéder de quelques jours l'apparition de l'érysipèle, et même persister après que cette phlegmasie s'est développée. La maladie est plus grave alors ; elle ne se termine point avant le septième ou le neuvième jour. Constamment, l'érysipèle est accompagné de symptômes gastriques et particulièrement bilieux.

La terminaison a lieu par résolution ; par induration, qui peut laisser à sa suite des callosités très longues à se dissiper ; par suppuration, qui peut s'étendre à une grande profondeur dans le tissu cellulaire, et amener après elle des ulcères fistuleux ; enfin par gangrène.

La maladie est ordinairement légère et sans danger. Cependant elle peut aussi compromettre la vie, soit en raison de son siége (l'érysipèle à la face se communique aisément au cerveau), ou de son caractère (quand elle est putride), soit parce qu'elle se répercute sur des organes nobles.

Il faut bien distinguer du véritable érysipèle le faux (*pseudo-erysipelas*), qui n'est qu'un épiphénomène de plaies ou autres lésions extérieures : cependant on ne doit pas non plus perdre de vue qu'un véritable érysipèle peut être déterminé, par l'irritation que produit une lésion extérieure, à se jeter sur la partie que cette dernière occupe.

Les causes les plus fréquentes sont des affections morales, dont l'écho retentit sur le système biliaire, comme le dépit, la colère, la frayeur ; les refroidissements, les blessures, les idiosyncrasies à l'égard de certaines substances alimentaires ; ainsi les écrevisses, les moules, provoquent l'érysipèle chez certaines personnes. Il faut tenir compte ici de la prédisposition, qui joue un grand rôle : les sujets dont la peau est blanche et fine, le corps chargé d'embonpoint, le tempérament bilieux, le foie très irritable ou malade, sont les plus exposés à l'érysipèle. Ces diverses particularités deviennent souvent la source d'un érysipèle *habituel*, affection fort désagréable, en ce que la moindre cause suffit pour la déterminer. L'érysipèle se manifeste fréquemment aussi à l'époque de la ménopause, comme suppléant des règles.

Thérapeutique. Le traitement varie en raison du degré, de l'intensité et du caractère de la fièvre. Les évacuations gastriques sont toujours le principal moyen ; on les détermine, suivant les indications, à l'aide soit des vomitifs, soit des purgatifs, principalement du tamarin et de la crème de tartre, comme propre à corriger la bile. Dans les cas légers, ces moyens, aidés de diaphorétiques légers, d'un régime antiphlogistique et du soin d'éviter toute cause de refroidissement, suffisent pour amener la guérison. On couvre peu la partie, afin de ne pas la tenir trop chaudement; pour y diminuer les douleurs, on la saupoudre de farine de fèves ou de graine de lin, avec de la poudre de fleurs de sureau, mais sans plomb ni camphre, qu'il faut soigneusement éviter, ainsi que le froid et les fomentations froides. A la vérité, ces derniers moyens dissipent promptement l'érysipèle, mais ils peuvent donner lieu aux métastases les plus dangereuses sur des parties internes. Le faux érysipèle, qui se joint, comme symptôme, à des plaies, à des ulcères et à d'autres lésions extérieures, est le seul dans lequel on puisse recourir à des fomentations avec l'eau mêlée d'extrait de saturne. Les cataplasmes chauds ne conviennent pas non plus, parce qu'ils sont susceptibles de répercuter l'érysipèle, ou de le faire passer à la suppuration.

Dans les cas d'érysipèle intense, avec fièvre et inflammation violentes, les émissions sanguines deviennent nécessaires lorsque la maladie a un caractère inflammatoire et que le sujet est jeune et pléthorique. Cependant, il n'en faut user qu'avec circonspection, attendu qu'elles pourraient entraîner la répercussion de l'érysipèle. En général, d'ailleurs, on se borne aux sangsues; la saignée générale n'est de mise qu'à la dernière extrémité, quand il y a évidemment pléthore et complication inflammatoire, ou lorsque des parties nobles, l'œil, le cerveau, se trouvent intéressées. Dans cette maladie, les évacuants font toujours plus que les émissions sanguines. On doit surtout consacrer une attention sérieuse à l'érysipèle de la face qui, fort souvent, s'accompagne de violentes affections cérébrales, d'état soporeux, de délire; de même, ce n'est pas tant sur les émissions sanguines qu'on doit compter, que sur les évacuations gastriques, notamment sur les vomitifs; ces moyens font cesser promptement et sûrement le délire et favorisent la crise.

L'*érysipèle pustuleux* (*erysipelas bullosum s. pustulosum*) doit être traité, en tous points, d'après les mêmes principes. Il ne faut pas fendre les ampoules; on se contente d'y pratiquer une piqûre, afin que la sérosité qu'elles renferment s'écoule peu à peu, et que l'épiderme reste en place; car autrement il pourrait survenir des suppurations douloureuses et fâcheuses. Cependant, s'il arrivait que l'épiderme des vésicules fût enlevé, on enduirait la plaie de crême, pour calmer l'ardeur et faciliter la guérison, ou, dans les cas opiniâtres, on aurait recours à l'eau de chaux battue avec parties égales d'huile d'œillette ou de lin. Il faut éviter les préparations de plomb, qui exposeraient à des métastases dangereuses.

S'il se manifeste, dans l'érysipèle, une tendance à la putridité et à la gangrène, ce qu'on reconnaît à la rougeur livide, ou à des taches brunes, ou au caractère, soit nerveux, soit putride, il faut recourir au traitement de la fièvre putride; les fortifiants, les antiseptiques, le quinquina avec le sel ammoniac à l'extérieur, le scordium, l'arnica, le vin, les acides.

Rétrocession de l'érysipèle. Une suppression brusque de l'érysipèle par le froid, des préparations de plomb, etc., peut amener des affections inflammatoires internes d'une violence extrême et même mortelles. Ici rien n'est plus urgent que de chercher à rappeler l'érysipèle, ou du moins à le compenser. Dans les cas légers, on applique un sinapisme sur le point qu'il occupait, et l'on donne à l'intérieur l'esprit de Mindererus, le camphre, avec le nitre. Dans les cas d'inflammation violente d'organes internes, une saignée, un vésicatoire ou des sinapismes sur le siége primitif; à l'intérieur, le nitre, avec le camphre.

Convalescence. L'érysipèle exige encore des soins assidus après sa guérison, parce qu'il est fort sujet à laisser, dans les parties qui en ont été atteintes, ou du gonflement, ou de l'induration, ou une disposition aux récidives. Le malade doit donc continuer le régime diaphorétique, et tenir la partie chaudement, ou la couvrir de sachets d'herbes discussives, jusqu'à ce que toute trace d'œdème ait disparu.

Erysipèle chronique habituel. Il se rattache tantôt à la débilité de la peau, ou à la dépravation de la sécrétion cutanée, tantôt à des causes éloignées, des lésions du foie et de la sécrétion biliaire (âcreté de la bile), des dérangements de la menstruation, des dyscrasies spéciales, particulièrement arthritique, psorique, syphilitique. Le traitement exige donc, d'un côté, qu'on fortifie la peau par des bains, des lotions froides et des frictions, de l'autre, qu'on dissipe les embarras intestinaux par des délayants, des évacuants, des fortifiants, qu'on régularise la menstruation, qu'on détruise les diverses dyscrasies, qu'on ait recours à des dérivatifs, parmi lesquels les plus efficaces consistent à faire tous les mois boire de l'eau de Sedlitz pendant une huitaine de jours, à poser des ventouses tous les deux mois, à établir des cautères.

Diagnostic. Petites pustules rouges, brûlantes et prurileuses, semées, au-dessous des fausses côtes, sur une étendue plus ou moins considérable, formant souvent une ceinture complète autour du corps, et séparées de la peau saine par une ligne de démarcation bien tranchée. Maladie quelquefois aiguë, et accompagnée de fièvre, plus fréquemment chronique, et alors montrant souvent beaucoup d'opiniâtreté.

Le zona tient le milieu, quant à sa nature, entre l'érysipèle et les dartres. Il naît souvent des mêmes causes que l'érysipèle; mais, dans la plupart des cas, il a une source plus profonde, et se rallie à des dyscrasies générales.

Thérapeutique. Le traitement est, ou celui de l'érysipèle, ou celui des dartres, quand la maladie affecte le mode chronique. On doit surtout recommander ici, intérieurement, l'éthiops minéral, à la dose d'un demi-scrupule ou d'un scrupule par jour, avec la résine de gayac, et extérieurement la dissolution de sublimé; dans les cas opiniâtres, une faible dissolution de pierre infernale.

QUATRIEME CLASSE.

Rheumatoses.

Je désigne sous ce nom toute affection dont l'essence consiste en ce qu'elle est produite et entretenue par la suppression ou le trouble de la fonction cutanée, par une âcreté séreuse qu'engendre le défaut d'activité de cette sécrétion (*perspirabile retentum*).

Elle se présente sous deux formes principales, celles de *rhumatisme* et de *catarrhe*. La première est l'affection rhumatismale dans les muscles, les ligaments, les aponévroses; la seconde est cette même affection dans les membranes muqueuses, surtout des bronches, de la trachée-artère et du nez.

L'une et l'autre ont la même source, et sont de même nature; elles peuvent toutes deux se transformer l'une dans l'autre, et la différence entr'elles dépend uniquement du siége qu'elles occupent.

Pathogénie. La cause prochaine est une irritation locale, déterminée par les réactions qu'entraîne le défaut d'action de la peau, et l'âcreté séreuse qui résulte de cette inertie de l'organe cutané. L'affection rhumatismale a donc toujours un caractère matériel séreux, indépendamment de son caractère dynamique. La preuve en est qu'elle se manifeste constamment après la suppression de la sécrétion cutanée, qu'elle ne guérit qu'à la faveur d'une sécrétion séreuse, soit générale (transpiration), soit locale (sueur locale, sécrétion séreuse provoquée par un épispastique), que le moindre refroidissement l'exaspère, et qu'ordinairement elle s'accompagne d'un accroissement de l'exsudation séreuse dans le tissu cellulaire.

Thérapeutique. Toute affection rhumatismale présente deux indications à remplir. D'abord, rétablir la fonction de la peau, les crises cutanées, tant généralement que localement, et, à leur défaut, les remplacer par une évacuation séreuse artificielle (vésicatoire). En second lieu, rechercher quel est le caractère dynamique concomitant, et qui, loin d'être toujours inflammatoire, a parfois une nature entièrement opposée.

RHUMATISME.

(*Rheumatismus*, *rheumatalgia.*)

Diagnostic. Douleur dans une partie musculeuse, membraneuse, aponévrotique, avec gonflement du tissu cellulaire environnant, légère rougeur et chaleur, à la suite d'un refroidissement.

Telle est la forme fondamentale du rhumatisme; mais les modifications sont en grand nombre.

1°. L'affection locale n'est pas toujours accompagnée de rougeur et de chaleur : d'où la division en *rhumatisme froid* (*rheumatismus frigidus*) et *rhumatisme chaud* (*rheumatismus calidus*).

2°. Elle n'est pas toujours accompagnée de douleur; elle peut agir de suite comme cause paralysante sur les nerfs, et abolir le sentiment et le mouvement; par exemple, *surdité*, *amaurose*, *paralysie rhumatismales.*

3°. Elle n'a pas toujours son siége dans une partie externe, et peut également affecter tous les organes internes. Quoique ordinairement ce dernier effet n'ait lieu que d'une manière secondaire et par métastase, cependant l'affection est susceptible aussi de se jeter dès le principe sur une partie intérieure. C'est de cette manière que le rhumatisme peut représenter et produire les maladies internes les plus violentes et les plus variées, tant aiguës que chroniques, par exemple la pleurésie, l'entérite, la cardialgie, les maladies nerveuses. Un excellent moyen de reconnaître le rhumatisme en général, mais surtout le caractère rhumatismal d'une maladie, dans les formes larvées et les métamorphoses du rhumatisme, nous est fourni par son intime connexion avec les vicissitudes atmosphériques, par la nature en quelque sorte barométrique du malade, le moindre changement de temps déterminant de suite une aggravation du mal.

Le rhumatisme demeure fixé à la même place (*rheumatismus fixus*), ou il erre d'un point à un autre (*rheumatismus vagus*).

Il est accompagné de fièvre (*rheumatismus acutus*), ou sans fièvre (*rheumatismus chronicus*). Dans le premier cas, sa durée est déterminée; dans l'autre, elle n'a rien de fixe, la maladie pouvant persister très long-temps, même pendant la vie entière.

Le rhumatisme et la goutte ont beaucoup d'analogie l'un avec l'autre dans leurs phénomènes; on peut aisément les confondre ensemble, et cependant ce sont des maladies fort différentes sous le point de vue de leur caractère fondamental.

Voici quels sont les principaux signes à l'aide desquels on parvient à les distinguer. Le rhumatisme attaque de préférence les parties musculeuses et membraneuses : la goutte se jette sur les articulations. Le rhumatisme n'est point essentiellement lié à des désordres de la digestion, et même il s'accompagne ordinairement d'un très bon appétit : la goutte coïncide toujours avec des dérangements de l'appareil digestif, ou y succède de près. La goutte donne, dans l'urine et autres sécrétions, des signes d'une dyscrasie particulière, parmi lesquels on distingue surtout les concrétions tophacées autour des articulations, et les sédiments calcaires dans l'urine; le rhumatisme n'offre rien de semblable. Le rhumatisme se développe après un refroidissement, une impression extérieure, il se produit du dehors au dedans; la goutte survient à la suite et par l'effet d'altérations de la digestion et de la chylification, elle pousse du dedans au dehors, elle apparaît comme dépôt critique à l'extérieur d'un principe morbifique particulier engendré à l'intérieur.

Mais il n'est pas rare que le rhumatisme revête une forme arthritique (*rheumatismus arthriticus*), et *vice versa*.

Plusieurs autres maladies peuvent également prendre les apparences d'une affection rhumatismale : telles sont, par exemple, la syphilis, le scorbut, la dyscrasie psorique, cancéreuse. Nous devons donc distinguer le *rhumatisme vrai* (*rheumatismus verus*), qui résulte toujours d'un refroidissement, et le *rhumatisme faux* (*rheumatismus spurius*), distinction fort importante pour le traitement.

Les effets et les suites du rhumatisme sont une exsudation séreuse dans le tissu cellulaire voisin, l'induration, l'ankylose, très rarement la suppuration, la paralysie, des exanthèmes, des blennorrhées, et, par métastase, presque toutes les formes de maladies, notamment des affections nerveuses, l'hypocondrie, enfin, en dernier lieu, quand il a duré long-temps, une dyscrasie et une cachexie particulières.

Les crises ont lieu par des sueurs et des urines, par des exanthèmes, et quelquefois aussi par la salivation.

Pathogénie. La cause prochaine du rhumatisme est une irritation antagonistique provoquée par la suppression de la perspiration cutanée, de sorte qu'il a deux caractères, l'un dynamique (irritation, destruction de l'équilibre), l'autre matériel (principe morbifique spécial, matière de la transpiration retenue, séreuse, âcre, *matière rhumatismale*). Qu'on remarque bien qu'il ne s'agit point uniquement ici de la suppression de la sueur, mais bien plutôt de celle de la transpiration gazeuse et insensible, qui est le plus important, le plus général, le plus constamment actif de tous les émonctoires de la vie organique, la voie par laquelle l'organisme se débarrasse des deux tiers au moins de toutes les matières altérées, d'un produit enfin dont la rétention doit engendrer un principe morbifique extrêmement nuisible, qui, lorsqu'il tarde à être éliminé, ne peut même manquer de porter atteinte à l'intégrité des humeurs et d'altérer leur composition. Le rhumatisme est donc une *irritation*, non pas une véritable inflammation (phlogistique), mais seulement une irritation qui se rapproche de l'inflammation; une irritation qui a son siége, non dans les vaisseaux sanguins, mais dans les membranes séreuses, une *inflammation séreuse*, par opposition à l'*inflammation sanguine*. C'est-là ce qui distingue le rhumatisme vrai du rhumatisme faux, qui peut naître d'une infinité d'autres manières. Mais l'idée de *suppression de la fonction de la peau*, de *refroidissement*, doit être prise ici dans le sens le plus large. Il faut entendre par là, non pas seulement la suppression *subite* de la transpiration (refroidissement proprement dit, qui amène des rhumatismes aigus), mais encore, et bien plus, la diminution, la suppression *lente, chronique*, souvent inappréciable, de la perspiration cutanée (qui détermine les rhumatismes chroniques, souvent si opiniâtres, et les maladies rhumatismales). Cette dernière est occasionée par le séjour dans des habitations ou des pays humides, par l'inconstance du climat (ce qui la rend surtout fréquente dans les climats appelés moyens, par exemple, en Allemagne, en Angleterre, et dans les saisons moyennes de l'année, le printemps, l'automne), par des vêtements trop légers (cause souvent méconnue de rhumatismes chez les femmes), par le défaut de soin de la peau, la malpropreté.

Les causes prédisposantes sont l'habitude d'une trop grande chaleur, qui exalte la sensibilité de la peau jusqu'à un degré morbide, la vie renfermée, le défaut de mouvement, la faiblesse générale ou locale, une constitution froide, muqueuse, lymphatique, phlegmatique.

Mais le rhumatisme peut aussi naître sans prédisposition aucune; et il n'y a point de maladie qu'on puisse plus sûrement produire que celle-là. L'homme le mieux portant n'a qu'à se placer dans un courant d'air, au moment où il a le corps échauffé et couvert de sueur, pour être aussitôt frappé d'un rhumatisme.

Le rhumatisme peut devenir lui-même cause des maladies les plus diversifiées, soit aiguës (car toutes les espèces de fièvres et d'inflammations peuvent dépendre de là), soit chroniques. La diathèse rhumatismale est une des sources les plus fécondes en maladies, et l'on ne saurait trop se persuader que toutes les espèces d'affections chroniques peuvent avoir leurs racines uniquement dans cette diathèse.

Thérapeutique. Toutes les fois qu'on traite une maladie rhumatismale quelconque, il faut s'en tenir à l'idée qu'elle tire sa source de la peau, qu'elle a pour matière, pour principe morbifique, une âcreté séreuse, provenant de la perspiration arrêtée. Il y a donc deux indications fondamentales, celle de rétablir ou suppléer la fonction cutanée, et celle d'éloigner l'âcreté séreuse, soit par une crise naturelle (par la peau surtout), soit par une crise artificielle (vésication, suppuration).

Le traitement spécial varie dans les deux formes principales. Pour le rhumatisme fébrile, V. *Fièvre catarrhale*. A l'égard du rhumatisme non fébrile, ou chronique:

1°. On emploie des moyens intérieurs qui remplissent à

la fois les deux indications précédentes, et que pour cette raison on appelle antirhumatismaux. Les plus efficaces sont l'esprit de Mindererus, le gayac (n°s. 27, 28, 29, *a*.), l'aconit, le camphre, la douce-amère (qui est surtout un puissant moyen quand il y a état phlogistique, mais qu'on doit employer à fortes doses, (jusqu'à une demi-once en vingt-quatre heures), l'antimoine et toutes ses préparations, le soufre, les bains chauds, surtout ceux d'eau savonneuse et d'eau salée.

2°. On emploie des moyens extérieurs qui remplissent localement la même indication, c'est-à-dire, qui provoquent une crise locale. En effet, il faut remarquer ici qu'on peut traiter localement le rhumatisme de deux manières : d'un côté, par des moyens qui favorisent la réaction locale nécessaire à l'accomplissement de la crise complète, et qui amènent cette dernière (traitement radical); de l'autre, par des moyens qui suppriment la réaction, et qui ont bien pour effet d'enlever momentanément la douleur et l'irritation, mais qui peuvent déterminer, ou une métastase du rhumatisme sur une autre partie, peut-être intérieure et nécessaire à la vie, ou une crise incomplète, et toutes les conséquences qu'elle entraîne, rétention de la matière rhumatismale dans la partie affectée, raideur, tuméfaction, retour fréquent du rhumatisme, même paralysie.

La première classe, celle des moyens propres à opérer une cure radicale, comprend la chaleur, le taffetas gommé, la flanelle, la laine imprégnée de son suint, les pelleteries et surtout la peau de chat sauvage, les frictions avec le liniment ammoniacal, mais sans camphre, qui pourrait produire un effet répercussif; pour apaiser la douleur, l'emplâtre de jusquiame avec l'opium, et, si elle est plus violente, des cataplasmes narcotiques, mais laissés en place pendant quelques heures seulement, attendu qu'une trop longue application serait capable d'amener une exsudation chronique et la suppuration; par dessus tout, les épispastiques, jusqu'à effet vésicant, sur la partie malade, ou immédiatement auprès d'elle. Ce dernier moyen est celui qui enlève le plus promptement les douleurs, et qui détermine avec le plus de rapidité une crise complète, par l'évacuation séreuse à laquelle il donne lieu. Si un vésicatoire ne suffit pas, on en pose un second, le lendemain, auprès du précédent.

A la seconde classe, celle des moyens qui déterminent la

suppression, appartiennent le froid et le plomb, ce dernier sous la forme d'emplâtre, qu'on préfère à toutes les autres. Tous deux font disparaître rapidement les douleurs, mais ils exposent à une métastase dangereuse du rhumatisme vers l'intérieur, ou à des affections chroniques locales. Je range ici les émissions sanguines locales, parce qu'elles ont également pour effet de supprimer avec promptitude la réaction intérieure de la nature, et par-là de faire taire la douleur, d'enlever l'irritation (ce qui fait croire aux ignorants qu'elles guérissent réellement), mais qu'elles ne détruisent jamais le rhumatisme lui-même (celui-ci exigeant des évacuations de sérosité et non de sang), et qu'elles exposent, comme les précédents moyens, à susciter des métastases et des affections locales chroniques, même à fixer opiniâtrement le rhumatisme. Il faut excepter le *rhumatisme chaud*, dans lequel l'affection rhumatismale proprement dite est accompagnée d'une véritable inflammation locale, qui s'annonce par la chaleur et la rougeur de la partie : car les sangsues ou les ventouses conviennent et sont salutaires, non pour détruire le rhumatisme, mais seulement pour faire cesser l'inflammation qui s'y trouve jointe.

Du reste, on doit avoir égard à la constitution et aux complications, dont trois surtout méritent une attention sérieuse : l'état *phlogistique*, quand le rhumatisme éclate chez un sujet jeune et pléthorique, ou avec tous les signes d'une disposition inflammatoire; traitement et régime entièrement antiphlogistiques, nitre, diaphorétiques, mais froids seulement, et unis aux antiphlogistiques, même des émissions sanguines, tant générales que locales; l'état *nerveux*, chez les personnes sensibles : on emploie simultanément les antispasmodiques, même l'opium; enfin, l'état *gastrique*, surtout *bilieux*, qui peut rendre le rhumatisme extrêmement violent et opiniâtre; ici, emploi des vomitifs et purgatifs, qui souvent amènent la guérison avec plus de promptitude que tous les antirhumatismaux.

Traitement du rhumatisme opiniâtre, invétéré. Quelquefois le traitement qui vient d'être exposé ne suffit pas. Le mal ne cède point, ou, quoiqu'il diminue un peu, il reparaît bientôt, avec un redoublement d'intensité. Le rhumatisme peut être mis au nombre des maladies les plus opiniâtres, et son traitement considéré comme un des problèmes les plus difficiles de la pratique, qui exige une longue et profonde étude de l'organisme pour découvrir les différentes sources de l'affection. Je propose à cet égard les règles suivantes.

On emploie à plus hautes doses et plus long-temps les moyens antirhumatismaux, dont j'ai fait l'énumération; car leur inefficacité tient souvent au peu de régularité qu'on met dans leur usage, ou au trop peu de temps pendant lequel on les administre, et à l'impatience du malade, qui ne leur laisse pas le temps d'agir.

On use, ou des mêmes moyens, mais sous des formes qui les rendent plus actifs, ou d'autres qui possèdent des propriétés plus énergiques, constatées par l'expérience. Je citerai, parmi ces derniers, la teinture de gayac, la résine de gayac dissoute dans du taffia, l'arnica, la teinture de suie, l'huile de foie de morue (à la dose d'une ou deux onces, plusieurs fois par jour), l'huile de charbon de terre, la teinture âcre d'antimoine (à la dose de trente gouttes, plusieurs fois dans la journée), le sulfure d'ammoniaqne (à la dose de deux ou trois gouttes, répétées plusieurs fois), le sulfure de chaux antimonié et la liqueur qu'on en prépare (nº 29. b.), les mercuriaux, et spécialement le sublimé, que je regarde comme un des plus puissants moyens de cette classe, soit sous forme pilulaire (nº 31), soit dissous dans la décoction de gayac (nº 30) ou dans l'éther.

Enfin, je range ici les vomitifs, répétés tous les deux jours. Cette méthode a beaucoup d'effet; mais il ne faut point oublier qu'elle ébranle fortement l'économie, et qu'elle peut amener des désordres chroniques dans l'appareil digestif, de sorte qu'on n'y doit recourir qu'en cas de nécessité absolue, et après avoir essayé inutilement tous les autres moyens.

A l'extérieur, on fait des frictions avec l'onguent mercuriel, avec des huiles essentielles fortes, l'huile de cajeput, le pétrole. L'emplâtre de jusquiame avec l'opium convient pour calmer les douleurs; des fomentations froides avec la décoction de feuilles de tabac (une once pour seize onces d'eau, réduites à moitié) sont aussi fort actives. On peut encore recourir à un emplâtre préparé avec l'emplâtre de galbanum, une once, le camphre, le sel volatil de corne de cerf et l'opium, de chaque, un demi-gros; aux scarifications, à l'électricité, au galvanisme.

On associe à ces divers moyens des bains fortifiants, généraux et locaux, des bains de sel marin, d'alcali, de soufre et surtout de sublimé (une demi-once à une once par bain), des bains de vapeurs, les eaux minérales chaudes, telles que celles de Wiesbaden, de Teplitz, d'Aix-la-Chapelle, de Bade, de Warmbrunn. Les douches ont une efficacité extraordinaire. Les bains froids conviennent aussi, quand la faiblesse est très grande.

Les ulcères factices, les irritations et suppurations cutanées, entretenues pendant long-temps, jouissent d'une grande puissance, et sont même absolument indispensables dans beaucoup de cas de rhumatismes opiniâtres. Ici se rangent les cautères, le garou, la pommade d'Autenrieth, le moxa, le fer rouge.

Enfin on étudie avec soin le régime et le genre de vie du malade, pour découvrir si la cause inaperçue ne serait point l'humidité du logement, une habitation mal close et qui expose à des courants d'air, l'insuffisance des vêtements, etc., et agir en conséquence.

Outre ces moyens, dirigés d'une manière directe contre le rhumatisme, on observe la constitution du malade. Souvent la maladie ne tient qu'à un vice de constitution, auquel il suffit de porter remède pour la guérir, et sans la correction duquel il n'y a point de succès à espérer.

Ainsi beaucoup de rhumatismes se rattachent uniquement à la faiblesse, tant générale que locale. En pareil cas, les toniques sont les meilleurs moyens pour obtenir la guérison; à leur tête se place le quassia, puis viennent les bains fortifiants, les bains froids, les bains de mer.

D'autres dépendent d'une constitution nerveuse, et réclament l'application des moyens indiqués contre la prédominance du système nerveux.

Il y en a dont l'opiniâtreté prend sa source dans une constitution molle, lâche, phlegmatique. C'est le cas de recourir aux tisanes échauffantes, qui excitent toutes les sécrétions et stimulent le système sanguin, mais surtout, parce qu'on ne peut pas compter sur l'activité de la peau, aux purgatifs drastiques, qui rendent de grands services. C'est aussi le cas où l'on tire avantage d'administrer la décotion de Zittmann (V. *Syphilis*), même d'employer un traitement par les frictions mercurielles et la faim.

Dans certaines circonstances, une constitution pléthorique, une prédisposition aux congestions sanguines, hémorroïdales surtout, est la source de rhumatismes extrêmement rebelles. On pratique des émissions sanguines, on pose des sangsues à l'anus, on soumet le malade au traitement que réclament les hémorroïdes.

Si l'on croit devoir accuser la constitution gastrique, et principalement la constitution atrabilaire, les délayants, les évacuants sont ce qui convient le mieux pour guérir le rhumatisme.

Enfin, dans les rhumatismes rebelles, il faut rechercher s'il n'existerait pas une complication avec d'autres maladies. Ici on ne saurait trop porter son attention sur une dyscrasie syphilitique ou psorique latente, qui est souvent la source de la maladie et l'unique cause de son opiniâtreté.

Il est également d'une haute importance d'avoir égard au caractère périodique du rhumatisme. Dès que cette affection prend un type bien marqué et revient à des époques déterminées, les principaux moyens à lui opposer sont le quinquina, ou la quinine, et le fer, surtout le carbonate de fer.

Traitement de la constitution rhumatismale. La constitution rhumatismale, la disposition des rhumatismes à reparaître sous l'influence de la moindre cause occasionelle, exige le traitement qui suit. Le point principal est de faire cesser la sensibilité excessive et la faiblesse de la peau, qui sont la source proprement dite de cette constitution. Ainsi on soigne les téguments extérieurs, on s'attache à les fortifier, à les vivifier, à les endurcir. Pour atteindre ce but, on lave tous les jours le corps entier avec de l'eau froide, en le frictionnant, on fait prendre un à deux bains tièdes par semaine, on observe toutes les précautions qu'exige la propreté, on change souvent de linge, on entretient l'air dans un état continuel de pureté, on exerce les muscles. Chez les malades qui ont absolument perdu l'habitude du grand air, qui sont très sensibles, ou qui ont une disposition extrême au rhumatisme, on fait couvrir le corps de flanelle, et prendre un bain de vapeur tous les quinze jours. Il est très utile aussi, pour prévenir le rhumatisme, et pour éloigner la matière rhumatismale qui a pu s'accumuler dans l'organisme, de donner toutes les trois semaines ou tous les mois, pendant quelques jours, de la résine de gayac avec du soufre (n°. 32), de manière à obtenir deux à trois selles par jour.

Quelques maladies locales méritent encore d'être citées ici, parce qu'elles sont le plus souvent de nature rhumatismale.

SCIATIQUE.

(*Ischias, coxagra.*)

Diagnostic. Douleur à la région de la hanche, qui s'étend souvent jusqu'au genou, même jusqu'à la jambe, et, dans beaucoup de cas, suit exactement le trajet du nerf sciatique (*ischias nervosa Cotunni*). Cette douleur peut devenir extrêmement pénible; elle gêne les mouvements du membre, finit par en amener la raideur, la contracture, et peut, lorsqu'elle dure long-temps, ou qu'elle est assez violente pour troubler le repos de la nuit, occasioner un marasme général et la consomption.

On appelle *coxagre* (*coxagra*, *coxarthrocace*) une affection inflammatoire de l'articulation coxo-fémorale elle-même, reconnaissable aux douleurs qu'elle fait éprouver quand le malade se dresse sur ses jambes ou marche, mais dont il ne se ressent pas lorsqu'il tient ses membres en repos, ce qui la distingue de la sciatique. Cette douleur se propage jusqu'au côté antérieur du genou (tandis que, dans la sciatique, elle en suit le côté externe), et le membre ne tarde pas à devenir plus long que celui du côté opposé.

Pathogénie. Le plus souvent il y a affection rhumatismale de la hanche, parfois seulement du nerf sciatique dans tout son trajet (après la mort, on trouve une exsudation dans la gaine du nerf). Mais cette affection peut attaquer aussi l'articulation (*coxagra*), s'élever jusqu'au degré de l'inflammation, et déterminer une arthrite, par suite de laquelle il survient, quelquefois en huit jours, une exsudation dans l'intérieur de l'article, d'où la tête du fémur se trouve chassée, ce qui rend la jambe plus longue que l'autre. La maladie peut aussi reconnaître pour causes éloignées des métastases psorique, scrofuleuse et autres, surtout chez les enfants, où on la rencontre assez fréquemment, et où elle est connue sous le nom de *claudication spontanée* (*claudicatio spontanea*).

Thérapeutique. Dans les cas ordinaires, et au début, la résine de gayac, à la dose d'un demi-gros ou d'un gros par jour, avec de l'aconit, l'enveloppement de l'articulation avec une étoffe de laine, des frictions avec le liniment volatil, un vésicatoire sur la hanche (qui est le meilleur moyen de prévenir l'exsudation dans l'articulation), et quelques jours de sueur suffisent pour opérer la guérison. Dans les cas opiniâtres, chez les sujets pléthoriques, lorsqu'on soupçonne des congestions hémorroïdales, on applique des sangsues. Dans la sciatique, on applique des vésicatoires sur le trajet du nerf, le premier jour au côté externe de la hanche, le lendemain, au-dessus du genou, et le surlendemain au-dessus de la malléole externe. Si le mal est opiniâtre, on donne à l'intérieur les mercuriaux, avec les antirhumatismaux, spécialement le sublimé, et de temps en temps des purgatifs drastiques, on fait usage de l'huile de foie de morue, en un mot on déploie tout l'appareil du traitement applicable au rhumatisme chronique. On retire aussi de très bons effets de la teinture âcre d'antimoine, de la teinture de gayac, à la dose de trente ou quarante gouttes, répétée trois fois par jour, avec addition de quelques gouttes de laudanum liquide. Les bains sont ici d'une grande utilité; bains de savon, de sel marin, de soufre, de sublimé, eaux minérales de Wiesbaden, de Teplitz, d'Aix-la-Chapelle, bains de vapeurs, douches; on a aussi recours aux vésicatoires entretenus, aux cautères, au moxa, au fer rouge.

LUMBAGO.

Diagnostic. Violente douleur à la région du sacrum et des lombes, tantôt périodique, tantôt permanente.

On remarque surtout le cas où, ordinairement par suite d'un violent effort des muscles spinaux en se ployant, une douleur, subite comme la foudre, éclate avec tant de violence, dans le dos, que le sujet ne peut se redresser, et qu'il est obligé de conserver la même attitude, souvent pendant un grand nombre de jours, à cause des sensations excessivement pénibles que le moindre mouvement lui occasione.

La cause est souvent rhumatismale, comme dans la sciatique, mais plus souvent encore hémorroïdale, et se rattache à une congestion sanguine, qui peut même dégénérer en inflammation (*myélite*).

Thérapeutique. Cette maladie exige donc d'abord des sangsues, même la saignée chez les sujets pléthoriques et quand il y a de la fièvre, des rafraîchissants, des purgatifs. Des bains tièdes, surtout des bains de vapeurs sur la partie souffrante, puis les préparations de soufre, le gayac, les vésicatoires, le traitement de la sciatique et du rhumatisme.

Dans le lumbago chronique et qui revient sans cesse, et lorsque la maladie tient à des causes métastatiques (scrofuleuses, psoriques, syphilitiques), l'inflammation chronique peut amener imperceptiblement la carie des vertèbres, d'où s'ensuit un abcès lombaire, dont le pus va souvent chercher une issue au loin, à l'aine, à la cuisse.

CATARRHE.

(*Catarrhus.*)

Diagnostic. Affection rhumatismale de la membrane muqueuse, le plus ordinairement de celle du nez (*coryza*, *gravedo*). Les signes sont : éternuement, écoulement de sérosité et de mucus âcre, ou sécheresse et obstruction du nez (*enchifrènement*), avec violente irritation et gonflement de la membrane muqueuse nasale; quand la maladie est à un haut degré, il y a en outre larmoiement ou irritation de l'œil, tension et douleur gravative au front, au-dessus des yeux, avec ou sans fièvre. (Pour le premier de ces deux cas, V. *Fièvre catarrhale.*)

Ou affection de la cavité buccale et de la gorge. Signes : rougeur et enduit muqueux des parties internes, du palais, de la luette, des amygdales, avec douleur en avalant (V. *Angine catarrhale*).

Ou affection de la trachée-artère et des bronches (*catarrhe pulmonaire, catarrhus pulmonum*). Signes : toux, d'abord sèche, puis, avec expectoration, soit d'une sérosité, soit de mucosités âcres, raucité de la voix; à un degré plus intense, sensation douloureuse dans la trachée-artère et dans les poumons.

Mais l'affection catarrhale peut également attaquer toute autre membrane muqueuse du corps, et produire toutes les espèces de blennorrhées, qui ne sont autre chose que des catarrhes de ces parties, et qu'on doit traiter d'après les mêmes principes : *catarrhe intestinal* (*catarrhus intestinorum, diarrhœa, dysenteria*), *catarrhe d'oreille* (*catarrhus aurium, otorrhœa*), *catarrhe de l'œil* (*catarrhus oculorum, ophthalmia humida*), *catarrhe vaginal et utérin* (*catarrhus vaginæ et uteri, fluor albus*), *catarrhe de vessie* (*catarrhus vesicæ*).

Tout catarrhe parcourt deux périodes : la première, celle de *crudité* ou d'*irritation*, qui a pour caractère dominant l'irritation de la membrane muqueuse, avec sécrétion d'une matière aqueuse, séreuse, âcre; la seconde, ou celle de *coction*, pendant laquelle l'irritation cesse, et la matière se cuit, s'adoucit, devient plus épaisse. Cette dernière période a une durée indéterminée, tantôt très courte, et tantôt fort longue; elle passe assez souvent à la toux chronique, même à la phthisie. Quelque insignifiante donc que soit la maladie en elle-même, elle peut compromettre l'existence de deux manières, soit parce qu'elle devient pneumonie, soit parce qu'elle dégénère en phthisie. On peut même admettre à bon droit que la majeure partie des phthisies pulmonaires naissent de cette manière.

Les causes sont les mêmes que celles du rhumatisme, mais il faut noter principalement l'habitation et l'habitude de dormir dans une atmosphère très chaude.

Thérapeutique. Les indications fondamentales ne diffèrent point de celles du rhumatisme. Le principal soin à prendre est de s'assurer si le catarrhe est accompagné de fièvre ou non. Pour le premier cas, V. *Fièvre catarrhale*.

C'est ordinairement la nature seule qui fait tous les frais du traitement des catarrhes sans fièvre. Elle les guérit par coction et par crise. Celle-ci, tantôt est locale, et tantôt a lieu par la peau. Les moyens les plus propres à la favoriser sont les tisanes de gruau, de fleurs de sureau et d'espèces pectorales, bues en abondance, les béchiques, la réglisse et le sirop. Lorsque la maladie est plus intense, et que la nature ne suffit point, on donne le soufre (n° 33), la douce-amère, le sel ammoniac, l'esprit de Mindererus, les antimoniaux, l'ammoniaque anisée, le polygala de Virginie, l'extrait d'aunée. Dans les cas de toux chatouilleuse, la teinture de boucage a une efficacité spécifique; on pose un vésicatoire sur la poitrine ou au bras; on administre un vomitif lorsqu'il existe une complication gastrique. Toutes les fois que la toux est opiniâtre, on couvre la poitrine d'un gilet de flanelle sur la peau, qui souvent suffit seul. Mais des précautions sont toujours nécessaires; il faut éviter tout refroidissement, et suivre un régime antiphlogistique, car jamais on ne doit perdre de vue que, dans tout catarrhe, il y a une irritation subinflammatoire des membranes muqueuses, que le refroidissement, l'échauffement, le vin et autres causes semblables peuvent aisément élever au degré de la véritable inflammation, ou transformer en une affection chronique de la substance pulmonaire elle-même, sous l'influence de laquelle il se produit des tubercules, ou la membrane muqueuse tombe dans l'atonie, le relâchement. La prudence et les soins sont surtout nécessaires chez les personnes d'une constitution hectique, qui ont les poumons malades, tuberculeux ou faibles. Si le malade éprouve des douleurs fixes dans la poitrine, on applique promptement un vésicatoire sur le point souffrant; si la fièvre s'allume, si la toux devient sèche, on doit employer les antiphlogistiques à l'intérieur; il peut même se faire que les sangsues et jusqu'à une petite saignée deviennent nécessaires (V. *Fièvre catarrhale*).

Le traitement de la *toux qui traîne en longueur,* du *catarrhe consécutif*, est d'une haute importance, car c'est par là que la maladie passe le plus ordinairement et le plus insensiblement à la phthisie pulmonaire. Le malade se trouve bien d'ailleurs, mais il continue toujours de tousser, ce qu'il considère comme un reste insignifiant de catarrhe, et, au bout de six semaines ou deux mois, il est arrivé, sans s'en apercevoir, au premier degré de la phthisie. Tantôt la persistance de l'irritation catarrhale des bronches fait naître des tubercules, et par suite la phthisie sèche ou tuberculeuse; tantôt la membrane muqueuse des poumons est frappée d'atonie, et il survient la blennorrhée du poumon, la phthisie muqueuse. Le traitement exige qu'on distingue bien les cas, qu'on remarque surtout si la toux qui reste est sèche ou accompagnée d'une abondante expectoration.

Dans le premier cas, cette toux se rattache à une irritation catarrhale chronique encore subsistante, à une crise locale du catarrhe, qui n'a point été complète, ou qui a été troublée, à un catarrhe chronique fixe. La décoction de douce-amère (n° 34) est le principal moyen; viennent ensuite le polygala de Virginie, les antimoniaux, le chardon bénit (l'élixir de chardon bénit n° 72. b., surtout, exerce une action curative rapide), le marrube (n° 35), les solutions d'extraits (n° 36), un vésicatoire perpétuel au bras ou sur la poitrine (à l'endroit où le malade se plaint de ressentir une douleur fixe), entretenu en suppuration pendant plusieurs semaines, un gilet de flanelle sur la peau, l'eau de Selters, coupée avec du lait, l'eau d'Egra, dont j'ai reconnu les bons effets.

Dans l'autre cas, lorsqu'il y a faiblesse du poumon, avec expectoration muqueuse abondante, le meilleur de tous les moyens est le lichen d'Islande, donné d'abord avec la douce-amère (n° 37), puis seul, sous forme de gelée, à la dose de deux onces.

Quelquefois il n'y a qu'une simple irritabilité nerveuse, un spasme, ce que l'on reconnaît à la sécheresse de la toux, à son caractère spasmodique, et aux autres signes de l'état nerveux; ici, extrait de jusquiame, à la dose de quatre ou six grains par jour, ammoniaque anisée, esprit de Mindererus, esprit de corne de cerf succiné, eau de laurier-cerise, et, dans les cas opiniâtres, opium (un scrupule de poudre de Dower, le soir).

Traitement de la constitution catarrhale. La disposition incessante à contracter des catarrhes cède au lavage journalier de la poitrine avec de l'eau froide, au lichen d'Islande continué pendant trois semaines ou un mois, au printemps et en automne, à l'usage journalier du grand air, à l'exercice, et, quand la peau est très sensible, que le climat est humide, ou qu'on soupçonne quelque vice des poumons, à un gilet de flanelle porté sur la peau.

CINQUIEME CLASSE.

Gastroses.

La *maladie gastrique*, l'*état gastrique*, représente une classe particulière de maladies, attendu qu'elle a ses signes propres, et qu'elle réclame un mode spécial de traitement, la méthode évacuante. On peut donc, à juste titre, la définir une *maladie qui ne peut être guérie que par des évacuations intestinales*, comme le rhumatisme ne peut l'être que par des évacuations séreuses ou cutanées, et l'inflammation par des évacuations de sang. Mais elle est aussi d'un très haut intérêt, et mérite à plusieurs titres toute l'attention du médecin :

1°. *A cause de l'importance du système qu'elle envahit*, car le système digestif est la source de toute assimilation, de toute nutrition, et tout aussi bien le représentant de la reproduction, que le système nerveux est celui de la vie nerveuse, ou le système irritable, celui de la vie du sang, de sorte qu'il faut voir en lui, non pas, comme on le fait souvent, un système purement local, mais le troisième des principaux systèmes de l'organisme.

2°. *A cause de l'influence pathogénétique extraordinaire* que ce système et ses affections exercent sur l'organisme entier, soit en entravant et aliénant la reproduction et la crâse des humeurs, soit par les connexions nerveuses qui unissent le système des nerfs abdominaux (système ganglionnaire) avec toutes les parties du corps, d'où il suit qu'un état gastrique peut engendrer presque toutes les espèces de maladies, et être l'objet principal sur lequel le traitement doit porter dans toutes, spécialement dans celles qui ont un mode chronique. Aussi la méthode gastrique, qui consiste à nettoyer le canal intestinal et le système abdominal, a-t-elle été dans tous les temps une des méthodes fondamentales de la pratique : elle s'est maintenue au milieu des vicissitudes sans fin de la théorie, et le vieil adage, *qui bone purgat, bene curat,* n'a point encore été démenti par l'expérience.

3°. Parce que le système gastrique est un des principaux organes par lesquels les crises et les évacuations critiques ont lieu, surtout dans nos climats. Non seulement il accomplit la purification, si importante pour l'organisme entier, dont le foie est l'intermédiaire, mais encore il supplée souvent la fonction de la peau, et débarrasse ainsi l'économie des matières morbifiques les plus capables de lui porter préjudice, de sorte qu'on peut dire à bon droit que, dans une foule de cas, le canal intestinal est le champ de bataille sur lequel se jugent les maladies les plus importantes.

Diagnostic. En général, langue sale, défaut d'appétit, altération du goût. Cependant le siége des saburres donne lieu à quelques différences. Si elles existent dans l'estomac : langue sale, blanche, ou jaune, ou brune, bouche mauvaise, défaut d'appétit, pesanteur, tension, ou même douleur à la région épigastrique, éructation, nausées ou vomissements, symptômes consensuels, principalement mal de tête. Si elles sont dans l'intestin : gonflement et tension du ventre, pesanteur et pression dans l'abdomen, borborygmes, ou même coliques, mal de reins, vents fétides, parfois diarrhée, symptômes consensuels plus ou moins nombreux, ayant cela de particulier qu'ils se rattachent aux signes gastriques par les liens d'une étroite causalité, qu'ils croissent et diminuent avec eux. Toutes les maladies gastriques sont caractérisées par un abattement extraordinaire, qui n'est point proportionné aux autres symptômes.

Les signes gastriques sont accompagnés de fièvre (V. *Fièvre gastrique*), ou sans fièvre (*gastrose chronique*, *gastrosis chronica*).

Pour ce qui concerne le diagnostic particulier, V. plus loin les différentes espèces.

Les principales espèces de matières gastriques sont les *saburres gastriques* (*saburra, indigesta,* aliments indigérés, la bile, le mucus, les acides, et les saburres intestinales, matières accumulées ou formées dans le canal intestinal).

Pathogénie. Une accumulation de saburres dans l'estomac et le canal intestinal peut avoir lieu de deux manières; soit parce que la digestion ne se fait pas complètement (par exemple, après des aliments pris en trop grande quantité ou difficiles à digérer), et que les substances introduites dans les voies alimentaires ne sont pas expulsées en totalité; soit parce que les organes sécrétoires qui tapissent l'estomac et le canal intestinal ou qui communiquent avec eux, fournissent une sécrétion trop abondante ou viciée, et versent ainsi dans ces organes des matières nuisibles, par exemple, du suc gastrique, des mucosités, de la bile. D'après cela, et surtout en raison des relations nerveuses multipliées de l'estomac et du canal intestinal, il peut très facilement se faire que des saburres prennent naissance, soit par sympathie, c'est-à-dire par la communication consensuelle d'une irritation générale ou locale de parties éloignées, comme il arrive dans les cas d'émotions morales, de douleurs, et même de fièvre, soit par antagonisme, comme à la suite d'un refroidissement, d'une suppression de la fonction cutanée. La crise même, dans les fièvres, peut déterminer une sécrétion métastatique dans le canal intestinal, et amener de cette manière une gastrose secondaire, ou une complication gastrique, avant que la fièvre ait accompli son cours.

A l'égard des causes spéciales, V. chaque espèce.

La disposition aux maladies gastriques dépend de la faiblesse des organes digestifs, de la paresse habituelle des évacuations intestinales, d'écarts de régime, d'abus des vomitifs et des purgatifs, d'une irritabilité particulière et d'une sensibilité consensuelle des organes digestifs et du système ganglionnaire, d'une perversion de la sensibilité de l'estomac, du foie, etc., d'où il arrive que la moindre irritation nerveuse ou affection maladive agit de suite sur ce système, comme aussi l'influence de l'atmosphère et du climat, le caractère épidémique et endémique, surtout l'humidité de l'air et la variabilité du temps. Par exemple, le climat mixte de l'Allemagne est très favorable à leur production.

Mais ce qui mérite surtout de fixer l'attention du médecin, c'est l'influence pathogénétique que les saburres peuvent exercer sur l'organisme, et qui les rend une source d'innombrables maladies.

En effet, elles affectent d'abord le canal intestinal lui-même, et elles y produisent tant la suspension que l'exaltation de son activité, l'irritation, le spasme, portés souvent jusqu'au plus haut point, même jusqu'au degré inflammatoire.

Ensuite elles agissent sympathiquement sur le cerveau, les poumons, la peau, les viscères du bas-ventre, le système nerveux entier, et provoquent le délire, des affections de la poitrine et de la gorge, des éruptions cutanées, notamment l'érysipèle, des congestions, des inflammations locales dans des parties éloignées, une excitation fébrile générale, tous maux qui, en pareil cas, peuvent être guéris par un seul vomitif ou purgatif.

Thérapeutique. L'indication générale est d'*évacuer*, au besoin, *les matières nuisibles*, après avoir convenablement préparé le malade, d'*éloigner les effets nuisibles* qu'elles produisent, et d'en *prévenir le retour*.

Eu égard aux précautions qu'il faut observer dans l'emploi des vomitifs et des purgatifs, V. *Fièvre gastrique*. On doit seulement remarquer ici que, dans les cas d'accumulations gastriques continues, il y a souvent nécessité de revenir sur l'emploi des vomitifs et des purgatifs, des premiers quand la turgescence vers le haut se reproduit, des seconds quand les évacuations alvines conservent une mauvaise apparence, de sorte que l'examen des selles réclame beaucoup d'attention.

1°. *Saburres gastriques, indigestion*. Il suffit, en général, de prescrire un vomitif ou un purgatif, suivant que la turgescence des matières a lieu vers le haut ou vers le bas, et de faire prendre ensuite l'élixir viscéral d'Hoffmann. Les personnes adonnées à la table, qui surchargent fréquemment leur estomac, font bien de se munir d'une poudre digestive (n° 48), à laquelle elles ont recours avant d'employer aucun autre traitement.

2°. *Accumulation de bile*. Elle a lieu fréquemment après de vives émotions qui affectent le moral d'une manière désagréable, comme aussi lorsque la constitution bilieuse règne épidémiquement, à la suite des étés chauds. Elle se voit de préférence chez les sujets doués d'un foie très irritable (tempérament colérique), dans l'estomac desquels des épanchements de bile ont lieu sous l'influence des moindres irritations, morales ou physiques.

Les signes sont : une émotion morale précédemment éprouvée, la constitution régnante, le tempérament, la langue couverte d'un enduit jaune ou brun, l'amertume de la bouche, ordinairement aussi des nausées, ou des vomissements bilieux, le mal de tête, ou la diarrhée bilieuse, avec des coliques.

La bile peut quelquefois acquérir une âcreté telle, qu'elle attaque la gorge, et qu'elle provoque de violentes réactions spasmodiques, allant même, dans certains cas, jusqu'au degré inflammatoire (comme ferait un poison).

L'indication ici est également de recourir aux évacuations, par le haut ou par le bas, suivant les circonstances. Mais l'emploi des vomitifs exige de la circonspection, parce que l'estomac se trouve déjà fortement irrité; on ne les donne que par fractions, surtout lorsqu'il y a déjà des vomissements bilieux. Sans cette précaution, on s'exposerait à déterminer des vomissements excessifs, ou même à provoquer une inflammation. Les purgatifs doivent être pris aussi dans la classe de ceux qui sont à la fois rafraîchissants et acidules, et qui corrigent la bile, comme les sels neutres, le tamarin. Lorsque l'irritation est vive, qu'il y a des douleurs dans l'estomac et l'intestin, il faut donner en même temps des boissons mucilagineuses abondantes, insister aussi sur les lavements émollients, mettre en usage les cataplasmes chauds, et même, si les sujets sont pléthoriques, faire précéder le vomitif par une saignée modérée.

3°. *Mucosités, état muqueux de l'estomac.* Les signes sont: défaut d'appétit, absence de la soif, sentiment de pesanteur et de plénitude à la région précordiale, surtout après avoir pris des aliments; langue chargée d'un enduit muqueux blanc, bouche pâteuse, beaucoup de vents, le matin des nausées, ou même des envies de vomir, selles muqueuses, souvent constipation; en général, défaut de chaleur, mais surtout sentiment de froid à la région épigastrique, teint pâle, paresse, insensibilité, pouls lent, action peu prononcée ou nulle des purgatifs et des vomitifs; ordinairement aussi des vers.

Les causes spéciales sont l'enfance, un tempérament phlegmatique, la vie sédentaire, l'abus des aliments lourds, farineux, gras.

Le traitement exige toujours qu'avant de procéder à l'évacuation, on soumette le malade à l'emploi de substances fortement délayantes, stimulantes, incisives. Il faut que la couche de mucosités soit dissoute pour qu'on puisse agir sur les membranes de l'estomac et des intestins, et l'insensibilité oblige de n'employer que des moyens possédant une propriété excitante très prononcée. Tels sont le sel ammoniac, le tartre vitriolé, le carbonate de soude, le savon, le soufre doré d'antimoine, le kermès minéral, la racine de boucage, de pied de veau, de polygala de Virginie, la scille, la gomme ammoniaque, l'asa fœtida. Après avoir insisté assez long-temps sur les dissolvants, on évacue à l'aide des vomitifs (tartre émétique) ou des purgatifs (sels, associés aux feuilles de séné, au jalap, à l'aloës).

Les évacuations terminées, il faut, pour combattre l'état muqueux chronique, prescrire beaucoup d'exercice, faire éviter tous les aliments qui engendrent des mucosités, et recommander les moyens propres à fortifier l'estomac. (V. *Faiblesse d'estomac.*)

4°. *Acides dans les premières voies.* Les signes sont : faim (quelquefois boulimie), mais point de soif, rapports aigres, odeur aigre de l'haleine ou des vents, souvent aussi soda et coliques, pâleur du teint et de la langue, dents sales, chargées de tartre, exaspération de tous les accidents après l'usage des substances végétales acescentes et surtout du lait, amélioration, au contraire, après celui des aliments tirés du règne animal.

Les causes spéciales sont l'enfance, pendant laquelle il y a toujours tendance à la production des acides, le défaut d'énergie de la bile, l'état hypocondriaque et hystérique, la pléthore, surtout celle de l'estomac, et les hémorroïdes anomales.

Le traitement peut être, ou *palliatif*, neutralisation des acides par les absorbants, le carbonate de magnésie, les yeux d'écrevisses, les coquilles d'huitres préparées, l'eau de chaux, mais surtout l'alumine (*bolus alba*), qui est le plus puissant de tous, pourvu toutefois qu'on ne l'emploie pas en trop grande quantité, ou pendant trop long-temps, parce qu'alors elle pourrait déterminer des obstructions du système vasculaire; le lait de soufre, les alcalis, le savon, le carbonate de soude et de potasse, l'ammoniaque, les amers, les substances analogues à la bile, telles que le fiel de bœuf, le quassia, l'absinthe, l'aloès : ou *radical*, et propre à combattre la production des acides; exercice assidu, usage des aliments fournis par le règne animal, amers, toniques, martiaux, pour fortifier les organes digestifs. (V. *Faiblesse d'estomac.*)

5°. *Saburres intestinales.* Les signes sont : distension du bas-ventre, souvent accompagnée de tumeurs dures, isolées les unes des autres, sensibles au toucher, mais qui changent de place, ventre paresseux, selles rares, dures, marronées, alternant quelquefois avec la diarrhée, sortie avec les excréments de concrétions muqueuses (sous forme de gelée transparente, *pituita vitrea*), ou membraneuses, ou bilieuses et atrabilaires, sentiment de pression et de pesanteur dans le bas-ventre, teint pâle et jaunâtre, peau très sensible au froid, lenteur et souvent plénitude extraordinaire du pouls, affections hémorroïdales.

Les causes sont : parfois la rétention, l'accumulation et l'induration graduelle des matières stercorales dans le gros intestin (ce qu'on est surtout fondé à admettre chez les personnes qui ont long-temps souffert d'une constipation habituelle, qui mènent une vie sédentaire, ou qui portent des rétrécissements dans le rectum); quelquefois aussi des matières déposées dans le canal intestinal (par exemple des masses atrabilaires provenant du foie), ou des concrétions formées dans cet organe même, et souvent produites par une altération toute spéciale de la sécrétion de la membrane muqueuse (analogues aux concrétions membraneuses et autres de la matrice). Ordinairement ces matières sont accompagnées d'obstructions des viscères du bas-ventre. Elles ont une grande importance, comme étant fréquemment la cause de maladies chroniques opiniâtres, qui ne cèdent que quand on en débarrasse le tube intestinal. Leurs effets sont tantôt locaux, coliques extrêmement opiniâtres, spasmes d'estomac, dérangement de la digestion, hémorroïdes ; tantôt généraux et consensuels, comme maladies nerveuses de tout genre, hypocondrie, hystérie, épilepsie, mélancolie, paralysies, hémorrhagies, blennorrhées, maladies qui, dans beaucoup de cas, ne peuvent être guéries qu'autant qu'on délivre le corps de ces saburres.

Les principaux moyens à mettre en usage sont les lavements, surtout ceux que Kaempf a rendus si célèbres, (n° 49); on les prépare avec la racine de pissenlit, la saponaire, et autres fondants analogues, et l'on en donne un ou deux par jour. Le point important est que le malade les garde ; aussi, doit-il les prendre en petite quantité (six onces de liquide), et se tenir ensuite, pendant une demi-heure, couché tranquillement sur le côté droit. Dans le cas de saburres intestinales opiniâtres, ou de mucosités très gluantes, on ajoute aux lavements des substances fondantes plus énergiques, comme du savon, une cuillerée de bile de bœuf fraîche, de l'eau de chaux.

SIXIEME CLASSE.

Névroses.

Diagnostic. Toute manifestation anormale (maladie) du sentiment, du mouvement ou de la pensée, quand elle se rattache au système nerveux d'une manière primaire et idiopathique, sans être simplement le symptôme d'une autre maladie, ou quand elle dépend d'une autre affection, mais se présente néanmoins sous les caractères d'une pure anomalie du système nerveux.

L'anomalie peut consister en une exaltation (éréthisme), une diminution (adynamie, paralysie), ou une perversion d'activité, ce qui s'applique tant au sentiment (activité sensorielle), qu'au mouvement (activité musculaire), et aux facultés de l'âme.

La marche et la durée sont extrêmement variables. La maladie peut être passagère, amener rapidement la mort, persister pendant la vie entière, laisser de longs intervalles entre ses accès, et passer d'une forme à une autre. Elle se lie fréquemment aux périodes de développement de la vie, paraissant et disparaissant avec elles.

Les maladies nerveuses peuvent, ou s'éteindre d'elles-mêmes, par la cessation de leur cause, par un changement survenu dans le genre de vie, dans la vie elle-même, notamment sous l'influence de l'âge (qui guérit souvent les maladies nerveuses les plus opiniâtres, en diminuant peu à peu la sensibilité), ou se terminer par transport sur d'autres systèmes, par transition à d'autres formes matérielles de maladie, par des métastases, et en quelque sorte par matérialisation.

En général, elles ne sont point mortelles. Cependant elles peuvent le devenir, soit rapidement, par la paralysie d'un organe indispensable à la vie, (le cerveau (apoplexie), le cœur (asphyxie), les poumons (catarrhe suffocant); soit lentement, par une atteinte profonde qu'elles portent au travail de la nutrition, par consomption (*tabes nervosa*), hydropisie, phthisie.

Pathogénie. La cause prochaine est un état anormal de la

vie nerveuse intérieure. Elle se manifeste soit par le trouble des fonctions de cette vie, soit par le déploiement d'un consensus nouveau et insolite, soit par une influence morbide qu'elle exerce sur la vie organique.

Les causes éloignées peuvent être réduites à quatre classes principales.

1°. *Prédisposition*. Hérédité, laxité de la fibre, enfance, sexe féminin, éducation efféminée, périodes de développement, développement des dents, de la parole, des facultés procréatrices, climat humide, habitation dans les villes, vie studieuse, constitution épidémique (abaissement du baromètre, vents de l'ouest).

2°. *Affaiblissement*, qui peut lui-même provenir de plusieurs sources; *privation des stimulus et matériaux nécessaires à la vie*, par conséquent, insuffisance ou mauvaise qualité des aliments, air vicié, animalisé, défaut de chaleur, surtout froid humide, pertes de sang, règles trop abondantes (cause souvent inaperçue), émissions de semence trop fréquentes, par coït ou par onanisme, pollutions, lochies trop copieuses, allaitement trop prolongé, flux chroniques, séreux et muqueux, diarrhée, flueurs blanches, gonorrhée, salivation, sueur; *surexcitation* et épuisement des forces, travaux excessifs d'esprit ou de corps, maladies aiguës et chroniques, chaleurs trop considérables, abus des boissons alcooliques, du café et du thé; *manque d'exercice* et *défaut d'emploi*, ce qui fait que l'oisiveté est une des sources les plus abondantes de maladies nerveuses; *action de puissances qui débilitent directement les nerfs*, comme soucis, chagrin, tristesse, convoitise, envie, ennui, passiveté de l'âme, abandonnement à tous les sentiments qui l'assaillissent, abus des substances narcotiques.

3°. *Destruction de l'équilibre* (*antagonisme*), pléthore sanguine (disproportion entre la force et la résistance), suppression de l'activité musculaire, de celle du système abdominal, de la sécrétion cutanée, de la fonction sexuelle, de l'évacuation menstruelle et hémorroïdale.

4°. *Irritations locales et spécifiques*. Ici se rangent : les *rritations abdominales*, vers, saburres, obstructions des viscères; les *congestions sanguines*, surtout au cerveau et au bas-ventre, pléthore abdominale (la maladie hémorroïdale est une des causes les plus fréquentes de maladies nerveuses variées); des *métastases* de principes morbifiques, arthritique, rhumatismal, scrufuleux, syphilitique, psorique; des *irritations mécaniques*, soit étrangères, comme des corps introduits du dehors, soit développées dans l'économie elle-même, comme désorganisations locales, indurations, calculs, nodosités dans les nerfs (cause fréquente de névralgies locales extrêmement pénibles et opiniâtres), accumulations de sérosité, exostoses, carie; enfin une *irritation morale maladive*, des idées fixes, une exaltation de l'imagination.

Les causes secondaires, qui se produisent par le fait même de la maladie, et desquelles il dépend que celle-ci persiste, souvent sans le concours d'aucune autre cause, sont l'*habitude* et la *faiblesse*. L'habitude est surtout fâcheuse quand elle revêt un type déterminé, et plus particulièrement encore lorsque ce type s'unit à des fonctions organiques qui sont inséparables de la vie, par exemple aux menstrues, au sommeil; de là la difficulté de guérir les spasmes et vésanies qui se rattachent à la menstruation, l'épilepsie nocturne.

Sur ces diverses considérations repose la *division pratique des maladies nerveuses*, qui fait connaître en même temps l'objet de la guérison et l'indication; *névrose simple*, *névrose adynamique*, *névrose sanguine*, *névrose métastatique*, *névrose abdominale*, *névrose gastrique*, *névrose organique*.

Thérapeutique. Le traitement se rapporte, ou à la maladie elle-même (traitement radical), ou seulement à ses symptômes (traitement palliatif).

Traitement radical. Dans le traitement de toute maladie nerveuse, la première question qu'on doit se poser est celle-ci : *la maladie est-elle avec ou sans matière?* En d'autres termes, s'agit-il d'une affection purement nerveuse, ou seulement du produit d'autres altérations et maladies matérielles de l'organisme? Dans le premier cas, on dirige le traitement d'une manière directe vers le système nerveux, pour y faire cesser le désordre. Dans le second, on éloigne les altérations et maladies matérielles qui sont la source de l'affection nerveuse, après quoi on voit souvent celle-ci disparaître d'elle-même. Si cependant elle persistait, il faudrait alors la considérer comme maladie nerveuse pure, et la traiter en conséquence.

L'indication fondamentale est donc toujours de *faire cesser l'activité anomale du système nerveux, qu'elle consiste d'ailleurs en exaltation, diminution, ou perversion.*

Mais il est nécessaire pour cela de rechercher les différentes causes par lesquelles le trouble est provoqué, de sorte que le traitement de la maladie nerveuse peut varier beaucoup. Si la cause tient à l'*affaiblissement* (à la suite d'une perte considérable de sang ou de semence, après des travaux excessifs de corps ou d'esprit), l'essentiel est de fortifier et de restaurer, à l'aide des toniques et des analeptiques; il n'en faut souvent pas plus pour obtenir la guérison. Si la maladie dépend de la *pléthore* ou d'une *congestion sanguine locale*, le mieux est de déterminer une déperdition, une élaboration des humeurs par un grand exercice musculaire, parfois aussi de recourir aux émissions sanguines, générales et locales, en s'attachant surtout à découvrir les congestions hémorroïdales et menstruelles, qui sont si souvent la cause occulte de tous les désordres. Dans le cas d'*irritations abdominales*, de saburres, de vers, d'obstructions viscérales, la méthode délayante, évacuante, anthelmintique est fréquemment la meilleure qu'on puisse employer. Mais il faut principalement avoir égard aux *dyscrasies latentes* et aux *métastases* sur les nerfs. Ainsi, dans beaucoup de circonstances, la maladie entière n'est qu'une affection nerveuse rhumatismale chronique, un reflet antagonistique du trouble de la fonction cutanée sur le système nerveux, et il suffit quelquefois, pour soulager le malade, de lui faire porter des vêtements en flanelle sur la peau, de lui prescrire les bains, les irritations cutanées, les moyens intérieurs propres à combattre le rhumatisme. L'affection peut également être arthritique, et le traitement doit alors être celui de la goutte. De même, l'irritation nerveuse chronique ne reconnaît souvent d'autre cause qu'une âcreté psorique ou dartreuse. Elle peut même se rattacher à une dyscrasie syphilitique latente, ou à un traitement mercuriel mal dirigé, et rendre nécessaire l'emploi des mercuriaux. Enfin on ne saurait attacher trop d'importance aux influences morales, car il suffit fréquemment de reconnaître que la maladie dépend d'un chagrin concentré, de désirs ensevelis au fond du cœur (surtout chez les femmes), pour savoir quelle marche on doit suivre.

Mais, quand on ne découvre aucune cause éloignée, ou si la maladie persiste après l'éloignement de celle qu'on avait aperçue, c'est le cas de recourir au traitement direct, c'est-à-dire d'*agir immédiatement sur l'anomalie intérieure de la vie nerveuse qui entretient l'état morbide, et de la faire cesser*. Si l'on employait la méthode directe avant d'avoir écarté la cause éloignée, elle ne produirait aucun effet, ou quand bien même elle éteindrait le mal pendant quelque temps, celui-ci ne tarderait pas à reparaître, et souvent avec un surcroît d'intensité.

Ce *traitement direct* ou *spécifique* embrasse les moyens suivants :

1°. *Employer des substances qui exercent une action spécifique sur le système nerveux* (nervins, antispasmodiques). Ici se rangent toutes les matières végétales et animales diffusibles, les narcotiques, les balsamiques, les gommes-résines, les éthers et les acides minéraux, les métalliques âcres, les alcalis et les terres, les impondérables, tels que l'électricité, le galvanisme et le magnétisme, tant minéral qu'animal. Il est très utile, pour arriver à connaître la substance qui convient, de rechercher quels sont les moyens qui, chez l'homme en santé, agissent d'une manière spécifique sur la partie actuellement souffrante, ou sont aptes à déterminer des symptômes analogues à ceux qu'on observe présentement. Il faut se conformer aux règles suivantes dans l'emploi de ces moyens, de ceux surtout qui ont beaucoup d'énergie ou possèdent des propriétés narcotiques. On commence toujours par les prescrire à petites doses, attendu qu'on ne saurait jamais déterminer d'avance quel est le degré de l'irritabilité. Puis, on augmente peu à peu la dose, jusqu'à ce qu'on arrive à déterminer, avec les narcotiques, un faible accès de narcotisme (éblouissements, envies de dormir, légers vertiges), ou avec les métalliques des nausées, et alors on la diminue, en suivant la même gradation en sens inverse. On fait ensuite une petite pause, et si le mal ne cède pas, on répète le moyen de la même manière, en continuant d'agir ainsi pendant plusieurs mois, dans les cas opiniâtres. Cette méthode de faire alterner des doses ascendantes, des doses décroissantes et des intervalles de repos, est la plus sûre et en même temps la plus efficace lorsqu'on administre des nervins puissants et doués d'une forte action sur l'économie, parce qu'elle laisse à l'organisme le temps de réunir son irritabilité, que, de cette manière, le médicament redevient pour ainsi dire nouveau à chaque fois, et qu'en outre on n'a point à craindre de porter une atteinte trop profonde à l'économie, de lui nuire, comme on court toujours risque de le faire en prolongeant l'emploi de doses élevées (par exemple les narcotiques affaiblissent les facultés sensorielles et intellectuelles). Il n'importe pas moins, dans les maladies nerveuses chroniques, de *varier* les moyens, afin de produire sans cesse une impression nouvelle. Enfin, si une seule substance n'amène aucun effet, on en associe plusieurs ensemble. Lorsqu'on emploie des nervins faibles, qui exercent plutôt une impression vivifiante et fortifiante, et qui agissent d'une manière fixe, on peut et l'on doit en prolonger l'usage, parfois même durant des années entières, afin d'arriver peu à peu à l'amélioration qu'on se propose d'obtenir.

2°. *Employer des contre-irritants et des dérivatifs*. Ici se placent les bains, les irritations cutanées, les ulcères factices, les irritations abdominales (surtout dans les affections du système cérébral.)

3°. *Rétablir l'équilibre organique* dans l'activité nerveuse, spécialement dans le rapport existant entre les systèmes irritable et sensible, car la destruction de cet équilibre est souvent l'unique cause de la maladie nerveuse. Le mouvement musculaire et les bains tièdes sont les moyens qui remplissent le mieux cette indication.

4°. *Fortifier*. Toute maladie nerveuse, quand bien même elle ne dépendrait point originairement de la faiblesse, finit par plonger le système nerveux dans un état de débilitation, qui contribue à l'entretenir elle-même. De là, la grande utilité des toniques (amers, amers astringents, astringents, acides minéraux, préparations ferrugineuses, froid, bains froids) et des restaurants (régime nourrissant, vie au grand air, habitation de la campagne, voyages, distractions).

5°. *Changer le genre de vie*, la situation extérieure, les entourages. Il suffit souvent de passer dans un autre climat, et surtout de quitter un pays bas, humide, pour aller habiter une contrée élevée et sèche.

6°. Quelquefois, principalement chez les sujets très délicats, irritables, ou qui ont déjà fait usage d'une multitude de moyens irritants, le meilleur traitement consiste à *écarter autant que possible toutes les excitations étrangères*, médicamenteuses et diététiques, notamment celles qui agissent avec force sur le système nerveux; ainsi, de recourir au lait, à la vie des champs, aux bains tièdes, d'éviter le thé, le café, les épices, etc. En pareil cas, la méthode homœopathique et l'emploi des médicaments à des doses minimes peuvent également être utiles.

7°. Enfin, dans les maladies très opiniâtres, il faut *provo-*

quer des crises artificielles, transporter la maladie sur d'autres systèmes.

Le meilleur moyen de fortifier le cerveau et le système nerveux entier, consiste à faire tous les jours des affusions d'eau froide sur la tête.

Il est d'une haute importance aussi, dans le traitement, de prendre en considération la périodicité des accidents nerveux, qu'ils consistent d'ailleurs en spasmes, en douleurs, en anomalies d'autres genres, ou même en paralysies. S'ils reviennent avec un type bien prononcé, à des époques déterminées, le quinquina, donné dans les intervalles libres, est le seul moyen de les guérir d'une manière certaine.

Traitement palliatif. Il ne tend qu'à apaiser les symptômes de la maladie, mais il a beaucoup d'importance néanmoins, tant parce qu'il procure du soulagement au malade, que parce que les symptômes eux-mêmes peuvent amener du danger, et enfin parce que les accès (par exemple dans l'épilepsie) impriment de plus en plus profondément le caractère de la maladie dans le système nerveux, en sorte que, même sous ce point de vue, le traitement palliatif est un puissant auxiliaire du traitement radical. Les moyens dont il réclame l'emploi sont les antispasmodiques et les contre-irritants.

I. MALADIES MENTALES.

FOLIE.

(*Mania, melancholia, amentia, fatuitas.*)

Diagnostic. Trouble de l'activité normale de l'âme: dans la *mélancolie*, avec timidité, haine des hommes, morosité, passiveté, manque de force; dans la *manie*, avec fureur, excès de fièvre, état actif, offensif; dans la *démence* (*moria*, *amentia*), avec idée fixe, trouble partiel, soit de l'imagination, soit du jugement; dans l'*imbécillité* (*fatuitas*), avec faiblesse et absence totale de la faculté de penser; dans le *somnambulisme*, avec persistance du pouvoir de l'âme, de l'imagination et de la volonté, pendant le sommeil.

Le diagnostic est souvent fort difficile, parce que, dans beaucoup de cas, le désordre ne porte que sur un seul objet (idées fixes), l'homme pouvant être en jouissance de sa pleine et entière raison à tous autres égards. Il présente aussi des difficultés dans les cas où la maladie est légère, dans ceux où elle est périodique. On doit exclure d'ici les désordres qui sont un symptôme d'autres maladies ou d'autres états dont la cessation entraîne la leur, comme, par exemple, ceux qui tiennent à la fièvre, à l'hystérie, à des passions violentes, car toute passion poussée à l'excès peut rendre l'homme fou temporairement.

Il faut soigneusement distinguer le délire de la folie. On observe, chez beaucoup de personnes hystériques et hypocondriaques, un délire et des idées fixes, qui persistent souvent pendant long-temps, mais qui ne sont que symptomatiques, et ne constituent pas une maladie de l'âme, ne font point partie de la folie. La même chose a lieu pour le délire fébrile, et ici on doit bien remarquer que le délire n'est pas uniquement un symptôme des fièvres aiguës, qu'il peut l'être aussi d'une fièvre nerveuse chronique, durer, comme tel, pendant plusieurs mois, et disparaître complètement à l'époque où cesse l'excitation fébrile. On ne donnera donc jamais le nom de folie au trouble des facultés de l'âme qui accompagne une fièvre. En général, les médecins, surtout ceux qui débutent, ne sauraient apporter trop de circonspection quand il s'agit de prononcer le mot de *folie*; qu'ils n'oublient jamais que déclarer un homme fou, c'est le frapper de mort morale.

La maladie est permanente ou périodique, elle dure long-temps, la guérison s'obtient difficilement, et le recouvrement de la santé est incertain, fort sujet à être interrompu par des récidives. Quelquefois la folie se transforme en d'autres maladies nerveuses, par exemple en catalepsie, en épilepsie, en paralysie, ou en des maladies plus matérielles encore, telles que la goutte, des exanthèmes, des ulcères, des hémorroïdes, la phthisie pulmonaire. Elle amène la mort, soit par apoplexie, soit par consomption, ou par hydropisie.

Pathogénie. L'esprit immortel ne peut pas, de sa nature, devenir malade, dans le sens que nous autres mortels attachons à ce mot. Il appartient à un monde supérieur, et pour lui la seule maladie possible est la corruption morale, le péché. L'esprit, la pensée, ne saurait être ni matière, ni produit de la matière, car ce qui a l'aptitude de voir soi et la matière doit être placé en dehors de cette dernière, et ce qui est libre ne peut être un produit de la nécessité. Mais, pendant son existence terrestre, cet esprit immortel est uni par des liens indissolubles avec le corps, spécialement avec le système nerveux, et plus particulièrement encore avec la plus sublime portion de cet appareil, le cerveau. Or, cette association lui impose des bornes, et donne un caractère terrestre à son mode d'activité. Par elle, il se trouve soumis aux lois organiques de la vie, comme tout ce qui entre dans la composition de l'organisme. Ce n'est qu'au moyen de l'organisation qu'il peut agir, tant au dehors qu'en lui-même, de sorte que nous sommes pleinement fondés à dire que le cerveau est l'organe de l'âme. De là résulte aussi qu'il peut être affecté et modifié par l'organisme, comme celui-ci par lui, et qu'ainsi, mais seulement ainsi, il peut tomber malade, dans le sens terrestre du mot, être troublé dans ses fonctions, cesser même d'avoir la faculté de les accomplir. Sous ce rapport donc, toutes les maladies de l'âme rentrent dans la catégorie des maladies nerveuses (1).

Ainsi la cause prochaine d'une maladie mentale ne peut être qu'un *état anormal de l'organe de l'âme*, une exaltation, ou une diminution, ou une perversion de l'activité de cet organe. Nous en avons la preuve dans la possibilité que des troubles de l'âme soient provoqués par des causes purement matérielles (ivresse, fièvre, action des narcotiques), ou que l'aliénation mentale cesse, comme on l'a vu souvent, par le transport de l'affection sur d'autres organes du corps (par la manifestation d'une phthisie, d'une épilepsie, d'une hydropisie).

Le trouble peut être occasioné par une influence morale, ou par une influence physique.

Les causes éloignées de la folie sont donc :

1°. *Morales*; passions violentes, tant celles qui agissent rapidement (peur, joie, colère), que celles dont l'action est lente ou prolongée (chagrin, soucis, dépit, envie, jalousie), et surtout les passions égoïstes, haineuses, bilieuses (l'amour non satisfait, l'ambition, l'espérance déçue, un ressentiment profond); les travaux d'esprit, particulièrement lorsqu'ils s'unissent à la vie sédentaire et à la solitude, et qu'ils roulent sur des objets placés au-dessus des facultés ou de l'homme en général, ou de l'individu (contemplations mystiques et religieuses, recherches de philosophie transcendentale); les travaux de tête exécutés à contre-cœur, imposés par la contrainte,

(1) La meilleure comparaison sera toujours celle du rapport entre l'organiste et son instrument. Sans instrument, le meilleur musicien ne peut produire aucun ton, et il n'y a qu'un instrument bien accordé qui lui permette d'en produire de justes; si l'instrument est désaccordé, les tons sont toujours faux, quoique ce soit la même personne qui en joue.

stimulés par du vin, du café ou autres choses semblables; des scrupules de conscience, toute espèce de fanatisme, tant politique que religieux, la mauvaise direction donnée à l'esprit, l'exercice inégal des facultés de l'âme, principalement l'exaltation de l'imagination par la lecture des romans, par la fréquentation du théâtre, etc., l'attachement exclusif à une idée, à un penchant, à une passion, qu'on doit déjà considérer lui-même comme une aliénation mentale passagère, et qui peut dégénérer en véritable folie quand on ne le combat pas à temps; enfin les veilles, l'insomnie, car l'interruption journalière de l'activité morale est une condition essentielle pour la santé de l'âme, pour le maintien de la raison.

2°. *Physiques*. Ici se rangent, avant tout, les impressions qui stimulent et modifient d'une manière immédiate le cerveau et son activité, par conséquent l'abus des boissons spiritueuses, et surtout de l'eau-de-vie, l'une des principales causes de la fréquence actuellement croissante des aliénations mentales parmi le peuple. L'abus des narcotiques, de l'opium, de la belladone, etc., produit le même effet, même lorsqu'on emploie ces substances à titre de médicament, principalement chez les enfants. Il faut encore rapporter ici les irritations qui agissent par consensus ou par antagonisme sur le cerveau, et de préférence celles qui affectent le système ganglionnaire abdominal, dont on connaît l'étroite connexion, tant consensuelle qu'antagonistique, avec l'encéphale, par conséquent les irritations abdominales, les saburres, les stagnations dans le système de la veine porte, les obstructions et physconies des viscères, les vers intestinaux. On doit surtout avoir égard à l'antagonisme remarquable existant entre le système nerveux abdominal et le système cérébral, qui fait que l'affaiblissement, l'abolition de l'action du premier peut exalter ou pervertir celle du second. Enfin cette catégorie comprend les congestions sanguines au cerveau, tant passives qu'actives, l'état inflammatoire, surtout quand il tient à la suppression des hémorroïdes, des règles, d'une hémorrhagie nasale; la débilitation du cerveau, tant par l'effet d'une faiblesse générale, d'un épuisement des forces (auquel cas la folie n'est souvent qu'un symptôme de l'état nerveux général, de l'hystérie, etc.), que par celui des excès vénériens, de l'onanisme, à cause des relations intimes qui existent entre l'encéphale et le système génital; des métastases, principalement arthritiques et psoriques, vers le cerveau; des lésions mécaniques, chocs, coups, chutes, blessures, qui produisent l'aliénation mentale par le fait, ou d'une simple commotion de l'organe encéphalique, ou d'extravasations sanguines et séreuses; d'une dépression, d'un épaississement, d'une fracture comminutive des os du crâne, et de quelque pseudomorphose tirant de là son origine; de vices organiques, indurations, callosités, scrofules, hydatides, fongus, ramollissements, suppurations, atrophie du cerveau, exostoses, ossifications, collections de sérosité.

Fréquemment il existe à la fois plusieurs causes, ce qui rend la maladie d'autant plus grave et dangereuse. Ainsi, par exemple, il n'est pas rare qu'aux travaux excessifs de tête, s'adjoignent une vie sédentaire, des chagrins, une nourriture pesante et indigeste.

La *prédisposition* aux maladies mentales mérite une attention particulière. En première ligne se place l'*hérédité*, car l'expérience a malheureusement constaté d'une manière suffisante que la disposition à la folie peut se transmettre des parents aux enfants, et devenir ainsi la propriété de la famille entière. Viennent ensuite le *tempérament* (le tempérament mélancolique et le colérique exposent à l'aliénation mentale), et la *vivacité des passions*. Plus un homme a les passions ardentes, et plus il a de propension à devenir fou; car toute passion n'étant qu'une folie temporaire, une absence de raison, il lui suffit d'acquérir la domination pour dégénérer en folie permanente. Le *genre de vie* est également une cause prédisposante, puisqu'il traîne à sa suite les causes indiquées plus haut, la vie sédentaire, la solitude, les travaux d'esprit dirigés dans un seul sens : on a remarqué que les tisserands et les cordonniers étaient plus spécialement enclins à devenir fous. Enfin la catégorie des causes prédisposantes comprend encore des idées, passions et erreurs dominantes, en particulier l'éducation mal dirigée, l'immoralité, le défaut d'esprit religieux et le mysticisme.

Il peut se faire, d'après cela, que la folie prenne un caractère endémique, épidémique. Nous la trouvons plus commune à certaines époques qu'en d'autres temps, dans certaines contrées, chez certains peuples, dans certaines classes de la société. Ainsi, on la voyait moins souvent parmi les nations de l'antiquité, et aujourd'hui encore elle est plus rare chez les peuples peu civilisés, tels que les Turcs, tandis qu'elle est plus répandue dans les états où la civilisation a fait le plus de progrès, en Angleterre (1 sur 800) et en France (1 sur 1200); de même, elle est plus rare dans les campagnes, et plus commune que partout ailleurs dans les grandes villes, siége du luxe et des mauvaises mœurs.

La meilleure division pratique de l'aliénation mentale est donc celle en *vésanie nerveuse*, *vésanie sanguine*, *vésanie adynamique*, *vésanie métastatique*, *vésanie abdominale*, *vésanie organique*.

Thérapeutique. L'indication fondamentale est *de rétablir l'activité de l'âme dans son état normal*. On y parvient, soit en écartant la cause éloignée, soit en agissant d'une manière immédiate sur l'âme.

La première indication est toujours de rechercher quelle peut être la cause éloignée, et d'agir en conséquence de celle qu'on découvre (traitement indirect). Si cette cause est sanguine ou inflammatoire, comme une violente congestion de sang vers le cerveau, on emploie la saignée, générale et locale, même l'artériotomie à la région temporale; dans le cas de fureur extrême, les antiphlogistiques, les purgatifs, le tartre émétique, le calomelas, les fomentations et affusions froides sur la tête. Si elle est nerveuse (débilitation du cerveau et du système nerveux), on a recours aux nervins, aux excitants, valériane, arnica, serpentaire de Virginie, vin, éther, opium, aux rubéfiants, aux bains chauds, aux fomentations froides sur la tête (ici se range le traitement du *delirium tremens s. potatorum*, et de la folie des personnes épuisées par les excès vénériens ou par l'onanisme). On n'oubliera pas que cette espèce provient souvent de ce que les excitants ont été trop prodigués dans la précédente, que, dans beaucoup de cas, la folie nerveuse est la seconde période de la folie phlogistique, et l'on modifiera en conséquence le traitement. On ne perdra pas de vue non plus qu'à la manie nerveuse se joignent parfois transitoirement des congestions de sang vers le cerveau, qui peuvent rendre nécessaire de pratiquer des émissions sanguines, au moins locales. Si la cause est abdominale, une accumulation de saburres dans l'estomac, des saburres atrabilaires, surtout dans les intestins, des obstructions viscérales, des vers, c'est le cas d'employer la méthode délayante, fondante, et d'éloigner les irritations abdominales. S'agit-il d'une métastase, on applique le traitement qu'elle réclame. La cause est-elle morale, un désir violent, une passion non satisfaite? on la détruit, s'il est possible.

La seconde indication est d'agir immédiatement sur la cause prochaine, c'est-à-dire sur l'âme et son organe, pour ramener l'ordre dans les fonctions intellectuelles (traitement direct).

Deux voies nous sont ouvertes pour arriver jusqu'à l'âme, celle du corps et celle de l'esprit. La première est la plus importante dans les maladies mentales; car les deux tiers bien certainement des fous qu'on ramène à la raison n'ont dû leur guérison qu'à des moyens physiques. Cependant il y a convenance, et on se trouve toujours bien, de suivre à la fois les deux voies.

Le *traitement physique* embrasse deux indications:

1°. *Dériver l'irritation du sensorium par des contre-irritations*, et rétablir ainsi l'équilibre et l'activité normale des fonctions de l'âme. Le contre-point le plus important du cerveau est le système nerveux du bas-ventre (ce qui explique l'inaction des intestins et des viscères abdominaux dans tous les cas de folie intense). Faire entrer ce système en jeu doit donc toujours être le but des efforts du médecin. C'est par là qu'il réussit le plus fréquemment à rétablir l'équilibre de l'activité nerveuse. Les moyens à employer sont les vomitifs, le tartre tartarisé, le tartre soluble, le tartre émétique, à dose fractionnée, avec des extraits fondants; quand l'inertie est portée très loin, la racine et l'extrait d'ellébore noir, la racine d'ellébore blanc, la gratiole, la teinture de coloquinte, le calomelas. Ici se placent encore le traitement par les nauséeux et celui par la faim, qui sont un des plus puissants moyens qu'on possède d'exciter le système nerveux. Viennent ensuite les irritations cutanées, vésicatoires, ulcères factices (surtout le seton à la nuque), la pommade d'Autenrieth, la provocation artificielle de maladies exanthématiques (la gale ainsi déterminée a guéri la folie), le moxa, le fer rouge à la nuque et sur la tête (on a vu des fous guérir par des brûlures accidentelles), et, en général, tout ce qui peut faire naître des douleurs physiques.

2°. *Produire une modification dans le cerveau par des moyens qui agissent sur lui d'une manière directe et spécifique*. Les principaux, ceux dont l'expérience a le mieux constaté l'efficacité, sont la digitale (mais à forte dose, jusqu'à trente ou quarante grains par jour, en infusion), la jusquiame, les feuilles et la racine de belladone, l'eau de laurier-cerise. J'ai trouvé surtout fort actifs l'association de la belladone avec l'eau de laurier-cerise (n° 50), la pomme épineuse et le camphre. On ne saurait trop recommander, lorsqu'il y a en même temps excitation du système vasculaire, la digitale unie au nitre (n° 51), avec de petites doses d'émétique dans les intervalles; l'eau froide, tant à l'extérieur, en affusions, qu'à l'intérieur, en quantité considérable, seize ou vingt livres par jour. Il faut seulement mettre de la circonspection dans l'emploi des narcotiques, parce que, si l'on en abusait, ou si on les administrait pendant trop long-temps, la folie pourrait fort bien dégénérer en imbécillité. L'opium convient peu, à cause de la propriété accessoire qu'il possède de constiper et de déterminer des congestions vers la tête. Il n'est salutaire que chez les sujets fort affaiblis, après qu'on a entièrement calmé toute excitation sanguine, ou quand l'aliénation ne reconnaît pour cause qu'une simple débilitation nerveuse, comme dans le *delirium tremens*.

Le *traitement moral* peut être partagé en deux classes, celui qui est commun à toutes les espèces d'aliénation mentale, et celui qui convient à l'individualité du malade, qu'on ne saurait déterminer qu'après avoir bien étudié cette dernière.

Le traitement moral a pour but de *faire dominer la raison sur la déraison*. C'est aussi celui de toute éducation, car les enfants mal élevés ressemblent parfaitement aux fous; l'entêtement, le mauvais naturel, la déraison, dominent la raison chez eux, et le problème consiste à donner l'empire à cette dernière. Le traitement moral des aliénés n'est autre chose que l'art de l'éducation appliqué à la folie; il suit les mêmes règles et emploie les mêmes moyens que cet art.

1°. L'*obéissance*, base de toute éducation, est aussi celle de ce traitement. Obéir, c'est contracter l'habitude de soumettre sa propre volonté à celle d'un autre, de tous les moyens le meilleur pour arriver à la soumettre à la volonté suprême, à la raison. Il faut donc commencer par inculquer cette habitude à l'aliéné, comme à l'enfant volontaire. Le fou doit apprendre à obéir en tout, même eu égard aux plus petites choses. On doit souvent lui commander à dessein le contraire de ce qu'il veut faire.

2°. Le *travail* d'esprit et de corps, mais surtout ce dernier, associé à l'exercice et au grand air, est le moyen d'arracher l'âme à sa réclusion, de la ramener au dehors, de la remettre en communication avec le monde extérieur. L'oisiveté est le plus sûr moyen d'alimenter toute espèce d'aliénation mentale. Le choix de l'occupation varie selon le degré d'éducation du malade et le genre de sa folie.

3°. *Ponctualité rigoureuse dans la distribution du temps*, également déterminée toujours par un commandement venu du dehors.

4°. *Distractions par des impressions agréables sur les sens*, par des jeux, et surtout par la musique, qui exerce sur l'âme une influence extraordinaire et bien plus grande qu'on ne le croit généralement.

5°. *Punitions* et *récompenses*, absolument comme chez les enfants. A cet effet, la camisole, le bain de surprise froid, la roue à marcher, même, dans les cas extrêmes, des châtiments corporels, mais cependant, comme chez les enfants, toutes les fois seulement qu'il y a, de toute évidence, obstination et entêtement.

6°. *Foi* et *confiance* en un homme, le médecin surtout. L'aliéné doit acquérir la pleine et entière conviction que le médecin est son ami, qu'il ne veut que son bien.

7°. *Eveiller et affermir le principe moral religieux*. C'est là le couronnement du traitement moral. Le principe moral est ce qu'il y a de meilleur en l'homme, ce qui, à proprement parler, le fait homme, l'essence de son essence, ce à quoi, par conséquent, sa pensée et ses actions raisonnables peuvent encore se rattacher, alors même que tout le reste manque. De là le précepte de conduire les aliénés à l'église, et la nécessité de leur donner un prêtre éclairé.

8°. Enfin, le *changement de lieu*, la séparation d'avec les êtres dont la société est passée en habitude, sont aussi de puissants auxiliaires.

Chez les sujets très excités, furieux, on éloigne, autant que possible, toutes les impressions sensorielles, on les prive de leur liberté, on les soumet à la contrainte. La camisole peut produire beaucoup d'effet, en leur faisant sentir leur propre impuissance. Une chambre matelassée, dans laquelle le jour ne pénètre pas, est fort utile aussi.

Indépendamment de ces règles générales, il faut prendre en considération le caractère individuel de l'âme malade et l'espèce de folie. On humilie l'orgueilleux, on rassure le craintif, on relève le moral de celui qui est tombé dans un abattement profond : les idées fixes, les hallucinations des sens ou de l'imagination, doivent être traitées conformément à leur nature. On s'attache à faire revenir le malade de son illusion, et le mieux est de s'y prendre avec assez d'adresse pour qu'il arrive de lui-même à en reconnaître le néant.

Le traitement moral peut certainement faire beaucoup, et même quelquefois tout. Mais les cas dans lesquels la maladie dépend exclusivement d'une cause morale sont rares, et le physique y prend toujours plus ou moins de part. C'est pourquoi la meilleure marche est celle qui consiste à réunir ensemble les deux méthodes. En procédant ainsi, on est plus sûr d'arriver au but.

La curabilité des aliénations mentales offre en général une proportion de 1 à 5, ou tout au plus de 1 à 4.

HYPOCONDRIE, HYSTÉRIE.

(Hypocondria, hysteria.)

Diagnostic. Grande et continuelle propension à des spasmes et à des accidents nerveux de forme infiniment variée ; variabilité extrême et contradictions singulières dans les symptômes et l'état entier du malade, idiosyncrasies et phénomènes consensuels étranges, vices du système digestif, et grande influence consensuelle de leur part sur tout l'organisme, disposition aux vents, aux acides, à la constipation, propension à la tristesse, goût de la solitude, esprit continuellement occupé du moi physique et de sa maladie, de sorte que celle-ci a fini par devenir une idée fixe, qui domine tout, même la raison; conceptions bizarres, maladies imaginaires, usage continuel de médicaments. En général, timidité, méticulosité, tristesse ou hilarité sans cause, et passage rapide de l'un à l'autre état; propension à verser des larmes, urine pâle et aqueuse, envies fréquentes d'uriner (signe certain de spasmes imminents), boule hystérique.

Les symptômes sont des sensations spasmodiques de toutes les formes, légères quand la maladie elle-même l'est, mais, dans le cas contraire, d'une violence extrême, à tel point qu'elles peuvent présenter l'image des accidents les plus redoutables, même les plus inquiétants, par exemple, de la catalepsie, de l'asphyxie, de l'hydrophobie, de l'épilepsie, du délire poussé jusqu'à la fureur, du somnambulisme, en notant bien, toutefois, que cette épilepsie et ce délire sont faciles à distinguer de la vraie folie et de la véritable épilepsie.

L'hypocondrie et l'hystérie ne diffèrent point essentiellement l'une de l'autre; il n'y a entre elles qu'une différence sexuelle. L'hypocondrie est la forme que la maladie revêt chez les hommes, et l'hystérie celle sous laquelle on la rencontre chez les femmes. Ce qu'il y a d'important, c'est de distinguer le caractère phlogistique et le caractère nerveux de la constitution qui l'accompagne.

La durée n'a rien de fixe. Elle peut s'étendre à des années, même à la vie entière, toutefois avec des intervalles lucides. La maladie n'est point mortelle, mais elle est extrêmement pénible pour les malades et pour ceux qui les entourent. Aussi, les deux principales conditions requises pour assurer le succès du traitement de l'hypocondrie sont-elles d'abord le *courage*, les accidents même les plus dangereux en apparence, la suffocation, les symptômes d'épilepsie, les syncopes prolongées pendant des heures entières, l'asphyxie, ne présentent aucun danger, dès qu'ils sont de nature hystérique), et ensuite la *patience*, mais surtout le soin de ne pas se laisser induire en erreur par l'imagination.

Pathogénie. La cause prochaine est une *exaltation et une anomalie morbides de la sensibilité du système nerveux, notamment de celui des organes digestifs*, qui détermine la réaction la plus inaccoutumée et principalement un consensus tout-à-fait nouveau.

Les causes éloignées se rapportent à deux classes principales:

1°. *Affaiblissement* des nerfs, surtout par des excès vénériens et par l'onanisme, dans les deux sexes, par des efforts exagérés de la pensée, ou même aussi du sentiment, par des souffrances physiques ou morales prolongées, des douleurs, des chagrins, par des efforts physiques disproportionnés avec les forces, par des évacuations débilitantes prolongées, notamment les pertes de sang dues à l'abus des saignées, à la menstruation ou aux hémorroïdes, la diarrhée chronique (et aussi les évacuations gastriques poussées trop loin, la méthode purgative), la gonorrhée, enfin, chez les femmes, les flueurs blanches, qui sont souvent une cause occulte.

2°. *Irritation*, et ici surtout par des stagnations, des accumulations, des saburres dans le bas-ventre, la pléthore abdominale (anomalie ou suppression des hémorroïdes, dérangements de la menstruation), des vers, la goutte (atonique, irrégulière, supprimée). L'hypocondrie n'est souvent autre chose qu'une goutte nerveuse, un principe arthritique qui s'est jeté sur les nerfs; dès que la podagre s'empare du malade, il reprend sa sérénité et cesse d'éprouver des spasmes. Des désirs vénériens très vifs et non satisfaits sont fréquemment aussi la cause de la maladie, surtout chez les femmes, de manière que l'hystérie est commune chez celles qui se sont échauffé l'imagination par la lecture des romans, et chez les jeunes veuves. La maladie peut également dépendre d'une irritation psorique, rhumatismale (à cause de vêtements trop légers, et par antagonisme), ou de métastases d'autres principes morbifiques, même d'une syphilis larvée. Le médecin doit rechercher avec soin toutes ces causes, avant d'entreprendre le traitement, et souvent il en découvre plusieurs à la fois, dont les effets se combinent ensemble.

Thérapeutique. L'idée fondamentale du traitement est de *diminuer l'exaltation morbide de la sensibilité du système nerveux*, notamment du système ganglionnaire, et de *ramener cette sensibilité à l'équilibre*, soit en *éloignant les irritations morbides, ou les causes débilitantes qui l'affectent*, soit en *modifiant et fortifiant directement le système nerveux.*

1°. La première question à se faire doit toujours être celle-ci : *La maladie dépend-elle ou non de causes matérielles?* Dans le plus grand nombre des cas, elle se rattache à des accumulations et à des stagnations dans le bas-ventre, à des obstructions des viscères, à des saburres, à des congestions de sang veineux (hémorroïdal), comme l'indique déjà son nom (*morbus ex hypocondriis*), et ces circonstances réclament une sérieuse attention.

Les signes sont : les causes, telles que vie sédentaire, compression du bas-ventre par des corsets, chagrins prolongés, aliments lourds et indigestes ; visage d'un blanc jaunâtre, ou teinte jaunâtre dans les yeux et autour de la bouche et du nez ; gonflement du ventre, qui est tendu ou dur, dans lequel même, en l'explorant bien, on discerne des duretés sensibles au toucher, ou des viscères qui ont acquis plus de volume ; appétit mauvais ou fort inégal ; après avoir mangé, pesanteur et tension dans l'estomac, malaise ; ventre généralement paresseux ; selles dures, constipation même pendant plusieurs jours, puis tout à coup diarrhée ; hémorroïdes, ou du moins disposition aux hémorroïdes ; enfin, longue durée de la maladie, qui détermine toujours des stagnations dans l'abdomen, et effet des médicaments (quand les toniques nuisent, que les évacuants font du bien).

La méthode résolutive, fondante, viscérale, est celle qu'on doit mettre en usage. Suc récemment exprimé, ou extrait de pissenlit, de chiendent, de fumeterre, de millefeuille, de petite centaurée, de marrube, de chélidoine, petit-lait, terre foliée de tartre, tartre tartarisé, antimoniaux, alcalins, particulièrement le carbonate de soude, savon médicinal, eau de chaux, soufre, gomme ammoniaque, gayac, asa fœtida ; l'eau bue en abondance ; les eaux minérales fondantes, celles de Selters, de Fachingen, de Sedlitz ; dans les constipations opiniâtres, le mercure, à l'intérieur et à l'extérieur, la poudre de Plummer, le muriate de baryte, la ciguë, la belladone, l'aloës, la teinture de coloquinte, les pilules balsamiques, l'élixir apéritif de la pharmacopée prussienne, la teinture âcre d'antimoine, les eaux de Carlsbad, de Marienbad, les lavements viscéraux, les bains tièdes, surtout les bains de savon et de sel marin. Ce traitement suffit souvent, à lui seul, pour rétablir le libre jeu des fonctions du bas-ventre et ramener l'équilibre dans le système nerveux.

Il importe, à cet égard, d'observer les règles suivantes :

Chez les sujets irritables, pléthoriques, phlogistiques, atrabilaires, et quand il existe de la disposition aux hémorroïdes, on ne fait usage que de fondants rafraîchissants, jus d'herbes, extraits, sels, solutions (n° 52), eaux minérales salines, alcalines. Chez les individus mous, froids, phlegmatiques, infiltrés de mucosités, il faut prendre ceux qui sont plus actifs (n° 53) et chauds, les aloétiques (n° 54). Lorsqu'il y a des accumulations de sang dans le bas-ventre, on emploie les sulfureux, et de temps en temps on fait mettre des sangsues à l'anus.

Purger n'est pas résoudre, et loin de là met souvent obstacle à l'effet fondant. Par conséquent, les fondants ne seront prescrits qu'à une dose suffisante pour obtenir journellement une selle ou deux. Très souvent, il n'en faut pas davantage pour amener la guérison. Mais si l'on observe des signes de turgescence, perte de l'appétit, gonflement du ventre, tension, coliques, on donne ensuite des purgatifs (principalement les eaux minérales de Saidschutz et de Pullna), ou même, suivant l'indication, un vomitif.

Dans les cas d'obstructions et d'engorgements opiniâtres du

bas-ventre, les lavements viscéraux sont le moyen principal.

Chez les sujets très enclins aux spasmes, on unit les fondants à des antispasmodiques. Chez ceux qui sont très affaiblis, on les associe à des fortifiants, les amers, même les sels ferrugineux, et surtout les eaux minérales martiales, vers la fin du traitement principalement, où il arrive souvent que la faiblesse entretient les stagnations.

L'exercice, spécialement du cheval, est une condition de rigueur pour guérir. Lui seul suffit souvent pour débarrasser le bas-ventre. On se trouve bien aussi des frictions sur l'abdomen, notamment le matin, à jeun.

Il ne faut pas non plus négliger de combattre d'autres causes morbifiques matérielles, souvent latentes, qui pourraient exister, telles que la dyscrasie arthritique, scrofuleuse, rhumatismale, psorique, syphilitique, ou les vers.

4°. Si la maladie ne reconnaît d'autre cause que la *débilitation* (hypocondrie nerveuse pure), ce dont on juge, soit d'après le caractère débilitant des causes antérieures, flueurs blanches, diarrhées chroniques, perte de sang, surtout par des règles trop abondantes, émission trop fréquente de semence, gonorrhée chronique, même quelquefois abus de la méthode évacuante et fondante; soit d'après les signes de la débilité générale, faiblesse du pouls, lassitude au moindre effort, défaut de chaleur animale, etc.; soit enfin d'après l'absence d'autres causes matérielles, alors le but principal du traitement doit être d'éloigner ces causes débilitantes, dont la destruction suffit fréquemment, mais avant l'élimination desquelles il est au moins impossible de songer à rien entreprendre. Ainsi, traitement de la diarrhée, de la gonorrhée, de l'hémorrhagie, des flueurs blanches, et surtout des pollutions, l'une des causes les plus fréquentes de l'hypocondrie nerveuse. Mais ce traitement n'est point facile, parce qu'ici la faiblesse des parties génitales s'accompagne toujours de leur irritabilité, en sorte que les moyens auxquels on a recours d'ordinaire, pour fortifier et restaurer, ont pour effet simultané d'accroître l'irritation et l'afflux des humeurs, par conséquent aussi l'évacuation. On ne peut donc employer, en pareil cas, que les fortifiants rafraîchissants et les restaurants astringents, l'élixir acide de Haller (n° 55), l'alun, le cachou (n° 56), le kino, en se conformant au précepte : *jeûne et travaille*, c'est-à-dire évitant tous les aliments très nourrissants, échauffants, excitants, et prenant beaucoup d'exercice. Par la suite, quand l'irritabilité est devenue moindre, on emploie le quinquina, le quassia, le colombo, le fer, la gelée de lichen d'Islande, les bains froids, tant généraux que locaux, les douches sur les parties génitales, le périnée, le sacrum, les frictions fortifiantes à la partie inférieure du rachis, en dernier lieu, les bains de mer, les eaux de Pyrmont, de Dribourg.

2°. Le troisième point du traitement est de *modifier et fortifier la vie nerveuse*. Dans l'hypocondrie purement nerveuse, on peut s'occuper de remplir cette indication dès le principe, et le traitement ne va pas plus loin. Dans l'hypocondrie matérielle, la méthode modifiante peut au moins être associée au traitement pharmaceutique.

La méthode modifiante (antispasmodique) a pour but de corriger l'état anormal intérieur de la vie nerveuse, l'exaltation morbide de la sensibilité dans l'économie entière et particulièrement dans le système digestif. Il y a une remarque à faire ici; c'est que la diminution de cette exaltation de la sensibilité, et l'apaisement de l'état continuel d'irritation qui l'accompagne, sont déjà un moyen de fortifier, et même souvent le meilleur qu'on puisse employer chez les sujets très irritables. Cette méthode consiste dans l'usage des nervins antispasmodiques, la racine de valériane, les feuilles d'oranger, l'écorce d'orange, la racine de benoite, le castoreum, le galbanum, l'asa fœtida, l'élixir acide de Haller et celui de Mynsicht, la liqueur anodine d'Hoffmann, l'acide phosphorique, et les bains tièdes simples ou avec des herbes propres à fortifier les nerfs. L'emploi prolongé (pendant plusieurs mois) de ces moyens doux peut produire un bien infini. On retire même déjà un grand fruit de l'usage journalier, soir et matin, d'une infusion de deux feuilles fraîches d'oranger, bue à froid, et je puis, d'après ma longue expérience, recommander, comme suffisant très souvent pour guérir le malade, une infusion de feuilles fraîches d'oranger, de racine de valériane, de mélisse, de racine de benoite (n° 57).

Une partie principale de ce traitement, qu'on ne doit jamais négliger lorsqu'il s'agit de l'hypocondrie et de l'hystérie, consiste à *rétablir l'équilibre*, toujours troublé ici, *de l'activité nerveuse* (notamment entre le système irritable et le système nerveux), par un exercice assidu et par des bains tièdes, et à *vivifier les nerfs* par la puissance des impondérables répandus dans l'atmosphère, en prescrivant la promenade journalière au grand air, l'habitation à la campagne, les voyages. Le bain d'air journalier est certainement le plus propre de tous les moyens pour fortifier, dans le cas de faiblesse nerveuse ; nul autre ne saurait le remplacer, aucun ne l'égale en efficacité, et jamais il ne se rencontre de contre-indication à son emploi.

La méthode fortifiante proprement dite peut quelquefois être employée de concert avec la modifiante, mais toujours elle doit couronner le traitement; car, dans toute hypocondrie, il se développe de la faiblesse par le fait même de la maladie, et il y a nécessité de fortifier, tant pour consolider la cure que pour prévenir les récidives. Toutefois, il importe d'avoir égard ici au degré de l'irritabilité et à l'état des organes digestifs, si l'on veut réussir. Quand on donne des toniques astringents dès le principe, alors qu'il existe encore une grande irritabilité, l'estomac ne les digère point. Ils pèsent sur cet organe, ils causent de l'anxiété, des spasmes; ils diminuent l'appétit et ne fortifient point. Lorsqu'on les administre à une époque où les voies digestives ne sont point encore bien nettoyées, ils provoquent les mêmes accidents.

On doit donc bien distinguer les degrés divers de l'irritabilité. Plus celle-ci est grande, plus il faut aussi apporter de circonspection dans le choix des stimulants et des toniques, eu égard à l'énergie de leur action, principalement lorsque le système sanguin jouit d'une irritabilité trop développée et qu'il y a tendance aux congestions. Ici le meilleur moyen de fortifier consiste à faire long-temps usage de l'élixir de Haller ; ou si ce médicament est trop fort encore, de l'acide phosphorique, combiné avec la valériane, la feuille d'oranger, l'herbe de millefeuille, et les bains tièdes de décoctions d'herbes ; peu à peu on passe à des toniques plus énergiques, amers et astringents.

De même, si les organes digestifs ne sont point encore entièrement débarrassés de saburres (ce qu'il est imposible d'obtenir jamais entièrement, chez la plupart des hypocondriaques, précisément à cause de la faiblesse), c'est le cas d'avoir recours aux amers purs, d'abord à ceux qui sont encore un peu fondants, comme l'infusion et l'extrait de pissenlit, de millefeuille, de petite centaurée, de menyanthe, de marrube, puis à l'absinthe, ensuite au colombo, au quassia (celui-ci principalement en infusion faite à froid). L'association avec la rhubarbe ou le tartre tartarisé mérite aussi d'être recommandée en pareil cas. Peu à peu, on s'élève aux toniques astringents plus forts, le quinquina, l'écorce d'orange, la cascarille, le fer, les eaux minérales martiales, les eaux de Pyrmont, de Dribourg, de Spa, de Schwalbach, de Cudowa. Une remarque également fort importante ici, c'est qu'on fait toujours bien de commencer par les formes diffusibles de ces médicaments, par exemple, d'administrer d'abord, pour le quinquina, la teinture de Whytt, pour le fer, la teinture martiale éthérée (n° 58), ou les fleurs de sel ammoniac martiales, ou les eaux minérales, et de ne passer que par degrés à des formes fixes. Des bains, d'abord des bains d'herbes toniques, puis des bains ferrugineux (trois gros de vitriol martial par bain), ensuite des bains froids de rivière, et mieux encore de mer, sont indispensables, et souvent même plus fortifiants que les médicaments pris à l'intérieur.

Il y a des cas où l'irritabilité nerveuse et l'irritation sont si grandes que tout, même les médicaments les plus doux, provoque de l'excitation, et où le meilleur moyen de fortifier consiste à mettre en pratique la méthode négative, le repos du corps et de l'âme, la soustraction des irritations, surtout de toutes les substances qui agissent sur les nerfs, la vie calme des champs, la diète lactée (V. Traitement général des maladies nerveuses).

Dans le traitement en général, mais surtout dans le traitement par les toniques, la *sévérité du régime* est un point capital. Elle consiste à éviter les boissons chaudes, le café, le thé, tous les aliments venteux et indigestes, provenant du règne végétal, surtout les oignons, les fruits légumiers, les choux, et tout excès dans le boire ou le manger. Car le corps est très disposé aux indigestions, qui obligent d'en revenir aux évacuants, et ceux-ci apportent toujours du retard dans le traitement fortifiant.

Le *traitement palliatif* a beaucoup d'importance dans l'hypocondrie et l'hystérie, car non-seulement il est indispensable pour soulager le malade, mais encore il fait partie du traitement principal, en ce sens qu'apaiser les nerfs rentre dans le plan dont on doit suivre l'exécution. Les personnes atteintes de ces deux maladies doivent toujours avoir en provision quelques palliatifs, dont l'objet principal est de combattre le spasme, la constipation, les acides dans les premières voies et les vents, car ce sont là les causes les plus efficaces des souffrances et des paroxysmes. En conséquence, les antispasmodiques, les antiacides, les carminatifs et les laxatifs, sont les meilleurs moyens palliatifs. C'est là-dessus que se fonde la composition de la poudre appelée *solamen hypochondriacorum* (carbonate de magnésie, tartre vitriolé, rhubarbe, racine de valériane et fenouil), dont les malades doivent avoir une certaine quantité chez eux. En outre, les lavements (dans lesquels on fait entrer, pour l'hystérie, un à deux gros d'asa fœtida, triturée avec de la gomme arabique) et les bains de pieds sont d'un grand secours, car il n'est pas rare que l'orage se dissipe entièrement aussitôt après que les malades ont expulsé quelques vents. Ici se rangent encore toutes les espèces d'antispasmodiques, en particulier la liqueur d'Hoffmann, la teinture de valériane, le castoreum, l'esprit de corne de cerf succiné, l'asa fœtida, les frictions au creux de l'estomac et le long du rachis avec une pommade antispasmodique ; pendant la syncope, les lotions au front et sur les tempes avec une eau aromatique, des plumes brûlées ou des tranches d'oignons tenues sous le nez. Il est à remarquer qu'on fait bien de réunir plusieurs antispasmodiques, à cause des différences spécifiques que peut présenter la sensibilité; qu'on doit éviter, chez les hystériques, ceux qui répandent de l'odeur, par exemple, le musc ; qu'il faut s'abstenir aussi de l'opium, tant parce que cette substance détermine la constipation, que parce que l'économie s'y accoutume aisément, et qu'on n'y doit recourir que dans le cas d'absolue nécessité. Le plus général et le plus sûr moyen d'apaiser les spasmes, chez ces sortes de malades, est de leur administrer la jusquiame, qui mérite la préférence sur l'opium, en ce qu'elle ne constipe pas comme lui, n'échauffe pas non plus, et exerce une action calmante toute spéciale sur le moral, ce qui est ici un grand point.

Il importe beaucoup, dans tous les accidents nerveux, de distinguer l'une de l'autre la constitution chaude phlogistique et la constitution froide nerveuse, c'est-à-dire l'association de la faiblesse nerveuse avec la pléthore sanguine et l'irritabilité du système sanguin, ou l'absence de cette complication. Dans le premier cas, on évite tous les antispasmodiques échauffants et excitants, pour s'attacher à ceux qui exercent une action rafraîchissante, comme les fleurs de zinc, la jusquiame, l'eau de laurier cerise, l'éther nitrique, aux contre-irritations, aux bains de pieds, aux sinapismes, aux lavements.

En général, les émissions sanguines, principalement par la saignée, sont nuisibles dans tous les cas d'accidents nerveux, hystériques surtout, qu'ils peuvent même rendre extrêmement violents et dangereux.

Les symptômes de l'hypocondrie et de l'hystérie sont susceptibles d'acquérir un degré d'intensité qui peut causer beaucoup d'embarras au médecin, surtout à celui qui débute, et l'induire en erreur. Telles sont les défaillances, qui vont quelquefois jusqu'à l'asphyxie, et durent des heures, ou même des jours entiers; telles sont encore la strangulation et la suffocation hystériques qui, pendant plusieurs heures, mettent les malades en danger de suffoquer, ou les laissent étendus sans respiration; les convulsions simulant l'épilepsie au point de s'y tromper; d'affreuses douleurs fixes dans la poitrine et le bas-ventre, qui peuvent être prises pour le résultat d'inflammations locales. En pareil cas, la principale chose est de bien établir le diagnostic, de reconnaître que les accidents sont hypocondriaques et hystériqnes, c'est-à-dire purement nerveux, et de les distinguer des symptômes inflammatoires. Les signes sont : la pâleur et le caractère aqueux de l'urine, la fréquence des envies d'uriner, la boule hystérique, l'envie de verser des larmes, la connaissance préalablement acquise du caractère hystérique de la maladie, la futilité des causes qui ont provoqué les accidents, l'absence de la fièvre.

Dès qu'on a bien constaté la nature spasmodique de l'accident, il ne présente aucun danger, et les moyens précédemment indiqués suffisent pour l'écarter. Il n'y a d'exception que pour le cas d'un sujet jeune et pléthorique, ou quand l'apparition du symptôme a été précédée de la suppression d'un écoulement de sang. Ici, la longue durée et la violence de l'accès peuvent occasioner une congestion sanguine dangereuse dans des parties nobles, l'apoplexie, etc., et il devient nécessaire de recourir à une émission sanguine, qui, en toute autre occurrence, serait nuisible, entraînerait même du danger.

II. MALADIES SPASMODIQUES.

Prenant le mot de *spasme* dans son acception la plus large, nous entendons par là toutes les anomalies de l'activité nerveuse, non pas seulement celles du mouvement (*spasi tonici et clonici*, *convulsiones*), mais encore celles du sentiment (*pseudaesthesiœ*), tant leur exaltation que leur perversion. Ces anomalies présentent des modifications infinies, suivant l'organe dans lequel elles ont leur siége; mais toutes elles ne font qu'un, sous le point de vue de leur caractère et eu égard aussi à l'indication fondamentale, qui ne subit non plus de modifications qu'en raison des différences de localité.

ÉPILEPSIE.

(Epilepsia.)

Diagnostic. Mouvements convulsifs, avec abolition de la conscience. Chute en poussant un cri, écume à la bouche, application du pouce dans la paume de la main (le seul muscle qui demeure frappé du tétanos, tandis que tous les autres sont agités de convulsions). Ainsi la perte de connaissance est le symptôme pathognomonique essentiel, et la violence des convulsions n'en est point un, puisque les plus faibles convulsions avec perte de conscience sont de l'épilepsie, tandis que les plus fortes, sans cet accident, ne le sont point.

La maladie revient par paroxysmes. Chacun de ceux-ci a deux périodes, celle des convulsions, qui dure depuis quelques minutes jusqu'à deux ou trois heures, et celle de l'état soporeux ou apoplectique. Quelquefois il n'y a pas le moindre signe précurseur, et le malade tombe subitement à terre, comme s'il avait été frappé de la foudre, en poussant un cri. Dans d'autres cas, on observe des prodromes, anxiété, mal de tête, nausées; le plus remarquable est l'*aura epileptica*, sensation d'un vent ou d'un souffle froid, qui commence au bout d'un doigt ou d'un orteil, remonte le long du membre, et détermine l'invasion de l'accès quand il arrive au cerveau. Chez certains malades, l'*aura* commence dans un organe sensoriel, et se manifeste alors par une odeur, une saveur ou une couleur étrange, la diplopie, etc.

Les accès ont parfois un type marqué, et reviennent à des moments, à des jours déterminés, quelquefois pendant la nuit (*epilepsia nocturna*); mais plus souvent ils reparaissent à des époques indéterminées, toutes les semaines, tous les mois, même seulement une fois ou deux par année.

La durée varie à l'infini; souvent la maladie persévère pendant toute la vie.

Le pronostic est triste, et la maladie difficile à guérir. A la vérité, elle n'est point mortelle; mais elle expose aux dangers que peuvent entraîner les chutes ou les lésions que le malade s'attire lui-même en se débattant. De plus, elle offre aux autres un spectacle affligeant, qui n'est pas sans danger, eu égard à la possibilité de la contagion. Enfin elle finit par affaiblir les facultés morales, et même par amener l'imbécillité.

La curabilité offre la proportion de 1 à 20. La mortalité est rare. On observe la dégénérescence en imbécillité, et aussi en folie (qui alterne quelquefois avec l'épilepsie), en hydropisie, en consomption.

Pathogénie. La cause prochaine est une anomalie extrême de l'activité nerveuse, ayant toujours son siége au cerveau, probablement dans l'organe cérébral du mouvement, la moëlle alongée. C'est là ce qui établit la différence essentielle entre l'épilepsie et la chorée ou autres convulsions. Elle ne peut tenir à des lésions organiques, car on a ouvert un grand nombre d'épileptiques sans en découvrir aucune, et ces lésions ne sauraient agir que comme causes éloignées.

Les causes éloignées, outre les causes générales, sont : prédisposition héréditaire, affaiblissement du système nerveux, surtout par l'onanisme et les excès vénériens, frayeur vive, imitation, vers, notamment le tania, saburres gastriques et intestinales, obstructions des viscères du bas-ventre, métastases, spécialement psoriques et herpétiques, sur les nerfs, lésions de la tête, irritations mécaniques locales, esquilles, carie occulte, suppression d'hémorrhagies, en particulier d'un saignement de nez.

A ces circonstances, il faut joindre encore, quand l'épilepsie se prolonge, l'habitude que le système nerveux prend de ce genre anormal d'action.

Thérapeutique. Le traitement radical présente à remplir les conditions suivantes :

1°. *Chercher à découvrir la cause éloignée, et la faire disparaître*. Il n'en faut souvent pas davantage pour amener la guérison, qui est alors plus solide que celle qu'on obtient par la méthode purement spécifique. Les trois causes les plus fréquentes, celles sur lesquelles doit surtout porter l'attention, sont les *irritations abdominales*, vers, saburres, obstructions des viscères ; ici, usages des fondants, avec un vomitif tous les huit jours ; dans les cas opiniâtres, drastiques à petites doses (scammonée, aloès, calomelas, teinture de coloquinte) : lavements viscéraux (j'ai vu l'épilepsie guérir par ce dernier moyen, continué pendant une année) ; l'*affaiblissement par l'onanisme* : ici, traitement du marasme nerveux et de la phthisie dorsale, surtout quinquina en substance et martiaux ;

l'âcreté psorique qui s'est jetée sur les nerfs ; alors, soufre, antimoine, gayac, salsepareille, douce-amère, mercure, bains soufrés exutoires tenus en suppuration pendant long-temps.

2°. *Rechercher si la maladie ne serait pas causée ou entretenue par un vice de la constitution.* Ici se rapportent surtout le défaut d'équilibre, dont il a déjà été parlé, entre les systèmes nerveux et sanguin, un corps jeune et rempli de sang outre mesure, la suppression des hémorroïdes et des règles. Il faut diminuer la nourriture, raccourcir le sommeil, prescrire un régime végétal, recommander le travail de corps assidu, pratiquer une saignée toutes les six semaines ou tous les deux mois, faire prendre un purgatif ou une bouteille d'eau minérale amère, de Sedlitz, ou de Saidschutz, tous les quinze jours, établir des cautères, rétablir ou compenser les hémorroïdes ou la menstruation. Je suis parvenu, par ce traitement, à obtenir quelques guérisons. Dans le cas opposé, lorsqu'il y a épuisement des humeurs et des forces, on doit recourir à la méthode restaurante et fortifiante.

3°. Si la maladie ne cède point à ce traitement indirect, ou si l'on n'observe aucune des indications précédentes, il faut *mettre en usage la méthode directe ou spécifique*, c'est-à-dire, agir immédiatement sur le système nerveux, afin d'en modifier et éteindre l'activité anormale.

Parmi le grand nombre des spécifiques antiépileptiques, il s'en trouve six, qui m'ont paru plus efficaces que tous les autres. Ce sont le zinc, le cuivre, la valériane, les feuilles d'oranger, le quinquina, les affusions froides sur la tête, et le bain de mer. Le principal d'entr'eux, celui que ma propre expérience m'autorise à recommander le plus, est le zinc, mais à fortes doses, et continué pendant long-temps. On commence par un grain, matin et soir, sous la forme de pilules, qui est la meilleure (n°. 59), et on augmente d'un demi-grain tous les deux jours, jusqu'à ce qu'il survienne des nausées, époque à laquelle on diminue un peu la dose. On peut en donner de cette manière jusqu'à dix et vingt grains, sans nul inconvénient. Il faut continuer ainsi pendant six mois, ou même une année, si la maladie est intense, et, dans le cas contraire, pendant au moins quinze jours tous les mois. La réunion de ces divers antiépileptiques (n°. 60) est fort efficace. Je me suis très bien trouvé d'ajouter à l'action de la valériane celle de l'huile essentielle de cette plante (n°. 61). J'ai vu les feuilles d'oranger guérir seules l'épilepsie, quand elle était la suite de l'onanisme (on prend trois fois par jour un gros de poudre, et l'on boit par dessus une infusion de feuilles fraîches). La racine d'armoise ordinaire, à la dose d'un gros, prise le soir dans de la bière chaude, après quoi on se met au lit pour attendre la sueur, est aussi un moyen dont je puis attester l'utilité. Il en est de même de la poudre de Ragolo (1). Le nitrate d'argent peut également être employé avec avantage (n°. 62), mais il exige beaucoup de circonspection, et il a l'inconvénient de communiquer une teinte noire à la peau du malade.

Après les moyens qui viennent d'être indiqués, se rangent les narcotiques (l'opium excepté, qui est dangereux, parce qu'il détermine des congestions vers la tête et qu'il pourrait transformer l'épilepsie en apoplexie), la pomme épineuse, la belladone, la jusquiame, l'aconit, la digitale, en ayant bien soin de ne les employer ni à trop fortes doses, ni pendant trop long-temps, parce qu'autrement ils peuvent bien guérir l'épilepsie, mais sont susceptibles aussi de la transformer en imbécillité. Je citerai encore l'huile animale de Dippel, l'huile de cajeput, le mercure, les vomitifs, le phosphore, la vermiculaire brûlante, le caillelait jaune, le cresson des prés, l'électricité, le séton à la nuque, le moxa et le fer rouge sur le crâne.

La règle principale, celle à la négligence de laquelle on doit certainement s'en prendre de ce que la guérison de l'épilepsie est si rarement durable, consiste à continuer les remèdes pendant long-temps, afin non seulement de prévenir les accès pour le moment, mais encore de détruire l'habitude, la disposition particulière à la maladie, qui est infuse dans le système nerveux. On commence donc par prescrire pendant plusieurs mois de suite les médicaments qui se montrent utiles, puis, quand les accès ont réellement disparu, on continue durant plusieurs années encore de les administrer tous les mois, pendant quinze jours, en les associant au quinquina.

4°. Si le traitement spécifique échoue aussi, on cherche à *provoquer des crises artificielles*, particulièrement des maladies de peau (inoculation de la gale), des hémorroïdes fluentes.

Le *traitement palliatif* consiste à *prévenir l'accès*. Il n'est

(1) Suivant Gmelin et Feuerlein, ce remède secret pourrait être formulé ainsi : racine de valériane, un demi-gros; magnésie blanche et sel ammoniac, de chaque, trois grains ; huile de cajeput, deux gouttes.

applicable qu'autant que ce dernier s'annonce par des symptômes précurseurs. Les moyens les plus efficaces en pareil cas sont un vomitif, l'esprit de corne de cerf succiné, à la dose de soixante gouttes, l'huile animale de Dippel, et surtout la poudre de racine d'armoise, à la dose d'un gros, prise dans de la bière chaude, en se mettant au lit aussitôt après. Dans l'épilepsie annoncée par une *aura* qui remonte des doigts ou des orteils, on pratique une ligature au dessus du poignet ou du pied, ce qui empêche quelquefois cette *aura* de se propager au cerveau. Ce que les personnes qui sont dans ce cas auraient de mieux à faire, serait de porter, à l'endroit où la constriction doit avoir lieu, une lanière en cuir, garnie d'un tourniquet, qu'elles serreraient aussitôt que l'*aura* se ferait sentir.

Pendant l'accès même, il n'y a rien à faire, car le malade ne peut avaler; et les lavements ne pénètrent point, ou sont repoussés. Il faut coucher le sujet sur un lit, et le laisser se débattre, en veillant à ce qu'il ne puisse se faire aucun mal; la contrainte et les liens ne font que rendre l'accès plus fort.

DANSE DE SAINT GUI.

(*Chorea.*)

Diagnostic. Mouvements involontaires de quelques parties ou du corps entier, qui ont cela de particulier qu'ils représentent les mouvements les plus habituels des malades, et qu'ils passent aisément d'une partie à une autre, sans perte de connaissance, ce qui est le principal caractère propre à distinguer cette maladie de l'épilepsie.

La chorée varie beaucoup, quant au dégré et à la forme. Quelquefois il n'y a que des mouvements involontaires dans une partie, le bras, les muscles de la face, la langue (car le bégayement périodique doit se ranger ici), ou dans une moitié seulement du corps (*chorea dimidiata*). La maladie est tantôt périodique, et tantôt permanente. Ordinairement il n'y a que le sommeil qui apporte du repos. Dans certains cas, les malades sont forcés, contre leur volonté, de se livrer aux efforts musculaires les plus violents, et de faire des contorsions bizarres, par exemple, de danser ou de courir pendant des heures entières, jusqu'à ce qu'ils tombent de fatigue, de tourner sur un pied, d'exécuter des sauts étranges, de soulever et d'abaisser le corps avec une incroyable rapidité, etc.

L'époque de la vie à laquelle cette maladie s'observe le plus souvent, est celle du développement de la puberté, depuis sept ans jusqu'à seize. Elle est plus commune chez les femmes que chez les hommes, dans les contrées humides et littorales que dans les lieux élevés. Elle peut régner épidémiquement, et même se communiquer, surtout dans les grandes réunions.

Elle ne met pas la vie en danger, et ordinairement aussi elle est curable. Cependant la chorée partielle, celle, par exemple, qui consiste en distorsions des muscles de la face, peut persister pendant toute la vie.

Pathogénie. La cause prochaine est une anomalie de la vie nerveuse et de son activité, à l'exception du cerveau, de sorte que, suivant toutes les probabilités, elle réside plus particulièrement dans la moëlle épinière.

Les causes éloignées, outre celles qui appartiennent en commun aux maladies nerveuses, sont le développement de la puberté, une irritation vermineuse, l'humidité du climat.

Thérapeutique. Le traitement est le même que pour l'épilepsie, mais il présente beaucoup moins de difficultés. Le zinc est le moyen le plus efficace, celui qui conduit presque toujours au but. Après lui viennent la valériane, le cuivre, l'asa fœtida, les bains, d'abord tièdes, puis froids, les bains de rivière. Il faut, en outre, écarter les vers et toutes les autres causes éloignées.

CATALEPSIE.

(Catalepsis.)

Diagnostic. Suspension de l'influence réciproque de l'âme sur le corps et du corps sur l'âme, par conséquent insensibilité à toutes les impressions du dehors, et immobilité, mais sans raideur spasmodique des muscles, qui sont, au contraire, flexibles comme de la cire, en sorte que les membres prennent et conservent toutes les positions qu'on leur donne; persistance du corps et de l'âme dans l'état où ils se trouvent au moment de l'accès, c'est-à-dire, du corps dans la même situation, et de l'âme dans la même série d'idées, quelquefois dans le même discours; refoulement du sens interne sur lui-même, sans netteté de la conscience, souvent avec des songes et des visions; nul trouble d'ailleurs dans la vie organique.

L'accès dure des minutes, des heures, même des jours. Quand il est terminé, le malade s'éveille, comme s'il sortait d'un sommeil profond.

Quelquefois il se développe, pendant l'accès, des sympathies et des aptitudes sensorielles nouvelles et spéciales, par exemple, la faculté d'entendre et d'apercevoir par le creux de l'estomac ou la plante du pied.

Cette maladie a été la source d'une multitude de superstitions et de jongleries, même des révélations de Mahomet, qui prétendait avoir été inspiré pendant ses accès de catalepsie. Elle a fait croire aussi aux ensorcellements et aux possessions : elle peut conduire à l'épilepsie, à la chorée, à la vésanie. La médecine a rendu et peut encore rendre de grands services au genre humain, en démontrant que tous ces phénomènes sont les effets naturels d'une maladie nerveuse, et non les résultats d'une influence exercée par le monde spirituel, et en apprenant à les guérir par des moyens naturels. C'est ainsi qu'elle a éteint les bûchers et mis un terme aux procédures contre les sorciers.

Pathogénie. La cause prochaine est un état particulier du système nerveux, qui ressemble au sommeil, et pendant la durée duquel l'influence réciproque de l'âme et du corps se trouve suspendue, de sorte qu'elle a beaucoup d'analogie avec le somnambulisme; le système ganglionnaire paraît y jouer le rôle principal.

Les causes éloignées sont les mêmes que pour l'épilepsie et la chorée; parmi les plus communes se rangent l'hystérie, l'exaltation de l'imagination et de la sensibilité chez les femmes, l'onanisme, de violents désirs vénériens non satisfaits, des vers, des métastases.

Thérapeutique. Le traitement est celui des maladies nerveuses en général. Il faut chercher et détruire la cause éloignée.

Le traitement direct consiste dans l'emploi du zinc, de la valériane, du quinquina, des feuilles d'oranger, en poudre et en infusion, des bains froids, du grand air, de l'exercice musculaire, qui, d'après mon expérience, sont les plus efficaces de tous les moyens. Le magnétisme a aussi rendu de bons offices en pareil cas.

SOMNAMBULISME.

(Somnambulismus.)

Diagnostic. Entendre, parler, marcher, agir en dormant comme pendant la veille, mais sans conscience (du moins sans la conscience qu'on a dans l'état de veille), et sans pouvoir se souvenir de rien après le réveil.

Cet état présente plusieurs degrés; au plus bas de tous, le sujet rêve; puis il parle en dormant; ensuite, il entend les paroles qu'on lui adresse et y répond; à un plus haut degré, il se lève de son lit, se promène et se livre à diverses occupations; au dernier degré, se manifeste chez lui la clairvoyance, état dans lequel la sensibilité extérieure et intérieure dépasse les bornes ordinaires (comme dans la catalepsie).

La catalepsie et le somnambulisme ont beaucoup d'analogie, et se transforment aisément l'un dans l'autre.

Le somnambulisme est surtout commun pendant l'enfance et la jeunesse, et il se dissipe avec les années. Cependant certains individus en demeurent affectés toute leur vie. La pleine lune influe souvent sur lui; de là le nom de *lunatiques* donné à ceux qui en sont atteints.

Il est complètement sans danger par lui-même, mais peut devenir dangereux, à cause des accidents auxquels le sujet est exposé pendant ses courses nocturnes.

Pathogénie. La cause prochaine est une vivacité trop grande de l'imagination et de la sensibilité, pendant le sommeil. Le système gauglionnaire abdominal joue certainement ici le principal rôle, et c'est de la prédominance de son action sur celle du système cérébral que paraît dépendre le somnambulisme. Les organes sexuels exercent aussi une grande influence; aussi l'affection est-elle plus fréquente chez les femmes que chez les hommes.

Les causes éloignées ne diffèrent point de celles de la chorée. Les principales sont le développement de la jeunesse, des congestions sanguines vers la tête, et des vers.

Les modernes ont appris à provoquer cet état (par les manipulations du magnétisme), de sorte qu'on distingue aujourd'hui un *somnambulisme naturel* et un *somnambulisme artificiel*.

Thérapeutique. Le traitement est celui qui convient aux maladies nerveuses en général, à la chorée et à la catalepsie en particulier.

Pour empêcher le sujet de rôder la nuit, on peut ou l'attacher, ou mettre devant son lit un baquet d'eau froide dans lequel il plonge ses pieds en se levant, ce qui le réveille aussitôt.

CAUCHEMAR.

(Ephialtes, incubus.)

Diagnostic. Pendant le sommeil, sensation d'un poids sur la région précordiale, qui gêne la respiration, grande anxiété, visions diverses auxquelles est rapportée la cause de l'oppression (par exemple, un homme, un chien, un ours, un monstre assis sur la poitrine, ou un voleur, un meurtrier), vains efforts, souvent pendant long-temps, pour se mouvoir, se lever ou appeler au secours, jusqu'à ce qu'enfin un cri d'angoisse s'échappe de la poitrine, ce qui amène le réveil et met fin à cet état pénible.

Le cauchemar a lieu ordinairement pendant les premières heures du sommeil. Rare chez les uns, qui peuvent se porter très bien d'ailleurs, il revient chez d'autres presque toutes les nuits, et peut alors, par le trouble qu'il apporte au sommeil, exercer une influence fâcheuse sur la santé générale.

Pathogénie. L'essence du cauchemar est une affection spasmodique particulière des nerfs précordiaux, et le retentissement consensuel de cette affection sur le cerveau.

Les causes peuvent être de trois sortes : la pression mécanique qu'exerce un estomac trop plein (souper trop copieux avec des aliments indigestes, accumulation de vents), une pléthore sanguine, générale ou locale, du bas-ventre, ou le décubitus sur le dos, avec la tête basse, ce qui favorise également l'accumulation du sang ou des vents à la région précordiale.

Thérapeutique. Le traitement consiste à éloigner les causes occasionelles, à faire cesser la pléthore générale ou locale, à dissiper les vents, à combattre la constipation, à éviter de souper et de se coucher sur le dos.

INSOMNIE.

(Agrypnia.)

Diagnostic. Impossibilité de dormir, sans maladie, sans nulle cause, externe ou interne, qui trouble le repos.

L'insomnie peut devenir un mal très pénible, qui dure des mois, des années, et qui finisse par amener une grande faiblesse, l'amaigrissement, le trouble de toutes les fonctions, même des facultés intellectuelles. Elle peut aussi être périodique, et revenir, par exemple, toutes les deux nuits.

Pathogénie. Les causes sont: tantôt une exaltation morbide et une grande mobilité de l'excitabilité nerveuse, ce qui fait qu'on observe fréquemment l'agrypnie à la suite de fièvres nerveuses et d'autres maladies du système nerveux; tantôt une irritation nerveuse, souvent couverte d'un voile fort épais, et qui peut être elle-même, ou morale (chagrin concentré, soucis, passion dont on réprime les élans), ou physique (et alors elle réside le plus souvent dans le bas-ventre, dans le système ganglionnaire).

Thérapeutique. Il faut avoir égard aux causes diverses, spécialement aux irritations abdominales, dans le cas desquelles le meilleur moyen consiste souvent à faire cesser les stagnations, à combattre la pléthore, à dissiper les saburres. En outre, on exerce une influence narcotique directe sur le système nerveux, principalement à l'aide des pédiluves tièdes, avant de se coucher, des bains entiers tièdes, ou de l'emploi d'un à deux grains d'herbe ou d'extrait de jusquiame, pris avant de se mettre au lit, ce qui vaut mieux ici et agit plus sûrement que l'opium. On peut aussi appliquer l'emplâtre ou l'extrait de jusquiame sur les deux tempes. Chez les personnes non pléthoriques, chez celles surtout qui sont affaiblies et âgées, un petit verre de vieux vin de Malaga est le meilleur moyen de provoquer le sommeil.

CONVULSION CÉRÉALE.

(Raphania.)

Diagnostic. Violents spasmes, toniques et cloniques, avec sentiment de fourmillement ou vives douleurs.

La maladie est rarement mortelle; mais elle peut passer au mode chronique, ou dégénérer en folie et en marasme.

Pathogénie. La cause est toujours l'usage prolongé d'un pain contenant beaucoup de seigle ergoté. Aussi la maladie se voit-elle fréquemment dans les années humides, pendant lesquelles le seigle est fort sujet à subir cette dégénérescence. On la rencontre endémique et épidémique.

Thérapeutique. La guérison est facile et sûre à l'aide des moyens suivants : d'abord un vomitif, puis un purgatif, ensuite l'opium, à la dose d'un demi-grain toutes les trois heures, avec le tartre vitriolé.

La compression, et des ligatures sont le meilleur moyen de soulager les spasmes et les contractions, souvent fort douloureuses, des membres.

TREMBLEMENT.

(*Tremor.*)

Diagnostic. Le tremblement peut être local en général, et présenter divers degrés, depuis le moindre jusqu'au plus violent, à celui qui offre des convulsions véritables et des mouvements involontaires de quelque partie du corps. Ainsi, par exemple, il consiste quelquefois en un battement violent du bras ou de la jambe, qui fait que le malade se donne malgré lui de grands coups; ou, chez d'autres, en une succession continuelle de secousses et d'ébranlements de tous les membres, même de la tête, état qui ressemble à la chorée, mais qui en diffère par le caractère véritablement convulsif des mouvements et par l'absence de gesticulations.

On a de la peine à guérir le tremblement lorsqu'il est idiopathique et qu'il dépend de la faiblesse nerveuse.

Pathogénie. Les causes les plus ordinaires, sont la faiblesse, ou la pléthore sanguine, l'usage immodéré des boissons spiritueuses, spécialement de l'eau-de-vie et du café, des métastases, surtout celles de la goutte. La plupart du temps, le tremblement est un symptôme ou une suite d'autres maladies; on l'observe principalement après des attaques d'apoplexie et de fièvres nerveuses, comme aussi à la suite des empoisonnements par le mercure (surtout en vapeurs), l'arsenic et le plomb. Mais il peut finir par devenir idiopathique et permanent.

Thérapeutique. Le traitement est le même que celui d'autres spasmes. On consacre une attention spéciale aux causes, par exemple, aux empoisonnements par des substances métalliques, aux métastases. Dans le tremblement idiopathique et purement nerveux, on emploie les moyens propres à agir d'une manière spécifique sur la moëlle épinière, qui est le siége principal de la maladie; la noix vomique, le zinc, la pomme épineuse, les eaux ferrugineuses (Pyrmont), les bains froids, l'électricité (avec de fortes commotions), le moxa sur l'épine du dos. Quand on soupçonne une congestion sanguine, on applique des sangsues au rachis.

TÉTANOS, TRISME.

(Tetanus, trismus.)

Diagnostic. Contraction spasmodique permanente d'un muscle (*tetanus localis*), ou de tous les muscles (*tetanus universalis*). A la première espèce se rapportent le tétanos de la langue et celui de la verge ou *priapisme*. Le tétanos universel varie suivant que le corps est droit, roide et immobile, ou ployé en avant (*emprosthotonus*), ou arqué en arrière (*opisthotonus*).

La maladie est continue ou périodique, aiguë ou chronique.

Sa durée varie beaucoup. Dans les tétanos aigu, primitif, elle est ordinairement fort courte, de trois à sept jours; le spasme s'empare en dernier lieu de la poitrine, des poumons et du cœur, et tue ainsi par suffocation ou par asphyxie; le cerveau demeure souvent libre jusqu'à la fin. Le tétanos chronique peut durer beaucoup plus long-temps, surtout lorsqu'il est périodique. Je l'ai vu se prolonger des années entières; dans un cas, il revenait toujours à la même heure, et durait chaque fois huit heures. Le trisme continu peut également durer des mois, quand il se rattache à une cause rhumatismale ou organique.

Le pronostic varie en raison de la cause et du caractère de la maladie. Très dangereux, même presque toujours mortel, quand il constitue une maladie nerveuse primitive, idiopathique (*tetanus neonatorum*, *traumaticus*), le tétanos présente moins de danger quand il est un symptôme d'autres maladies, et moins qu'en toute autre circonstance lorsqu'il tient à la faiblesse nerveuse et à l'hystérie.

Pathogénie. La cause prochaine est une affection particulière de la moëlle épinière (non du cerveau, comme dans l'épilepsie, ce qui explique pourquoi le malade conserve sa connaissance) et du nerf intercostal.

Les causes éloignées sont les irritations bilieuses et autres de l'estomac (surtout dans le trisme), les rhumatismes, les fièvres typheuses et putrides, les fièvres miasmatiques, la petite vérole, la scarlatine, les métastases, les exanthèmes supprimés, la gonorrhée arrêtée par le froid, les irritations locales des parties externes, les plaies, celles surtout des parties tendineuses et aponévrotiques, les piqûres, les corps étrangers, les esquilles enfoncées dans ces parties, surtout à la paume des mains et à la plante des pieds.

Thérapeutique. Avant tout, il faut distinguer si le tétanos et le trisme sont symptomatiques ou idiopathiques. Dans le premier cas, l'objet principal doit être de traiter la maladie dont ils sont un symptôme. S'il y a des saburres gastriques, on emploie les vomitifs et les purgatifs (c'est même au vomitif que le trisme cède le plus promptement). Dans les fièvres inflammatoires, on a recours aux émissions sanguines et aux antiphlogistiques; dans les fièvres typheuses et adynamiques, aux antispasmodiques et excitants les plus puissants, à l'opium, aux bains chauds; dans les fièvres putrides, au musc, au camphre, mais non à l'opium, parce qu'il augmenterait la putrescence et la colliquation; dans les maladies rhumatismales, au camphre, à l'esprit de corne de cerf succiné, aux bains chauds, au tartre émétique, à l'opium; dans l'hystérie et l'hypocondrie, au traitement de ces maladies, à tout ce qui fortifie les nerfs; dans les cas de métastases, aux contre-irritations, par exemple au rétablissement de l'écoulement, s'il s'agit d'une gonorrhée supprimée.

Au tétanos idiopathique se rattachent ceux qui proviennent d'une irritation agissant primairement et idiopathiquement sur les nerfs, en particulier de là présence d'un corps étranger. En pareil cas, il faut promptement rechercher la cause et l'enlever; après quoi, l'opium et les bains chauds sont le principal moyen à mettre en usage.

Pour le *trisme des nouveau-nés*, V. *Maladies des enfants*.

Le *trisme et le tétanos traumatiques*, tantôt succèdent immédiatement à la blessure; ils sont la suite de la violence des douleurs ou de l'intensité de l'irritation éprouvée par le système nerveux, et ils tuent sur-le-champ (c'est ainsi qu'on trouve des soldats morts, sur un champ de bataille, avec les membres spasmodiquement raides); tantôt n'éclatent que durant les premiers jours qui suivent la blessure, pendant la période inflammatoire, ou huit à quinze jours après, quand la plaie est en pleine suppuration, ou en voie de guérison, sans inflammation, ni douleur; ici la plaie joue évidemment le rôle de cause prédisposante, qui imprime au système nerveux un excès de sensibilité et d'impressionabilité. Les causes occasionelles sont une affection morale, un refroidissement, le mauvais air, des corps étrangers, souvent aussi des titaillements ou étranglements de fibres dans la plaie, qui n'ont lieu qu'à l'occasion de la suppuration. Les plaies les plus dangereuses, sous ce rapport, sont les piqûres des tendons et des aponévroses, au creux de la main et à la plante des pieds.

Il arrive souvent aussi au tétanos de se manifester sans plaie visible, chez des personnes qui, plusieurs semaines auparavant, se sont introduit un morceau de verre ou tout autre corps étranger dans les chairs, cause dont on ne doit jamais alors négliger la recherche.

Le pouls conserve souvent son rhythme normal, il n'y a point de fièvre, la tête est libre aussi, mais le malade éprouve une grande anxiété, et il a de la peine à respirer.

La durée est de deux, trois ou quatre jours. La mort a lieu par suffocation ou par asphyxie.

Le pronostic est triste; la mortalité de un sur vingt.

Thérapeutique. On enlève les corps étrangers de la plaie, on débride celle-ci, on pratique des frictions avec une pommade opiacée, on applique des cataplasmes de jusquiame, avec l'opium. Le principal moyen est l'opium en lavements, en frictions sur le rachis et le creux de l'estomac. A l'intérieur, on en donne d'abord un demi-grain toutes les demi-heures; s'il ne produit rien, on double la dose au bout de six heures, puis on la porte à un grain et demi, et ainsi de suite, en augmentant toujours; dans les intervalles, on emploie le carbonate de potasse, à la dose d'un demi-scrupule, les bains tièdes, avec la jusquiame, et le carbonate de soude. S'il y a pléthore sanguine et diathèse inflammatoire, on commence par saigner et poser des ventouses le long du rachis, on donne du calomelas, on fait des frictions mercurielles pour exciter la salivation, on pratique des affusions froides. Dès que le spasme cède, on cesse aussi les fortes doses d'opium. Quand tous ces moyens sont inutiles, on administre la belladone, et on pose un moxa sur l'épine du dos. La dernière ressource est l'amputation du membre blessé, qui, si elle ne fait pas cesser le spasme sur-le-champ, permet au moins à l'opium de se montrer ensuite efficace.

ASTHME.

(*Asthma.*)

Diagnostic. Difficulté de respirer, sans fièvre, qui, lorsque la maladie est légère, n'a lieu que pendant les mouvements, tandis que, dans le cas contraire, elle est continuelle, et s'accompagne aussi d'essoufflement. C'est par l'absence seule de la fièvre qu'on distingue l'asthme de cette respiration courte qui accompagne presque toutes les fièvres aiguës, notamment la fièvre inflammatoire, et de la phthisie pulmonaire, avec laquelle il a d'ailleurs la plus grande analogie, sous le point de vue des phénomènes. Il y a des asthmes dans lesquels le malade a la respiration aussi courte, tousse et crache autant que dans la phthisie; seulement on ne voit chez lui ni fièvre chronique ni émaciation, ce qui sert à établir le diagnostic.

L'asthme est presque toujours accompagné d'une toux, tantôt sèche (*asthma siccum*), tantôt avec expectoration (*asthma humidum*, *mucosum*). Il est ou continu (*asthma continuum*), ou périodique (*asthma periodicum*).

Les suites sont, les unes *locales*, gêne de la circulation du sang à travers les poumons, d'où congestion sanguine, accumulation de mucosités, stagnations, épaississement, formation de tubercules, crachement de sang, péripneumonie, suffocation; les autres *générales*, hématose incomplète, cachexie, tant cyanotique que séreuse, diminution de la résorption, extravasation de sérosité, d'abord dans les membres, puis dans les cavités intérieures, la poitrine surtout.

Pathogénie. La cause prochaine est un trouble et un jeu difficile de la respiration. Les causes éloignées peuvent être idiopathiques, et résider dans les poumons, dans les organes respiratoires eux-mêmes, ou consensuelles (*asthma idiopathicum et consensuale*). Du reste, elles sont infiniment variées. Cependant on peut, sous le point de vue pratique, les rapporter aux classes principales de toutes les maladies nerveuses, et de cette manière établir différents genres d'asthmes, qui réclament autant de méthodes diverses de traitement.

1°. *Asthme nerveux* (*asthma nervosum s. spasticum*). Spasme pur des organes respiratoires, ordinairement périodique, fréquemment produit et symptôme de l'hypocondrie et de l'hystérie (*suffocatio s. strangulatio hysterica s. asthma hystericum*), qui met souvent les hystériques sur le point de suffoquer, de sorte qu'elles éprouvent pendant plusieurs minutes, ou même pendant des heures entières, des étouffements affreux, mais sans danger, puisque aussitôt après la respiration redevient libre. Ici se placent encore l'asthme aigu des enfants (*asthma acutum infantile*), l'asthme spasmodique et convulsif (*asthma spasticum et convulsivum*).

2°. *Asthme sanguin* (*asthma sanguineum*), suite ou d'une pléthore générale ou d'une congestion locale dans les poumons, principalement après la suppression des hémorroïdes, des règles, du saignement de nez.

3°. *Asthme métastatique* (*asthma metastaticum*), par déplacement et dépôt sur les poumons et les organes respiratoires d'un principe morbifique, le plus souvent arthritique (*asthma arthriticum*), parfois aussi syphilitique (*asthma venereum*), scrofuleux (*asthma scrophulosum*, auquel se rapporte aussi l'*asthma strumosum*, dû au gonflement de la glande thyroïde), ou par suppression, soit de maladies cutanées et d'anciens ulcères (*asthma psoricum*), soit de sécrétions séreuses (*asthma serosum*). Ce dernier est de deux sortes, l'*asthma rheumaticum*, dû à la suppression de l'action cutanée, principalement à l'impression prolongée d'une atmosphère ou d'une habitation humide, et l'*asthma urinosum*, tenant à la diminution de la sécrétion urinaire, et commun chez les personnes avancées en âge.

4°. *Asthme abdominal* (*asthma abdominale*), dépendant d'une cause qui agit au-dessous du diaphragme et empêche le libre jeu de ce muscle (*asthma flatulentum*), d'acides dans l'estomac (*asthma hypocondriacum*), d'indigestion (*asthma saburrale*), de constipation, de tuméfaction du foie ou autres viscères abdominaux.

5°. *Asthme atonique* (*asthma atonicum s. adynamicum*), tenant à la faiblesse des organes respiratoires, qui peut être elle-même produite, ou par une débilité générale (comme après des pertes de sang considérables, dans le scorbut, dans la chlorose), et par la débilitation des poumons (*asthma humidum*).

6°. *Asthme idiopathique et organique* (*asthma idiopathicum et organicum*), déterminé par une cause mécanique, chimique ou organique, qui agit d'une manière locale et gêne le libre jeu des organes respiratoires. Ici se rapportent l'*asthma metallicum* (dû à un dépôt de poisons métalliques, *asthma arsenicale, mercuriale, saturninum*), l'*asthma pulverulentum, calculosum, panificum* (provoqué par la poussière, par des concrétions pierreuses, chez les meûniers, les tailleurs de pierres, les ouvriers en laine), l'*asthma aereum* (tenant à de l'air introduit ou dans les cellules du parenchyme des poumons, *emphysème pulmonaire*, ou dans le sac pleuréal, *tympanite thorachique*), l'*asthma hydropicum* (occasioné par une congestion de sérosité soit dans le parenchyme pulmonaire, *œdème des poumons*, soit dans la cavité pectorale) ; l'*asthma mechanicum*, provenant ou de l'ossification des cartilages costaux (*asthma senile*), ou se rattachant à des déviations du rachis (*asthma gibbosum*), l'*asthma syncopticum s. cardiacum*, appelé aussi [*sténocardie* ou *angine de poitrine* (*stenocardia, angina pectoris*), qui résulte d'une hypertrophie, d'anévrismes ou d'autres maladies organiques du cœur; l'*asthma humidum*, tenant à l'atonie ou à la blennorrhée des poumons.

Thérapeutique. Le traitement se distingue en général et particulier.

Le *traitement général* est celui qui s'applique à l'asthme comme tel, sans nul égard à la cause éloignée. Il est souvent le seul qu'on puisse employer, de sorte qu'il a beaucoup d'importance, tant dans les cas où l'on ne parvient point à découvrir la cause éloignée, que dans ceux où, connaissant cette cause, on ne possède aucun moyen de la détruire, comme il n'arrive malheureusement que trop souvent dans cette maladie. Les indications sont :

1°. *Entretenir l'expectoration libre*, et *dissiper les stagnations*, tant dans la poitrine que dans les viscères du bas-ventre, qui accompagnent l'asthme chez une multitude de malades ; à cet effet, on emploie l'extrait de chiendent, celui de pissenlit, la gomme ammoniaque, le tartre tartarisé, la terre foliée de tartre, le tartre émétique à petites doses, le soufre doré d'antimoine.

2°. *Favoriser toutes les sécrétions*, particulièrement celle des reins, soit pour dériver l'irritation, soit pour prévenir l'hydropisie de poitrine, qui, dans tout asthme chronique, existe souvent à l'état occulte, ou du moins doit être regardée comme imminente. Les principaux moyens consistent à porter un gilet de flanelle sur la peau, et à faire usage des antimoniaux, du soufre, mais surtout des diurétiques, de la scille, de la digitale.

3°. *Etablir des contre-irritations*, au moyen de cautères au bras, de pédiluves sinapisés, de chaussons en taffetas ciré, de substances propres à stimuler les reins.

Le *traitement spécial* varie en raison de la cause et du caractère de la maladie.

1°. *Asthme nerveux ou spasmodique*. On le reconnaît aux signes généraux de l'état nerveux. Il exige les antispasmodiques, les dérivatifs et les contre-irritants (parmi les premiers se distinguent surtout le zinc, le cuivre, la jusquiame et les feuilles de pomme épineuse fumées en guise de tabac). Cependant, il faut chercher si la maladie ne se rattacherait point à quelque cause matérielle et métastatique occulte.

Celui de tous les moyens qui fait cesser le plus rapidement l'*asthme périodique nocturne*, est une tasse d'infusion préparée avec une once de café récemment brûlé, qu'on peut répéter si l'accident montre de l'opiniâtreté. Quand il n'y a point de cause matérielle, on donne ensuite du quinquina, dans les intervalles de repos.

Dans l'*asthme hystérique*, la *suffocation* et *strangulation hystériques*, ce qu'il y a de mieux, c'est l'asa fœtida, à l'intérieur ou en lavements.

2°. *Asthme sanguin*. On le reconnaît aux signes généraux de la pléthore, ou à ce qu'il a été précédé de la suppression d'une hémorrhagie habituelle. Le traitement consiste à dissiper la pléthore par la saignée, un régime sévère, l'exercice, ou à rétablir et compenser les évacuations sanguines locales.

3°. *Asthme métastatique*. Il réclame le traitement de la maladie dont il est le symptôme ou la métastase. On ouvre et on entretient des exutoires aux membres supérieurs et inférieurs.

4°. *Asthme adynamique*. Le traitement consiste à mettre en usage les toniques et les analeptiques. Dans l'*asthme scorbutique*, il faut guérir le scorbut.

5°. *Asthme abdominal*. Dans le cas d'indigestion, des vomitifs et des purgatifs; dans celui de flatulence, qu'on reconnaît à la tension de la région précordiale et à la fréquence de l'éructation, qui chaque fois procure du soulagement, les carminatifs, le cumin, la menthe poivrée (n° 63), des lavements (V. *Flatuosités*); dans celui d'obstructions des viscères du bas-ventre, la méthode fondante, les eaux de Carlsbad, d'Œms, de Geilnau, de Fachingen, de Selters.

6°. *Asthme idiopathique, mécanique.*

L'*asthme saturnin*, *mercuriel, arsenical*, exige le traitement de ces empoisonnements, surtout le soufre (eau de chaux, sulfure d'antimoine, bains sulfureux) et l'opium.

L'*asthme provoqué par la poussière* demande des fondants, des vapeurs chaudes, l'oximel scillitique, de temps en temps des vomitifs. Cependant, surtout lorsque la maladie a été provoquée par une poussière pierreuse, il faut examiner si elle ne serait pas compliquée d'inflammation locale : dès qu'on aperçoit de la douleur et de l'oppression, on emploie la saignée, les sangsues.

L'*asthme occasioné par le goitre* exige le traitement de cette maladie. J'en ai obtenu la guérison complète par le carbonate de soude, à la dose d'un demi-gros par jour, dissous dans de l'eau.

L'*asthme qui se lie à des tubercules pulmonaires* réclame l'exercice du cheval, la diète lactée (V. *Phthisie tuberculeuse*).

Presque toutes les personnes *bossues*, difformes, sont plus ou moins affectées d'asthme. Comme on ne peut combattre la cause proprement dite, la gibbosité, il ne reste d'autre ressource que de soulager et de prévenir les suites fâcheuses, par exemple l'hémoptysie et la phthisie. Ce qui mérite attention surtout, chez les bossus, c'est le trouble de la circulation, et la pléthore *ad spatium* qui résulte de l'obstacle à l'accroissement. Aussi faut-il de toute nécessité recourir de temps en temps aux émissions sanguines, qui sont le moyen le plus propre à procurer du soulagement. On se trouve bien aussi des cautères et autres dérivatifs.

L'*angine de poitrine*, qui dépend d'une maladie organique du cœur et des gros vaisseaux (hypertrophie, dilatation anévrysmale, ossification des valvules, polypes et autres semblables), présente les symptômes suivants : le malade, en se livrant au mouvement, éprouve tout-à-coup une violente oppression de poitrine, avec ou sans douleurs, avec palpitations de cœur, anxiété et embarras de la tête, qui peut dégénérer en vertige ou même en syncope ; son pouls est irrégulier ; il ressent des tiraillements douloureux ou de l'engourdissement dans l'un des bras. La position horizontale diminue et calme les accidents, ce qui est un caractère propre à la sténocardie, l'asthme pulmonaire n'étant, au contraire, soulagé que par la situation droite et l'inclinaison du corps en avant. A un haut degré de la maladie, on découvre du gonflement à la région du

16

cœur. Mais le diagnostic présente souvent beaucoup de difficultés, et il importe, pour l'éclairer, de prendre en considération la cause antécédente; quand on reconnaît que la maladie s'est manifestée à la suite d'un violent exercice du corps, surtout accompagné d'efforts et d'anxiété, ou qu'elle a été précédée, soit d'une inflammation du cœur, soit d'une lésion mécanique, on est en droit de soupçonner l'angine de poitrine. Le stéthoscope peut aussi être utile. Ce qu'il y a de remarquable, c'est que la maladie se rattache fréquemment à des métastases goutteuses sur le cœur. Le traitement ne réussit que dans bien peu de cas à procurer une guérison radicale. Il consiste à diminuer l'action du cœur, et à prévenir le trop grand afflux du sang vers cet organe, parce qu'il pourrait résulter de là un surcroît de distension, et une rupture, qui amènerait subitement la mort. Les principaux moyens sont, de petites saignées, fréquemment répétées, les sangsues à la région cardiaque, l'emploi du nitre, de la digitale et de l'eau de laurier-cerise, l'application du froid sur cette même région, à l'aide de fomentations répétées plusieurs fois par jour; on évite tout mouvement violent, on prescrit un régime antiphlogistique, une nourriture prise surtout dans le règne végétal, on établit des exutoires au bras ou à la région du cœur. Je puis assurer que j'ai vu la maladie diminuer peu à peu et guérir sous l'influence de ces moyens, combinés ensemble, mais continués pendant long-temps, même six mois de suite. Il paraît qu'on peut, avec leur secours, arrêter les progrès de l'hypertrophie et de la dilatation anévrysmale du cœur, et même leur faire faire des pas rétrogrades. A peine est-il possible de distinguer les diverses lésions du cœur les unes des autres, et d'ailleurs cette distinction n'influe en rien sur le traitement.

L'*asthme muqueux humide* s'annonce par une expectoration muqueuse continuelle. C'est une blennorrhée des poumons, qu'il faut traiter d'après les principes posés aux articles de la blennorrhée et de la phthisie pituiteuse. Dans une multitude de cas, elle reconnaît pour causes une métastase arthritique et des obstructions des viscères abdominaux, auxquelles on doit avoir égard. L'emploi prolongé de fondants doux procure souvent une amélioration extraordinaire, celui surtout du mellite et de l'extrait de chiendent. Il faut aussi favoriser l'expectoration, et débarrasser les poumons des mucosités qui s'y amassent. Si les mucosités sont très gluantes, si les crachats se détachent avec peine, on se sert principalement de la gomme ammoniaque (n° 64), du soufre doré d'antimoine, du kermès minéral, de l'oximel scillitique, de l'ammoniaque anisée, du soufre. Dans les cas ordinaires, et pour fortifier doucement les poumons, lorsque la sécrétion muqueuse est très abondante, on a recours à l'herbe de marrube, à la racine d'aunée, d'arnica ou de serpentaire de Virginie (n°s 63, 66, 67, 68), à l'élixir pectoral de la pharmacopée des pauvres de Berlin (n° 69). Il faut mettre beaucoup de circonspection dans l'emploi des substances douées de propriétés toniques et astringentes très prononcées, par exemple, du quinquina et du lichen d'Islande, car elles pourraient fort bien supprimer tout à coup les crachats, et faire naître des symptômes de suffocation. On n'administrera donc que des amers purs, le quassia, l'écorce ou l'extrait de cascarille, mais toujours en les combinant avec des expectorants.

L'*asthme sénile* est ordinairement la suite de la faiblesse amenée par les progrès de l'âge; mais souvent aussi il se lie à l'ossification des cartilages costaux. Dans le premier cas, on le traite comme l'asthme adynamique et l'asthme muqueux; dans le second, il est incurable, mais admet néanmoins un traitement palliatif.

L'*asthme emphysémateux* dépend tantôt de la déchirure d'une cellule aérienne (après une distension et un effort excessif des poumons, en soulevant un fardeau, en soufflant dans un instrument, ou à la suite d'une violente commotion extérieure, d'une chute, etc.), qui entraîne l'épanchement de l'air dans le tissu cellulaire de l'organe, à chaque inspiration; tantôt à une rupture de la surface des poumons (par l'effet d'une fracture des côtes ou d'une suppuration), qui a pour résultat de laisser pénétrer l'air dans les plèvres. Le diagnostic est difficile dans les deux cas, et ne repose que sur un seul signe, l'apparition d'un gonflement emphysémateux au-dessus de la clavicule. Le traitement consiste, dans le premier cas, en une saignée, l'observation du repos absolu, tant du corps entier que des poumons, et l'attention d'éviter de distendre beaucoup ces derniers, par l'inspiration; de cette manière, la petite plaie guérit d'elle-même, et l'air épanché se trouve peu à peu résorbé. Il faut avoir soin aussi que le malade respire l'air froid. Dans le second cas, on a recours à l'opération de l'empyème.

Pour l'*asthme de Millar* et l'*asthme thymique*, V. *Maladies des enfants*.

PALPITATIONS.

(*Palpitatio.*)

Diagnostic. Mouvement irrégulier, tumultueux, du cœur ou de quelque vaisseau sanguin. Les palpitations de cœur sont souvent assez violentes pour être perceptibles à la vue, même à l'oreille. A un haut degré, elles gênent la circulation, ce qui entraîne la dyspnée, la syncope (V. *Angine de poitrine*).

Certains vaisseaux, surtout dans le bas-ventre (*pulsatio abdominalis*), peuvent aussi présenter de ces pulsations anomales, soit par suite de leur distension anévrysmale, soit uniquement par l'effet d'un spasme local; aussi le phénomène n'est-il pas rare chez les personnes hypocondriaques et hystériques.

Pathogénie. Dans le plus grand nombre des cas, les palpitations sont symptomatiques, consensuelles, effet d'une autre maladie. La plupart du temps, elles tiennent à l'hypocondrie, à l'hystérie; ou elles sont l'effet d'une irritation abdominale, de vents, d'obstructions ou de physconies des viscères du bas-ventre, de vers, de congestions hémorroïdales; ou enfin elles se rattachent soit à une pléthore générale, soit à une métastase de principes morbifiques, goutteux ou psorique. Quelquefois, mais bien plus rarement (environ une fois sur six), elles constituent une maladie idiopathique du cœur. Mais, sous ce dernier point de vue, il importe de bien distinguer le cas où elles découlent d'une affection dynamique, idiopathique, de l'organe, et celui où elles sont le phénomène d'une lésion organique. La maladie idiopathique du cœur peut être purement dynamique, et consister en un état spasmodique fixé sur ce muscle, comme il s'en fixe sur d'autres muscles, quoique d'ailleurs elle soit susceptible aussi, ou par sa longue durée, ou par son intensité, de donner lieu à une lésion organique du cœur, dilatation, ou autre semblable. Quant à la maladie organique du cœur, elle consiste, soit en une dilatation anévrysmale de quelqu'une de ses parties et des gros vaisseaux, soit en une hypertrophie générale, ou en une ossification, une absence des valvules, des indurations, des ulcères, etc. Ici le stéthoscope sert pour établir le diagnostic.

Thérapeutique. La règle principale est de commencer par considérer toute action irrégulière du cœur comme symptomatique, et de rechercher à quelle maladie elle se rallie à titre de symptôme ou de conséquence. De cette manière on parviendra souvent à obtenir la guérison, qui ne pourrait avoir lieu si l'on s'arrêtait de suite à l'idée d'une désorganisation du cœur. Ainsi, on combat la cause éloignée, l'hypocondrie, l'hystérie, les flatuosités, la pléthore, la congestion hémorroïdale (ici applications fréquentes de sangsues à l'anus, soufre en poudre) et les métastases. Si les palpitations sont idiopathiques, un traitement dirigé contre l'affection dynamique du cœur produit souvent encore de bons résultats, et mon expérience me permet de recommander surtout la digitale (n° 70), l'application du froid à l'extérieur (quatre fois par jour des fomentations froides et des sachets de glace laissés en place pendant un demi quart-d'heure), l'équitation.

S'il y a maladie organique du cœur, l'objet principal doit être de reconnaître cette dernière ; mais le diagnostic et la guérison présentent de grandes difficultés (V. *Angine de poitrine*).

TOUX.

(Tussis.)

Diagnostic. Expiration violente, bruyante, sans fièvre (pour la distinguer de la toux qui est un symptôme de fièvre aiguë, de pneumonie et de phthisie pulmonaire).

La toux peut être sèche ou accompagnée d'expectoration.

Sa durée est indéterminée : elle dure des jours, des mois, des années, même la vie entière.

Par elle-même elle ne présente pas de dangers, mais les suites en sont très graves. En effet, elle peut faire naître l'inflammation des poumons, l'hémoptysie, enfin la phthisie pulmonaire ; et, en raison de cette dernière conséquence, elle devient une des maladies les plus redoutables : car, il est prouvé que les deux tiers des phthisies pulmonaires sont la suite de toux qui ont été négligées. Toute toux qui dure longtemps peut amener ce résultat, qui est surtout à craindre quand le malade a, par le fait même de sa constitution, une disposition prononcée à la phthisie.

Pathogénie. La cause prochaine de la toux, quelle qu'elle soit, est une contraction convulsive des poumons et des organes respiratoires. Elle peut dépendre ou d'un excès d'irritabilité des poumons, ou d'une irritation morbide. L'excès d'irritabilité des poumons peut tenir lui-même à une congestion sanguine, à un état voisin de l'inflammation (*tussis sanguinea, plethorica, phlogistica*), ou à une exaltation de la sensibilité (*tussis nervosa, spastica, erethica*). Les irritations morbides peuvent avoir leur siége, ou dans l'intérieur des poumons et des organes respiratoires eux-mêmes (*toux idiopathique*), ou au dehors (*toux sympathique*), et varier beaucoup de nature : irritation catarrhale, irritations rhumatismales, gastriques, abdominales, certains principes morbifiques, des métastases arthritique, psorique, scrofuleuse, syphilitique, sur les poumons, des vices organiques de ces organes, des tubercules, la blennorrhée, des ulcères. De là résulte la division pratique suivante, qui indique aussi des méthodes curatives différentes : *toux catarrhale*, *toux abdominale*, *toux nerveuse*, *toux sanguine*, *toux métastatique*, *toux pulmonaire* ou *phthisique*.

Thérapeutique. On cherche avant tout quel est le caractère de la toux, et on détermine en conséquence le traitement à suivre.

1°. *Toux catarrhale* ou *rhumatismale*. Suite d'un refroidissement, elle est aiguë ou chronique. La cause est ici la suppression de l'action cutanée, qui a déterminé une sécrétion pulmonaire vicieuse; par conséquent, la maladie doit naissance à un antagonisme; elle est un reflet, un transport de la fonction cutanée aux poumons. Le traitement doit avoir le même caractère. On exalte l'action de la peau, pour dériver celle du poumon et rétablir l'équilibre (*V. Catarrhe*). Si la maladie est récente, on emploie les antimoniaux, le soufre, la réglisse, l'extrait d'aunée, l'élixir pectoral, l'extrait de chardon bénit, le sel ammoniac, le tartre tartarisé (n°s 33, 34, 21, 71, 72), mais en ayant toujours soin de remarquer s'il n'existe pas quelqu'une de ces complications gastriques qui sont si ordinaires en pareil cas. Je recommande spécialement la mixture n° 72. b, comme un des moyens les plus propres à opérer une prompte guérison. Si la toux devient opiniâtre, ou si elle est déjà ancienne, les principaux moyens à mettre en usage sont la douce-amère, un gilet de flanelle sur la peau, et un vésicatoire perpétuel au bras. Quand ce traitement ne suffisait pas, j'ai obtenu de très bons effets du garou appliqué à l'un des bras, ou même à tous deux, dans les cas graves, et entretenu pendant plusieurs semaines ou plusieurs mois. Si la douce-amère seule ne mène point au but, on l'associe au lichen d'Islande (n° 73) et à l'eau de Selters. Enfin, tout échoue-t-il, l'irritation catarrhale dépend ou d'un état tuberculeux, ou d'une blennorrhée des poumons, et il faut appliquer le traitement de la phthisie tuberculeuse ou de la phthisie pituiteuse (*V. Phthisie*).

L'état catarrhal chronique doit être traité avec le plus grand soin, parce que c'est l'unique moyen de prévenir la dégénérescence en phthisie pulmonaire.

2°. *Toux gastrique* et *abdominale* (toux stomacale, hépatique, vermineuse). Il importe beaucoup de la distinguer de la toux pulmonaire, parce que le traitement est tout-à-fait différent. Les signes distinctifs sont : la respiration est libre, le malade peut marcher, courir, parler et faire de profondes inspirations, sans tousser, ou sans être essoufflé ; ce sont des affections de l'estomac, et non des poumons, qui excitent la toux, de sorte qu'elle est plus forte après le repas qu'en tout autre temps ; de plus la digestion s'accomplit mal. Si la maladie est récente, il suffit de faire prendre pendant quelques jours du sel ammoniac ou du tartre tartarisé, après quoi on prescrit, suivant les circonstances, des vomitifs ou des purgatifs, parmi lesquels la manne et les feuilles de séné surtout méritent d'être recommandés. Mais si la toux date de loin, s'il y a déjà des indices d'engorgement ou d'obstruction dans les viscères, état auquel se joint fréquemment aussi un commencement de cachexie, il faut recourir à des fondants énergiques et continués long-temps (V. le traitement des obstructions du bas-ventre dans l'*hypocondrie*), qu'on entremêle avec des vomitifs et des purgatifs. J'ai vu céder à un seul vomitif des toux qui duraient depuis plusieurs mois, avec expectoration abondante et toutes les apparences de la phthisie pulmonaire. Il est fort utile alors de faire prendre pendant long-temps au malade une infusion d'herbe de millefeuille, qu'il boit froide, le matin et le soir, ou de lui donner du marrube blanc, du quassia. Dans le cas d'irritation vermineuse, on expulse les vers.

3°. *Toux nerveuse, spasmodique*. On la reconnaît à l'absence d'autres causes, à la constitution nerveuse du sujet, et aux symptômes concomitants. Quand le malade court, parle, exécute des mouvements, ou même s'échauffe, loin d'augmenter, elle diminue, au contraire, et tout ce qui agit sur les nerfs, principalement les émotions morales, la provoque.

Le traitement est celui de la faiblesse nerveuse, mais diffère suivant les deux formes principales de cette dernière; dans le cas de grande irritabilité, le lait d'ânesse, le grand air, l'équitation, le guy de chêne, la jusquiame, l'opium, la valériane, les bains tièdes, les eaux d'Ems; dans celui d'atonie, le quinquina, l'esprit de corne de cerf succiné, le quassia (V. *Phthisie nerveuse*).

Une espèce particulière de toux spasmodique est celle qu'on nomme *tussis matutina vomitoria*, et qui attaque ordinairement les vieux ivrognes, surtout les buveurs d'eau-de-vie. Tous les matins, ils en éprouvent des quintes, qui vont jusqu'à provoquer les plus violents hauts de corps et des vomissements. Pour la guérir, il faut renoncer à l'abus des liqueurs fortes, et faire usage du quassia et autres stomachiques, de la belladone, avec l'eau de laurier-cerise.

4°. *Toux sanguine et phlogistique*. Elle est souvent la suite et l'effet d'une pléthore générale, et on la rencontre fréquemment chez les jeunes gens. Elle se reconnaît aux signes généraux de la pléthore, plénitude et force du pouls, excitation et exaspération de la toux par les mouvements, coexistence d'autres congestions sanguines, ordinairement aussi dyspnée ou douleurs de poitrine. En pareil cas, la moindre cause suffit pour déterminer le crachement de sang ou l'inflammation du poumon. Le traitement consiste à diminuer la pléthore et à employer les dérivatifs, la saignée, les antiphlogistiques, le régime végétal, l'exercice.

Ou bien il y a une congestion sanguine locale, hémorroïdale, menstruelle, soit qu'une hémorrhagie ait été supprimée au milieu de son cours, soit que le sang ait pris une fausse direction (*hæmorrhoides anomalæ, incongruæ, menstrua anomala*). Ce dernier cas surtout a de l'importance pour la pratique, mais il est difficile à reconnaître, quand il n'y a point encore eu jusque là d'écoulement hémorroïdal ou menstruel. J'ai vu des hommes souffrir pendant plusieurs années de la toux, même avec douleurs de poitrine, et se croire atteints d'un commencement de phthisie, tandis qu'il ne s'agissait que d'un raptus hémorroïdaire, qui prenait sa direction vers les poumons. Le diagnostic repose sur les signes de la disposition aux hémorroïdes, de la pléthore abdominale (V. *Hémorroïdes*), ou, chez les femmes, du développement de la puberté et de l'établissement du flux menstruel. La même cause produit également cette toux à l'époque de la cessation des règles. Le traitement consiste à détourner le sang des poumons ; dans la toux hémorroïdale, on applique celui de la pléthore abdominale, par les extraits fondants, les sels neutres, le soufre (V. *Hémorroïdes*), et, en cas d'insuffisance, par les sangsues appliquées à l'anus ; dans la toux menstruelle, on cherche à rétablir les règles (V. *Menstruation*) ; au temps de la ménopause, on tâche de compenser, par des émissions sanguines et autres évacuations, l'écoulement de sang qu'il n'y a plus possibilité de rétablir.

Ou enfin la cause est un état inflammatoire chronique des poumons, ayant pour signes des mouvements fébriles fréquents, un pouls constamment irrité, des élancements fréquents dans la poitrine, la dyspnée. La toux est sèche alors. C'est déjà le commencement de la phthisie inflammatoire ou de la phthisie tuberculeuse.

Dans tous les cas de toux sanguine, on retire beaucoup d'utilité du petit lait, simple ou préparé avec la crême de tartre, de l'eau de Selters, coupée avec du lait, et des eaux minérales d'Egra et d'Ems.

5°. *Toux métastatique*, par dépôt d'un principe morbifique, goutteux, rhumatismal, psorique, scrofuleux, syphilitique ou autre, sur les poumons et les organes respiratoires. Le traitement consiste à mettre en usage les moyens réclamés par la maladie fondamentale, et les dérivatifs à la peau, gilets de flanelle, exutoires, sans négliger d'ailleurs le caractère dynamique de l'affection, qui peut être phlogistique, ou nerveux, ou atonique.

A l'égard de la *toux par empoisonnement*, V. *Asthme*.

6°. *Toux idiopathique* ou *pulmonaire*, celle qui reconnaît pour cause un vice propre du poumon. C'est déjà une toux phthisique, car elle est la suite ou d'une blennorrhée des poumons, et alors elle appartient à la phthisie pituiteuse; ou d'un état tuberculeux de ces organes, et elle est un symptôme de la phthisie tuberculeuse; ou d'une inflammation chronique, et alors elle se rapporte à la phthisie floride; ou enfin d'une suppuration, et elle rentre dans la phthisie purulente (V. *Phthisie pulmonaire*).

J'ai encore à parler ici d'une lésion organique locale, qui est souvent la cause méconnue de toux opiniâtres, et qui peut même par là conduire à la phthisie pulmonaire; c'est l'alongement ou l'augmentation de volume de la luette, qui irrite sans cesse la glotte. L'opération simple et sans nul danger, qui consiste à resequer l'appendice, est un moyen sûr de guérir sur-le-champ cette sorte de toux.

COQUELUCHE.

(Tussis convulsiva.)

Diagnostic. Accès d'expirations qui se succèdent rapidement, interrompues de temps en temps par une longue inspiration sibilante et imitant le cri d'une poule ; les accès durent depuis quelques minutes jusqu'à un quart-d'heure, et se terminent en général par le vomissement. Si la maladie est portée à un haut degré, la face des enfants devient brune et bleue, le sang s'échappe par le nez et la bouche, les mouvements spasmodiques des poumons dégénèrent même quelquefois en un tétanos pulmonaire, avec suspension totale de la respiration et suffocation apparente, qui dure plusieurs minutes. Ces accès peuvent revenir toutes les trois ou quatre heures, même plus souvent, dans les cas graves ; ils sont plus rapprochés et plus violents pendant la nuit. La moindre émotion morale, les pleurs, le rire, tout est capable de les provoquer. Ordinairement ils affectent le type tierce, ayant plus de violence de deux jours l'un. Dans les intervalles, la poitrine et la respiration sont parfaitement libres. Du reste, le sujet se porte bien, à cela près de la faiblesse.

La coqueluche n'attaque en général que les enfants, qui ne l'ont ordinairement non plus qu'une seule fois dans le cours de leur vie (comme la variole et la rougeole).

On distingue trois périodes dans cette maladie :

1°. *Période de fièvre ou d'irritation.* Le début ressemble ordinairement à une toux catarrhale, avec des mouvements fébriles. A cette époque, une affection inflammatoire des poumons peut facilement se joindre à la maladie. Peu à peu la toux acquiert de plus en plus les caractères qui la distinguent dans la coqueluche.

2°. *Période nerveuse ou spasmodique.* La toux est alors purement spasmodique, sans fièvre, et elle persiste ainsi pendant plusieurs semaines.

3°. *Période adynamique.* Les accès de toux continuent encore pendant trois semaines ou un mois, avec des intermissions plus prononcées et un accroissement de la faiblesse.

La durée de la maladie est de cinq, huit, douze semaines et plus. Quelquefois il survient des crises naturelles, par une éruption cutanée, des aphthes. Quand la coqueluche a duré long-temps, et qu'elle a été violente, elle laisse souvent après elle un grand épuisement (les vomissements continuels ayant privé le corps de nourriture), un marasme général, l'atrophie, souvent aussi une phthisie pituiteuse, suite de l'affaiblissement des poumons. Elle peut aussi donner lieu à des hernies et à des déviations du rachis.

La coqueluche ne compromet pas la vie dans ses accès, mais bien par ses suites, par le marasme et la phthisie qu'elle entraîne. Une pneumonie qui vient s'y joindre peut aussi causer la mort.

Pathogénie. La cause prochaine est une irritation nerveuse, principalement du nerf diaphragmatique, de la paire vague, occasionée par un principe contagieux particulier, qui réside en premier lieu dans l'atmosphère, mais qui ensuite se propage d'individu à individu. La meilleure preuve qu'on puisse fournir de cette dernière assertion, c'est qu'on voit même de vieilles garde-malades contracter la coqueluche auprès des enfants qu'elles soignent. Cette irritation nerveuse détermine les mouvements convulsifs et en quelque sorte épileptiques, et provoque aussi un accroissement de sécrétion muqueuse dans l'estomac et les poumons, même la production d'une plus grande quantité de bile, et enfin aussi l'état inflammatoire des poumons, quand la maladie est violente et le sujet prédisposé. Ainsi la coqueluche est nerveuse de sa nature, mais elle peut prendre un caractère inflammatoire. Le principe morbifique produit par la contagion a, comme celui de la variole et de la rougeole, besoin d'un certain laps de temps pour se détruire.

Thérapeutique. L'indication fondamentale est de nettoyer l'estomac et les premières voies, d'apaiser le spasme par des moyens directs et des contre-irritations, et d'avoir égard aux complications. Les différentes périodes apportent des modifications essentielles au traitement.

1°. Durant la première période, le caractère est gastrique, catarrhal, souvent inflammatoire : il faut donc recourir aux délayants, aux rafraîchissants, aux évacuants. On emploie les vomitifs et la mixture n° 74. Dès que la fièvre devient vive, et qu'il se manifeste de la difficulté pour respirer, une toux d'irritation, des douleurs de poitrine, on applique des sangsues au thorax, et l'on administre le calomelas à petites doses.

2°. Pendant la seconde période, il faut calmer le spasme

par des antispasmodiques et des narcotiques, notamment la jusquiame, l'asa fœtida en mixture et en lavements, la belladone (n° 75), et, quand la toux est très forte, l'opium, mais sans insister long-temps sur ce dernier, à cause de la propriété qu'il a de constiper et de faire naître des congestions sanguines (n° 76). On emploie aussi l'extrait de laitue vireuse, la douce-amère, la ciguë, le musc, le *ledum palustre*, dont l'efficacité varie d'allleurs en raison des épidémies. On a également recours aux contre-irritations, aux irritations cutanées, aux frictions sur le creux de l'estomac et les fausses côtes avec la teinture de cantharides, la pommade cantharidée, ou celle d'Autenrieth (n° 77), aux substances qui stimulent les reins (scille, digitale, teinture de cantharides), aux lavements. Ces moyens suffisent souvent pour opérer la guérison.

3°. S'ils ne parviennent point à faire cesser la toux, que celle-ci ait déjà duré plusieurs semaines, et qu'elle soit sans fièvre, on peut admettre que le spasme est entretenu par la faiblesse. Alors le quinquina, associé aux antispasmodiques, est ce qui convient le mieux pour terminer le traitement (un demi-grain à un grain de sulfate de quinine, deux fois par jour). Il est surtout indiqué lorsqu'on aperçoit des indices bien prononcés de périodicité (quand l'intensité des accès augmente tous les deux jours).

Si la toux persiste, avec expectoration muqueuse abondante, la gelée de lichen d'Islande est le meilleur moyen de prévenir la dégénérescence en phthisie muqueuse (n° 78).

La maladie éteinte, s'il reste un état de faiblesse, on doit recourir aux bains fortifiants tièdes (bains de malt), au quinquina, au café de glands de chêne, à la gelée de lichen d'Islande.

VOMISSEMENT CHRONIQUE.

(Vomitus.)

Diagnostic. Vomissements qui surviennent, comme maladie chronique, sans nul symptôme d'état fébrile aigu. Ils sont continus ou périodiques, et se manifestent tantôt à jeun, tantôt après les repas, entraînant alors les substances qui ont été introduites dans l'estomac.

Tout vomissement violent et prolongé doit être considéré

comme un accident grave et dangereux. Il peut faire périr le malade d'inanition, ou déterminer une inflammation de l'estomac. Tout vomissement chronique qui revient sans cesse, mérite la plus sérieuse attention, parce qu'il peut être l'annonce d'un autre état morbide considérable, même d'une lésion organique. Je me contenterai, à ce sujet, de donner quelques indications.

Si le vomissement survient toujours après que le malade a mangé, et qu'il amène l'évacuation des aliments, il dénote un vice organique de l'estomac.

S'il est accompagné de violentes douleurs et de spasmes à la région épigastrique et dans le bas-ventre, et qu'ensuite la peau du malade jaunisse, tout porte à croire qu'il existe des calculs biliaires; si les douleurs occupent surtout la région lombaire, on peut présumer les calculs rénaux.

Quand le vomissement se déclare chez les enfants, avec affection de la tête, propension au sommeil, strabisme, constipation, il peut être le signe d'une hydropisie cérébrale commençante.

Lorsqu'il se manifeste toujours le matin, à jeun, chez des enfants, et qu'il est accompagné de faim dévorante, il annonce des vers.

S'il est opiniâtre, chez des enfants, et associé à une soif continuelle, à la diarrhée, à la tension de la région précordiale, au bouleversement des traits de la face, au froid des mains et des pieds, à la rétraction des jambes vers le corps, et à l'amaigrissement, on doit craindre un ramollissement de l'estomac (gastromalacie).

Pathogénie. La cause prochaine est une contraction convulsive de l'estomac et des muscles voisins, analogue à celle qui provoque la toux. Elle peut avoir sa source dans une exaltation telle de l'irritabilité de l'estomac, que les substances les plus innocentes, celles à l'action desquelles ce viscère est le plus accoutumé, par exemple les aliments, ou même l'eau, provoquent des contractions spasmodiques, et cette exaltation elle-même dépend tantôt d'une congestion sanguine et d'une prédisposition à l'inflammation, tantôt d'un accroissement de la sensibilité (caractère sanguin ou nerveux). Elle peut également se rattacher à une irritation morbide, ayant son siége ou dans l'estomac même (*vomissement idiopathique*), soit dans son intérieur (substances indigérées, bile, mucus, acides, vers), soit dans son tissu (vices organiques, callosités, squirrhosités, ulcères, polypes, carcinomes, métastases, parmi lesquelles les plus fréquentes sont celles de nature arthritique, psorique, rhumatismale), ou hors de l'estomac (*vomissement sympathique*), et se lier alors à des tuméfactions et indurations du foie, de la rate, du pancréas ou des reins, à des calculs rénaux ou biliaires, à la grossesse, à une affection cérébrale, à un violent mal de tête, à une commotion du cerveau, par une chute ou un coup, même à une cause morale, au dégoût.

Thérapeutique. On commence par rechercher les différentes causes éloignées, afin de les écarter, et quand ce moyen ne suffit pas pour arrêter le vomissement, on agit sur la cause prochaine, l'état convulsif de l'estomac lui-même, qu'on s'attache à calmer, soit d'une manière directe, soit d'une manière indirecte, à l'aide de dérivatifs.

1°. Lorsque le vomissement tient à des saburres (*vomitus gastricus*, *saburralis*), ce qu'on reconnaît aux signes de ces dernières, et au caractère bilieux, muqueux ou acide, des matières vomies, les vomitifs et les purgatifs sont le seul véritable remède (*vomitus vomitu curatur*). Cependant il faut bien distinguer les cas où le mal résulterait d'une indigestion passagère, de ceux où il serait la suite d'une production chronique de mucosités ou d'acides dans l'estomac. Souvent alors on est obligé de continuer le traitement pendant long-temps, en répétant de temps en temps les vomitifs et les purgatifs, et donnant enfin des toniques (V. *Indigestion*, *anorexie*, *apepsie*).

2°. La cause est une métastase rhumatismale, arthritique ou psorique (*vomitus chronicus rheumaticus*, *arthriticus*, etc., *metastaticus*). On reconnaît le premier cas, qui est le plus fréquent, aux refroidissements chroniques dont le malade a antérieurement subi l'influence (en particulier à l'habitation humide et mal close), aux rhumatismes ou catarrhes dont il a été atteint et qui ont disparu, et aux douleurs d'estomac (V. *Cardialgie*) qui s'y joignent presque toujours; le second, aux symptômes de goutte qui se faisaient sentir auparavant, et à la rougeur des urines; le troisième, à l'existence préalable d'une affection cutanée ou d'ulcères chroniques, qui ont été supprimés d'une manière brusque. Toutes les fois qu'il s'agit de traiter ces sortes de vomissements, il faut commencer par rechercher si la métastase n'a point déterminé un état inflammatoire de l'estomac, et, dans l'hypothèse où l'on en découvrirait un, le combattre en premier lieu. Puis on applique un vésicatoire sur la région épigastrique. Dans le cas de rétrocession de la goutte, on pose des sinapismes aux pieds; dans celui d'exsiccation d'ulcères, on établit des exutoires sur les points qui étaient jadis malades, on les frotte avec la pommade stibiée, on y applique le garou. De plus, on met en usage la méthode curative réclamée par chaque espèce de maladie; le gayac et l'aconit dans la goutte, le soufre dans la métastase psorique.

3°. Lorsqu'une pléthore locale ou une inflammation chronique est la cause du vomissement (*vomitus phlogisticus*), on le reconnaît aux signes, soit d'une pléthore générale, soit d'une pléthore abdominale, survenue après la suppression des hémorroïdes ou des menstrues, ou à la suite d'affections diverses provoquées par elle. Ici il existe simultanément des douleurs à l'estomac (V. *Cardialgie pléthorique*), et le traitement est le même que celui de cette dernière maladie.

4°. Quand un état purement nerveux de l'estomac est la cause du vomissement (*vomitus nervosus*, *spasticus, hystericus*), on s'en aperçoit à l'absence d'autres causes et aux signes de l'état spasmodique ou hystérique. Le vomissement survient ordinairement le matin, à jeun, ou après des secousses morales, ou bien il est un symptôme de la migraine hystérique. Le traitement est celui de l'hystérie et de la faiblesse nerveuse; pendant l'accès, on emploie les moyens propres à combattre d'une manière directe le vomissement (V. *Cardialgie nerveuse*).

Lorsque la migraine hystérique, symptôme si pénible, reparaît souvent, la mixture n°. 79, prise dans l'intervalle des paroxysmes, est un excellent moyen.

5°. Si le vomissement se rattache à des vices organiques, soit dans l'estomac (callosités, squirrhosités, carcinome, ramollissement), ou dans les parties voisines (physconies, obstructions, indurations du foie, du pancréas, de la rate), il faut dissiper les congestions et calmer le spasme par un traitement direct.

Ce *traitement direct* devient nécessaire toutes les fois qu'on ne découvre aucune cause matérielle ou éloignée (*vomitus nervosus*), ou quand le vomissement persévère après que cette cause a été écartée. Il est très important, parce que tout vomissement prolongé peut compromettre les jours du malade, et qu'on doit par conséquent chercher à l'arrêter. Les moyens sont la potion de Rivière (n° 1), le plus certain de tous les antémétiques, et à la puissance de laquelle on peut encore aider, dans les cas opiniâtres, par des additions d'antispasmodiques (n° 80); les moyens extérieurs, qui font souvent plus ici que tout ce qu'on pourrait donner à l'intérieur ; les fomentations à la région épigastrique avec l'essence de mastic composée et la teinture d'opium (n° 81), les sachets de menthe crêpue cuite dans du vin, les sinapismes, les ventouses sèches, moyen très puissant, qui m'a souvent suffi seul pour faire cesser les vomissements les plus opiniâtres; enfin les lavements, et, en dernier lieu, l'opium, le musc. Les boissons glacées, ou la glace en petits morceaux, produisent fréquemment de très bons effets. Chez les enfants, le vomissement chronique, celui qui revient sans cesse, mérite toute l'attention du médecin : on doit rechercher s'il ne dépend point de vers, s'il n'est pas consensuel d'une hydropisie cérébrale, s'il n'est point un symptôme du ramollissement de l'estomac (V. *Maladies des enfants*).

Quelques espèces particulières de vomissement exigent un traitement spécial.

1°. *Le vomissement chronique des matières introduites dans l'estomac* (*vomitus chronicus ingestorum*). Deux, trois, ou même seulement une heure après avoir pris des aliments, le malade les rejette : il est tourmenté par une faim continuelle, il éprouve de la constipation, et la région épigastrique est tantôt douloureuse, même à la pression, tantôt exempte de douleurs; chez certaines personnes, l'exploration fait découvrir une dureté, qu'on ne sent point chez d'autres, différence dont la cause tient au degré et au siége divers de l'induration. Quand la maladie est plus avancée, émaciation, marasme, vomissements de matières d'un vert foncé ou noirâtre, mort. La cause de cette triste maladie est une callosité, une squirrhosité ou un carcinome de l'estomac. Elle guérit rarement; néanmoins on parvient quelquefois à en délivrer le malade, quand elle n'a point fait trop de progrès, et qu'il n'y a point de véritable squirrhe, mais seulement des callosités. L'un des principaux signes, en pareil cas, est la douleur ; tant qu'elle manque, on doit conserver l'espérance; mais, dès qu'elle existe, il y a déjà squirrhe, ou même carcinome, et tout ce qu'on peut faire demeure inutile. Les moyens suivants ont quelquefois procuré la guérison, d'après mon expérience: potion de belladone cyanurée (n° 50), frictions mercurielles, extrait de ciguë et de souci, eaux de Carlsbad, bicarbonate de soude, cataplasmes long-temps entretenus de ciguë sur la région épigastrique, application au même endroit du moxa (à l'aide duquel je suis parvenu à guérir sur-le-champ, et pour toujours, un vomissement qui durait déjà depuis plusieurs mois, avait résisté à tous les moyens, et était accompagné des coliques les plus violentes), enfin lavements viscéraux; de temps en temps des sangsues à la région de l'estomac, surtout s'il existe des douleurs; le malade ne doit rien prendre autre chose que du lait. Par ces moyens et par des lavements de lait, j'ai quelquefois réussi à prolonger la vie des malades, même à en guérir plusieurs.

Le vomissement chronique qui dépend d'une induration, d'une tuméfaction ou d'une autre désorganisation quelconque du pancréas, se rapproche beaucoup de celui qui précède. Les signes suivants servent à l'en distinguer : il n'est pas continu, et ne survient qu'au bout d'un certain laps de temps après les repas; les matières rendues par les malades ne sont point des aliments, mais un liquide acide, qui ressemble à la salive. Le malade éprouve, au-dessous de l'ombilic, de la gêne et souvent des douleurs vives, profondes, qui se propagent quelquefois jusque dans le dos, et il y a même des circonstances où, en appuyant sur le ventre, on sent distinctement une dureté ou une tumeur dans cette région. La guérison est difficile à obtenir, mais non impossible, surtout au début. Le traitement ne diffère pas de celui qui vient d'être exposé. On pourra cependant recourir à des fondants plus énergiques, notamment aux eaux de Carlsbad, parce que l'estomac supporte mieux les médicaments. On n'omettra pas d'appliquer des sangsues, quand il y aura de la douleur.

Il faut bien distinguer du vomissement le *mérycisme* ou *rumination*. Ici les aliments sont rejetés de l'estomac, mais avec facilité, sans vomissement proprement dit, et sans avoir été altérés par un commencement de digestion. La cause de ce phénomène est une dilatation de l'œsophage, la présence d'un cul-de-sac, dans lequel les substances alimentaires s'arrêtent et séjournent pendant quelque temps.

Le *vomissement matinal* (*vomitus matutinus*). Le malade rejette tous les matins une grande quantité de mucosités visqueuses, au milieu d'une toux fatigante et de violents serrements de gorge. C'est le triste lot des vieux ivrognes. Les moyens sont de renoncer à la boisson, de se soumettre à l'usage régulier d'aliments de digestion facile, à prendre de la magnésie avec la rhubarbe (nº 83), le matin un verre d'eau froide, des pilules d'asa fœtida, de la bile de bœuf, à porter sur l'estomac des sachets de menthe crêpue, à faire usage du colombo, du quassia.

3°. Le *mal de mer* (*vomitus marinus*). Nausées des plus fatigantes, avec vomissements, parfois aussi avec cours de ventre et malaise général, anéantissement allant jusqu'à la syncope et à la perte de tout sentiment. Le mal de mer peut durer deux, trois, quatre jours, même davantage. Il ne survient que sur mer, quand les vagues sont fortes et occasionent un grand roulis, ce qui fait qu'il a lieu aussi pendant les orages, et qu'on ne l'observe ni sur les rivières ni sur les lacs. Il cesse aussitôt qu'on met pied à terre. En général, il ne se manifeste qu'une seule fois, au premier voyage sur mer, et l'habitude de la navigation le dissipe. Tous les hommes n'y sont pas sujets, et tous ne l'éprouvent pas au même degré. Il a la plus grande analogie avec l'état de malaise et de syncope que la voiture et l'escarpolette font éprouver à certaines personnes. L'unique cause est le balancement du vaisseau. Les moyens qui, lorsqu'ils ne délivrent pas entièrement de ce mal, le soulagent au moins, et quelquefois le préviennent, sont : la situation horizontale, le séjour sur le pont, près du grand mât, une nourriture légère, et l'application de l'emplâtre n° 84 sur la région épigastrique.

4°. *Vomissement des calculeux*. Le vomissement peut se présenter, comme symptôme, tant dans les calculs biliaires, que dans les calculs rénaux, et être alors ou aigu ou chronique. Dans le premier cas, il est un symptôme de la colique calculeuse (V. *Colique calculeuse*). Le diagnostic repose sur les autres signes de la pierre (V. *Calculs*), et le traitement est celui de cette affection, en sorte que, dans les cas chroniques, les principaux moyens sont les eaux de Carlsbad ou autres alcalins analogues.

5°. *Vomissement des femmes enceintes*. V. *Maladies des femmes*.

Il y a encore cette remarque à faire, qu'une tasse de lait prise toutes les deux heures, est, en dernier lieu, le meilleur et l'unique moyen à employer dans le vomissement chronique. Rien n'est souvent plus propre à prolonger l'existence, et même à procurer la guérison, quand la maladie provient d'indurations intérieures ou de rétrécissements des intestins.

Du reste, je ne dois pas omettre de faire remarquer qu'il importe de ne point trop se hâter de regarder le vomissement chronique comme le résultat d'une lésion organique, et partant comme incurable. Il y a beaucoup de cas où il ne reconnaît pour cause que des excréments endurcis dans le colon, qu'on peut amener au dehors par des lavements viscéraux et par des purgatifs drastiques.

HOQUET.

(*Singultus*)

Diagnostic. Contraction spasmodique brusque de l'estomac et du diaphragme, ordinairement provoquée, d'une manière périodique, par des causes légères, telles qu'une surcharge de l'estomac, des acides ou un refroidissement (surtout chez les petits enfants), cas dans lequel le hoquet est insignifiant, et disparaît la plupart du temps de lui-même ; mais quelquefois aussi due à un véritable spasme permanent de ces organes, et pouvant alors durer des heures entières ou même plusieurs jours, et devenir fâcheuse. On observe aussi parfois le hoquet dans les fièvres, où il est un symptôme annonçant du danger, et dans les inflammations intérieures.

Thérapeutique. Le traitement du hoquet ordinaire est très facile. Il consiste à boire lentement, et mieux encore à laisser fondre un morceau de sucre dans la bouche. Si le hoquet est nerveux, s'il est un symptôme de spasme, comme aussi dans la fièvre nerveuse, on lui oppose la jusquiame, le musc, les frictions opiacées sur la région épigastrique, un cataplasme antispasmodique, des ventouses sèches ensuite, et surtout un bain chaud. Quand il est inflammatoire, il réclame le traitement de l'inflammation.

NÉVRALGIE.

(*Neuralgia.*)

Diagnostic. Douleur chronique, continue ou périodique, soit dans un nerf, soit dans un plexus nerveux, qui se fait sentir surtout dans des parties membraneuses et aponévrotiques. Elle peut se manifester partout, et reçoit des noms différents en raison de son siége : on l'appelle *céphalée*, *hémicranie*, *clou* à la tête, *prosopalgie* à la face, *sciatique* au nerf sciatique, *notalgie* au dos, *lumbago* à la région lombaire, *coxalgie* ou *coxagre* à la hanche, *gastrodynie* à l'estomac, *colique* dans les intestins.

La cause et le traitement sont les mêmes que dans toutes les maladies nerveuses. Il n'y a que le siége qui oblige de varier les moyens : aussi examinerons-nous les diverses névralgies l'une après l'autre. Nous ferons seulement remarquer, d'une manière générale, que les narcotiques, surtout la potion de belladone cyanurée, l'eau de laurier cerise et la pomme épineuse (l'extrait à la dose d'un huitième de grain à un demi-grain, et la teinture des graines à celle de dix gouttes), les douches, les bains froids, le moxa, déploient une efficacité toute spéciale ; que, dans les névralgies périodiques, il faut recourir au quinquina et au fer, surtout au carbonate de fer, à la dose d'un demi-scrupule deux fois par jour ; enfin que, dans celles des parties extérieures, on doit toujours rechercher si elles ne dépendraient pas d'une irritation mécanique, par exemple, d'une induration, d'une nodosité sur le trajet d'un nerf, d'une esquille, d'une excroissance, ou autres causes semblables.

PRURIT.

(*Pruritus.*)

Cette sensation particulière n'est, généralement parlant, qu'un symptôme des maladies exanthématiques, dont le traitement doit lui être appliqué. Cependant elle peut aussi exister seule, acquérir même un tel degré de violence et d'opiniâtreté, qu'elle ne laisse aucun repos, ni jour ni nuit, devienne une véritable maladie, et soit poussée au point, quand elle est générale, de mettre la vie du malade en danger. J'ai vu un homme âgé, ci-devant hussard, souffrir pendant plus d'une année d'un prurit général, sans exanthème, tellement intense, qu'il ne pouvait trouver un instant de sommeil, que, poussé au désespoir, il se mettait la peau en sang par le frottement des plus rudes instruments, tels qu'une étrille ou autres semblables, et qu'il finit par mourir de marasme.

Les causes sont celles auxquelles se rattachent d'ordinaire les maladies nerveuses, mais particulièrement la suppression chronique de la perspiration cutanée et une âcreté atrabilaire ou psorique.

Le traitement doit être approprié à ces causes. Les meilleurs moyens locaux sont les bains, notamment ceux de vapeur, l'application fréquente des ventouses, et les exutoires.

On emploie aussi, souvent avec beaucoup d'avantage, une dissolution de deux gros de borax dans six onces d'eau de rose.

Le *prurit aux parties génitales*, principalement à la vulve, est un mal très pénible et fort commun, qu'on rencontre de préférence chez les femmes qui sont demeurées long-temps dans le célibat, et chez les jeunes veuves, comme aussi dans les dérangements de la menstruation et dans les cas d'anomalie des congestions hémorroïdales. Il fatigue les malades, et l'on a souvent beaucoup de peine à le guérir. Le traitement doit tendre d'abord à éloigner les congestions hémorroïdales et menstruelles, ou autres dyscrasies, aussi bien que les ascarides, qui se glissent parfois dans la vulve. Les applications répétées de sangsues conviennent pour atteindre ce but. L'expérience me permet de recommander, comme un excellent moyen local, les lotions fréquentes des parties génitales avec une eau chargée de savon à l'huile de coco, ou avec une faible dissolution de sublimé dans l'eau de rose.

MAL DE TÊTE.

(*Cephalalgia, Cephalæa.*)

Diagnostic. Mal très ordinaire, qui est souvent un symptôme d'autres maladies, en particulier des fièvres, mais que nous devons considérer ici comme affection idiopathique. La douleur est continue (*céphalée*), ou périodique (*céphalalgie*), et tantôt générale, tantôt aussi bornée à une partie de la tête, par exemple, à un seul côté (*hémicranie*), ou à un petit point circonscrit, dans lequel il semblerait qu'un *clou* a été enfoncé (*clavus*). Elle varie aussi beaucoup quant à l'intensité et au mode, pouvant être brûlante, déchirante, pongitive, térébrante. Portée au plus haut degré, elle s'accompagne de symptômes consensuels, principalement du côté de l'estomac, de nausées, de vomissements (*cephalæa vomitoria*). Elle peut devenir un mal extrêmement opiniâtre et pénible.

Les causes et le traitement sont les mêmes que pour les maladies nerveuses en général. On doit rechercher avec soin si le mal de tête est nerveux, sanguin, gastrique, métastatique, organique.

Le plus fréquent des maux de tête est la céphalalgie hystérique et hypocondriaque. Ici les moyens palliatifs sont la jusquiame, l'eau de laurier cerise, la liqueur anodyne d'Hoffmann; et dans le mal de tête avec vomissements, la poudre aërophore, ou la potion de Rivière, avec la jusquiame, les sinapismes, les pédiluves sinapisés. Pour obtenir une guérison radicale, on emploie le quassia en infusion faite à froid, le quinquina, surtout associé au fer (n°s 79, 85), le carbonate de fer, les bains de mer, les eaux ferrugineuses, celles de Pyrmont. Mais ce qu'il importe principalement, c'est de s'assurer s'il existe des congestions sanguines locales, auquel cas il deviendrait nécessaire d'appliquer des sangsues.

Parmi les maux de tête métastatiques, les plus communs à rencontrer, et les plus opiniâtres, sont la céphalalgie arthritique (goutte dans la tête) et la céphalalgie rhumatismale, auxquelles on oppose les exutoires, le garou et les applications fréquentes de ventouses à la nuque; on combat, en outre, la première par les antigoutteux, le gayac et l'aconit, et la seconde par le calomelas, les purgatifs drastiques, les eaux minérales amères, les pédiluves sinapisés, la farine de moutarde dans les bas, les chaussons de toile cirée, l'action de fumer. Il m'est arrivé quelquefois, après avoir vu échouer les moyens les plus énergiques, même les bains de vapeurs, d'obtenir encore une guérison complète en soumettant le malade pendant quinze jours à l'usage de la poudre n° 86 (V. *Goutte, Rhumatisme*). On n'oubliera pas qu'une céphalalgie opiniâtre à la partie antérieure de la tête peut dépendre de la présence d'un corps étranger, par exemple, de vers, ou de larves d'insectes; dans ce cas, le malade aspire par le nez des vapeurs chaudes ou de la fumée de tabac, et prend de temps en temps des errhins (n° 87); l'éternuement amène l'expulsion du corps étranger, et dissipe la douleur.

TIC DOULOUREUX DE LA FACE.

(*Prosopalgia.*)

Diagnostic. Douleurs extrêmement aiguës à la face, surtout au-dessous de la pommette, dans le plexus nerveux appelé patte d'oie, d'où elle s'étend en rayonnant vers toutes les parties du visage. Quand ces douleurs sont portées au plus haut degré, elles ressemblent à de violentes commotions électriques, et déterminent une distorsion spasmodique des traits. Elles reviennent périodiquement, à des époques tantôt plus et tantôt moins rapprochées; quelquefois, elles affectent un type régulier.

Cette maladie est une des plus opiniâtres que l'on connaisse.

Les causes et le traitement sont les mêmes que pour la céphalalgie. Ainsi on commence par combattre les différentes causes éloignées, les congestions, les stases abdominales, etc. La cause est le plus souvent une irritation arthritico-rhumatismale, jointe à une susceptibilité extrême du système nerveux : aussi est-ce principalement chez les femmes que la maladie se présente sous cette forme ; l'aconit et le gayac (surtout la mixture dont il a été parlé dans l'article précédent), le sublimé avec la décoction de gayac, la salsepareille, l'extrait de jusquiame, et l'huile de foie de morue, produisent alors de très bons effets. Quand la prosopalgie est purement nerveuse et idiopathique, on se trouve bien d'employer les lotions et les fomentations avec l'eau distillée de laurier cerise ou la liqueur n° 176, l'application d'un emplâtre opiacé ou saturnin, des ventouses fréquentes à la nuque, un séton, le moxa ; un moyen souvent plus efficace que tous ceux-là, consiste à lancer de l'eau froide sur la partie malade, avec une petite seringue, jusqu'à ce que la douleur cesse, et aussi souvent qu'elle se reproduit. L'électricité et le magnétisme sont quelquefois utiles. S'il existait une dent cariée, on en pratiquerait l'extraction. La section du nerf, qu'on a recommandée, est un moyen incertain.

MAL DE DENTS.

(*Odontalgia.*)

Le mal de dents est une des névralgies les plus communes, une de celles qui causent le plus de tourments. Il peut être porté au point d'égaler ou même de surpasser les souffrances déterminées par le tic douloureux.

La cause est tantôt une dent gâtée, tantôt, ce qui a lieu bien plus fréquemment, même dans le cas de carie dentaire, une irritation rhumatismale excitant des douleurs périodiques. Le mal de dents en reconnaît encore deux autres très puissantes, une congestion sanguine (surtout chez les sujets jeunes et pléthoriques, chez les femmes enceintes) et l'état nerveux. Cependant il peut aussi, dans les cas où la douleur est opiniâtre et se reproduit sans cesse, dépendre d'une dyscrasie profonde, arthritique, psorique, syphilitique.

Le traitement varie selon la cause ; il consiste à enlever la dent gâtée, à combattre le rhumatisme, à dissiper la pléthore, à faire cesser l'état nerveux.

Pour pallier la douleur, on combat la congestion sanguine locale dont les maux de dent sont ordinairement accompagnés, par l'application de quelques sangsues à la gencive, par des dérivatifs, tels que des sinapismes ou des cataplasmes de raifort au bras ou à la nuque, par des calmants locaux, des frictions, sur le point douloureux de la joue, avec l'huile de cajeput ou l'eau-de-vie camphrée tenant de l'opium en dissolution, les cataplasmes chauds de farine de graine de lin, avec des feuilles de jusquiame, l'introduction, dans la dent, d'une boulette de jusquiame ou d'opium, un collutoire préparé avec la décoction de fleurs de sureau et les feuilles de jusquiame, l'application d'un petit morceau de racine de pyrèthre ou de raifort, l'instillation de quelques gouttes de teinture de cantharides sur la gencive, et, ce qui vaut mieux que tous les autres moyens, les frictions à la gencive avec la teinture de cresson de Para.

OTALGIE.

(*Otalgia.*)

L'otalgie se présente quelquefois comme névralgie pure. On la traite alors de la même manière que l'odontalgie. Les moyens sur lesquels on peut le plus compter sont les cataplasmes de fleurs de sureau et de feuilles de jusquiame, bouillies avec du lait, qu'on applique sur les oreilles. Cependant la douleur a, dans la plupart des cas, un caractère rhumatismal. Quand elle est violente et continue, elle s'accompagne en général d'un état inflammatoire, qui exige qu'on la traite antiphlogistiquement, par des émissions sanguines locales. (V. *Otite.*)

COXALGIE.

(*Coxalgia.*)

V. *Sciatique.*

CARDIALGIE.

(*Cardialgia, Gastrodynia.*)

Diagnostic. Sensations et contractions spasmodiques douloureuses à la région épigastrique, tantôt périodiques (*cardialgie* proprement dite), tantôt aussi continues (*gastrodynie*). Elles sont ou légères ou vives, et même parfois insupportables; mais, dans ce dernier cas, elles s'étendent par consensus à la poitrine et au dos, provoquant, en outre, des nausées, des vomissements, l'anxiété, le froid aux extrémités, la syncope.

La maladie peut devenir très chronique et opiniâtre. On la voit bien plus souvent chez les femmes que chez les hommes. Quand elle se manifeste après la cessation des règles, et que des syncopes l'accompagnent, il lui arrive fréquemment de dégénérer en hématémèse.

Outre les causes générales des maladies nerveuses, l'une des plus ordinaires est l'hystérie. Viennent ensuite les refroidissements aigus et surtout chroniques (vêtements trop légers, logements humides, profession de blanchisseuse), de sorte que la maladie n'est souvent autre chose qu'un rhumatisme de l'estomac. Elle peut aussi se rattacher aux désordres de la menstruation, ce qui fait qu'on la rencontre fréquemment à l'époque de la puberté, mais plus encore au temps de la ménopause.

Thérapeutique. Le traitement est celui des maladies nerveuses en général. Il faut, de plus, avoir égard à la congestion sanguine et à l'inflammation chronique, qui réclament les émissions sanguines, tant générales que locales. On doit aussi éloigner les saburres, s'il en existe, et, pour cela, recourir aux purgatifs, ou même aux vomitifs, qui souvent soulagent d'une manière instantanée. Dans la cardialgie due à une métastase rhumatismale, arthritique ou autre, on applique des sinapismes, des vésicatoires, sur l'épigastre. Dans la cardialgie purement nerveuse, le magistère de bismuth, pris à la dose de deux grains, trois fois par jour, avec du sucre, agit comme véritable spécifique; on emploie aussi le carbonate de magnésie, avec l'extrait de jusquiame et l'écorce de Winter, la poudre aërophore, l'huile de cajeput. Dans les cas les plus opiniâtres, je me suis très bien trouvé de la poudre n° 88.

Les moyens extérieurs déploient ici une efficacité toute particulière. Tels sont, le liniment antispasmodique (n°. 89), les cataplasmes chauds de jusquiame et de camomille, même la simple application d'un corps chaud, un sachet d'herbes aromatiques sèches porté sur l'épigastre, les sinapismes, les ventouses sèches à la région épigastrique. Je recommande, par expérience, les douches d'eau froide (ou mieux encore d'eau minérale), dans la cardialgie chronique, celle qui revient continuellement.

Si la maladie résiste à tous les moyens, et qu'il s'y joigne le vomissement des substances alimentaires que le malade introduit dans son estomac, on est en droit de soupçonner un vice organique de ce dernier organe.

SODA, PYROSIS.

Diagnostic. Sentiment très désagréable de chaleur brûlante, qui remonte de l'estomac, ordinairement après qu'on a pris des aliments et surtout fait usage de substances grasses. Ce mal est plus commun pendant la jeunesse que chez les personnes d'un âge avancé.

La cause est la production d'acides dans l'estomac et la disposition de ce viscère qui amène un tel résultat. Les acides gras paraissent contribuer d'une manière spéciale à faire naître cette dernière; aussi les aliments gras sont-ils les plus nuisibles de tous.

Le traitement consiste à combattre les acides de l'estomac (V. *Gastroses*), et à éviter l'usage de la graisse. Les moyens propres à procurer un soulagement momentané, sont le carbonate de magnésie ou les yeux d'écrevisse (à la dose d'une cuillerée à café), le carbonate d'ammoniaque (à celle de trois grains, dissous dans une once d'eau de mélisse), qui a plus d'efficacité encore, et la poudre de charbon.

COLIQUE.

(*Colica.*)

Diagnostic. Douleurs constrictives, pinçantes, tiraillantes, brûlantes, plus ou moins vives, dans les intestins, qui, lorsqu'elles ont beaucoup d'intensité, s'accompagnent d'anxiété et de sueur froide, avec ou sans évacuations par le bas. Tantôt la douleur est répandue dans tout le bas-ventre, et tantôt elle n'en occupe qu'un point. Le mal peut être périodique ou continu.

La maladie est très chronique, et dure souvent toute la vie. Dans toute colique violente, il y a danger d'inflammation, surtout quand la douleur demeure fixée à un point, et qu'elle est brûlante, ou quand il s'y joint des vomissements et la constipation.

Pathogénie. Les causes sont innombrables; on peut les réduire aux matières nuisibles contenues dans les intestins, aux spasmes, aux congestions sanguines, aux métastases et à l'antagonisme, à des vices organiques.

Thérapeutique. Dans toute colique, la première chose à faire est de *nettoyer doucement le canal intestinal*, car il s'y trouve toujours, soit comme cause, soit comme effet, des saburres, dont l'évacuation ne manque jamais de procurer un grand soulagement, si même elle ne guérit parfaitement. En outre, les moyens les plus propres à calmer les douleurs avec promptitude sont les mucilagineux et les huileux, l'eau de gruau, la décoction de graine de lin, une cuillerée d'huile d'amandes douces, de lin ou d'œillette, une demi-once de blanc de baleine dans une tasse d'eau chaude. Le mieux est d'associer ensemble ces deux sortes de substances (n°. 90). On évite l'opium, parce qu'il constipe. A l'extérieur, on emploie les onguents antispasmodiques, les cataplasmes, les lavements huileux. Dans toute colique violente, il y a danger d'inflammation; donc, chaque fois que la douleur devient fixe, vive et brûlante, que le ventre est tendu et douloureux au toucher, qu'il y a de la fièvre, il faut saigner de suite. La saignée doit même être conseillée, comme moyen prophylactique, chez les sujets jeunes et pléthoriques, ou quand la douleur devient violente et continue. Enfin on ne doit jamais négliger, dans aucun cas, de rechercher s'il n'existe pas quelque hernie, ni omettre, quand la colique est passée, d'administrer un purgatif.

Dans toute colique chronique, un gilet de flanelle sur la peau est une condition rigoureuse de guérison, et suffit souvent pour amener cette dernière.

Le traitement subit des modifications suivant les causes, qui sont extrêmement variées. Cependant les diverses espèces de coliques peuvent être rapportées aux principales espèces suivantes.

1°. *Colique sanguine* (*colica sanguinea*). Les signes sont ceux d'une pléthore sanguine ou d'une disposition inflammatoire (dans l'abdomen), générale ou locale. Ici se rangent : la *colique menstruelle* et la *colique hémorroïdale* (V. *Menstrues* et *hémorroïdes*), qui peuvent résulter soit d'un effort tendant à établir l'écoulement des règles ou des hémorroïdes, soit une suppression de ces hémorrhagies. Le traitement consiste dans les émissions sanguines, générales et locales, et les purgatifs rafraîchissants. Dans la colique hémorroïdale, le soufre est utile.

2°. *Colique nerveuse* (*colica nervosa*), à laquelle se rapportent la *colique spasmodique*, la *colique hystérique*. Les signes sont ceux de l'état spasmodique, de l'hystérie. Le traitement réclame les émulsions huileuses avec la jusquiame, les onctions antispasmodiques, les cataplasmes. Dans les cas opiniâtres, on ajoute du laudanum à l'émulsion, on prescrit des bains tièdes, des lavements avec un gros d'asa fœtida, les moyens indiqués par l'hystérie et l'hypocondrie.

3°. *Colique gastrique* (*colica gastrica*), comprenant la *colique bilieuse*, qui se montre souvent épidémique pendant les chaleurs de l'été. Les signes sont ceux des accumulations bilieuses, bouche amère, langue chargée, jaune, etc. D'abord des émulsions, même la potion de Rivière, une cuillerée à soupe de suc d'orange, des lavements; puis de légers purgatifs, avec le tamarin, la manne, le tartre tartarisé.

4°. *Colique saburrale* (*colica saburralis*). Elle exige les purgatifs; cependant il y a souvent, comme dans la précédente, indication de recourir aux vomitifs. Quelquefois la colique chronique dépend de saburres très anciennes, surtout visqueuses, mucilagineuses, d'atrabile, de véritables saburres intestinales (*colica stercoraria*). Il est nécessaire ici d'employer les fondants, continués pendant long-temps, et surtout les lavements viscéraux, en donnant de temps en temps des purgatifs.

5°. *Colique vermineuse* (*colica verminosa*). Signes des vers (V. *Vers*). Emulsion huileuse, calomelas, fleurs de zinc, ensuite semen contra, traitement de l'affection vermineuse.

6°. *Colique venteuse* (*colica flatulenta*), produite par des vents accumulés (V. *Flatuosités*).

7°. *Colique métastatique* (*colica metastatica*). Signes d'une maladie antécédente, à la disparition de laquelle, surtout par suppression, la colique a succédé. Le traitement est celui de la métastase et de la maladie à laquelle elle se rapporte.

Les plus fréquentes coliques de ce genre sont la *rhumatismale* et l'*arthritique*. La maladie n'est autre chose qu'un rhumatisme ou une goutte des intestins, et on doit la traiter comme telle : soufre, gayac, aconit, antimoniaux, mercure (nº 91). Dans la colique goutteuse, le carbonate de soude, avec des amers, les bains chauds, les vésicatoires sur le ventre, les exutoires et les vêtements de flanelle, sont les principaux moyens.

Il n'est pas rare de voir la *colique syphilitique* à la suite d'un traitement incomplet du poison vénérien, qui s'est jeté sur le canal intestinal. En pareil cas, on emploie le mercure, et quand le malade ne peut le supporter à l'intérieur, on l'administre sous forme de frictions.

Dans la *colique psorique*, suite d'une affection de peau répercutée, gale ou dartre, il faut recourir au soufre, aux antimoniaux, aux vésicatoires perpétuels, aux bains chauds, surtout aux bains sulfureux, et de préférence aux eaux thermales sulfureuses, comme celles d'Aix-la-Chapelle, de Renndorf, de Warmbrunn.

8°. *Colique adynamique* (*colica adynamica*). Les signes sont : symptômes de la faiblesse, et causes qui ont pu amener cette dernière, principalement les excès de table et l'abus des plaisirs de l'amour. Dans beaucoup de cas aussi elle est la suite d'autres espèces de coliques, au traitement desquelles elle survit, notamment lorsqu'on a employé les purgatifs à fortes doses et pendant long-temps. Il n'y a d'autre moyen que de recourir aux fortifiants, aux amers, au quinquina, au fer, aux eaux minérales ferrugineuses, en boissons et en bains, aux lotions et douches froides sur le bas-ventre.

9°. *Colique calculeuse* (*colica calculosa s. consensualis*), provoquée par des concrétions biliaires ou rénales. Les signes sont : douleurs survenant d'une manière subite, extrêmement vives, et accompagnées de vomissements violents. Dans le cas de concrétions biliaires, les douleurs se font surtout sentir à la région du foie et de l'estomac, et sont suivies de coloration en jaune des téguments cutanés; dans celui de calculs rénaux (*colica nephritica*), elles envahissent tout l'abdomen, et règnent principalement le long du trajet de l'uretère. Il y a en outre spasme dans la lombe ou le mollet du côté malade, et rétraction spasmodique du testicule correspondant (V. *Calculs*). Le traitement consiste à user largement des huiles grasses et des émulsions; jusquiame, frictions antispasmodiques, cataplasmes, lavements huileux, mais surtout les bains chauds, qui souvent suffisent pour procurer un prompt soulagement. On emploie aussi l'opium dans la colique néphrétique, mais on s'en abstient dans celle que provoquent les calculs biliaires, parce qu'il arrête les évacuations alvines, qui sont nécessaires ici. Il importe au plus haut point, dans toute colique calculeuse, de s'assurer qu'il n'y a point d'inflammation; s'il s'en rencontrait, et que le sujet fût robuste et pléthorique, ou l'état fébrile, on pratiquerait une saignée.

10°. *Colique viscérale* et *organique* (*colica visceralis et organica*), due à des obstructions, physconies, indurations et autres lésions organiques du foie, du pancréas, de la rate, ou autres viscères abdominaux, et à des pseudomorphoses de nouvelle formation. Les signes sont ceux qui annoncent la présence d'obstructions viscérales (V. *Obstructions*). Le traitement exige des fondants énergiques (V. *Hypocondrie*), surtout la gomme ammoniaque, le carbonate de soude, le savon, le pissenlit, le mercure, les pilules fondantes (n° 92). Le plus efficace de tous ces moyens est l'eau de Carlsbad.

11°. *Colique métallique* (*colica metallica*, *arsenicalis*, *saturnina*, *mercurialis*), par empoisonnement métallique, non point aigu, mais chronique. On la reconnaît à cette circonstance, que l'intérieur ou l'extérieur du corps s'est trouvé antérieurement mis en rapport avec le poison. Le traitement est celui de l'empoisonnement métallique. Le soufre à l'intérieur et les bains sont les principaux moyens.

Parmi les coliques, la plus remarquable et la plus fréquente à rencontrer, est la colique de *plomb*, appelée aussi *colique des peintres* (*colica pictonum*). Elle a pour caractères une constipation opiniâtre, la dureté du ventre, qui est ordinairement rétracté, la paralysie des extrémités, l'amaigrissement et le dessèchement du corps entier. Le traitement consiste d'abord à rétablir les selles, ce qu'on obtient surtout par l'huile de ricin avec la rhubarbe, l'aloës, le soufre, les bains sulfureux; ensuite on donne l'opium et l'alun.

Il arrive souvent à la colique arthritique de produire des symptômes qui ressemblent parfaitement à ceux de la colique des peintres.

HYDROPHOBIE.

(*Hydrophobia.*)

Diagnostic. Horreur des liquides et impossibilité d'en avaler aucun, quoique le malade conserve la faculté d'avaler des choses solides.

C'est une affection purement nerveuse et sympathique, de nature particulière.

Elle doit naissance à l'empoisonnement par le venin de la rage (*hydrophobia miasmatica s. contagiosa*), et alors elle est un symptôme de la rage (V. *Rage*); ou bien elle se développe, comme symptôme, dans certaines maladies nerveuses (*hydrophobia spontanea s. symptomatica*), dans l'hystérie, par un écart d'imagination du malade, qui se figure qu'un chien enragé l'a mordu (*hydrophobia imaginaria*); enfin, pendant le cours et à la suite de l'angine, de la gastrite inflammatoire. Ici, c'est un pur symptôme nerveux, sans nul danger, et qu'on doit traiter comme tel. Un sinapisme ou un vésicatoire autour du col, des cataplasmes narcotiques, des lavements d'asa fœtida, l'opium, l'eau de laurier cerise, la potion de belladone cyanurée, suffisent ordinairement pour la faire cesser.

POLYDIPSIE.

(*Polydipsia.*)

Diagnostic. Soif inextinguible. La soif, comme la faim, est un besoin qui varie beaucoup suivant les individus, impérieux chez les uns, et faible chez les autres, diversités à l'égard desquelles l'habitude exerce aussi une grande influence.

La soif morbide dépend, tantôt d'une grande chaleur interne (ce qui fait qu'on la rencontre dans toutes les fièvres, principalement dans les fièvres inflammatoires), tantôt de l'accroissement des évacuations aqueuses (d'où il suit qu'elle accompagne la diarrhée, la sueur, le diabète), quelquefois d'un spasme, chez les hystériques, les hypocondriaques, et dans d'autres maladies nerveuses. Elle peut aussi reconnaître pour cause des obstructions du foie.

Le traitement varie suivant les causes. Il faut surtout ne pas perdre de vue que la soif est souvent le seul symptôme du diabète sucré, et, par conséquent, ne point négliger d'examiner les urines. On se rappellera aussi qu'elle peut dépendre de maladies du foie. Dans un cas où le malade était obligé de boire trente livres d'eau et plus par jour, j'ai obtenu la guérison par l'usage des eaux de Carlsbad et des pilules n° 93. J'ai vu aussi les bains de mer guérir parfaitement la soif nerveuse.

La polydipsie qui pousse à boire des liqueurs spiritueuses, de l'eau de vie surtout, a plus d'importance. Cette triste maladie est toujours la suite d'une mauvaise habitude ; elle finit par amener l'hydropisie, le *delirium tremens*, l'induration de l'estomac, le marasme. On parvient difficilement à la guérir. Les moyens consistent à perdre peu à peu l'habitude des liqueurs fortes, par exemple en faisant tomber chaque jour une goutte de cire fondue au fond de son verre, en substituant à ces boissons un autre liquide moins nuisible, salutaire même, par exemple, la teinture d'absinthe, en mêlant avec l'eau-de-vie des substances nauséeuses, comme l'émétique. Les acides minéraux (élixir acide de Haller, à la dose de dix à vingt gouttes, trois fois par jour), et l'extrait de quassia (donné en pilules, avec parties égales d'extrait d'absinthe et de cascarille), ont souvent été utiles.

POLYPHAGIE.

(*Polyphagia.*)

Faim insatiable, les aliments que le sujet mange étant retenus dans l'estomac (*boulimia*), ou rejetés par le vomissement (*fames canina*). V. *Apepsie*.

PICA.

Appétit pour des choses extraordinaires. V. *Apepsie*.

PSEUDACUSIS, PARACUSIS.

Entendre quelque chose, lorsqu'il n'existe pas d'objet qui produise de son, ou percevoir les sons autrement qu'ils ne sont. Ici se rangent le tintement et le bourdonnement d'oreilles (*susurrus aurium*), et l'audition de sons ou de voix insolites.

La plus incommode de ces affections, qui devient même

parfois douloureuse, est le bourdonnement d'oreilles. Il peut acquérir assez de violence et d'opiniâtreté pour troubler le repos du malade et même le réduire au désespoir. J'ai associé avec succès, au traitement général, des frictions journalières avec la pommade épispastique derrière les oreilles, des ventouses fréquemment renouvelées à la nuque, des pédiluves sinapisés et des purgatifs.

PSEUDOPIE.

Voir quelque chose sans qu'il y ait d'objet, ou percevoir mal un objet visible. Ici se rapportent la vue de flocons et d'étincelles (*scotomia*), la vue de couleurs, ou d'objets divers, la vue de la moitié seulement des corps (*hemiopia*), la vue double (*diplôpia*).

L'illusion peut aller jusqu'à produire des images ou des apparitions, des sons, des paroles ou des voix, dont le malade rapporte la source, non en lui-même, mais au dehors, et qui le rendent visionnaire.

Toutes ces hallucinations et autres analogues de l'odorat, du goût, du toucher, tiennent à une perversion de l'action des nerfs chargés de la perception, soit de ceux du dehors, soit de ceux du dedans, car chaque sens a deux organes sensoriels, l'un à l'extérieur, l'autre à l'intérieur. Cette perversion est le résultat d'une irritation tantôt locale et tantôt sympathique, en conséquence de laquelle on la traite.

Le plus fréquemment, les hallucinations sont sympathiques d'irritations abdominales; tel est surtout le cas de celles qui se rattachent au sens de la vue, et qui, par cette seule raison, sont très communes chez les hypocondriaques. J'ai connu un homme affecté d'hypocondrie qui, à la moindre accumulation de vents dans ses intestins, ne voyait plus qu'une moitié des objets; il lui suffisait de rendre quelques vents pour recouvrer aussitôt la pleine et entière jouissance de la vue. D'autres causes assez ordinaires encore, et qui influent également sur le traitement, sont la pléthore locale, les congestions, les métastases, ou l'état purement nerveux.

NYMPHOMANIE, SATYRIASIS, ONANISME.

(*Nymphomania, satyriasis, onanismus.*)

Diagnostic. Appetit vénérien exalté outre mesure, insatiable; on l'appelle chez les hommes *satyriasis*, et, quand il s'accompagne d'érections continuelles, *priapisme*; chez les femmes *nymphomanie* ou *fureur utérine*; dans les deux sexes *onanisme*, quand il conduit à abuser de sa propre personne. Lorsqu'il est parvenu au plus haut degré, et que la passion étouffe entièrement la voix de la raison, il dégénère, surtout chez les femmes, en une véritable vésanie, qu'on nomme *érotomanie*.

Les causes peuvent être morales : échauffement de l'imagination, qui ne s'occupe que d'idées voluptueuses, abus de l'amour physique, irritation des organes génitaux sans véritable satisfaction, amour passionné, ce qui fait que cette maladie est surtout fréquente chez les personnes du sexe, les femmes non mariées, les veuves. La privation du coït y donne rarement lieu, quand l'imagination n'est point égarée, ou que les organes génitaux n'ont point été préalablement stimulés par des excitations ou des jouissances excessives ; de-là vient aussi qu'il ne suffit pas toujours non plus pour la faire cesser. Mais les circonstances qui y prédisposent le plus particulièrement sont l'oisiveté, l'absence de soucis, une vie molle et efféminée : voilà pourquoi on la rencontre rarement dans les campagnes et chez les personnes laborieuses.

Mais la cause peut également être physique, et tenir par exemple à des vers, aux ascarides, surtout à la pléthore abdominale, et à des indurations abdominales situées de manière à irriter d'une manière spéciale les nerfs des organes génitaux. J'ai connu une femme, d'ailleurs estimable, qui, à l'âge de soixante et dix ans encore, souffrait de cette maladie, dont l'unique cause était un squirrhe qu'en ouvrant le corps on découvrit près de l'ovaire.

Les principaux signes de la nymphomanie sont : douleur violente, brûlante, lancinante, pruriteuse, au clitoris et à la vessie, spasmes de vessie, strangurie, ischurie, écoulement muqueux, syncopes fréquentes, spasmes hystériques. Ces symptômes servent à faire reconnaître la maladie, qu'on cherche fréquemment à tenir secrète et à dissimuler.

Le développement prématuré de la puberté, malheureusement si commun de nos jours, joue un rôle fort important dans la production de cette maladie, qui peut survenir aussi à la suite d'une nourriture trop abondante, surtout d'aliments et de boissons possédant des qualités fort échauffantes (viande, vin, café, épices), d'une vie trop sédentaire, d'un repos trop prolongé, d'une excitation trop précoce de l'imagination.

Thérapeutique. Les principaux moyens pour chasser ce démon, sont le jeûne et le travail. Comme les causes qui contribuent à provoquer la nymphomanie sont l'oisiveté, une nourriture trop succulente, une vie molle et toute d'imagination, de même aussi la meilleure manière de la prévenir et de la guérir consiste à manger peu, à tirer surtout ses aliments du règne végétal, à s'exercer le corps jusqu'à la fatigue (pour user et dériver les forces), à s'occuper l'esprit de travaux sérieux et abstraits, à faire usage de lotions froides, de bains froids, de purgatifs, à prendre du camphre. Cette dernière substance est véritablement antaphrodisiaque d'une manière spécifique : j'ai même vu son usage prolongé à l'intérieur et à l'extérieur amener l'atrophie des testicules. On l'emploiera donc tant intérieurement qu'extérieurement en sachets, en lotions, sur les parties génitales. Le plomb, appliqué à l'extérieur, est dans le même cas; déjà Galien avait dit: *plumbum est dormitor veneris*.

Lorsque la nymphomanie est portée au plus haut degré, et qu'elle résiste à tous les moyens, ce qu'il y a de mieux à faire, c'est de cautériser le clitoris et les nymphes avec la pierre infernale, ou de pratiquer l'excision du premier de ces corps.

Le priapisme peut aussi être purement symptomatique, un simple spasme local, un tétanos du pénis, comme on le voit quelquefois dans l'hypocondrie. En pareil cas, il cède promptement aux immersions dans l'eau froide, aux cataplasmes chauds, narcotico-huileux.

III. PARALYSIES.

Abolition ou diminution des deux fonctions fondamentales du système nerveux, le sentiment et le mouvement, ou de l'une d'elles seulement.

La cause prochaine est une suspension de l'action des nerfs, qui peut être produite, tant par un défaut réel de force (véritable faiblesse), que par une cause extérieure opprimant les manifestations de cette force (plénitude des vaisseaux, extravasations, corps étrangers, tumeurs, luxations, ligature), ou par des affections spasmodiques (métastases, irritations spécifiques, irritations consensuelles, gastriques surtout, vers). Aussi la panalysie peut-elle alterner avec des spasmes, être même associée à des spasmes, à des douleurs.

La paralysie peut avoir pour point de départ tant l'extrémité périphérique du nerf que son extrémité centrale.

APOPLEXIE.

(*Apoplexia, paralysis cerebralis.*)

Diagnostic. Perte subite de la conscience, de la sensibilité et de la faculté motrice, les fonctions vitales, le pouls et la respiration, n'ayant subi aucune diminution, souvent même s'accomplissant avec plus d'énergie.

Il faut bien distinguer l'apoplexie de quelques états qui lui ressemblent beaucoup, quant aux symptômes; l'épilepsie, dans laquelle il y a des mouvements spasmodiques; la syncope, dans laquelle le pouls et la respiration manquent ou sont extrêmement faibles; l'ivresse portée à un haut degré, dans laquelle, outre la cause généralement bien connue, le sujet exhale l'odeur de la boisson qui l'a enivré, et n'a la plupart du temps pas perdu entièrement la faculté d'exécuter des mouvements.

L'apoplexie se présente sous des formes diverses. Tantôt elle frappe comme la foudre et à l'instant même. Tantôt elle n'amène point une mort soudaine, et alors le malade ressemble à un homme plongé dans un profond sommeil; respiration stertoreuse, pouls lent, souvent plein et fort, point de connaissance, abolition de tous les sens et de toute locomotivité (quoique parfois on observe encore quelques mouvements spasmodiques), écume à la bouche, pupilles dilatées, paupières et mâchoire inférieure pendantes, impossibilité d'avaler, sortie involontaire des excréments et de l'urine. C'est là ce qu'on nomme l'*apoplexie complète* (*apoplexia completa*).

Mais parfois il n'y a qu'*apoplexie incomplète* (*apoplexia incompleta*), le malade conserve sa connaissance, et certaines parties de son corps seulement sont frappées de paralysie. Ici encore on doit distinguer deux cas: le malade est paralysé de toutes les parties situées au-dessous de la tête (*paraplexia*), ou il ne l'est que d'une moitié du corps (*hemiplexia*).

Dans certains cas aussi la paralysie ne porte que sur le sentiment ou sur le mouvement.

Les accès d'apoplexie les plus légers (qui ont lieu souvent sans qu'on y fasse aucune attention) sont ceux dans lesquels il n'y a que quelques muscles frappés de paralysie, comme, par exemple, lorsqu'un œil devient plus petit que l'autre, ou que la bouche se trouve tirée un peu de côté.

Voici quelle est la marche de l'apoplexie complète. Ou le malade ne reprend point connaissance et meurt, ou il revient à lui, et l'on voit se déclarer une fièvre, ordinairement rémittente, avec des exacerbations journalières, qui tantôt le sauve par coction et par crise (au septième ou au quatorzième jour), tantôt amène un nouvel accès mortel d'apoplexie au milieu d'une exacerbation, ordinairement le troisième ou le septième jour. Mais quelquefois aussi la fièvre a un type intermittent, l'accès d'apoplexie n'est que le premier paroxysme de cette fièvre intermittente, à l'expiration duquel le malade se trouve parfaitement bien; mais, le lendemain, le paroxysme apoplectique revient, et alors il est mortel, ou s'il respecte encore la vie, le troisième en coupe infailliblement le fil (V. *Fièvre intermittente pernicieuse*). D'ordinaire, il reste après l'accès des paralysies locales, soit dans des parties extérieures, soit dans des organes internes, par exemple, la perte de la mémoire, de la parole. Ce qu'il y a de plus fâcheux, c'est la paralysie du pharynx, qui rend la déglutition impossible; cinq à six semaines s'écoulent souvent alors avant que le malade succombe.

L'apoplexie est une des maladies les plus dangereuses. L'apoplexie complète entraîne presque toujours la mort; elle guérit rarement d'une manière parfaite, et elle éprouve des récidives plus ou moins éloignées. L'apoplexie incomplète a souvent pour suite un second accès plus violent.

Les *prodromes* de l'apoplexie sont : une somnolence inaccoutumée, des vertiges, accompagnés de vomissements, de bruissements dans la tête, une perte partielle de la mémoire, la chûte des paupières, de la lèvre inférieure ou du menton, ce qui oblige le sujet de mâcher fréquemment à vide, un écoulement involontaire de salive pendant le sommeil, une légère distorsion de la face et surtout d'un des coins de la bouche.

Pathogénie. La cause prochaine de l'apoplexie est une *abolition subite de l'action du cerveau*. Celle-ci peut dépendre de causes tant actives que passives, mais qui, en général, varient beaucoup. Sous le point de vue pratique, elles se classent dans les catégories suivantes :

1°. *Congestion de sang au cerveau*, la plus ordinaire de toutes les causes. Cette congestion résulte de la pléthore, d'un obstacle au retour du sang (par une pression exercée sur les vaisseaux du cou, cravatte trop serrée, vêtements trop justes, tumeurs au cou, vices du cœur, surdistension de l'estomac par les aliments, ce qui explique la fréquence de l'apoplexie après un repas copieux, suspension par le col, decubitus la tête pendante, angine, pneumonie), ou d'un afflux trop considérable de ce liquide (par des mouvements violents, des passions vives, l'exposition de la tête à une trop forte chaleur, l'insolation, l'impression d'un froid très vif, qui refoule le sang dans les vaisseaux internes, les spiritueux, l'ivresse, des métastases, des irritations morbides, tant idiopathiques que consensuelles, des lésions de la tête, l'encéphalite).

2°. *Eréthisme*, *affection nerveuse*, *spasme du cerveau*, chez des sujets nerveux, non pléthoriques, à la suite de toute irritation violente du cerveau, de passions, de convulsions et de spasmes ayant une grande intensité (par exemple, le tétanos), de métastases, d'irritations consensuelles.

3°. *Adynamie*, véritable épuisement de la force vitale du cerveau, par exemple, dans l'âge avancé, après une abondante perte de sang, de grands excès vénériens, des fièvres nerveuses.

Parmi les irritations cérébrales pathologiques qui ont le pouvoir de déterminer l'apoplexie, deux surtout intéressent le praticien, ce sont : l'*irritation métastatique*, tenant, la plupart du temps, à un transport du principe de la goutte au cerveau, quelquefois à celui du principe scarlatineux, ce qui explique les exemples d'apoplexie mortelle soudaine qu'on voit survenir dans le cours de la fièvre scarlatine; l'*irritation gastrique consensuelle*, dans laquelle la matière irritante occupe la région précordiale, et d'où provient l'*apoplexie bilieuse* (*apoplexia biliosa*) qui peut même régner d'une manière épidémique.

La distinction que les anciens établissaient entre l'*apoplexie sanguine* et l'*apoplexie séreuse* est donc pleine de justesse, à cela près seulement que cette dernière ne dépend pas d'une congestion de sérosité, mais qu'elle constitue une apoplexie sans congestion sanguine (car on n'en trouve aucune trace ni pendant la vie, ni après la mort), que nous appelons aujourd'hui *apoplexie nerveuse* ou *adynamique* (*apoplexia spastica, nervosa, adynamica*).

La *prédisposition* joue un rôle fort important dans cette maladie. Les mêmes causes occasionelles qui agissent sur un individu, sans lui porter aucun préjudice, amènent l'apoplexie chez un autre, uniquement parce que cette prédisposition existe en lui. Or, elle consiste surtout dans la construction du corps, dans un col court et gros, une tête enfoncée entre les épaules, un corps court et ramassé (*architectura apoplectica*). L'âge avancé, la saison, le temps des équinoxes, le passage de l'hiver au printemps, ou de l'automne à l'hiver, le mois de décembre surtout, enfin l'abaissement ou les variations brusques du baromètre, sont aussi les circonstances qui favorisent le plus l'apoplexie.

Toute apoplexie laisse après elle une prédisposition à une nouvelle attaque.

Thérapeutique. L'indication fondamentale est de *rétablir l'action du cerveau*. D'abord il ne faut pas, comme on le fait si souvent, considérer toute apoplexie comme un état passif, comme le résultat d'une faiblesse de cerveau; car, dans beaucoup de cas, la cause de l'inaction de cet organe est fort active, et sa force n'est point diminuée, mais seulement opprimée. En second lieu, on ne doit pas attribuer toutes les apoplexies à une congestion sanguine, car cette circonstance n'est pas non plus la seule de laquelle la maladie puisse dépendre.

Considéré d'une manière générale, le traitement de l'apoplexie consiste donc à enlever d'abord la cause qui trouble l'action du cerveau, et, si cette dernière ne se rétablit point, à mettre en usage les moyens capables de la ranimer. Il vaut mieux croire à une suspension qu'à une abolition de l'action cérébrale.

1°. Le premier point et le plus important, dans toute apoplexie, est de chercher si elle dépend d'une accumulation de sang dans le cerveau. De même que la première chose à faire pour sauver un pendu, est de couper la corde qui l'étrangle, de même aussi le premier soin doit être, en pareil cas, de mettre un terme à la compression que le sang détermine, et il n'en faut souvent pas davantage. On reconnaît cette congestion à la plénitude et à la dureté du pouls, à la rougeur de la face, qui est vultueuse, à celle des yeux (qui font souvent saillie hors des orbites), à l'accroissement de la chaleur, enfin aux circonstances commémoratives, telles que suppression d'une hémorrhagie, ingestion de boissons spiritueuses dans l'estomac, etc. Ici l'on doit pratiquer sur-le-champ une forte saignée du bras (du pied, dans le cas d'hémorrhagie supprimée), en ouvrant largement la veine. La rapidité et l'abondance de l'écoulement du sang sont une condition de rigueur. On laisse couler le sang jusqu'à ce que la stertoration cesse, ou que la connaissance et la parole reviennent, et que le pouls perde sa plénitude et sa dureté. S'il cesse de couler avant que les accidents disparaissent, il faut de suite ouvrir une autre veine. Si le pouls devient petit, sans qu'on observe aucun amendement, on ferme de suite le vaisseau, et l'on a recours aux émissions sanguines locales. Douze ventouses scarifiées au col et à la nuque, vingt sangsues à la tête, enfin, dans les cas pressants, lorsque tout demeure inutile, et que cependant le raptus du sang continue, l'ouverture de la veine jugulaire ou même de l'artère temporale. Quand il y a eu suppression des menstrues ou des hémorroïdes, on applique des sangues aux grandes lèvres ou à l'anus. Si l'état ne s'améliore pas, et que le pouls reprenne de la plénitude, on peut répéter la saignée au bout de six à huit heures. Dans le cas d'hémiplégie, on saigne du côté sain.

En même temps, on emploie tout ce qui est apte à détourner le sang de la tête, principalement les lavements avec trois à quatre onces de vinaigre, du sel, de la moutarde ou quatre grains d'émétique, des sinapismes aux mollets, aux pieds et aux bras, des bains à la moutarde, des fomentations froides sur la tête. Si le malade peut avaler, on lui donne des purgatifs rafraîchissants, le sel de Glauber, avec le séné, l'émétique (n° 94). On élève la tête, on écarte tous les vêtements qui pourraient serrer le corps, on rafraîchit l'air de la chambre. Si le malade n'avale point, on lui injecte les médicaments dans l'estomac, à l'aide d'une canule flexible. A cette époque, tant qu'il existe des signes de congestion, on évite tous les irritants, même les vomitifs, tant préconisés, parce qu'ils pourraient accroître la congestion au cerveau; on s'abstient aussi de lotions aromatiques et d'odeurs portées sous le nez.

Si ce traitement demeure sans effet, il reste peu d'espoir: ordinairement une récidive de l'apoplexie survient au troisième jour, et tue le malade. Si une amélioration se prononce, on ne change rien, et l'on continue d'administrer des purgatifs rafraîchissants, de faire prendre des lavements.

Ce n'est que quand tous ces moyens sont demeurés inutiles, qu'il est permis de recourir aux vomitifs. Alors aussi ces médicaments ont une action des plus puissantes, surtout dans le cas où la maladie a été déterminée par une surcharge de l'estomac. Un large vésicatoire à la nuque convient également à cette époque. On emploie encore les nervins ou les irritants indiqués, mais toujours avec circonspection, en évitant ceux qui pourraient trop agiter le sang, et continuant d'y associer des rafraîchissants et des évacuants. Les meilleurs sont la valériane, l'arnica (n° 95), la pyrèthre, la teinture d'ambre, l'esprit de corne de cerf succiné. Comme il pourrait s'être opéré quelque exsudation, on administre de temps en temps du calomelas et de la digitale.

Lorsqu'après la cessation complète de la congestion sanguine, les accidents continuent encore, le traitement doit devenir celui de l'apoplexie nerveuse.

2°. Le second cas est celui d'une apoplexie purement nerveuse, spasmodique et adynamique. On la reconnaît à l'absence des signes précédents, de la congestion sanguine et de l'excitation. Le malade est pâle, et plutôt froid que chaud : il a le pouls petit et facile à déprimer; il a été soumis à des causes débilitantes, à de grandes évacuations, ou à des fatigues accablantes; il se trouve depuis long-temps dans un état nerveux, adynamique, ou il est avancé en âge. En pareil cas, les nervins excitants sont indiqués : la valériane, l'arnica, l'esprit de corne de cerf succiné, le castoreum, l'ambre, l'huile de cajeput, et autres moyens diffusibles semblables, mais principalement les lavements excitants (avec le vinaigre, la moutarde, la pyrèthre), et les irritations cutanées, les vésicatoires à la nuque, les sinapismes aux extrémités, renouvelés toutes les douze heures, les lotions et frictions aromatiques. Si ces moyens demeurent sans effet, il peut être fort utile d'ajouter de l'opium aux autres nervins. Lorsque tout est inutile, on applique même le moxa sur la tête : je l'ai vu réussir une fois. Cependant on ne doit pas non plus oublier ici qu'il y a quelquefois des congestions sanguines occultes, hémorroïdales ou autres, et qu'il convient au moins de poser des sangsues.

3°. Le troisième cas est celui d'une apoplexie gastrique et bilieuse. On la reconnaît à ce que le malade s'est surchargé l'estomac, ou a éprouvé des chagrins, à l'épidémie bilieuse qui règne, et aux signes suivants : le malade a des éructations, la langue est chargée, les plis du visage et le blanc de l'œil sont jaunâtres, il porte souvent la main à la région de l'estomac, qui est tuméfiée. En pareil cas, le vomitif est l'unique moyen de salut ; mais, avant de l'administrer, on s'assure bien qu'il n'y a pas, comme la chose arrive souvent, de congestions sanguines ni d'état pléthorique, car alors il faudrait commencer par la saignée. Le meilleur des vomitifs est l'émétique. Après le vomissement, on donne des lavements irritants, des purgatifs. Ces moyens suffisent souvent. Si l'état ne s'améliore pas, on répète le vomitif, pour peu qu'il soit indiqué, ou, à défaut d'une telle indication, on combat l'état dynamique, c'est-à-dire qu'on applique le traitement de l'apoplexie sanguine quand on observe encore des signes de congestion sanguine, et celui de l'apoplexie nerveuse lorsque l'état nerveux prédomine.

4°. Le quatrième cas, assez fréquent à rencontrer, est l'*apoplexie métastatique*, celle qui tient à une goutte rentrée. L'état antérieur du malade aide à la reconnaître. Ici l'on doit toujours commencer par rechercher le caractère dynamique, et agir en conséquence de celui qu'on découvre. Le plus souvent, surtout dans le cas de goutte répercutée, il est inflammatoire, sanguin. Par conséquent, les émissions sanguines sont indiquées d'abord, comme dans l'apoplexie sanguine ; mais il faut recourir ensuite à la dérivation du principe morbifique par le moyen des contre-irritations (après la goutte rentrée, sinapismes aux pieds, pédiluves sinapisés, immersion des jambes dans un mélange de son et de sel), et aux spécifiques, aux remèdes appropriés au principe morbifique spécial, c'est-à-dire, dans la goutte, par exemple, au gayac, à l'aconit. Si le caractère est adynamico-nerveux, au traitement de l'apoplexie nerveuse, on adjoindra la méthode spécifique et la méthode dérivative.

5°. Lorsque l'apoplexie est symptôme d'une fièvre intermittente, le malade se trouve, après le paroxysme, complètement débarrassé des accidents qui la caractérisent, et le traitement se réduit à prévenir l'accès prochain, par les fébrifuges les plus puissants, notamment le quinquina et l'opium (V. *Fièvre intermittente pernicieuse*).

6°. Si l'apoplexie est la suite d'une compression mécanique du cerveau, soit de dehors en dedans, après une plaie de tête, soit de dedans en dehors, en raison d'un vice organique existant dans la cavité crânienne, au cou, etc., et qu'on ne puisse enlever la cause de cette compression, il ne reste d'autre ressource que d'en diminuer l'effet, la congestion de sang, par des émissions sanguines et des dérivatifs ; mais on ne parvient jamais alors à la faire cesser entièrement.

Les paralysies que l'apoplexie laisse à sa suite sont traitées comme telles (V. *Paralysie*).

Quiconque a éprouvé une attaque d'apoplexie, doit chercher par tous les moyens possibles à en *prévenir* une seconde. Les précautions consistent à se coucher la tête haute, à se tenir les pieds chauds, à éviter toute surcharge de l'estomac, à s'abstenir des boissons spiritueuses et des repas du soir, à fuir les passions violentes, à entretenir le ventre libre, à prendre de temps en temps un léger laxatif, par exemple, l'eau de Saidschutz, à se faire pratiquer une saignée médiocre au printemps et à l'entrée de l'hiver.

CATARRHE SUFFOCANT.

(*Catarrhus suffocativus, apoplexia pulmonum.*)

Diagnostic. Accès subit de suffocation, orthopnée, stertoration, sueur d'anxiété, angoisses mortelles, avec et souvent aussi sans perte de connaissance.

La marche est extrêmement rapide. La maladie se termine en vingt-quatre ou quarante-huit heures, soit par la mort, soit par une amélioration.

Pathogénie. La cause est la même que dans l'apoplexie, avec cette différence seulement qu'il y a ici paralysie des nerfs de la poitrine, tandis que, dans l'apoplexie, il y a paralysie des nerfs du cerveau.

Les causes occasionelles peuvent être les mêmes que celles de l'apoplexie. Cependant la maladie peut aussi dépendre d'accumulations matérielles locales et d'extravasations dans les bronches, par exemple, d'un amas considérable de mucosités chez un sujet atteint d'asthme muqueux, d'une extravasation de sang et d'un épanchement de pus à la suite de la rupture subite d'une vomique.

Thérapeutique. L'indication fondamentale est de *débarrasser le plus promptement possible les poumons des matières qui les obstruent, et de ranimer leur action.* Les principaux moyens sont une saignée du bras, pratiquée sur-le-champ, et immédiatement suivie de vomitifs, de sinapismes sur la poitrine et au bras, de manuluves. Plus tard on donne la décoction de serpentaire de Virginie ou de racine d'arnica, avec du tartre émétique, la liqueur anodine d'Hoffmann, l'esprit de corne de cerf succiné, le musc, on pose des vésicatoires, et l'on s'occupe des causes éloignées, comme dans le cas d'apoplexie.

SYNCOPE, ASPHYXIE.

(*Lipothymia, syncope, asphyxia, suspensio vitæ.*)

Diagnostic. Perte de la connaissance, du sentiment et du mouvement, avec affaiblissement ou suspension totale du pouls et de la respiration.

Il y a différents degrés; le moindre (*lipothymia*), dans lequel le pouls et la respiration sont peu affaiblis ; un second (*syncope*), dans lequel on les aperçoit à peine; un troisième (*asphyxia*), dans lequel ils sont totalement abolis.

Syncope. Les symptômes précurseurs sont des tintements d'oreilles, des éblouissements, l'obscurcissement de la vue.

La durée varie beaucoup, depuis quelques minutes jusqu'à plusieurs heures, et même des jours entiers. Ordinairement le sujet pousse un profond soupir en revenant à lui. Le promostic varie également beaucoup, suivant les causes ; la syncope hystérique ne présente aucun danger, quelque longtemps même qu'elle dure; la pléthorique, ou celle qui tient à la suspension de la circulation dans le cœur et à un haut degré d'épuisement, est plus dangereuse; celle qui survient au début ou pendant le cours de la fièvre, annonce que la maladie est fort grave. Dans toute syncope qui se prolonge, la suspension de la circulation doit faire craindre des stagnations et des coagulations du sang, surtout lorsque ce dernier se trouve dans un état inflammatoire.

Pathogénie. La cause prochaine est un *affaiblissement ou une cessation totale de l'action des organes centraux de la vie du cœur et des poumons*, suivis d'une cessation de l'action nerveuse, ce qui établit une différence essentielle entre la syncope et l'apoplexie. Dans la syncope, la vie du sang est suspendue, et, dans l'apoplexie, c'est la vie nerveuse; la syncope part du cœur, et l'apoplexie du cerveau ; aussi le pouls est-il affaibli, supprimé, dans l'une, non altéré ou même plus élevé, dans l'autre ; aussi n'observe-t-on point de paralysies après la syncope, tandis qu'elles sont fort ordinaires après l'apoplexie.

Les causes éloignées sont : une *affection des nerfs* (par de violentes émotions morales, la frayeur, la joie), une *fièvre nerveuse*, mais principalement l'hystérie (ce qui fait que les défaillances hystériques sont les plus communes de toutes), la *viciation de l'air*, des odeurs stupéfiantes (surtout les odeurs douces des fleurs, chez les personnes hystériques), les poisons narcotiques, des irritations consensuelles, une irritation vermineuse; l'*excès du sang* dans le cœur, qui empêche cet organe de se contracter, et opprime pendant quelque temps sa faculté motrice (par conséquent pléthore, jeunesse, mouvements violents, suppression ou imminence d'hémorrhagies, vêtements trop serrés, maladies du cœur); la *faiblesse*, qui fait qu'on observe la syncope après les grands efforts physiques, les pertes de sang, les évacuations épuisantes naturelles (diarrhée violente, choléra), ou provoquées par l'art (ponction abdominale, dans l'ascite).

Thérapeutique. L'indication est de *ranimer l'action du cœur*. Mais les moyens à mettre en usage varient beaucoup, suivant les causes. Le seul qu'on puisse appeler général, et qui ne nuise jamais, consiste à asperger le malade avec de l'eau froide; ou, s'il est plongé dans une attaque d'hystérie, à lui mettre sous le nez des plumes grillées, un oignon coupé en deux, du vinaigre, à le lotionner avec de l'esprit aromatique, à lui frotter les extrémités, à lui donner des lavements, à lui faire respirer un air pur. Dans la syncope adynamique, on se trouve bien surtout de la situation horizontale (pour favoriser le retour du sang vers le cœur), qui est aussi le meilleur préservatif, de faire respirer un peu d'ammoniaque, de frictionner le visage, le creux de l'estomac et le rachis avec de l'alcool aromatisé, et de donner un peu de bon vin dès que le malade peut avaler. Dans la syncope sanguine, on tient les jambes pendantes et la tête haute, ainsi que la poitrine, on a recours aux pédiluves et aux manuluves, on écarte tout ce qui pourrait exercer la moindre pression sur le corps, on jette de l'eau froide au visage (en évitant les odeurs et les lotions aromatiques ou volatiles); si la syncope se prolonge, on saigne.

Quand tout est inutile, on emploie le traitement de l'asphyxie.

Asphyxie. **Défaut absolu** de pouls et de repiration, abolition du sentiment et du mouvement, par conséquent image complète de la mort, et possibilité de confondre cet état avec la mort réelle. Tous les signes ordinaires de la mort sont trompeurs. Le seul certain est un commencement de putréfaction, qui fait que la cornée devient flasque et qu'elle conserve l'impression du doigt. Il arrive quelquefois que le sujet ne perd pas connaissance, et même qu'il entend ce qui se dit autour de lui, mais sans pouvoir donner aucun signe de vie.

Pathogénie. Les causes sont : une cessation mécanique soudaine de l'action du cœur et des poumons (suffocation par suspension, par immersion, par occlusion de la bouche, par des vapeurs ou par un air méphitique); la soustraction des substances immédiatement nécessaires à la vie, de la chaleur, (congélation), de l'oxigène (méphitisme); des impressions qui épuisent directement la vitalité (la foudre, les émotions morales violentes, les poisons paralysants, les maladies qui produisent cet effet, comme la fièvre nerveuse, maligne, la peste). Toute syncope qui se prolonge peut aussi dégénérer en asphyxie. Chez les femmes en couches et les hystériques, celle-ci s'observe quelquefois comme symptôme, et, dans le dernier cas, elle n'est souvent qu'un simple accident spasmodique, qui cesse de lui-même, après avoir duré un laps de temps déterminé.

Thérapeutique. L'indication fondamentale est de *remettre en liberté la force vitale enchaînée, surtout dans le cœur et les poumons, et d'écarter les obstacles qui l'empêchent d'entrer librement en jeu.*

On commence donc par réveiller la force vitale, la condition de l'excitabilité, puisque, sans excitabilité, aucune excitation ne peut agir et tous les excitants sont inutiles. Dans cette vue, on a recours aux agents généraux de toute vie, la chaleur et l'air pur. On expose l'asphyxié au grand air, on l'enveloppe d'une bonne couverture, ou de cendres chaudes, de sable échauffé, on lui applique sur le creux de l'estomac, sous les aisselles et aux plantes des pieds, des corps chauds, qu'on renouvelle souvent (et de préférence un animal vivant), on le plonge dans un bain chaud, à l'eau duquel on a mêlé du sel, de la cendre, ou des spiritueux fortifiants. Il suffit souvent de cette chaleur pénétrante pour rappeler les asphyxiés à la vie, surtout si ce sont des enfants nouveau-nés; elle est plus importante que tout autre moyen, et peut être considérée comme la condition fondamentale de tout traitement ultérieur, pendant la durée duquel il faut bien se garder de la négliger. En même temps, on souffle de l'air dans la bouche (après avoir pincé le nez); le mieux est que cet air sorte d'un poumon vivant, car la chaleur et l'*aura vitalis* de la respiration sont de puissants excitants des poumons et du cœur; on peut aussi insuffler de l'air, ou de l'oxigène, à l'aide du soufflet de Gorcy; seulement on doit agir avec circonspection, afin de ne pas trop distendre les poumons; il est très convenable de déterminer alors une sorte de respiration artificielle, en serrant et relâchant alternativement une serviette passée autour de la poitrine.

Ensuite on emploie des excitants énergiques, dont l'action porte sur le cœur et les poumons, soit d'une manière directe, soit d'une manière indirecte, par l'intermédiaire des nerfs, et par la voie du consensus. Les excitants immédiats sont l'insufflation et la distension des poumons, la respiration artificielle, le passage d'un courant électrique ou galvanique à travers le cœur (en appliquant l'un des conducteurs au creux de l'estomac, et l'autre vis-à-vis de la colonne épinière), l'infusion et la transfusion d'un sang vivant. Les moyens indirects consistent à frotter et brosser les plantes des pieds et les paumes des mains, à faire tomber goutte à goutte de l'eau froide et du vin sur la région épigastrique, à tenir de l'ammoniaque sous le nez, à en verser quelques gouttes sur la langue, à chatouiller le pharynx avec une plume, à donner des lavements irritants, à poser des ventouses sur le creux de l'estomac, à irriter les nerfs auditifs par des sons bruyants.

Quant au moyen d'écarter les obstacles, outre l'attention d'enlever la corde chez les pendus, d'éloigner l'air méphitique chez les asphyxiés, de faire écouler l'eau des poumons, en inclinant un peu le corps, chez les noyés, il faut ranger ici la saignée, qui débarrasse le cœur et les poumons du sang en excès, et qu'on ne doit jamais négliger, dans le cas surtout d'asphyxie par méphitisme.

Le *temps* est une chose de haute importance dans toutes les asphyxies : car l'expérience a prouvé sans réplique qu'il faut un certain laps de temps pour remettre la vie en exercice, qu'il y a même des asphyxiés qui se raniment spontanément au bout de plusieurs jours. On doit dônc, après avoir employé tous les moyens de stimulation, laisser le malade tranquille, en ayant soin de le tenir bien chaudement; mais, au bout de quelques heures, on revient à l'application des excitants, qu'on fait suivre encore d'un temps de repos, et l'on continue ainsi pendant vingt-quatre heures, après quoi on laisse le corps au chaud jusqu'à ce que les signes de la putréfaction se manifestent.

Quelques espèces d'asphyxie réclament encore l'observation de règles spéciales.

Chez les individus gelés, la chaleur est bien la condition la plus indipensable pour les rappeler à la vie, mais il ne faut la leur appliquer qu'au plus faible degré, à celui qui se rapproche du terme de la congélation. Plus forte, elle aurait pour effet instantané d'anéantir complètement la force vitale et d'amener la décomposition putride. On plonge donc le sujet dans de la neige ou dans de l'eau à la glace, ce qui suffit ordinairement pour le ranimer, si la chose est encore praticable. Toute application chaude est nuisible; les lavements chauds eux-mêmes doivent être évités.

Si l'individu a été frappé de la foudre, on l'asperge d'eau froide, on l'ensevelit jusqu'au cou dans de la terre fraîchement remuée, on le saigne, puis on lui donne de l'opium.

Dans l'asphyxie par la vapeur du charbon ou par tout autre méphitisme, on expose le malade à un courant d'air frais, on l'arrose avec de l'eau froide, on le saigne, on pratique des fomentations avec le vinaigre, on donne des lavements vinaigrés.

VERTIGE.

(*Vertigo.*)

Diagnostic. Il semble au malade que tous les objets, même son propre corps, tournent sur eux-mêmes; à un haut degré, il y a titubation et démarche chancelante; à un plus haut degré encore, la vue se voile (*vertigo tenebricosa*), et le malade perd connaissance (*vertigo caduca*).

Le vertige est insignifiant dans la jeunesse; chez les vieillards, c'est un prodrome de l'apoplexie.

Pathogénie. Les causes sont les mêmes que dans toutes les maladies nerveuses. Les plus fréquentes se rattachent au système digestif, par exemple, une surcharge de l'estomac, des vers, des saburres. Viennent ensuite les congestions de sang au cerveau, la pléthore, la faiblesse, les vices organiques de l'encéphale.

Thérapeutique. Suivant les causes, on emploie les évacuants, les émissions sanguines, les moyens propres à fortifier les nerfs. Le traitement direct consiste en lotions froides sur la tête, affusions froides, bains de pieds sinapisés, ventouses à la nuque, fréquemment répétées, lotions spiritueuses balsamiques aux tempes, au front, derrière les oreilles, à la nuque; à l'intérieur, les eaux amères, continuées pendant plusieurs jours, la valériane, la moutarde, l'élixir acide de Haller ; à l'extérieur, les exutoires à la nuque, les cautères au bras, les bas de laine, les chaussons de toile cirée. J'ai trouvé que le gayac, avec la crême de tartre (n° 96), agissait comme un véritable spécifique.

LÉTHARGIE.

(*Lethargus.*)

Diagnostic. Sommeil prolongé au-delà du terme naturel, et dont la durée varie, étant parfois de plusieurs semaines, mois ou années (j'ai cité, dans mon journal, t. 59, p. 127, un cas dans lequel il avait duré quatre ans). Les fonctions essentielles de la vie organique, le pouls, la circulation et la respiration, ne sont point troublées. La nutrition n'est possible qu'au moyen d'aliments liquides qu'on fait couler dans l'estomac du malade; les sécrétions et excrétions sont presque nulles. Dans certains cas, il y a de courts intervalles de veille, mais auxquels succède bientôt le sommeil.

La léthargie est rarement mortelle, quand elle n'est point un symptôme d'autres maladies dangereuses du cerveau. Elle peut même, dans les maladies nerveuses et mentales chroniques, être critique, et conduire au rétablissement.

Le plus faible degré est la *somnolence*, la propension continuelle au sommeil.

La léthargie chronique s'observe la plupart du temps chez les femmes. Elle a pour causes les dérangements de la menstruation, surtout à l'époque du développement de la puberté, des maladies nerveuses générales, une affection morale profonde, des maladies mentales, des métastases au cerveau (on l'a vue après la rougeole), des exsudations dans la cavité du crâne, des vices organiques.

La léthargie temporelle et la somnolence sont le signe précurseur ordinaire de l'hydropisie cérébrale chez les enfants, de l'apoplexie chez les personnes âgées.

Thérapeutique. Le traitement varie selon les causes. Il faut entretenir autant que possible la nutrition, et mettre en usage les excitants extérieurs, bains, irritations cutanées, lavements irritants, méthode endermique, moxa. Une fois j'ai employé avec succès le galvanisme (l'un des pôles sur le creux de l'estomac, l'autre dans l'oreille). Le mercure, à l'intérieur et à l'extérieur, a rendu de grands services dans un cas de léthargie métastatique.

PARALYSIE LOCALE.

(Paralysia localis.)

Diagnostic. Affaiblissement ou abolition du sentiment, ou du mouvement, ou de tous deux à la fois, dans une partie. A un haut degré, cessation aussi de l'influence nerveuse sur la vie organique et la nutrition.

Par conséquent, la paralysie locale offre plusieurs degrés : 1°. diminution du sentiment ou du mouvement; 2°. abolition de l'un ou de l'autre ; 3°. abolition de tous deux ; 4°. faiblesse du pouls et diminution de la chaleur dans la partie paralysée ; 5°. amaigrissement, atrophie de cette partie; 6°. désorganisation, contracture, ou mortification totale, soit par gangrène humide, soit par gangrène sèche, nécrose, momification.

La paralysie peut atteindre toute partie quelconque du corps, tant intérieure qu'extérieure, de sorte qu'il se range ici une foule de maladies présentant des modifications et portant des appellations très diverses, suivant les organes qu'elles intéressent, par exemple la paralysie des organes sensoriels (amaurose, cophose), du canal intestinal (dysphagie, apepsie), des organes thorachiques (asthme).

Fréquemment, la paralysie est la suite d'une apoplexie; mais, dans beaucoup de cas aussi, elle se rapporte à une cause purement locale, et alors tantôt elle éclate d'une manière brusque, tantôt elle se développe peu à peu. Quelquefois elle est accompagnée d'affections spasmodiques, ou alterne avec elles.

La guérison est toujours difficile. La curabilité plus ou moins grande dépend : de la durée, car une paralysie se montre d'autant plus rebelle qu'elle est plus ancienne ; du siége, les paralysies des organes sensoriels étant les plus difficiles de toutes à guérir ; de la cause, car on guérit plus facilement les paralysies dues à des métastases que celles qui dépendent d'un véritable épuisement des forces, et celles dont la cause se rattache à une compression qu'on ne peut faire disparaître, par exemple à des exostoses, sont incurables; enfin du degré d'intensité, car la paralysie est plus facile à guérir quand il ne manque que le sentiment ou le mouvement, ou quand la partie offre encore des spasmes, des douleurs, et plus rebelle lorsque le mouvement et le sentiment sont tous deux abolis, plus opiniâtre encore, quand la vie organique de la partie est déjà affaiblie.

Pathogénie. La cause prochaine est une *affection du nerf lui-même, qui détruit son action en totalité ou en partie*. Mais une remarque pratique fort importante, c'est que la suspension d'action peut avoir lieu tant dans l'endroit même de la paralysie qu'à l'origine et sur le trajet du nerf allant à la partie, par conséquent dans le cerveau, ou la moëlle épinière, ou les ganglions. Certaines paralysies, par exemple celles qui accompagnent l'apoplexie ou une maladie de la moëlle épinière, ont évidemment le centre pour point de départ; mais d'autres partent des extrémités périphériques du nerf, et se propagent ensuite vers le centre.

On ne doit pas non plus, suivant l'usage ordinaire, s'imaginer que le défaut d'action tient constamment à un défaut de force : car il peut dépendre, cette dernière n'ayant subi aucune altération, d'une cause qui met seulement obstacle à la propagation de la force nerveuse. Nous distinguons donc la *paralysie par défaut de force* (*paralysis a defectu virium*), et la *paralysie par oppression de force* (*paralysis ab oppressione virium*). Cette dernière est plus commune que l'autre.

1°. *Paralysie par oppression*. Les causes sont des *congestions sanguines* qui compriment les nerfs, une pléthore, tant générale que locale (*paralysis sanguinea*); des *métastases*, un principe morbifique réfléchi sur les nerfs pouvant, par l'impression spéciale qu'il produit sur la vie nerveuse intérieure, en gêner ou enchaîner l'action; des *irritations abdominales consensuelles*, les irritations abdominales pouvant, à l'aide du nerf grand sympathique, déterminer, dans des parties éloignées, un spasme qui y suspende l'innervation; une *compression mécanique*, une ligature, la pression exercée par des tumeurs et des indurations, par des extravasations dans le cerveau ou sur les nerfs eux-mêmes, les luxations, les fractures. Ici se range encore la paralysie *spasmodique*, qui est un état actif et non un état passif du nerf, qui dépend d'une inaction occasionée par un spasme, et qui par cela même alterne souvent avec des spasmes de la partie.

2°. *Paralysie par faiblesse.* Elle peut tenir à toutes les causes capables de débiliter ou d'anéantir, rapidement ou lentement, la force nerveuse d'une partie. Cet effet a lieu avec rapidité, par l'apoplexie, la fulguration, une passion violente, la frayeur surtout; avec lenteur, par la soustraction des forces, la surexcitation, l'épuisement des forces, des efforts immodérés, surtout des excès vénériens, à la suite de fièvres, particulièrement nerveuses, et d'autres maladies débilitantes, quelquefois aussi par défaut d'usage et d'exercice d'une partie.

Thérapeutique. Avant tout, on doit examiner s'il y a défaut ou simplement oppression de force, parce que la méthode à employer peut différer beaucoup, et même être directement opposée, dans l'un et l'autre cas : car elle consiste dans l'un à donner, et dans l'autre à soustraire, de sorte qu'on pourrait nuire beaucoup au malade si l'on confondait ensemble ces deux indications. C'est un grand préjugé, qui a déjà produit des maux incalculables, que celui d'admettre la faiblesse dans toutes les paralysies, et de vouloir les traiter toutes par des irritants, des fortifiants.

Quand donc il y a *oppression de la force* nerveuse, on doit toujours commencer par éloigner la cause qui gêne ou enchaîne la force, et souvent il n'en faut pas plus pour obtenir une guérison complète.

Dans le cas de congestion sanguine ou d'état phlogistique, on emploie les émissions sanguines, la méthode antiphlogistique.

S'il y a métastase, on a recours aux vésicatoires, aux exutoires, et aux moyens propres à combattre chaque principe morbifique spécial.

Lorsque la paralysie dépend d'une irritation abdominale consensuelle, on administre les fondants, même les drastiques, qui souvent produisent des effets extraordinaires en pareil cas.

S'il s'agit d'une compression mécanique, on la fait cesser par des moyens mécaniques ou chirurgicaux.

C'est seulement lorsque la paralysie persiste après l'emploi de ces divers moyens, qu'on doit recourir aux excitations directes des nerfs.

La paralysie reconnaît-elle pour cause, au contraire, l'*épuisement de la force*, une véritable faiblesse, on met en usage, dès le début, des fortifiants et des restaurants énergiques, associés à la méthode nervine.

Il y a deux règles générales à observer dans le traitement de la paralysie.

1°. Faire alterner des doses élevées avec des doses faibles, et laisser de temps en temps des intervalles entre elles, afin que la nature puisse rassembler son excitabilité. C'est une précaution fort importante, comme aussi celle de varier les moyens.

2°. Avoir beaucoup de patience, qualité indispensable ici au médecin. La nature a besoin de temps pour un travail aussi important que celui de ramener peu à peu une partie à la vie, et le médecin qui ne sait pas attendre, ne traitera jamais bien les paralysies. Ce ne sont pas des semaines, mais des mois, des années, que le traitement exige ; des changements favorables peuvent survenir, soit en dehors, soit en dedans, et ce qui n'était pas possible cette année, le deviendra peut-être l'année suivante.

Nous devons, toutes les fois qu'il s'agit de paralysie, nous figurer un principe qui vivifie les nerfs, ou qui du moins joue le rôle de condition de la vie, et qui a de l'analogie avec le galvanisme, comme nous le prouve l'anguille électrique de Surinam, dont les commotions ne sont pas le résultat d'une nécessité physique, ou les suites du contact, mais des fonctions volontaires de son système nerveux. Ce principe peut être dérivé, altéré, accumulé, gêné ou interrompu dans sa marche.

Ranimer, réveiller une vie nerveuse débilitée, à demi morte, peut donc être opéré de deux manières :

1°. Par *stimulation locale*, qui excite la force nerveuse et même l'exalte, en activant le travail de la vie et rendant l'afflux du sang plus considérable. On peut provoquer l'excitation d'une manière directe ou d'une manière indirecte. Cette dernière méthode a souvent plus d'efficacité que l'autre, surtout quand la stimulation porte sur l'estomac et le canal intestinal, à cause de l'étendue des relations nerveuses qu'entretiennent ces organes.

2°. Par *influence vivifiante du dedans*. Ici se rapportent principalement l'influence morale émanant du cerveau, et l'exaltation de l'influence du sang, qui a le cœur pour point de départ.

Les moyens de remplir ces indications appartiennent à plusieurs classes.

1°. *Moyens pharmaceutiques*. Vomitifs, pilules de Schmucker (n° 97), substances nauséeuses, drastiques, à petites doses (dix à quinze gouttes de teinture de coloquinte, trois fois par jour), tous les médicaments diffusibles, nervins, balsamiques, en particulier l'ammoniaque, le sel de corne de cerf, l'esprit de corne de cerf succiné, l'arnica, la valériane, les cantharides et plusieurs autres insectes (cloportes, fourmis, guêpes dorées), l'huile de cajeput (n° 98), de valériane (n° 99), de romarin, l'huile animale de Dippel, le camphre, l'éther, l'éther mercuriel (n° 104, surtout dans la paralysie syphilitique, et en général dans la paralysie métastatique), le phosphore, quelques narcotiques, la belladone, la digitale, principalement lorsqu'on soupçonne une extravasation, la sumac vénéneux, le poivre de Guinée, l'opium, et spécialement la noix vomique (n° 100).

Tous ces moyens peuvent être employés simultanément à l'extérieur, en lotions, frictions, fomentations (n°s 101, 102, 103).

Les irritations cutanées de toute espèce : frictions, sinapismes, bains et cataplasmes sinapisés, vésicatoires, scarifications, urtication, moxa.

Les commotions mécaniques; frictions, exercice en voiture, machine tremblante.

Les irritations spécifiques, propres à chaque organe : la lumière pour l'œil, le son pour l'oreille, les fortes épices pour la langue paralysée.

Les bains, et avant tout, les eaux thermales de Teplitz, Gastein, Wiesbaden, Aix-la-Chapelle, Pfeffers, Bade, Warmbrunn. Les eaux minérales ferrugineuses de Pyrmont, Dribourg. Toutes les eaux salines, alcalines, sulfureuses, martiales, naturelles et artificielles. Les bains de matières en fermentation, de malt, de lie de bière, de marc de raisin. Les douches.

2°. *Forces générales de la nature*. Les agents vivifiants généraux de la nature, la chaleur et l'électricité, ont également beaucoup de valeur ici, puisqu'il s'agit de ranimer une partie totalement ou à demi-morte.

La *chaleur*. Etoffes de laine, peau d'agneau, peau de

chat sauvage, pour couvrir la partie ; bains chauds ; quand la maladie est plus intense, bains de vapeur ; lorsqu'elle est au plus haut degré, cautérisation. La chaleur vitale a une efficacité toute spéciale, ce qui fait qu'on se trouve bien d'appliquer des êtres vivants sur la partie, de la plonger dans les entrailles fumantes d'un animal qui vient d'être mis à mort. Ici, se range encore la chaleur terrestre ou plutôt volcanique des eaux thermales.

Le froid, mais qui ne doit être employé que momentanément, comme excitant de la peau ; immersion, embrocations, aspersions.

L'électricité (importante surtout à cause de son affinité avec le système nerveux), depuis le plus faible degré jusqu'au plus fort, bain électrique, électricité soutirée ou dardée, étincelles, commotions (celles-ci, toutefois, avec circonspection). Le galvanisme, moins sûr dans son emploi, quand on l'applique à des parties délicates, par exemple, aux organes sensoriels, est sujet à produire des désorganisations. Le magnétisme, tant animal que minéral, dans tous les cas où les moyens connus nous abandonnent.

3°. La *méthode endermique* mérite aussi qu'on l'utilise. Elle consiste à dénuder une petite étendue de peau, par le moyen d'un vésicatoire, et à mettre en contact avec le derme une substance quelconque, par exemple ici, de l'extrait de noix vomique, ou de la morphine, de la belladone, et autres semblables ; mais il faut apporter beaucoup de circonspection dans les doses, car les médicaments agissent souvent avec plus de force par la méthode endermique que quand on les administre à l'intérieur. Le mieux est de choisir pour lieu d'application un point voisin de l'origine du nerf paralysé.

4°. On doit attacher ici une grande importance aux *stimulations morales*, à l'influence de l'âme, à la fermeté du vouloir, aux efforts pour mouvoir une partie, à l'exercice de l'imagination, à la confiance en sa propre force, ou à une force supérieure, à la foi. En pareil cas, la foi peut produire des miracles.

Les moyens que l'expérience m'a appris être les plus efficaces sont : les vomitifs, les pilules nauséeuses, l'éther mercuriel, l'arnica, la noix vomique (la strychnine), la teinture de coloquinte (surtout dans la paralysie atrabilaire), l'électricité, les eaux thermales de Teplitz, d'Aix-la-Chapellé, de Wiesbaden, de Gastein, les bains de fourmis, ceux de malt (six à douze livres de malt, deux de houblon, et six à douze d'eau-de-vie), ceux de marc de bière ou de raisin, les bains de vapeurs, les boues.

Parmi les paralysies, il en est une qui mérite une mention particulière, c'est celle qu'on appelle *paralysis dorsualis s. medullaris*, et qui porte vulgairement le nom de *paralysie des extrémités inférieures*, quoiqu'elle puisse aussi débuter aux membres supérieurs. Elle commence ordinairement par la paralysie d'une jambe ou des deux, quelquefois par celle d'une main ou d'un pied; mais toujours elle ne tarde pas à s'étendre de plus en plus. Aux extrémités inférieures, elle s'annonce d'abord par une démarche particulière, une sorte de vacillation ou de titubation des jambes; le malade ressent de la pression, de la douleur, des fourmillements dans le dos. Le meilleur moyen de reconnaître le siége du mal consiste à passer une éponge chaude le long du rachis, et à noter le point où le malade éprouve de la douleur. Le mal peut durer des années, rester même la vie entière fixé dans les parties extérieures, sans aller plus loin; mais quelquefois il arrive jusqu'à la perte complète du mouvement, et la paralysie s'empare aussi des organes de la vie organique, on voit survenir l'inaction du rectum et de la vessie urinaire (constipation, rétention d'urine, et en dernier lieu incontinence de l'urine ou des matières fécales), enfin la respiration devient difficile, la vue baisse, la pensée s'affaiblit, il se déclare une paralysie des poumons ou du cerveau.

La cause doit toujours être cherchée dans la moëlle épinière. Quelquefois elle est purement mécanique, et se rattache à un commencement de déviation du rachis. Mais plus souvent elle est la suite d'une débilitation de la moëlle épinière par des excès vénériens, par l'onanisme, de la métastase d'un principe rhumatismal, arthritique, scrofuleux ou autre, d'une congestion sanguine et d'une inflammation chronique.

Le traitement doit également être dirigé d'une manière spéciale vers la moëlle épinière. Indépendamment des moyens qui ont été conseillés plus haut contre la paralysie, et, dans le cas de congestion sanguine, des applications de sangsues et des fomentations froides sur la région du dos qu'on suspecte, le principal remède est le moxa au rachis, répété fréquemment, avec l'attention de l'entretenir long-temps en suppuration. Parmi les excitants, on s'est très bien trouvé de l'essence de térébenthine, prise quatre fois par jour, à la dose de trente gouttes.

Quand la maladie dépend de la faiblesse causée par l'abus des plaisirs vénériens, le traitement rentre dans celui du marasme dorsal, avec lequel cette affection a, d'ailleurs, beaucoup d'analogie (V. *Marasme dorsal*).

DYSPHAGIE.

(*Dysphagia.*)

Diagnostic. Déglutition difficile, pénible, sans douleur ni signes d'inflammation. Le mal peut finir par arriver au point que le malade perde entièrement la faculté d'avaler et soit réduit à mourir de faim.

Les causes, d'après lesquelles on détermine les diverses espèces de dysphagie, sont :

1°. Le spasme. Il est très ordinaire que les personnes hystériques éprouvent périodiquement de la difficulté d'avaler, qu'on nomme alors *boule hystérique* (*globus hystericus*). Mais la dysphagie spasmodique peut aussi être permanente.

2°. L'atonie et la paralysie, ce qui fait qu'on l'observe après l'apoplexie et l'hémiplégie.

3°. Une métastase, principalement syphilique, arthritique, scrofuleuse.

4°. Enfin un obstacle mécanique, par exemple, le gonflement et l'induration des glandes de l'œsophage ou du pharynx, des dilatations, produisant souvent un sac dans lequel les matières alimentaires s'accumulent, d'où le phénomène connu sous le nom de rumination.

L'humidité du climat, l'abus du thé et de l'eau-de-vie, les boissons trop chaudes et trop froides paraissent être les causes qui prédisposent le plus à cette affection : aussi est-elle commune en Hollande.

Thérapeutique. La direction à imprimer au traitement dépend des causes.

Dans la *dysphagie spasmodique*, il faut détruire les causes du spasme, principalement les obstructions des viscères abdominaux, ce qui fait que le traitement rentre dans celui de l'hypocondrie et de l'hystérie. A l'extérieur, des cataplasmes de thériaque, de jusquiame, de ciguë, l'emplâtre de galbanum safrané, avec le sel volatil de corne de cerf et l'opium. A l'intérieur, l'extrait de jusquiame, l'opium, l'eau distillée de laurier cerise, la belladone. On emploie aussi les sinapismes et les vésicatoires autour du cou. L'huile de cajeput sur du sucre mérite également une mention spéciale dans tous les spasmes du pharynx et de l'estomac.

Dans la *dysphagie atonique* et *paralytique*, le malade avale mieux les solides que les liquides. On doit recommander ici les excitants, les vésicatoires, l'huile de cajeput ou de menthe poivrée sur du sucre, la moutarde pilée, la teinture de cantharides. A l'extérieur, les fomentations spiritueuses excitantes, l'électricité.

Dans la *dysphagie métastatique*, il y a toujours deux indications à remplir, dériver le principe morbifique et calmer le spasme, qui provient constamment ici de l'irritation produite par ce dernier. Ainsi on emploie tous les antispasmodiques indiqués plus haut, le vésicatoire à la nuque, en même temps des vésicatoires et des cautères sur des points éloignés, notamment sur ceux où le principe morbifique avait autrefois établi son siége. On ne néglige pas non plus les pédiluves sinapisés, les chaussons de taffetas ciré, les bains sulfureux. Il faut, en outre, prescrire les moyens indiqués par chaque dyscrasie. La ptyalisme excitée à l'aide du mercure peut être utile, surtout quand la maladie a été déterminée par une salivation supprimée, comme il arrive quelquefois.

La *dysphagie mécanique* dépendant le plus souvent d'une tuméfaction glandulaire, ce qui fait qu'on la rencontre de préférence chez les sujets scrofuleux, les meilleurs moyens à mettre en usage contre elle sont la ciguë, les antiscrofuleux, l'éponge brûlée, l'iode à l'intérieur et à l'extérieur, le muriate de baryte (n° 105), le mercure. A l'extérieur on prescrit des frictions avec l'onguent mercuriel, et on fait porter à demeure un emplâtre de ciguë. On applique aussi le garou aux bras. Il est utile que le malade tienne sous sa langue, pour les y laisser fondre lentement, des trochisques préparés avec la poudre d'éponge brûlée, l'extrait de ciguë et celui d'arnica.

Si la dysphagie est incurable, il ne reste d'autre ressource que de prolonger la vie avec du lait, qui, sous ce rapport, produit beaucoup d'effet, même en lavements et en bains.

APHONIE, DYSPHONIE, DYSLOGIE.

(*Aphonia*, *dysphonia*, *dyslogia*.)

Il faut distinguer les vices de la *parole* et ceux de la *voix*.

1°. La faculté de parler manque entièrement (*aphonie complète*, *mutisme*), ou l'individu ne parle que d'une manière incomplète (*dysphonie*, *dyslogie*).

Le *mutisme* est permanent ou périodique. Dans le premier cas, il est congénial, ou la suite d'une paralysie, le plus ordinairement d'une apoplexie. Dans le second, il est l'effet d'un spasme.

Le *mutisme congénial* s'accompagne toujours de la surdité, d'où il dépend, et qui est ordinairement l'effet d'une désorganisation intérieure. Aussi ne peut-on le guérir qu'en substituant les moyens de communication par la vue et le toucher à ceux par l'ouïe, et rendant par là possible non-seulement la communication des impressions produites par la parole, mais même l'aptitude à prononcer des lettres et des mots : c'est ce qui constitue l'éducation des sourds-muets, portée à un si surprenant degré de perfection dans ces temps modernes. On réussit quelquefois, par l'emploi bien dirigé des antiparalytiques, à rendre l'ouïe, du moins en partie, aux enfants sourds-muets : j'ai vu la belladone produire une fois de bons effets. Je connais aussi un cas remarquable dans lequel, bien que le sujet ne fût pas sourd, il y avait chez lui mutisme congénial, de sorte que cette dernière dépendait uniquement d'un vice des organes de la parole.

Le *mutisme paralytique* exige le traitement de la paralysie. La mastication de la moutarde et des cubèbes, l'application de l'huile de cajeput sur la langue, l'électricité, le galvanisme, sont utiles ici.

Le *mutisme périodique* est toujours une affection spasmodique. On le voit souvent survenir chez les enfants (et quelquefois avec un type bien prononcé), par l'effet d'une irritation vermineuse, ou, chez des adultes, comme symptôme d'hystérie, de catalepsie, de manie. Le traitement varie suivant ces diverses causes.

L'*aphonie incomplète*, la difficulté de parler, peut être de plusieurs espèces. Tantôt l'individu ne trouve pas le mot qui conviendrait, ou en substitue un autre à celui qui serait nécessaire ; la cause réside alors dans les facultés intellectuelles, et la maladie se rattache à celles de la mémoire. Tantôt il ne peut pas le prononcer d'une manière distincte (*balbutiement*), ou il prononce indistinctement certaines lettres (*bégaiement*). Ici encore la cause réside dans les facultés de l'âme, les idées vont plus vite que la parole (aussi l'individu ne bégaye-t-il pas en chantant, parce qu'alors l'âme est assujettie à la mesure). Cependant elle peut tenir aussi à des vices organiques de la langue (longueur du frein), ou à une mauvaise habitude. Il faut écarter les vices organiques, accoutumer la langue à articuler d'une manière lente et régulière, par de fréquentes lectures à haute voix, ou, si la maladie est très invétérée et poussée à un haut degré, appliquer la méthode imaginée par Lee, qui consiste à donner une situation particulière à la langue, à la diriger davantage vers le palais, en prononçant.

2°. La *voix* manque tout-à-fait, ou elle est rauque. Ce phénomène tient le plus souvent à la membrane muqueuse qui revet l'organe vocal, ou à une affection morbide des nerfs qui appartiennent à cet organe.

Dans le premier cas, elle est un symptôme ordinaire du catarrhe, et on la traite comme telle (principalement par le soufre et l'antimoine); ou elle doit naissance, soit à une affection scrofuleuse des glandes du cou, soit à une métastase (le plus fréquemment syphilitique), ce qui oblige de lui opposer la méthode dérivative et spécifique. Il y a des cas, assez fréquents, où elle est le début et le premier symptôme de la phthisie trachéale, dont par conséquent elle réclame le traitement. V. *Phthisie trachéale*.

Dans le second cas, elle n'est souvent qu'un symptôme de faiblesse générale, ou d'un spasme péridioque, ou d'une affection des nerfs pulmonaires et cardiaques. Ici les fortifiants généraux ou les antispasmodiques sont les moyens qui produisent les meilleurs effets.

APEPSIE, DYSPEPSIE.

(*Apepsia, dyspepsia,*)

Diagnostic. Appétit nul, faible ou déréglé, pesanteur et tension à la région épigastrique, après avoir pris des aliments, rapports ayant le goût de ces derniers, flatulence, morosité, somnolence, propension aux indigestions, aux acides, à l'état muqueux des premières voies.

Pathogénie. Les causes de la faiblesse d'estomac sont : régime irrégulier, mauvais, abus des plaisirs de la table et des boissons chaudes, du thé surtout, défaut d'exercice, travaux de tête excessifs, tristesse, soucis, jouissance immodérée de l'amour physique.

Thérapeutique. La première chose à faire doit toujours être de rechercher s'il y a faiblesse réelle et pure, ou seulement faiblesse apparente, produite par des substances matérielles qui oppriment les nerfs de l'estomac. Si l'on prescrivait des fortifiants dans ce dernier cas, ils ne fortifieraient point, peut-être même aggraveraient-ils l'état, et fixeraient-ils les matières morbides.

Les causes matérielles de la faiblesse d'estomac, sur lesquelles le médecin doit surtout porter son attention, sont des saburres gastriques, mucosités, bile ou acides, une métastase, par exemple rhumatismale, arthritique, psorique, ou une pléthore locale. Il faut aussi recourir d'abord aux moyens que chaque cause spéciale réclame, nettoyer les premières voies (V. *Gastroses*), détourner les métastases, dissiper la pléthore. Ces moyens suffisent souvent pour rétablir les facultés digestives dans leur intégrité. Ainsi, dans beaucoup de cas, une application de sangsues et le traitement des hémorroïdes sont ce qui convient le mieux pour fortifier l'estomac et ramener la digestion à l'état normal.

Mais, s'il y a faiblesse pure, ou s'il reste de la débilitation après l'éloignement des causes matérielles, c'est le cas d'employer les stomachiques proprement dits. Les meilleurs sont : les amers, spécialement le colombo, la gentiane, l'absinthe, le quassia, le houblon, la bière amère et l'aloës : ce dernier toutefois doit être employé avec circonspection, quant aux doses. On se sert aussi des aromatiques, du poivre blanc (dont le malade prend six à neuf grains tous les matins à jeun, et que j'ai reconnu être un remède fort efficace, pourvu qu'on le continuât pendant long-temps), de l'écorce d'orange, du gingembre, de la muscade, du carvi, et par-dessus tout d'un vieux vin généreux, comme celui de Madère, de Xérès, de Malaga. S'il y a beaucoup d'atonie, on retire de bons effets des acides minéraux associés à des aromes, comme l'élixir vitriolique de Mynsicht, ou l'élixir acide de Haller, uni à la teinture d'écorce d'orange ou de quinquina, des préparations ferrugineuses combinées avec les aromatiques amers, du vin martial (n°. 406), et d'un verre d'eau de Pyrmont ou de toute autre eau minérale ferrugineuse prise à jeun le matin. A l'extérieur, les balsamiques volatils, en frictions sur la région épigastrique, produisent beaucoup de bien, et font souvent plus d'effet que tous les médicaments internes; on y joint les pommades fortifiantes, les emplâtres stomachiques, les lotions avec l'esprit de mastic composé, l'essence de serpolet ou le baume de vie, l'application à l'épigastre d'un sachet aromatique fréquemment imbibé d'eau-de-vie, des bains fortifiants, enfin le froid. Ce dernier s'applique de deux manières, à l'aide d'aliments glacés, et au moyen de lotions ou de douches froides sur la région épigastrique, qui, dans beaucoup de cas, ont fait cesser les maux d'estomac les plus opiniâtres.

En appliquant cette méthode, il y a plusieurs règles à observer.

La faiblesse de l'estomac se présente, comme toutes les autres, sous deux formes principales, avec irritabilité ou avec torpeur, qu'il importe beaucoup de prendre en considération dans le traitement. Lorsqu'il y a irritabilité, l'estomac n'exige que des moyens diffusibles et faciles à digérer, car les toniques le chargent trop. S'il n'y a que faiblesse nerveuse de l'estomac, ce qui fait que l'affection reparaît d'une manière périodique, les meilleurs stomachiques sont les nervins, les antispasmodiques (par exemple, la valériane, l'écorce d'orange, l'élixir acide aromatisé) et les éthers.

Enfin, point de traitement fortifiant de l'estomac sans un bon régime. Il faut surtout éviter toutes les boissons chaudes, le thé spécialement, le lait pris en abondance, les végétaux acides et venteux, la graisse, le fromage, les pâtisseries, l'eau-de-vie, et avant tout la surcharge des premières voies. Le rôti est la meilleure nourriture. L'exercice est indispensable, et dans beaucoup de cas il contribue plus que toute autre chose à fortifier l'estomac.

PICA, MALACIA.

Appétit pour des choses extraordinaires.

C'est quelquefois un instinct salutaire dans les maladies, comme, par exemple, le désir des acides dans les maladies putrides, ou celui des substances terreuses lorsque l'estomac recèle des acides. Mais souvent aussi c'est un simple symptôme, qu'on observe surtout dans la chlorose, l'hystérie, la mélancolie, les vers.

Dans ce dernier cas, le traitement est celui de la maladie essentielle.

IMPUISSANCE.

(*Impotentia.*)

Diagnostic. Impossibilité d'accomplir un coït fécond.

Cette maladie peut varier beaucoup eu égard à l'espèce et au degré. D'abord, l'impuissance est absolue ou relative, c'est-à-dire qu'elle a lieu toujours et en toutes circonstances, ou seulement à certaines époques et dans des circonstances déterminées, par exemple, avec telle ou telle personne. En second lieu, elle est complète ou incomplète, c'est-à-dire qu'elle permet encore la fécondation lorsque la femme jouit d'une grande aptitude à concevoir.

L'impuissance consiste soit en un défaut absolu d'érection, soit dans la trop grande rapidité ou l'absence totale de l'éjaculation pendant le coït.

Pathogénie. Trois choses sont nécessaires pour rendre le coït fécond : il faut que la semence arrive au lieu de sa destination, qu'elle possède la faculté vivifiante, qu'elle soit communiquée et reçue avec le degré d'excitation de part et d'autre indispensable à l'éveil d'une nouvelle vie.

Les obstacles peuvent donc être de nature très diverse. Les uns sont mécaniques, étroitesse du prépuce, excroissances et tumeurs, fistules urinaires, hypospadias. Les autres sont dynamiques, défaut de sperme, nature trop aqueuse et non stimulante de cette humeur, insuffisance ou mauvaise qualité de la nourriture, dissipation trop profuse de cette même nourriture, atrophie ou maladies des testicules, défaut de force musculaire et nerveuse, d'influence nerveuse et d'érection, et, par conséquent, âge avancé, maladies graves, fatigues excessives de corps ou d'esprit, chagrin et tristesse, mais surtout surexcitation et épuisement par les excès vénériens et plus encore par l'onanisme. Cette dernière cause est aujourd'hui la plus fréquente de celles qui occasionnent l'impuissance. Une autre cause remarquable, mais rare, est le dyspermatisme, état dans lequel l'excès d'irritation détermine, pendant le coït, un état tétanique de la verge, qui bouche spasmodiquement les conduits excréteurs de la semence, et rend l'éjaculation impossible.

Cependant la cause peut n'être aussi que relative et temporaire, par exemple, une répugnance physique ou morale, une antipathie pour un individu, un défaut de rapport dans le tempérament et le mode d'irritabilité. Ainsi, un homme peut être impuissant avec une femme, et non avec une autre : de même, il peut l'être à une certaine époque, sous l'influence d'une cause débilitante, ou d'une cause dérivative, physique ou morale, et ne point l'être dans un autre temps.

Thérapeutique. Le traitement consiste à fortifier et ranimer d'une manière générale et locale: les toniques, le quinquina, mais surtout le quassia, le colombo et les ferrugineux, l'éther sulfurique martial (n°s 110, 111, 112), le vin vieux et de bonne qualité, les épices et spécialement la vanille, les eaux minérales ferrugineuses (Pyrmont et Dribourg), les bains de mer, les immersions et douches froides, surtout à la partie inférieure du dos et au périnée, les lotions des parties génitales avec la décotion de moutarde, la liqueur anodyne d'Hoffmann, ou l'esprit de fourmis (n° 113), l'électricité; chez les sujets très atoniques et insensibles, l'emploi circonspect de la teinture de cantharides (à la dose de trois ou quatre gouttes), et du phosphore dissous dans l'éther sulfurique (à celle d'un quart de grain). A ces moyens on joint des aliments très nourrissants, gélatineux, les œufs, les consommés, la nourriture animale, les huitres, les limaçons, le chocolat, le salep, la gelée de corne de cerf. La plus difficile à guérir de toutes les impuissances est celle qui reconnaît pour cause l'onanisme et des pollutions continuelles. Cependant, même alors, il ne faut pas renoncer à tout espoir. J'ai vu le soin d'éviter toute irritation anomale (même de l'âme), de se lever matin, de vivre au grand air, de prendre beaucoup d'exercice, et de faire usage des eaux de Pyrmont à l'intérieur et à l'extérieur, guérir de cette impuissance des hommes qui procréaient ensuite des enfants bien portants.

Du reste, l'influence de l'âme et de la disposition d'esprit doit être prise en considération lorsqu'il s'agit de juger et de traiter l'impuissance. Celle-ci peut tenir au défaut de confiance en soi-même ou à la vivacité des désirs. Hunter cite l'exemple d'un homme, qui ayant obtenu enfin la main d'une femme à la possession de laquelle il aspirait depuis long-temps, demeura frappé d'impuissance pendant plusieurs nuits, et ne parvint à vaincre une nature rebelle, que quand Hunter lui eut donné le conseil d'entrer dans le lit nuptial avec la ferme résolution d'être plusieurs nuits sans se rapprocher de sa femme.

On n'oubliera pas non plus que la faiblesse de l'homme peut être compensée par la jeunesse, la force, l'énergie et l'aptitude de la femme, au point de rendre la conception susceptible de s'opérer.

STÉRILITÉ.

(*Sterilitas.*)

V. *Maladies des femmes.*

AMAUROSE, GOUTTE-SEREINE.

(*Amaurosis.*)

Diagnostic. Abolition de la vue, sans perte de la transparence des humeurs ou des membranes de l'œil, avec dilatation des pupilles, l'iris ayant perdu, en partie ou en totalité, la faculté de se contracter sous l'influence de la lumière. Quand la maladie n'est encore qu'à un faible degré, on lui donne le nom d'*amblyopie*. Les symptômes concomitants et les prodromes sont : des étincelles, des flamboiements, des éclairs dans l'œil. Il y a des cas rares dans lesquels on trouve l'iris resserré sur lui-même.

Les causes sont celles de toutes les paralysies, principalement la surexcitation des yeux, leur trop grande fatigue, et des métastases.

La guérison s'obtient avec difficulté, et rarement elle est complète. Les indications à remplir sont les mêmes que dans le traitement des paralysies en général ; seulement, il faut avoir égard à la délicatesse de l'organe. Ainsi, on cherchera d'abord s'il n'existerait pas une congestion, et on la combattra ; on emploiera les dérivatifs en cas de métastase, on débarrassera et on stimulera le bas-ventre (on retire souvent de très bons effets du tartre émétique, des nauséeux et des pilules de Schmucker) ; on mettra en usage les nervins, tant à l'intérieur qu'à l'extérieur, en usant de circonspection sous ce dernier rapport, des excitants trop forts, qu'on appliquerait à l'œil, pouvant nuire au lieu d'être utiles. Les moyens dont on s'est le mieux trouvé jusqu'ici sont la valériane, la pulsatille, l'arnica, la belladone, l'électricité, le magnétisme minéral.

SURDITÉ.

(*Cophosis.*)

Les causes les plus fréquentes sont des métastases, au premier rang parmi lesquelles il faut ranger celle du principe catarrho-rhumatismal : puis viennent les congestions sanguines, les obstructions abdominales, la faiblesse nerveuse, même une surexcitation locale par un son trop fort, des vices organiques.

Le traitement doit toujours débuter par le nettoiement du conduit auditif externe ; car souvent l'unique cause de la surdité est un amas de cérumen endurci, et plus d'une fois il m'est arrivé de la faire cesser par ce seul moyen, surtout chez les gens du peuple. On emploie ensuite la méthode dérivative : dans le cas de congestion sanguine, les émissions sanguines locales, ou même générales (principalement les ventouses à la nuque); dans celui de métastase catarrho-rhumatismale, des exutoires placés derrière les oreilles, à l'apophyse mastoïde, et de forts purgatifs mercuriels. En général, il règne un consensus fort remarquable entre le bas-ventre et l'organe auditif; ordinairement les malades entendent mieux pendant quelques jours, après avoir été purgés. Je ne saurais trop recommander, dans ces sortes de surdités catarrho-rhumatismales, le gayac associé au calomelas et au soufre doré d'antimoine (n° 114). Il ne faut jamais négliger d'irriter la membrane muqueuse du nez, ce qui non-seulement accroît la sécrétion dérivative fournie par cette membrane, mais encore exerce, sur les nerfs auditifs et les trompes d'Eustache, une stimulation fort avantageuse ici. A cet effet, on emploie les errhins (n° 87). Dans le cas de métastases spécifiques, par exemple, syphilitique, on a recours aux moyens réclamés par la maladie principale.

Les huiles essentielles, les injections, les vapeurs dans le conduit auditif, sont recommandées comme moyens locaux; mais je conseille de n'en user qu'avec la plus grande réserve, parce qu'en excitant trop, on court le risque de déterminer une inflammation, qui pourrait se propager jusqu'aux parties intérieures de l'oreille. Il faut distinguer ici deux cas, selon que le malade entend mieux par un temps humide ou par un temps sec. Dans ce dernier cas, on peut présumer qu'il y a relâchement de la membrane interne et que les irritants seront mieux supportés. Dans l'autre, comme il y a sécheresse et tension, c'est aux relâchants que l'on doit recourir. J'ai souvent vu alors un simple morceau de coton, imbibé d'huile d'amandes douces, produire d'excellents effets; quelquefois, il y a de l'avantage à mêler un peu de fiel de bœuf avec l'huile. On peut aussi associer à cette dernière de petites doses d'huile de cajeput, de camphre, de pétrole, ou recourir à la mixture n° 115, dont l'expérience m'a fait connaître l'efficacité. Une injection dans la trompe d'Eustache est parfois fort utile, surtout quand on soupçonne l'engouement de ce canal, ce qu'on est en droit de faire si le malade n'entend pas mieux en ouvrant la bouche.

L'électricité est un moyen puissant, qu'on ne doit jamais négliger.

On a employé, contre les surdités rebelles à tous les moyens, deux opérations qui consistent, l'une à perforer l'apophyse mastoïde, l'autre, à percer la membrane du tympan. La première est toujours dangereuse, et compromet même les jours du malade, à cause de la propagation de l'inflammation au cerveau; il ne faut donc jamais la pratiquer. L'autre est sans danger, et elle peut soulager; mais ordinairement le mieux qu'elle procure n'est pas de longue durée.

Les cornets acoustiques servent à titre de compensation.

ANOSMIE, AGEUSTIE.

(*Anosmia, ageustia.*)

L'odorat et le goût peuvent s'abolir : la perte des deux sens est ordinairement simultanée; cependant le cas n'a pas toujours lieu. Provoqué le plus souvent par le catarrhe, ce phénomène est un symptôme à peu près constant dans le coryza, avec lequel il se dissipe. Il peut aussi être un symptôme de spasme et de paralysie. C'est ainsi que j'ai observé l'anosmie sous la forme périodique.

ANÆSTHÉSIE.

(*Anæsthesia.*)

Perte du sentiment cutané, soit dans une partie seulement, soit sur toute la surface du corps. Ordinairement, elle est la suite d'une paralysie intérieure de la partie, qui n'a quelquefois porté que sur la faculté sensorielle du nerf, sans altérer sa faculté excitatrice du mouvement. Dans certains cas, ce n'est qu'une simple affection spasmodique des nerfs cutanés, souvent tout-à-fait locale, et bornée à un petit point, où les téguments ne sentent rien : ici elle annonce fréquemment un principe goutteux occulte. J'ai vu, dans un cas de marasme dorsal, la peau entière du malade devenir insensible.

DÉFAUT D'APPÉTIT.

(*Anorexia.*)

Qu'on distingue bien la faim et l'appétit : on peut avoir faim, c'est-à-dire éprouver un sentiment de vacuité et le besoin de prendre quelque nourriture, sans cependant avoir de l'appétit, qui est pour ainsi dire une sorte de sens. Le défaut d'appétit, ou l'anorexie, se rattache le plus souvent à la présence de saburres dans l'estomac, et cède à des évacuants. C'est aussi un symptôme essentiel dans toutes les fièvres, où il ne mérite pas d'attention spéciale. Mais parfois il constitue une affection particulière des nerfs de l'estomac, un désaccord ou une anæsthésie de ces nerfs, comparable à l'anaphrodisie, et alors il peut durer des mois, même des années, comme on le voit dans l'hypocondrie, l'hystérie, la mélancolie. Dans certains cas aussi, il n'est que le résultat de la dérivation nerveuse occasionée par une longue contention d'esprit, ou par de fortes émotions morales. Enfin, il dépend fréquemment d'une grande faiblesse, d'une torpeur de l'estomac, déterminée par des excès de table, mais principalement par l'abus de la boisson.

Le traitement est celui de la maladie d'où provient l'anorexie; ou bien on agit directement sur l'estomac par des moyens propres à stimuler sa sensibilité, tels que sont surtout les amers, les aromatiques, les sels (celui de cuisine plus que tout autre), et les martiaux ; à cette catégorie appartiennent aussi l'exercice et les distractions.

ANAPHRODISIE.

(*Anaphrodisia.*)

L'absence des désirs vénériens est un état parfaitement analogue au défaut d'appétit, à l'anorexie. Elle peut provenir des mêmes causes que cette dernière, soit d'un défaut des conditions matérielles et organiques propres à faire naître les désirs (manque ou mauvaise qualité du sperme, vices des organes génitaux dans les deux sexes), soit d'un désaccord des nerfs qui s'y rapportent, et, sous ce dernier point de vue, la cause est quelquefois purement locale, par exemple, une disposition triste de l'âme, des méditations habituelles sur un sujet sérieux et abstrait. L'anaphrodisie peut être la suite de l'impuissance, et cependaut aussi exister sans elle; elle peut également occasioner l'impuissance, quoiqu'elle n'entraîne pas toujours ce résultat, et ici se présente le cas remarquable de femmes chez lesquelles l'acte vénérien a été suivi de la conception, bien qu'elles n'éprouvassent aucun désir, aucune jouissance, parfois même dans des circonstances où l'acte avait été accompli, soit avec répugnance de leur part, soit même sans qu'elles en fussent informées.

Le traitement consiste à guérir l'impuissance, ou, quand la cause est autre que celle-ci, à stimuler les désirs par des excitants internes et externes, parmi lesquels le premier rang appartient aux cantharides. Il n'est pas sans effet non plus de diriger l'imagination sur cet objet.

SEPTIEME CLASSE.

Émaciations.

Nous comptons parmi les *émaciations* toutes les maladies dans lesquelles un *défaut de nutrition* constitue l'essence de l'affection et le principal objet de la guérison, sans être, comme dans beaucoup d'autres maladies, un simple accident, un pur symptôme.

La cause prochaine de toute émaciation est un état de l'organisme dans lequel la consommation de soi-même qui accompagne l'exercice de la vie l'emporte sur la restauration.

L'émaciation peut avoir lieu de quatre manières diverses :

1°. Par obstacle à l'accès de la matière alibile, ou par obstruction et désorganisation des viscères nécessaires à la vie, *atrophie* (*atrophia*) ;

2°. Par excès de perte, consommation des humeurs et des forces, sans suppuration, *marasme* (*tabes*) ;

3°. Par irritation chronique, *étisie* (*hectica*) ;

4°. Par suppuration, *phthisie* (*phthisis*).

Sa durée, son importance, son danger varient beaucoup, suivant la cause d'où elle provient, la nature du sujet et les circonstances extérieures. La plus dangereuse est celle qui se rattache à une suppuration, surtout quand celle-ci intéresse un organe nécessaire à la vie. La moins dangereuse, car elle peut souvent durer des années entières, est celle qui provient de faiblesse, l'atrophie et l'étisie.

Le principal signe de danger est la *fièvre lente*, qui se joint à l'émaciation, tantôt plus tôt, tantôt plus tard, et qui accélère singulièrement la consommation de soi-même et l'amaigrissement. Dans l'émaciation produite par la suppuration, cette fièvre s'y associe sur-le-champ, et elle est même un des symptômes qui la font reconnaître. Très souvent l'émaciation n'est, comme l'hydropisie, que la dernière période d'une maladie, le passage de celle-ci à la mort. La mort a lieu tantôt par la consommation complète des humeurs et des forces, auquel cas elle est toujours précédée d'un commencement de décomposition (*colliquation*), tantôt par la destruction d'un organe noble et indispensable à l'existence.

Le traitement présente en général trois indications.

1°. *Eloigner les causes*, tant locales que générales, qui alimentent la maladie, par exemple, les dyscrasies ;

2°. *Diminuer la consommation de soi-même* (ici, la fièvre) ;

3°. *Favoriser la restauration*, tant des humeurs que des forces, par des restaurants énergiques (parmi lesquels il ne faut jamais oublier l'air pur, qui n'est pas moins important que les aliments), et des toniques, en ayant soin que les uns et les autres soient bien appropriés à l'état de l'irritabilité, afin qu'ils ne consument pas, au lieu de restaurer, par la trop forte excitation qu'ils produiraient.

PHTHISIE PULMONAIRE.

(*Phthisis pulmonaris.*)

Diagnostic. Toux, gêne et petitesse de la respiration, fièvre lente, amaigrissement. Ce sont là les symptômes essentiels, et qui suffisent pour établir le diagnostic. La fièvre lente surtout est nécessaire pour distinguer la phthisie pulmonaire de l'asthme, qui du reste peut lui ressembler totalement, sous le rapport des accidents locaux, de la toux, de l'état de la respiration et de l'expectoration. On doit encore noter comme un signe caractéristique de la phthisie pulmonaire, l'insouciance extrême des malades à l'égard de leur santé, le peu d'importance qu'ils attachent aux accidents (ce qui est le contraire de ce qu'on voit dans l'hypocondrie), leur tendance à chercher le siége de la maladie non dans la poitrine, mais dans le bas-ventre, enfin l'espérance qui ne les abandonne jamais, et qui, loin de là même, semble croître avec le danger. Les signes fournis par l'auscultation, la percussion et le stéthoscope peuvent être employés comme moyens auxiliaires, et servir principalement à déterminer le lieu qu'occupe une vomique; mais jamais ils ne sauraient établir le diagnostic en général, puisque l'auscultation ne nous apprend même point à distinguer si la matière qui détermine le râle est de la mucosité ou du pus.

La toux peut être accompagnée ou non d'expectoration. Dans le second cas, la maladie porte le nom de *phthisie sèche* ou *tuberculeuse* (*phthisis sicca s. tuberculosa*), et quelquefois le malade ne crache pas depuis le début jusqu'à la mort. Dans le premier, l'expectoration est muqueuse, *phthisie pituiteuse* (*phthisis pituitosa*), ou purulente, *phthisie purulente* (*phthisis purulenta*).

Des douleurs de poitrine accompagnent ordinairement la gêne de la respiration. Cependant, on ne les rencontre point toujours, de sorte qu'elles ne font pas partie essentielle du diagnostic.

La phthisie pulmonaire est la plus commune et la plus dangereuse de toutes les maladies chroniques. Elle fait périr un sixième des hommes, au moins dans les grandes villes. Sa durée varie beaucoup : chez certains sujets, elle ne dépasse point quelques mois, tandis que, chez d'autres, elle s'étend à des années entières. On la guérit très difficilement, et sa curabilité dépend principalement de la constitution. La phthisie constitutionnelle, héréditaire, ne guérit jamais complètement. Ici, le germe de la maladie réside dans l'organisation, et la vie entière n'est qu'un effort continuel pour développer ce germe, à l'agrandissement duquel contribuent toutes les autres maladies, même les plus légères. Chez les femmes, la phthisie peut durer long-temps sans compromettre l'existence, tant que les règles continuent de couler; mais, au temps de la ménopause, la malade est perdue.

On distingue trois périodes dans la phthisie pulmonaire:

Première période. *Phthisie commençante (phthisis incipiens, fiens)*; commencement, développement de la maladie. Cette période est la plus essentielle, celle qu'il importe le plus de savoir bien reconnaître, parce qu'il y a encore moyen de porter secours au malade, en prévenant le développement complet de la phthisie. Elle peut durer des années. Les états qui mènent à la phthisie pulmonaire sont très variés, et ils constituent autant de signes de cette première période. On peut les rapporter aux suivants :

1°. *Atonie des poumons;* la faiblesse, le relâchement des poumons déterminent un accroissement morbide de la sécrétion muqueuse, une blennorrhée, qui prend peu à peu le caractère purulent, et affecte le tissu même de l'organe. Les signes sont le retour fréquent des catarrhes, qui toujours amènent une expectoration muqueuse fort abondante et durent très long-temps.

2°. *Phlogose des poumons*; congestion sanguine chronique et état inflammatoire dans ces organes (*phthisis florida*). Tantôt la congestion est générale, et tantôt elle est bornée à la membrane muqueuse des bronches (*bronchitis chronica*). Elle provoque peu à peu le développement, ou des tubercules, ou de la suppuration, et par suite de la véritable phthisie pulmonaire. Les signes sont : une toux sèche, fréquente, des élancements passagers ou des douleurs brûlantes, qui reparaissent souvent dans la poitrine, le défaut de liberté de la respiration, un pouls toujours irrité, et auquel le moindre mouvement communique une grande accélération. La toux, les élancements et l'oppression augmentent chaque fois que le malade s'échauffe, se fatigue, parle, rit, éprouve des émotions morales, ou prend des liqueurs spiritueuses. Il suffit aussi de causes légères pour produire le crachement de sang.

3°. *Tubercules dans les poumons*. Ces tubercules passent

peu à peu à l'inflammation et à la suppuration, donnant lieu ainsi à la phthisie pulmonaire. Les signes sont absolument les mêmes que dans le cas précédent; seulement, il y a de plus, que les maux de poitrine augmentent dans certaines attitudes du corps, et que, de temps en temps, les crachats prennent un aspect tout particulier (V. *Phthisie tuberculeuse*).

4°. *État nerveux des poumons et du corps entier*. Le caractère nerveux et le désordre de l'action nerveuse finissent par influer tellement sur la nutrition, soit générale, soit pulmonaire, que les poumons subissent des dégénérescences diverses. Les signes sont : symptômes de l'état nerveux, prédisposition à la phthisie, amaigrissement considérable sans cause connue, toux sèche, fréquente, qui prend souvent un caractère spasmodique, même convulsif, douleurs passagères dans la poitrine, assez souvent crachement de sang de nature spasmodique, le tout sans rien qui annonce ni tendance à l'inflammation, ni fièvre. Chez certains sujets, on voit précéder un véritable marasme nerveux, qui gagne aussi les poumons, et qui finit par donner lieu au développement de la phthisie pulmonaire.

5°. *Consensus abdominal* (*phthisis abdominalis, ex hypochondriis*). Des maladies chroniques du bas-ventre, particulièrement les vices de la digestion et l'état muqueux de l'estomac, les obstructions du foie et les accumulations de bile ou de saburres, les obstructions de glandes et les congestions hémorroïdales, peuvent, quand les poumons sont prédisposés, entretenir, dans ces organes, des irritations et des congestions consensuelles permanentes, qui finissent par en attaquer le tissu même, et produire d'abord les apparences, puis la réalité de la phthisie pulmonaire. Les signes sont ceux qui annoncent la mauvaise digestion, l'état muqueux des premières voies, les maladies du foie et autres affections abdominales, avec toux chronique, sèche ou accompagnée de crachats muqueux, dyspnée, quelquefois même déjà amaigrissement, mouvements fébriles et sueurs nocturnes. Le principal signe consiste en ce que les maux de poitrine augmentent et diminuent dans la même proportion que ceux du bas-ventre, et qu'ils ne se ressentent pas des influences agissant directement sur les poumons, par exemple, du mouvement, de l'échauffement, de la parole, du rire, etc.

6°. *Métastases sur les poumons*. La suppression des hémorroïdes, des règles, de la goutte, du scorbut, des dartres, de la syphilis, des scrofules, d'anciens ulcères, de cautères, de flueurs blanches et d'autres sécrétions devenues habituelles, la crise incomplète de fièvres aiguës, surtout exanthématiques, etc., peuvent déterminer une métastase vers les poumons, qui trouble les fonctions de ces organes, exalte leur irritabilité, les affaiblit, frappe même leur nutrition d'anomalie, détermine ainsi des vices ou des lésions organiques, et produit de cette manière une disposition à toutes les espèces de phthisie pulmonaire. On reconnaît ce cas à ce que la suppression d'une autre maladie a été suivie de toux et de dyspnée, même de douleurs dans la poitrine.

SECONDE PÉRIODE. *Phthisie manifeste* (*phthisis manifesta*). Le principal signe est l'adjonction d'une *fièvre lente* (*febris lenta*) aux douleurs de poitrine. Cette fièvre a pour caractères les suivants; elle est continue rémittente (parfois intermittente, surtout dans les commencements), de manière que le pouls conserve de l'accélération pendant la rémission qui a lieu le matin; le soir, des frissons, dans la matinée des sueurs (quand la maladie augmente, il y a aussi une exacerbation vers le milieu de la journée), chaleur aux mains, rougeur circonscrite aux pommettes, surtout après avoir mangé, amaigrissement, faiblesse musculaire, appétit bon, qui s'accroît même en raison des progrès de l'émaciation, sérénité de l'esprit, insouciance pour tout ce qui concerne la santé, nul soupçon de danger, refus de croire à la phthisie pulmonaire. Les crachats prennent alors un caractère purulent; néanmoins, lorsque l'abcès est clos, la toux demeure sèche.

TROISIÈME PÉRIODE. *Phthisie déclarée* (*phthisis consumata*). Les principaux signes sont les symptômes de colliquation qui éclatent à cette époque : sueurs ruisselantes, le matin, qui épuisent les forces, diarrhée, urine trouble et couverte d'une pellicule grasse, redoublement de la fièvre; deux exacerbations par jour, l'une dans le milieu de la journée et l'autre le soir; prostration extrême des forces, émaciation rapidement portée au plus haut degré, crachats de plus en plus abondants, fétides, gêne toujours croissante de la respiration; l'appétit persiste et devient même plus vif; l'espérance se maintient aussi. Chez les femmes, cessation du flux menstruel.

On voit enfin paraître les signes précurseurs de la mort; enflure des extrémités inférieures, raucité de la voix, symptômes d'angine, aphthes, diarrhée colliquative de plus en plus abondante, dyspnée excessive, stertoration, cessation des crachats. Enfin, mort par suffocation, rapide ou lente, quelquefois avec hémorrhagie.

Pathogénie. La cause prochaine de la phthisie pulmonaire est un état morbide, dynamique ou organique, des poumons, qui les rend incapables d'accomplir leur fonction, de présider à l'élaboration et à l'animation du sang. La cause fondamentale de cette maladie, et surtout de sa fréquence, comme aussi des dangers qu'elle entraîne, se lie à l'organisation, à la situation et aux fonctions des poumons eux-mêmes. Ces organes sont ceux de tous qui reçoivent le plus de sang, puisque la masse entière de ce liquide est obligée de les traverser; aussi sont-ils plus que tout autre disposés aux congestions sanguines et aux inflammations. D'ailleurs, ils ont un tissu extrêmement délicat, lâche, riche en vaisseaux; ils sécrétent et résorbent à la fois; jamais ils ne se reposent, et sans cesse ils subissent des alternatives d'affaissement sur eux-mêmes et d'expansion plus ou moins considérable; de sorte qu'ils sont très exposés aux stagnations, aux extravasations, aux déchirures, aux anomalies de la sécrétion et de la nutrition, et que leurs plaies, leurs ulcères guérissent avec beaucoup de peine. Enfin leur position les range parmi les parties superficielles du corps, ce qui fait qu'ils sont immédiatement exposés à toutes les lésions extérieures, à toutes les influences nuisibles de l'atmosphère et des substances diverses dont celle-ci peut être chargée.

La maladie pulmonaire elle-même qui fonde la phthisie, peut être une inflammation chronique, une adynamie, des tubercules, une suppuration.

Les causes éloignées sont, les unes prédisposantes, et les autres occasionelles.

Parmi les causes prédisposantes, on distingue :

1°. La *prédisposition*, qui se place au premier rang. Il y a une prédisposition à la phthisie pulmonaire qui fait que l'homme chez lequel elle existe peut être atteint de cette maladie sous l'influence de la moindre cause, par exemple d'un catarrhe, tandis qu'un autre individu, chez lequel on ne la remarque point, ne devient point phthisique, même après que les poumons ont reçu les plus graves atteintes, par exemple des blessures. La prédisposition est quelquefois si forte que la vie entière du sujet n'est pour ainsi dire qu'une tendance continuelle à la production de la phthisie, que tout conspire à faire naître chez lui cette maladie, et qu'il ne peut y échapper.

Elle consiste en ce que nous avons appelé la constitution phthisique, dont les caractères se trouvent exposés ailleurs.

2°. L'*hérédité*. Nulle maladie n'est plus encline que celle-ci à se transmettre par la voie de la génération; mais il faut pour cela que les parents, ou du moins l'un d'eux, aient été phthisiques avant la procréation. On trouve des familles entières dont tous les membres deviennent victimes de la phthisie pulmonaire.

3°. L'*âge*. La jeunesse, à partir de la puberté, depuis seize ans jusqu'à vingt-cinq ou trente. La vie du sang prédomine alors, et les passions font toujours refluer ce liquide vers le cœur et les poumons. Aussi est-ce à cette époque de la vie qu'on observe le plus de phthisiques. Plus tard, les mêmes causes occasionelles déterminent bien moins fréquemment cette maladie, et, chez les personnes avancées en âge, elles produisent l'asthme de préférence.

4° La *rapidité de la croissance*. On ne saurait croire combien un accroissement rapide dispose à la phthisie pulmonaire, surtout quand la poitrine ne s'élargit pas en proportion de l'élongation du corps, ce qui est le cas ordinaire. Aussi est-ce alors qu'il faut éviter avec le plus de soin de s'exposer aux causes occasionelles. Les sujets élancés sont plus sujets à la phthisie que les individus trapus.

5°. Les *qualités de l'air*, le *climat*. Dans une maladie de l'organe aérien, les qualités de l'air ne peuvent manquer d'avoir une grande importance. Une atmosphère habituellement humide, renfermée, viciée, et surtout imprégnée d'émanations animales, dispose à la phthisie pulmonaire; la preuve en est fournie par la fréquence de cette maladie dans les cités populeuses. La proportion est de 1 à 10. Un climat septentrional et humide dispose aussi davantage à la phthisie qu'un climat méridional. C'est un fait bien démontré que les latitudes boréales favorisent surtout le développement des maladies pulmonaires, et les latitudes rapprochées de l'équateur, celui des affections du foie et du bas-ventre.

6°. Le *genre de vie*. Les occupations, quelles qu'elles soient, qui s'accomplissent dans les lieux renfermés, disposent plus à la phthisie que les travaux en plein air; il en est de même de la vie luxueuse et déréglée des grandes villes.

7°. L'*échauffement habituel des poumons* par la danse, la course, le chant (surtout chez les femmes, à l'époque de la puberté, de la menstruation), par l'usage des boissons spiritueuses.

8°. La *jouissance prématurée des plaisirs vénériens*, *l'accouchement précoce*, *l'allaitement trop prolongé*.

9°. La *disposition des poumons aux catarrhes*, qui s'annonce par la fréquence et la longue durée de ces derniers.

10°. *Faiblesse locale des poumons*, indiquée soit par les mêmes phénomènes que la précédente, soit par la facilité avec laquelle l'individu s'essouffle quand il court, monte un escalier ou gravit une montagne;

11°. La *disposition aux scrofules*, qui fait que la moindre cause développe des tubercules dans les poumons;

12°. Les *déviations du rachis*, les *déformations rachitiques du thorax*, qui gênent l'expansion et le libre jeu des poumons.

Ces causes peuvent produire la phthisie pulmonaire par elles-mêmes, et par le seul fait d'une action de plus en plus forte de leur part. Mais fréquemment, la manifestation de la maladie est déterminée par les causes occasionelles suivantes, qui, d'ailleurs, sont aptes aussi à provoquer seules la maladie, quoiqu'elles le fassent moins souvent que les précédentes, lorsque la constitution n'y est point prédisposée.

1°. La plus fréquente de toutes est le *catarrhe négligé*. On pourrait citer d'innombrables exemples de phthisies pulmonaires dont le début n'a été qu'une toux catarrhale ordinaire, qui ne cessait jamais, des causes sans cesse renouvelées la reproduisant pour ainsi dire à chaque instant, jusqu'à ce qu'enfin elle se transformât en phthisie par une transition insensible. Tissot dit, avec raison, qu'il périt ainsi plus d'hommes du catarrhe que de la peste. Mon expérience me porte à évaluer au tiers des phthisiques le nombre de ceux chez lesquels la maladie a été occasionée par un catarrhe.

2°. *Hémoptysie*. Tout individu prédisposé à la phthisie, chez lequel un crachement de sang se déclare, marche certainement à cette maladie : c'est le signal du passage à celle-ci.

3°. *Inflammation du poumon*. Elle peut déterminer une pneumonie chronique, une blennorrhée pulmonaire, des tubercules, une suppuration, par conséquent, toutes les espèces de phthisie pulmonaire.

4°. *Excitation de violentes congestions sanguines vers les poumons*, par l'échauffement du corps, par les efforts que le chant, les cris, le jeu des instruments imposent aux poumons, par les boissons spiritueuses, par l'abus de la pipe.

5°. *Inspiration de matières âcres*, irritantes, telles que poussières, vapeurs chimiques, métalliques.

6°. *Blessures, contusions de la poitrine.*

7°. *Métastases vers les poumons.* Tous les principes morbifiques qui se jettent sur les poumons, peuvent provoquer la phthisie pulmonaire. Tels sont les principes arthritique, rhumatismal, scrofuleux, syphilitique, psorique. Ici se rangent encore la suppression d'évacuations sanguines habituelles, des hémorroïdes, des règles, la suspension des premiers efforts de la nature pour établir le flux menstruel, la suppression trop brusque d'un flux muqueux devenu habituel, des flueurs blanches, de la dysenterie, de la diarrhée, celle d'une fièvre intermittente. La manie chronique se termine fort souvent par la phthisie pulmonaire.

8°. La *rougeole* est, après le catarrhe, la cause occasionelle la plus fréquente de la phthisie pulmonaire. Cet effet de sa part est dû, en partie, à la formation des tubercules, dont il lui arrive si souvent de déterminer le développement.

9°. Enfin, nous devons encore signaler le *principe contagieux* de la phthisie. On ne niera pas que, quand la phthisie ulcéreuse est parvenue à un haut degré, il peut s'échapper des poumons un principe contagieux, susceptible de transmettre la maladie, non pas à tous les individus indistinctement, mais à ceux qui y sont prédisposés. Ce principe est même susceptible d'adhérer aux objets qui ont servi longtemps à coucher ou vêtir les malades, et avec lesquels il devient transportable, plus facilement néanmoins dans les pays méridionaux que dans les contrées septentrionales.

Sur la pathogénie repose une distinction de la plus haute importance pour le pronostic et la thérapeutique, celle qu'on établit entre la *phthisie constitutionnelle* (*phthisis constitutionalis*) et la *phthisie accidentelle* (*phthisis accidentalis*). La première est celle que la complexion, l'hérédité et toutes les prédispositions matérielles infusent en quelque sorte à l'organisme, qui, durant la vie entière, tend sans cesse à se développer, qu'on peut bien enrayer, mais jamais arrêter complètement, et qui, une fois éclatée, résiste à tous les moyens de traitement. L'autre, au contraire, peut être guérie, quand les circonstances sont d'ailleurs favorables; on a même vu des hommes avoir les poumons traversés d'outre en outre par une balle, sans devenir phthisiques.

La plus importante de toutes les divisions pour la pratique, est celle en phthisie floride, purulente, tuberculeuse et pituiteuse.

Thérapeutique. Dans le traitement, il faut bien distinguer l'une de l'autre la *phthisie commençante* et la *phthisie confirmée*.

Autant il est certain qu'on guérit rarement la phthisie confirmée, autant il l'est qu'on peut en prévenir le développement.

Disposition à la phthisie, phthisie commençante (*phthisiosis*). Les signes généraux de cette période sont: essoufflement au moindre mouvement, perte d'haleine en montant un escalier ou gravissant une montagne, impossibilité de retenir long-temps sa respiration, de faire des inspirations profondes, de courir, de parler long-temps, ou d'imposer un exercice actif quelconque aux poumons, sans éprouver le besoin de tousser, que provoquent également les affections morales; chaleur aux mains et aux joues après les repas; rougeur circonscrite des pommettes; vitesse du pouls, qui devient fréquent à la moindre cause; rougeur inaccoutumée de la langue, indifférence pour les maladies, surtout celles des poumons; constitution phthisique, prédisposition héréditaire.

A cette époque, le traitement est purement prophylactique, le seul, pour ainsi dire, qui admette la phthisie pulmonaire. L'art peut encore être secourable en prévenant le développement réel de la maladie. Une foule d'exemples me l'ont démontré, et, malgré une prédisposition constante à la phthisie, on peut éviter l'écueil pendant le cours entier de la vie, d'autant mieux que cette prédisposition va toujours en diminuant avec l'âge. L'essentiel est de passer heureusement la trentième année. Mais il faut pour cela des soins assidus de la part du médecin et une résignation sans bornes de la part du malade.

Le traitement est de deux sortes, *général* et *spécial*.

Les principes fondamentaux du *traitement général* sont d'éviter tout ce qui pourrait augmenter la congestion sanguine vers les poumons, de fortifier convenablement ces organes, et de détourner d'eux toutes les influences capables de les rendre malades. Pour arriver à ce but, on évite les mouvements violents et échauffants, surtout la danse, la course, l'escrime (qui fatigue beaucoup les bras), le chant, les éclats de voix, les boissons échauffantes et spiritueuses; on recherche le grand air, en fuyant toutefois les vents âpres et froids du nord-est, on habite de préférence à la campagne, on prend du lait en abondance, on s'assujettit à un régime plutôt végétal qu'animal, on porte des gilets de flanelle sur la peau et des bas de laine. Il faut s'abstenir du coït, ou n'en user qu'avec la plus grande réserve, éviter en général toutes les émotions morales vives, se livrer modérément à l'exercice du cheval, recourir à une petite saignée dès qu'il se manifeste le moindre signe d'état inflammatoire dans la poitrine, et porter pendant plusieurs années un cautère au bras.

Sous le rapport du *traitement spécial*, on doit distinguer avec soin les cas suivants :

1°. Le malade éprouve souvent des élancements passagers dans la poitrine, ou une sensation de chaleur brûlante dans un point de cette cavité; il a une toux sèche, son pouls est toujours irrité, ses joues sont rouges, et parfois même il crache du sang. Dans ce cas, il y a disposition à la *phthisie floride* ou à la *phthisie tuberculeuse;* il existe une tendance continuelle à de petites inflammations pulmonaires, qu'il faut arrêter dès leur début, afin de prévenir l'accroissement des tubercules et leur passage à la suppuration. Le principal est de pratiquer au bras une saignée de quatre à six onces dès qu'il se manifeste la moindre douleur dans la poitrine, ou que la dyspnée augmente un peu, et de prescrire pendant quelques jours un repos absolu, un régime rafraîchissant et des antiphlogistiques (nitre, tartre tartarisé, avec eau distillée de laurier-cerise, digitale, nº 116). On met le malade à l'usage du petit-lait et du lait, celui d'ânesse surtout ; on lui fait prendre du suc de concombre, au printemps du suc frais de pas-d'âne, de cerfeuil ou de bourrache, l'eau de Selters, coupée avec du lait, l'eau saline d'Egra; si la constitution est très encline à l'état phlogistique, on s'abstient de toute eau minérale contenant la moindre parcelle de fer. A l'aide de ces moyens diététiques, et par de petites saignées repétées tous les mois ou toutes les six semaines, je suis plus d'une fois parvenu à prévenir le développement de la phthisie ; l'un de ces malades fut saigné trente fois depuis l'âge de seize ans jusqu'à sa vingtième année. Quand l'individu est prédisposé à la phthisie tuberculeuse, on emploie avec avantage les eaux minérales d'Ems, prises avec du petit-lait.

2°. Le malade a de la disposition à être atteint de la phthisie atonique, pituiteuse. Ce qu'il y a de mieux en pareil cas, c'est de continuer pendant long-temps l'usage de la gelée de lichen d'Islande préparé soit à l'eau soit au lait. On évite, en outre, les boissons chaudes et les appartements trop échauffés, surtout pendant la nuit. L'équitation produit ici d'excellents effets, ainsi que des lectures à haute voix, pour exercer journellement les poumons. Quand l'atonie est portée à un haut degré, il y a même utilité de boire froid et de pratiquer des lotions froides sur la poitrine.

3°. Parmi les phthisies métastatiques, la plus commune est la phthisie catarrhale et rhumatismale. Ici la douce-amère agit comme un vrai spécifique. On l'emploie seule (n° 34), s'il existe une disposition phlogistique, et associée au lichen d'Islande (n° 37), quand il y a simultanément atonie. On applique sur la poitrine un vésicatoire, dont on entretient pendant long-temps la suppuration, et s'il y a de la tendance à l'inflammation, on pose des sangsues, ou l'on pratique une saignée. Si ces moyens demeurent sans effet, le garou, appliqué plusieurs mois de suite aux deux bras, est un des plus puissants révulsifs.

Les autres métastases, arthritique, psorique, scrofuleuse, etc., doivent être traitées de la même manière, mais en ayant toujours égard, d'abord à leur caractère spécifique, qui réclamera l'association, par exemple, du soufre dans la métastase psorique, ou du muriate de baryte dans la métastase scrofuleuse, ensuite au caractère dynamique, suivant qu'il sera phlogistique ou atonique. Les hémorrhagies supprimées, menstrues, hémorroïdes ou autres, devront être rétablies ou compensées.

4°. Dans la tendance à la phthisie nerveuse, on emploie avec succès la diète lactée, le séjour à la campagne, les bains tièdes, l'équitation, le lait d'ânesse; quand les nerfs sont très affaiblis, le quinquina, en infusion froide; lorsque l'amaigrissement est considérable, les gélatineux, les restaurants, l'orge préparée, le salep, l'arrow-root, le bouillon de colimaçons, les huitres; quand il y a une grande exaltation de l'irritabilité pulmonaire, avec fréquents accès de toux, la jusquiame, l'eau de laurier-cerise (qui convient ici d'une manière toute spéciale), et même, pendant un laps de temps fort court, l'opium à petites doses, pour calmer la toux.

5°. Dans la tendance à la phthisie abdominale, on met en usage les lavements viscéraux, les fondants doux, les solutions d'extraits de pissenlit, de marrube et de chiendent, le suc frais de ces plantes, la terre foliée de tartre, les eaux minérales de Marienbad, d'Egra, de Selters, d'Ems. (V. *Hypocondrie.*)

Phthisie confirmée (*phthisis formata s. manifesta*).

Les principaux signes sont l'apparition de la fièvre lente et celle des sueurs du matin.

Les indications fondamentales, dans toute phthisie pulmonaire, sont :

1°. *Amender et guérir la lésion locale du poumon*, que ce soit une induration, une suppuration ou une blennorrhée.

2°. *Diminuer la fièvre, et la traiter convenablement.*

3°. *Réparer les sucs perdus* par des moyens appropriés de restauration et de nutrition.

Lorsqu'on entreprend le traitement d'une phthisie pulmonaire, il ne faut pas, comme font la plupart des médecins, se laisser dominer par l'idée que la guérison présente peu de chances, car un pareil doute brise le courage, paralyse les ressources de l'esprit, et éteint jusqu'au désir de rien entreprendre. On doit, au contraire, se pénétrer de celle que *toute phthisie, même la purulente, est curable.* Des faits authentiques l'ont démontré sans réplique ; à l'ouverture de corps (ce dont j'ai moi-même été témoin), on a trouvé des portions considérables de l'organe pulmonaire détruites par la suppuration, et remplacées par une cicatrice parfaite, chez des personnes qui s'étaient très bien servi depuis de leurs poumons. Ainsi, ne perdons jamais ni l'espérance, ni le courage, et faisons tout ce qui dépend de nous pour atteindre le but.

Le premier soin doit être de chercher quelle est la nature de l'affection dont les poumons sont atteints, ou, ce qui revient au même, à quelle espèce de phthisie se rapporte le cas qu'on a sous les yeux.

1°. *Phthisie pulmonaire purulente* (*phthisis pulmonalis purulenta*).

Le seul caractère distinctif est l'*expectoration d'une matière purulente* ; mais le diagnostic présente souvent de grandes difficultés, surtout au commencement, et quand la sécrétion purulente vient de la surface des ramifications bronchiques. On a conseillé d'appeler à son secours l'action chimique des alcalis et des acides sur les crachats ; cette espèce d'analyse est trompeuse, tant parce qu'on n'obtient pas le pus pur, mais mêlé avec des mucosités, que parce que le mucus sécrété par les membranes muqueuses enflammées fournit les mêmes résultats au chimiste. Les caractères physiques sont donc ceux sur lesquels on doit le plus compter: *saveur douceâtre ou salée des crachats, qui exhalent une mauvaise odeur et tombent au fond de l'eau* (salée surtout), *tandis que le mucus surnage, outre qu'il file entre les doigts.*

La *première* et *principale indication* est d'employer les restaurants gélatineux, non ceux qui proviennent de la classe des animaux à sang chaud, parce qu'ils stimulent trop le sang et exaspèrent la fièvre, mais ceux qui tirent leur origine des végétaux et de la classe des animaux à sang froid; le petit-lait, le lait, surtout à sa sortie des glandes mammaires, et de préférence celui d'ânesse ou de femme; soir et matin, une cuillerée à bouche de farine d'orge préparée, cuite dans quelques tasses de lait, en ayant soin de tourner toujours, comme pour faire de la bouillie; la gelée de lichen d'Islande, spécialement celle qui est faite au lait et sucrée, à la dose de deux ou trois onces par jour; le salep, la décoction d'avoine (on fait bouillir, à trois reprises différentes, une poignée d'avoine dans une chopine d'eau, qu'on jette chaque fois, puis on fait cuire le grain dans de nouvelle eau, jusqu'à ce qu'il crève, on passe la liqueur, et on y ajoute deux cuillerées de lait, avec une cuillerée de miel), la gelée de carragaheen, le bouillon de colimaçons, les huitres. Ces moyens servent, non-seulement à réparer la perte que le malade fait en forces et en humeurs, principalement en lymphe nutritive consommée par la suppuration, mais encore à guérir l'ulcère, résultat que nous les voyons effectivement produire dans les ulcérations extérieures.

La *seconde indication* est de guérir l'ulcère du poumon; on la remplit en partie par les moyens qui viennent d'être indiqués, en partie aussi par des substances qui agissent directement dans ce sens, et portent le nom d'antiphthisiques. Mais il faut apporter ici la plus grande circonspection, et savoir bien distinguer l'un de l'autre les deux caractères, si différents, de la phthisie pulmonaire, la phlogose et l'atonie, car les médicaments à mettre en usage ne sont point les mêmes dans ces deux cas. Dans la phthisie phlogistique, on n'emploie que des antiphthisiques antiphlogistiques, c'est-à-dire, incapables de provoquer aucune irritation inflammatoire, soit dans les poumons, soit dans le système sanguin, ni par conséquent d'accroître la fièvre et d'exaspérer l'inflammation locale. Les antiphthisiques irritants et échauffants ne conviennent que dans la phthisie atonique.

Les moyens les plus importants de la première classe, ceux dont l'expérience a constaté l'efficacité dans certains cas, sont les semences de *phellandrium aquaticum* (dont j'ai moi-même éprouvé les vertus spéciales, mais en les administrant à hautes doses, depuis un scrupule jusqu'à deux gros par jour en poudre, ou une demi-once en décoction), les feuilles de digitale pourprée, l'eau de Selters, avec du lait ou du petit-lait, celles d'Ems, celles d'Egra, celles de la haute Silésie, l'eau de chaux mêlée avec du lait, le chlorure de chaux, (n° 117), depuis un demi-gros jusqu'à un gros par jour, dissous dans l'eau, avec l'eau distillée de laurier-cerise, le suc de concombre, à la dose de deux ou trois onces, quatre fois par jour (moyen fort énergique), les sucs frais de cerfeuil et de pas-d'âne, la douce-amère, les acides minéraux, l'acétate de plomb (n°. 118).

Les moyens les plus éprouvés, parmi ceux de la seconde classe, c'est-à-dire parmi les échauffants, sont la myrrhe (incontestablement le meilleur, et celui en faveur duquel l'expérience parle le plus haut ; n°. 119), le baume de la Mecque, celui de Copahu, celui du Pérou, l'asphalte (huile d'asphalte à la dose d'une à trois gouttes par jour, broyée avec du sucre), la créosote, qui ressemble beaucoup à la précédente (à la dose de deux ou trois grains), l'arnica, le fer (remède de Griffith). Mais il faut constamment être sur ses gardes lorsqu'on emploie tous ces moyens, et bien s'assurer qu'ils ne provoquent pas des élancements ou des douleurs dans la poitrine, qu'ils n'accroissent pas la difficulté de respirer, qu'il n'exaspèrent point la fièvre; car, s'ils produisaient l'un ou l'autre de ces effets, on devrait les suspendre sur-le-champ, autrement ils ne feraient qu'augmenter l'inflammation dans les poumons et hâter l'instant de la mort.

Outre ces moyens internes, on emploie encore, pour favoriser la guérison de l'ulcère pulmonaire, les applications locales, qui se pratiquent en faisant inspirer des vapeurs, des fumées balsamiques et diverses espèces de gaz. Les vapeurs les plus efficaces sont celles de feuilles d'hysope ou de marjolaine, de semences de fenouil, de myrrhe bouillie dans l'eau ; l'habitation continuelle dans une chambre où l'on fait bouillir de temps en temps du goudron, est un moyen dont mon expérience personnelle me permet d'attester les bons effets. On se trouve bien aussi de faire respirer l'acide carbonique et le chlore, d'enfermer le malade dans une étable, de lui faire prendre l'air de la mer (principalement dans un voyage sur mer), de l'envoyer dans un pays où règne une chaleur uniforme, à Nice, à Hières, à Pise, à Madère. Mais, sous ce dernier point de vue, le climat n'est point indifférent; la phthisie purulente s'accommode mieux des pays peu élevés au-dessus du niveau de la mer (Rome, Pise); la phthisie tuberculeuse, la bronchite chronique et la blennorrhée plumonaire, d'un air sec (Nice).

Il importe d'avoir égard à l'*attitude dans laquelle le pus s'écoule avec le plus de facilité*. On la reconnaît à ce qu'elle est celle qui fait le plus tousser et cracher. Quoique le malade évite ordinairement de se coucher sur ce côté, il devra le faire plusieurs fois par jour, et y rester aussi long-temps qu'il le pourra supporter.

Les mouvements passifs, l'équitation, l'escarpolette, les promenades en bateau, les voyages sur mer, sont utiles.

On doit *faciliter les crachats*. La *libre expectoration du pus* est une condition essentielle du traitement sous deux rapports : d'abord, parce qu'elle contribue à la mondification et à la cicatrisation de l'ulcère pulmonaire; en second lieu, parce qu'elle diminue la fièvre et prévient la colliquation. Quand les crachats sortent aisément, il n'est plus besoin que de faire boire en abondance une tisane délayante et légèrement résolutive, par exemple une décoction d'orge, de chiendent ou d'avoine, de l'eau de Selters coupée avec du lait, et d'éviter tout ce qui pourrait ou refroidir ou échauffer. Mais si les crachats s'arrêtent, il faut chercher quelle peut être la cause, et agir en conséquence de celle qu'on découvre. C'est tantôt la *trop grande viscosité du mucus*, ce qu'on reconnaît à la nature des crachats; il faut alors faire respirer des vapeurs émollientes chaudes, prescrire le kermès minéral, l'oximel scillitique, avec le sirop de guimauve et l'ammoniaque liquide anisée, l'émulsion de gomme ammoniaque, et des boissons abondantes; tantôt une *irritation accessoire*, le plus souvent *gastrique*, qui indique les laxatifs doux, la manne, le tartre tartarisé, et, au besoin, les vomitifs; fréquemment aussi une irritation *catarrho-rhumatismale*, qu'on reconnaît à la co-existence des symptômes du catarrhe ou du rhumatisme, et à la fréquence de la toux, qui n'amène au dehors qu'une petite quantité de sérosité ténue et âcre, cas dans lequel il faut appliquer le traitement du catarrhe, faire boire beaucoup de gruau d'avoine, avec la réglisse, la douce-amère, et appliquer un vésicatoire sur la poitrine; quelquefois un *état spasmodique* ou *nerveux*, qu'annonce une toux quinteuse violente, sans symptômes d'inflammation, et qui réclame la jusquiame, l'eau de laurier-cerise, l'opium; dans certains cas, une *inflammation*, trahie par l'accroissement de la fièvre, de l'anxiété et de la dyspnée, par des élancements ou de l'ardeur dans la poitrine, et qui oblige de recourir aux antiphlogistiques, aux sangsues, même à de petites saignées; dans d'autres, enfin, la *débilité*, qui se dénote par l'absence d'autres causes, la faiblesse du pouls et des autres fonctions, et que l'on combat par la gomme ammoniaque, l'arnica, l'ammoniaque anisée, les fleurs de benjoin.

Les exutoires ont souvent une efficacité extraordinaire, surtout au début et dans les phthisies métastatiques (par exemple, rhumatismales, psoriques, etc.), où ils peuvent opérer le déplacement de la suppuration, et la faire passer du dedans à l'extérieur. On a des exemples de phthisiques qui ont été guéris par de graves brûlures accidentelles, suivies d'une suppuration prolongée. Le mieux est d'établir un cautère ou un séton sur le point de la poitrine où le malade ressent le plus de douleurs. Seulement on doit éviter ces moyens quand le sujet a déjà perdu une grande partie de ses forces, ou lorsqu'on s'aperçoit que la suppuration provoquée par eux l'affaiblit trop.

Enfin on ouvre la collection purulente, quand elle se prononce à l'extérieur, et qu'elle détermine de la tuméfaction ou de la fluctuation entre les côtes (V. *Vomique*).

La *troisième indication* est de *diminuer la fièvre et l'état inflammatoire, tant local que général, des poumons, qui l'accompagne*. Les causes fondamentales de la fièvre lente sont la perte des humeurs, l'irritation causée par le pus résorbé, et l'irritation inflammatoire due à l'ulcère pulmonaire. On ne peut faire cesser ces causes, ni par conséquent mettre un terme à la fièvre, qu'en guérissant la maladie. Mais il y a possibilité de borner les progrès de la fièvre, ce qui procure le grand avantage d'arrêter aussi ceux de la débilitation et de l'émaciation. Le point important ici est de reconnaître les causes. La plus ordinaire est l'*augmentation de l'état phlogistique du sang*. Aussi les moyens rafraîchissants, mais non débilitants, sont-ils ceux qui conviennent le mieux, tels que le tartre tartarisé, les potions avec le sous-carbonate de potasse, ou mieux encore les yeux d'écrevisse et le suc de citron (n°. 120). Quelquefois la fièvre lente dépend d'un accroissement de l'inflammation locale au pourtour de l'ulcère pulmonaire, ce qu'on reconnaît aux douleurs, aux élancements que le malade éprouve sur ce point, et à la difficulté avec laquelle il respire. En pareil cas, ce qui réussit le mieux, c'est une application de sangsues à l'endroit de la douleur, ou une petite saignée du bras. De petites saignées d'une palette, tous les mois, sont un moyen non-seulement de diminuer la fièvre hectique, mais encore de prolonger la vie, et même parfois encore d'obtenir la guérison. Pour abattre la phlogose générale, on peut aussi avoir recours aux acides minéraux, spécialement à l'élixir acide de Haller, étendu d'une grande quantité d'eau et mêlé avec une substance mucilagineuse. On doit seulement prendre garde qu'ils n'exaspèrent la toux ou ne provoquent la diarrhée. Si l'on découvre une *complication gastrique*, qu'il n'est pas rare de voir associée à l'état phthisique, et dont les signes ne diffèrent pas de ceux qui l'annoncent généralement, on administre des laxatifs doux, ou même, si le cas l'exige, un léger vomitif, qui sont alors d'excellents moyens de procurer un peu de soulagement. Enfin, l'accroissement de la fièvre peut tenir aussi à l'augmentation de la faiblesse et de la colliquation; c'est le cas de recourir particulièrement à l'élixir acide et aux gélatineux (V. *Dernière période*).

Tout en suivant cette méthode générale de traitement, on ne négligera jamais d'avoir égard au caractère *spécifique* que la maladie pourrait présenter : si, par exemple, elle avait un caractère *psorique*, on associerait aux moyens précédents le soufre et les exutoires; si un *syphilitique*, on administrerait du mercure; si un *scrofuleux*, on donnerait la ciguë, le muriate de baryte, etc.

Le *traitement palliatif* de la phthisie pulmonaire, qui consiste à calmer les symptômes les plus fatigants ou les plus dangereux, a d'autant plus d'importance qu'il est souvent la seule ressource qui reste au médecin.

Le plus pénible de tous les symptômes est la *toux*. Elle se rattache bien à la maladie par des liens inséparables ; mais elle peut acquérir assez de violence pour mériter une attention particulière, attendu qu'alors, outre les tourments qu'elle inflige au malade, elle l'expose encore à une nouvelle inflammation de l'ulcère pulmonaire et au crachement de sang. Les moyens à mettre en usage pour la calmer varient suivant les causes qui contribuent à l'exaspérer (V. *Vomique*).

Après elle viennent les *sueurs matinales*. Ces sueurs sont inséparables aussi de la maladie ; mais, quand elles deviennent excessives, il faut y porter remède. L'essentiel pour cela est que le malade se couvre légèrement, qu'il quitte le lit de bonne heure, et que sa chambre soit bien aérée. On peut aussi employer de légers laxatifs et les acides minéraux (élixir acide de Haller), l'infusion de sauge, l'alun, l'agaric blanc, à la dose de quatre à trente grains par jour.

La *diarrhée* est un des principaux signes qui annoncent la colliquation ; elle affaiblit considérablement, et par ce motif on doit l'arrêter. Pour cela on évite tous les aliments fermentants et acidules, on prescrit le simarouba, la racine d'arnica, le ratanhia, l'eau de chaux. Le plus sûr de tous les moyens est l'opium, et la meilleure manière de l'administrer en lavements, avec du lait, parce qu'introduit dans l'estomac il pourrait exercer une influence nuisible sur l'économie entière. Cependant la diarrhée dépend quelquefois d'un refroidissement ou d'une indigestion, et alors elle demande à être traitée en conséquence.

Le *crachement de sang* doit être traité d'après les causes qui l'ont provoqué, inflammation, irritation gastrique, érosion des vaisseaux par le travail de la suppuration, colliquation (V. *Hémoptysie*).

Enfin les *aphthes* sont un symptôme très douloureux, qui se manifeste durant la dernière période. Le remède le plus efficace est le borax, avec du sirop de mûres ; s'il échoue, on promène sur les ulcères un pinceau imbibé d'une dissolution de vitriol blanc et de cachou dans le sirop de guimauve (n°. 121).

Dernière période.

Durant cette période, le traitement se réduit en réalité à *aplanir le chemin qui mène au tombeau*, car il n'y a plus de guérison possible. Mais on peut encore adoucir les nombreuses souffrances du malade, dont les plus cruelles sont celles que lui causent les aphthes et les étouffements. On continue donc d'apaiser les symptômes qui viennent d'être passés en revue. Après les moyens qu'ils réclament, l'opium seul a la puissance d'enlever au malade le sentiment de ses maux physiques, en le transportant dans un monde idéal où la douleur est inconnue. Qui voudrait, sans lui, être le médecin d'un phthisique ! Le praticien n'en a pas moins besoin que le malade. C'est un trésor inappréciable, et que rien ne saurait remplacer ; le ciel nous l'a donné pour soustraire les pauvres malades aux souffrances d'ici-bas, avant que la mort vienne trancher le fil de leur existence.

VOMIQUE.

(Vomica.)

L'ulcère pulmonaire n'est pas toujours ouvert : il forme quelquefois une collection purulente enveloppée de membranes plus ou moins solides. Cette *vomique*, comme on l'appelle, est le résultat ou d'une inflammation du parenchyme de l'organe, ou de la fonte d'un tubercule qui, après avoir subi ses différentes métamorphoses, est enfin tombé en suppuration. Dans ce dernier cas, il y a ordinairement plusieurs vomiques à la fois. On peut en porter une toute sa vie sans le savoir, sans qu'elle se décèle par aucun symptôme, si ce n'est tout au plus par un peu de toux et par une légère difficulté de respirer. Mais, en général, elle crève, et l'homme, qui jusqu'alors ne se doutait de rien, crache tout à coup du pus. Cette rupture peut donner lieu à deux ordres de phénomènes.

Tantôt il s'épanche subitement dans les bronches une quantité de matière purulente assez considérable pour produire la suffocation. On voit alors éclater d'une manière brusque tous les symptômes du catarrhe suffocant (V. *Catarrhe suffocant*). Le traitement consiste à débarrasser le plutôt possible les bronches du pus qui les engoue, et à prévenir la suffocation imminente, par la saignée, les vomitifs, les vapeurs chaudes, une attitude favorable.

Tantôt l'expectoration du pus s'accomplit peu à peu par l'un des cinq modes suivants :

1°. Le kyste se vide entièrement, puis revient peu à peu sur lui-même, et se cicatrise. La guérison est complète dans ce cas.

2°. L'expectoration purulente continue, mais la vomique, entourée d'une membrane résistante, n'influe ni sur le reste de la substance pulmonaire, ni sur l'organisme entier ; c'est une sorte d'exutoire, une caverne isolée, dans laquelle il se sécrète journellement une certaine quantité de pus. Le malade crache chaque jour du pus, qui répand souvent une odeur infecte, mais il peut vivre pendant dix, vingt ans, et même plus, en jouissant, d'ailleurs, d'une santé parfaite.

3°. Il se forme un ulcère qui ronge la substance pulmonaire. Le malade continue de cracher du pus, et l'on voit en même temps se déclarer tous les symptômes de la phthisie purulente confirmée.

4°. La vomique s'était développée dès le principe à la surface du poumon, entre lui et la plèvre, ou bien le pus a fusé peu à peu du dedans au dehors, et provoqué une inflammation, dont une adhérence de la plèvre a été la suite. Ici le diagnostic est difficile au début, car il arrive souvent que le malade souffre peu de la poitrine, que sa respiration n'est pas très gênée, qu'il a peu ou même point de toux. La persistance de la fièvre, l'amaigrissement, la rougeur de l'urine et la difficulté de rester couché sur le côté opposé, inspirent seuls des soupçons; le stéthoscope peut aussi fournir quelques lumières. Mais si la collection augmente, il résulte de là une distension du côté de la poitrine, une forte chaleur dans cette partie, puis une tumeur qui apparaît entre les côtes, enfin une fluctuation bien manifeste, et l'abcès s'ouvre de lui-même, ou l'art en procure l'ouverture (opération de l'empyème). Il peut arriver alors que le foyer se vide entièrement, et que la guérison soit complète.

5°. Enfin, le malade expectore une vomique, et éprouve un instant de calme; mais bientôt un second kyste s'ouvre à son tour, et ainsi de suite, jusqu'à la désorganisation complète du poumon. Ce cas a lieu dans la phthisie tuberculeuse, où sans cesse il passe de nouveaux tubercules à l'état de suppuration.

Dans certaines circonstances rares, le pus est résorbé, une métastase surprenante l'amène au dehors par la voie des urines ou des selles, et le malade guérit parfaitement.

Il en est de même dans toutes les suppurations de viscères. Là aussi peuvent se former des kystes purulents, que certains individus conservent toute leur vie, sans devenir phthisiques. Mais les kystes peuvent aussi crever d'une manière soudaine, et tuer inopinément, par l'épanchement du pus à l'intérieur, un homme qui avait jusque-là semblé jouir de la meilleure santé. Tel est l'effet que peuvent produire les vomiques du foie et des reins, en vidant leur contenu dans la cavité abdominale, ou des abcès du cerveau, en versant le pus dans la cavité du crâne.

PHTHISIE FLORIDE.

(Phthisis florida.)

Diagnostic. Les signes sont ceux de la prédisposition à la phthisie floride (V. plus haut), mais portés à un plus haut degré, spécialement la rougeur circonscrite des pommettes (d'où la maladie tire son nom), la chaleur aux joues et aux mains en sortant de table, l'apparition de la fièvre lente; la toux est ordinairement sèche, ou accompagnée d'une expectoration peu abondante; fréquemment il y a un crachement de sang plus ou moins copieux.

Pathogénie. L'essence de cette espèce de phthisie consiste en un état d'inflammation chronique des poumons, généralement accompagné déjà de tubercules, ou tardant peu à en faire naître, et conduisant enfin à la suppuration, surtout quand il survient des crachements de sang.

Thérapeutique. Le traitement est le même que celui qui a été indiqué pour combattre la prédisposition à la phthisie floride : de petites saignées, fréquemment répétées, des sangsues à la poitrine, le régime du lait et du petit-lait, la digitale, l'eau de laurier-cerise, l'air de la campagne, des cautères, sont les principaux moyens. On y associe des gélatineux, choisis parmi ceux qui sont doux et non échauffants, l'orge préparée, le salep, l'arrow-root, le gelée de carragaheen, la tisane d'avoine, précédemment décrite.

On ne perd pas de vue que la phthisie tuberculeuse est ordinairement jointe à la phthisie floride.

PHTHISIE TUBERCULEUSE.

(Phthisis tuberculosa.)

V. *Atrophie pulmonaire.*

PHTHISIE PITUITEUSE.

(Phthisis pituitosa.)

V. *Marasme pulmonaire.*

PHTHISIE TRACHÉALE ET LARYNGÉE.

(*Phthisis trachealis et laryngea.*)

Diagnostic. Raucité de la voix, toux d'abord continuelle et presque sèche, ensuite accompagnée d'une expectoration purulente, sensation comme d'écorchure, légère ardeur ou picotements dans la trachée-artère, parfois aussi absence de la douleur, quoique toute pression exercée du dehors sur la trachée-artère détermine une sensation douloureuse: la parole, le rire, et tout effort quelconque du larynx provoquent la toux; la déglutition est libre et non douloureuse, du moins dans les commencements. Le malade n'éprouve aucune douleur dans les poumons, et sa respiration n'est nullement gênée. La fièvre lente peut être long-temps sans paraître; elle ne se développe ordinairement qu'avec les symptômes de la suppuration.

La marche est très lente, et la maladie dure souvent des années entières avant de devenir mortelle. La mort est due à la destruction totale du larynx par la suppuration, et à la propagation de cette dernière aux poumons.

Pathogénie. La cause prochaine est une inflammation chronique et enfin une suppuration de la membrane muqueuse du larynx. Les causes occasionelles les plus fréquentes sont un catarrhe négligé, une métastase scrofuleuse ou syphilitique, et des efforts immodérés pour chanter, parler, crier.

Dans la phthisie trachéale, les glandes bronchiques sont souvent le siége de la maladie: d'où les crachats grumeleux, gris ou de couleur foncée.

Thérapeutique. On règle le traitement d'après les causes et d'après les principes généraux de celui qui convient à la phthisie, en ayant égard à la différence du siége; mais il faut le continuer long-temps et avec persévérance. Ce qui m'a paru le plus utile, c'est un exutoire long-temps entretenu au cou, le garou au bras, un régime antiphlogistique sévère, le soin d'éviter tous les efforts du larynx; de temps en temps, lorsqu'il survient des douleurs, une application de sangsues à la gorge, quand la maladie a une origine catarrhale, le foie de soufre calcaire, à la dose de deux grains, trois fois par jour, et réduit en pilules avec du jus de réglisse, la poudre de Plummer avec la digitale, la douce-amère, en décoction et en extrait, le petit-lait, le suc récemment exprimé de cerfeuil, de pas-d'âne et de marrube, le chlorure de chaux dissous dans l'eau de laurier-cerise (nº 125), les eaux minérales d'Egra, qui sont spécifiques ici, et celle d'Ems. Dans le cas de grande atonie, on combine ces moyens avec des toniques, notamment avec la myrrhe (nº 126). Chez les sujets scrofuleux, ou lorsqu'on soupçonne un vice syphilitique, on donne aussi le calomelas, jusqu'à ce qu'il provoque un commencement de salivation. L'usage de la laitance de hareng à jeun a quelquefois produit de bons effets au début. On s'est bien trouvé aussi de l'inspiration des vapeurs aqueuses, calmantes (celles d'une décoction de mauve, de sureau, de ciguë, de jusquiame), ou des vapeurs balsamiques (décoction de myrrhe, goudron cuit), mais en ayant grand soin de veiller aux différents degrés de l'excitabilité, car il ne faut jamais que ces moyens déterminent la toux. J'ai obtenu de très bons effets en faisant porter pendant longtemps, autour du cou, l'emplâtre de ciguë et de jusquiame.

PHTHISIE HÉPATIQUE, RÉNALE, VÉSICALE, MÉSENTÉRIQUE, ETC.

(*Phthisis hepatica, renalis, vesicalis, mesenterica, etc.*)

Diagnostic. L'existence et la marche de la fièvre lente (V. *Phthisie pulmonaire*, *purulente*), accompagnée des symptômes propres à chacune des diverses suppurations locales.

Dans la *phthisie hépatique,* douleur et pesanteur à la région du foie, s'étendant vers le bras ou la cuisse du côté droit, impossibilité de se coucher sur le côté gauche, crachats teints en jaune, teint jaunâtre, vomissements et autres affections de l'estomac, constipation alternant avec la diarrhée, urine rouge et trouble.

Dans la *phthisie rénale*, douleur et pesanteur à la région lombaire, qui augmentent lorsque le malade se couche sur le dos, tiraillements dans la cuisse et la jambe du côté affecté, émission de pus avec l'urine.

Dans la *phthisie intestinale*, douleur, tension au bas-ventre, écoulement de pus et de sang avec les matières fécales.

Dans la *phthisie vésicale*, urines chargées de pus.

Dans la *phthisie utérine*, écoulement de pus par la matrice.

Le diagnostic présente plus de difficultés dans les cas de suppurations internes, qui ne communiquent pas au dehors, et qui, par conséquent, ne s'annoncent point par un écoulement de pus, comme, par exemple, dans la *phthisie mésentérique* ou *abdominale* (*vomica clausa*). Fort souvent ici, le seul signe est la fièvre lente, accompagnée de douleurs, de pesanteur et de tuméfaction dans l'endroit où siége la collection de pus.

Toute suppuration extérieure chronique qui entraîne une grande déperdition de sucs, et qui doit naissance à des plaies, à des ulcères, à la carie, peut également donner lieu à une phthisie, et, sous ce rapport, c'est principalement aux abcès lombaires qu'on doit faire attention.

Pathogénie. L'existence d'une suppuration dans ces organes, qui peut être la suite ou d'une inflammation préalable, ou de la métastase, soit d'un principe morbifique, soit d'un pus engendré ailleurs, ce qu'il n'est pas rare d'observer, surtout dans la phthisie rénale.

Thérapeutique. Il faut restaurer les humeurs, réparer la perte des forces, et opposer à la fièvre lente le traitement qui lui convient, absolument comme dans le cas de phthisie pulmonaire purulente. Dans le même temps, on applique le traitement local que réclame l'ulcère, par exemple des injections dans les phthisies vésicale et utérine. On ne perdra jamais de vue la tendance que le pus peut avoir à se porter au dehors, phénomène assez commun dans les suppurations du foie et des reins, et qui s'annonce par la manifestation d'une tumeur extérieure, dans laquelle on sent de la fluctuation ; l'ouverture de l'abcès peut alors procurer la guérison.

MARASME.

(*Tabes.*)

Le marasme peut dépendre de l'épuisement naturel des humeurs et des forces par le fait même de la vie (*marasmus senilis*), d'une maladie grave, aiguë ou chronique, d'une méthode curative épuisante (par exemple d'un traitement trop prolongé par des frictions mercurielles, la salivation, l'abstinence), de longues fatigues, d'une excessive contention d'esprit, surtout quand elle est accompagnée de veilles, de longs chagrins, d'une tristesse et d'une mélancolie prolongées, mais principalement de déperditions répétées d'humeurs, par des hémorrhagies chroniques, des blennorrhées, la diarrhée, des pollutions, la salivation, les sueurs, un allaitement poussé au-delà du terme ordinaire, surtout quand il y a simultanément perte d'humeurs et de forces, comme dans les excès vénériens et l'onanisme, chez les deux sexes ; de couches trop fréquentes, de l'abus des spiritueux, de l'opium, des purgatifs.

Dans tous ces cas, le traitement consiste à remplir les deux indications suivantes :

1°. *Eloigner la cause débilitante.* Ainsi on fait cesser les hémorrhagies, les flux muqueux et les autres évacuations chroniques, on fait discontinuer les travaux épuisants de corps et d'esprit.

2°. Restituer à l'organisme les forces et les *humeurs qu'il a perdues.* Ainsi on restaure le malade par des aliments faciles à digérer, et présentant une grande masse de matière nutritive sous un petit volume, par des médicaments fortifiants (toniques et nervins), par un air pur, par le repos du corps et de l'âme, par un exercice modéré, adapté aux circonstances. Mais il faut avoir soin que la propriété excitante des aliments et des médicaments soit proportionnée à l'état de l'irritabilité, parce qu'une action trop énergique de leur part pourrait épuiser la force vitale et détruire par là l'influence restaurante qu'ils exercent sous le point de vue purement matériel.

J'insiste spécialement sur la nécessité de rechercher s'il n'existe pas des évacuations débilitantes chroniques, qui sont souvent la seule et unique cause des progrès continuels du marasme et de la mort à laquelle il aboutit, sans que, dans beaucoup de cas, le médecin ni même le malade en aient aucun soupçon. Ici se rangent les flux menstruel et hémorroïdal qui reviennent trop fréquemment ou sont trop copieux, les flueurs blanches, les pollutions, l'onanisme, mais avant tout le diabète sucré, dont plus d'un individu est mort sans que celui qui le traitait s'en doutât le moins du monde. Cette espèce de diabète ne se trahit pas toujours par un accroissement de la quantité des urines, et, dans bien des cas, elle n'annonce sa présence que par la funeste propriété dont elle jouit de soutirer au sang les matériaux les plus utiles au travail de la nutrition. Aussi est-il prudent de soumettre l'urine à l'analyse chimique toutes les fois qu'on ne peut découvrir aucune cause évidente du marasme.

MARASME PULMONAIRE.

(*Tabes pulmonalis, phthisis pituitosa, blennorrhœa pulmonum.*)

Diagnostic. Toux avec abondants crachats muqueux, de nature et de couleur diverses, ordinairement blancs, insipides, mais parfois aussi d'un blanc laiteux, d'une saveur douceâtre, et analogues au chyle, dans certains cas jaunâtres et verdâtres, âcres, salés et tout-à-fait semblables à du pus, dans d'autres aussi mêlés de sang : amaigrissement et fièvre lente.

L'expectoration peut durer pendant des années entières avant que la fièvre se déclare et que la maladie prenne le caractère de phthisie. Ordinairement il finit par s'y joindre une suppuration du poumon, qui amène la mort. Cependant la maladie peut aussi devenir mortelle sans qu'il y ait ni suppuration ni destruction des poumons, par le seul fait de la déperdition des humeurs, comme l'ont prouvé les ouvertures de cadavres.

Pathogénie. Souvent il n'y a qu'atonie des poumons, faiblesse de ces organes, soit congéniale, soit provoquée par l'abus des jouissances de l'amour ou des plaisirs solitaires, par le séjour habituel dans une atmosphère renfermée, viciée et chargée d'émanations animales, par un catarrhe négligé, une hémoptysie, une inflammation pulmonaire précédente, surtout quand on a opposé pendant trop long-temps à cette dernière les expectorants relâchants, des vapeurs chaudes, etc., par l'usage immodéré de la pipe, l'asthme pituiteux, l'âge avancé. Mais il peut y avoir aussi une irritation des poumons de laquelle dépende l'accroissement de la sécrétion muqueuse, ce qui arrive principalement par l'effet d'une suppression chronique de la perspiration cutanée, d'une métastase psorique, arthritique ou scrofuleuse, ou de la suppression d'autres flux muqueux, par exemple, des flueurs blanches, de la gonorrhée, de la diarrhée, et ce qu'on voit également dans certains cas d'accumulations gastriques, d'obstructions des viscères abdominaux. Il n'est pas rare non plus d'observer avec le marasme pulmonaire des tubercules, qui s'y rattachent tantôt comme cause, et tantôt comme effet.

Thérapeutique. L'indication fondamentale est de *fortifier les poumons*, sans négliger les irritations morbides, directes ou métastatiques, dont ces organes pourraient être le siége. On emploie donc les fortifiants, mais avec beaucoup de circonspection, car des astringents trop actifs exposeraient à une suppression brusque de l'expectoration. Le mieux est de commencer par le lichen d'Islande, associé à la douce-amère, à la réglisse (n° 122); si ce moyen échoue, on donne en même temps de la myrrhe (n° 123), de la cascarille, du quinquina, du quassia; on fait porter des gilets de flanelle sur la peau, et l'on établit un cautère au bras. Sur la fin, quand l'expectoration ne diminue pas, on a recours, *pourvu toutefois que la respiration soit parfaitement libre*, aux astringents les plus énergiques, le cachou, l'alun, le ratanhia (n° 124), l'écorce de chêne, le vitriol martial; inspiration des vapeurs balsamiques et du gaz oxigène, bains fortifiants, ceux de mer surtout, exercice, équitation. La phthisie a quelquefois été guérie par l'exercice poussé jusqu'à la sueur et à la fatigue, et par la vie habituelle au grand air : j'ai vu des soldats que les fatigues de la guerre en avaient débarrassés.

Si la maladie tient à des métastases, ce que les circonstances commémoratives aident à connaître, et ce qu'on peut ordinairement soupçonner lorsque les crachats sont âcres et livides, il faut associer aux fortifiants la méthode curative réclamée par chacun des principes morbifiques, goutteux, syphilitique, ou autre.

MARASME NERVEUX, FIÈVRE LENTE NERVEUSE.

(*Tabes nervosa, febris nervosa lenta.*)

Diagnostic. Amaigrissement, sans nul symptôme d'affection locale déterminée ou de désorganisation d'un viscère, mais avec prédominance de la faiblesse nerveuse, exaltation ou perversion de la sensibilité et affections spasmodiques. Peu à peu une fièvre lente survient, et la maladie dégénère en phthisie nerveuse, ou se termine par un épuisement général absolu, par l'abolition complète de la nutrition.

Le marasme nerveux présente deux degrés. Au premier degré, il n'y a ni fièvre, ni émaciation, mais on remarque les symptômes suivants : dans la matinée, le sujet est accablé et mal à son aise, avec un pouls petit; le soir, il est dispos, même un peu trop enclin à la vivacité, avec un pouls plein; il recherche avec avidité les aliments propres à le restaurer et le grand air; mais, après avoir mangé, il éprouve des pesanteurs d'estomac et des envies de vomir; étourdissements, migraine, faiblesse de la vue, vertiges, sensibilité extrême à l'impression du froid, alternatives rapides de froid et de chaud, de rougeur et de pâleur, symptômes d'hypocondrie et d'hystérie.

La maladie peut durer long-temps avant de devenir mortelle. Elle cause la mort, ou parce qu'elle dégénère en phthisie pulmonaire (V. *Phthisie*), ou parce que, la nutrition cessant de s'accomplir, le corps subit une véritable dessiccation ou momification.

Pathogénie. La cause prochaine est une faiblesse nerveuse portée au point que l'influence du système nerveux sur la nutrition diminue peu à peu et finit par cesser entièrement.

Les causes éloignées sont toutes les maladies fébriles qui durent fort long-temps, surtout les fièvres nerveuses; toutes les maladies nerveuses qui traînent en longueur et persistent à un haut degré d'intensité; les excès dans les plaisirs vénériens et l'onanisme; des travaux pénibles et prolongés, des veilles assidues, une contention d'esprit poussée trop loin, les chagrins, des couches prématurées ou trop fréquentes, l'allaitement trop prolongé, la diarrhée chronique, la salivation, surtout la leucorrhée, etc. Parmi les causes morales, il faut principalement ranger les chagrins qui brisent l'âme, une passion malheureuse, la nostalgie; ces causes peuvent amener un marasme nerveux mortel; j'ai vu des enfants même périr du regret d'avoir perdu leur mère.

Thérapeutique. L'indication principale est de *fortifier, surtout le système nerveux*, et de *restaurer*. Mais il faut mettre beaucoup de prudence dans le choix des moyens, et cela par deux motifs: d'abord parce que, la digestion s'accomplissant mal, les fortifiants fixes pourraient donner lieu à des indigestions et engendrer des saburres; ensuite, parce que l'irritabilité est dans un état d'exaspération morbide qui ne s'accommode pas des fortifiants très excitants, dont l'emploi exposerait à faire naître des spasmes. On doit donc observer les trois règles suivantes:

1°. Commencer toujours par des fortifiants faibles, faciles à digérer, et monter graduellement.

2°. Veiller à ce que les organes digestifs soient libres et bien nettoyés.

3°. Profiter de la peau pour y appliquer les fortifiants.

Sous le premier point de vue, je recommande particulièrement la racine de bénoite, avec la valériane, en infusion et en décoction, puis le quassia, ou mieux encore le colombo. On passe peu à peu au quinquina, d'abord en infusion faite à froid, puis en infusion faite à chaud, enfin en décoction. On administre en dernier lieu les préparations martiales volatiles et faciles à digérer, l'éther martial, les eaux minérales ferrugineuses. Quand il y a état fébrile et tendance à l'étisie, on fait prendre l'élixir acide de Haller. De temps en temps on prescrit des extraits fondants amers, de la rhubarbe, de l'aloës, pour rendre le ventre libre et nettoyer les premières voies (il faut éviter les purgatifs salins débilitants). Avant tout on prescrira des bains, qui m'ont souvent suffi seuls pour obtenir une guérison complète, et qui sont même le meilleur moyen pour faire cesser la fièvre lente nerveuse. Les simples bains tièdes ont déjà beaucoup d'efficacité, mais les bains de malt exercent plus d'action, et, quand la faiblesse est grande, on y ajoute encore des herbes aromatiques. On fait des frictions avec une eau aromatique quelconque, avec l'esprit de romarin, de serpolet, etc.

Le régime et la manière de vivre du malade jouent ici un grand rôle. Les aliments doivent contenir beaucoup de principes nourrissants sous un petit volume, et cependant être faciles à digérer. On se règle, pour le choix, d'après l'état des facultés digestives du malade : lait, surtout celui d'ânesse, arrow-root, gelée de lichen d'Islande, tablettes de bouillon, bouillons de colimaçons, bière amère nourrissante (porter, bière de Bronswick, bière de Stettin), et si la faiblesse est très grande, un vin vieux et généreux ; le malade habite de préférence la campagne et les montagnes, il prend chaque jour un exercice modéré en plein air ; mais, si la faiblesse est excessive, il garde le repos et demeure dans une situation horizontale.

Enfin il faut fuir avec le plus grand soin toutes les causes débilitantes, soit morales, soit physiques, s'abstenir surtout des plaisirs de l'amour, et combattre les causes éloignées de débilitation, les flueurs blanches, les règles trop abondantes, les diarrhées, les pollutions, etc.

MARASME DORSAL.

(Tabes dorsalis s. medullaris.)

Diagnostic. Amaigrissement, avec faiblesse et enfin paralysie des extrémités inférieures, quelquefois aussi des supérieures, sentiment de chaleur, froid, fourmillement, et fréquemment douleurs vives à la partie inférieure du rachis. Le début s'annonce ordinairement par une démarche incertaine, chancelante, titubante. Quelquefois la maladie ne va pas plus loin, et la vie se prolonge encore dix à vingt ans, ou même davantage. Mais, plus fréquemment, la paralysie fait des progrès continuels; elle envahit la vessie (d'où la difficulté d'uriner), le gros intestin (d'où la constipation ou la sortie involontaire des matières fécales), les organes sensoriels, l'œil surtout, les organes des facultés intellectuelles (d'où perte de la mémoire, du jugement), enfin, les organes nécessaires au maintien de la vie (il survient des affections du poumon et du cœur), et la mort arrive, ou par la paralysie des poumons, du cœur, du cerveau, ou par un marasme complet et un épuisement absolu des forces.

Pathogénie. La cause prochaine est la paralysie d'abord, puis le dessèchement, l'atrophie, la désorganisation de la partie inférieure de la moëlle épinière.

Parmi les causes éloignées, la plus commune est l'affaiblissement qui résulte de l'abus des plaisirs vénériens, de l'onanisme, des pertes trop fréquentes de semence. Cependant la maladie peut aussi dépendre de congestions sanguines à la moëlle épinière (*myelitis chronica*), et de métastases (surtout rhumatismale et arthritique) sur cet organe, mais toujours à la condition expresse qu'il y aura en même temps débilitation par des émissions de semence. De là vient que le marasme dorsal appartient presque exclusivement aux hommes, et qu'il est rare de l'observer chez les femmes.

Thérapeutique. Le traitement consiste à éloigner les causes qui viennent d'être énumérées. Les congestions exigent des sangsues, des frictions mercurielles sur le point du rachis qu'on soupçonne d'en être le siége (V. *Myélite*, *paralysie dorsale*). Dans le cas de métastases, de débilitation, on s'attache surtout à combattre la cause éloignée, c'est-à-dire la perte de semence (V. *Pollutions*), on fortifie, on ranime le système nerveux, et en particulier la moëlle épinière. Malheureusement l'expérience a démontré qu'il est presque toujours impossible de remplir cette indication, ou qu'au moins on n'y parvient en général que d'une manière incomplète. Après les fortifiants et restaurants généraux, diététiques et pharmaceutiques, c'est l'usage des eaux de Teplitz, de Pyrmont, l'application répétée d'un moxa près des vertèbres lombaires, et le soin d'entretenir long-temps la suppuration, qui m'ont paru produire le plus d'effet.

MARASME SÉNILE.

(*Marasmus senilis.*)

La vie elle-même, quand elle se prolonge, finit par amener un état maladif, que nous appelons *vieillesse*, et qui offre la réunion de tous les caractères du marasme et de l'atrophie. Epuisement graduel de la force vitale, affaiblissement de la digestion, de la nutrition, de l'assimilation, des sécrétions et des excrétions, qui ne s'accomplissent plus que d'une manière imparfaite, débilité de toutes les fonctions volontaires et involontaires, de toutes les facultés physiques et morales, dessèchement et émaciation du corps, diminution de la chaleur vitale, tels sont les effets et les caractères de la vieillesse, tels sont aussi les traits distinctifs de ce qu'on nomme marasme sénile. Ce marasme est un commencement de mortification, et il forme la transition naturelle à la mort, par laquelle il se termine. Nul mortel ne peut y échapper, quand les années s'accumulent sur sa tête, et il serait ridicule de vouloir le guérir; on ne peut qu'en retarder les progrès, et en rendre les effets plus supportables.

Mais le marasme sénile se développe aussi d'une manière prématurée chez ceux qui *usent la vie*, c'est-à-dire qui accélèrent leur propre consommation par des excès de tous genres, par la prodigalité avec laquelle ils dissipent les humeurs les plus nobles, et surtout par l'abus qu'ils font des plaisirs, de sorte qu'ils épuisent la somme de vie qui leur avait été accordée avant même d'être arrivés au milieu de la carrière que la nature leur aurait permis de fournir. Nous ne voyons malheureusement que trop d'exemples de ces vieillesses anticipées : à chaque instant, nous rencontrons des vieillards de trente ans, qui présentent tous les caractères de la caducité, leurs cheveux sont grisonnants, ou ils ont la tête chauve; leurs membres, frappés de sécheresse et de raideur, ne peuvent servir à rien, leurs sens sont émoussés, et toutes leurs facultés, toutes leurs fonctions sont tombées dans un état d'épuisement complet.

C'est le cas d'appliquer le traitement du marasme sénile. Mais rarement on parvient au but, si même jamais on y arrive. On ne peut redonner une nouvelle vie, et tout ce qu'il est permis de faire, c'est de conserver et de prolonger l'espèce de demi-vie que les excès n'ont point encore éteinte.

ATROPHIE.

(Atrophia.)

Les causes de l'atrophie sont de deux sortes :

1°. *Défaut de nourriture*, jeûne prolongé (chez les personnes mélancoliques, superstitieuses), traitement par la faim, vers qui s'emparent d'une partie de la nourriture (*atrophia verminosa*), maladies qui mettent obstacle à la déglutition, dysphagie, cancer de la langue, affections du pharynx et de l'estomac dans lesquelles les aliments sont rejetés, soit par la rumination (poches œsophagiennes ou pharyngiennes), soit par le vomissement (squirrhe et cancer de l'estomac), ou traversent trop rapidement le canal digestif (lientérie).

2°. *Empêchement à l'admission de la nourriture dans l'organisme*, par obstacle à l'assimilation, à l'animalisation, à l'hématose, obstruction des glandes du mésentère (*atrophia mesenterica*), obstruction, induration et autres désorganisations de viscères nécessaires à l'assimilation et à la sanguification, tels que le foie, la rate, le poumon, pseudomorphoses de nouvelle formation dans le bas-ventre (*atrophia hepatica, lienalis, abdominalis, pulmonalis, phthisis tuberculosa*).

Les signes sont les dérangements dans les fonctions de ces divers organes, sans indice de suppuration, et, quand la maladie tient à une affection des viscères abdominaux, la tuméfaction de cette région, ou des duretés intérieures appréciables au toucher. La fièvre lente ne se déclare souvent que fort tard; ordinairement elle ne survient que quand un état inflammatoire ou la suppuration s'est joint à l'induration, ce que l'on reconnaît à l'accroissement des douleurs, à la chaleur de la région malade, et à la présence de la fièvre, et ce qui doit attirer d'une manière spéciale l'attention du praticien.

La mort arrive par l'épuisement complet des forces, ou par l'impossibilité absolue dans laquelle un organe indispensable à la vie se trouve de remplir ses fonctions.

L'atrophie peut aussi survenir dans une partie externe (*atrophia localis externa*); c'est ce qu'on observe quand cette partie, le bras, la main, le pied, par exemple, se dessèche, ce qui, chez les enfants, s'oppose à leur développement. Le dessèchement peut même finir par dégénérer en momification complète.

Pour l'exposition des causes, V. *Désorganisations*. Le traitement consiste à *fondre l'obstruction*, à faire disparaître les pseudomorphoses (V. *Désorganisations*), sans oublier qu'il y a quelquefois une inflammation, contre laquelle des applications répétées de sangsues sont fréquemment fort utiles. Dans le même temps, on restaure les forces par des analeptiques et des fortifiants. Il importe surtout d'empêcher que la lésion locale passe à la suppuration, ou, s'il s'agit d'un squirrhe, qu'il dégénère en carcinome, ce qui arrive toujours quand l'inflammation vient à se manifester, et ce qu'on peut en conséquence prévenir par un emploi convenablement dirigé des antiphlogistiques et des émissions sanguines locales. La même remarque s'applique à l'hydropisie, qui a beaucoup de tendance à se manifester dans les maladies du bas-ventre; si la suppuration se déclare, on doit appliquer le traitement de la phthisie (V. *Phthisie*).

Pour le traitement des diverses espèces, V. les articles consacrés aux maladies qui en proviennent, *vomissement chronique* pour l'atrophie stomachique et pancréatique, *maladies des enfants* pour l'atrophie mésentérique et vermineuse.

L'atrophie locale des parties extérieures du corps, qu'on nomme quelquefois *aridure*, exige de fréquentes embrocations avec des substances spiritueuses et balsamiques. Le frottement et le massage déployent surtout une grande efficacité ; je les ai vus souvent suffire, chez les enfants, pour opérer la guérison.

ATROPHIE PULMONAIRE.

(*Atrophia pulmonális, phthisis tuberculosa s. sicca s. scrophulosa.*)

Diagnostic. Toux brève et sèche, provoquée surtout par les inspirations profondes, le parler à haute voix, le rire, et les grands mouvements du corps : de temps en temps seulement, surtout le matin, quelques crachats muqueux, souvent mêlés de petits grumeaux qui ressemblent à du lait caillé et exhalent une mauvaise odeur. La respiration est tantôt un peu gênée, tantôt parfaitement libre, (ce qui dépend du volume et du nombre des tubercules); cependant le malade respire toujours avec peine. Lorsqu'il s'agite, ou prend certaines attitudes, il lui arrive fréquemment d'éprouver des élancements dans la poitrine, d'y éprouver une chaleur ardente, qui reparaît constamment au même endroit, et d'avoir la voix rauque. Les catarrhes se renouvellent à chaque instant chez lui; il maigrit sans cause appréciable; il a fort souvent des mouvements de fièvre, qui s'apaisent, jusqu'à ce qu'enfin ils deviennent permanents et se changent en une fièvre lente.

Le diagnostic est fort difficile au début, jusqu'à ce que les tubercules augmentent en volume et en nombre. Le malade peut vivre long-temps avec des tubercules petits ou peu nombreux, et souvent même sans se douter qu'il en porte. Mais ces productions peuvent aussi, sous l'influence de petites inflammations souvent reproduites, devenir graduellement plus grosses et plus multipliées, et passer ainsi à la phthisie. La maladie se termine de deux manières : tantôt le sujet est atteint d'une diathèse tuberculeuse, et peu à peu les poumons se convertissent presque entièrement en tubercules ; dans ce cas, la phthisie demeure sèche depuis le commencement jusqu'à la fin : il y a marasme sans expectoration, et le malade meurt de dessèchement, d'induration des poumons, qui ont perdu toute aptitude à vivre et à remplir leurs fonctions. Tantôt les tubercules passent à la suppuration avec plus ou moins de rapidité, et la phthisie pulmonaire sèche se convertit en une phthisie pulmonaire purulente, transformation qui a lieu ou peu à peu ou subitement, lorsque, sans qu'on s'en aperçoive, un tubercule a produit une vomique qui crève tout à coup. Dans cette dernière circonstance, il peut arriver que la caverne laissée par la matière tuberculeuse se cicatrise, et que le malade cesse de cracher du pus, jusqu'à ce qu'une nouvelle vomique vienne à s'ouvrir, et que plusieurs années s'écoulent ainsi avec des alternatives d'expectoration purulente et non purulente.

Pathogénie. Maladie scrofuleuse, rougeole, pneumonie, hémorrhagies, faiblesse et blennorrhée du poumon, métastases.

Thérapeutique. V. plus haut, à l'article de la phthisie pulmonaire commençante, le traitement de la prédisposition à la phthisie et de la phthisie tuberculeuse au début.

Le point principal est de *fondre les tubercules*, de *prévenir leur accroissement*, et d'*empêcher qu'ils ne passent à la suppuration*. Comme leur accroissement, leur multiplication et leur passage à la suppuration sont déterminés principalement par l'inflammation, il faut prescrire le régime antiphlogistique le plus sévère, et, à la moindre inflammation locale, qui se dénote par l'apparition d'une douleur fixe dans un point quelconque de la poitrine, on pratique sur-le-champ une petite saignée, on administre des purgatifs rafraîchissants et du nitre, on pose des sangsues; si tous ces moyens sont inutiles, on applique un vésicatoire ou un cautère sur le point douloureux.

Le traitement radical exige qu'on détermine la résolution, la fonte des tubercules. Mais la plus grande circonspection est nécessaire, afin de ne pas provoquer une nouvelle inflammation par l'irritation que les fondants détermineraient. On évite donc tous les résolutifs capables d'irriter, on n'emploie que ceux qui appartiennent à la classe des rafraîchissants, en ayant même grand soin d'examiner s'ils occasionent un peu de douleur dans la poitrine, parce qu'il faudrait alors les suspendre aussitôt. Le calomelas lui-même est dangereux, à cause de la facilité avec laquelle il détermine de la douleur et de l'inflammation. Les seuls moyens sur lesquels on puisse compter, et que l'expérience m'a appris surpasser tous les autres en efficacité, sont l'usage long-temps continué du suc frais de pas-d'âne, de cerfeuil et de chiendent, le suc de concombre, le petit-lait, la terre foliée de tartre, les mellites de pissenlit et de chiendent, le muriate de baryte, le chlorure de chaux, l'eau distillée de laurier-cerise, l'eau de Selters, celle d'Egra, la digitale, la ciguë, la douce-amère, la jusquiame, de petites doses de tartre émétique dissous dans une décoction de racine de guimauve, le miel frais. On y joint un exercice passif modéré, l'équitation surtout, des gilets de flanelle sur la poitrine, et l'établissement d'un cautère au bras. Mais la condition essentielle est d'avoir de la patience, et d'insister long-temps sur l'emploi de ces moyens.

ÉTISIE.

(Hectica.)

Une irritation considérable et continue des systèmes principaux de l'économie, ne permettant pas le repos indispensable à la cristallisation organique, entraîne nécessairement une dimiuution de la nutrition et une perte de substance. Ici se rapportent surtout les irritations matérielles produites par des principes morbifiques généralement répandus dans les humeurs, les dyscrasies psorique, syphilitique (syphilis invétérée, dégénérée, mal traitée), arthritique, scrofuleuse, les empoisonnements chroniques par le mercure, l'arsenic, le mercure, les fièvres aiguës dont la crise n'a point été complète, enfin les fièvres intermittentes supprimées trop tôt, cas dans lequel on peut toujours admettre que l'organisme est encore imprégné d'un reste de ferment fébrile. Dans toutes ces circonstances, il se développe fréquemment un état hectique, une fièvre lente, un marasme, dont l'unique cause est cette matière hétérogène, qui continue d'exercer son action irritante. Les inflammations chroniques, les exanthèmes généraux chroniques, comme la gale, les dartres, la lèpre, même les douleurs et les affections morales prolongées, peuvent déterminer de la même manière une irritation permanente, qui amène la fièvre hectique et l'amaigrissement.

Le traitement consiste également ici, d'abord à éloigner la cause, les irritations morbides, qui ont souvent un caractère spécifique, puis à restaurer et fortifier.

Dans tous les cas où la maladie se rattache à une dyscrasie matérielle, par exemple dans les étisies syphilitique, mercurielle, arsenicale, psorique, arthritique, la diète lactée est le principal moyen. Elle remplit à la fois les deux indications, calme l'irritation produite par l'âcreté morbide, neutralise et détruit cette âcreté, procure enfin un sang nouveau et plus doux, ce qui amène la cessation de la fièvre, la restauration des humeurs et la réparation des forces. On y associe les bains tièdes, et quand la faiblesse est portée à un haut degré, le quinquina ou autres toniques analogues. Dans les cas même où il y a nécessité de recourir à des spécifiques pour détruire le principe morbifique, par exemple au mercure dans l'étisie syphilitique, ou au soufre dans l'étisie psorique, l'adjonction de la diète lactée est le meilleur moyen de rendre le traitement efficace et de diminuer l'influence nuisible du médicament spécifique.

HUITIEME CLASSE.

Hydropisies et pneumatoses.

I. HYDROPISIES.

Diagnostic. Distension, gonflement d'une partie, avec fluctuation, quand celle-ci est molle; sentiment de pesanteur et trouble de sa fonction, quand elle est dure, entourée par des os. Il y a en même temps diminution des sécrétions séreuses, principalement de l'urine.

Pathogénie. La cause prochaine d'une hydropisie est toujours la *rupture de l'équilibre entre l'exhalation et la résorption*, de sorte que cette maladie peut aussi bien dépendre d'un accroissement de la sécrétion séreuse que d'un obstacle à la résorption.

Les causes éloignées se rapportent aux classes suivantes :

1°. *Affaiblissement*, qui entrave l'action du système absorbant. Toutes les maladies chroniques, quand elles épuisent les forces, finissent par amener l'hydropisie ou le marasme, et l'hydropisie n'est souvent autre chose que leur dernière période, le commencement de la mort. On la voit aussi succéder à des maladies aiguës graves, spécialement à des pertes de sang abondantes, provoquées par la nature ou par l'art. Elle peut également résulter d'une faiblesse locale déterminée par un coup, une commotion.

2°. *Irritation*, qui accroît la sécrétion séreuse dans les cavités intérieures du corps, ou y convertit la perspiration vaporeuse en un produit liquide. Ainsi l'inflammation peut déterminer une hydropisie secondaire, par exemple, l'hydropisie aiguë du cerveau, par l'exsudation qui l'accompagne. Tel est aussi l'effet de l'irritation spécifique occasionée par plusieurs principes morbifiques, ceux de la syphilis, de la scarlatine, de la gale, mais principalement de l'irritation à laquelle les boissons spiritueuses donnent lieu, car les grands buveurs de vin et d'eau-de-vie finissent toujours par devenir hydropiques.

3°. *Antagonisme, métastase*. La suppression d'une sécrétion ou d'une excrétion, soit naturelle, soit pathologique, et la rétrocession d'un dépôt morbide extérieur peuvent accroître une sécrétion interne au point de faire naître l'hydropisie. C'est le plus souvent une suppression de la transpiration cutanée qui donne lieu à ce phénomène. Tout rhumatisme entraîne une exsudation séreuse locale, une *hydropisie rhumatisnale*, qui peut envahir la totalité du système cellulaire sous-cutané (anasarque), ou s'accumuler dans les cavités intérieures, et qui est endémique dans les contrées humides, la Hollande, par exemple. On observe la même chose après la suppression de la sécrétion urinaire (cause fréquente d'hydropisie chez les personnes avancées en âge et chez les enfants), après celle d'un écoulement sanguin, en particulier des règles, après celle d'un dépôt morbide quelconque, par exemple de la goutte, d'une maladie de peau, de la diarrhée, des flueurs blanches, enfin après la guérison trop rapide d'une fièvre intermittente.

4°. *Compression*. Toute compression gêne le mouvement du sang et de la lymphe dans les vaisseaux veineux et lymphatiques, et par là détermine une accumulation, une extravasation de sérosité, une tuméfaction. Nous en avons déjà la preuve dans les résultats d'une ligature fortement serrée autour d'une partie. Les tumeurs et les indurations extérieures agissent de la même manière; par exemple, le gonflement des glandes de l'aisselle donne lieu à l'enflure du bras, et la compression occasionée par la matrice remplie du produit de la conception est suivie de l'œdème des pieds. Il en est de même des physconies des viscères abdominaux, des indurations des glandes mésentériques, des tubercules pulmonaires, mais principalement de la physconie et des obstructions du foie, parce que cette glande est l'organe central de la circulation et de la résorption abdominales.

5°. *Déchirement des vaisseaux lymphatiques*. Cependant il ne résulte de là qu'une hydropisie locale.

6°. La *nature aqueuse du sang*, et sa *tendance à se décomposer*, paraissent être aussi une cause prédisposante d'hydropisie, qui peut-être agit d'une manière toute spéciale après les hémorrhagies épuisantes (soustraction du cruor), dans la chlorose, et chez les personnes adonnées aux boissons spiritueuses.

Thérapeutique. La première indication est d'*enlever la cause éloignée*. Il faut commencer par rechercher quel caractère dynamique revet la maladie, si elle est pléthorique, phlogistique, inflammatoire ou adynamique; ce dernier cas est celui qu'on rencontre le plus souvent. Ensuite, on combat la cause matérielle, les obstructions, la compression, etc. Puis on emploie le traitement réclamé par les causes et dyscrasies spécifiques qui peuvent exister.

La seconde indication est de *déterminer la résorption de la sérosité accumulée*, car, sans cela, elle ne saurait être évacuée par les voies naturelles. On met en usage, pour atteindre ce but, les moyens qui agissent d'une manière spécifique sur le système lymphatique, et qui en accroissent l'action, comme le mercure, la digitale et tous les évacuants, principalement les vomitifs, les purgatifs, les diurétiques.

Il suffit souvent de remplir la première indication pour opérer la guérison; mais le mieux est de satisfaire à toutes deux en même temps.

La troisième indication est d'*évacuer la sérosité*, d'abord, quand la chose est possible, par les voies naturelles, en activant les sécrétions et les excrétions, spécialement la fonction des reins, puis, quand on échoue de ce côté, en ouvrant une voie artificielle au liquide, en pratiquant à cet effet une opération.

ASCITE.

(Hydrops ascites.)

Diagnostic. Tuméfaction et tension du bas-ventre, qui changent de place dans les diverses attitudes du malade; fluctuation sensible en appliquant une main à plat sur l'un des côtés du ventre, et frappant légèrement sur le côté opposé avec l'autre main. Dans les commencements de la maladie, c'est lorsque le sujet se tient debout, et à la partie inférieure du bas-ventre, qu'on sent le mieux la sérosité. L'urine est peu abondante; elle a une couleur brune foncée, qui ressemble à celle de la bière, et qui est un caractère propre à l'ascite. Les selles sont rares et sèches. Il y a sécheresse de la peau, de la langue, de la bouche, et par conséquent soif.

La respiration est pénible, à cause du refoulement du diaphragme, et quelquefois aussi parce qu'il existe en même temps une hydropisie de poitrine. Plus le ventre grossit, et plus les membres maigrissent.

Quand l'hydropisie est enkystée (*hydrops saccatus*), la tumeur offre d'abord des inégalités; mais peu à peu elle devient uniforme. L'urine aussi est moins rare et moins foncée en couleur.

Avec le temps, lorsque la maladie fait des progrès, les jambes et le scrotum ou les grandes lèvres de la vulve s'infiltrent, le malade est pris d'une toux sèche, et il se déclare enfin une fièvre lente ou aiguë, qui annonce l'approche de la mort, quand elle n'est point un épiphénomène.

La mort a lieu, soit par suffocation, soit par l'effet de la fièvre, qui finit par prendre un caractère putride, soit par une inflammation qui vient s'emparer d'un des viscères de l'abdomen, dont elle amène la gangrène.

Le diagnostic peut présenter des difficultés lorsqu'il y a simultanément grossesse.

L'ascite enkystée se reconnaît à ce que la tumeur n'occupe qu'un seul point de l'abdomen quand elle débute, qu'en faisant des progrès elle ne distend point aussi uniformément le bas-ventre, et qu'en général l'urine a une teinte moins foncée.

La durée de la maladie varie beaucoup. Quelquefois elle persiste pendant un grand nombre d'années, ce qui dépend et de la cause et de la constitution du sujet. L'ascite enkystée est celle qui dure le plus long-temps.

Cette maladie est la plus commune de toutes après la phthisie pulmonaire.

Pathogénie. Les causes les plus fréquentes sont des obstructions et autres maladies des viscères abdominaux, le foie surtout, des fièvres intermittentes qui ont été mal traitées ou qui ont duré trop long-temps, une goutte atonique et autres dyscrasies, un refroidissement chronique, l'abus du vin et des boissons spiritueuses, une fièvre aiguë, scarlatineuse surtout, dont le malade vient d'être atteint, des lésions mécaniques du bas-ventre, coups, chutes, etc.

Thérapeutique. L'ascite est, généralement parlant, une des maladies les plus difficiles à guérir. Sa curabilité dépend d'abord de la cause, puisque des indurations ou autres désorganisations incurables du bas-ventre, la mettent elle-même au-dessus des ressources de l'art, ensuite, de la complexion plus ou moins robuste du malade.

Il faut donc, en premier lieu, avoir égard aux causes diverses et au caractère de la maladie. Une hydropisie qui s'établit d'une manière rapide, avec des symptômes fébriles et un pouls plein, qui éclate à la suite d'un écoulement de sang supprimé, et qui présente des signes d'inflammation locale, doit être traitée autrement que celle qui succède à des pertes de sang abondantes, à des hémorrhagies chroniques, ou à d'autres causes puissantes de débilitation. Dans le premier cas, des émissions sanguines modérées, le nitre, le calomelas, en un mot, la méthode antiphlogistique, feront la base du traitement, tandis que, dans l'autre, il faudra recourir au quinquina, au quassia, même aux ferrugineux, c'est-à-dire à la méthode fortifiante. De même, l'ascite déterminée par une dyscrasie spécifique réclame l'emploi des moyens propres à combattre cette dernière, par exemple, le mercure dans le cas de syphilis, ou le soufre dans celle de gale rentrée. S'il y a des obstructions dans les viscères du bas-ventre, on mettra en usage le pissenlit, avec les diurétiques. Lorsque la maladie tient à la suppression de sueurs aux pieds, d'anciens ulcères, d'hémorrhagies, il faut rétablir ces différents flux.

Immédiatement après ces moyens, et en même temps qu'eux, on applique le traitement direct, celui qui tend à faire disparaître la collection séreuse. Le premier point est de stimuler l'action résorbante du système lymphatique, ce à quoi on parvient surtout par les vomitifs répétés, les mercuriaux, la digitale, le gayac. Puis on sollicite la fonction des reins, celle de toutes dont l'exaltation a le plus d'efficacité et cause le moins de faiblesse au malade. Ici le premier rang appartient à la scille, sous toutes les formes ; cette substance n'a d'autre inconvénient que d'être sujette à provoquer des nausées et des vomissements, de manière que la meilleure manière de l'employer consiste à la donner en pilules (nº 152), unie à des aromatiques, ou à faire prendre soit le vin scillitique, soit la teinture alcaline de scille de la pharmacopée des pauvres de Berlin. Pour éviter d'irriter les nerfs de l'estomac, il est avantageux d'appliquer la scille sur la peau, au moyen de la méthode endermique : on pose sur un point quelconque du bas-ventre un vésicatoire de la grandeur d'un centime, et après avoir enlevé l'épiderme, on saupoudre la plaie, trois fois par jour, avec trois grains de poudre ou d'extrait de scille. Après la scille, la digitale, le nitre, la crême de tartre, le carbonate de soude, le genièvre (n°s 153, 154), la bryone, le tabac, les cantharides, une infusion diurétique (n° 151), ou de l'eau froide, avec un peu de vin du Rhin, bue abondamment, sont les moyens dont l'expérience a le mieux constaté l'efficacité. On ne néglige pas non plus l'application des diurétiques à l'extérieur n° 155), et les frictions mercurielles sur le bas-ventre.

Il est plus rarement possible d'obtenir que la sérosité s'évacue par le canal intestinal, et jamais on ne doit le tenter quand la faiblesse est considérable. Cependant on se trouve souvent très bien d'essayer cette voie, au début de la maladie, lorsque les forces sont encore suffisantes, et que la nature manifeste elle-même de la tendance à en faire choix. Les moyens qui méritent le plus d'être recommandés en pareil cas, sont la gomme gutte, la bryone, la coloquinte, les pilules hydragogues de Janin, l'élatérium (qui demande néanmoins à n'être employé qu'avec beaucoup de circonspection), la racine de gratiole, le jalap et l'aloès.

On vante l'association des diurétiques et des purgatifs (n°s 156, 157, 158, 159, 160, 161), dont mon expérience me permet d'attester les bons effets.

C'est une excellente précaution, et un moyen d'accroître encore l'action de tous ces médicaments, que d'y adjoindre une préparation mercurielle, et de préférence à toute autre le mercure nitreux (n°s 162, 163).

Il faut toujours chercher quelle est celle des sécrétions vers laquelle la nature a le plus de tendance, parce que c'est sur celle-là aussi qu'on doit agir. J'ai vu, dans des cas où la crise paraissait vouloir s'opérer par la voie des intestins, l'usage prolongé du sel de Glauber suffire à lui seul pour faire disparaître l'hydropisie. Il est même arrivé quelquefois à la nature d'évacuer la sérosité par le vomissement.

Lorsque tous les diurétiques demeurent sans effet, on les suspend durant quelques jours, pour ne donner que des fondants, l'extrait de pissenlit, celui de chélidoine, le tartre tartarisé; après quoi l'on revient aux diurétiques, qui agissent alors d'une manière efficace. Si cependant on échouait encore, comme il arrive souvent, en pareil cas, que leur défaut d'action tient à un haut degré de torpeur, ou à un état spasmodique des petits vaisseaux, on pourrait obtenir de bons résultats d'un vomitif, à la suite duquel viendraient des toniques, des excitants, des antispasmodiques. Je puis, d'après mon expérience, recommander le quassia, le vin (surtout celui de Champagne), la racine de la belladone et l'opium.

Ne s'opère-t-il point d'amélioration, on réussit quelquefois à favoriser la résorption et la diurèse en appliquant un bandage roulé, médiocrement serré, autour des membres et même du corps. Parfois aussi, on s'est bien trouvé alors de l'acupuncture pratiquée au bas-ventre, surtout en l'associant au galvanisme.

Si tous les moyens sont inutiles, on pratique la ponction abdominale, car on a souvent observé que les vaisseaux absorbants et les nerfs ne commençaient à entrer en action qu'après avoir été débarrassés de la compression exercée sur eux par la collection séreuse. Ne parvînt-on même pas à guérir le malade, on lui procure au moins un soulagement momentané, car la ponction est le meilleur de tous les moyens palliatifs. On a même vu des cas (surtout dans l'ascite enkystée) où, répétée de temps en temps, elle prolongeait la vie pendant un grand nombre d'années. Je sais des malades qui ont ainsi vécu vingt et trente ans, après avoir subi quarante à cinquante fois la paracentèse, à deux ou trois mois d'intervalle. L'important est de ne point recourir trop tard à l'opération, lorsque la sérosité est déjà tombée dans un état de décomposition putride, ou quand il est survenu, soit une inflammation locale, soit de la fièvre, car alors elle pourrait hâter le moment fatal.

Chaque fois qu'on pratique la ponction, il faut administrer des toniques, principalement le quassia, associé avec des diurétiques.

HYDROPISIE DE POITRINE.

(*Hydrothorax.*)

Diagnostic. Le diagnostic est très difficile, et ordinairement on ne peut l'établir, avec une certitude parfaite, que quand la maladie est arrivée au plus haut degré. Les symptômes sont : grande oppression de poitrine, surtout quand le malade exécute des mouvements, ou se tient couché sur le dos ; toux brève, ordinairement sèche, souvent très spasmodique ; douleurs tiraillantes, spasmodiques, fréquemment fort vives, entre les omoplates ; enflure des mains, et quelquefois aussi de la face, principalement autour des yeux. Il arrive quelquefois, quand l'hydropisie a fait de grands progrès, qu'on peut sentir ou même entendre la fluctuation du liquide, lorsque le malade se retourne brusquement. L'auscultation, au moyen du stéthoscope, est aussi d'un grand secours.

Les principaux signes sont les suivants: le malade s'éveille tout à coup la nuit, avec le sentiment d'une anxiété extrême et d'une suffocation imminente; il éprouve un irrésistible besoin de sauter à bas de son lit et d'aller ouvrir la fenêtre pour respirer de l'air frais. Sur les derniers temps, il ne peut plus rester couché, et il est obligé de se tenir assis dans son lit; vers la fin même, ce n'est qu'en se tenant debout qu'il parvient à soulager un peu l'oppression de poitrine. L'urine diminue, mais elle ne prend point une couleur aussi foncée que dans l'ascite, et souvent elle ne subit aucun changement (comme dans l'hydropisie enkystée).

Le malade meurt suffoqué, ou périt d'apoplexie, dans un état soporeux. On parvient rarement à le guérir.

Pathogénie. Toutes les causes de l'hydropisie en général peuvent déterminer l'hydrothorax, qui dépend spécialement d'une pneumonie antérieure, de tubercules pulmonaires, d'une métastase arthritique, d'obstructions au foie, d'un asthme chronique, d'une ascite.

Thérapeutique. Le traitement suit les mêmes principes que celui des hydropisies en général, et comprend l'application des mêmes moyens que ceux auxquels on a recours dans l'ascite. Ceux qui déployent le plus d'action sont les diurétiques, la digitale, la scille, la bryone. On a obtenu de bons effets du nitre, administré à la dose d'un scrupule, avec un grain de soufre doré d'antimoine, trois fois par jour, des teintures de tabac, de cantharides et de belladone, des exutoires aux bras et sur la poitrine, des bains de pieds sinapisés, et des sinapismes aux mollets, pour attirer l'œdème aux extrémités inférieures. Dans les cas où l'oppression est extrême, et où l'on aperçoit une fluctuation bien distincte entre les côtes, on pratique la paracentèse du thorax, qui est toujours un puissant palliatif, et quelquefois même conduit à la guérison radicale. L'eau distillée de laurier-cerise, avec l'extrait de jusquiame et l'opium, est le meilleur moyen pour apaiser l'anxiété.

Comme la rareté des guérisons tient principalement à la connaissance trop tard acquise de l'existence de la maladie, on fait très bien d'admettre un commencement d'hydrothorax toutes les fois qu'on rencontre une difficulté de respirer considérable et chronique, et de débuter toujours par l'emploi des médicaments qui activent la sécrétion rénale, car c'est là le meilleur moyen d'empêcher que la maladie ne prenne un plus grand développement.

HYDROPISIE DU PÉRICARDE.

(Hydrops pericardii.)

Diagnostic. Les signes de cette maladie ont beaucoup d'analogie avec ceux de l'hydropisie de poitrine, à laquelle d'ailleurs on la trouve fréquemment associée. Les principaux caractères distinctifs sont des palpitations de cœur, qui se font sentir surtout quand le malade dilate complètement sa poitrine, l'intermittence du pouls, des syncopes, et une anxiété des plus vives. Le stéthoscope peut être utile pour faire distinguer l'hydropéricarde des affections organiques du cœur.

Indépendamment des causes générales, l'hydropisie du péricarde en a de spéciales, qui sont les inflammations du cœur, les maladies organiques de ce muscle et des métastases.

Le traitement ne diffère pas de celui de l'hydrothorax.

HYDROCÉPHALE.

(Hydrocephalus, hydrencephalon.)

On distingue l'hydrocéphale en *externe* (*hydrocephalus externus*) et *interne* (*hydrocephalus internus*). La première est une accumulation de sérosité à l'extérieur du crâne, et à proprement parler un œdème de la tête. L'autre dépend d'une congestion séreuse entre le cerveau et ses membranes, ou dans les ventricules cérébraux eux-mêmes.

L'hydrocéphale interne ne se présente, comme maladie primaire et indépendante (congéniale ou acquise), que chez les enfants (V. *Maladies des enfants*), mais elle passe de l'enfance à un âge plus avancé, en prenant un mode chronique. La tête peut alors arriver peu à peu à un degré énorme de distension. J'ai vu des individus ainsi atteints d'hydrocéphale vivre jusqu'à leur seizième année. Mais, dans ce cas, la maladie est toujours accompagnée d'idiotisme.

Chez les adultes, ce n'est jamais qu'une affection secondaire ou symptomatique, qui succède, tantôt à des inflammations cérébrales, ou à des commotions violentes, tantôt à une aliénation mentale ancienne, quelquefois à des lésions organiques ayant leur siége dans l'intérieur du crâne.

Le traitement est celui qui convient en général à l'hydropisie. Cependant il faut remarquer que, dans l'hydrocéphale congéniale, ou dans celle qui se développe d'une manière chronique, les affusions froides, répétées plusieurs fois par jour et pendant long-temps, procurent quelquefois la guérison. Ce moyen produit plus d'effet que tous ceux qu'on pourrait employer.

ANASARQUE, OEDÈME.

(*Anasarca, œdema.*)

Accumulation de sérosité dans le tissu cellulaire, ordinairement dans celui qui garnit la surface inférieure de la peau, mais parfois aussi dans celui que renferment des organes internes, par exemple, les poumons.

La plus commune de ces hydropisies est celle de la peau, soit générale (*anasarque*), soit bornée à une partie du corps, aux mains, aux pieds (*œdème*). Le signe qui l'annonce est une enflure qui cède sous le doigt et en conserve l'impression.

Une constitution molle prédispose à cette maladie. Les sujets dont la fibre est lâche y sont plus enclins que les autres, ce qui fait qu'on la rencontre plus fréquemment chez les femmes que chez les hommes. Chez les personnes ainsi constituées, l'œdème des pieds survient très souvent après des marches forcées, après une station prolongée, ou pendant l'été, et ne mérite aucune attention.

L'*œdème* peut être symptomatique, et la suite d'une hydropisie interne (comme celui des pieds et du scrotum dans l'ascite, celui des mains dans l'hydrothorax), ou idiopathique, et occasioné par des refroidissements, par des inflammations antécédentes, surtout de nature rhumatismale ou psorique, et par une faiblesse locale. Dans le premier cas il disparaît en même temps que l'hydropisie interne qu'il accompagne. Dans le second, il cède à des sachets aromatiques, composés principalement de houblon et d'absinthe, à des fumigations balsamiques, à des bains de vapeurs locaux, et, quand tous ces moyens échouent, à un bandage roulé. On doit distinguer un *œdème chaud* et un *œdème froid*. Quand la peau est douloureuse, tendue, et qu'elle présente un caractère inflammatoire, les sangsues et les ventouses sont utiles. Dans l'œdème froid, lorsque la distension et l'infiltration deviennent trop considérables, on se trouve bien de mouchetures, pratiquées d'ailleurs avec réserve et circonspection.

L'*anasarque*, ou hydropisie générale de la peau, peut se présenter sous la forme aiguë, après de grands refroidissements, après la suppression des sueurs ou des exanthèmes, et surtout à la suite de la scarlatine. Il exige alors les antiphlogistiques, unis aux diurétiques et aux diaphorétiques, en particulier, le nitre avec la digitale, la scille, le calomelas. L'anasarque chronique, tantôt se manifeste par suite d'un obstacle à la circulation du sang dans le cœur ou dans les gros vaisseaux, tantôt accompagne les hydropisies générales et les hydropisies internes. Le traitement est celui qui convient aux hydropisies en général; on emploie de plus des frictions, des vêtements de flanelle, des fumigations aromatiques, et des bains de vapeurs, principalement avec l'esprit de vin.

II. PNEUMATOSES.

Les pneumatoses, ou accumulations de gaz, peuvent dépendre, ou de ce que l'air atmosphérique a pénétré du dehors dans l'organisme, ou de ce qu'il s'est développé des gaz à l'intérieur. Ce développement lui-même peut reconnaître pour cause une décomposition chimique, par exemple, la putréfaction, la fermentation des substances ingérées dans l'estomac, ou la transformation de l'exhalation liquide des surfaces internes en une perspiration gazeuse, par suite d'une perversion de l'influence nerveuse.

La guérison résulte ou de l'évacuation des gaz par une issue que l'art leur fraie, ou de leur résorption, ou de leur décomposition et de leur passage à l'état liquide.

FLATUOSITÉS.

(*Flatulentia.*)

Diagnostic. Développement continuel de gaz dans l'estomac et le canal intestinal, annoncé par la tension et le gonflement de la région épigastrique ou du ventre entier, et par une émission fréquente de gaz, dont la sortie par le haut (*ructus*) ou par le bas (*flatus*) soulage le malade. Cette accumulation de gaz provoque toujours de grandes et nombreuses affections, soit localement, par suite de la distension et de la pression, soit sympathiquement, en raison de l'irritation nerveuse. Telles sont : une anxiété des plus vives, la difficulté de respirer (*asthma flatulentum*), même l'anxiété morale et des visions (*cauchemar*), des symptômes d'hystérie, des douleurs violentes dans le bas-ventre et à la région précordiale, surtout du côté gauche, et pouvant en imposer pour une pleurésie (*colica flatulenta*), des palpitations de cœur, même des affections spasmodiques de parties éloignées, des douleurs, des hallucinations (bourdonnements d'oreilles, diplopie, hémiopie). A un haut degré, il peut se développer deux formes particulières de maladie : tantôt (*ructuositas*) le malade est continuellement assiégé de vents, qui s'échappent par la bouche, avec un bruit imitant quelquefois celui d'une personne qui pousse des cris; tantôt les gaz parcourent les intestins, en produisant des bruits souvent bizarres (*murmuratio, intonatio intestinalis*), qui, dans certains cas, imitent les glapissements ou les cris de certains animaux, ce qui les faisait regarder autrefois comme une preuve d'ensorcellement, de possession par un démon, et donne à penser au peuple d'aujourd'hui qu'ils sont produits par un animal vivant. Quelquefois les gaz sont chassés çà et là par un spasme (*boule hystérique* mobile).

Pathogénie. La cause fondamentale est une faiblesse atonique, c'est-à-dire accompagnée d'un défaut de ressort dans les fibres de l'estomac et du canal intestinal, avec une perversion hypocondriaque ou hystérique du système nerveux de ces organes, ce qui rend possible qu'une simple affection nerveuse ou morale provoque sur-le-champ un dégagement considérable de gaz. Aussi cette maladie est-elle un symptôme qu'on rencontre souvent, et l'un des plus grands tourments de ceux qui sont atteints d'hypocondrie ou d'hystérie. Les causes occasionelles passagères sont l'usage de choses venteuses, telles que les choux, les navets, les boissons fermentescibles, puisque, quand la maladie est portée à un haut degré, il suffit de manger même une très petite quantité de légumes pour que des vents se développent aussitôt; des affections nerveuses et morales, un refroidissement, auquel cas la perspiration gazeuse que la peau fournit habituellement, et qui se trouve supprimée, semble se transporter par antagonisme sur la surface interne de l'intestin.

La production des vents a toujours sa source dans une atonie de l'estomac, dans la lenteur et la faiblesse de la digestion, mais surtout dans la difficulté avec laquelle s'accomplit l'assimilation. Plus l'influence de la vitalité se fait sentir rapidement et énergiquement sur les substances alimentaires introduites dans l'estomac, de manière à leur imprimer le cachet de la vie, à les assimiler, moins aussi la décomposition purement chimique, et par suite le dégagement de gaz, sont possibles. Aussi voit-on des individus chez lesquels les aliments même les plus venteux n'occasionent jamais de flatuosités, tandis que d'autres, qui portent en eux le germe de cette prédisposition, sont tourmentés par des vents après avoir pris les substances alimentaires les plus innocentes.

Thérapeutique. Le traitement est ou palliatif ou radical.

Le traitement palliatif a pour but d'éloigner promptement les flatuosités qui existent dans le tube alimentaire. On emploie à cet effet les carminatifs et les antispasmodiques, le fenouil, l'anis, le carvi, la menthe poivrée, les huiles essentielles, et les acides éthérisés, la liqueur anodine d'Hoffmann, l'ammoniaque anisée, avec la valériane (n° 164), le castoreum, mêlé avec l'opium (n° 165), quand les souffrances sont grandes, les frictions à la région épigastrique et au bas-ventre avec l'esprit carminatif (n° 82), l'application de serviettes ou de pierres chaudes, les embrocations antispasmodiques, une potion préparée avec quatre gouttes d'huile essentielle de camomille dissoutes dans un demi-gros d'éther sulfurique, des lavements avec la menthe, le carvi, les fleurs de camomille. Il est très utile à ces malades de boire tous les matins à jeun, avant de quitter le lit, une tasse d'infuso-décoction de cumin (un gros de semence bouillie, puis laissée en digestion, dans une tasse d'eau), et de prendre ensuite, avant et après midi, soixante gouttes de l'élixir composé d'écorce d'orange de la pharmacopée prussienne. Cette préparation est préférable à l'usage d'une infusion alcoolique de cumin, qui aurait l'inconvénient d'accoutumer le sujet à boire de l'eau-de-vie. Le malade évite tous les légumes, il ne boit pas en mangeant, il vit de soupes et de boissons chaudes.

Le traitement radical exige qu'on fortifie l'estomac et le canal intestinal, et surtout qu'on rende du ton à ces organes

(V. *Faiblesse d'estomac*). Pour cela, on emploie un régime sec et froid, les viandes roties froides, les glaces, les pilules de glace, un vin généreux non acide (vieux Malaga, Madère), des lotions et des douches froides sur la région de l'estomac et le bas-ventre, des lavements d'eau froide, l'exercice, à l'intérieur la potion n° 166 et les pilules n° 167. On applique le traitement de l'hypocondrie et de l'hystérie. Une femme hystérique, que tourmentait horriblement une éructation fort bruyante, fut enfin débarrassée du spasme d'estomac par le magistère de bismuth.

TYMPANITE.

(*Tympanites.*)

Diagnostic. Distension considérable du bas-ventre, souvent énorme et allant jusqu'au point de faire craindre la rupture des parois, qui présentent de l'élasticité, et rendent le même son qu'un tambour, quand on frappe dessus. La tuméfaction ne se déplace pas lorsque le malade change d'attitude, et l'on ne sent pas non plus de fluctuation, ce qui distingue la tympanite de l'hydropisie. Ordinairement la distension n'est point égale partout; on sent des points qui sont plus tendus, et d'autres qui le sont moins (*tympanite intestinale*), lorsqu'il y a des gaz accumulés dans les intestins. Mais quelquefois le ventre est uniformément distendu et élastique partout (*tympanite abdominale*, quand les gaz sont accumulés dans la cavité du péritoine). Le malade a des borborygmes, mais il ne rend de vents, ni par le haut ni par le bas. Sa respiration est gênée, il éprouve des coliques, en dernier lieu une grande anxiété, et ses extrémités deviennent froides; en général, le ventre est resserré, mais parfois aussi il y a diarrhée.

La tympanite intestinale doit toujours faire craindre qu'il n'y ait inflammation, ce qui rend l'apparition de la fièvre un phénomène fort important. Elle peut aussi arriver au point qu'une rupture finisse par se produire.

Pathogénie. Les causes de la tympanite intestinale sont la réplétion excessive de l'estomac par des aliments venteux, lourds et difficiles à digérer, comme les pois, les lentilles, les haricots, ou par des substances très susceptibles de fermenter, comme les choux et le lait, mélangés avec de la bière nouvelle; une accumulation de matières gastriques, mucilagineuses ou bilieuses, passant aisément à la fermentation ; le refroidissement, surtout après avoir fait usage des aliments qui viennent d'être énumérés ; une constipation opiniâtre, un spasme ; l'atonie portée au plus haut degré, une sorte de paralysie du canal intestinal, l'inflammation et la gangrène, les blessures du bas-ventre, la fièvre putride, surtout gastrique, des lésions organiques, indurations, abcès, dans le canal intestinal.

La maladie peut donc être primaire et éclater subitement ; mais bien plus souvent elle est secondaire, et accompagne d'autres maladies, à titre de symptôme.

Des flatuosités habituelles y prédisposent.

Les causes de la tympanite abdominale sont : le passage des gaz de la cavité des intestins dans celle du péritoine (ce qui peut arriver soit après la tympanite intestinale, quand la distension est portée au plus haut degré, soit dans le cas d'ulcération ou de blessure aux intestins) ; la décomposition putride (elle peut devenir un symptôme de la fièvre putride) ; le refroidissement à la suite d'un grand échauffement, qui peut aussi faire naître l'emphysème.

Thérapeutique. On doit d'abord chercher la cause, et examiner s'il y a état spasmodique ou état inflammatoire. Dans ce dernier cas, il y a nécessité d'employer en premier lieu les émissions sanguines. S'il n'y a point d'inflammation, les principaux moyens à mettre en usage sont les carminatifs et les antispasmodiques, les pilules d'asa fœtida avec la rhubarbe, le colombo et l'huile de cajeput, l'émulsion huileuse, les frictions avec l'huile de menthe, l'huile de cajeput, l'huile camphrée et la teinture thébaïque, les ventouses sèches, les lavements de camomille, de cumin, avec l'asa fœtida. On s'attache aussi à corriger la fermentation chimique. Si le malade a pris des aliments végétaux fermentescibles, ce qui peut donner à penser qu'il y a fermentation acide, on emploie la magnésie, les yeux d'écrevisse, l'eau de chaux, avec la rhubarbe ; dans le cas de fermentation putride, les acides, l'élixir acide de Haller, le froid (qu'on sait être propre à arrêter toute espèce de fermentation et de dégagement de gaz), la glace, à l'intérieur et à l'extérieur, l'instillation de l'éther sur le bas-ventre ; dans celui de surcharge de l'estomac, un vomitif.

Lorsque tous ces moyens sont inutiles, il en reste trois autres, à l'aide desquels on peut encore sauver la vie du malade dans les cas extrêmes. Le premier consiste à soutirer l'air avec une seringue à lavement : on enfonce dans le rectum une canule flexible, longue d'un pied à dix-huit pouces, on y assujettit le bout de la seringue, et on tire le piston à soi ; si la canule s'obstrue, on y injecte de l'eau chaude pour la déboucher. Le second moyen est la compression ; on entoure le corps d'une bande qu'on serre autant que le malade peut le supporter, et dont peu à peu on rapproche de plus en plus les tours. Le troisième consiste à pratiquer la ponction avec une aiguille ou un trois quarts, dans l'endroit où la distension est le plus considérable ; on laisse la canule en place jusqu'à ce que tout le gaz se soit échappé.

Les toniques doivent toujours terminer le traitement.

Chez les petits enfants, on observe assez souvent, à la région précordiale, une distension tympanitique, qui cède sans peine au simple frottement de la main, et mieux encore aux frictions avec l'onguent d'althæa dissous dans les huiles de camomille et de menthe, à l'emploi de la poudre des enfants dont je donnerai ailleurs la recette, et aux lavements.

EMPHYSÈME.

(*Emphysema.*)

Diagnostic. Tuméfaction, avec tension élastique, qui produit de la crépitation sous la pression du doigt.

L'emphysème peut être produit par des blessures, à la suite desquelles l'air extérieur pénètre dans le tissu cellulaire, ou par une décomposition intérieure, qui donne lieu à un dégagement de gaz. Ce dernier cas a lieu surtout dans l'emphysème général, qu'on voit quelquefois se développer en une seule nuit pendant le cours des fièvres nerveuses et putrides, ou même sous l'influence d'un refroidissement succédant à un échauffement considérable.

La guérison s'opère par la résorption du gaz, qui passe dans la masse des humeurs, d'où il sort ensuite par la sueur, c'est-à-dire par la sécrétion gazeuse de la peau. On l'obtient en pratiquant des frictions et appliquant des sachets aromatiques secs. Dans l'emphysème général, on administre des diaphorétiques à l'intérieur, et on fait, toutes les trois heures, des lotions avec de l'eau-de-vie aromatisée.

L'emphysème pulmonaire (*emphysema pulmonum*) mérite une attention spéciale (V. *Asthme*).

TYMPANITE DE LA MATRICE.

(*Physometra.*)

On la reconnaît à la distension de la matrice, et aux gaz qui se dégagent de temps en temps par le vagin (*uterus crepitans*).

Les causes sont ou l'hystérie ou des obstructions de la matrice. On règle le traitement en conséquence.

NEUVIEME CLASSE.

Flux.

Diagnostic. Augmentation des évacuations de liquides séreux, muqueux ou autres, dont parfois aussi les qualités ont subi une altération.

Pathogénie. Les causes générales sont l'afflux considérable (congestion) des humeurs vers un organe sécrétoire, l'exaltation de l'activité et de l'irritabilité de cet organe, son irritation locale par des irritants organiques (par exemple, des tubercules dans les poumons), chimiques ou mécaniques (par exemple, des calculs, des graviers dans les reins), des métastases qui agissent également comme irritants, même des métastases consensuelles, par exemple gastriques, la faiblesse locale ou la laxité de la partie donnant lieu, soit à l'accumulation des humeurs, parce que la résistance est moindre, soit à leur transsudation, parce que les parois des vaisseaux sont relâchées et présentent des pores plus larges.

Thérapeutique. Il faut éloigner les causes, par conséquent diminuer l'afflux des humeurs, faire cesser l'exaltation de l'activité, quand le flux dépend d'elle, mais en distinguant bien l'irritabilité phlogistique de celle qui tient à l'éréthisme, écarter les irritations, tant idiopathiques que consensuelles (ce qui oblige souvent de varier beaucoup le traitement), fortifier, quand la maladie reconnaît pour cause la faiblesse, enfin, et lorsque le danger est imminent, tarir immédiatement et localement la source de l'écoulement, par l'application des astringents et des moyens propres à le supprimer.

I. HÉMORRHAGIES.

(*Hemorrhagiæ.*)

Diagnostic. Extravasation du sang, qui s'épanche soit au dehors, soit au dedans, dans des cavités ou dans le tissu cellulaire.

L'hémorrhagie est le résultat ou de la distension ou de la déchirure des parois vasculaires.

L'effet immédiat est toujours l'*affaiblissement*, puisqu'il y a perte du liquide le plus nécessaire à la vie, de celui qui fait partie de la vie même. Aussi la gravité et le danger sont-ils proportionnés à la quantité de sang qui s'écoule. Si la perte est considérable et rapide (hémorrhagie foudroyante), elle peut tuer sur-le-champ. Si elle est moins abondante, mais qu'elle dure long-temps, elle détermine une faiblesse chronique, et peut ainsi devenir cause de toutes les maladies par débilitation. D'un autre côté, dans les affections dues à la pléthore et dans l'inflammation, il lui arrive souvent d'être salutaire, comme saignée naturelle et comme la plus efficace de toutes les crises. Outre cet effet général, l'hémorrhagie en produit aussi un local fort important, surtout lorsqu'elle atteint des organes nobles (les poumons, l'estomac), et qu'elle a lieu par rupture : en pareil cas, on doit toujours la considérer comme une blessure, et elle peut amener à sa suite toutes les conséquences de cette dernière, l'inflammation, l'épanchement, l'induration, la suppuration.

Pathogénie. La cause prochaine est une *rupture de l'équilibre entre l'afflux du sang et la résistance des vaisseaux.* Tantôt l'afflux du sang augmente au point de vaincre la force de résistance et même celle de cohésion des vaisseaux. Tantôt cette résistance est tellement affaiblie, qu'il suffit de l'afflux ordinaire du sang pour triompher d'elle et déterminer l'extravasation du liquide. De là deux grandes classes d'hémorrhagies, les *actives* et les *passives*.

Les causes éloignées des hémorrhagies actives sont, les unes *générales*, et tantôt l'*exaltation générale de l'activité du système sanguin*, ou l'excitation phlogistique, sanguine (pléthore, surtout quand il s'y joint l'excitation provoquée par un échauffement externe ou interne, abus des boissons spiritueuses, mouvements du corps, affections morales, suppression d'hémorrhagies habituelles, fièvre, état inflammatoire), tantôt l'*excitation du système nerveux* (excitation nerveuse éréthique, spasmodique); les autres *locales*, telles que inflammation locale, ou prédisposition d'une partie à s'enflammer, exaltation locale de la sensibilité (spasmes), irritation locale par des métastases ou des lésions organiques (tubercules, polypes, etc.), irritation consensuelle et antagonistique (âcreté gastrique, vers, dentition).

Les causes éloignées des hémorrhagies passives sont aussi *générales*, faiblesse générale, fièvre asthénique, fièvre putride, scorbut, colliquation, étisie; ou *locales*, faiblesse locale et relâchement d'une partie par la maladie, par une surexcitation, par la compression, par la chaleur humide.

Dans les hémorrhagies par faiblesse locale, il n'est pas rare d'observer le cas remarquable d'un état mixte, offrant la réunion d'une exaltation générale de l'activité du système entier avec la faiblesse locale d'un organe. Ce phénomène a lieu surtout très fréquemment dans les hémorrhagies pulmonaires et utérines.

Enfin un sang trop tenu, dissous, non coagulable, peut aussi être la cause d'hémorrhagies, comme par exemple dans le scorbut, dans l'hémacélinose, et dans les cas assez communs de prédisposition héréditaire aux pertes de sang (1).

Thérapeutique. Les indications générales, dans toute hémorrhagie, sont d'abord de rechercher à quelle espèce elle appartient, si elle est active ou passive, si elle a un caractère phlogistique, sanguin, qui exigerait le traitement antiphlogistique pur, ou si elle en a un nerveux, spasmodique, éréthique, qui obligerait de recourir aux antispasmodiques, aux calmants. Ensuite on éloigne les causes occasionelles, par exemple, une matière gastrique ou une irritation locale. Enfin, lorsque tous ces moyens ne suffisent pas, ou que l'hémorrhagie est assez forte pour mettre la vie en danger, on arrête immédiatement le sang par des astrigents employés à l'intérieur ou à l'extérieur, et par la compression, si les circonstances permettent d'y avoir recours. Les signes d'ina-

(1) Les anatomistes modernes nient l'existence des vaisseaux exhalants aux surfaces internes; mais ils sont au moins obligés d'admettre des pores et la possibilité de la transsudation des liquides, ce qui revient au même pour la pathogénie des hémorrhagies et des autres flux.

nition et de danger, qui obligent d'employer au plus vite les moyens propres à supprimer l'hémorrhagie, sont, un pouls petit, filiforme ou inégal, intermittent, le froid des extrémités, les tintements d'oreilles, les éblouissements, l'obscurcissement de la vue, la syncope.

La coexistence d'une exaltation générale de l'excitabilité et d'une faiblesse locale dans l'organe qui est le siége de l'hémorrhagie mérite la plus sérieuse attention, parce qu'alors on est souvent obligé d'employer à la fois et des débilitants généraux et des fortifiants locaux. Cet état mixte a lieu, par exemple, dans toutes les hémorrhagies provoquées par une violente commotion mécanique, qui a débilité l'organe sur lequel ses atteintes ont porté, en même temps qu'elle a mis fortement en émoi le système vasculaire entier, deux circonstances de la réunion desquelles résultent l'accroissement de la congestion sanguine locale et la nécessité de faire succéder à la saignée l'emploi du froid, de l'arnica et autres moyens fortifiants.

HÉMORRHAGIE NASALE.

(*Hemorrhagia narium, epistaxis.*)

Le saignement de nez est une des hémorrhagies les plus ordinaires, tant en santé qu'en maladie. Le plus souvent il exerce une influence salutaire et critique, en dérivant la pléthore et la congestion cérébrale. Cependant il peut aussi devenir dangereux et même mortel, quand la perte de sang est trop considérable.

De toutes les causes, la plus fréquente est la pléthore ; aussi l'hémorrhagie nasale s'observe-t-elle de préférence pendant la jeunesse. L'épistaxis peut dépendre aussi de la dissolution du sang (scorbut, hémacélinose), d'anomalies des flux hémorroïdal et menstruel, même d'irritations abdominales (vers).

Il est de règle de respecter un saignement de nez, tant que le sujet n'en éprouve aucun préjudice notable. On ne connaît que trop d'exemples de cécités, de surdités, d'encéphalites, qui ont été les suites d'une suppression brusque de cette hémorrhagie. On ne l'arrête donc que quand la perte de sang devient énorme, que la face pâlit, que le pouls devient petit et intermittent, que le sujet tombe en défaillance, ou lorsqu'elle dépend manifestement de la débilité et d'une dissolution putride du sang. Les moyens à mettre en usage sont, l'eau froide jetée sur le front ou introduite dans les narines, les injections de vinaigre ou d'une dissolution d'alun, de vitriol martial, les bains de pieds, les manuluves, et, comme dernière ressource, le tamponnement des narines avec des bourdonnets de charpie imbibés d'une dissolution d'alun. On parvient quelquefois à arrêter promptement le sang en faisant mâcher un morceau de papier gris, ou en pratiquant des fomentations froides sur les parties génitales. À l'intérieur, on donne des purgatifs rafraîchissants, surtout la crême de tartre dissoute dans une grande quantité d'eau froide, et l'élixir acide de Haller; s'il y a état spasmodique, on administre l'ipécacuanha à petites doses, même l'opium, avec des acides.

Quant au saignement de nez habituel, pour le guérir radicalement, il faut avoir égard aux causes, principalement à la pléthore, aux irritations abdominales, au scorbut, à la faiblesse et à la diathèse putride du système sanguin. Dans ce dernier cas, le quinquina et l'acide sulfurique sont les moyens qui réussissent le mieux.

HÉMOPTYSIE.

(*Hemoptysis, sputum cruentum, hæmorrhagia pulmonum.*)

Diagnostic. Crachement de sang, *avec toux ou action de renâcler*, seul caractère auquel on puisse reconnaître que ce liquide vient des poumons ou de la partie supérieure de la trachée artère. Il faut bien distinguer le crachement de sang de la simple *sputation de sang* (*sputum cruentum*), dans laquelle le sang provient de la bouche ou même du nez. On ne saurait trop prendre de précautions pour éviter de confondre ensemble ces deux phénomènes, qui diffèrent beaucoup l'un de l'autre.

L'hémoptysie présente divers degrés, qui en font varier l'importance.

Au premier degré, le crachement de sang survient sans avoir été précédé ou sans être accompagné de dyspnée ou de douleurs dans la poitrine; il ne se renouvelle point, et il ne laisse à sa suite, ni toux, ni aucune autre affection de poitrine.

A un degré plus élevé, le malade a déjà éprouvé de la dyspnée, des douleurs dans la poitrine et une toux sèche; peu de temps auparavant il a eu des frissons, et son pouls était agité; pendant l'hémoptysie elle-même, on observe de l'anxiété, une toux d'irritation, un pouls fort agité, la pâleur et l'altération des traits de la face; le crachement de sang se reproduit au bout de quelques heures; il laisse après lui de la dyspnée et une toux sèche.

Au plus haut degré, on suspectait déjà l'état des poumons, le malade offrait tous les caractères de la constitution phthisique; pendant l'accès lui-même, il y a une grande anxiété, de l'oppression, un état fébrile, du froid aux extrémités, des sueurs froides, une expectoration de sang pur; le crachement se répète à plusieurs reprises; il est suivi de graves symptômes du côté de la poitrine.

La quantité de sang ne signifie rien. Tout dépend de la cause et de la constitution. On peut, sans inconvénient, rendre des tasses de sang par l'expectoration, quand l'hémoptysie tient à une métastase hémorroïdale, que la poitrine est saine, et que la constitution n'est point celle d'un phthisique, tandis que, dans ces deux derniers cas, un crachement de sang peu considérable peut être fort dangereux et amener le développement de la phthisie pulmonaire.

On ne s'en laissera pas imposer par la durée du crachement de sang, et l'on examinera la couleur du liquide expectoré. Sa teinte foncée n'annonce point que l'hémorrhagie continue, mais seulement que le malade continue de rejeter du sang dont l'extravasation avait eu lieu auparavant.

Le danger n'est pas dans l'hémorrhagie actuelle, mais dans les suites, la pneumonie et la phthisie pulmonaire. On voit rarement une hémoptysie véritablement foudroyante, et assez copieuse pour faire craindre la suffocation.

Pathogénie. La connaissance des causes prédisposantes est de la plus haute importance ici, puisque c'est de ces causes que dépendent la gravité et le danger de la maladie. Ces causes sont ou la disposition à la phthisie, ou l'existence réelle de la phthisie pulmonaire, à laquelle le crachement de sang vient se joindre comme symptôme.

Les causes occasionelles sont : un grand échauffement du corps par la danse, la course, les boissons échauffantes, les affections morales vives, une température extérieure fort élevée, de grands efforts des poumons pour crier ou souffler dans des instruments à vent, de fortes commotions, agissant surtout sur la poitrine, par exemple, des coups de bâton sur le dos, des chutes, des blessures du poumon, l'inspiration d'un air vicié ou de vapeurs irritantes, la suppression des hémorroïdes, des règles et d'autres hémorrhagies habituelles, la rétrocession d'exanthèmes, la pneumonie et le catarrhe pulmonaire, des tubercules dans les poumons, la dissolution scorbutique du sang.

La distinction entre l'hémorrhagie active et l'hémorrhagie passive est ici une chose fort importante pour la pratique.

Thérapeutique. Repos parfait, de corps et d'âme, immobilité complète, silence absolu (le moindre mouvement et la plus légère irritation des poumons sont nuisibles); on débarrasse le malade de tous les vêtements qui pourraient le serrer, on le fait asseoir sur son séant, on rafraîchit l'air de sa chambre, on lui donne des boissons fraîches, on lui administre un lavement, s'il est constipé, on pratique une saignée du bras plus ou moins forte, à moins que la faiblesse ou la diathèse putride ne l'interdise. Tels sont les premiers moyens à mettre en usage, et les plus généraux.

Le plus propre de tous les moyens pour arrêter le crachement de sang, lorsqu'il est un peu considérable, consiste à prendre dans sa bouche une cuillerée à café de sel marin pulvérisé, et à boire ensuite de l'eau peu à peu. En cas de besoin, on le répète tous les quarts d'heure.

Il est essentiel d'avoir égard au caractère de l'hémoptysie.

1°. *Hémoptysie inflammatoire*, *pléthorique*, *sanguine*. Les signes sont: constitution, jeunesse, plénitude du pouls, chaleur, soif, hémorrhagies supprimées, causes qui mettent le sang en émoi, lésions mécaniques. Ici, saignée copieuse, qu'on répète, suivant les circonstances, quand le crachement de sang reparaît, régime antiphlogistique très sévère; à l'intérieur, le nitre, avec la crême de tartre, la jusquiame, la digitale (n° 145). Le plus efficace de tous ces moyens est le nitre, avec la crême de tartre, en poudre, dans un véhicule mucilagineux. En outre, on prescrit des pédiluves, on fait tenir les jambes pendantes, on applique des cataplasmes froids sur la poitrine, on donne des lavements, et, dans le cas d'hémorrhagie supprimée, on pose des sangsues à l'endroit d'où le sang coulait.

2°. *Hémoptysie spasmodique*. Les signes sont: absence des signes précédents, constitution débile, impressionnable, froid aux extrémités, petitesse du pouls. On emploie l'ipécacuanha à petites doses (n° 146), l'acide tartrique, avec la jusquiame (n° 147). Si ces moyens ne produisent pas d'effet, et que l'état soit purement nerveux, on a recours aux acides, avec l'opium (n° 148). Mais quelquefois l'état spasmodique se trouve accompagné d'une congestion sanguine ; c'est alors le cas de pratiquer une petite saignée, à laquelle on fait succéder le nitre, avec la jusquiame ; on donne de temps en temps l'élixir acide de Haller, avec des émulsions mucilagineuses, ou la digitale avec le chlore (n° 149). Lorsqu'il y a spasme considérable de la poitrine, toux spasmodique, douleurs et autres symptômes semblables, les huileux et les mucilagineux (n° 150) produisent d'excellents effets, combinés avec des fomentations narcotiques sur la poitrine et des sinapismes aux bras.

3°. *Hémoptysie gastrique*. Le crachement de sang est accompagné de turgescence gastrique, et surtout bilieuse, bien prononcée. On administre des purgatifs rafraîchissants, le sel de Glauber, avec le tamarin, on donne des lavements, et si le malade vomit déjà de la bile, on favorise cette évacuation par de petites doses d'ipécacuanha.

Si, dans ces trois cas, le crachement de sang persiste après l'emploi bien dirigé des moyens propres à en détruire la cause, il faut arrêter l'hémorrhagie, et pour cela recourir immédiatement aux styptiques (n° 148).

4°. *Hémoptysie passive*. Elle a lieu dans le cas d'une grande laxité des poumons (*phthisie pituiteuse*), d'une dissolution scorbutique du sang, d'une érosion des vaisseaux par le pus, d'une commotion ; on n'observe ici aucun des signes de l'excitation du système vasculaire ni de l'état spasmodique. Il faut donc de suite étancher l'hémorrhagie par des styptiques. Cependant, si le pouls le permet, on fera bien de commencer par une petite saignée du bras. Les moyens sont, en premier lieu, le froid, l'air froid, l'eau froide, les cataplasmes froids et les applications de glace sur la poitrine, puis l'alun, surtout le petit-lait aluné (n° 135), que je puis, d'après mon expérience, citer comme le plus efficace de tous, le quinquina, le vitriol martial, le cachou : on donne aussi le sel marin, à la dose d'une cuillerée à café.

Dans toute hémoptysie, outre le retour du crachement de sang, il y a deux choses à craindre, l'inflammation du point blessé, et l'extravasation du sang dans la substance pulmonaire, accidents qui tous deux peuvent entraîner ou la suppuration ou la formation de tubercules, par conséquent la phthisie ou purulente ou tuberculeuse. Le point principal est donc d'insister pendant quelque temps encore sur le régime et le genre de vie antiphlogistiques, dans toute leur sévérité, sur le repos du poumon; et quand il est resté un sentiment de pesanteur ou des douleurs dans la poitrine, de faire une saignée modérée au bras, ou d'appliquer des sangsues, puis de poser un vésicatoire sur le point douloureux et de l'entretenir long-temps en suppuration, et d'administrer le nitre, les purgatifs rafraîchissants. Ce qu'il y a de mieux pour nettoyer complètement les poumons, c'est le petit-lait simple ou tartarisé, la solution de mellite de chiendent, avec la terre foliée de tartre, et dans la suite l'eau de Selters. Lorsqu'au bout de trois semaines le malade ne tousse pas et ne ressent rien dans la poitrine, on peut être assuré que la phthisie pulmonaire ne se développera pas.

On doit encore avoir égard aux causes éloignées, telles que hémorroïdes, maladies du bas-ventre, dyscrasies, et appliquer à chacune d'elles le traitement qu'elle réclame. On s'attache surtout à prévenir les récidives. Pour cela le malade évite tout ce qui pourrait l'échauffer au physique, les boissons spiritueuses, le chant et les efforts des poumons; il se préserve de la constipation, et au moindre symptôme du côté de la poitrine, il se fait pratiquer une petite saignée.

La *sputation de sang* (*sputum cruentum*, *hemorrhagia oris et faucium*), dans laquelle le sang vient sans que l'individu tousse ou renacle, et coule dans la bouche, comme la salive, ordinairement mêlé avec cette dernière ou avec des mucosités, est un accident fort commun, et qui ne présente absolument aucun danger, le sang provenant de la bouche, des dents, du palais, ou du nez. Souvent les causes sont purement locales; cependant il peut y en avoir aussi d'éloignées et de générales, parmi lesquelles on en distingue surtout deux, la dyscrasie scorbutique et les anomalies des hémorroïdes, car les deux extrémités du canal alimentaire sont en antagonisme l'une avec l'autre, et l'hémorrhagie de la gorge prend quelquefois la place des hémorroïdes. La sputation de sang n'a ordinairement lieu que le matin. Le traitement consiste dans l'emploi local de collutoires astringents, avec la sauge, le vinaigre, les acides minéraux, l'alun, et dans l'application des moyens propres à combattre les hémorroïdes ou le scorbut.

VOMISSEMENT DE SANG.

(*Vomitus cruentus, hœmatemesis.*)

Diagnostic. Vomissement de sang pur, ou mêlé avec de la salive, de la bile, etc., tantôt rutilant, tantôt noirâtre et veineux, dont la quantité, quelquefois peu considérable, s'élève aussi parfois à plusieurs livres. Dans certains cas, le vomissement se reproduit deux ou trois fois par jour, et cela pendant plusieurs jours de suite : dans d'autres, il ne reparaît qu'au bout de quelques jours; en diverses circonstances, il revient d'une manière périodique. Le malade rend ensuite, par les selles, du sang noir et coagulé. Le diagnostic présente quelquefois des incertitudes.

Les symptômes concomitants sont : anxiété considérable, dégoût, tension à la région précordiale ; parfois aussi, mais non toujours, douleur à l'épigastre, quelquefois de la fièvre, grand accablement, sueur, défaillances, pâleur, visage défait, facultés intellectuelles ordinairement libres, jusqu'à ce que la faiblesse s'empare aussi du sensorium. Ensuite délire tranquille, spasme, pouls de plus en plus petit et intermittent, syncopes fréquentes, mort.

L'hématémèse est toujours un accident grave et dangereux. Lorsqu'une fièvre violente l'accompagne, elle entraîne presque toujours la mort, ce qui a lieu aussi quand les vomissements se répètent souvent, toutes les trois ou quatre heures, ou quand la maladie dépend de causes sur lesquelles l'art n'a aucun pouvoir, de squirrhosités, etc. La maladie présente moins de danger lorsqu'elle affecte une forme périodiqne, et moins que dans tout autre cas quand elle est la suite d'une anomalie des hémorroïdes ou de la menstruation. J'ai vu un homme âgé qui, par cette cause, vomissait de temps en temps des tasses de sang, et qui en éprouvait si peu d'incommodité qu'immédiatement après il pouvait prendre de la nourriture.

Le danger tient ou à une gastrite qui se développe ensuite, ou à l'inanition.

Pathogénie. La cause prochaine, comme dans toutes les hémorrhagies, est une ampliation ou une déchirure des vaisseaux de l'estomac. Le sang provient ou de l'estomac ou de la rate, par les vaisseaux courts.

Parmi les causes éloignées, la plus fréquente est une anomalie des hémorroïdes ou du flux menstruel, qui amène une congestion sanguine vers l'estomac ; aussi rencontre-t-on la maladie très fréquemment chez les femmes qui ont passé leur âge critique. Elle peut tenir encore à des obstructions des viscères abdominaux, à des épanchements d'une bile âcre, à des éclats de verre, des insectes, des vers, et surtout des sangsues, que le sujet a avalés, à des contusions et autres lésions de l'estomac, à des poisons âcres, parmi lesquels se rangent les vomitifs et les purgatifs trop énergiques, à une dissolution putride du sang.

Thérapeutique. La règle principale est de ne pas supprimer brusquement l'hémorrhagie par de forts astringents, attendu qu'on s'exposerait ainsi à provoquer une gastrite, une induration de l'estomac, ou une fièvre gastrico-putride due au sang accumulé. On commence donc, en général, par faire prendre d'abondantes boissons mucilagineuses, ou gommées, acidulées avec la crême de tartre ou le tamarin ; on prescrit la potion de Rivière, en administrant de temps en temps une émulsion huileuse ; on fait des fomentations vinaigrées sur la région épigastrique, on donne des lavements émollients et des bains de pieds, on applique des sinapismes aux mollets, des cataplasmes chauds, émollients et narcotiques, sur le bas-ventre. S'il existe de la pléthore, de la fièvre, ou des signes d'état inflammatoire, on saigne du pied ; si le vomissement est survenu après la suppression du flux hémorroïdal ou menstruel, on pose des sangsues à l'anus ou à la vulve. En l'absence de ces signes, et quand tout annonce un état spasmodique, on emploie l'extrait de jusquiame, l'ipécacuanha à la dose d'un huitième de grain tous les quarts d'heures ; l'opium et le musc conviennent si les spasmes sont violents.

Lorsque le vomissement ne cède point à ce traitement, ou qu'il est, dès le début, très violent et accompagné de signes d'inanition (pouls petit et intermittent, syncopes, etc.), le meilleur moyen à employer est le petit-lait aluné, auquel on associe la potion de Rivière laudanisée, l'eau à la glace pour boisson, des fomentations vinaigrées froides sur l'estomac.

Il y a deux règles indispensables à observer après toute hématémèse. La première est de continuer pendant quelques jours encore l'usage de purgatifs légèrement acidulés, notamment le petit-lait tamariné, ou la décoction de tamarin, avec du tartre tartarisé, et celui des lavements, afin de débarrasser les intestins de tout le sang qui a pu s'y introduire. La seconde est d'éviter, également pendant plusieurs jours, tous les aliments solides, car il pourrait suffire du plus petit morceau de pain pour rouvrir la plaie de l'estomac.

HÉMORROIDES.

(*Hæmorrhoides.*)

Il existe entre la maladie hémorroïdale et les hémorroïdes la même différence qu'entre la maladie arthritique et la goutte locale extérieure, ou entre l'affection scrofuleuse et les scrofules. De l'une à l'autre, il y a le rapport de cause à effet. La maladie hémorroïdale est l'état morbide intérieur qui fait le fond des hémorroïdes, celles-ci n'en sont que les phénomènes locaux extérieurs, les symptômes.

La maladie hémorroïdale revet quatre formes principales, qui sont : la *prédisposition*, les *hémorroïdes*, maladie du rectum, la *rétrocession des hémorroïdes*, et leurs *anomalies*, qui sont relatives, les unes au siége, et les autres au mode.

Il est rare que cette maladie soit purement locale: en général, elle est la manifestation d'un état morbide interne, dont le flux hémorroïdal représente la crise. Ce flux tantôt affecte une forme périodique et régulière, comme l'écoulement menstruel, et tantôt revient à des époques indéterminées. Il constitue toujours une crise incomplète, qui n'enlève point entièrement la maladie fondamentale, mais peut la soulager beaucoup. La maladie elle-même est des plus chroniques que l'on connaisse, et souvent elle dure toute la vie. On ne parvient à la guérir que quand elle n'est point héréditaire, lorsque son origine remonte à une époque prochaine, et qu'il y a possibilité de faire cesser les causes éloignées, parmi lesquelles se range, à la vérité, le genre de vie tout entier du malade. Elle n'est point mortelle par elle-même; mais elle peut le devenir par la métastase de la congestion sur des parties nobles et par l'hémorrhagie. Il lui arrive souvent d'être, comme flux de sang, très salutaire et même critique, dans des maladies tant aiguës que chroniques.

La maladie hémorroïdale est extrêmement répandue, et fort importante, non-seulement en elle-même, mais encore parce qu'elle est, surtout en ce qui concerne sa prédisposition, une des causes les plus fréquentes d'une multitude de maladies chroniques, cause trop souvent méconnue et sur laquelle le médecin ne saurait trop appeler son attention.

Disposition hémorroïdale, maladie hémorroïdale intérieure (dispositio hæmorrhoidalis, molimina hemorrhoidalia).

Diagnostic. Fréquents maux de reins, parfois des élancements passagers à travers le bas-ventre, sentiment de plénitude dans l'abdomen et à l'extrémité du rectum, constipation, selles dures, marronées, sensation de chaleur brûlante ou d'une sorte d'érosion, de déchirure, dans le rectum, prurit à l'anus, au périnée, aux organes génitaux, sueurs locales et parfois aussi éruptions dartreuses à ces parties, envies fréquentes et pressantes d'uriner, strangurie, dysurie, ischurie, de temps en temps des tuméfactions, des nodosités, au pourtour interne de l'anus. Dans beaucoup de cas il s'y joint des congestions sanguines vers d'autres parties du corps, à la tête, aux poumons, à l'estomac, des bouffées de chaleur.

Une prédisposition héréditaire, un genre de vie sédentaire, l'abus des aliments et des boissons doués de qualités échauffantes, contribuent aussi à faire soupçonner l'existence d'une disposition aux hémorroïdes.

Il importe beaucoup de reconnaître cette période, parce qu'il y a encore possibilité d'obtenir une guérison radicale de la maladie et d'en prévenir les suites.

Pathogénie. La cause prochaine est une pléthore abdominale, la présence d'une trop grande quantité de sang dans le système de la veine porte, par conséquent une congestion veineuse.

Les causes éloignées sont les mêmes que celles de toute congestion.

1°. *Débilitation locale* des organes abdominaux, spécialement des vaisseaux hémorroïdaires. Cet affaiblissement résulte de purgatifs souvent répétés, de l'abus des boissons chaudes, le thé et le café surtout, et d'excès vénériens. La cause peut aussi être purement locale, et se rattacher par exemple à l'abus des lavements, à l'action d'une trop forte chaleur sur le siége.

2°. *Irritation locale* des vaisseaux hémorroïdaires. Ici se place l'usage immodéré des aliments et des liquides échauffants et irritants, des épices, du vin, particulièrement des vins de Bourgogne et de Champagne, des purgatifs drastiques, aloétiques et autres; on doit y rapporter aussi des irritations morbides, par exemple des métastases, arthritique, syphilitique et autres, sur ces organes, ce qui explique pourquoi les accès de goutte et d'hémorroïdes alternent si souvent ensemble.

3°. *Compression*, qui gêne la circulation dans le bas-ventre; liens et vêtements justes autour de l'abdomen, habitude d'être assis avec le ventre serré (ce qui rend la maladie fréquente chez les savants et chez les artisans que leur profession oblige de rester assis, comme les cordonniers), constipation, accumulation de matières fécales et de saburres, physconies et obstructions des viscères abdominaux, du foie surtout, qui est le centre de la circulation de la veine porte, gestation (ce qui fait que beaucoup de femmes enceintes souffrent d'hémorroïdes durant les derniers mois de leur grossesse).

4°. Une *prédisposition* héréditaire, c'est-à-dire une faiblesse locale congéniale du système hémorroïdal.

L'homme le mieux portant peut s'attirer des hémorroïdes en restant assis une année entière, prenant beaucoup de café, et faisant usage d'aliments échauffants, de boissons excitantes.

La pléthore abdominale, qui explique tous les symptômes des hémorroïdes et rend raison de la haute influence pathogénétique qu'elles exercent sur l'organisme en général, donne lieu à des effets locaux et à des effets généraux.

Les effets locaux sont la tuméfaction variqueuse des vaisseaux hémorroïdaires, l'inflammation de ces vaisseaux, l'épanchement du sang qu'ils contiennent, la constipation, les dérangements de la digestion, l'anorexie, l'apepsie, des acides dans l'estomac, des spasmes d'estomac, la colique, la diarrhée, la blennorrhée du rectum, des maladies de vessie de toute espèce, des vices de la sécrétion biliaire.

Parmi les effets généraux, les uns dépendent de la sympathie nerveuse, et les autres tiennent au transport de la congestion sur d'autres parties; hypocondrie, spasmes, syncopes, vertiges, paralysies, apoplexie, maladies du cœur, asthme, hémoptysie, phthisie, surtout laryngée, hémorrhagie utérine ou nasale, flueurs blanches, vomissement et pissement de sang, maladies cutanées de différentes formes, principalement herpétiques, qui se manifestent d'abord aux parties génitales et au sacrum, puis aussi sur des parties éloignées, et sont tantôt passagères, tantôt permanentes, enfin même des ulcères chroniques. En effet, le sang qui stagne dans les hémorroïdes paraît développer quelquefois une âcreté particulière (*acrimonia hæmorrhoidalis*).

Dans toutes les affections chroniques, le médecin doit examiner si elles ne découlent pas de cette source, la maladie hémorroïdale, car fort souvent il suffit, pour les guérir d'une manière radicale, de rétablir la liberté de la circulation abdominale.

Thérapeutique. On peut appliquer deux sortes de traitement à la maladie hémorroïdale.

1°. On agit sur la cause, et, en l'éloignant, on fait disparaître la source des symptômes, on éteint le besoin de flux hémorroïdal.

2°. On provoque le flux hémorroïdal, ce qui dissipe, pour quelque temps, la pléthore locale et les effets qu'elle entraîne, mais ne procure point une guérison radicale. En outre, on fait naître ainsi le besoin de ce flux, qui est toujours une grave incommodité, même dans les cas les plus favorables, et qui peut avoir des suites fâcheuses, ou mettre la vie en danger.

Il est donc de règle d'appliquer toujours le premier mode de traitement, et de n'avoir recours au second que quand la guérison radicale n'est point possible (dans le cas d'obstacle insurmontable à la circulation abdominale, ou d'autres causes qu'on ne saurait éloigner; comme aussi dans celui de prédisposition héréditaire), ou lorsque le malade était déjà habitué auparavant au flux hémorroïdal, ou enfin quand la congestion hémorroïdale provoque rapidement des accidents qui compromettent la vie et exigent de prompts secours. Ce n'est que dans ces dernières circonstances qu'il est permis de mettre le traitement palliatif en usage.

Traitement radical. Prendre beaucoup d'exercice, éviter de rester assis, s'abstenir d'aliments échauffants, de boissons excitantes, et entretenir le ventre libre, tels sont, en général, les moyens sur lesquels on doit le plus compter pour faire disparaître la disposition aux hémorroïdes. Autant il est certain que les influences contraires peuvent provoquer cette disposition, autant il l'est que celles-ci ont l'aptitude de l'éteindre; j'ai fréquemment obtenu ce résultat par des voyages de plusieurs mois, ou par une vie active à la campagne, avec l'assujettissement au régime prescrit.

L'indication principale est de *faire cesser la pléthore abdominale, cause prochaine et fondamentale de la maladie hémorroïdale*. On y parvient :

1°. En écartant toutes les circonstances qui la favorisent,

par conséquent en évitant les boissons stimulantes, les aliments échauffants, la vie sédentaire, les vêtements qui serrent le bas-ventre et les excès vénériens, prenant chaque jour beaucoup d'exercice, et pratiquant des frictions sur l'abdomen. Toute personne sujette aux hémorroïdes doit travailler, non assise, mais debout, ou sur un chevalet élevé.

2°. En activant la circulation dans le bas-ventre, et dissipant les amas de sang stagnant dans les viscères.

3°. En entretenant la liberté du ventre.

Les meilleurs moyens de remplir ces deux dernières indications sont les fondants, l'extrait de chiendent ou de pissenlit, le tartre tartarisé (n° 168) et le soufre. Ce dernier surtout est le véritable spécifique des hémorroïdes. Il a incontestablement la propriété d'agir sur les vaisseaux hémorroïdaires, d'en accroître l'action, et de dissiper les congestions de sang stagnant qui s'y sont produites, ce qui lui donne une grande efficacité dans toutes les affections provenant de cette source, même dans celles de parties éloignées et de l'économie entière, telles que la phthisie pulmonaire et l'hydropisie hémorroïdale. On l'administre en poudre, avec la crême de tartre (n° 169), ou, chez les sujets nerveux, avec la poudre aérophore (n° 170). Souvent il suffit de recourir à la solution des extraits de chiendent ou de pissenlit, continuée pendant quelques jours, ou de faire prendre, également pendant plusieurs jours, du soufre, auquel on revient de temps en temps, lorsque l'indication se représente. On évite les aloétiques, tant vantés par quelques médecins; car ils ne font qu'accroître la pléthore abdominale, c'est-à-dire exaspérer la maladie fondamentale, et ils sont sujets, en outre, à provoquer des affections inflammatoires du bas-ventre, ou même à faire naître des hémorroïdes locales, qui sont précisément ce qu'on cherche à prévenir. L'huile de ricin est aussi un excellent moyen pour relâcher le ventre.

4°. Lorsque les causes éloignées sont profondes, par exemple des obstructions considérables et opiniâtres dans les viscères, on emploie des résolutifs puissants, notamment l'eau de Carlsbad, soit naturelle, soit artificielle, dont l'expérience a également démontré les vertus spécifiques contre les hémorroïdes. S'il existe des métastases, on a recours aux moyens réclamés par chaque maladie spéciale, par exemple aux mercuriaux dans la métastase syphilitique.

5°. Quand les hémorroïdes sont purement locales, et doivent

naissance à une débilité locale du rectum et des vaisseaux hémorroïdaires, les lavements d'eau froide méritent la préférence sur tous les autres moyens; on leur associe néanmoins le soufre, lorsque les amas de sang sont considérables.

Je ne saurais trop recommander, dans la disposition aux hémorroïdes et dans les affections hémorroïdales chroniques, de faire prendre, soir et matin, pendant une année entière, l'infusion froide de millefeuillé.

Le traitement purement local consiste à appliquer de l'eau froide sur les tumeurs hémorroïdales, et même à les exciser. On ne peut nier que ce ne soit là le moyen le plus expéditif de faire disparaître ces affections locales. Mais une telle méthode est à la fois irrationelle et dangereuse; irrationelle, en ce qu'elle attaque seulement le symptôme, sans toucher à sa cause, à peu près comme si l'on croyait avoir guéri l'affection scrofuleuse parce qu'on aurait enlevé les tumeurs qu'elle provoque; extrêmement dangereuse, en ce qu'il est certain que, comme la pléthore abdominale persiste, cette congestion sanguine, refoulée au dedans et privée de son organe excréteur, choisira d'autres voies, se jettera sur la vessie, l'estomac, ou autres organes nobles, et y déterminera des maladies graves. Il ne convient donc d'y recourir qu'après avoir acquis la certitude que la maladie est purement locale (due à une débilitation locale du rectum), et qu'il n'existe ni *raptus* hémorroïdal, ni symptômes d'obstructions dans les viscères, ni disposition héréditaire. On l'évitera aussi, comme dangereuse, toutes les fois qu'il y aura déjà eu des hémorroïdes fluentes, ou une répercussion d'hémorroïdes sur des organes nobles.

Traitement palliatif. Il consiste à provoquer le flux hémorroïdal, et ne peut être mis en usage que dans les cas dont l'indication a été donnée plus haut. On favorise l'établissement de ce flux, soit en attirant la congestion sanguine vers le rectum, par des applications extérieures, soit en déterminant une congestion sanguine dans l'intestin, par l'administration à l'intérieur des substances qui possèdent spécialement la faculté de l'irriter.

La première méthode comprend les pédiluves, les bains de vapeurs, les fomentations chaudes à l'anus, les lavements émollients et légèrement excitants, les sangsues et les ventouses au siége.

A la seconde se rapportent des moyens, dont les uns ne sont point échauffants (poudre aérophore, borax), tandis que les autres le sont (aloès, myrrhe, safran, ellébore, fer, pilules balsamiques (n° 171), vins de Bourgogne et de Champagne). V. *Menstruation* pour la manière de les employer.

Chez tous les sujets pléthoriques, enclins aux congestions sanguines, on n'emploie que la première méthode, et les excitants non échauffants. Quant aux excitants échauffants, on ne doit non plus les administrer, lorsqu'ils sont indiqués, que de concert avec l'appareil de la première méthode, afin d'empêcher la congestion sanguine de s'établir ailleurs que sur le rectum.

Hémorroïdes borgnes ou *aveugles*, *non fluentes* (*hœmorrhoides cœcœ*).

Diagnostic. Gonflement des vaisseaux et extravasation de sang dans le tissu cellulaire du rectum, soit au dehors de l'anus (*hœmorrhoides externœ*), soit en dedans (*hœmorrhoides internœ*) : tumeurs, tantôt petites, tantôt volumineuses, quelquefois pendantes en forme de sac (*hœmorrhoides saccatœ*), ici indolentes, là douloureuses (*hœmorrhoides dolentes*), parfois même à un degré insupportable (*hœmorrhoides furentes*), et pouvant aussi passer à l'induration (*hœmorrhoides scirrhosœ*).

Thérapeutique. Le traitement est, en général, le même que celui de la maladie hémorroïdale : régime rafraîchissant, exercice, purgatifs non échauffants, surtout le soufre en poudre; à l'extérieur, le froid ne convient que quand les hémorroïdes dépendent manifestement d'une faiblesse locale, et qu'il n'y a aucun indice ni d'obstructions viscérales, ni de pléthore abdominale.

Les hémorroïdes douloureuses réclament le même traitement, mais, de plus, le repos et la position horizontale. Quand la douleur est violente, on emploie avec avantage, s'il existe un état inflammatoire, la saignée, les sangsues sur les tumeurs, les antiphlogistiques, l'eau fraîche à l'extérieur; ou, si la sensibilité est très vive, l'onguent de linaire, si célèbre depuis des temps fort reculés, et qu'on peut unir à l'huile de jusquiame, une compression méthodique prolongée pendant une demi-heure, et, dans les cas extrêmes, des fomentations avec l'eau blanche, ou avec un mélange d'une once d'onguent de linaire, d'une once d'huile de jusquiame, et d'un demi-gros de sucre de saturne, mais en n'insistant pas trop sur ces derniers moyens. Certains malades se trouvent très bien d'un cataplasme de pulpe de pomme cuite dans du vin rouge. Quelquefois l'anus étrangle réellement les tumeurs, surtout dans le cas d'hémorroïdes internes qui se sont échappées au dehors : il faut alors opérer la réduction d'une manière méthodique. Tout en faisant usage de ces moyens, on ne néglige point les causes accessoires qui déterminent la douleur, et qui sont des excréments endurcis, des saburres gastriques, un refroidissement, l'humidité de l'air, parfois aussi un principe spécifique, par exemple, syphilitique. Enfin, il se peut que l'accès soit purement spasmodique. Ce sont là autant de circonstances, d'après chacune desquelles on modifie le traitement.

Dans le cas de tumeurs hémorroïdaires pendantes en forme de sac, il faut, outre le traitement général, employer l'eau froide à l'extérieur. Ces sortes de tumeurs acquièrent souvent un volume considérable, qui les rend fort gênantes ; elles peuvent aussi devenir la cause d'une hémorrhagie chronique, due à ce qu'un peu de sang s'échappe tous les jours des vaisseaux relâchés, et de cette manière affaiblir singulièrement le malade, le faire tomber dans un état de cachexie. En pareil cas, l'excision est le seul moyen à employer ; mais jamais non plus il ne manque son effet.

Les hémorroïdes squirrheuses ne sont souvent autre chose que des sacs hémorroïdaires contenant du sang endurci. On doit égalemnnt les ouvrir ou les enlever. Cependant elles peuvent dégénérer en véritables indurations, ou même passer à la suppuration, et alors devenir causes de fistules à l'anus ; la maladie rentre alors dans les attributions de la chirurgie.

Les sueurs, les exanthèmes serpigineux, les rhagades à l'anus, au périnée, aux parties génitales, sont autant de symptômes fort incommodes pour le malade, qui, outre le traitement général, spécialement le soufre, avec la crême de tartre, exigent beaucoup de propreté et des lotions fréquentes avec de l'eau tiède. On évite toute application extérieure d'astringents, de préparations saturnines et autres semblables.

Hémorroïdes fluentes (*hæmorrhoides fluentes*).

On doit toujours les considérer comme une crise, et par conséquent ne point les troubler. Tout ce que nous dirons du flux menstruel leur est applicable.

Le seul cas où l'on soit obligé de les traiter comme hémorrhagie et d'arrêter l'écoulement du sang, est celui où cet écoulement devient trop copieux et nuit au sujet. Tantôt celui-ci rend à la fois une grande quantité de sang, qui l'affaiblit et met sa vie en danger ; tantôt, et ce cas est plus commun que l'autre, le flux affecte un mode chronique, et chaque jour le malade perd un peu de sang, ce qui peut devenir la cause, souvent inaperçue, de maladies chroniques, d'affections nerveuses, de cachexie, d'hydropisie. Dans les deux cas, il y a nécessité de recourir aux astringents, l'alun sursout, qu'on administre tant à l'intérieur qu'à l'extérieur (V. *Menstruation*).

Le flux hémorroïdal s'arrète souvent d'une manière brusque, et l'on voit alors apparaître les accidents les plus violents, une colique inflammatoire, etc., qui réclament une prompte application du traitement antiphlogistique, les sangsues à l'anus, la saignée, etc. Chez d'autres personnes, la suppression est lente et en quelque sorte chronique. Dans l'un et l'autre cas, le traitement est celui de la suppression des menstrues.

Hémorroïdes anomales (*hæmorrhoides anomalæ*).

Les hémorroïdes peuvent être anomales sous le point de vue du siége et sous celui du liquide qu'elles fournissent.

1°. Les congestions hémorroïdales peuvent se porter sur toutes les parties de l'organisme, et y produire les mêmes effets que dans le rectum, distension des vaisseaux, trouble de la fonction, douleurs, inflammations, extravasations, hémorrhagies; c'est ainsi que surviennent les *hémorroïdes de l'estomac* (vomissement de sang), les *hémorroïdes des poumons* (crachement de sang). Ces anomalies sont des effets ou de la disposition hémorroïdale, qui n'a point encore trouvé à effectuer sa crise dans le rectum, ou de la suppression des hémorroïdes. Le diagnostic est facile dans le second cas, difficile dans l'autre. Le traitement consiste à essayer de diriger les hémorroïdes vers leur siége légitime, le rectum, but auquel on parvient par des applications de sangsues et d'autres moyens propres à attirer la congestion sanguine vers cet intestin.

Les *hémorroïdes vésicales* sont les plus pénibles de toutes. Elles peuvent être aussi ou borgnes ou fluentes. Dans le premier cas, elles provoquent des troubles considérables de l'excrétion urinaire, la strangurie, l'ischurie, souvent même les douleurs les plus violentes, des spasmes de vessie, des inflammations et leurs suites, la blennorrhée, l'induration, la suppuration de la vessie. Dans le second cas, il survient une hématurie, qui peut entraîner l'obstruction de l'urètre par des caillots de sang et finalement la formation d'un calcul. Ici la vessie urinaire se trouve dans le même état que le rectum chez les sujets atteints d'hémorroïdes ordinaires. Le traitement consiste à diriger la congestion sanguine vers le rectum par des applications de sangsues et autres moyens analogues, et à la détourner de la vessie par des lotions froides à la région hypogastrique, tout en faisant usage des moyens généraux que réclame la maladie hémorroïdale. On applique tous les mois quatre sangsues à l'anus; s'il existe des symptômes locaux de *raptus* du sang vers le rectum (ardeur, tuméfaction, etc.), on se trouve très bien de recourir au soufre, à l'eau de Selters, ou mieux encore à celles de Wildung et de Carlsbad.

Le diagnostic des hémorroïdes vésicales borgnes présente souvent des difficultés : on peut les confondre avec l'affection calculeuse, la goutte vésicale, des affections syphilitiques (surtout quand il y a en même temps catarrhe vésical). Les signes principaux sont toujours l'existence antérieure ou simultanée d'autres accidents hémorroïdaux et la périodicité du retour de ceux-là.

Le symptôme le plus dangereux qui puisse survenir ici, est l'ischurie, produite, dans les hémorroïdes vésicales borgnes, par des varices urétrales, dans les hémorroïdes vésicales fluentes, par des caillots de sang qui bouchent l'urètre. Dans l'un et l'autre cas, on est obligé de recourir à la sonde; cependant, il ne faut le faire qu'après avoir éteint l'inflammation; si l'on éprouve de la peine à introduire l'instrument, on emploie préalablement des bougies, qui servent à comprimer les vaisseaux tuméfiés, ou à percer les caillots de sang.

Toutes les fois qu'il s'agit d'hémorroïdes répercutées et anomales, les sangsues appliquées à l'anus sont beaucoup plus efficaces que la saignée générale. La nature veut que l'évacuation s'accomplisse à l'endroit critique, et quelques onces de sang tirées du rectum soulagent davantage que des livres de ce liquide provenant des gros vaisseaux, parce que le sang vient immédiatement du système de la veine porte dans le premier cas, ce qui n'a point lieu dans l'autre.

2°. Dans certains cas, le flux hémorroïdal n'est pas sanguin, mais muqueux (*hæmorrhoides mucosæ*); la vessie, le vagin, peuvent offrir cette anomalie, comme le rectum. Le malade éprouve du ténesme et d'autres symptômes d'hémorroïdes, ou bien il a été atteint d'hémorroïdes fluentes. Il y a un catharre du rectum, analogue aux flueurs blanches, et pouvant, aussi bien qu'elles, amener une cachexie. Les causes sont des hémorroïdes qui ne peuvent arriver à fluer, une faiblesse locale, une métastase, une cachexie générale. Le traitement consiste à rétablir le flux hémorroïdal, ou à employer les moyens généraux que réclame la maladie hémorroïdale, ou à faire usage des résolutifs amers et des toniques, principalement de l'infusion de millefeuille et des eaux de Pyrmont, ou autres eaux minérales ferrugineuses, sans négliger les causes spécifiques qui pourraient fort bien exister, notamment la syphilis.

MELÆNA.

(*Melæna, morbus niger.*)

Diagnostic. Evacuation, par le vomissement et les selles, de matières noires semblables à du goudron, parfois aussi brunes ou grisâtres, avec défaillances, tremblement, faiblesse extrême et accidents spasmodiques.

Ordinairement la maladie est précédée de symptômes gastriques divers et du trouble de la digestion; mauvais appétit, pesanteur au creux de l'estomac; souvent, douleurs des plus violentes à la région épigastrique, au bas-ventre, dans le dos, quelquefois assez fortes pour déterminer la syncope. Symptômes d'hypocondrie et fréquemment de mélancolie, teint cachectique, surtout d'un jaune pâle (*habitus luridus*). Tension, gonflement de la région précordiale. La plupart du temps, le pouls est inégal, intermittent, très variable, symptôme fort important, en ce qu'il autorise à admettre des affections graves du bas-ventre et un danger imminent. Le malade est singulièrement tourmenté par des vents; sommeil agité, constipation.

Tout à coup, soit à la suite d'une émotion physique ou morale, d'une chute, d'une frayeur, d'une maladie, soit sans cause appréciable, il éclate un violent vomissement de matières noires et poisseuses, dont une certaine quantité s'échappe aussi par les selles; en même temps, pouls mou, petit, inégal, insensible, sensations douloureuses dans le bas-ventre, souvent avec les spasmes les plus violents, anxiété, météorisme, tremblement, envies continuelles d'aller à la selle, froid aux extrémités, sueurs froides, syncopes. La maladie dure ainsi, chez les uns, pendant quelques jours, avec de fréquentes récidives; chez les autres, pendant plusieurs semaines, avec des intermissions. J'ai vu des malades chez lesquels les vomissements noirs duraient trois semaines ou un mois, cessait alors, puis reparaissait, et ainsi de suite, pendant six mois. La faiblesse arrive à un degré extraordinaire. La quantité des matières noires qui s'échappent du corps est souvent incroyable : elle s'élève quelquefois à plusieurs livres par jour.

Ce qui distingue le melæna de l'hématémèse, c'est que le sang rendu est altéré et semblable à du goudron, dans le premier, frais et naturel dans l'autre; que le melæna a toujours été précédé d'une cachexie portée à un très haut degré ; et que, ordinairement, au début, le malade rend, par les selles, des matières semblables à celles qu'il vomit.

C'est toujours une maladie grave et dangereuse. La mort peut avoir lieu pendant le paroxysme même, par l'effet de l'épuisement ou de la putridité et de la fièvre putride ; le plus ordinairement, elle est la suite d'une cachexie qui se déclare, par conséquent du marasme ou de l'hydropisie.

Les signes annonçant une terminaison fatale sont : faiblesse qui fait de continuels progrès, syncopes de plus en plus fréquentes, froid aux extrémités, sueurs froides, abondance toujours croissante des matières noires, pouls devenant tellement petit qu'à peine est-il perceptible.

Pathogénie. La cause prochaine est une réplétion excessive de tous les vaisseaux de l'estomac, du canal intestinal et du mésentère, par du sang, que la longue durée de sa stagnation a rendu visqueux, poisseux, et enfin corrompu, putride, âcre. Les veines paraissent être dans un état de distension variqueuse extrême, car le malade rend souvent une quantité de sang si considérable qu'on est obligé d'admettre de vastes dilatations, des espèces de poches, dans lesquelles il avait séjourné. Les ouvertures des corps ont montré parfois aussi les vaisseaux dilatés à un énorme degré, et semblables à de grosses cordes.

Ces matières stagnantes rendent les vaisseaux de plus en plus fragiles, de sorte qu'ils finissent par se rompre à la moindre cause, et versent leur contenu dans le canal intestinal.

Les causes éloignées sont principalement une vie sédentaire, avec compression du bas-ventre (ce qui rend la maladie plus fréquente chez les artisans que leur profession oblige à se tenir assis, cordonniers, etc., que chez d'autres personnes), de longs chagrins, des aliments lourds et difficiles à digérer, ou trop abondants et échauffants, des boissons échauffantes, la suppression des hémorroïdes ou du flux menstruel.

Thérapeutique. Les indications sont de calmer l'irritation, d'évacuer les matières corrompues, d'en corriger la nature, puis de fortifier doucement, en ayant toujours égard aux stases qui ont lieu dans les viscères abdominaux. Mais ici, comme dans le vomissement de sang, il importe de ne point supprimer brusquement les évacuations. Le mieux est d'employer le petit-lait tamariné, l'acide tartrique, la potion de Rivière, avec d'abondantes boissons mucilagineuses, les lavements émollients, les cataplasmes aromatiques, narcotiques, avec le vinaigre, et les emplâtres de même nature sur la région épigastrique, mais avant tout les bains aromatiques tièdes, que j'ai vu réussir presque seuls dans des cas où le vomissement interdisait tous les moyens qui demandent à être administrés intérieurement. Lorsque la maladie se prolonge, et que l'épuisement est grand, on se trouve bien des bains de malt et des lavements nourrissants avec du bouillon gras dans lequel on a délayé un jaune d'œuf. Pour fortifier, on a recours à l'infusion de millefeuille, à la petite centaurée, et en dernier lieu au colombo, au quinquina.

L'infusion de millefeuille et les lavements viscéraux doivent être recommandés comme traitement consécutif, et pour prévenir les récidives.

PISSEMENT DE SANG.

(*Hœmaturia, mictus cruentus.*)

Diagnostic. Evacuation avec l'urine de sang, tantôt intimement mêlé avec ce liquide, qui ressemble à de la bière brune (quand il vient des reins, *hœmaturia renalis*), tantôt séparé de lui, coagulé et se déposant au fond du vase (quand il vient de la vessie, *hœmaturia vesicalis*). Il y a, en même temps, des douleurs à la région lombaire dans l'hématurie rénale, à l'hypogastre dans l'hématurie vésicale.

L'hématurie urétrale (*stymatosis*) se reconnaît à ce que le sang coule sans être accompagné d'urine.

L'hématurie vésicale a le plus souvent un caractère hémorroïdal, c'est-à-dire qu'elle constitue une anomalie des hémorroïdes, un flux hémorroïdal par la vessie (V. *Hémorroïdes*). Elle peut aussi dépendre de l'irritation causée par un calcul vésical (V. *Affection calculeuse*), ou d'ulcères et autres maladies organiques de la vessie.

L'hématurie rénale doit naissance à des calculs rénaux, à l'affaiblissement et à l'atonie des vaisseaux des reins (principalement après l'usage de boissons trop abondantes, diurétiques surtout, comme la bière et le thé, ou de médicaments diurétiques, après une forte commotion de ces organes par les mouvements de la voiture ou du cheval, par des coups de bâton, après des excès vénériens), à la suppression de flux sanguins habituels, par exemple, des hémorroïdes, à un spasme, à une irritation consensuelle, provoquée surtout par des saburres gastriques ou des vers, à des efforts violents, tels que ceux qu'on fait pour soulever de lourds fardeaux, et qui refoulent le sang avec force dans les reins, à l'inflammation de ces glandes, enfin à la dissolution du sang (dans le scorbut, l'hémacélinose, la fièvre putride), et à l'âge avancé.

La stymatose n'est jamais qu'hémorroïdale; elle dépend d'hémorroïdes urétrales, de vaisseaux variqueux qui existent dans le canal.

Deux circonstances doivent fixer l'attention dans toute hématurie, une inflammation éventuelle, et les suites fâcheuses qu'entraînent des caillots de sang. En effet, ces derniers peuvent occasioner la dysurie, même l'ischurie, en bouchant le canal, et devenir le noyau d'une concrétion calculeuse.

Thérapeutique. On dirige le traitement d'après les principes généraux, sans négliger les diversités que la maladie peut offrir eu égard à ses causes et à son caractère (V. *Hémoptysie*).

L'hématurie adynamique est la plus commune de toutes: elle se reconnaît à la nature débilitante des causes, à l'absence des douleurs et des signes de congestion, à l'âge avancé du malade, et à la fréquence des récidives. Les meilleurs moyens à lui opposer sont les lotions et fomentations froides à la région lombaire, les frictions spiritueuses, les infusions d'aigremoine, de mille-feuille, de sauge; quand la faiblesse est portée très loin, le petit-lait aluné, le petit-lait chalybé, le quinquina, le ratanhia, le vitriol martial; on évite toutes les boissons fermentescibles, les eaux minérales, les mouvements qui occasionent des secousses.

S'il y a congestion sanguine, suppression d'une hémorrhagie, état inflammatoire, c'est le cas de recourir aux émissions sanguines, de rétablir ou de compenser les flux de sang supprimés, de prescrire des rafraîchissants (V. *Hémorroïdes vésicales*).

Lorsque la maladie se rattache à un état spasmodique, on emploie l'ipécacuanha à petites doses, les émulsions huileuses, l'opium.

Dépend-elle d'une commotion, on obtient de bons effets des cataplasmes froids, de la saignée, et ensuite de l'arnica.

Si elle a été provoquée par l'abus des cantharides, on emploie les émulsions huileuses et le camphre.

Quand elle reconnaît pour cause un calcul, on saigne, on donne des antiphlogistiques, et on applique le traitement de la pierre (V. *Affection calculeuse*).

Lorsqu'elle est consensuelle de saburres bilieuses et gastriques, elle indique les évacuants, parmi lesquels un vomitif est le meilleur, si les circonstances le réclament.

Il est très utile, dans toutes les espèces d'hématuries, de prendre matin et soir une cuillerée à bouche d'huile d'amandes douces ou d'œillette.

Si des caillots de sang s'arrêtent dans l'urètre et mettent obstacle au cours de l'urine, il y a nécessité de recourir aux injections, aux bougies, à la sonde.

Après avoir traité l'hématurie, on doit nettoyer la vessie et les reins du sang caillé qui peut s'y être amassé. A cet effet, on fait prendre l'eau de Selters, coupée avec du lait, ou mieux encore l'eau de Wildung.

HÉMORRHAGIE UTÉRINE.

(Metrorrhagia, hæmorrhagia uteri.)

V. *Maladies des femmes*.

HÉMACÉLINOSE.

(Hæmatosis, petechianosis, morbus hæmorrhagicus maculosus Werlhofii.)

Diagnostic. Taches plus ou moins larges, d'un bleu foncé, et semblables à des pétéchies, sur diverses parties et souvent sur la surface entière du corps, parfois aussi des vibices, avec hémorrhagies fréquentes par le nez, les gencives, le palais, ou autres régions du corps, et grande faiblesse, sans fièvre.

La maladie ressemble beaucoup à la fièvre pétéchiale et au

scorbut. Elle diffère de la première par l'absence de la fièvre, de l'autre par celle de la mauvaise odeur de l'haleine, et parce qu'elle s'observe plus particulièrement chez les enfants. Cependant elle appartient sans contredit à la classe des affections scorbutiques.

Elle peut durer fort long-temps, et devenir enfin mortelle, soit parce qu'elle épuise complètement les forces, soit parce qu'elle détermine sans cesse de violentes hémorrhagies, que rien ne peut arrêter.

Toujours elle reconnaît pour cause la dissolution du sang et la faiblesse du système vasculaire.

Thérapeutique. Le traitement consiste dans l'emploi énergique des fortifiants et des astringents. Le quinquina et les acides minéraux, avec des bains d'écorce de chêne, remplissent ici toutes les indications. Ils m'ont toujours suffi pour triompher de la maladie.

La prédisposition congéniale à des hémorrhagies de tous genres (*hœmatosis hereditaria*), qui appartient en propre à certaines familles, ne se prête qu'à un traitement purement palliatif : on ne saurait en obtenir la guérison radicale, et presque toujours elle finit par faire périr le sujet.

II. FLUX MUQUEUX,

ET AUTRES NON SANGUINS.

Diagnostic. Évacuation insolite ou excessive d'humeurs aqueuses ou séreuses.

Les blennorrhées peuvent avoir lieu dans tous les organes sécrétoires. Elles constituent une des classes de maladies les plus générales et les plus nombreuses. Les effets sont très variés, les uns locaux, les autres généraux, et souvent fort salutaires pour l'organisme entier. Les effets locaux sont : débilitation locale, exaltation de l'irritabilité, propension continuelle aux affections inflammatoires, à certaines dégénérescences de la nutrition, à des désorganisations. Les effets généraux sont : débilitation générale de tout l'organisme, exaltation de la sensibilité (surtout dans les flueurs blanches), maladies nerveuses, amaigrissement, enfin, quand la déperdition d'humeurs devient considérable, ou que la maladie intéresse un organe essentiel à la vie, par exemple, les poumons, fièvre lente et marasme mortel.

Pathogénie. Comme dans tous les flux, la cause prochaine est, ou un accroissement d'action (irritation), ou un affaiblissement.

1°. L'exaltation d'action peut être inflammatoire ou nerveuse, et ses causes occasionelles peuvent être idiopathiques ou sympathiques. Parmi les premières, se rangent les congestions sanguines, les métastases, les principes morbifiques spécifiques, miasmatiques, les corps étrangers, y compris les pseudomorphoses, souvent aussi l'exaltation de l'irritabilité dans une partie seulement, ce qui fait que des stimulants ordinaires suffisent pour provoquer une réaction trop forte. Les causes sympathiques sont ou consensuelles ou antagonistiques. L'irritation consensuelle a le plus souvent son foyer dans le canal intestinal et les viscères abdominaux, tandis que celui de l'antagonistique se trouve presque toujours à la peau. La suppression de la fonction de la peau, et le transport de cette fonction sur un autre organe sécrétant du mucus, sont fréquemment l'unique cause de blennorrhées opiniâtres, par exemple, de la phthisie pituiteuse, des flueurs blanches.

2°. L'affaiblissement d'action est le produit ou d'une faiblesse générale, ou seulement de la débilité locale de l'organe malade; tantôt primitif, tantôt, et plus souvent, consécutif, il peut succéder à une irritation, ou se compliquer avec elle, de manière qu'on rencontre à la fois faiblesse et exaltation de l'irritabilité, ou même véritable irritation.

Thérapeutique. Le traitement général consiste tant à faire disparaître les causes éloignées (par exemple, la tendance à l'inflammation, la congestion sanguine, la faiblesse générale, l'irritation morbide idiopathique, et même parfois spécifique, ou consensuelle, ou antagonistique), ce qui suffit souvent pour opérer la guérison (car on n'a quelquefois qu'à rétablir les fonctions de la peau pour faire cesser la phthisie pituiteuse ou les flueurs blanches, par exemple), qu'à agir immédiatement sur l'état morbide de l'organe souffrant (faiblesse locale, irritabilité, maladie, perversion de la sécrétion, désorganisation), ce qui s'exécute à l'aide de moyens tant généraux que locaux.

SALIVATION.

(*Ptyalismus.*)

Diagnostic. Sécrétion ou excrétion surabondante de salive.

Elle porte toujours un grand préjudice à la santé, et peut même compromettre les jours du malade, quand elle dure long-temps, puisqu'elle ne se borne pas à entraîner au dehors une quantité considérable de principes dont l'économie pourrait tirer profit, mais encore prive d'une humeur indispensable à la digestion et par suite à la nutrition. La consomption et le marasme en sont les conséquences.

La salivation est le plus souvent l'effet du mercure employé à trop hautes doses ou trop long-temps, soit à l'extérieur, soit intérieurement. Mais elle peut être déterminée aussi par le scorbut, par l'obstruction des viscères abdominaux, du pancréas surtout, et même par la mauvaise habitude de cracher à chaque instant, spécialement par l'usage immodéré du tabac à fumer ou à chiquer.

Thérapeutique. On guérit la salivation mercurielle par des purgatifs répétés, le soufre, les bains chauds, l'opium (traitement de la maladie mercurielle), et, dans les cas extrêmes, par l'iode. Lorsqu'elle est l'effet du scorbut ou d'obstructions abdominales, elle exige dans le premier cas les antiscorbutiques, et dans le second les fondants.

EPHIDROSE.

(*Ephidrosis.*)

Diagnostic. Sueurs excessives et continuelles.

Il est extrêmement rare que l'éphidrose se présente comme maladie idiopathique. La plupart du temps, elle est un symptôme d'autres maladies, surtout de la période colliquative des maladies de consomption, du scorbut, de plusieurs espèces d'affections nerveuses, de la cessation des menstrues (époque à laquelle certaines femmes en sont atteintes pendant une ou plusieurs années), et de la fièvre miliaire (qui se distingue dès son début par des sueurs excessives). Dans des cas fort rares, elle peut aussi se manifester sans éruption miliaire, comme maladie fébrile (*suette*), même régner épidémiquement et se montrer contagieuse, ainsi qu'il arriva dans la *sueur anglaise* du dix-septième siècle, qui faisait périr les malades en peu de jours, et offrait pour ainsi dire la contre-partie du cholera, c'est-à-dire une colliquation par la surface externe, au lieu de celle par la surface interne qu'on voit dans ce dernier.

L'éphidrose affaiblit singulièrement, et elle peut épuiser en peu de temps la force vitale.

Elle a pour cause la faiblesse, la paralysie de la peau, un trop grand afflux des humeurs vers la surface extérieure, et leur dissolution.

Thérapeutique. Elle exige donc qu'on fortifie la peau, et que l'on combatte la dissolution, la décomposition des humeurs. Les principaux moyens pour remplir ces deux indications à la fois, sont le chlore, dont j'ai obtenu d'excellents effets, en le faisant prendre à la dose d'une demi-once à deux onces par jour, l'acide sulfurique et l'alun. Viennent ensuite la sauge, en infusion vineuse ou aqueuse, dont l'expérience a établi la spécificité, et l'agaric blanc, à la dose de cinq à trente grains par jour. On traite en même temps l'état général auquel l'éphidrose se rattache, la diathèse scorbutique, la phthisie, l'étisie, etc. Localement, on emploie les lotions avec le vinaigre, l'eau froide, les acides minéraux affaiblis, et les applications de glace.

L'*éphidrose locale* (*ephidrosis localis*), aux pieds, aux parties génitales, aux mains, aux aisselles, se rencontre plus souvent que l'éphidrose générale, et presque toujours elle est accompagnée d'une altération de la sécrétion, qui fait que celle-ci exhale une mauvaise odeur. L'affection devient par-là fort désagréable et incommode. On peut aisément la supprimer par des lotions avec l'alun, l'eau blanche ou autres moyens analogues; mais, en agissant ainsi, on s'expose à provoquer la cécité, la surdité, l'asthme, la phthisie pulmonaire; toutes les espèces de maladies même peuvent naître de la répercussion d'une sueur locale. La seule méthode curative certaine consiste à désaccoutumer peu à peu et à fortifier la partie par des lotions et des bains avec la décoction de camomille et de sauge; les lotions avec la dissolution de chlore détruisent la mauvaise odeur.

INCONTINENCE D'URINE.

(*Enuresis, incontinentia urinæ.*)

Diagnostic. Le malade laisse échapper continuellement son urine sans le vouloir ni le savoir (*enuresis completa*), ou seulement sans le vouloir, parce que le besoin d'uriner se fait sentir d'une manière si rapide et si pressante, qu'il est obligé d'y céder aussitôt (*enuresis incompleta, spastica*), ou enfin pendant son sommeil seulement (*enuresis nocturna*).

Pathogénie. Les causes de l'incontinence d'urine spasmodique sont : une irritation continuelle dans la vessie, ou au voisinage, un calcul, une urine âcre, chargée de sable (comme celle des personnes âgées), des vers, principalement des ascarides, des congestions sanguines, menstruelles ou hémorroïdales, vers la vessie, des saburres gastriques et intestinales, des squirrhosités, ulcères ou fistules, dans la vessie, le rectum ou la prostate; une compression mécanique, par exemple celle qu'exercent la matrice durant les derniers mois de la gestation, ou des tumeurs logées dans le bas-ventre; enfin la mauvaise habitude d'uriner trop fréquemment, ce qui rapetisse la vessie.

Les causes de l'incontinence d'urine paralytique sont l'atonie et la paralysie de la vessie, par suite d'un accouchement laborieux, d'une attaque d'apoplexie, d'une violente commotion du rachis (après une chute sur le dos ou sur le siége), du marasme dorsal, de la paralysie dorsale, d'une trop grande distension de la vessie après des rétentions d'urine prolongées, de la taille, des progrès de l'âge.

Thérapeutique. On guérit l'incontinence d'urine spasmodique en éloignant les causes d'irritation et variant les moyens en raison de chacune d'elles. Je ne saurais trop insister sur la nécessité de débarrasser le canal alimentaire des saburres et des vers; l'emploi long-temps continué des fondants et des purgatifs est souvent ce qui réussit le mieux. Quand il y a des amas de sable dans la vessie, on prescrit la poudre aérophore à la soude (n° 172). A ces divers moyens on associe la jusquiame et des frictions antispasmodiques.

L'incontinence d'urine atonique est difficile à guérir. Les moyens qu'on doit lui opposer sont les toniques, les excitants, les astringents, tant à l'intérieur qu'à l'extérieur, les douches froides, l'électricité, les cantharides (V. *Ischurie paralytique*, *paralysie*). Dans les cas incurables, il ne reste d'autre ressource que de porter un compresseur.

L'incontinence d'urine nocturne, chez les enfants, tient le plus souvent à une mauvaise habitude; on les guérit en les sevrant, en ne leur donnant pas à boire avant de les mettre au lit, en les couchant sur le côté, en les éveillant plusieurs fois dans la nuit pour les faire uriner, en leur infligeant le matin une punition dont le souvenir se conservera pendant le sommeil. Lorsque tout est inutile, on recherche si l'incontinence ne dépendrait pas d'une irritation, vermineuse, par exemple, ou d'une faiblesse locale, ce qui peut surtout arriver chez les adultes, et on prescrit alors des toniques. Dans les cas extrêmes, le malade est obligé de se garnir la nuit d'une bouteille en gomme élastique.

DIABÈTE.

(*Diabetes.*)

Diagnostic. Accroissement excessif de la sécrétion de l'urine, avec ou sans altération de ce liquide, et avec influence morbide exercée sur l'organisme entier. Tantôt seulement le malade rend des urines plus copieuses qu'à l'ordinaire, dont on voit la quantité s'élever à cinquante ou même cent livres par jour, et qui contiennent, en général, d'autant plus de parties aqueuses, qu'elles sont plus abondantes (*diabetes insipidus, spurius*); tantôt l'urine a changé de qualité (*diabetes verus*), elle ressemble à du lait, à du vin, elle représente les qualités des boissons dont le malade a fait usage. La plus commune et la plus remarquable des espèces de diabète est celle dans laquelle l'urine, dépourvue d'odeur, a une saveur douceâtre, contient beaucoup moins d'urée, et renferme une matière sucrée, dont la proportion peut aller jusqu'à une once par livre (*diabetes mellitus*).

Les symptômes concomitants du diabète, sont : sécheresse de la peau, soif, tiraillements douloureux dans les reins, sensations désagréables, allant parfois jusqu'à celle d'une vive ardeur brûlante, à la région précordiale; dans les derniers temps, fièvre lente, consomption, paralysies, accumulations de sérosité; enfin, mort, soit par apoplexie, soit au milieu des symptômes de la colliquation.

Une règle importante de pratique est de ne point manquer d'examiner l'urine toutes les fois qu'on voit un sujet tomber dans la consomption, sans offrir aucun symptôme de maladies de poitrine ou d'autres affections locales graves, car plus d'un malade est mort du diabète sans que le médecin le soupçonnât, parce qu'il arrive souvent, dans le diabète sucré, que la quantité de l'urine n'augmente pas d'une manière bien considérable.

Pathogénie. La cause prochaine est un mode vicieux de la sécrétion rénale, portant ou sur la quantité ou sur la qualité de cette sécrétion, ou sur l'une et l'autre à la fois.

Parmi les causes éloignées, la plus importante est une suppression chronique de la sécrétion cutanée, et son transport sur les reins. J'ai vu une femme qui, pour s'être refroidie en descendant à la cave et y restant long-temps, tandis qu'elle avait le corps couvert de sueur, fut prise d'un diabète, aux atteintes duquel elle demeura en proie pendant plusieurs années, et dont on eut beaucoup de peine à la délivrer. Il faut ranger aussi parmi les causes l'affaiblissement des reins et de la moëlle épinière par l'abus des plaisirs de l'amour et de la boisson, les congestions sanguines vers ces organes, la suppression des hémorroïdes et du flux menstruel, l'hypocondrie et l'hystérie, les irritations gastriques et les vers, les métastases, l'irritation locale des reins par des calculs, des graviers.

Dans le diabète sucré, le travail chimique que les reins exécutent, sous l'influence de la vie, a subi une perversion spéciale, qui fait que ces organes fabriquent du sucre avec les liquides qui y affluent, tout comme ils produisent des graviers et du sable dans l'affection calculeuse, ou comme on obtient du sucre en faisant réagir un acide sur de l'amidon, sur du linge. Cette formation s'accomplit principalement aux dépens du chyle mêlé avec le sang, dont il se sépare aisément lorsqu'il vient d'y être versé, et sur lequel les reins semblent exercer une affinité chimique toute particulière, ce qui explique l'émaciation et l'affaiblissement qu'entraîne la maladie.

Thérapeutique. La guérison est fort difficile à obtenir. Le point capital est de rechercher les différentes causes éloignées, et de diriger le traitement en conséquence de celles que l'on découvre, car il arrive alors que des moyens agissant en sens inverse de ces causes font cesser la maladie. S'il y a eu suppression chronique de la sécrétion cutanée, on tente de la rétablir par des sudorifiques, notamment le camphre et le sulfure d'ammoniaque (baume de soufre de Béguin, à la dose de deux grains, plusieurs fois par jour), que j'ai trouvés tous deux fort efficaces dans le diabète sucré. On emploie aussi les bains chauds, les bains de vapeur et les frictions, moyens très utiles dans toutes les espèces de diabète, à cause de la puissante révulsion qu'ils déterminent. On a recours aux toniques quand la maladie dépend de l'estomac, ou que le malade s'est trouvé soumis à l'action de causes débilitantes; aux émissions sanguines, si quelque hémorrhagie a été supprimée, ou si la constitution est pléthorique, inflammatoire (j'ai vu le diabète sucré succéder à l'aménorrhée et céder au rétablissement des règles); aux vomitifs et aux vermifuges, dans le cas de saburres gastriques et de vers; aux fondants, si l'on découvre des obstructions dans les viscères (j'ai vu guérir par les eaux de Carlsbad et par le carbonate de soude associé aux extraits amers, la maladie qui était survenue à la suite de la constipation); aux nervins, aux antispasmodiques (asa fœtida, opium, belladone, cuivre ammoniacal), dans les cas de faiblesse nerveuse, d'exaltation de la sensibilité, d'hystérie et d'hypocondrie; à l'eau de chaux, à la magnésie, aux alcalis, dans celui de calculs rénaux et de gravelle.

Si ces moyens ne suffisent pas, le mieux est d'agir directement sur les reins et sur le système des nerfs lombaires, par de puissants nervins et narcotiques, par des toniques (quinquina, fer et surtout les eaux de Spa), par des révulsifs appliqués à la peau, par des exutoires. J'ai quelquefois guéri le diabète sucré par l'opium, à doses croissantes, avec de l'eau de chaux et des bains chauds. On peut aussi administrer la créosote à hautes deses, jusqu'à dix et vingt gouttes. Le côté chimique de la vie mérite une sérieuse attention dans cette maladie. Il est certain qu'aussi long-temps que le malade s'abstient de végétaux et ne vit que d'œufs et de viande, ses reins ne produisent pas de sucre, et, quoique le régime animal ne puisse pas procurer une guérison radicale, il n'en est pas moins une condition essentielle du traitement. On s'est très bien trouvé aussi du fiel de bœuf frais.

LEUCORRHÉE.

(*Leucorrhœa.*)

V. *Maladies des femmes.*

CATARRHE DE VESSIE.

(*Cystorrhœa, catarrhus vesicæ.*)

Diagnostic. Emission de mucosités, avec l'urine, dont la sortie cause tantôt peu et tantôt beaucoup de douleurs.

Cette maladie ne présente ordinairement aucun danger par elle-même ; elle n'est dangereuse qu'en raison de la cause qui la détermine et de l'affection dont elle constitue un symptôme. Cependant, outre les difficultés qu'elle apporte à l'émission des urines, elle peut aussi nuire à la santé, et même entraîner le marasme, lorsque l'écoulement muqueux est fort abondant, ou qu'il entraîne au dehors des matières gélatineuses que l'organisme aurait pu faire servir aux besoins de la nutrition.

Il importe de distinguer l'écoulement muqueux de l'écoulement purulent. La sécrétion muqueuse peut aussi, comme dans la phthisie pulmonaire pituiteuse, dégénérer peu à peu en sécrétion purulente, et, par conséquent, le catarrhe passer à la phthisie vésicale.

Pathogénie. Les causes sont la plupart du temps locales; tantôt une *irritation* locale de la vessie par des graviers, un calcul, une inflammation chronique, une induration (même de la prostate), l'abus des boissons qui poussent aux urines et des médicaments diurétiques, l'usage prolongé de la sonde ou des bougies, une métastase, surtout psorique, arthritique, rhumatismale, syphilitique, plus fréquemment encore une congestion hémorroïdale (*hæmorrhoides mucosæ vesicæ*); tantôt une *débilitation* locale, suite d'une irritation, ou d'une inflammation préalable (c'est-à-dire succédant à quelqu'une des maladies précédentes), ou l'affaiblissement par des excès vénériens, ou enfin la perte du ressort de la vessie, quand elle a été trop distendue, dans des rétentions d'urine prolongées. Cependant la maladie peut aussi se rattacher à des irritations sympathiques du bas-ventre, à des vers, à des saburres intestinales.

Thérapeutique. Avant tout, il faut examiner si le catarrhe de vessie n'est point lié à la gravelle ou à la présence d'un calcul, ce qui obligerait de diriger le traitement dans le sens de ces affections. S'il y a congestion hémorroïdale, on emploie le soufre, la solution d'extrait de pissenlit, avec le tartre tartarisé, et de temps en temps on pose des sangsues à l'anus (V. *Hémorroïdes*). Dans le cas de métastases catarrhale, rhumatismale, arthritique, psorique, on applique le traitement du rhumatisme chronique, de la goutte, de la gale; je recommande surtout alors les vêtements de flanelle sur la peau, les bains chauds, et les exutoires. Pour faire cesser l'atonie, on administre des toniques, le quinquina, le fer. Les eaux de Wildung sont un excellent moyen dans toutes les espèces de catarrhe vésical. L'expérience a constaté aussi les bons effets de la busserole, de l'eau de chaux, et de l'acide phosphorique. On se trouve bien également de tous les moyens indiqués contre les flueurs blanches.

Si du pus accompagne l'écoulement muqueux, ou si celui-ci prend un caractère purulent, il faut mettre en pratique le traitement de la phthisie vésicale.

GONORRHÉE.

(*Gonorrhœa.*)

Diagnostic. Ecoulement muqueux, continu ou périodique, par l'urètre, avec ou sans douleurs.

La cause la plus fréquente est le coït avec une femme atteinte de syphilis, de flueurs blanches, ou d'une maladie locale de la matrice ou du vagin. Mais une gonorrhée peut aussi survenir sans cette circonstance, par l'effet, soit d'une métastase (surtout rhumatismale, arthritique ou psorique) sur la membrane muqueuse de l'urètre, soit d'une congestion hémorroïdale ou d'hémorroïdes anomales.

Les signes distinctifs ne peuvent être tirés que du mode de développement de la maladie. La gonorrhée qui survient après le coït doit toujours être regardée comme syphilitique. Les espèces non spécifiques se reconnaissent à ce qu'elles ont paru sans que le malade eût entretenu aucun commerce avec les femmes, et à la suite d'affections rhumatismales, arthritiques, hémorroïdales, ou alternativement avec elles. Il arrive aussi quelquefois qu'une gonorrhée qui avait commencé par être spécifique, se trouve, au bout d'un certain laps de temps, entretenue par une cause externe ou interne, et fait place de cette manière à une gonorrhée non spécifique (*gonorrhœa secundaria*).

Thérapeutique. Pour le traitement de la gonorrhée syphilitique, V. *Syphilis*. Celui de la gonorrhée non spécifique varie selon les causes. On traite l'arthritique et la rhumatismale comme la goutte et le rhumatisme, l'hémorroïdale comme la maladie hémorroïdale. On emploie les moyens appropriés à ces divers états morbides. Quand on échoue, après avoir suivi cette méthode pendant quelque temps, on y associe l'usage des substances douées d'une action spécifique sur la membrane muqueuse urétrale, et parmi lesquelles se place au premier rang le baume de Copahu, à la dose de vingt ou trente gouttes, sur du sucre, plusieurs fois par jour. On se gardera bien, en pareil cas, de recourir aux injections astringentes, qui pourraient déterminer de très fâcheuses métastases.

POLLUTIONS, ONANISME.

(*Pollutio, onania.*)

Diagnostic. Ejaculation involontaire, trop fréquente, qui tantôt n'a lieu que la nuit, au milieu de rêves voluptueux (*pollutio nocturna*), tantôt s'accomplit aussi dans la journée (*pollutio diurna*), sous l'influence de la moindre excitation physique ou morale, par exemple, de l'équitation, des efforts pour aller à la selle, de pensées, ou d'images, ou d'attouchements lascifs.

Les pollutions nocturnes sont une excrétion naturelle chez les hommes jeunes, pléthoriques et continents. Elles ne portent atteinte à la santé que quand elles ont lieu trop fréquemment, par exemple, tous les deux ou trois jours, car alors elles peuvent entraîner après elles toutes les suites de l'onanisme, auquel d'ailleurs elles se rattachent presque toujours, provoquer des spasmes, des symptômes d'hypocondrie et d'hystérie, affaiblir les nerfs, la vue, la mémoire, et toutes les facultés intellectuelles, efféminer le caractère et éteindre le courage. Une déperdition trop considérable de sperme, de cette substance qui donne la vie, a cela de particulier qu'elle abat le moral, engendre le dégoût de la vie, et compte parmi les causes qui mènent le plus fréquemment au suicide. Mais les pollutions diurnes sont les plus débilitants de tous les flux, ceux qui exercent l'action la plus ruineuse sur l'économie; outre les accidens, qui viennent d'être énoncés, elles occasionent encore la chute des cheveux, des paralysies locales, l'idiotisme, le marasme nerveux, et surtout le marasme dorsal, qui finit par amener la mort.

L'*onanisme*, quoiqu'il soit à proprement parler un vice, doit trouver place ici, parce que l'habitude en fait une maladie, un penchant irrésistible à provoquer l'éjaculation.

Pathogénie. La cause prochaine est la faiblesse, avec exaltation de la sensibilité et de l'irritabilité des parties génitales, surtout des organes qui préparent, conservent et expulsent le sperme. Au plus haut degré, dans la pollution diurne, les vésicules séminales et les conduits éjaculateurs sont frappés d'une telle atonie, qu'une simple pression suffit pour les vider de leur contenu.

Les causes occasionelles des pollutions trop fréquentes peuvent être toutes les irritations du bas-ventre, des vers, des saburres gastriques, des obstructions habituelles, la pléthore sanguine de l'abdomen, un genre de vie sédentaire; mais la plus commune est l'onanisme, que ces mêmes circonstances provoquent souvent chez les enfants et les jeunes gens, et qu'on peut distinguer en onanisme physique et onanisme moral, ce dernier tenant à une imagination corrompue, qui ne se repait que de pensées et d'images lascives. Les pollutions diurnes sont le résultat final de l'onanisme pratiqué long-temps et avec excès.

Thérapeutique. Le traitement des pollutions trop fréquentes est en même temps celui de l'onanisme, sans l'extinction duquel il n'y a point de guérison à espérer. Le premier pas à faire est d'écarter les causes éloignées, les irritations abdominales, les vers, les saburres gastriques, la constipation, la pléthore abdominale, de détourner l'imagination des pensées voluptueuses dont elle aime à se nourrir, d'occuper l'esprit à des travaux sérieux, à des recherches abstraites, de fatiguer le corps par des mouvements violents et un grand exercice, en sorte que le sujet ne se mette au lit qu'accablé de lassitude, d'éloigner du régime toutes les substances trop nourrissantes ou excitantes, la viande, les œufs, les épices, le vin et les spiritueux, de manger principalement des végétaux et des fruits, de ne point souper, ou de faire seulement un repas léger le soir, de fuir les lits trop doux, de ne point rester coucher sur le dos, et de se lever de très bon matin. On doit renoncer sérieusement à l'onanisme, si déjà il est passé en habitude.

A ce traitement on associe celui qu'exige la cause prochaine.

L'indication est de fortifier et de diminuer l'exaltation morbide des organes génitaux. Mais il faut, pour cela, user d'une grande circonspection, car si l'on fortifie trop rapidement, ou si l'on emploie des moyens trop échauffants, trop irritants, on exaspère l'irritation locale, on rend les pollutions plus fréquentes, on augmente ainsi la faiblesse, et l'on fait par conséquent le contraire précisément de ce qu'on se proposait. On commencera donc par des fortifiants capables de rafraîchir et de diminuer l'irritabilité, comme sont les acides minéraux, principalement l'acide sulfurique. L'expérience m'a appris que le meilleur moyen est l'élixir acide de Haller, à la dose de dix ou vingt gouttes, trois fois par jour, combiné avec le lichen d'Islande, en gelée ou en décoction; peu à peu, quand l'irritabilité est diminuée, on administre l'élixir acide, mêlé avec la teinture de quinquina de Whytt (n° 173), puis on passe au colombo (n° 174), qui, de tous les toniques, est le plus convenable en pareil cas, et qui souvent suffit seul pour opérer la guérison. Les pilules n° 175 produisent également d'excellents effets.

Il importe au plus haut point d'employer localement des moyens analogues, c'est-à-dire capables de diminuer l'irritabilité, de fortifier, comme les lotions fréquentes des parties génitales, du périnée et du sacrum, d'abord avec de l'eau froide, puis avec la liqueur n° 176, à laquelle on ajoute un sixième d'eau-de-vie camphrée, l'immersion répétée plusieurs fois par jour de ces mêmes parties dans un baquet d'eau froide, les bains de rivière ou de mer. On peut aussi, pour diminuer l'irritation des organes génitaux et les pollutions, utiliser la propriété dont jouit incontestablement le camphre, en administrant cette substance, à la dose d'un ou deux grains, matin et soir, avec de la jusquiame et du nitre, l'ajoutant à la liqueur n° 176, ou la faisant porter en sachet sur le scrotum (n° 177. V. *Satyriasis, nymphomanie*).

Si ces moyens ne suffisent point, ou si la maladie est parvenue au plus haut degré, s'il y a des pollutions diurnes, on prescrit des fortifiants et des astringents, le quinquina, le quassia, le ratanhia, le cachou, la gomme kino, le fer, principalement le vitriol martial et le vin chalybé (n° 106), l'eau de Pyrmont à l'intérieur et en bains, que j'ai vu opérer des guérisons complètes, et à son défaut des bains ferrugineux artificiels, préparés en ajoutant une demi-once de vitriol martial à chaque bain.

OTORRHÉE.

(*Otorrhœa.*)

Diagnostic. Ecoulement par une oreille ou par les deux d'une matière séreuse, muqueuse, parfois purulente, qui n'a point d'odeur, ou qui en exhale une désagréable, putride.

C'est chez les enfants qu'on rencontre le plus souvent cette maladie, et elle est presque toujours l'effet d'une métastase scrofuleuse sur la membrane muqueuse du conduit auditif, de sorte qu'elle ressemble parfaitement à la blennorrhée scrofuleuse des yeux, avec laquelle d'ailleurs elle alterne fort souvent. Après cette cause, la plus fréquente est une métastase rhumatismale ou catarrhale, un catarrhe de l'oreille. Cependant elle peut aussi être la compagne ou la suite d'une inflammation de l'oreille, ce qu'on reconnaît aux douleurs qu'éprouve le malade. Elle peut également reconnaître pour cause une métastase psorique ou syphilitique. Enfin elle peut tenir à une suppuration interne, même à une carie, dont l'existence est indiquée par la fétidité et la nature purulente de la matière qui s'écoule. Cependant il ne faut pas perdre de vue que l'odeur putride de l'écoulement n'est point toujours une preuve de suppuration ou de carie, et qu'elle peut se rencontrer dans une otorrhée purement catarrhale, comme on l'observe quelquefois dans un fort coryza.

Par elle-même, l'otorrhée est une affection insignifiante, surtout chez les enfants; dans les cas seulement où elle se prolonge, elle peut finir par entraîner à sa suite l'affaiblissement de la faculté auditive, ou des lésions organiques.

Thérapeutique. Suivant les causes, on emploie des moyens généraux qui agissent sur les différentes dyscrasies existantes, et des révulsifs. Ainsi, par exemple, dans l'otorrhée scrofuleuse et rhumatismale, la poudre n° 201, des purgatifs administrés de temps en temps, et des vésicatoires entretenus derrière les oreilles, suffisent ordinairement pour effectuer la guérison. Extérieurement on se borne à nettoyer les oreilles avec du lait tiède ou avec de l'eau de savon faible. On se gardera bien de recourir à des répercussifs énergiques, tels que le zinc, le vitriol, le mercure, le plomb et autres sels métalliques : ils pourraient supprimer l'écoulement d'une manière brusque, ce que j'ai vu entraîner les conséquences les plus tristes, la surdité, même des métastases sur le cerveau. On ne doit les employer, et toujours avec prudence, que quand l'écoulement est opiniâtre, quand il persiste après l'administration des moyens généraux, ou quand il devient de mauvaise nature et purulent.

LIENTÉRIE.

(Lienteria.)

Diagnostic. Excrétion par le bas d'aliments (solides et liquides) qui n'ont point été digérés.

On ne confondra point avec la lientérie l'excrétion des substances que les estomacs les plus robustes ne digèrent jamais, par exemple les cosses de pois et de lentilles, les pellicules des fruits bacciformes, les fibres de certains légumes, la couleur verte des épinards.

Quelquefois la maladie est compliquée de vomissements, et presque toujours il s'y joint une faim insatiable. Elle s'accompagne de pâleur du visage, d'épuisement des forces, d'émaciation et en dernier lieu de fièvre lente.

Pathogénie. La cause prochaine est un passage trop rapide des aliments à travers l'estomac, où ils n'ont pas le temps de subir une digestion complète. Elle dépend ou d'un défaut absolu de force assimilatrice, d'une mauvaise constitution du suc gastrique, d'une irritabilité vicieuse de l'estomac, ou d'une irritation morbide, principalement de saburres gastriques, d'âcretés qui se sont jetées par métastase sur ce viscère, de vers, de lésions organiques de l'estomac. Les excès de table, l'ingestion d'une trop grande quantité d'aliments et de boissons, celle surtout de végétaux crus et fermentescibles, ou de vins aigres, la déglutition trop rapide des aliments, et l'abus des purgatifs, donnent fréquemment lieu à la maladie.

Thérapeutique. On doit nettoyer l'estomac par des vomitifs et des purgatifs, quand il existe encore des symptômes de saburres, puis on le fortifie en diminuant son irritabilité. Les moyens à mettre en usage sont les toniques amers avec des aromatiques et de petites doses d'opium, principalement le colombo, le quassia, l'extrait d'écorce d'orange, l'extrait aqueux de myrrhe, les aloëtiques, les pilules balsamiques de Hoffmann, l'extrait de houblon, la teinture de quinquina de

Whytt, le calamus, le gingembre, le lait dans lequel on a fait bouillir du fer et délayé des jaunes d'œufs, le salep, la crême de riz, les consommés, les vins généreux, doux et astringents, sans acides (ceux de Malaga, de Bourgogne, de Pontac, le vin chaud aromatisé avec la muscade, les eaux minérales ferrugineuses à petites doses et coupées avec du lait, l'eau de chaux, le café de glands de chêne, la pâte de coings, la bière amère. A l'extérieur, on emploie des spiritueux balsamiques, des sachets aromatiques avec du rhum sur la région épigastrique, et dans les cas extrêmes le moxa (V. *Faiblesse d'estomac, diarrhée chronique*).

En même temps, on détruit les vers, on combat les métastases et les autres causes occasionelles, surtout celles de nature rhumatismale ou arthritique, et la syphilis larvée, si elle existe.

FLUX COELIAQUE.

(*Fluxus cœliacus.*)

Diagnostic. Déjections de couleur blanche, ressemblant à du lait ou à du chyle, parfois mêlées d'excréments, ou même de sang, et, dans certains cas, ayant lieu subitement, avec ténesme : les digestions se font mal, le teint est pâle, et la maladie finit par amener l'amaigrissement, une fièvre lente, la mort.

Pathogénie. La cause est une blennorrhée du rectum, analogue à celle de la matrice. On pourrait l'appeler flueurs blanches du rectum. Comme les flueurs blanches ordinaires, celles-ci sont susceptibles d'occasioner une cachexie et la consomption.

Les causes éloignées peuvent être les mêmes que celles des flueurs blanches; les plus ordinaires sont une congestion hémorroïdale (*hœmorrhoides mucosœ*), des métastases, l'atonie du canal intestinal.

Thérapeutique. Le traitement est celui de la maladie hémorroïdale, des principes morbifiques spécifiques et des métastases qui peuvent se rencontrer, des obstructions du foie et autres viscères abdominaux. Mais on emploiera surtout des amers et des toniques puissants, le colombo, la millefeuille, le quassia, le bois de Campêche, les ferrugineux, les eaux de Pyrmont, les lavements viscéraux et toniques.

FLUX HÉPATIQUE.

(*Fluxus hepaticus.*)

Diagnostic. Déjections de matières aqueuses ou mucilagineuses, analogues au sérum du sang pour la couleur, avec ou sans excréments, sans ténesme ni coliques, tantôt plus et tantôt moins abondantes, se répétant dans certains cas jusqu'à dix ou douze fois par jour, et affectant quelquefois un type intermittent. La maladie est très chronique, et dure des années; elle finit par épuiser les forces, et amener la consomption, la fièvre lente. Du reste, elle est rare.

Pathogénie. La cause est une exhalation de sérum du sang dans les intestins grêles, déterminée le plus fréquemment par la maladie hémorroïdale, par des obstructions des viscères abdominaux, le foie surtout, par une grande atonie des intestins, par la colliquation. On ne peut nier que les déjections ne soient quelquefois hépatiques dans toute la rigueur du terme, c'est-à-dire produites par le ramollissement, la fonte et même la suppuration du foie, cas dans lequel le flux hépatique vient se joindre comme symptôme à des maladies chroniques de ce viscère, et se termine par la mort.

Thérapeutique. Ce sont les causes qui règlent le traitement. Les moyens qui produisent le plus d'effet sont les fondants doux et légèrement amers, la millefeuille, la petite centaurée, avec la terre foliée de tartre; ensuite, les toniques, le quinquina, le bois de Campêche, les acides minéraux étendus, les lavements toniques, les eaux d'Egra, de Spa et de Pyrmont, à petites doses.

DIARRHÉE.

(*Diarrhœa.*)

Diagnostic. Evacuations alvines plus abondantes et plus liquides. La diarrhée peut être sans douleurs, ou accompagnée de douleurs (*diarrhœa torminosa*), durer quelques jours seulement, ou devenir très chronique, et persister pendant des mois, des années. Les déjections elles-mêmes varient beaucoup : les matières fécales, la sérosité, les mucosités, la bile, le pus, le sang peuvent en faire partie.

La diarrhée présente aussi de grandes différences sous le point de vue de sa gravité. Tantôt c'est une affection fort insignifiante, et sans danger, qui se guérit seule, qui peut même constituer une crise des plus salutaires. Tantôt aussi c'est une maladie extrêmement sérieuse, qui met la vie en danger, ou qui annonce que les jours du malade sont déjà menacés.

Le médecin doit prendre pour règle constante de considérer la diarrhée comme salutaire, et, par conséquent, de ne point l'arrêter, toutes les fois qu'il n'a pas la preuve évidente du contraire; or, ces preuves, il les tire du caractère purement aqueux des déjections (quoique ces sortes de déjections puissent être elles-mêmes avantageuses et critiques, par exemple, dans la diarrhée rhumatismale), et de la faiblesse, quelquefois poussée jusqu'à la syncope, que le malade éprouve après chaque selle.

Une diarrhée continue affaiblit prodigieusement, et peut finir par entraîner toutes les conséquences de la faiblesse, maladies nerveuses, hystérie, cachexie, marasme, hydropisie, lientérie.

Pathogénie. La cause prochaine est toujours une exaltation de l'action du canal intestinal, tant du mouvement péristaltique que de la fonction des vaisseaux excréteurs. Mais cette cause peut varier beaucoup, même avoir un caractère directement opposé, et tenir, soit à une exaspération de l'irritabilité, soit à une irritation inaccoutumée. L'irritabilité peut être exaltée de deux manières : tantôt par l'accroissement de la force (diarrhée sanguine, phlogistique, inflammatoire), tantôt par la faiblesse, c'est-à-dire par la faiblesse irritable, car la faiblesse torpide du canal intestinal détermine la constipation (diarrhée adynamique, nerveuse, hystérique, colliquative). L'irritation provocatrice peut également présenter de grandes diversités; ici, elle est locale, idiopathique, et siége dans le canal intestinal lui-même, comme une indigestion, des saburres, des vers, une métastase, des maladies organiques du tube alimentaire (diarrhée saburrale, bilieuse, muqueuse, vermineuse, métastatique, organique); là, elle est sympathique, et alors, tantôt consensuelle, par exemple, une irritation dentaire, une affection morale, l'anxiété, la douleur, tantôt antagonistique, comme une suppression des fonctions de la peau (diarrhée rhumatismale et catarrhale). Le cas le plus fâcheux est celui où l'on trouve la réunion d'une exaltation de l'irritabilité et d'un accroissement de l'irritation, par exemple, quand un canal intestinal déjà atteint d'éréthisme contient en outre des matières saburrales. La diarrhée succède fréquemment à de violentes dysenteries ; en pareille circonstance, elle dure fort long-temps, et se montre opiniâtre, à cause de la débilitation excessive du canal intestinal : il peut même arriver que le malade continue pendant toute sa vie d'avoir plusieurs selles liquides par jour, ce que j'ai observé chez un homme qui poussa sa carrière jusqu'à quatre-vingts ans, et dont la santé n'en souffrit nullement.

Il existe aussi une disposition à la diarrhée, et qui peut être de deux sortes; tantôt individuelle, car il y a des hommes dont le canal intestinal a une tendance si prononcée à cette affection que la moindre cause la détermine chez eux, et qu'elle est même la voie ordinaire vers laquelle la nature dirige ses efforts critiques pour les débarrasser de toutes leurs autres maladies ou prédispositions à des maladies ; tantôt générale, car il y a des constitutions atmosphériques qui disposent toute une population à être atteinte de la diarrhée, et auxquelles il faut rapporter tant l'influence de la saison, qui fait reparaître tous les étés de fréquentes diarrhées, ayant principalement pour cause une sécrétion plus abondante et des qualités âcres de la bile, que celle du climat, qui rend la maladie si commune dans les pays chauds, dans les contrées intertropicales, par l'effet de la même cause, la bile.

Thérapeutique. L'indication fondamentale est d'enlever la cause présente, ou d'apaiser l'excès d'irritabilité du canal intestinal, ou de faire l'un et l'autre en même temps. Les moyens d'arriver au but sont variés, suivant la nature de la cause occasionelle, suivant aussi que l'exaltation de l'irritabilité tient à la faiblesse ou à un surcroit de vitalité.

C'est sur ces principes que repose le traitement des différentes espèces.

Examinons d'abord celle de toutes les diarrhées qui se présente le plus fréquemment, la *diarrhée estivale épidémique* (*diarrhœa æstiva*), qui a coutume de survenir pendant les chaleurs prolongées, aux mois de juillet et d'août, et qu'accompagnent des tranchées plus ou moins vives. Elle est toujours de nature bilieuse, c'est-à-dire occasionée par la bile, que les chaleurs ont rendue plus abondante et plus âcre. La rhubarbe en est le spécifique; généralement parlant on n'a autre chose à faire, en pareil cas, que d'observer un régime sévère pendant quelques jours, d'éviter tout ce qui est acide, les fruits, la bière, les légumes, de se borner au gruau d'avoine, à la soupe d'orge perlée, à l'eau de ris, au poulet et au veau rôtis, en prenant chaque jour une demi-once de teinture aqueuse de rhubarbe, ou la mixture, n° 178. Ces moyens suffisent ordinairement pour guérir le malade. J'ai trouvé plus efficace encore la rhubarbe en poudre, à la dose de trois ou quatre grains toutes les trois ou quatre heures, et dont on peut masquer le goût, en la réduisant sous forme de pilules, avec du suc de réglisse. Mais quelquefois les déjections sont aqueuses, et il y a des signes de saburres turgescentes vers le haut : on administre alors le sel ammoniac avec un mucilage, qui est le meilleur moyen pour arrêter l'écoulement séreux, après quoi on fait vomir, à l'aide de l'ipécacuanha (véritable spécifique de la diarrhée), puis on donne de la rhubarbe. Il peut même se présenter des cas où l'on soit obligé de répéter plusieurs fois le vomitif.

La diarrhée est quelquefois aqueuse et en même temps accompagnée de vives tranchées. Les huileux, associés au sel ammoniac et aux calmants (n° 179), ne tardent point alors à soulager; on y joint des embrocations, des cataplasmes, des lavements huileux.

La *diarrhée* qui a été *provoquée par une indigestion*, réclame le même traitement; si les vomitifs sont indiqués, on donne l'ipécacuanha, auquel on fait succéder la rhubarbe.

Ordinairement ces moyens suffisent pour procurer la guérison. Mais quelquefois la diarrhée persiste, même avec le caractère séreux, épuisant les forces du malade, et n'offrant aucun signe d'où l'on puisse conclure qu'il existe encore des saburres gastriques. Ici se présente l'indication d'arrêter le flux, en ayant bien soin non-seulement de ne recourir aux médicaments aptes à la remplir que quand les premières voies ont été complètement nettoyées, autrement ils pourraient nuire beaucoup, susciter même les plus graves accidents, mais encore d'établir entre eux un ordre convenable de succession, et de passer graduellement des plus doux à d'autres plus actifs. Les moyens eux-mêmes sont, en premier lieu, ceux qui mettent en jeu l'antagonisme de la peau. De même qu'une suppression de la fonction cutanée peut donner lieu, sur-le-champ, à la diarrhée, de même aussi le rétablissement de cette fonction peut détourner subitement l'irritation du tube intestinal, et arrêter le flux diarrhéique. C'est ce qui fait qu'il suffit souvent, pour mettre un terme à ce dernier, d'envelopper le corps du malade avec une flanelle ployée en double. On administre ensuite un à deux grains de rhubarbe en poudre, l'ipécacuanha à petites doses (nº 180), et les absorbants terreux (coquilles d'huitres préparées, yeux d'écrevisse, surtout l'argile, le bol d'Arménie, nº 181), ensuite des substances mucilagineuses, glutineuses, la gomme arabique, le salep, la crême de riz, les lavements d'amidon. Je recommande, comme un moyen excellent et éprouvé par une longue expérience, l'extrait de cascarille, qui arrête la diarrhée sans entraîner le moindre inconvénient (nº 182), puis la muscade, enfin l'opium, le plus sûr de tous les moyens, mais aussi le plus dangereux, et que, par cette raison, on ne doit jamais employer qu'en l'associant à des apéritifs (nº 183).

Dans la *diarrhée rhumatismale* simple, celle qui ne doit naissance qu'à un refroidissement, il n'est ordinairement besoin que de se garnir le corps d'un vêtement en flanelle, de se mettre au lit, de suer, et de prendre des boissons mucilagineuses. S'il existait une complication gastrique, il faudrait recourir au traitement indiqué plus haut.

La *diarrhée habituelle* ou *chronique* consiste, soit en un dévoiement qui ne s'arrête jamais, soit en une propension continuelle à être dévoyé par l'influence même des causes les plus légères, et, dans ce dernier cas, il n'est pas rare qu'elle alterne avec la constipation. Fréquemment, elle est la suite d'une diarrhée aiguë. Elle reconnaît pour cause fondamentale, de laquelle ressortent aussi les indications à remplir, une réunion de faiblesse locale et d'exaltation d'irritabilité dans le canal intestinal. Mais il n'importe pas moins d'avoir égard aux irritations morbides concomitantes, qui sont fréquemment la source de cet état d'éréthisme, sans l'extinction desquelles les toniques les plus énergiques échouent, et dont la destruction suffit souvent, à elle seule, pour amener la guérison. Nous distinguons donc les cas suivants:

La *diarrhée purement adynamique*. Celle dans laquelle il y a un état d'éréthisme, et qui affecte le mode chronique, exige l'emploi soutenu des toniques, principalement de ceux qui sont amers, des astringents, des narcotiques, des antispasmodiques et des contre-irritants ; ceux dont l'expérience a le mieux établi l'efficacité, sont le colombo (nº. 184), dont le malade prend un scrupule quatre fois par jour lorsqu'on juge à propos de l'administrer en poudre, la cascarille, le bois de Campêche (n°. 185), l'écorce d'orange, le simarouba, la salicaire, le café de glands de chêne, le vin rouge de France, celui de Pontac, de Cahors, le vin rouge aromatisé avec l'écorce d'orange (*bischoff*), les martiaux, spécialement l'eau de Pyrmont, les gilets de flanelle, les frictions fortifiantes sur le bas-ventre et le rachis, les bains fortifiants, les douches sur l'abdomen. J'ai trouvé qu'il était fort utile de porter continuellement un sachet aromatique (plein de cloux de girofle, de cannelle, de poivre, de cardamome et de gingembre), humecté soir et matin avec du rhum froid et appliqué sur l'épigastre. Cependant, il est à remarquer qu'aussi long-temps que l'irritabilité est encore considérable, on doit ajouter de petites doses de laudanum aux toniques. Dans plusieurs cas où d'autres moyens avaient été employés sans succès, je me suis bien trouvé de recourir à la teinture de macis avec le laudanum (n°. 186). Lorsqu'il y a une grande atonie, le régime doit être froid (n°. 187). Le cachou mérite également d'être recommandé (n° 188). Dans quelques cas fort opiniâtres, j'ai obtenu une guérison complète en me bornant à la diète lactée et au régime froid; le malade ne prenait que du lait, avec de la viande et du pain.

Lorsqu'une de ces méthodes curatives échoue, on recherche avec soin si la diarrhée ne serait point entretenue par une irritation étrangère, spécialement par des vers, ou par une métastase, le plus souvent arthritique, rhumatismale, psorique (surtout herpétique), même par une syphilis larvée, et alors on aurait recours aux moyens appropriés à chaque cause. Dans la diarrhée hémorroïdale, le soufre convient, associé aux substances désignées n°. 189. On doit même soumettre le régime, le genre de vie, la nourriture et l'habillement du malade à une sévère investigation; car très souvent des vêtements trop légers, un logement humide, l'usage fréquent du vin rouge, sont les causes inaperçues de la diarrhée.

La *diarrhée colliquative*, qui accompagne, comme symptôme, la phthisie pulmonaire, le marasme, l'hydropisie, l'étisie, exige le traitement de la maladie fondamentale, et, en outre, l'usage des styptiques précédemment énumérés, avec l'opium, en particulier, les lavements d'amidon opiacés.

La *diarrhée putride* (qu'on observe dans le scorbut) réclame le petit-lait aluné, le quinquina, le cachou, avec de petites doses d'opium.

A la diarrhée provoquée par des obstructions du mésentère, par des tubercules du canal intestinal (fréquente chez les enfants scrofuleux), on oppose le café de glands de chêne, l'extrait de cascarille, les gélatineux, les analeptiques, les bains de malt.

Il en est de même pour celle qui doit naissance à d'autres états morbides et lésions organiques du bas-ventre.

Les bouillons de colimaçons, avec la cascarille, ont produit d'excellents effets dans certains cas de ces diarrhées hectiques, qui duraient depuis plusieurs années.

La *diarrhée purulente*, celle dans laquelle le malade rend du véritable pus, indique une suppuration dans le canal intestinal, et exige l'emploi du lait, du petit-lait, du lait de beurre, du salep, des bouillons de colimaçons, du lait coupé avec de l'eau de chaux, de la myrrhe, du baume de Copahu, du quinquina; les lavements de lait avec un à deux gros de liqueur de myrrhe ou de baume de Copahu, et un peu de laudanum, ou même quelques gouttes d'extrait de Saturne, qu'on répète plusieurs fois par jour.

Pour la diarrhée des enfants à la mamelle, V. *Maladies des enfants*.

DYSENTERIE.

(*Dysenteria.*)

Diagnostic. Besoin pressant et continuel d'aller à la selle; ténesme, mais sans déjections véritables, le malade ne rendant qu'un peu de mucosités ou de sang, coliques violentes, fièvre. Il y a donc plutôt ici constipation qu'évacuation trop abondante, ce qui établit une différence essentielle entre la dysenterie et la diarrhée. Dans celle-ci, le canal intestinal se débarrasse de matières nuisibles qui y sont accumulées; dans la dysenterie, ces matières sont retenues: la diarrhée peut se guérir d'elle-même, ce qui est impossible à la dysenterie. Dès que le malade rend des matières fécales, il n'y a plus dysenterie.

La marche de la maladie varie. Tantôt elle n'a point de prodromes, et tantôt elle en présente. Chez les uns, elle parcourt rapidement ses périodes; chez d'autres, elle dure longtemps, et passe même au mode chronique. Les signes précurseurs sont fréquemment la diarrhée ou des coliques sourdes.

Elle débute alors par la cessation des selles bilieuses, auxquelles succède un ténesme accompagné d'évacuations muqueuses peu abondantes (*dysenterie blanche*), après quoi, l'irritation devenant plus vive, du sang se mêle aux mucosités (*dysenterie rouge*). Il y a d'abord un mouvement fébrile, qui ne tarde ordinairement point à cesser dans les cas légers. A un plus haut degré de la maladie, les douleurs vont toujours en croissant, le malade a des selles continuelles (dont le nombre s'élève jusqu'à cent en vingt-quatre heures), ses déjections exhalent une odeur fétide particulière, et la fièvre devient plus forte. L'exaspération de la maladie tient, tantôt à ce qu'il est venu s'y joindre une inflammation, tantôt à ce que le tube intestinal est rempli de matières bilioso-putrides, tantôt enfin à l'épuisement des forces. Les signes de la gangrène sont la cessation soudaine des douleurs, qui, auparavant, étaient d'une violence extrême, la décomposition des traits de la face, le froid des extrémités, la petitesse et l'intermittence du pouls, des déjections d'une odeur infecte et de la sortie desquelles le malade n'a point la conscience. L'amélioration s'annonce par la diminution graduelle des douleurs et de la fièvre, et par la nature des évacuations, qui reprennent le caractère de déjections alvines.

Une violente dysenterie laisse souvent après elle des maladies graves, comme paralysies, diarrhées chroniques, fièvre nerveuse, fièvre lente.

Pathogénie. La cause prochaine est une vive et convulsive irritation du gros intestin, avec accroissement de la sécrétion muqueuse, qui en même temps acquiert des qualités âcres. La maladie n'est donc point originairement une inflammation, quoiqu'il puisse s'en développer une, lorsque l'irritation devient plus considérable. Elle consiste donc en un état morbide analogue à l'irritation catarrhale de la membrane muqueuse des bronches, en un catarrhe ou un rhumatisme du gros intestin (en effet, tout catarrhe nasal ou bronchique détermine, quand il est intense, une sécrétion de mucosités mêlées de stries sanguinolentes, et peut aussi se transformer en inflammation, par le seul fait de l'exaspération de l'irritation).

Cette irritation locale peut dépendre de causes éloignées très diverses, ou d'une irritation qui dépasse ses bornes accoutumées, ou d'un accroissement de l'irritabilité de l'organe. La plus fréquente de ces causes est une suppression des fonctions de la peau (irritation antagonistique), avec accumulation de bile devenue âcre. Aussi la dysenterie survient-elle de préférence, et souvent avec un caractère épidémique, pendant les mois d'août et de septembre, lorsqu'à des journées très chaudes (durant lesquelles la bile est sécrétée en plus grande abondance et avec des qualités plus âcres) succèdent des soirées et des nuits fraîches (qui répercutent la transpiration). Elle a donc toujours un caractère bilioso-rhumatismal.

Dans la dysenterie épidémique portée à un haut degré, surtout quand elle prend un caractère putride, il peut se développer un principe contagieux, qui, du reste, semble être purement local et inhérent seulement aux évacuations intestinales, de sorte que ce qu'il y a de plus dangereux, c'est de s'exposer aux émanations des déjections des malades.

Il y a aussi une disposition endémique à la dysenterie; les contrées basses, humides, marécageuses, les mêmes qui prédisposent aux fièvres intermittentes, font naître la tendance au développement de la dysenterie; aussi la maladie règne-t-elle tous les ans dans beaucoup de ces localités.

Outre ces causes, de l'action desquelles résulte la dysenterie essentielle ou primaire, d'autres encore peuvent provoquer une dysenterie symptomatique ou secondaire, soit parce qu'elles déterminent une irritation locale très vive, comme font, par exemple, des poisons caustiques ou des vers, soit parce qu'elles accroissent beaucoup l'irritabilité du canal intestinal (par exemple, une congestion hémorroïdale, des métastases), soit enfin parce qu'elles produisent une irritation consensuelle (par exemple, la dentition difficile).

Thérapeutique. L'indication fondamentale est de calmer l'état d'irritation du gros intestin, par conséquent d'éloigner les causes irritantes, et de faire cesser l'excès d'irritabilité. Tout dépend ensuite du caractère divers de l'irritation et de l'irritabilité.

Le caractère bilioso-rhumatismal est celui qu'on rencontre le plus souvent, et que présente d'ordinaire la dysenterie automnale. En général alors on n'a besoin que des moyens suivants pour obtenir la guérison : d'abord l'ipécacuanha à dose vomitive, puis une purgation douce, avec une potion dans laquelle entrent la manne, le tamarin, et une petite quantité de sel de Glauber et de tartre émétique, potion que l'on continue pendant vingt-quatre heures; s'il ne survient pas d'amélioration, on donne ensuite une émulsion mucilagineuse, avec de faibles doses d'opium (n° 190). En même temps on prescrit de boire abondamment une décoction de gruau, ou mieux encore une dissolution de gomme arabique dans l'eau, on fait porter un gilet de flanelle sur la peau, on frictionne le bas-ventre avec des liniments antispasmodiques opiacés. En général, le vomissement excité par l'ipécacuanha est nécessaire au début, et exerce une salutaire influence sur le reste du traitement. Il n'y a d'exception que pour les cas où le malade ne présente aucun signe de saburres, et ne rend point de matières fécales.

Si ce traitement demeure inefficace, plusieurs cas peuvent avoir lieu :

1°. La fièvre augmente, le pouls devient plein et dur, ou le malade est jeune et pléthorique, les douleurs acquièrent une violence extrême, ou elles se fixent sur un point, le ventre devient tendu, il est douloureux au toucher. Ici, une inflammation se développe, et il y a indication pressente de saigner sur-le-champ; les sangsues au bas-ventre suffisent, quand l'état n'est pas fort grave. On prescrit une émulsion huileuse (n°. 47), à laquelle on ajoute de l'opium, mais seulement après que le pouls est tombé par le fait de la saignée.

2°. Le pouls n'est pas plein, mais la langue est chargée, et beaucoup de signes annoncent des saburres, ordinairement bilieuses. Il faut insister sur les moyens propres à nettoyer le canal intestinal, et voir si les déjections contiennent des matières fécales ou non. Dans le premier cas, on continue l'usage de la potion tamarinée précédente, avec des boissons mucilagineuses, jusqu'à ce que les selles deviennent aqueuses. Dans l'autre, on administre un second vomitif, après l'action duquel les selles prennent ordinairement le caractère fécal; si cet effet n'avait pas lieu, on donnerait ensuite la rhubarbe (n° 191), ou le calomelas, avec l'opium.

3°. Il n'y a aucun signe ni d'inflammation, ni de saburres gastriques, mais le malade éprouve toujours de vives douleurs, avec ténesme, et ses déjections sont peu abondantes, séreuses, ou muqueuses, ou sanguinolentes; un refroidissement a été la principale cause de la maladie, qui porte le caractère rhumatismal, qui est un véritable rhumatisme des intestins. C'est le cas de donner l'opium, à l'intérieur, avec la gomme arabique, et à l'extérieur, en lavements. On applique un vésicatoire sur le bas-ventre, et on fait prendre des bains chauds.

4°. Enfin, les forces baissent tout à coup à un degré extraordinaire (*dysenteria nervosa*, *adynamica*). Alors, aux moyens précédents (opium, mucilage, et même, en cas de besoin, vomitifs et purgatifs), on associe sur-le-champ les nervins, valériane, angélique, arnica, le vin, les bains chauds. Si la maladie prend un caractère putride, ce qu'on reconnaît à la faiblesse extrême, et à l'odeur cadavéreuse des déjections, les meilleurs moyens à employer sont la racine d'arnica (un scrupule de la poudre toutes les deux heures, ou une demi-once bouillie dans assez d'eau pour obtenir huit onces de colature), et le vin.

Quelquefois la dysenterie, bien qu'elle diminue, refuse opiniâtrement de s'arrêter. L'expérience a constaté, en pareil cas, l'efficacité des moyens suivants : noix vomique (soit en poudre, à la dose d'un demi-scrupule par jour, soit en extrait, à celle de deux à quatre grains), fleurs de soufre, calomelas, même sublimé corrosif (à très petite dose : un huitième de grain dans quatre onces d'eau, avec trois onces de mucilage de gomme arabique et douze gouttes de laudanum, à prendre par cuillerées à bouche d'heure en heure, ou un seizième de grain, avec de l'opium et du mucilage, en lavement). Si tous ces moyens échouent, l'expérience des médecins les plus habiles témoigne qu'on peut encore employer avec succès le verre d'antimoine ciré, à la dose d'un demi-grain ou d'un grain, en poudre avec du sucre, dose que l'on répète quand les circonstances l'exigent. La cire broyée avec un jaune d'œuf est également utile. Les bains chauds conviennent surtout dans les dysenteries rhumatismales.

Si la dysenterie devient chronique, le principal moyen à lui opposer est l'arnica, surtout la racine en poudre, à la dose d'un scrupule toutes les deux ou trois heures. Mais il faut toujours chercher à débarrasser la membrane muqueuse intestinale du mucus qui s'accumule à sa surface, et qui devient une source de saburres ; la décoction de salep bue en abondance est le meilleur moyen d'obtenir ce résultat, et souvent elle suffit seule pour mettre fin à la maladie. Dans les cas opiniâtres, ce qu'il y a de mieux à faire, c'est de s'en tenir à deux idées, celle de faiblesse et celle d'un état inflammatoire passif et chronique de la membrane muqueuse du rectum. Sous le premier point de vue, surtout quand il y a disposition à la fièvre lente, on se trouve très bien du colombo, du bois de Campêche et de simarouba; sous le second, on a recours aux lavements avec un seizième de grain de sublimé, de l'opium et du mucilage, ou de l'amidon.

Il arrive quelquefois que le flux dysenterique est brusquement arrêté par des moyens violents, tels que le vin rouge, l'eau-de-vie, de fortes doses d'opium, et qu'il survient ensuite des accidents fâcheux, tantôt aigus, tantôt chroniques. Les premiers sont ou inflammatoires ou spasmodiques, douleurs vives, tuméfaction du ventre, suppression totale des déjections, grande anxiété, spasmes. Il faut s'empresser de rétablir les évacuations par les huileux, la manne, le calomelas, surtout par des lavemens émollients répétés, par des cataplasmes, quand le caractère tend à l'inflammation par des sangsues, et lorsqu'il vise davantage au spasme par la jusquiame, les bains tièdes. Les accidents chroniques sont des rhumatismes opiniâtres, des paralysies, des hydropisies; ils réclament l'emploi des fondants et des purgatifs, mais en même temps le traitement des diverses maladies nouvelles qui se sont développées.

Après toute dysenterie quelconque il y a nécessité d'employer des toniques amers, de la flanelle sur la peau, et d'observer un régime régulier.

Le traitement de la dysenterie symptomatique et chronique varie suivant les causes. Pour celui de la dysenterie provoquée par des vers, V. *Vers*. Pour celui de la dysenterie qui accompagne la dentition, V. *Maladies des enfants*. Pour celui de la dysenterie qui doit naissance à des métastases et à des ulcérations ou à des lésions organiques du canal intestinal, V. *Diarrhée* chronique. L'indication est toujours de commencer par calmer l'irritation, et ensuite d'éloigner la cause irritante. Dans toute dysenterie chronique, il faut bien s'assurer qu'elle ne dépend pas d'une fistule à l'anus, dont le malade serait atteint à son insu.

Le meilleur préservatif de la dysenterie consiste à porter une ceinture de flanelle. Les fruits mûrs ne sont pas nuisibles, pourvu qu'on n'en mange point avec excès.

CHOLÉRA.

Diagnostic. Déjections continuelles par haut et par bas, avec cardialgie et coliques, anxiété et ténesme. La maladie est quelquefois si violente, que le malade ne cesse pour ainsi dire de vomir et d'aller à la selle; dans d'autres cas, elle a moins d'intensité. Lorsqu'elle est portée à un haut degré, elle ne tarde pas à s'accompagner d'un épuisement extrême des forces, d'un pouls petit et à peine perceptible, de syncopes, de froid aux extrémités, de spasmes et de convulsions. Les matières évacuées sont d'abord le contenu de l'estomac et la bile (l'évacuation de cette dernière continue toujours dans le choléra bilieux), puis des liquides séreux, sécrétés par le canal intestinal; enfin il n'y a plus d'évacuations, et le malade ne fait plus que de vains efforts pour vomir et aller à la selle. Le choléra peut aussi exister sans aucune évacuation (*cholera sicca*), ou n'être accompagné que d'un simple dégagement de gaz; dans ce dernier cas il constitue une sorte de colique venteuse (V. *Flatulence*).

La marche varie. Quelquefois le choléra est précédé d'anxiété, de pesanteurs d'estomac et d'un dérangement de l'appétit. Chez d'autres malades, il éclate subitement. Tantôt il est assez léger, ne fatigue guère l'économie, et cause rarement la mort (comme par exemple celui qui succède à une indigestion); tantôt il est très-violent, et tue avec rapidité, parfois même en vingt-quatre heures (choléra épidémique et surtout choléra asiatique). Il ne peut pas durer plus de trois à quatre jours sans se terminer par la mort ou par la guérison. La mort est l'effet ou d'une inflammation ou de l'épuisement absolu de la force vitale.

Pathogénie. La cause prochaine est un état convulsif, une véritable épilepsie de l'estomac et du canal intestinal, à laquelle le foie participe ordinairement, comme l'atteste surtout le choléra bilieux, caractérisé par un accroissement énorme de la sécrétion biliaire. La cause prochaine n'est donc point une inflammation; mais l'inflammation peut facilement se développer, comme effet de la vive excitation nerveuse.

Les causes occasionelles sont des poisons caustiques, une indigestion (les œufs de barbeau sont une cause véritablement spécifique), des calculs biliaires, des vers, la dentition, les couches. Le plus souvent, elles ont un caractère endémique et épidémique; contrées humides et marécageuses (les mêmes que celles dans lesquelles la dysenterie règne épidémiquement), et avant tout l'époque de l'année à laquelle des journées fort chaudes alternent avec des nuits très fraîches (mois d'août). Le choléra endémico-épidémique peut quelquefois prendre la forme d'une véritable épidémie, et même alors devenir contagieux; témoin, le choléra asiatique.

Thérapeutique. Le traitement doit être prompt et actif, car on n'a que peu de temps à sa disposition, un ou deux jours seulement. L'indication fondamentale est de calmer l'excitation convulsive du canal intestinal, sans cependant supprimer trop brusquement les évacuations. Les meilleurs moyens pour la remplir sont : les boissons mucilagineuses abondantes, eau de gruau, eau d'orge, eau gommée, bouillon de poulet, la potion de Rivière, de petites doses de jusquiame ou d'ipécacuanha, des lavements huileux, des liniments antispasmodiques, des cataplasmes narcotiques, des ventouses sèches (moyen d'une efficacité toute spéciale pour arrêter le vomissement) sur la région épigastrique, les bains chauds. Ce traitement suffit dans les cas ordinaires. Mais deux points doivent surtout fixer l'attention du praticien. L'un est le danger de l'inflammation; dès que les douleurs deviennent très vives et brûlantes, quand le sujet est jeune et pléthorique, ou lorsque l'épidémie porte un caractère inflammatoire, il faut pratiquer de suite une saignée. L'autre est le danger de l'épuisement des forces; lorsque les accidents ne cèdent point au traitement qui vient d'être indiqué, que le pouls devient petit, que le froid s'empare des extrémités, ou qu'il survient des syncopes, l'unique moyen de sauver le malade est d'administrer l'opium. On le donne de préférence à doses fractionnées, dans une émulsion mucilagineuse; on fait prendre ainsi deux à trois gouttes de laudanum toutes les deux heures. On emploie aussi l'opium à l'extérieur et en lavements. Mais toujours on doit veiller à ce qu'il ne fasse que modérer les évacuations alvines, sans en amener la suppression subite, qui pourrait être suivie du développement d'une inflammation mortelle. Quand la faiblesse est portée au dernier degré, il faut joindre à l'opium un vin généreux et échauffant, celui de Malaga surtout.

Pour le traitement du choléra asiatique, V. *Choléra asiatique*.

DIXIEME CLASSE.

Suppressions.

Diagnostic. Rétention dans l'économie de matières dont l'évacuation est nécessaire au maintien de la santé.

Toute interruption d'évacuations passées en habitude et

nécessaires entraîne des suites graves, et mérite la plus grande attention de la part du médecin. Plus l'évacuation a d'importance pour l'organisme, plus la suppression en est brusque et complète, plus aussi la chose est sérieuse et le danger menaçant.

Les effets sont toujours de deux sortes.

1°. Rétention d'une matière altérée et nuisible à la santé, ce qui empêche l'organisme de se nettoyer, porte atteinte à son intégrité, et peut avoir pour résultat l'acquisition par les humeurs de qualités âcres et irritantes, une mauvaise nutrition, une dyscrasie et une cachexie, avec toutes les conséquences qui s'ensuivent.

2°. Trouble de l'équilibre organique, et mise en jeu d'une réaction antagonistique, qui peut donner lieu tant à des maladies, aiguës ou chroniques, de parties intérieures, qu'à des excrétions d'une autre nature, destinées à remplacer celles qui ne s'accomplissent pas.

De cette manière, les suppressions deviennent une des causes les plus fréquentes d'une multitude de maladies, soit aiguës, soit chroniques, ce qui fait que le médecin doit les étudier avec un soin tout particulier.

Pathogénie. La cause d'une suppression, comme de toute gêne ou suspension de la progression d'un liquide quelconque, peut résider ou dans le contenant (le canal), ou dans le contenu (la matière à évacuer).

Sous le premier rapport, elle consiste, ou en un spasme (tantôt constriction spasmodique, tantôt mouvement rétrograde, comme, par exemple, dans certaines espèces d'iléus), ou en une inflammation, ou en un état opposé à ces deux là, l'inaction, l'atonie, le défaut d'excitabilité, ou enfin en un obstacle mécanique, une induration organique, une tuméfaction, une excroissance dans les toniques vasculaires, qui gêne la progression du contenu. Assez souvent les trois causes concourent à produire la rétention, soit parce qu'elles se succèdent l'une à l'autre, soit parce qu'elles se produisent réciproquement. Il y a d'abord inflammation; puis, quand on l'a écartée, un spasme persiste; et enfin il se développe, par la longue durée de la surexcitation et de la distension des vaisseaux, un état d'atonie et de paralysie, ou même une désorganisation.

Sous le second point de vue, la cause peut être, ou une altération des qualités de la matière destinée à être évacuée, qui la rend inhabile à se mouvoir, comme épaississement, induration, ou l'accroissement excessif de sa quantité, ou enfin un corps étranger. Il est possible que ces vices matériels soient les suites de la rétention dynamique, et qu'ainsi la suppression dépende du concours des deux classes de causes.

Thérapeutique. L'indication principale est d'éloigner la cause qui détermine la suppression, par conséquent l'état inflammatoire, quand c'est à lui qu'elle tient, ou le spasme, ou la faiblesse, ou l'obstacle mécanique, si l'une ou l'autre de ces circonstances se rencontre. Fréquemment il n'en faut pas davantage pour rétablir les évacuations. N'y a-t-il rien de semblable, il faut chercher à rétablir ces dernières par des moyens directs et locaux, à la catégorie desquels se rapportent tant des laxatifs que des irritants, et jusqu'à des procédés chirurgicaux, dans les cas extrêmes. Lorsque rien ne parvient à rétablir une sécrétion supprimée, il ne reste d'autre ressource que de provoquer une évacuation supplémentaire, en excitant une autre sécrétion, soit naturelle, soit artificielle.

CONSTIPATION.

(*Obstructio alvi, dyscopria.*)

Diagnostic. On doit avoir égard à l'individualité. Il y a des hommes qui ne vont naturellement à la selle que tous les deux ou trois jours, sans en être incommodés. Cependant la règle de l'état normal et de la santé est d'avoir chaque jour une déjection alvine. Lorsque les matières fécales séjournent plus long-temps dans le corps, elles s'épaississent, s'endurcissent, distendent le colon, et déterminent, par la compression qu'elles exercent, des obstructions abdominales, des affections hémorroïdales, des congestions vers la tête et la poitrine, une perversion de l'influence nerveuse, l'hypocondrie.

Pathogénie. Les causes sont: boissons peu abondantes (ce qui rend la constipation plus fréquente chez les femmes que chez les hommes) ; aliments durs, pesants et secs (farineux, pommes de terre, légumineux, noix, amandes, chataignes); la vie sédentaire, la constriction du bas-ventre, le peu d'abondance ou le défaut d'énergie de la bile, mais surtout l'habitude de résister au besoin d'aller à la selle.

Thérapeutique. Il importe beaucoup, pour prévenir cette pénible incommodité, de s'accoutumer le plutôt possible à visiter la garderobe tous les matins régulièrement, habitude que la nature elle-même ne tarde point à contracter. Pour guérir la constipation, il faut user plus largement des boissons, boire de l'eau et surtout de la bière légère, se nourrir de végétaux, de légumes abondants en sucs, de fruits, pommes et pruneaux principalement, éviter les aliments secs et lourds, prendre beaucoup d'exercice, se frictionner le bas-ventre, enfin employer des moyens qui activent, corrigent ou suppléent la sécrétion biliaire, comme l'extrait de bile de bœuf, la rhubarbe (n° 192), l'aloës, les feuilles de séné, la gratiole, mais éviter les sels purgatifs, qui laissent toujours après eux une tendance plus prononcée encore à la constipation. On obtient de bons résultats en associant l'aloës ou la scamonée avec une petite quantité de fer, qui accroît singulièrement l'efficacité de ces deux substances (n° 193. a.). Le plus sûr de tous les moyens et le moins capable de nuire, mais qui a le défaut de perdre son pouvoir par l'effet de l'habitude, est le séné, soit en pilules (n° 194), soit sous la forme d'espèces pour le thé de Saint-Germain, dont l'avantage consiste en ce que les feuilles de séné ont été préalablement dépouillées de leur principe résineux par l'alcool dans lequel on les a fait digérer (n° 195); on verse cinq tasses d'eau bouillante sur deux onces de ces espèces, et après dix heures de digestion, sur les cendres chaudes, sans faire bouillir, on décante le liquide clair, dont il faut boire une demi-tasse, à laquelle les estomacs faibles ajoutent un peu de vin de Malaga. J'ai connu des personnes qui avaient fait usage de cette infusion pendant leur vie entière, sans en être nullement incommodées, et qui n'avaient eu qu'à s'en louer. Dans les cas les plus opiniâtres, lorsque la paresse du canal intestinal est portée au plus haut degré, et que tous les autres moyens échouent, il en reste encore un, dont mon expérience me permet d'affirmer que l'effet est presque infaillible; je veux dire l'extrait de coloquinte composé, à la dose d'un grain (n° 193 b.). Je recommande aussi l'eau de Carlsbad, qui fait cesser la constipation souvent pour toujours, ou du moins pour un long laps de temps, les lavements d'eau froide, ou, s'il existe déjà des empâtements et des obstructions, les lavements viscéraux de Kæmpf. Enfin, dans ces mêmes cas opiniâtres, la noix vomique, employée à dose extrêmement faible, est fort utile, d'après le principe de l'homæopathie.

MISERERE.

(*Ileus.*)

Diagnostic. Constipation opiniâtre, vomissement des substances introduites dans l'estomac, puis des sucs gastriques, enfin des excréments; douleurs violentes dans le bas-ventre.

La maladie est toujours accompagnée du danger de l'inflammation, qui elle-même compromet les jours du malade. S'il s'y joint de la fièvre, une douleur brûlante continuelle et telle que le malade ne puisse supporter qu'on lui touche le ventre, si ce dernier est tendu, balloné, chaud, si le pouls est fréquent et petit, il y a inflammation.

Lorsque la douleur cesse tout-à-coup, que des selles abondantes et fétides surviennent d'elles-mêmes, que le bas-ventre s'amollit et s'affaisse, que le pouls devient extrêmement petit, faible et intermittent, et que les extrémités se refroidissent, l'inflammation est passée à la gangrène, la mort est prochaine et inévitable, quoique ordinairement le malade se trouve fort heureux et se croie sauvé, illusion que le médecin doit bien se garder de partager.

Pathogénie. La cause prochaine est l'interruption du passage à travers le tube intestinal, soit parce que ce canal est bouché, soit parce qu'il s'accomplit en lui un mouvement antipéristaltique. Ces effets peuvent tenir :

1°. A un obstacle mécanique, soit dans le canal intestinal (accumulation d'excréments endurcis dans le colon et le rectum, corps étrangers, tels que pierres, noyaux de fruits ou vers, volvulus, imperforation de l'anus, rétrécissement calleux ou squirrheux du canal, surtout à l'endroit où le colon et le rectum se continuent l'un avec l'autre), soit hors de ce canal (par exemple, une hernie étranglée, qui est la cause la plus fréquente, une induration ou une tumeur qui comprime, des brides de nouvelle formation).

2°. A une inflammation. Ainsi l'iléus est un symptôme constant de l'entérite.

3°. A une irritation, à un spasme. Ainsi l'accumulation d'une bile âcre, l'usage d'aliments fermentescibles, et surtout l'irritation antagonistique produite par un refroidissement des pieds ou du bas-ventre, peuvent déterminer l'iléus, qui doit même à cette dernière cause de régner quelquefois d'une manière épidémique. Fort souvent aussi le spasme vient s'adjoindre soudainement à d'autres causes, et entretenir le mal.

4°. A l'engourdissement et à l'atonie du canal intestinal, qui peut être la suite d'une constipation prolongée et de la distension de l'intestin, et contribuer à entretenir la maladie.

Thérapeutique. La première chose à faire est d'examiner si le malade ne porte point une hernie. L'omission de cette précaution a plus d'une fois frappé le traitement de nullité; car, quand il existe une semblable cause, l'unique moyen de sauver la vie est de recourir au traitement de la hernie étranglée. Mais il ne faut point s'en rapporter aux dénégations du malade, car lui-même ignore souvent qu'il est atteint d'une hernie (surtout quand elle est peu volumineuse), ou bien il cherche à le cacher par pudeur (chez les femmes principalement). On doit donc examiner tous les points sur lesquels une hernie est susceptible de se manifester.

En second lieu, on recherche s'il y a ou non inflammation des intestins. Quiconque néglige ce soin, et prescrit en pareil cas de forts purgatifs, tue son malade. Les signes de l'inflammation sont: douleur continue, violente, brûlante, qui ne supporte pas la moindre pression; tension et chaleur du bas-ventre, fièvre intense, urine rouge, soif. Le seul traitement applicable ici est celui de l'entérite (V. *ce mot*), qui guérit aussi l'iléus.

S'il n'y a ni hernie, ni inflammation, ou si cette dernière a été détruite et que cependant l'iléus persiste, l'indication est de forcer l'obstacle, soit par des irritants, qui accroissent le mouvement péristaltique, soit par des antispasmodiques et relâchants, d'évacuer le contenu stagnant du canal intestinal, et de ramener l'action de ce dernier à sa direction normale. Les moyens dont on a le mieux constaté l'efficacité sont les huileux, qui produisent souvent plus d'effet que les plus forts drastiques : l'huile de lin fraîche surtout, à la dose d'une cuillerée toutes les heures ou plus souvent, est un excellent remède. Si elle ne produit rien, on donne toutes les deux heures deux cuillerées à bouche d'une forte infusion de séné, avec le sel amer et l'extrait de jusquiame (n° 196), et l'on fait prendre ensuite une cuillerée d'huile de lin; il faut avoir soin d'administrer de temps en temps la potion de Rivière, pour prévenir le vomissement. Cette méthode demeure-t-elle sans effet, on donne une cuillerée à bouche d'huile de ricin toutes les heures, puis une demi-goutte d'huile de *croton tiglium* sur du sucre ou en pilules, ou même de l'aloës, du jalap. Je me suis souvent très bien trouvé de la mixture n° 197. S'il y a état spasmodique, on ajoute à ces moyens de l'extrait aqueux d'opium, ou, ce qui vaut mieux encore, une infusion de feuilles de tabac (n° 198). Mais, comme les substances prises à l'intérieur sont très fréquemment rejetées par le vomissement, il vaut beaucoup mieux recourir aux lavements, répétés toutes les trois ou quatre heures, d'abord avec le sel amer, l'infusion de séné, l'huile de ricin, puis avec deux ou trois onces de vinaigre, ou quatre grains de tartre émétique; les plus énergiques sont ceux qu'on prépare avec une demi-once d'infusion de tabac; ils exercent quelquefois sur les nerfs une action narcotique si prononcée, que le malade tombe en défaillance, mais les déjections alvines ont lieu pendant la syncope. On peut aussi recourir à la douche ascendante, pratiquée à l'aide d'un clysoir long de trois ou quatre pieds, qu'on emplit d'eau chaude.

A ces divers moyens on associe, extérieurement, des cataplasmes émollients et narcotiques, des sinapismes, des ventouses, surtout des demi-bains chauds, et aussi des frictions sur le bas-ventre avec l'huile de *croton tiglium*.

L'eau froide, sous toutes les formes, déploie également une efficacité extraordinaire dans l'iléus; le malade la boit à petites gorgées, fréquemment répétées, et il la prend en lavements; on lui applique sur le ventre des cataplasmes froids ou de la glace.

Si l'iléus résiste à tous ces moyens, on pratique une saignée, alors même qu'il n'existe aucun signe d'inflammation. Elle a souvent pour effet de faire cesser sur-le-champ l'incarcération; elle prévient, d'ailleurs, l'inflammation qui pourrait se développer, et permet d'employer librement l'opium et autres moyens échauffants.

La saignée est indispensable toutes les fois que, pendant le cours de la maladie, il se manifeste des signes d'inflammation abdominale, tels que ventre tendu, douloureux et extrêmement sensible au toucher, pouls fréquent et petit, froid aux extrémités, soif, urine rouge.

Il ne faut jamais négliger d'avoir égard aux causes éloignées, par exemple, à une métastase arthritique, qui réclame sur-le-champ la saignée et un vésicatoire sur le bas-ventre; l'hystérie ou des spasmes, qui obligent d'employer hardiment l'opium, tant à l'intérieur qu'à l'extérieur; des vers, qui exigent les anthelmintiques, le calomelas.

Dans les cas extrêmes on peut encore essayer le mercure métallique, en admettant d'ailleurs qu'il n'y ait aucune trace d'inflammation; on en fait avaler une demi-livre à la fois, avec une cuillerée d'huile ou d'émulsion; quelquefois il détermine des évacuations alvines avec une très grande promptitude.

Iléus chronique. L'iléus peut avoir aussi un caractère chronique. Le malade se plaint déjà depuis long-temps d'être constipé; il ne va jamais à la selle qu'avec peine, après avoir fait usage de moyens internes et externes, et toujours d'une manière incomplète; enfin les déjections s'arrêtent tout-à-fait, et les remèdes ordinaires ne produisent plus rien. Ici on doit avoir égard à deux causes.

Ou la constipation, en se prolongeant, a déterminé l'engouement du colon par des matières endurcies, qui bouchent le passage. En pareil cas, il arrive fort souvent que l'on sent, soit le colon tout entier gonflé et dur, soit des duretés isolées les unes des autres, que plus d'une fois on a pris pour des obstructions viscérales, dont on les distingue cependant sans peine, par le déplacement qu'elles éprouvent quand on appuye dessus. Après la mort, on trouve fréquemment le colon converti en un sac énorme et plein d'excréments. Dans beaucoup de cas aussi, la portion du rectum située au-dessous de l'engouement se resserre beaucoup sur elle-même, par le seul fait de la distension des parties supérieures, état qu'on a considéré à tort comme un rétrécissement organique. Il n'y a de secours à espérer ici que de l'emploi prolongé des lavements émollients, fondants, savoneux, huileux, de la douche ascendante, et même de la dilatation mécanique, au moyen de laquelle on parvient à extraire peu à peu les excréments endurcis.

Ou bien il est réellement survenu une induration ou une squirrhosité dans le rectum ou le colon. On doit alors essayer l'introduction des bougies et des moyens mécaniques de dilatation, combinés avec l'emploi de fondants énergiques. Ce cas est, à proprement parler, celui dans lequel le mercure métallique peut être employé en toute sûreté, et quelquefois avec un avantage bien marqué.

RÉTENTION ET SUPPRESSION D'URINE.

(*Ischuria, dysuria, stranguria, anuria.*)

Diagnostic. Dans la *strangurie*, l'émission de l'urine est douloureuse ; dans la *dysurie*, elle est difficile et incomplète ; dans l'*ischurie*, elle ne peut point avoir lieu, soit parce qu'un obstacle quelconque s'oppose à la sortie du liquide (*ischuria vera*), et alors la vessie est toujours tuméfiée, soit parce qu'il ne se sécrète point d'urine (*ischuria notha*, *anuria*), et alors la région hypogastrique ne présente pas de tuméfaction.

Ce ne sont donc là que des degrés différents d'une même maladie. A un léger degré, celle-ci n'est que gênante, et n'entraîne aucun danger ; mais la véritable ischurie, la rétention d'urine complète, est une des maladies les plus redoutables ; elle tue, soit par l'inflammation et la gangrène de la vessie qui viennent s'y joindre, soit par la rupture de cette poche et l'épanchement de l'urine dans le bas-ventre (*ascites urinosus*). Quelquefois aussi l'urine est résorbée et repasse dans le torrent de la circulation : alors la maladie dure plus long-temps, le sang devient âcre, il se manifeste un violent prurit à la peau, même des éruptions cutanées et des sueurs urineuses, une salivation, etc.

Pathogénie. Les causes de l'*ischurie* sont :

1°. Une constriction spasmodique du sphincter vésical, par l'effet de l'hystérie et de l'hypocondrie, de la fièvre nerveuse, de toute irritation siégeant à l'intérieur ou à l'extérieur de la vessie, comme vers, métastases, hémorroïdes, suppression de la transpiration, accumulations gastriques ; souvent aussi cette constriction est la suite ou la seconde période d'une inflammation.

2°. Une congestion sanguine dans les vaisseaux de la vessie, l'inflammation de cet organe, par l'influence de toutes les irritations précédentes, lorsqu'elles sont portées au point de provoquer l'état inflammatoire, par celle d'une contusion, d'une résistance trop prolongée au besoin d'uriner, ou plus fréquemment encore d'une congestion hémorroïdale et de la syphilis, par celle enfin de diurétiques échauffants, des cantharides, de la sabine.

3°. L'inertie, la paralysie de la vessie, ce qui fait qu'on l'observe à la suite des causes précédentes, d'une rétention d'urine prolongée, qui a causé une distension excessive de la vessie, d'une apoplexie, de l'âge avancé, d'une violente commotion.

4°. Un obstacle mécanique, tel que, calculs, caillots de sang ou grumeaux de mucosités arrêtés dans l'urètre, varices, callosités et rétrécissements de ce canal, ascarides introduits dans son intérieur, squirrhe de la prostate, polype, prolapsus et rétroversion de la matrice, ou autres tumeurs au voisinage de la vessie, pessaires, et le plus fréquemment la pression exercée par la matrice durant les derniers mois de la grossesse.

La *suppression d'urine* (*anuria*) ne dépend quelquefois que d'un spasme des vaisseaux rénaux, ce qui fait qu'elle n'est point fort rare chez les hystériques. Elle peut tenir aussi à l'inflammation des reins, à des calculs et à des lésions organiques dans ces glandes, mais à la condition seulement que toutes deux soient envahies à la fois, car autrement l'une d'elles se charge des fonctions de l'autre. Le cas qui se rencontre le plus fréquemment est celui d'une simple diminution de la sécrétion urinaire : il a lieu surtout chez les personnes avancées en âge et chez les petits enfants, et cette diminution est souvent la cause méconnue d'un grand nombre de maladies et de dyscrasies.

Thérapeutique. Pour le traitement de la strangurie et de la dysurie, considérées comme symptômes de la gonorrhée et des hémorroïdes vésicales, V. *Syphilis* et *hémorroïdes*.

Dans toute strangurie, le lycopode est un moyen fort efficace, donné à la dose d'un gros, en émulsion avec du mucilage de gomme arabique et du sirop d'orgeat. On se trouve très bien aussi d'une émulsion huileuse.

Le traitement de l'ischurie repose uniquement sur les causes et le caractère de la maladie. Ce qui est utile dans un cas, peut nuire dans l'autre. Il importe donc de savoir reconnaître et distinguer tous ceux qui sont susceptibles de se présenter.

1°. L'*ischurie sanguine*, *inflammatoire*, se reconnaît aux envies violentes et douloureuses d'uriner, à la vive douleur continue que le malade ressent à la région hypogastrique, et qui augmente par la pression, à la chaleur et à la tension de cette région, à la fièvre; l'introduction des sondes et des bougies est extrêmement douloureuse et impossible. Le diagnostic repose aussi sur la connaissance des causes occasionelles, qui étaient de nature échauffante, comme l'abus du vin, des diurétiques échauffants, une congestion hémorroïdale, une lésion extérieure. Il faut se hâter de déployer ici tout l'appareil de la méthode antiphlogistique; saignée, sangsues au périnée et à l'hypogastre, lavements et cataplasmes émollients, frictions avec un mélange d'onguent mercuriel, d'huile de jusquiame et de camphre, à l'intérieur le nitre et le calomelas. On a égard à la cause occasionelle; si la maladie a été provoquée par des cantharides, l'huile et le camphre sont nécessaires; si elle doit naissance à des hémorroïdes, à des métastases, on a recours à des contre-irritations, au moyen de sinapismes, car l'emplâtre de cantharides doit être proscrit. On évite avec soin la sonde, qui ne serait d'aucun secours, et qui ne pourrait qu'exaspérer les douleurs et l'inflammation. Dès qu'on a tiré assez de sang, si l'urine ne coule point encore, on administre en toute hâte, car le temps presse, l'opium, avec le calomelas, et on l'emploie aussi à l'extérieur, en lavements surtout, attendu qu'ici l'état inflammatoire veut passer à l'état spasmodique. L'urine coule ensuite, et l'on peut dès lors introduire la sonde. Les bains chauds conviennent également dans ce cas.

2°. L'*ischurie spasmodique*, ou par éréthisme, se reconnaît à l'absence de la fièvre, à la violence des douleurs, de la chaleur et de la sensibilité de la région hypogastrique, parfois aussi au caractère périodique de ces symptômes. Il faut employer les antispasmodiques, principalement la jusquiame et l'opium, tant à l'intérieur (émulsion huileuse opiacée) qu'à l'extérieur et en lavements, les frictions huileuses, les cataplasmes de jusquiame et de graine de lin, les demi-bains tièdes; puis on essaye d'introduire la sonde, mais avec circonspection, et en s'arrêtant dès qu'on rencontre des difficultés. Du reste, on prend en considération la cause éloignée.

3°. L'*ischurie adynamique* ou *paralytique*, se reconnaît à l'absence des douleurs, à la facilité avec laquelle la sonde pénètre, et à la possibilité de faire couler un peu d'urine en appuyant la main sur la région vésicale. La première chose à faire, en pareil cas, est de vider la vessie à l'aide de la sonde, soit en introduisant l'instrument toutes les douze heures, afin de prévenir la distension de la vessie, qui pourrait déterminer une nouvelle atonie et empêcher l'organe de recouvrer sa faculté contractile, soit en laissant à demeure une sonde flexible, qu'on renouvelle tous les huit ou dix jours. On procède ensuite à fortifier la vessie et les nerfs; pour cela on emploie les toniques et les excitants (V. *Paralysie*), surtout l'arnica, le quinquina et les diurétiques irritants, le genièvre (n° 199), la térébenthine, la sabine, les cantharides (n°. 200), les cataplasmes froids sur l'hypogastre et le sacrum, les affusions froides sur ces deux régions et sur les jambes, les lavements froids, même les injections d'eau froide dans la vessie, l'électricité (étincelles lancées sur l'hypogastre, commotions dans la direction du sacrum à la région hypogastrique), des frictions irritantes au bas du rachis, des vésicatoires, un moxa au même endroit, les eaux de Wildung.

Il est à remarquer que les deux états opposés, l'ischurie et l'incontinence d'urine, peuvent avoir une même cause, la paralysie, et qu'on doit alors les traiter de la même manière.

4°. L'ischurie par obstacle mécanique exige les secours de la chirurgie ; des bougies et des sondes, quand le canal est bouché par des caillots de sang ou de mucus ; des bougies, lorsqu'il est rétréci par des callosités.

On guérit la suppression d'urine en faisant cesser, soit le spasme, soit l'inflammation, ou en écartant les causes mécaniques et organiques.

SUPPRESSION DE LA TRANSPIRATION.

(*Anidrosis, ischidrosis.*)

Diagnostic. Diminution et suppression de la perspiration insensible, qui a pour signe l'aridité de la peau (*anidrosis chronica*), ou suppression subite de la sueur par le froid (*anidrosis acuta*). Ce dernier état est facile à reconnaître ; mais le diagnostic de l'autre présente des difficultés ; il faudrait la balance de Sanctorius pour déterminer s'il y a augmentation ou diminution de la perspiration cutanée, qui s'accomplit toujours d'une manière inappréciable à nos sens. Ordinairement donc on ne reconnaît ce cas que d'après les causes à l'action desquelles le malade s'est trouvé soumis, et d'après les effets, surtout d'après les affections rhumatismo-catarrhales.

Il est rare que l'on considère la suppression elle-même de la transpiration comme une maladie, mais elle devient la source d'une multitude de maladies, variées à l'infini, ce que l'on conçoit aisément, puisqu'il n'y a pas de sécrétion qui soit si générale et si importante, qui exerce une influence si considérable, tant matérielle que dynamique, sur l'organisme entier. En effet, sous le rapport matériel, c'est par la transpiration cutanée que s'échappent du corps la majeure partie des matériaux détéroriés, usés, incapables de servir désormais à la vie, en un mot, devenus hétérogènes, et qui font les deux tiers au moins de toutes les substances dont l'économie se débarrasse. La suppression de cette fonction entraîne donc toujours la formation d'un principe morbifique, de nature séreuse et âcre, par le fait même de son hétérogénéité, qui exerce d'abord une action irritante, mais qui, par la suite, et quand la suppression devient chronique, altère la qualité des humeurs et engendre une dyscrasie particulière (rhumatismale). Sous le point de vue dynamique, nul organe sécrétoire n'a une étendue comparable à celle de la peau, ni des connexions nerveuses si générales. De là, l'énorme influence antagonistique que cette membrane exerce, en premier lieu sur les organes et sur les membranes qui ont de l'affinité avec elle, les membranes muqueuses et séreuses, les poumons et le canal intestinal surtout; puis, par reflet, sur le système nerveux des autres organes sécrétoires et de tous les appareils de l'organisme. Les maladies qui naissent de cette action réunie sont : des affections de peau, des inflammations de parties internes et externes, des rhumatismes, des catarrhes, des blennorrhées, des maladies nerveuses de toute espèce, des hydropisies, des phthisies pulmonaires, la chlorose et autres dyscrasies et cachexies.

Pathogénie. La suppression est ou aiguë ou chronique. La première a lieu par l'impression brusque du froid, quand le corps est échauffé ou en sueur. L'autre, la diminution insensible ou la suppression de la perspiration, est la conséquence de vêtements trop légers, d'une atmosphère chargée d'humidité (climats et logements humides), des variations fréquentes de la température (climat variable, ou occupations qui entraînent ces variations), la malpropreté, le défaut de soin de la peau, les onctions, les applications extérieures répercussives, surtout celles dans lesquelles il entre du plomb, la tristesse, l'inaction, l'oisiveté, l'apathie.

Thérapeutique. Le traitement consiste, dans les cas aigus, à réchauffer la peau par des vêtements et des bains, à employer des diaphorétiques; dans les cas chroniques, à exciter l'action de cette membrane, à augmenter l'afflux des humeurs vers la superficie, à nettoyer la peau; par conséquent, frictions, bains, exercice, air pur et sec, propreté, occupation de l'esprit, dissipation des soucis, médicaments qui agissent sur la peau (diaphorétiques, surtout antimoniaux). V. *Rhumatisme*.

SUPPRESSION DES RÈGLES.

(*Menostasia.*)

V. *Maladies des femmes.*

SUPPRESSION DES HÉMORROIDES.

(*Suppressio hæmorrhoïdum.*)

V. *Hémorroïdes.*

ONZIEME CLASSE.

Exanthèmes.

Diagnostic. Changements de la couleur ou de la forme de la peau (y compris les poils et les ongles), qui ne dépendent point de lésions extérieures.

Les exanthèmes affectent les formes suivantes :

1°. *Taches* (*exanthemata maculosa*), sans élévation de l'épiderme; scarlatine, pétéchies, éphélides.

2°. *Papules* (*exanthemata papulosa*), avec élévation de la peau, mais sans pustules; rougeole, porcelaine, verrues.

3°. *Pustules* (*exanthemata pustulosa*), avec soulèvement de l'épiderme, vide ou rempli d'un liquide, de lymphe ou de pus; variole, miliaire, roséole, pemphigus, gale.

4°. *Croûtes* (*exanthemata crustacea*), avec des croûtes sèches; dartres sèches, teignes, croûte serpigineuse.

5°. *Ulcères* (*exanthemata ulcerosa*), avec destruction purulente de la peau; dartres ulcérées, lèpre, ulcères.

Cependant ces formes sont, surtout dans les exanthèmes chroniques, très variables et soumises à un grand nombre de modifications, d'où naissent une foule de variétés, que les modernes ont distinguées avec soin les unes des autres. Mais les distinctions qu'on a établies n'intéressent que la nosologie; elles n'ont point de valeur pratique, puisqu'elles dépendent, pour la plupart, de la seule individualité du malade ; elles ne sont point essentielles et ne fournissent aucune indication ; le mieux est donc de les réduire, comme ici, aux formes principales.

Une distinction plus importante est celle qui repose sur la nature des exanthèmes, suivant qu'ils sont ou ne sont pas accompagnés essentiellement de fièvres. En effet, quelques-uns ne sont qu'un symptôme d'une fièvre aiguë (*exanthemata acuta* : d'autres, au contraire, surviennent sans fièvre, quoique celle-ci puisse accidentellement se développer pendant leur cours (*exanthemata chronica*).

Il résulte aussi de-là que les exanthèmes diffèrent les uns des autres eu égard à leur durée et à leur marche. La durée des exanthèmes aigus est limitée à celle de la fièvre aiguë avec laquelle ils se trouvent joints, c'est-à-dire depuis sept jusqu'à vingt et un et vingt-huit jours. Celle des exanthèmes chroniques n'a rien de déterminé : ils peuvent durer des jours, des semaines, des mois, des années, même la vie entière.

Leur gravité et leur danger ne varient pas moins. Dans les exanthèmes aigus, le danger dépend du degré et du caractère de la fièvre, qui peuvent faire qu'ils compromettent sérieusement les jours du malade. Mais les exanthèmes chroniques ne font en général point courir de risque à la vie, quoiqu'ils puissent aussi la mettre en danger, soit par leur rétrocession et leurs métastases, soit par leur longue durée, parce qu'ils portent le désordre dans les fonctions vitales, la nutrition et la réparation des pertes, parce qu'ils engendrent une dyscrasie générale, parce qu'ils amènent la consomption.

Pathogénie. La cause prochaine est une anomalie du travail de la nutrition dans la peau, ordinairement accompagnée d'une petite inflammation locale.

Cette anomalie présente des différences essentielles, eu égard à son origine, suivant qu'elle est ou non le produit d'un état fébrile.

1°. *Exanthèmes aigus*. Ils sont tantôt liés essentiellement et primordialement à la fièvre (*exanthemata essentialia*, *primaria*), tantôt provoqués par des causes accidentelles, pendant le cours de cette dernière (*exanthemata accidentalia*, *secundaria*).

Dans le premier cas, la cause est toujours un principe contagieux qui, de sa nature, tend à se jeter sur la peau, et à produire une fièvre particulière, dont l'exanthème est la crise, mais seulement la crise incomplète. On peut comparer ce mode de développement à une végétation; le principe contagieux est la graine, la fièvre est l'acte de développement ou de reproduction, enfin l'exanthème, ou la plante, qui apparaît quand la fièvre est parvenue au plus haut point, à sa perfection, est la fleur et la fructification. Le principe contagieux exanthématique peut être atmosphérique, ou organique (individuel), ou mixte (originairement atmosphérique, mais se transmettant ensuite d'individu à individu). Il peut même, dans le cours d'une fièvre qui n'est pas primordialement exanthématique, se développer un exanthème ayant un principe contagieux. Toute fièvre accompagnée d'exanthème peut devenir contagieuse.

Dans le second cas, celui d'un exanthème secondaire ou accidentel, cet exanthème n'est point un effet nécessaire et essentiel de la fièvre, mais il dépend de causes accidentelles, soit internes, soit externes. Les principales causes qui peuvent faire naître un exanthème, dans toute fièvre quelconque, sont: la *chaleur*, qui favorise la végétation partout, même dans le corps animal; de manière que toute fièvre portée à un haut degré dispose à des éruptions par le fait seul du dégagement plus considérable de chaleur animale, mais que ce phénomène est bien plus sûrement encore déterminé par un régime extérieur ou intérieur trop échauffant, des couvertures trop épaisses, une température trop élevée autour du malade, des médicaments trop échauffants; tout individu qui a la fièvre peut être converti en une espèce de serre chaude organique, quand on le tient trop chaudement; la *dyscrasie*, l'*âcreté des humeurs*, principalement la dyscrasie gastrico-bilieuse (par conséquent, l'omission des évacuants dans les fièvres gastriques), la dyscrasie putride, la tendance à la décomposition, la dyscrasie rhumatismale, catarrhale, arthritique; un *air vicié et renfermé; l'irritation* de la peau, qui peut être ou locale ou sympathique: à la première, se rapportent les vêtements rudes, en lainage, malpropres, les sudorifiques, les applications irritantes; à la seconde, les vers et autres irritations, gastriques surtout. D'après cela, cette dernière classe peut dépendre de circonstances ayant trait au temps ou à la localité, à la position des lieux, au genre de vie, à la constitution atmosphérique, et par conséquent être temporaire, endémique, épidémique. Même le traitement et la méthode curative influent sur la production des exanthèmes, car il est hors de doute que les pétéchies, la miliaire et autres éruptions cutanées étaient beaucoup plus communes, dans les fièvres, à l'époque où régnait la méthode sudorifique et échauffante.

2°. *Exanthèmes chroniques*. Ils reconnaissent toujours pour cause, ou la faiblesse, ou l'irritation de la peau.

Trois circonstances doivent être prises ici en considération. D'abord *la peau est l'intermédiaire entre la nature générale ou morte et la nature individuelle vivante*, la limite entre la mort et la vie ; elle est continuellement exposée aux atteintes nuisibles des choses du dehors ; les forces chimiques mortes s'escriment sans cesse en elle avec les forces chimiques vivantes ; il peut donc très souvent arriver que, les premières venant à prendre le dessus, la nutrition de l'organe cutané passe à l'état anormal, et donne lieu à un exanthème. En second lieu, *la peau est le plus puissant et le plus général des émonctoires de l'organisme*, sa fonction se lie inséparablement à la vie et à la circulation, elle ne peut jamais être interrompue un seul instant sans préjudice pour l'économie ; donc la peau est très exposée à devenir le réceptacle de matières morbides internes, et la nature l'emploie même très souvent pour se débarrasser de ces matières nuisibles. Enfin *la peau a, par le moyen des nerfs, des connexions intimes avec l'organisme entier*, de manière qu'elle peut être affectée maladivement par les irritations de toutes les parties internes. On conçoit d'après cela la fréquence des maladies cutanées et la haute influence qu'elles exercent sur l'organisme entier.

Les causes éloignées des exanthèmes sont les suivantes : en premier lieu, la *malpropreté*, le défaut de soin de la peau, ce qui fait que les maladies cutanées sont plus communes parmi les basses classes du peuple, chez les nations malpropres (le Russe s'en garantit par ses bains de vapeur) ; la *suppression chronique de la transpiration* par l'humidité de l'air, des habitations, du climat ; un *mauvais régime*, l'abus des aliments âcres, salés, fumés, corrompus, gras, du fromage, des boissons spiritueuses, une alimentation trop copieuse, l'exubérance des sucs dans le corps, d'où résultent des crudités, non-seulement dans les premières voies, mais encore dans les secondes, c'est-à-dire un sang chargé de substances mal élaborées, incomplètement assimilées, qui se déposent ensuite dans la peau, comme autant d'âcretés, ce qu'on voit surtout fréquemment chez les enfants; des *principes contagieux*, ceux de la gale, de la syphilis; des *dyscrasies* de toute espèce, particulièrement scrofuleuse, arthritique, scorbutique, atrabilaire; des *irritations consensuelles*, des accumulations gastriques ou intestinales, des vers; une *irritation antagonistique de la peau*, des *métastases* à la peau, par la suppression d'autres sécrétions, du canal intestinal, du foie ou des reins, par celle des règles ou des hémorroïdes, par des éliminations morbides et des crises, par exemple dans les blennorrhées, la goutte, la dysenterie, la fièvre intermittente; des *vices qui portent sur la quantité*, tant la pléthore, la surexcitation de la peau, que sa faiblesse, son peu d'énergie vitale (fort souvent les maladies de peau ne tiennent pas à d'autre cause qu'à la première de ces deux circonstances chez les jeunes gens, et à la seconde chez les personnes avancées en âge); des *empoisonnements métalliques*, surtout chroniques, par le mercure, le plomb, l'arsenic; l'*action locale* de substances altérées, nuisibles et irritantes, par exemple de l'air qui a déjà servi à la respiration, d'habitations nouvellement construites et peintes à la chaux, des vêtements de laine portés à nud sur la peau.

Mais, quand les exanthèmes durent depuis long-temps, aux causes précédentes s'en joint encore une autre, qui est la source de l'opiniâtreté du mal, je veux dire l'*habitude*. La nature s'est enfin accoutumée à ce dernier; la peau qu'il envahit est devenue un *émonctoire*, une sorte d'égoût auquel aboutissent toutes les matières morbides, et dont le produit a pris place parmi les sécrétions nécessaires.

Enfin la *destruction totale* de la peau peut aussi être cause de la longue durée et de l'incurabilité des exanthèmes.

La constitution psorique donne une prédisposition aux exanthèmes, tantôt congéniale (et pouvant alors être le partage de familles entières), tantôt acquise, et, dans ce dernier cas, engendrée surtout par un régime trop échauffant pendant les premières années de la vie, l'enfance et la vieillesse. En effet, durant ces deux périodes, la sécrétion cutanée s'accomplit d'une manière incomplète, et la peau se trouve par conséquent prédisposée à des maladies spéciales. Les seuls progrès de l'âge suffisent même fréquemment pour amener des exanthèmes opiniâtres, qui ne sont autre chose qu'un commencement de mort de la peau.

Thérapeutique. Le point principal est de distinguer si

l'exanthème est ou non le produit et le compagnon d'une fièvre aiguë.

Dans le premier cas, le traitement se réduit à *celui qu'exigent la fièvre et le caractère dont elle est revêtue;* en faisant cesser cette fièvre, on guérit aussi l'exanthème. Cependant on ne doit pas négliger d'avoir égard à la nature diverse, contagieuse, ou symptomatique, ou critique, de la maladie cutanée, et de modifier le traitement spécial en conséquence.

Dans le second cas, celui des exanthèmes chroniques, l'indication fondamentale est de *rétablir l'organisation et la fonction de la peau dans leur état normal.* On y parvient à l'aide de moyens tant généraux que locaux; mais lorsqu'on ne met en usage que ces derniers seulement, il ne faut pas perdre de vue que, si la cause est générale et profonde, la guérison ne sera jamais durable et radicale, que le mal reparaîtra sans cesse, ou, ce qui est pire encore, qu'il résultera de là des métastases sur des parties nobles.

Le *traitement radical* des exanthèmes exige donc que l'on se conforme aux règles suivantes :

1°. On cherche quelles sont les causes générales et éloignées, et on les fait disparaître. Ainsi on décrasse la peau, on corrige le régime, on combat les dyscrasies (V. *Dyscrasies*), les accumulations gastriques, les dérangements des hémorroïdes et des menstrues ; on emploie, dans le cas de pléthore et d'hypertrophie de la peau, la méthode soustractive, la méthode dérivative; dans celui de faiblesse et d'atrophie de cette membrane (par exemple dans les exanthèmes qui surviennent chez les enfants atteints d'atrophie, dans ceux qu'on observe chez les sujets nécessiteux et avancés en âge, chez les hommes qui ont peu d'énergie vitale), un traitement restaurant, une alimentation succulente. Souvent il n'en faut pas davantage pour obtenir la guérison, et l'exanthème disparaît sans qu'on soit obligé de recourir à des moyens locaux.

2°. Si l'on ne réussit point ainsi, on doit admettre que la peau est malade idiopathiquement, et alors diriger le traitement contre la cause prochaine, contre l'état anormal de la peau elle-même, c'est-à-dire employer le *traitement direct* des exanthèmes. Ce traitement comprend deux choses : 1°. l'emploi des moyens généraux et locaux qui sont propres à corriger l'état des humeurs, à exercer une action spécifique sur la peau, et à en redresser la fonction ; 2°. l'emploi des moyens locaux qui possèdent les mêmes propriétés. Ici se rangent :

un air pur et sec, un régime doux, dont on a banni toutes les substances âcres et échauffantes, l'exercice, une propreté recherchée, le changement fréquent de linge, les lotions, les bains tièdes, l'excitation de toutes les sécrétions, celle surtout de la peau, les purgatifs fréquents et les spécifiques antipsoriques, soufre, antimoine, æthiops, poudre de Plummer, gayac, salsepareille, bardane, laiche des sables, patience, pissenlit, chiendent, douce-amère, écorce d'orme. A ces moyens on adjoint, quand le traitement général ne suffit pas, l'usage de moyens locaux, qui, par leur action immédiate, dynamico-chimique, aient l'aptitude à faire disparaître l'organisation vicieuse de la peau et arrêter la sécrétion morbide. Ils produisent ce résultat soit en faisant cesser l'activité vitale (plomb, vitriol, alun, astringents), soit en la modifiant. Les premiers doivent être employés avec circonspection, parce qu'ils donnent souvent lieu à des métastases; en général, on les évite, et l'on donne la préférence aux autres. On peut choisir, parmi ces derniers, le savon et l'eau de chaux ou la pommade calcaire, qui sont les plus simples de tous, les moins capables de nuire; puis tous les moyens internes précédemment énumérés, le mercure, le soufre, l'antimoine, ainsi que le graphite, le muriate de baryte, le chlorure de chaux, le charbon, soit en lotions, soit en pommades, enfin les végétaux dépuratifs, ci-dessus indiqués, en décoction, en pommades et en bains. Il suffit souvent des lotions et des bains avec l'eau pure, dont on accroît l'efficacité en y ajoutant du savon, du sel marin, du soufre, de l'écorce d'orme, du sublimé.

3°. Si l'exanthème a une origine purement locale, on peut le traiter localement lorsqu'il ne fait que de débuter; mais, dès qu'il a duré quelque temps, comme il peut avoir engendré une dyscrasie, ou être entretenu par des complications, par l'habitude, on doit lui opposer un traitement général.

4°. D'un autre côté, si un exanthème auquel une cause générale a donné lieu, finit par devenir purement local, on peut alors ne lui opposer que des moyens locaux, appliqués d'ailleurs avec énergie.

5°. Dans les exanthèmes fort opiniâtres, il y a deux indications à remplir pour obtenir la guérison. La première est de rechercher si la maladie n'a point été occasionée ou si elle n'est pas entretenue par quelque complication; la seconde, de s'assurer si elle est ou non passée en habitude et devenue un émonctoire nécessaire. Dans le premier cas, on traite la complication : dans le second, on emploie les dérivatifs, on excite des actions supplémentaires, on met surtout en usage les purgatifs et les exutoires.

6°. Toutes les fois qu'on traite un exanthème devenu chronique et passé en habitude, il est prudent, après la guérison, d'entretenir un cautère pendant quelque temps, afin de prévenir les résultats nuisibles de la suppression d'une évacuation à laquelle l'économie se serait accoutumée. Cette précaution devient plus impérieuse encore lorsque la maladie a été guérie par des moyens locaux.

PETITE VÉROLE.

(*Variola.*)

Diagnostic. Fièvre, taches rouges, qui apparaissent à la fin du troisième jour de la fièvre, s'élèvent pendant trois jours et forment des pustules, puis, restent trois jours en suppuration, et, au septième jour depuis l'éruption (onzième de la maladie), se dessèchent et forment des croûtes. Telle est la marche de chaque bouton variolique. Mais comme l'éruption a lieu trois jours de suite, et que chaque bouton parcourt ses périodes, la maladie dure trois jours de plus, et la dessiccation, considérée d'une manière générale, n'a lieu qu'au quatorzième jour.

Nous venons de tracer l'image de la variole normale et simple (bénigne). On ne saurait la méconnaître, et elle ne peut être confondue qu'avec une de ses variétés (la varicelle), erreur qui, du reste, n'a d'autre inconvénient que de laisser croire qu'un individu est à l'abri d'une nouvelle infection, tandis qu'il ne s'en trouve point garanti (V. *Varicelle*).

La maladie parcourt les périodes suivantes :

1°. *Période d'infection.* (Communication du virus.) Elle est insensible, car le virus est encore latent, sans réaction. Cette période peut (comme nous le voyons dans l'inoculation) durer sept jours; mais sa durée peut être de quatorze jours, et davantage, dans l'infection naturelle.

2°. *Période d'irritation* ou *fébrile*. La fièvre variolique est d'abord légère, mais elle augmente de jour en jour, jusqu'au quatrième, celui de l'éruption. Elle est continue, rémittente. Elle a des symptômes particuliers, qui la distinguent de toutes les autres, et d'après lesquels on peut, dès cette période même, surtout quand la variole règne épidémiquement, conclure que la maladie est la petite vérole, ce qui a de l'importance, eu égard au traitement. Ces symptômes sont : nausées, vomissement, odeur putride spéciale de l'haleine et de l'urine, saignement de nez, mal de tête qui, chez les adultes, va jusqu'au délire, souvent même jusqu'à la fureur, convulsions épileptiformes chez les petits enfants, coliques, maux de reins.

3°. *Période d'éruption*. A la fin de la troisième exacerbation de la fièvre, les boutons commencent à paraître, d'abord au visage, puis, le lendemain, aux mains, le troisième jour aux jambes et sur le reste du corps. Ce sont d'abord de petits points rouges (*stigmata variolarum*), mais dont l'étendue et l'élévation augmentent d'heure en heure. Dès le premier jour, un examen attentif fait apercevoir dans chaque stigmate un petit nœud semblable à un grain de millet (germe du bouton futur), ce qui distingue la tache variolique des taches rubéoliques, des pétéchies et d'autres éruptions cutanées. Cette période dure trois à quatre jours, après quoi il apparaît toujours de nouveaux boutons, en sorte que le malade offre constamment des boutons de trois dates, qui observent aussi la même succession dans tous leurs changements ultérieurs; ainsi les boutons suppurent et se dessèchent d'abord à la face, puis aux mains, et en dernier lieu aux jambes; ainsi les boutons de la face commencent à suppurer quand il s'en développe encore de nouveau aux jambes, et ils se dessèchent déjà, que ceux des jambes entrent seulement en pleine suppuration.

Dans la variole bénigne, la fièvre cesse à l'éruption des boutons, et souvent le malade se trouve très bien, à part l'irritation locale que causent ces derniers.

4°. *Période de suppuration*. L'épiderme se soulève et forme une pustule, d'abord petite, déprimée au sommet, et remplie seulement d'un liquide séreux, mais qui, peu à peu, grossit, s'élève davantage, et s'emplit d'un pus jaunâtre, de manière que le bouton variolique complètement développé représente une pustule convexe, distendue au point de crever, jaunâtre, et ressemblant à la moitié d'une lentille. Cette période dure également trois à quatre jours. Elle offre ordinairement les symptômes suivants : fièvre, à laquelle on donne l'épithète de secondaire ou suppurative; enflure qui accompagne localement la suppuration, qui, en conséquence, se manifeste d'abord au visage, en sorte que, chez beaucoup de varioleux, la face, même la tête entière, représente une boule informe, et que les yeux sont totalement fermés par le gonflement des paupières; l'enflure paraît ensuite aux mains, et, en dernier lieu, aux jambes; salivation. Cependant tous ces symptômes dépendent de la quantité des boutons, et les uns ou les autres peuvent manquer, quand ceux-ci sont peu nombreux et isolés.

5°. *Période d'exsiccation.* Les boutons se dessèchent et forment des croûtes dans le même ordre qu'ils ont paru. Cette période dure trois, quatre, souvent huit jours, et même quelquefois plus pour certains boutons. Les croûtes se détachent lentement, laissant des taches qui restent long-temps rouges, et ordinairement aussi des cicatrices. Le commencement de l'exsiccation à la face est l'époque la plus dangereuse de toute la maladie. C'est presque toujours alors que la mort arrive, soit par dissolution putride, gangrène des boutons, hémorrhagies, soit par une inflammation locale de viscères nobles, les poumons, le cerveau, les organes abdominaux, soit par des accidents nerveux et des convulsions.

Fort souvent la variole laisse après elle des effets désagréables ou des maladies fâcheuses; déformation du visage par les cicatrices, parfois même changement total de la physionomie, cécité due à la destruction des yeux, ophthalmies chroniques, épuisement total des forces et des humeurs, consomption, phthisie pulmonaire, carie, ulcères chroniques.

On distingue une *petite vérole discrète* (*variolœ discretœ*) et une *petite vérole confluente* (*variolœ confluentes*) : la première, quand les boutons sont isolés les uns des autres; la seconde, lorsqu'ils sont rapprochés et qu'au moment de la suppuration ils se réunissent en une large surface suppurante.

La complication de la maladie avec d'autres fièvres (inflammatoire, nerveuse, putride, gastrique) peut amener de grandes anomalies dans la forme et la marche.

Ces anomalies sont, pendant la troisième période, une éruption trop rapide, et pour ainsi dire simultanée, d'une multitude de boutons, ou une éruption irrégulière, ou une éruption tardive, interrompue; après l'éruption, la persistance de la fièvre, un développement incomplet des pustules, la formation de pustules enfoncées (*sans halos*), séreuses (*crystallinœ*, *lymphaticœ*), vides (*siliquosœ*), livides, pleines de sang (*sanguineœ*); pendant la suppuration, une nouvelle fièvre violente, l'affaissement soudain des pustules, la chute subite de l'enflure du visage, une dessiccation rapide, prématurée et générale.

Cette variole compliquée et anomale reçoit l'épithète de *maligne*, par opposition à la variole simple et *bénigne*.

La petite vérole est une des maladies les plus dangereuses, les plus désagréables, et en même temps les plus dégoûtantes, les plus affreuses, que nous connaissions. Elle peut, dans l'espace de huit jours, convertir l'homme le mieux portant en un cadavre informe, putréfié et fétide, point de vue sous lequel seul déjà elle porte le caractère d'une maladie étrangère et provenant des contrées intertropicales.

Le danger dépend principalement du nombre des boutons, surtout au visage (plus il y en a, plus l'empoisonnement a été grave); il se rattache ensuite à la complication (plus la maladie est simple, et moins le malade est exposé), à l'âge (la variole est plus dangereuse chez les adultes que pendant l'enfance, la période de la dentition exceptée), à la constitution générale. La petite vérole sporadique est plus bénigne que la variole épidémique, et cette dernière varie beaucoup eu égard à son caractère. Toujours elle est plus bénigne au commencement et à la fin que dans le milieu d'une épidémie. Les convulsions ne sont point dangereuses avant l'éruption, mais elles le deviennent beaucoup après cette époque, pendant l'exsiccation. Il est de mauvais augure que les boutons paraissent en grand nombre à la fois, et pour ainsi dire d'un seul jet, qu'ils se réunissent par groupes. Il l'est également que ces mêmes boutons soient déprimés, pâles, livides, plus encore qu'ils renferment du sang, et bien plus que du sang s'échappe par les urines et les selles pendant l'exsiccation.

Pathogénie. La cause prochaine est un empoisonnement par le principe contagieux de la variole. La maladie entière n'est autre chose que cet empoisonnement, provoqué d'un côté par l'action du venin et sa reproduction, sa multiplication, d'un autre côté par la réaction de l'organisme, qui cherche à l'assimiler et à l'éliminer.

Le virus variolique a les propriétés suivantes. On a commencé à le connaître en Europe au septième siècle, en Amérique au quinzième, en Islande au dix-huitième. Son origine est purement organique, et non atmosphérique, c'est-à-dire, qu'il ne peut s'engendrer que dans un organisme vivant, après toutefois que celui-ci en a reçu le germe (infection). Il ne se communique point par l'atmosphère, mais seulement par le contact, soit du malade lui-même, soit d'objets infectés, et ceux-ci sont susceptibles de le transporter à des distances considérables; cependant l'atmosphère immédiate du malade est contagieuse aussi. Il ne peut qu'une seule fois produire son effet, ou, en d'autres termes, déterminer une réaction, chez un même individu; cependant on a des exemples de cas fort rares où il l'a fait deux fois. Il y a des constitutions atmosphériques qui favorisent et d'autres qui ne favorisent point la réception et la reproduction de ce venin, d'où il suit que la maladie peut régner épidémiquement, ou ne se présenter que sporadiquement, ou être long-temps sans apparaître.

La réaction de l'organisme sur le virus variolique, la maladie intérieure, comprend deux ordres de phénomènes : l'empoisonnement de l'organisme entier, accompagné de la multiplication et de la reproduction du venin, et l'irritation des systèmes nerveux et sanguin (fièvre variolique), qui résulte de là, avec tendance de l'organisme à repousser ce venin et à l'assimiler. Ce travail intérieur persiste pendant tout le cours de la maladie, mais en subissant des modifications, sur lesquelles reposent les diverses périodes.

1°. Communication du venin; il dort encore, il n'est point encore animé par la réaction de l'organisme vivant (*période d'incubation*).

2°. Perception du venin et réaction de l'organisme, qui se manifeste sous la forme de fièvre. Cette époque est proprement celle pendant laquelle le venin se reproduit et se multiplie dans le corps, celle aussi durant laquelle la réaction de l'organisme a lieu et la crise se prépare (*période d'irritation*).

3°. Elimination et dépôt du venin dans la peau. C'est une crise, mais incomplète, métastatique. Il y a en même temps des urines et une transpiration critiques. Si la variole est simple, si les boutons sont peu nombreux, la maladie intérieure se trouve alors terminée, la fièvre cesse, l'appétit renaît, la digestion reprend. Mais, lorsque les boutons sont très nombreux, il survient une nouvelle maladie, la fièvre secondaire ou de suppuration. Les causes en sont la violente irritation inflammatoire de la peau par une multitude de petits abcès cutanés, le renouvellement de l'empoisonnement et de l'infection par la résorption du pus et la suppression de la transpiration, l'accumulation de sucs séreux âcres qui en est la suite, et de laquelle dépendent l'enflure et la salivation. Cette nouvelle maladie a donc un caractère mixte et très malin ; elle est rendue inflammatoire par l'irritation inflammatoire, adynamique par l'épuisement des forces et des humeurs, putride par le mélange avec celles-ci de matières purulentes et contagieuses.

4°. Achèvement de la crise, mortification de l'exanthème contagieux, dessiccation. C'est ici que la vie court le plus de danger, quand les boutons sont très multipliés, à cause du reflux vers l'intérieur du venin jusqu'alors fixé à la peau et des atteintes nouvelles qu'il porte à la vitalité d'organes importants.

Thérapeutique. Le traitement repose sur la fièvre et sur ce qu'il y a de particulier dans le principe contagieux de la variole. Il varie donc autant que le caractère de la fièvre concomitante. Une seule condition ne change jamais, parce qu'elle se lie à l'essence même du virus variolique, c'est la nécessité du froid et de l'air pur. On ne saurait croire combien ces deux seuls moyens ont d'efficacité tant pour diminuer la reproduction du venin et le nombre des boutons, que pour apaiser les accidents les plus redoutables. Il faut se représenter le malade en proie à une fermentation qu'on peut diminuer par le froid, exaspérer par la chaleur, et entouré d'une atmosphère vénéneuse dont la réaction sur l'organisme est tellement pernicieuse, qu'on doit sans cesse la chasser et la remplacer par de l'air pur. L'expérience de tous les médecins, la mienne aussi, ont mis hors de doute la puissance de ce moyen, et il est bien certain qu'une température élevée et un air renfermé suffisent à eux seuls pour convertir la variole la plus bénigne en petite vérole maligne. Le traitement adopté par les modernes se distingue donc avantageusement de celui des anciens, en ce qu'il tend à diminuer la reproduction et la quantité du venin, tandis qu'autrefois on ne visait qu'à l'expulser hors du corps, et par là on accroissait l'empoisonnement intérieur.

Le traitement spécial varie selon les périodes.

1°. *Période d'irritation.* Cette période est la plus importante, et il faut en profiter pour limiter la production du venin dans l'organisme. On peut ainsi arriver à de grands résultats, tant pour le moment actuel que pour la période suivante, et diminuer la violence de la maladie, en tant qu'elle dépend de la quantité du virus produit. Les principaux moyens pour arriver au but sont : le froid et un usage modéré du calomelas, un demi-grain à un grain chez les enfants, deux à trois grains chez les adultes, plusieurs fois par jour. Il faut ensuite prévenir les complications ; ainsi, température peu élevée, renouvellement de l'air, tenir le malade autant que possible hors du lit, ne point trop le couvrir, lui laver le visage et les yeux avec de l'eau froide, nettoyer les premières voies par un vomitif et des purgatifs rafraîchissants (n°. 245. a., chez les enfants, d'abord jusqu'à ce que le malade ait plusieurs selles, et plus tard à une dose telle que l'on obtienne deux déjections liquides par jour) ; si la fièvre est forte, et le sujet jeune, pléthorique, on pratique une saignée.

Les convulsions, qu'il est très commun d'observer chez les enfants, n'exigent, en général, d'autre soin que d'exposer le malade à l'influence d'un air frais et pur, en le tenant près d'une fenêtre ouverte ; ce seul moyen les fait cesser, comme par enchantement. On leur oppose aussi des lavements.

Le délire violent, furieux, chez les adultes, réclame des saignées, des sinapismes aux mollets, des pédiluves, des lavements, des purgatifs rafraîchissants.

Si les convulsions et autres accidents nerveux persistent chez les enfants, ou bien si, au commencement de l'éruption, les boutons paraissent, puis s'effacent (*eruptio difficilis*), d'autres causes sont en jeu, et le traitement peut varier beaucoup. On distingue les cas suivants. L'enfant a la face blême, les extrémités plus froides que chaudes, et l'urine pâle ; l'état alors est purement nerveux, spasmodique. Un bain tiède, des lavements, le zinc, avec du musc, les sinapismes à la plante des pieds, sont les meilleurs moyens à employer. Ou bien il y a des signes gastriques, les premières voies sont embarrassées ; leur irritation entretient le spasme, et empêche l'éruption de s'accomplir ; les vomitifs, les purgatifs, les lavements favorisent l'établissement de cette dernière. Il en est de même pour le cas de complication vermineuse, dans laquelle on se trouve très bien surtout du calomelas et des lavements de lait. Ou enfin l'enfant, même lorsqu'il n'éprouve pas de convulsions, est plongé dans un état soporeux, avec rougeur de la face et chaleur au front : il y a ici une irritation inflammatoire du cerveau, qui retient l'éruption ; quelques sangsues derrière les oreilles, des lotions froides au front, des rafraîchissants à l'intérieur, sont ce qui convient le mieux pour faire cesser le spasme et faciliter l'éruption.

Les mêmes précautions doivent être observées, chez les adultes, dans les cas de délire et de fureur, qui peuvent provenir des mêmes causes.

Les yeux méritent une attention particulière, afin d'empêcher que des boutons ne s'y développent. Pour cela on les lave avec de l'eau froide, et on y applique fréquemment des linges imprégnés de camphre. On parvient même, quand il y a déjà paru des stigmates, à les résoudre par l'instillation de quelques gouttes d'eau de Goulard faible.

2°. *Période de suppuration.* Si l'on a suivi, pendant la période précédente, la méthode dont l'exposition vient d'être donnée, il n'y a rien de plus à faire au jour de l'éruption. Dans la variole simple, on continue le régime rafraîchissant, et on prescrit la potion n°. 245 a. Mais si la première période a été négligée, et que les mêmes indications subsistent, on répète les moyens nécessaires, les vomitifs, même la saignée, chez les adultes. Dans la variole compliquée, on continue le traitement de la fièvre qui s'est jointe à la maladie.

3°. *Période de suppuration.* Dans la variole simple et discrète, on n'a autre chose à faire qu'à continuer le même régime et les mêmes moyens. Mais, dans la petite vérole confluente ou compliquée, il surgit alors une maladie nouvelle, la fièvre secondaire, ou de suppuration, qui a un caractère très compliqué et fort malin, et que mérite toute l'attention du médecin, à cause du danger auquel elle expose la vie.

Les indications sont de calmer l'irritation inflammatoire de la peau, de nettoyer le sang des matières purulentes résorbées et des matières transpirables retenues, de corriger la disposition putride des humeurs. On remplit promptement la première en ouvrant les pustules au moyen d'une large aiguille à inoculation, ce qui diminue sur-le-champ la résorption du pus. S'il y a de vives douleurs et beaucoup d'agitation, on fait prendre, le soir, une dose modérée d'opium. Quand les pustules se remplissent de nouveau, on les ouvre une seconde fois. L'autre indication exige d'abondantes boissons rafraîchissantes, acidules, et des moyens propres à favoriser tant les sécrétions intestinales que la sécrétion urinaire, puisque la voie de la sécrétion cutanée est fermée. Pour remplir la troisième, on mêle une petite quantité d'acide sulfurique à la boisson. Mais, ce qu'il faut, avant tout, c'est d'observer la propreté la plus sévère, de renouveler continuellement l'air, et de changer tous les jours le linge du malade et les draps de son lit.

On entretient la salivation en faisant boire beaucoup, et évitant toutes les boissons froides. Si elle s'arrête tout-à-coup, on emploie les vapeurs chaudes, les gargarismes émollients, les cataplasmes émollients autour du cou, et, quand il y a des symptômes de suffocation, un vésicatoire sur la poitrine.

Le gonflement qui survient à cette époque ferme les yeux; la même cause, et les pustules qui naissent à l'intérieur, déterminent fréquemment aussi l'obturation de la gorge. Il n'y a autre chose à faire, contre le premier accident, que de souvent laver et baigner les yeux avec du lait tiède; contre le second, que d'injecter des décoctions émollientes.

Il arrive fréquemment, pendant le cours de cette période, qu'une complication, jusqu'alors inaperçue, se dessine d'une manière plus prononcée, et même assez souvent que la fièvre prend seulement alors un caractère compliqué.

Le plus ordinairement, elle revêt un caractère inflammatoire, reconnaissable à la rougeur intense des auréoles varioliques, à la dureté du pouls, à la chaleur, à la soif, aux inflammations du poumon, du cerveau ou des viscères abdominaux, qui se développent. En pareil cas, il y a nécessité de recourir aux antiphlogistiques puissants, calomelas, sangsues, vésicatoires, même à la saignée, chez les adultes, et quand elle a été négligée précédemment.

Dans la complication nerveuse, qui s'annonce par des pustules affaissées, séreuses, vides, l'absence des auréoles, la pâleur et la fraîcheur de la peau, la bouffissure incomplète du visage, le tremblement spasmodique, le principal moyen est l'opium, car il diminue la sensibilité et le spasme, il fortifie le système sanguin, il accroît le raptus vers la peau, il favorise le travail de la suppuration, et, par conséquent, il réunit toutes les conditions exigibles en pareil cas. On l'associe au calomelas, qui, par sa vertu spécifique, comme antidote, affaiblit les qualités vénéneuses du virus variolique, ici parvenu au plus haut degré de malignité. On y joint aussi le musc, le camphre, l'arnica, un bain chaud à 28 degrés, des sinapismes, des vésicatoires, même des frictions avec l'onguent mercuriel.

Dans la complication putride, indiquée par la teinte livide, bleuâtre, brunâtre des pustules, les pétéchies entremêlées avec elles, l'odeur cadavéreuse, la tendance à la gangrène, la confluence des pustules, qui couvrent souvent le corps entier du malade, les hémorrhagies par le nez, la bouche, le canal intestinal, les reins, le pouls excessivement petit et fréquent, il faut recourir au froid, et déployer la méthode antiseptique excitante dans toute son étendue. Un air glacial, continuellement renouvelé, des affusions froides, l'enveloppement du corps entier avec des linges imbibés de vinaigre camphré, ou d'une dissolution de camphre dans le jaune d'œuf, le vin, l'acide sulfurique, l'alun, le quinquina, la serpentaire de Virginie, le camphre, ont quelquefois sauvé des malades qui semblaient perdus sans ressource. Enfin, il arrive souvent que l'état gastrique reparaît encore dans ces circonstances; les évacuants, surtout par le bas, sont alors d'une grande importance, et fréquemment ils amènent au dehors des matières de nature manifestement purulente.

Dessiccation subite, affaissement brusque de la bouffissure du visage. C'est le plus redoutable des accidents de la maladie, et ordinairement le signal de la mort. Brusquement, et avant le temps prescrit par la nature, les pustules du visage perdent leur rougeur, s'affaissent et se dessèchent, en même temps que la bouffissure diminue. L'art doit réunir alors tous ses efforts pour relever la force vitale, ramener les humeurs vers la périphérie, et prévenir une métastase mortelle inévitable sur des organes nobles. Les moyens à employer sont les sinapismes, les cataplasmes émollients chauds et sinapisés aux mains et aux jambes, le vin, l'opium avec le calomelas et le camphre.

4°. *Période d'exsiccation.* L'indication principale est de débarrasser les humeurs du virus variolique qui y reste, et dont la quantité a été encore accrue par la résorption du pus. Mais comme la voie de la peau est souvent tout-à-fait fermée, il ne reste d'autre ressource que de provoquer la sécrétion du canal intestinal et des reins. Le point capital est donc de purger; la nature elle-même en donne fréquemment l'exemple, lorsqu'elle excite une diarrhée spontanée qui entraîne des matières bien évidemment purulentes. On fait prendre en abondance des boissons dépuratives, le petit-lait, l'eau de Selters, la décoction de chiendent ou de guimauve, les diurétiques (éther nitrique); les légers purgatifs doivent être continués pendant trois ou quatre jours, puis répétés encore tous les deux ou trois jours, suivant la quantité des pustules. Le mieux est d'y associer de petites doses de calomelas. C'est tout ce qu'on a à faire dans la variole simple. Mais, dans la petite vérole compliquée et maligne, il faut, en outre, continuer la méthode fortifiante, surtout l'emploi du quinquina. Cependant il peut aussi arriver, en cas de dessiccation rapide et prématurée, qu'une congestion sanguine soudaine et dangereuse éclate au cerveau ou dans les poumons, déterminant des accidents soporeux, apoplectiques ou suffocatoires; le seul moyen alors de sauver le malade est de pratiquer sur-le-champ la saignée.

Traitement consécutif. Il exige le grand air, les bains, les boissons dépuratives, des aliments doux : on ne doit pas trop se hâter de permettre l'usage des substances tirées du règne animal, qui pourraient déterminer des métastases.

Quand le malade survit à une variole qui avait atteint le maximum de la malignité, son état est déplorable. Il n'y a point de maladie qui, en si peu de temps, en quinze jours, épuise autant les forces et les humeurs, et puisse saturer si complètement l'organisme de son venin. La vie a besoin ensuite d'être renouvelée, pour ainsi dire, jusque dans ses derniers fondements.

VARICELLE.

(*Varicella, variola spuria.*)

Diagnostic. Pustules, tantôt petites, tantôt aussi parfaitement semblables à celles de la variole, pour la forme, qui surviennent soit sur quelques parties seulement, soit sur toute la surface du corps, se développent après une fièvre de vingt-quatre heures, parfois insignifiante et à peine sensible, mais quelquefois violente, assez même pour amener le délire, suppurant au bout de vingt-quatre heures, et se desséchant au bout du même laps de temps, à l'exception de quelques-unes d'entre elles, dont la suppuration dure, dans certains cas, plus long-temps.

La varicelle ne diffère donc de la variole ni par la forme, ni par la fièvre, qui est parfois très légère dans celle-ci et très violente dans celle-là, suivant la différence des constitutions; elle ne s'en distingue que par la rapidité de sa marche. Dans la variole, il y a constamment trois jours de fièvre avant l'éruption, trois jours pour la suppuration, et autant pour la dessiccation, tandis que ces trois périodes sont réduites chacune à un seul jour dans la varicelle; la petite vérole dure neuf à douze jours, tandis que la varicelle est terminée en trois ou quatre jours.

Cette maladie ne met jamais la vie en danger.

Pathogénie. La cause est un principe contagieux analogue

à celui de la variole, mais beaucoup plus faible et essentiellement différent; car on peut l'inoculer, comme ce dernier, mais il ne préserve pas de la petite vérole ; on peut avoir eu la varicelle, et cependant être atteint de la variole, et *vice versâ*. C'est ainsi que, pendant le règne de l'inoculation, il est arrivé plus d'une fois qu'on a par inadvertance inoculé la fausse variole à la place de la vraie, dont nécessairement le sujet ne se trouvait point alors garanti. La varicelle paraît souvent avant, pendant et après une épidémie variolique ; mais il n'est pas rare non plus de l'observer dans des circonstances où la petite vérole ne règne point.

Thérapeutique. La nature se charge du traitement. L'art n'a presque jamais besoin d'intervenir ; sur la fin seulement, ou quand la suppuration de quelques boutons dure trop longtemps, il est bon d'administrer un purgatif.

VACCINE.

(*Vaccinella.*)

L'une des plus grandes et des plus précieuses découvertes des temps modernes !

Garantir de la variole est possible de deux manières : ou en *évitant la contagion*, par l'isolement, ou en *détruisant l'aptitude à être affecté par elle*. Le premier mode est impraticable, parce qu'on ne saurait éviter tout commerce avec les hommes, et qu'une foule d'objets peuvent se charger du venin sans qu'on en ait le moindre soupçon. Il ne reste donc que la seconde méthode, celle qui consiste à détruire la réceptivité. On cherchait jadis à remplir cette indication par l'*inoculation de la variole* elle-même, car la maladie variolique a cela de particulier qu'en général elle anéantit pour toujours l'aptitude à ressentir ses atteintes, et l'expérience avait démontré qu'une infection provoquée par l'art, dans un corps préalablement préparé à la recevoir, faisait courir moins de danger que l'infection naturelle. Mais l'inoculation n'avait pas entièrement écarté le danger, puisqu'il périssait un individu sur cinq cents, et, de plus, elle reproduisait sans cesse le venin. En 1769, il fut découvert, en Allemagne, que la matière des pustules qui naissent au pis des vaches garantissait de la variole les hommes auxquels elle se communiquait, et en 1798, Edouard Jenner fit pour la première fois, en Angleterre, des essais de vaccination préservative sur l'espèce humaine, de manière que ce fut lui qui féconda et vivifia, pour ainsi dire, la découverte.

On voit aisément quel avantage immense la vaccine a sur l'inoculation, puisqu'elle ne met jamais la vie en danger, puisqu'en imposant à l'homme une affection cutanée insignifiante et souvent à peine perceptible, elle le préserve de la plus redoutable des maladies, elle le garantit de toutes les affreuses difformités que celle-ci entraîne à sa suite, puisqu'enfin elle n'engendre pas de nouveau virus variolique. Elle s'est introduite non-seulement en Europe, mais encore dans le monde entier; et dans beaucoup de pays, elle est prescrite par des dispositions législatives, qui interdisent sévèrement la pratique de l'inoculation variolique.

La vaccination est une chose fort simple et facile. Le point principal est de veiller à ce qu'on obtienne une vaccine vraie et parfaite, car la vaccine peut dégénérer, et devenir fausse, auquel cas elle ne préserve point de la variole. Ce soin exige plusieurs précautions :

1°. *Choix du vaccin.* Le vaccin doit être pris le plus tôt possible, dès qu'il apparaît, et tandis qu'il est encore limpide, au sixième ou septième jour après la vaccination. Plus on le prend de bonne heure, plus il est contagieux, plus on est certain de son effet préservatif. Une fois devenu jaune et purulent, il n'a plus de vertu. On doit veiller aussi à ce que la vaccine dont on se sert soit la vraie vaccine, et à ce que le sujet sur lequel on opère soit sain d'ailleurs.

2°. *Vaccination.* La principale condition, pour obtenir une vaccine parfaite et préservative, consiste à vacciner de bras à bras, à puiser immédiatement le vaccin dans la pustule. On se sert pour cela d'une aiguille large, un peu excavée et bien piquante; on la plonge dans la pustule, et on s'en sert ensuite pour faire, à chaque bras, trois ou quatre piqûres superficielles, qui pénètrent seulement sous l'épiderme, sans intéresser le derme, de manière qu'il survienne seulement une petite tache de sang, mais point d'hémorrhagie, laquelle pourrait entraîner le virus au dehors, et rendre l'opération inutile. On couvre ensuite le point vacciné d'une petite compresse, pour éviter les frottements, et tout est fini. On peut vacciner dans toutes les saisons et à toutes les époques de la vie; on évitera seulement les deux premiers mois de la vie, parce que la peau n'étant point encore alors parfaitement organisée, on pourrait n'obtenir qu'une vaccine incomplète.

3°. On observe les phénomènes qui surviennent, pour acquérir la conviction que la vaccine qui se développe est bonne et vraie. Voici quels sont les caractères et la marche de la vraie vaccine.

Au second et au troisième jours on ne remarque aucun changement dans l'endroit où les piqûres ont été faites. Le quatrième jour, il y paraît une tache rouge, un peu saillante, qui s'élève davantage au cinquième jour, et laisse apercevoir à son sommet, au sixième jour, une petite pustule pleine de sérosité. Le septième et le huitième jours, cette pustule continue de se développer, mais plus en largeur qu'en hauteur. Elle acquiert un diamètre de deux et quelquefois de quatre lignes. Elle a une auréole inflammatoire de quelques lignes d'étendue, conserve toujours une dépression dans son milieu et une forme aplatie, et se remplit d'un liquide séreux, dont la teinte tire sur le bleuâtre. Au huitième jour, son contenu commence à devenir jaunâtre, plus épais, purulent. A cette époque, les glandes axillaires s'engorgent un peu, mais pas toujours d'une manière appréciable, et il survient de petits mouvements fébriles, annoncés par l'état du pouls, l'accroissement de la chaleur et un sentiment de lassitude. Chez les adultes, l'irritation est quelquefois plus forte. L'appétit et la digestion ne subissent ordinairement aucun trouble. Parfois, néanmoins, on observe une diarrhée ou des vomissements, qui ne tardent pas à s'arrêter. Au huitième ou neuvième jour, quelquefois seulement au dixième, les pustules s'entourent d'une nouvelle auréole rouge, qui acquiert plusieurs pouces de largeur, envahit même assez souvent le bras entier, mais cause plus de démangeaisons que de douleurs. Elle dure deux à trois jours. Les pustules se dessèchent alors, et il se forme sur elles une croûte d'un brun foncé, qui tombe au bout de huit jours et plus. En général, il ne se produit pas plus de pustules qu'on n'a pratiqué de piqûres. Cependant il arrive quelquefois qu'après le huitième jour on aperçoit aussi sur le reste du corps de petites pustules rouges, qui du reste disparaissent au bout de quelques jours. Il ne survient point de maladie consécutive : seulement il est assez ordinaire que le teint reste pâle pendant quelques semaines encore, et quelquefois il se manifeste une éruption miliaire insignifiante.

La vaccine incomplète, fausse, non préservative, présente

les caractères suivants : l'éruption a lieu trop tôt (une pustule s'élève dès le troisième ou quatrième jour après la vaccination) ; la pustule n'est point plate et enfoncée au centre, mais convexe et tout-à-fait pleine; on n'observe pas l'auréole rouge secondaire qui se développe au huitième ou neuvième jour, et qui est le principal signe de l'infection générale, seule condition à laquelle la vaccine puisse préserver sûrement de la variole.

Les causes de cette anomalie sont ou un vaccin pris trop tard, trop vieux, qui a perdu sa propriété contagieuse, ou un défaut de réceptivité de la part du sujet.

Cette maladie artificielle n'exige aucun traitement médical. On laisse le sujet vacciné suivre son genre de vie accoutumé; seulement, au septième ou huitième jour, époque de l'infection générale, à laquelle survient quelquefois la fièvre, il est prudent de lui conseiller de rester à la maison. Après la terminaison de la maladie, c'est-à-dire, après la disparition de l'auréole rouge et la dessiccation des pustules, il convient de le purger à plusieurs reprises avec le calomelas et le jalap, afin de prévenir les maladies de peau ou les gonflements glandulaires qui pourraient se développer.

VARIOLOIDE.

On nomme ainsi une variété de la petite vérole qui survient quand le virus variolique, comme il arrive quelquefois, attaque un sujet préalablement vacciné, et se développe en lui.

C'est donc une production hybride ou bâtarde, provenant d'une semence variolique, au développement de laquelle le sol vacciné dans lequel elle tombe imprime une modification telle, qu'il résulte de là non plus la variole véritable, mais une variété adoucie de la petite vérole. Cependant la varioloïde n'en est pas moins variole dans son essence, et elle peut reproduire la vraie petite vérole par infection, ce qui n'arrive quelquefois qu'à la seconde génération.

Les caractères suivants la distinguent de la véritable petite vérole, eu égard à la forme extérieure. Elle parcourt bien, en général, les mêmes périodes que cette dernière, et par là diffère essentiellement de la varicelle ; mais, la plupart du temps, la fièvre est beaucoup plus faible, et la fièvre de suppuration manque totalement ; les pustules apparaissent bien dans le même ordre, parfois aussi très nombreuses, ou même confluentes ; mais, d'ordinaire, elles sont peu pleines, et ne contiennent que de la lymphe, quelquefois même elles ne renferment absolument rien (*siliquosæ*) ; elles forment des croûtes peu épaisses et dures ; elles ne laissent point après elles de creux, ni de cicatrices, mais plutôt des élévations rouges, qui persistent pendant quelque temps. La maladie ne compromet presque jamais la vie : cependant il y a des cas, rares à la vérité, dans lesquels sa violence égale celle de la véritable variole, et où elle peut même amener la mort.

La cause du développement de la varioloïde tient à ce que la réceptivité de l'organisme pour le principe contagieux de la variole n'a point été complètement éteinte par la vaccine. On s'est imaginé qu'elle tenait ou à ce que la propriété contagieuse du vaccin s'affaiblissait avec le temps et par le fait de la fréquente reproduction du virus, ou à ce que la réceptivité de l'organisme pour la petite vérole se reproduisait peu à peu, lorsqu'un long laps de temps s'était écoulé depuis la vaccination. Mais ce qui renverse ces deux hypothèses, c'est que la varioloïde peut tout aussi bien éclater chez un sujet qui vient d'être vacciné que chez un autre qui l'a été il y a vingt ans et plus, à l'époque, par conséquent, où le virus vaccin était encore dans toute sa fraîcheur. On ne saurait non plus s'en prendre au nombre trop peu considérable des piqûres, puisque tout dépend, dans les maladies contagieuses, non de la quantité du principe admis dans l'économie, mais de l'intensité de ce virus, et du degré de réceptivité de l'organisme ; d'ailleurs Jenner ne faisait jamais plus de six piqûres, qui suffisaient pour préserver de la petite vérole. La véritable cause de cette non destruction complète de la réceptivité tient donc, ou à ce qu'on s'est servi, pour vacciner, soit de faux vaccin, soit d'un vaccin trop ancien et altéré, ou à ce que, par défaut de disposition de l'organisme, l'infection vaccinique n'a été ni complète, ni assez pénétrante. Le meilleur moyen est donc de revacciner, puisqu'on peut espérer de détruire par là ce qui resterait encore de réceptivité pour la variole.

Le traitement est le même que celui de la variole.

ROUGEOLE.

(*Morbilli.*)

Diagnostic. Taches rouges, larges d'une ligne ou deux, la

plupart du temps un peu élevées au-dessus du niveau de la peau, qui apparaissent après trois ou quatre jours, ou davantage, d'une fièvre accompagnée de symptômes de catarrhe, notamment de toux brève et sèche, de rougeur des yeux, de larmoiement, d'éternuements fréquents, qui durent trois ou quatre jours, la toux et l'affection des yeux persistant toujours, et qui disparaissent ensuite, avec desquamation furfuracée de l'épiderme. Ce mode particulier de desquamation a de l'importance pour le diagnostic, car il est souvent le seul signe auquel on puisse distinguer la rougeole passée d'autres exanthèmes.

Période d'infection et d'irritation. Cette période qui dure ordinairement trois jours, mais qui se prolonge quelquefois davantage, a pour caractère une fièvre rémittente parfaitement semblable à une fièvre catarrhale, mais s'en distingue par une toux sèche et brève toute particulière, par la rougeur et le larmoiement des yeux, qui ne supportent pas la lumière, par de fréquents éternuements, et par un écoulement nasal. Ces symptômes et la fièvre croissent de jour en jour, jusqu'au moment de l'éruption ; il s'y joint des maux de tête, surtout au sinciput, et, quand la maladie est intense, du délire ; chez les petits enfants, on voit survenir, comme dans la variole, quelquefois des spasmes et fréquemment aussi la diarrhée.

Période d'éruption. A la fin du troisième ou quatrième jour, l'exanthème paraît ordinairement, d'abord au visage et aux bras, sous la forme de petites taches rouges, parfois un peu élevées au-dessus du niveau de la peau, mais ne produisant jamais de pustules. Ces taches durent trois ou quatre jours, pendant lesquels il en survient continuellement de nouvelles. Quand elles sont très nombreuses, la peau du visage et des mains enfle, comme dans la petite vérole, jamais autant néanmoins. L'affection des yeux et la toux augmentent, car cette dernière n'est que le résultat de l'irritation causée par le principe rubéolique à la membrane muqueuse des poumons, irritation qui va quelquefois jusqu'à déterminer une véritable bronchite et une pneumonie. Au bout de trois jours, les taches pâlissent et disparaissent dans le même ordre qu'elles ont paru. La toux et l'inflammation oculaire diminuent aussi proportionnellement. Dans la rougeole simple, la fièvre cesse au moment de l'éruption ; si elle persiste, c'est l'indice d'une complication, ou l'effet d'une production trop abondante de principe rubéolique et d'une irritation de la peau.

Période de desquamation. Quand la rougeur disparaît, l'épiderme se détache en petites parcelles qui ressemblent à du son, parfois à de la farine. Le phénomène arrive aux sixième et septième jours de la maladie, quelquefois au huitième ou au neuvième, et dure plusieurs jours. Dans certains cas, ceux surtout d'un exanthème peu considérable, la desquamation est si légère qu'on ne s'en aperçoit pas. Il survient en même temps une sueur et des urines critiques, et presque toujours aussi une diarrhée, qui est ici une crise fort salutaire; tous les symptômes de la maladie cessent ensuite. Mais quelquefois on voit éclater, pendant cette période, des accidents nouveaux et dangereux, une fièvre nouvelle et des inflammations locales, le plus souvent des poumons, parfois aussi du bas-ventre et de la tête.

Il reste souvent des maladies consécutives, spécialement des poumons (toux, production de tubercules, phthisie), des yeux, du système glandulaire, du système nerveux.

La maladie n'est point, à beaucoup près, aussi dangereuse que la variole, pendant sa durée; elle ne peut guère causer la mort que quand il s'y joint une inflammation pulmonaire, ou quand l'exanthème se répercute, ou lorsqu'une complication se manifeste. Mais les conséquences en sont redoutables, et assurément les deux tiers de ceux qu'elle fait périr, succombent après qu'elle est passée, souvent même sans qu'on croie qu'elle a pris part à l'évènement. Elle est surtout dangereuse chez les sujets qui ont les poumons malades ou qui sont disposés à la phthisie pulmonaire.

La rougeole peut, comme la variole, être simple (*bénigne*), ou compliquée avec d'autres espèces de fièvres, d'où résultent des anomalies diverses dans sa forme et sa marche; quand la complication est inflammatoire, une fièvre très violente, une éruption rapide, tumultueuse, ou même parfois supprimée, avec affection inflammatoire des poumons; dans la complication nerveuse, une éruption difficile, interrompue, beaucoup de tendance à la rétrocession, des accidents nerveux de tous genre, une couleur pâle; dans la complication putride, des pétéchies mêlées avec les taches rubéoliques, des hémorrhagies, la colliquation; dans toutes les complications, la persistance de la fièvre après l'éruption; dans l'inflammatoire, une nouvelle inflammation pulmonaire; dans la nerveuse, une rétrocession, des métastases; dans la putride, un accroissement de la colliquation.

Pathogénie. Comme dans la variole, la cause prochaine est un principe contagieux particulier, et la maladie n'est autre chose que la réaction de l'organisme provoquée par ce principe. De même que la variole, la rougeole remonte à une époque peu éloignée, et l'on n'a commencé à l'observer qu'aux sixième et septième siècles; comme elle, elle se communique seulement par contact immédiat, ou par voisinage du malade, mais non par l'air; comme elle, elle n'agit qu'une seule fois sur l'organisme (on connaît cependant quelques exceptions à cette règle); comme elle enfin, elle a besoin, pour se développer, que l'organisme se trouve dans un état spécial de prédisposition, et elle peut être favorisée ou restreinte par l'atmosphère, ce qui fait qu'on l'observe tant sporadique qu'épidémique.

Mais le virus rubéolique diffère de celui de la variole et de tous les autres principes contagieux, parce qu'il a une affinité particulière pour les membranes muqueuses, notamment celle du poumon, de manière qu'il détermine un état parfaitement semblable à celui du catarrhe; d'ailleurs, il a moins d'intensité que le virus variolique, il n'attaque pas si profondément l'organisme, et le caractère qu'affectent ses effets est plutôt lent ou chronique qu'aigu.

Thérapeutique. L'indication est, comme dans la variole, d'avoir égard à la fièvre et aux caractères particuliers du virus rubéolique. Sous ce dernier point de vue, le traitement est directement opposé à celui qu'exige la petite vérole; car la règle principale est d'entretenir une chaleur modérée autour du malade, comme dans le cas de fièvre catarrhale. Le froid, qui est le meilleur moyen de calmer et de régulariser la maladie, dans la variole, ne pourrait ici que troubler la crise et produire une répercussion dangereuse. Le soin principal doit être de favoriser le développement du principe morbifique et son élimination par la peau, de prévenir la rétrocession et les métastases de l'exanthême, de s'opposer à ce que l'empoisonnement aigu dégénère en empoisonnement chronique et maladies consécutives. Le meilleur moyen pour arriver à ce but est de tenir le malade au milieu d'une température modérée, sans l'échauffer, et d'éviter tout ce qui pourrait le refroidir : or, comme il est impossible, surtout chez les enfants, d'arriver à un tel résultat autrement que par le séjour au lit, on doit considérer comme une règle inviolable dans cette affection de tenir le malade au lit pendant quinze jours en été, ou trois semaines en hiver, à dater du commencement de la maladie, de porter la température de sa chambre à quinze degrés du thermomètre de Réaumur, et de rester encore pendant six semaines en hiver sans l'exposer au grand air, ce qui est de la plus haute importance pour prévenir les métastases. Dans la rougeole simple et bénigne, ces moyens suffisent souvent, joints à un régime antiphlogistique, à d'abondantes boissons, et, pour terminer, à un léger purgatif.

Pendant la première période de la rougeole simple, il ne faut pas autre chose que ce traitement général, aidé de diaphorétiques rafraîchissants (n° 245 b.). On ne doit pas, d'ailleurs, négliger l'ophthalmie et la toux, qui sont les symptômes les plus désagréables; mais, comme ils appartiennent à la maladie, il faut se contenter de les calmer, savoir, l'ophthalmie, par la soustraction de la lumière, les lotions avec du lait tiède, une décoction de mauve ou de mucilage de coings (en évitant les préparations de plomb et les astringents), la toux par d'abondantes tisanes d'orge ou d'avoine, et des loochs mucilagineux, auxquels on ajoute de l'huile et des narcotiques, quand l'irritabilité est grande (n° 246). En même temps, on favorise la transpiration cutanée, qui a des connexions directes avec l'augmentation et la diminution de la toux. On combat aussi les irritations accessoires et les complications, qui rendent quelquefois la toux extrêmement violente; on attaque surtout les irritations gastriques par des vomitifs, et l'irritation inflammatoire par des sangsues.

En général, cette période est celle pendant laquelle on parvient le plus facilement à combattre et éloigner les complications et les irritations accessoires, parmi lesquelles se rangent surtout les accumulations gastriques et la diathèse inflammatoire, même la péripneumonie, qu'il n'est point rare de voir se développer à l'approche ou à l'apparition de l'éruption. Dans un pareil cas, il ne faut point négliger une saignée chez les sujets jeunes et pléthoriques, une application de sangsues chez les enfants.

La période d'éruption exige que l'on continue le traitement précédent, qu'on évite avec soin toute cause de refroidissement, qu'on ne cesse pas un seul instant de surveiller le développement possible d'une inflammation pulmonaire, surtout si ce soin avait été négligé durant la première période, auquel cas il faudrait même alors recourir aux émissions sanguines.

L'accident le plus dangereux qui puisse survenir ici est la rétrocession de l'exanthème, par l'effet soit d'un refroidissement, soit d'une affection morale, ou d'un écart de régime. Il ne faut jamais considérer cette rétrocession comme un événement de peu d'importance, même lorsqu'elle semble d'abord ne point avoir de suites fâcheuses; car elle résulte toujours d'un trouble de la crise, qui peut, sinon compromettre de suite la vie du malade, résultat qu'en effet elle ne produit souvent pas, du moins donner lieu plus tard à de fâcheuses métastases, aux maladies consécutives les plus redoutables. L'indication capitale, en pareille occurrence, est de rétablir la crise cutanée ; mais la conduite à suivre dépend des causes diverses qui ont amené la répercussion et des phénomènes qui en ont été la conséquence. Sous ce point de vue, nous distinguons trois cas. Tantôt il ne survient aucun symptôme fâcheux, mais on voit paraître des sueurs ou des urines critiques, même une diarrhée modérée ; ici la nature s'est chargée de la crise, et il suffit de tenir le malade chaudement, de lui prescrire des boissons diaphorétiques chaudes, l'infusion de fleurs de sureau, avec du vin antimonial à petites doses. Tantôt il se déclare des accidents dangereux, une inflammation des poumons, de la gorge, du bas-ventre, de la tête, avec fièvre violente et délire, porté souvent jusqu'à la fureur ; en pareil cas, il faut avant tout détruire l'inflammation métastatique par des émissions sanguines, des contre-irritations à la peau (sinapismes, vésicatoires), et l'usage du nitre, après quoi seulement on a recours, pour rétablir l'exanthème, à des diaphorétiques, parmi lesquels celui qui convient le mieux est le camphre uni au nitre. Tantôt, enfin, le malade est accablé de faiblesse et de spasmes, il éprouve des convulsions, il a les extrémités froides ; c'est le cas d'appliquer les diaphorétiques antispasmodiques échauffants, d'abord le camphre, avec l'esprit de Mindererus, puis l'esprit de corne de cerf succiné, le musc, l'opium, les sinapismes et surtout les bains chauds. S'il existe une forte diarrhée, on doit la faire cesser. Quand la rétrocession de l'exanthème a été provoquée par une surcharge de l'estomac, un émétique est le meilleur remède à employer.

Dans la rougeole compliquée, on continue la méthode curative qu'exige le caractère particulier de la fièvre.

La période de desquamation ne réclame autre chose, dans

la rougeole simple, que la continuation d'une température convenable, afin de rendre la crise complète, un régime antiphlogistique et l'emploi de purgatifs doux et rafraîchissants, la manne avec le tartre tartarisé. L'indication principale doit toujours être de favoriser l'expulsion du principe morbifique encore existant dans le corps, soit par la peau, soit par le canal intestinal et les reins, la peau étant devenue en partie impraticable, à cause de la desquamation. S'il survient de nouvelles inflammations locales, surtout aux poumons, on leur applique le traitement qu'elles réclament, ce qui fait qu'il est souvent nécessaire encore à cette époque de revenir aux émissions sanguines, comme aussi d'administrer le calomelas, et de poser des vésicatoires. Ces deux derniers moyens sont, en général, ceux qui conviennent le mieux dans toutes les métastases qui peuvent alors se déclarer, et l'on se trouve bien aussi d'y associer le camphre. Ce qui mérite surtout une attention sérieuse, c'est la toux dont le malade demeure atteint, car elle annonce qu'il reste un peu de l'empoisonnement rubéolique dans la membrane muqueuse du poumon, et elle doit faire craindre un commencement de formation de tubercules, qui finiraient par conduire à la phthisie tuberculeuse. On essaie d'abord de soulager le malade, et l'on y parvient réellement, dans beaucoup de cas, en continuant l'usage des diaphorétiques légèrement purgatifs, du calomelas et des vésicatoires, en couvrant la poitrine de flanelle et prescrivant des bains chauds. Si cette méthode ne suffit pas, on a recours à l'emploi répété des vomitifs. Echoue-t-on encore, il faut donner le petit-lait, l'eau de Selters coupée avec du lait, le calomelas avec du soufre doré d'antimoine et de l'opium, le polygala de Virginie. Je me suis très bien trouvé aussi du soufre associé à la ciguë et à l'eau distillée de laurier-cerise, et des exutoires entretenus pendant long-temps, le garou surtout. Si la toux persiste, avec expectoration, on fait prendre la gelée de lichen d'Islande.

La rougeole a été inoculée aussi avec avantage. On emploie pour cela les larmes qui coulent pendant l'éruption, ou le sang fourni par une tache qu'on écorche. Mais comme la maladie compromet moins la vie que ne le fait la petite vérole, cette méthode de l'adoucir ne saurait être recommandée que dans le cas d'épidémies très meurtrières.

SCARLATINE.

(Scarlatina.)

Diagnostic. Fièvre, avec pouls extrêmement accéléré, mal de gorge, et au bout d'un ou plusieurs jours éruption de taches d'un rouge écarlate, non délimitées, mais se fondant par une dégradation insensible avec la teinte naturelle de la peau, comme il arrive à l'érysipèle, et couvrant souvent des membres entiers d'une rougeur uniforme; ces taches disparaissent au bout de quatre ou cinq jours, après quoi l'épiderme se détache par larges plaques, avec grande propension aux accumulations séreuses. Les taches sont ordinairement lisses; cependant il se forme quelquefois à leur surface de petites pustules semblables à celles de la miliaire, ce qui fait qu'on a admis deux espèces de scarlatine, l'une lisse et l'autre pustuleuse; mais ce ne sont là que de simples variétés.

Tels sont les symptômes essentiels, pathognomoniques, de la scarlatine. Mais nulle maladie ne présente autant d'anomalies dans ses symptômes que celle-là. Quelquefois il n'y a qu'angine (scarlatine intérieure de la membrane muqueuse du pharynx), et peu ou point de rougeur à l'extérieur. Dans certains cas, celle-ci manque entièrement, et l'on ne reconnaît que la maladie a eu lieu qu'à la desquamation ou aux congestions séreuses qui surviennent ensuite.

Pendant la première période, il y a fièvre, avec mal de gorge et accélération extraordinaire du pouls. Cette vitesse du pouls n'existe au même degré dans aucune autre maladie éruptive, et l'on peut la considérer comme un des principaux signes de l'imminence de la scarlatine. Il n'y a ni toux, ni éternuements, ni larmoiement, ce qui distingue la maladie de la rougeole. La fièvre et l'angine augmentent à l'approche de l'éruption. Chez certains sujets, on observe du délire et des spasmes.

Durant la période d'éruption, les taches paraissent aux avant-bras et aux mains, d'où elles s'étendent peu à peu sur le reste du corps, quoiqu'elles envahissent rarement la face. Elles deviennent peu à peu de plus en plus étendues et rouges, et à chaque instant il s'en produit de nouvelles. L'angine croît aussi dans la même proportion, car elle n'est autre chose que l'inflammation scarlatineuse intérieure. La fièvre persiste également, et souvent elle acquiert une grande violence. Les cas légers sont les seuls dans lesquels elle cesse au moment de l'éruption. Quand la maladie est forte, il survient fréquemment des affections inflammatoires du cerveau ou des viscères abdominaux. Comme l'érysipèle, l'exanthême est très peu stable : il a beaucoup de tendance à disparaître et à se jeter en dedans. Cette période dure cinq à six jours.

Période de desquamation. Au sixième, parfois aussi seulement au neuvième jour après l'éruption, ou même plus tard encore, l'épiderme commence à se détacher par grands lambeaux. Il n'est pas rare, après une inflammation scarlatineuse violente, de voir des parties entières du corps, les mains, les pieds, le scrotum, rejeter ainsi l'épiderme, qui conserve leur forme. La membrane interne de la gorge se dépouille également à la suite d'une angine violente. La desquamation dure plusieurs jours, et se répète même à plusieurs reprises. La fièvre cesse au milieu de crises par l'urine et autres voies, si ce n'est quand il survient des métastases.

Dans un assez grand nombre de cas, il y a encore une période secondaire tenant à une métastase, qui provient de ce qu'un refroissement ou toute autre cause trouble la crise. Le plus souvent alors il se déclare une hydropisie aiguë, qui peut devenir mortelle en huit ou quinze jours. Elle s'annonce par l'enflure, d'abord des paupières, puis des extrémités, à laquelle succède ensuite une anasarque générale, une ascite, une hydropisie de poitrine, même une hydropisie cérébrale. Mais fréquemment aussi, au lieu d'une collection séreuse, c'est une métastase sur les yeux, les oreilles, les glandes (indurations, abcès), qu'on voit survenir. Les métastases scarlatineuses sont douées d'un pouvoir destructeur extraordinaire; j'en ai vu qui, en huit jours, déterminaient la fonte des glandes, la destruction des osselets de l'oreille et des os du nez.

De toutes les maladies exanthématiques, la scarlatine est la plus décevante. Elle peut, soit dans des cas purement sporadiques, soit même dans des épidémies, être si bénigne et si légère qu'elle ne fasse pas une seule victime; mais souvent aussi, dans l'une comme dans l'autre circonstance, elle a tant de violence, que sa mortalité égale réellement celle de la peste, et qu'elle enlève un malade sur six, sur quatre, sur trois. Sa malignité peut même être telle que le sujet périsse dès le premier ou le second jour, d'une métastase subite vers le cerveau et d'une apoplexie nerveuse. Il peut arriver aussi qu'elle semble très légère et simple à son début, et que cependant elle amène soudainement la mort par une métastase sur le cerveau, ou par une hydropisie qui se développe avec rapidité. La mort a lieu le plus fréquemment par inflammation du cerveau, par angine, ou par hydropisie.

La scarlatine peut s'unir à chacune des différentes espèces de fièvres, et par là devenir anomale. La complication inflammatoire s'annonce par la violence de la fièvre et de la chaleur, l'intensité de la rougeur scarlatineuse, l'extension générale de l'exanthème, l'intensité de l'angine, et la facilité avec laquelle surviennent des inflammations locales d'autres viscères internes; la nerveuse, par la pâleur et la fraîcheur de la peau, l'apparition incomplète et la disparition de l'exanthème, les spasmes qui l'accompagnent, et la fréquence de l'apoplexie nerveuse, dont une envie continuelle d'uriner est le prodrome; la putride, par la faiblesse extrême, la violence de la fièvre, des hémorrhagies, des évacuations colliquatives, la teinte livide, bleuâtre, de l'exanthème, les pétéchies qui sont entremêlées avec lui, et surtout la facilité avec laquelle l'angine passe à la gangrène. La plupart des cas d'angine gangréneuse appartiennent à cette espèce de scarlatine.

Pathogénie. La cause prochaine est un principe contagieux atmosphérique, mais susceptible de se transmettre d'un individu à un autre. Par conséquent, l'infection peut avoir lieu de deux manières, par l'atmosphère et d'individu à individu. L'effet de ce principe contagieux a cela de particulier, qu'il affecte d'une matière spécifique la gorge et la peau, et que, sur un point comme sur l'autre, il provoque une inflammation analogue à l'érysipèle, tout aussi peu stable que cette maladie, et qui est fort sujette à se transmettre au cerveau; de plus il affaiblit spécialement l'action du système absorbant, et il a beaucoup de propension à faire naître enfin des épanchements séreux, qui dépendent soit de la désorganisation dont la peau a été atteinte, et qui la rend incapable d'accomplir son excrétion, soit de la débilitation du système lymphatique. Il n'affaiblit pas la réceptivité de l'organisme autant que le font la variole et la rougeole, de sorte que la maladie peut reparaître plusieurs fois chez un même individu. Il diffère aussi de la petite vérole et de la rougeole en ce qu'il ne se propage pas uniquement, comme elles, par contact d'individu à individu, et que sa transmission a lieu bien plus fréquemment par l'effet d'une influence atmosphérique.

La scarlatine est une maladie nouvelle. On n'a commencé à l'observer qu'au dix-septième siècle.

Thérapeutique. Le traitement fondamental consiste dans l'application de la méthode antiphlogistique, mais en observant de faire garder le lit au malade pendant trois semaines, à une chaleur modérée, pour prévenir les métastases, et en surveillant sans cesse les inflammations locales internes, principalement celle du cerveau, qui pourraient éclater.

La différence du degré d'intensité et la diversité des complications apportent des modifications fort importantes au traitement spécial.

Dans la scarlatine simple, bénigne, il suffit d'attendre l'événement, en faisant garder le lit au malade, et lui donnant une boisson rafraîchissante, légèrement diaphorétique et laxative, de manière qu'il ait deux selles liquides par jour. Ce qui convient le mieux, pour remplir cette indication, est une dissolution de tartre tartarisé, avec de petites doses de vin antimonial.

Dans la scarlatine plus intense, caractérisée par une grande chaleur, une forte fièvre, la généralité et la teinte rouge foncée de l'exanthême, il faut combattre le plutôt possible le danger qu'entraîneraient les progrès de l'inflammation et de la corruption. Deux moyens surtout sont efficaces pour arriver à ce but. L'un est la dissolution de chlore, administrée intérieurement, chez les enfants à la dose de deux ou trois gros, chez les adultes à celle de deux ou trois onces par jour, dans de l'eau édulcorée par un sirop agréable. L'autre, auquel on ne doit avoir recours qu'autant que la peau est sèche, la chaleur très brûlante, et la tête entreprise, consiste à rafraîchir la peau par des lotions rapides avec de l'eau fraîche, qu'on peut répéter toutes les deux ou trois heures. Les antiphlogistiques puissants et débilitants, en particulier les émissions sanguines, doivent inspirer de la défiance, comme étant susceptibles de faire passer rapidement la maladie à l'état nerveux et adynamique; par conséquent, on ne pratiquera jamais de saignées générales, et on n'appliquera de sangsues que chez les sujets jeunes et pléthoriques, quand il y aura angine violente ou affection cérébrale.

Dans la scarlatine portée au plus degré, lorsque la fièvre est intense, et le cerveau déjà entrepris, avec délire et état soporeux, les fomentations froides sur la tête et les affusions d'eau froide sur cette même partie ont une utilité très prononcée.

L'angine exige, quand elle est légère, un gargarisme avec l'infusion de fleurs de sureau ou de mauve et l'oximel simple, et le looch n°. 247 a., ainsi qu'une flanelle autour du cou; dans les cas plus graves, les sangsues, des sinapismes.

Dans la complication nerveuse, il faut, dès le principe, soutenir la force nerveuse par des nervins appropriés, mais légers; dans la complication putride, on emploie les antiseptiques, et le traitement de l'angine, qui a tant de tendance ici à passer à la gangrène, réclame surtout beaucoup d'attention (V. *Angine*). La complication gastrique exige, pendant la première période, l'usage des vomitifs et des purgatifs.

Mais ce qui a surtout de l'importance, c'est le traitement de la desquamation, et l'appareil des précautions nécessaires pour prévenir et guérir l'hydropisie consécutive. Le principal, durant cette période, est de tenir le malade sévèrement au lit, de ne point le laisser sortir, en été pendant un mois, en hiver pendant six semaines, d'écarter toutes les causes de refroidissement, d'employer des diaphorétiques purgatifs, et d'administrer de temps en temps quelques doses de calomelas, pour accroître l'action du système lymphatique. Ces moyens suffisent ordinairement pour empêcher qu'il ne survienne aucun accident fâcheux. Mais, dès qu'il se manisfeste la moindre trace d'enflure, il faut en toute hâte recourir à tout ce qui peut activer l'absorption et la sécrétion (surtout des reins et du canal intestinal). Avant tout, on donne le calomelas (à la dose d'un, deux ou trois grains, toutes les trois heures, suivant l'âge), avec du jalap, de la digitale, une infusion diurétique (N° 247, b). et des bains chauds. On examine bien surtout s'il n'y aurait point un état fébrile phlogistique; en pareil cas, si le pouls était vif et le sujet pléthorique, une saignée (de trois à quatre onces chez les enfants) produirait les plus heureux effets, et serait absolument indispensable. Ce n'est ordinairement qu'après qu'elle a été pratiquée que les diurétiques, jusqu'alors sans action, commencent à accroître la sécrétion rénale. Dans l'état phlogistique, on emploie le nitre, avec la crême de tartre, la scille et le polygala de Virginie, on enveloppe tout le corps d'une flanelle parfumée avec des vapeurs de succin. La belladone, avec le calomelas, s'est parfois aussi montrée utile. Dans les cas opiniâtres, il est avantageux de recourir à la teinture de cantharides.

Pour prévenir la scarlatine, on a, d'après les conseils de Hahnemann, employé la belladone à très petites doses, et l'expérience a constaté l'utilité de ce moyen dans le plus grand nombre des cas. Mais comme la maladie peut être fort légère et exempte de danger, on ne saurait recommander un tel préservatif que dans les épidémies très meurtrières. On fait dissoudre un grain d'extrait de belladone bien préparé dans une demi-once d'eau de cannelle, et l'on donne cinq gouttes par jour de la liqueur aux enfants de trois ans, en ajoutant une goutte par chaque année d'âge.

ROSÉOLE.

(*Rubeolæ.*)

Diagnostic. Taches rouges, de quatre lignes à un pouce de diamètre, au milieu desquelles de petites ampoules s'élèvent par groupes. Elles paraissent au bout de quelques jours, avec mouvement fébrile et mal de gorge, durent cinq ou six jours, et se détachent ensuite par lambeaux d'épiderme plus grands que dans la rougeole, plus petits que dans la scarlatine. La maladie est fort sujette à laisser des congestions séreuses après elle.

La forme de cet exanthême, l'angine qui l'accompagne et l'hydropisie qui y succède, prouvent qu'il est une variété de la scarlatine et non de la rougeole.

Thérapeutique. Son traitement est le même aussi que celui de la scarlatine, et il n'y a pas moins de nécessité que dans cette dernière, de tenir le malade au lit. En général, la roséole est bénigne ; elle n'exige que trois semaines de précautions assidues, avec l'usage de moyens rafraîchissants, légèrement purgatifs et diaphorétiques. Mais, dans les cas graves et dans ceux de complication, il faut appliquer toutes les règles qui ont été prescrites à l'égard de la scarlatine, celles particulièrement qui ont trait aux moyens indiqués pour prévenir et guérir l'hydropisie.

PORCELAINE.

(*Essera.*)

Diagnostic. Papules rouges, dures, parfaitement semblables à celles que détermine la piqûre des punaises, qui surviennent avec de légers mouvements fébriles, souvent à peine perceptibles, et disparaissent au bout de quelques jours. La maladie est absolument sans danger.

La cause est gastrique ou catarrhale. Il ne faut, pour guérir la porcelaine, que se tenir tranquille pendant quelques jours, et prendre ensuite un purgatif.

URTICAIRE.

(Urticaria.)

Diagnostic. Grandes taches rougeâtres, diffuses, présentant un point blanc dans le milieu, causant des démangeaisons et une ardeur désagréables, qui ressemblent, tant pour la forme que pour les sensations qu'elles causent, aux papules provoquées par la piqûre des orties, et qui ont cela de particulier qu'elles disparaissent au chaud, tandis que le froid les fait reparaître. Elles sont souvent sans fièvre, parfois aussi accompagnées d'un léger mouvement fébrile. Au bout de quelques jours, toute trace en est effacée.

La cause et le traitement sont les mêmes que ceux de la porcelaine.

L'urticaire et la porcelaine ont beaucoup de tendance à prendre un caractère chronique, c'est-à-dire à reparaître sous l'influence de la moindre cause, et alors elles deviennent un mal fort désagréable. Les causes sont, ou une mauvaise constitution et une sécrétion viciée de la peau, ou une dyscrasie générale. Le traitement consiste soit à corriger le mode d'action de la peau (V. le traitement général des exanthêmes), soit, quand ces moyens ne suffisent pas, à combattre les causes plus profondément cachées dans l'organisme, notamment les dyscrasies scrofuleuse, arthritique et syphilitique.

MILIAIRE, POURPRE.

(Miliaria alba et rubra.)

Diagnostic. Dans la *miliaire* : petites élévations pustuleuses, blanches, parfaitement semblables à des grains de millet, sur la peau de toutes les parties du corps, de la poitrine surtout, qui parfois se réunissent en de grandes pustules contenant une sérosité limpide, et même forment de véritables phlyctènes. Dans le *pourpre*, petites élévations papuleuses (non pustuleuses), de couleur purpurine (quelquefois si petites qu'on les voit à peine et qu'on ne peut que les sentir, ce qui fait que la peau produit au toucher la même impression qu'une étoffe de ratine), sur un fond rouge. La miliaire est plus commune que le pourpre; cependant on les trouve parfois réunis chez le même sujet. Les symptômes concomitants sont : fièvre, sueurs abondantes et d'odeur aigre, toux sèche, anxiété, respiration suspirieuse.

La marche, les phénomènes et la durée n'ont rien de fixe ni de déterminé. La miliaire peut apparaître dès le troisième ou quatrième jour de la fièvre, quelquefois seulement au septième, au huitième, ou même au quatorzième. Dans certains cas, elle ne dure que peu de jours, huit à quatorze ; dans d'autres, elle disparaît et reparaît alternativement. L'éruption, tantôt se réduit presque à rien, tantôt est fort abondante, et couvre le corps entier, surtout les bras et la poitrine; mais elle épargne, en général, la figure. Les prodromes de l'éruption, et les signes annonçant qu'on peut s'attendre à l'apparition d'une miliaire, sont : sueurs très copieuses, d'une odeur spéciale (aigrelette et putride), dès le commencement de la fièvre; anxiété, respiration pénible (non courte), luctueuse, souvent suspirieuse, toux brève et sèche, agitation, horripilations fréquentes, élancements et prurit à la peau, parfois aussi symptômes nerveux, spasmes, délire. La fièvre cesse quelquefois au moment de l'éruption, ainsi que l'anxiété, la toux et les autres accidents; mais, dans certains cas, elle persiste, augmente même, et l'éruption miliaire va toujours en faisant des progrès, comme aussi les affections nerveuses. La fin de la maladie est marquée par une légère desquamation.

La miliaire est toujours un phénomène fâcheux, qui exaspère plutôt qu'il ne soulage la maladie. Ordinairement elle n'est que symptomatique, et toujours elle annonce que la fièvre attaque d'une manière spéciale le système nerveux, qu'elle a une grande tendance à provoquer des accidents nerveux. On reconnaît cette miliaire symptomatique à ce qu'elle se manifeste ou trop tôt, ou fort tard, et à ce que son apparition ne diminue point les accidents. La mort arrive, après la répercussion de l'exanthême, soit par apoplexie, soit par suffocation. Cependant la miliaire peut quelquefois être critique, ce qu'on reconnaît à ce qu'elle paraît un jour critique, le septième, le onzième, le quatorzième, et qu'alors les accidents perdent de leur intensité;

mais, même dans cette circonstance, il y a encore du danger, à cause de la facilité avec laquelle l'exanthême se répercute, et donne ainsi lieu à des accidents qui compromettent la vie.

Pathogénie. La cause prochaine est une altération particulière de la matière perspirable, qui va jusqu'à produire un principe volatil, hostile surtout aux nerfs, parfois contagieux (âcreté miliaire), et qui dépend d'un haut degré d'affaiblissement et de colliquation du système cutané. La cause occasionelle est un état antérieur de débilitation de ce système, une diathèse rhumatismale et catarrhale, un régime trop échauffant dans les fièvres, surtout l'usage de lits trop chauds, le défaut de renouvellement de l'air, l'abus des sudorifiques échauffants, l'omission des vomitifs et des purgatifs dans le cas de saburres gastriques, les couches.

Une chose digne de remarque, c'est la relation qui existe entre cette maladie et l'histoire du genre humain et de la médecine. Nous n'en trouvons aucune trace dans l'antiquité, ni même durant les premières périodes des temps modernes. Au dix-septième siècle seulement, à l'époque où la méthode sudorifique échauffante était partout appliquée au traitement des fièvres, et surtout dans les pays où les lits de plumes sont en usage, nous commençons à la trouver très fréquente, et elle conserva ce caractère jusque vers le milieu du dix-huitième siècle, quand la méthode antiphlogistique et le régime rafraîchissant s'introduisirent dans la thérapeutique des fièvres aiguës, de sorte qu'on doit considérer ce phénomène pathologique comme un produit tant de la constitution générale que de l'art. Aujourd'hui la miliaire est rare à rencontrer; on ne la voit guère que durant le cours d'épidémies qui en favorisent le développement d'une manière spéciale, ou chez les sujets qui y sont particulièrement disposés, ou enfin quand on tient les malades trop chaudement, et qu'on néglige de nettoyer les premières voies.

Thérapeutique. L'indication principale doit être de prévenir la miliaire, et de la considérer toujours comme un fâcheux épiphénomène de la fièvre, qu'il faut plutôt éviter ou diminuer que favoriser. Ainsi qu'on couvre peu les malades dans toutes les fièvres aiguës, qu'on entretienne autour d'eux une température modérée, qu'on renouvelle souvent l'air de leur chambre, qu'on nettoye bien les premières voies, et l'on aura rarement occasion de voir l'exanthême; ces moyens parviendront même à en prévenir le développement jusque dans les cas où les symptômes qui annoncent sa prochaine apparition se manifesteraient, car il suffit souvent pour cela de débarrasser les malades des lits de plumes qui les étouffent.

Il en est autrement quand la miliaire est critique, c'est-à-dire, quand elle survient pendant la période critique de la fièvre, et qu'elle amène la cessation de cette dernière et des autres symptômes. Ici l'on doit l'entretenir modérément et empêcher qu'elle ne se répercute.

Le traitement spécial ne diffère point de celui qu'exige, suivant la diversité de son caractère, la fièvre qui accompagne l'éruption miliaire. Celle-ci et la colliquation cutanée qui s'y trouve jointe indiquent seulement l'usage des acides minéraux, du chlore, ou, quand la colliquation est considérable, de l'acide sulfurique. Si les moyens propres à nettoyer les premières voies ont été négligés, on emploie de doux purgatifs rafraîchissants, en particulier le tamarin. Il faut éviter avec soin tout refroidissement, qui entraînerait une répercussion.

Si l'exanthème vient à être répercuté, la conduite à tenir varie suivant les effets produits. Ne se déclare-t-il aucun accident fâcheux, et la nature, comme il arrive quelquefois, supplée-t-elle à la crise cutanée en accroissant une autre sécrétion, par exemple, celle du canal intestinal, il n'y a rien à faire que de tenir le malade chaudement ; mais lorsqu'il survient des métastases dangereuses, des affections cérébrales ou pulmonaires, on doit s'empresser de rétablir la crise cutanée par des sinapismes, des vésicatoires, le camphre, le musc, les bains chauds. Cependant, même en pareil cas, il peut éclater, chez des sujets prédisposés, une inflammation locale, qui exige qu'on tire du sang (V. *Rougeole*).

Miliaire chronique. L'éruption miliaire peut aussi paraître sans fièvre. Alors elle a une durée indéterminée, souvent fort longue, ou il reste dans la peau une disposition à la reproduire sans cesse. Cet exanthême n'est ordinairement que la forme ou le dépôt d'une dyscrasie quelconque. Je l'ai vu, par exemple, survenir au printemps chez des goutteux, qui étaient ensuite délivrés de leurs accès pour le reste de l'année. On peut en dire autant de la miliaire scorbutique.

Le traitement se dirige uniquement d'après la dyscrasie fondamentale. On emploie en outre les moyens généraux propres à nettoyer la peau, surtout les bains et de fréquentes ventouses.

PÉTÉCHIES.

(*Petechiæ.*)

Diagnostic. Taches de couleur violette, brune, noire, parfois aussi rouge, ayant une à deux lignes de diamètre, ordinairement rondes et bien circonscrites, quelquefois cependant de forme irrégulière et se confondant avec la peau environnante, qui paraissent sur toutes les parties du corps, sans ordre, sans périodes fixes, avec fièvre (*petechiæ acutæ, febris petechialis*), ou sans fièvre (*petechiæ chronicæ*). Dans certains cas aussi on voit survenir de larges taches ayant plusieurs pouces de circonférence (*ecchymoses, vibices*).

Il faut bien se garder de confondre les petites pétéchies avec les piqûres de puces, qui leur ressemblent beaucoup, mais qui présentent dans leur milieu la trace du trou fait par le suçoir de l'insecte.

Les pétéchies fébriles peuvent (comme la miliaire) paraître tout aussi bien durant les premiers jours que pendant les derniers, et même fort tard. Elles persistent durant un laps de temps indéterminé, et disparaissent sans desquamation. Ordinairement leur apparition n'apporte aucun changement dans la maladie; fort souvent elle l'exaspère (*petechiæ symptomaticæ*), et les cas sont rares où elle produit du soulagement (*petechiæ criticæ*).

Pathogénie. La cause prochaine consiste en de petites extravasations sanguines sous l'épiderme, de sorte qu'à proprement parler les pétéchies appartiennent à la classe des hémorrhagies, auxquelles on les trouve fréquemment associées. Ces extravasations sont ordinairement la suite d'une faiblesse générale et d'une dissolution du sang, ce qui fait qu'on les observe souvent comme symptôme, dans la fièvre putride; mais quelquefois aussi elles ne sont que symtomatiques, particulièrement d'une irritation gastrique, d'où il résulte qu'ainsi que la miliaire, on les rencontre souvent dans les fièvres gastriques et vermineuses, surtout quand les moyens propres à nettoyer le tube alimentaire ont été négligés. Enfin les pétéchies accompagnent aussi la crise; mais elles n'en peuvent être considérées que comme une forme ou un symptôme, et ne jouent jamais le rôle de cause par rapport à elle.

Il suit de là que les pétéchies se rapprochent beaucoup de

la miliaire, sous le point de vue de leur origine; et en effet on les trouve fréquemment associées avec elle. Il peut également survenir des épidémies qui en soient accompagnées. Elles ne sont point contagieuses; cependant le typhus qu'elles accompagnent peut l'être, et alors elles se transmettent avec lui d'un individu à un autre.

Thérapeutique. L'indication principale est, comme dans la miliaire, de prévenir autant que possible le développement des pétéchies, et, quand elles sont survenues, de les faire cesser en toute diligence.

On parvient au premier de ces deux buts, en ne tenant pas le malade trop chaudement, et nettoyant les premières voies, dès le début de la fièvre; au second, en opposant à la fièvre les moyens appropriés à son caractère spécial (elle est généralement typheuse, putride, mais parfois aussi inflammatoire, auquel cas il peut même devenir nécessaire de recourir aux émissions sanguines), et en faisant usage de purgatifs doux (le tamarin surtout), des acides minéraux, de lotions vinaigrées, d'un air frais et pur. Les purgatifs sont souvent ce qui fait disparaître les pétéchies avec le plus de célérité.

Pétéchies chroniques. Elles sont sans fièvre, et accompagnent assez souvent diverses maladies chroniques, surtout parmi celles qui ont une origine gastrique ou vermineuse. Elles apparaissent comme maladie spéciale dans l'hémacélinose, où elles sont le produit d'une dissolution scorbutique du sang, et doivent être traitées en conséquence (V. *Hémacélinose*).

PEMPHIGUS.

Diagnostic. Vésicules dont la grosseur varie depuis celle d'un pois jusqu'à celle d'une noix, ordinairement rondes, mais devenant quelquefois irrégulières par leur confluence; pleines d'un liquide séreux, entourées d'une auréole plus ou moins rouge, causant des démangeaisons et une chaleur brûlante, et tantôt accompagnées de fièvre, (*pemphigus acutus*, *febris bullosa*), tantôt sans fièvre (*pemphigus chronicus*). Dans le premier cas, après avoir duré plusieurs jours, elles se dessèchent, ou passent à la suppuration, qui prend souvent le mode chronique; dans le second, il se reproduit sans cesse de nouvelles vésicules, et cet état de choses dure des mois, même des années.

Le *pemphigus aigu* a la plus grande analogie avec l'érysipèle pustuleux, tant sous le point de vue de son origine, que sous celui de son traitement.

Le traitement général varie suivant le caractère de la fièvre; le traitement local mérite seul une attention particulière. Il faut éviter les préparations de plomb, le vitriol et autres répercussifs, qui pourraient donner lieu à de funestes métastases. Le mieux est, quand les vésicules persistent long-temps, d'y pratiquer deux piqûres d'aiguille, afin que la sérosité puisse s'écouler sans que l'épiderme se détache, et d'abandonner l'exsiccation à la nature. Les embrocations avec l'eau de rose et le mucilage de semences de coing calment l'ardeur douloureuse. S'il survient de la suppuration, on évite les corps gras, qui pourraient la faire passer au mode chronique. Si le pemphigus prend un caractère gangréneux, comme il peut arriver chez les personnes avancées en âge, ou dans des fièvres typheuses, on applique des cataplasmes de quinquina, d'eau de chaux, de camphre.

Le *pemphigus chronique* est une des maladies de peau les plus opiniâtres et les plus difficiles à guérir, parce que ses causes éloignées sont souvent cachées à une grande profondeur dans l'organisme, et couvertes d'une épaisse obscurité. Les plus ordinaires sont la suppression d'autres sécrétions, notamment des vices de la sécrétion urinaire, ou des dyscrasies générales.

Le traitement consiste d'abord à appliquer les moyens que réclament en général les exanthêmes, puis à rechercher et combattre les causes particulières. Ainsi on emploie les diurétiques dans le cas de dérangement de la sécrétion urinaire, et l'on traite la dyscrasie spéciale, en ne perdant surtout point de vue que la maladie peut souvent tenir à une syphilis larvée, de sorte qu'un traitement mercuriel complet a seul alors le pouvoir de la guérir. Les bains de chlorure de chaux (une once par bain) et ceux de sublimé produisent d'excellents effets.

APHTHES.

(Aphthæ.)

Diagnostic. Petits ulcères blancs, lardacés, élevés et ressemblant presque à des champignons, dans la bouche, sur la langue, au palais, dans le pharynx (parfois même dans toute la longueur du canal intestinal et à l'anus), qui causent une sensation de vive ardeur, durent tantôt quelques jours seulement, tantôt des semaines ou des mois, et sont alors continuellement remplacés par d'autres, à mesure qu'ils disparaissent. L'irritation causée par ces ulcères produit des accidents divers, locaux et consensuels, qui varient quant à leur siége et à leur degré d'intensité; dans la gorge, des symptômes d'angine et de la douleur en avalant; dans la trachée-artère, une toux d'irritation; dans le pharynx et l'estomac, des nausées, le hoquet, le spasme d'estomac, des vomissements; dans le canal intestinal, des coliques, la diarrhée, même la dysenterie, avec expulsion des aphthes détachées, l'entérite.

Les signes précurseurs sont : sécheresse dans la bouche et la gorge, soif, sensation comme d'un corps étranger arrêté dans le pharynx, nausées, envies de vomir, vomissements, toux d'irritation, élancements dans la gorge, qui semble être à vif, enrouement, anxiété, pesanteur à la région précordiale, soda, stupeur.

La maladie peut devenir dangereuse et mortelle par angine, gangrène, inflammation abdominale.

Les aphthes sont un exanthème de la membrane muqueuse; l'organisation particulière de celle-ci leur imprime une forme spéciale; aussi se manifestent-ils d'autant plus facilement que cette membrane a un tissu plus délicat et plus spongieux, par exemple, chez les enfants à la mamelle. Les causes qui en déterminent le plus fréquemment l'apparition, sont des saburres gastriques qu'on a négligé d'expulser, la suppression de sécrétions cutanées, des métastases rhumatismales et catarrhales, enfin une altération générale des humeurs, ce qui fait qu'ils s'adjoignent souvent aux fièvres gastrico-bilieuses, et qu'en général ils accompagnent la période colliquative de la phthisie pulmonaire. Ils ont beaucoup d'analogie avec la miliaire, sous le point de vue de leur développement, et peuvent se produire dans les mêmes circonstances qu'elle; de sorte que, comme elle aussi, ils sont presque toujours un symptôme seulement, et rarement une crise de la fièvre. Ils peuvent également, comme la miliaire, affecter la forme épidémique, c'est-à-dire constituer un symptôme particulier de fièvres épidémiques. Ils se manifestent quelquefois sous le mode chronique, par le seul fait de métastases, par exemple, à la suite d'anciennes ulcérations aux jambes ou d'autres maladies de peau qui ont été supprimées trop brusquement.

Thérapeutique. Les indications sont d'écarter les causes locales ou générales, de combattre par des moyens convenables la fièvre ou la dyscrasie dont les aphthes sont un symptôme, et de traiter localement ces derniers.

Dans les *aphthes chroniques*, le premier soin doit être de nettoyer les premières voies par des vomitifs et des purgatifs; fort souvent il n'en faut pas davantage pour amener la guérison. On s'attache en même temps à entretenir un air pur autour du malade, et à traiter la fièvre en raison du caractère qu'elle affecte. Lorsque les ulcères ont un mauvais aspect, et qu'il y a tendance à la putridité, on emploie les toniques et les antiseptiques. Localement, on nettoie la bouche par des gargarismes fréquents, et on emploie, sous forme de collutoire (n° 251), le borax, qui jouit ici de propriétés vraiment spécifiques. On évite l'alun, le vitriol et autres astringents analogues, qui pourraient faire disparaître brusquement les aphthes, et par là provoquer des métastases dangereuses, principalement sur le cerveau. On a seulement recours au vitriol blanc pour les toucher, quand ils sont opiniâtres et passés au mode chronique. Il faut recourir aux gargarismes avec les décoctions de fleurs de mauve et de racine de guimauve, quand le malade éprouve beaucoup de douleurs; au quinquina et à l'alun, lorsqu'il y a tendance à la putridité. Si les aphthes s'étendent dans le pharynx, l'estomac et le canal intestinal, on donne des émulsions huileuses, des lavements d'huile et de lait.

Les *aphthes chroniques* exigent, outre le traitement local, que l'on combatte la dyscrasie d'où ils dépendent, qu'on rétablisse les exanthèmes ou les ulcères supprimés, ou qu'on y supplée par des exutoires.

Pour les aphthes des enfants à la mamelle, V. *Maladies des enfants*.

GALE.

(*Scabies.*)

Diagnostic. Petites pustules, à bord rougeâtre, contenant une sérosité limpide, qui paraissent d'abord, et de préférence, entre les doigts et aux mains, et causent de vives démangeaisons, surtout quand on les gratte et sous l'influence de la chaleur du lit. Quand elles durent loug-temps, elles forment des croûtes, tantôt sèches, tantôt humides, parfois aussi suppurantes. La maladie peut s'étendre sur toutes les parties du corps, à l'exception du visage ; cependant elle affectionne de préférence les plis de la peau et des articulations. Son siége entre les doigts est ce qui la distingue des dartres et autres maladies éruptives.

Elle est sans fièvre. Livrée à elle-même, elle dure des mois, même des années. D'abord elle est sans influence appréciable sur l'organisme (à part une grande sensibilité au froid et un appétit extraordinaire); mais lorsqu'elle dure depuis long-temps, et qu'elle a pris beaucoup d'extension, elle finit par déterminer l'amaigrissement et même une fièvre lente. Elle est contagieuse.

Pathogénie. La véritable gale (*scabies vera*) a toujours pour cause un principe contagieux particulier. Ce principe est de nature fixe, et ne se transmet que par le contact immédiat soit du malade soit des objets qui ont été infectés par lui. Cependant la contagion exige encore une certaine réceptivité, qui peut quelquefois ne point exister, tellement que les divers moyens de propagation, même l'inoculation, ne fassent pas naître la maladie. Mais cette réceptivité peut aussi être favorisée par quelques circonstances, principalement par la malpropreté, la viciation de l'air, la mauvaise qualité ou l'insuffisance de la nourriture, l'humidité et le refroidissement, ce qui explique la grande propagation de la gale dans les hôpitaux, dans les maisons d'orphelins, aux armées et en temps de guerre.

La gale peut être aussi le produit et le symptôme de maladies internes (*scabies spuria*). Quoiqu'elle ne soit alors qu'une forme d'une autre maladie, elle n'en a pas moins l'aptitude à développer enfin un principe de contagion, et à devenir par là contagieuse. Ici se rangent les gales syphilitique, scrofuleuse, arthritique et scorbutique, ainsi que la gale critique, éruption psorimorphe par laquelle s'opère la crise de diverses maladies, tant aiguës que chroniques.

Il faut bien distinguer, même à l'égard de la vraie gale, quelles sont les causes qui lui ont donné naissance, quelles sont celles qui l'entretiennent et la rendent opiniâtre. Ces causes sont souvent la faiblesse, occasionée la plupart du temps par la maladie, ou une complication avec d'autres maladies et dyscrasies. Les cirons, qu'on trouve dans les pustules ne sont point la cause, mais l'effet de la gale.

Thérapeutique. Le traitement offre à remplir les indications suivantes : *détruire le principe contagieux* par le moyen du soufre, qui déploie ici la même spécificité que le mercure dans la syphilis; *corriger le mode d'action vicieux de la peau; écarter les circonstances accessoires qui alimentent et favorisent la maladie.*

Mais ici se présentent plusieurs difficultés et des considérations d'une haute importance. On peut bien supprimer l'action morbide de la peau, par l'application locale du spécifique à cet organe, mais on ne détruit point par là le principe contagieux lui-même, qui a déjà pénétré à une plus grande profondeur, et il s'ensuit, ou que la gale reparaît sans cesse, ou, ce qui est pire encore, qu'elle se jette sur des parties internes, et qu'elle produit des métastases souvent fort dangereuses et opiniâtres, qu'elle donne lieu, par exemple, à la phthisie pulmonaire, à l'hydropisie, au spasme de l'estomac, à l'épilepsie et à toutes sortes d'affections nerveuses. Le cas devient plus grave encore lorsque la gale est compliquée avec une autre maladie, ou qu'elle est, soit le produit, soit la crise de cette maladie.

Le traitement local doit donc être réglé de la manière suivante. On distingue plusieurs cas.

1°. La gale s'est développée par contagion chez un individu bien portant d'ailleurs, et elle est nouvelle encore, c'est-à-dire qu'elle ne date que de huit à quinze jours. Ici l'on peut admettre à bon droit que le principe contagieux est encore superficiel et local dans la peau, de sorte qu'il faut de suite employer localement le soufre. On n'a besoin, pour détruire le principe contagieux, et par conséquent pour guérir la maladie, que de lotionner la partie affectée avec de l'eau sulfureuse, ou de la frictionner avec une pommade soufrée, ou enfin, ce qui est plus propre et vaut mieux, de la frotter avec du savon soufré (deux parties de savon noir et une de soufre, pour une friction locale à faire le soir, avec un bain savonneux le lendemain matin). Cependant il sera plus sage encore d'associer à ce moyen l'emploi du soufre à l'intérieur (tous les jours un gros de fleurs de soufre); on prévient ainsi tous les inconvénients, et l'on aide à l'action du topique, car le soufre donné à l'intérieur devient en même temps un remède externe, puisque la transpiration entière prend un caractère sulfureux. Dans les cas d'infection légère, des frictions locales avec le savon et quelques bains savonneux suffisent; cependant il faut faire les frictions de telle manière que les pustules s'ouvrent; on les pratique le soir, et on laisse le savon jusqu'au lendemain matin sur la partie, qu'on nettoye alors avec de l'eau de savon chaude, ou par un bain savonneux. Chez les enfants, la pommade d'aunée est un moyen excellent, incapable de nuire, et qui souvent surpasse tous les autres en efficacité; on en fait chaque jour des frictions sur les parties qui sont le siége de l'éruption.

2°. La gale s'est développée par infection chez un individu sain, mais elle est déjà ancienne. Il faut commencer par administrer le soufre à l'intérieur pendant quelques jours, avant de l'employer extérieurement. Le malade est mis, en outre, à l'usage d'une boisson dépurative (n°. 202) et des bains savonneux.

3°. La gale a été produite par infection, mais chez un sujet malportant; son traitement doit être associé à celui de la maladie qui la complique, et qui, chez les enfants, est le plus ordinairement l'affection scrofuleuse.

4°. La gale est déjà ancienne et profondément enracinée. On doit mettre en usage, de concert avec le soufre, les moyens qui stimulent avec énergie l'action du système lymphatique et cutané, spécialement le mercure. L'addition au soufre de l'éthiops minéral ou de la poudre de Plummer remplit très bien cette indication. On emploie aussi avec avantage la pommade de Werlhof (n°. 252), en frictions au poignet, tous les soirs, ou l'addition du vitriol blanc, de l'ellébore blanc, à la pommade soufrée, les lotions avec une décoction de feuilles de tabac, et les bains sulfureux. Le malade boit une décoction de bardane, de salsepareille, de gayac: il prend aussi de la résine de gayac, à la dose d'un demi-gros par jour. Mais ce qu'il importe surtout d'observer, c'est la propreté la plus exquise; car, dans une foule de cas, l'opiniâtreté de la gale tient uniquement à ce que sans cesse le malade s'infecte lui-même. Ainsi on aura soin de renouveler fréquemment le linge, les draps de lit, les vêtements. Le caractère rebelle de la maladie peut encore dépendre de la faiblesse de l'organisme, surtout chez les pauvres, ou chez des sujets qui ont été débilités, soit par des maladies antérieures, soit par la longue durée de la maladie elle-même; en pareil cas, une nourriture substantielle est souvent le meilleur moyen qu'on puisse employer pour aider à l'action du traitement antipsorique; on y associe aussi les toniques; je me suis très bien trouvé de recourir à l'arnica. Enfin une complication avec quelque autre maladie peut être la cause qui rend la gale rebelle au traitement : ici je recommande surtout de rechercher s'il n'y aurait point une syphilis ou des scrofules ou une diathèse scorbutique cachées, et de se conduire en conséquence des découvertes qu'on pourrait faire à cet égard.

5°. La gale est survenue sans infection : elle n'est que le produit et le symptôme d'une autre maladie, de la syphilis, des scrofules. Il faut traiter convenablement cette maladie, et, quand sa disparition ne suffit pas pour amener celle de la gale, appliquer le traitement antipsorique spécifique.

Suppression de la gale. J'ai dit plus haut que la répercussionde l'exanthème, quand elle avait lieu d'une manière trop brusque, et sans que le malade fût préparé convenablement, pouvait déterminer les maladiés les plus dangereuses et les plus opiniâtres. Dans ce cas encore, le soufre est un remède certain. Il suffit souvent, à lui seul, pour guérir des phthisies pulmonaires, des maladies nerveuses, même des hydropisies On y joint des exutoires.

DARTRES.

(Herpes.)

Diagnostic. Petites pustules groupées sur un fond rouge, occupant tantôt un seul point du corps, et tantôt plusieurs, parfois petites et limitées, quelquefois aussi s'étendant de plus en plus, souvent même couvrant des membres entiers, qui causent des démangeaisons, et, quand la maladie est parvenue à un haut degré, de l'ardeur et des douleurs. Tantôt ces pustules demeurent sèches (*herpes siccus*), et sans cesse l'épiderme s'en détache, ou en lambeaux d'une certaine étendue, ou en petites parcelles (*herpes farinosus*), pour ensuite se reproduire; tantôt elles laissent suinter un liquide âcre (*herpes humidus*), et souvent alors elles forment des croûtes et des ulcérations, qui rongent continuellement les parties environnantes et sous-jacentes, avec un violent prurit douloureux (*herpes exedens*, *phagedænicus*, *esthiomenos*, *lupus*), d'où naît ensuite l'ulcère herpétique, caractérisé par une suppuration incomplète et ichoreuse, par un suintement de sérosité âcre, et par l'induration calleuse du tissu cellulaire. La maladie est sans fièvre : elle n'est point contagieuse.

Les dartres peuvent présenter des formes diverses, et finir même par dégénérer en un état de lèpre. On a profité de toutes ces nuances pour établir une multitude d'espèces, dont chacune a reçu un nom particulier. Mais c'est là surcharger sans nécessité les cadres nosologiques, car il ne s'agit que de simples variétés d'une seule et même maladie, dépendantes uniquement de l'individualité. Pour le praticien, les dartres sont toujours une, et le traitement demeure partout le même.

La marche et la durée varient beaucoup. La maladie dure tantôt peu, tantôt des mois et des années, même la vie entière, ici permanente, là périodique, avec des alternatives de disparition et de réapparition, phénomène sur lequel la saison exerce de l'influence, car les dartres sont moins communes pendant la chaleur sèche de l'été, plus fréquentes par un temps humide et froid. Elles sont tantôt fixées à demeure sur un point, tantôt vagues et errantes d'un lieu à un autre.

Les dartres constituent une maladie fort désagréable et opiniâtre; mais elles ne deviennent dangereuses que quand, étant très répandues, elles amènent la dégénérescence et l'abolition de la fonction cutanée, dont l'étisie est la suite, ou quand elles se répercutent et se jettent sur des parties intérieures nécessaires à la vie.

Pathogénie. La cause prochaine est une altération particulière de l'organisation, de la sécrétion et de la nutrition de la peau, qui peut finir par déterminer le développement d'une dyscrasie générale (âcreté herpétique), mais jamais celui d'un principe contagieux.

Les causes éloignées sont : une disposition héréditaire (qu'on ne saurait révoquer en doute, qui est même une des causes les plus fréquentes, et qui fait que des familles entières sont atteintes de dartres); des maladies du foie, et une âcreté biliaire engendrée par elles; une maladie glandulaire, les scrofules; une suppression chronique de la transpiration cutanée (logements humides); des aliments âcres, trop salés ou gras; une congestion hémorroïdale vers la peau, une anomalie des hémorroïdes (cause très fréquente); des dérangements de la menstruation, la grossesse; une irritation locale de la peau par une trop grande chaleur ou par des vêtements grossiers; l'âge avancé, parce qu'il amène la sécheresse et l'inaction de la peau, ou aussi le défaut d'action des reins;

enfin, des dyscrasies générales, particulièrement une syphilis occulte. Une peau très délicate et fine prédispose aux dartres, surtout aux dartres farineuses.

Thérapeutique. La première et la plus importante des indications est de *rechercher et traiter convenablement les causes éloignées*. Ainsi, avant tout, régime modéré, doux, pas trop abondant; soustraction de toutes les substances alimentaires et boissons âcres, échauffantes; air sec et pur. S'il y a des vices de la sécrétion biliaire ou des maladies du foie, on emploie les fondants, les moyens propres à favoriser la sécrétion de la bile. Si la cause est hémorroïdale, ce qu'on reconnaît au caractère plus décidément phlogistique des dartres, et aux symptômes hémorroïdaux qui les ont précédés et qui alternent avec elles, on prescrit le soufre et le traitement des hémorroïdes. On agit de même dans le cas de dérangements du flux menstruel. Si la cause est scrofuleuse, on a recours aux mercuriaux, au muriate de baryte; si elle est arthritique, au gayac et aux autres moyens anti-goutteux; si elle est syphilitique, ce qui arrive très fréquemment, au mercure.

Lorsqu'on ne découvre aucune de ces causes, ou qu'après les avoir écartées, la maladie de peau persiste néanmoins, il faut attaquer directement la cause prochaine, l'altération de la membrane cutanée et l'âcreté herpétique. Ici le premier rang appartient à la douce-amère, soit en décoction, à la dose de deux à quatre gros par jour, soit en extrait, à celle d'un ou deux scrupules; après elle vient l'antimoine crud (dont on prescrit jusqu'à un gros et plus par jour, avec de la magnésie). Ces deux moyens ne déploient jamais plus d'action que quand ils sont associés ensemble, sous la forme de pilules (n° 248). On emploie aussi la poudre de Plummer, la poudre n° 201, le sublimé, la décoction d'écorce d'orme, le soufre, l'oxide d'antimoine sulfuré, la résine de gayac, le sublimé avec une décoction de salsepareille, le graphite (depuis un scrupule jusqu'à un gros par jour), une forte décoction de pensée sauvage, continuée pendant long-temps. La décoction de Zittmann a été utile dans les dartres opiniâtres. Lorsque la maladie a un caractère phlogistique, on fait prendre le petit-lait, les sucs frais de pissenlit, de chiendent, de pas-d'âne, de cresson, de fumeterre, et on applique fréquemment des ventouses; on se trouve souvent très bien, en pareil cas, de l'acide muriatique (dix à vingt-cinq gouttes, trois fois par jour), à l'aide duquel on a guéri des dartres parvenues ou plus haut degré, même l'ichthyose. L'usage continu des bains, surtout avec du savon, ou avec une livre d'écorce d'orme, ou du soufre, est fort avantageux; on ne saurait trop recommander, comme véritable spécifique dans les dartres enracinées, les eaux sulfureuses froides, en particulier celles de Nenndorf et d'Eilsen. J'ai vu ces eaux guérir des dartres du plus mauvais caractère, suppurantes, croûteuses, qui avaient résisté à tout. Les bains de sublimé ne sont point à dédaigner non plus dans les cas rebelles.

A ce traitement général on associe des moyens locaux. Il faut bien se garder des répercussifs, notamment des préparations de plomb, qui pourraient faire rentrer les dartres et déterminer des métastases extrêmement fâcheuses sur des parties internes. Si les dartres sont légères et sèches, le mieux est de les frictionner avec des noix écrasées ou avec de l'huile de noix fraîche, de les lotionner avec une dissolntion de borax (n° 249), qui convient surtout quand la maladie siége à la face, avec de l'eau de chaux, avec le savon d'huile de coco, avec une faible dissolution de sublimé, ou de frotter les alentours, soit avec la pommade de précipité blanc, soit avec celle de borax. Quand les dartres sont humides, douloureuses, on les couvre de pommade calcaire, qui mérite surtout d'être recommandée dans celles de la face. Rien n'est plus propre à apaiser la vive ardeur qu'elles occasionent que le blanc de baleine dissous dans l'huile d'amandes douces, ou, si ce moyen ne suffit pas, que les applications répétées de crême épaisse. Dans les dartres inflammatoires, très douloureuses, surtout au visage, on parvient souvent à calmer les souffrances, et même à guérir le malade, en les couvrant de compresses trempées dans l'eau fraîche, qu'on renouvelle toutes les heures; si les douleurs sont plus vives encore, on a recours à des applications fréquemment renouvelées de poirée ou de plantain pilé, sorte de cataplasme que j'ai vu guérir les plus affreuses dartres suppurantes et rongeantes à la face (*sycosis*). C'est souvent aussi un très bon moyen que de couvrir les dartres avec du cuir. Lorsque la maladie résiste à tout, on obtient souvent encore quelque succès des frictions répétées deux fois par jour avec une pommade dans laquelle il entre une tasse de goudron, deux jaunes d'œufs et une tasse de crême.

L'une des dartres les plus rebelles est celle qu'on nomme *sycosis menti, lupus*. Quand les moyens précédemment indiqués échouent, le meilleur remède à lui opposer est la décoction de Zittmann.

Dans toute dartre opiniâtre, et surtout quand on fait usage de moyens locaux, il importe de recourir aux dérivatifs, aux exutoires et aux purgatifs, tant pour aider au traitement, que pour prévenir des métastases sur les parties internes.

CROUTES DE LAIT.

(*Crusta lactea.*)

V. *Maladies des enfants.*

CROUTE SERPIGINEUSE.

(*Crusta serpiginosa.*)

C'est un amas de croûtes qui enveloppent la moitié inférieure du visage, chez les adultes, et qu'on traite de la même manière que les dartres.

LÈPRE.

(*Lepra.*)

Diagnostic. Peau tuméfiée, tuberculeuse, noueuse, complètement désorganisée, avec d'épaisses croûtes, empilées les unes sur les autres, comme des écailles, et entremêlées de points suppurants ; la maladie est accompagnée d'une violente ardeur et de prurit ; elle se manifeste sur divers endroits du corps, même au visage ; elle finit par détruire entièrement l'organisation de la peau.

La lèpre présente plusieurs degrés, et revet plusieurs formes.

Au plus haut degré (*lepra orientalis*), qu'on ne rencontre plus en Europe, des parties entières, les yeux, le nez, les mains, les pieds, tombent en destruction et en gangrène. Il survient des ulcères qui rongent profondément. Les douleurs sont excessives, surtout la nuit. Le corps entier est couvert de croûtes, et totalement défiguré, le visage surtout. Il s'y joint de l'enflure, de l'anxiété, la surdité, la raucité de la voix, la fièvre hectique, et la mort a lieu par consomption. A ce degré, la lèpre est évidemment contagieuse.

A un degré moins avancé (*lepra occidentalis*), tous les accidents sont moindres, la destruction de la peau est portée moins loin, la maladie est plus locale ; elle n'affecte point les parties internes, et elle n'est non plus ni mortelle ni contagieuse.

Dans l'*elephantiasis*, la peau de certaines parties, celle des jambes surtout, est épaissie, endurcie, et couverte d'une épaisse croûte tuberculeuse (comme celle de l'éléphant), qui, sur divers points, exhale un ichor fétide et rongeant.

Le *vitiligo* se reconnaît à de grandes taches blanches, accompagnées d'une desquamation furfuracée continuelle de la peau et de l'induration du tissu cellulaire sous-jacent.

La *pellagre* (qui paraît être également une variété de cette maladie) forme, sur le dos et les extrémités, de larges plaques rosées, causant une ardeur excessive, qui se convertissent souvent en vésicules, sont accompagnées d'une desquamation répétée de l'épiderme, paraissent au printemps et disparaissent en hiver. Le système nerveux, principalement le cerveau, est fort affecté, de sorte qu'il se joint souvent des affections mentales à la maladie. Du reste, celle-ci est endémique et bornée à la haute Italie.

On ne rencontre plus aujourd'hui en Europe que les légers degrés de la lèpre : encore même y sont-ils rares. Les formes hideuses de cette maladie ont été extirpées chez nous par les mesures sévères de séquestration qu'on a employées dans les siècles précédents, et on ne les voit plus qu'en Orient.

La cause de la lèpre orientale, ou plutôt de la véritable lèpre, est un principe contagieux particulier. Les variétés de la lèpre occidentale paraissent être des formes d'autres maladies cutanées, ayant seulement de l'analogie avec la lèpre, et appartenant plutôt à la classe des dartres parvenues au plus haut degré d'intensité.

Thérapeutique. La guérison est fort difficile à obtenir. Les règles du traitement et les moyens à employer sont les mêmes que pour les dartres. On doit surtout recommander les mercuriaux, les antimoniaux, le sublimé avec l'opium, la ciguë, la décoction de laiche des sables ou de patience ; à l'extérieur les applications mercurielles, les bains d'eau salée, les bains sulfureux, les bains de sublimé, l'emploi de la teinture de cantharides, à la dose de trente à quarante gouttes, celui de l'acide muriatique, et, dans les cas les plus graves, l'arsenic.

ÉRYTHÈME, PHYCTÈNES.

(*Erythema, Phyctœnæ.*)

Diagnostic. Taches rouges, petites ampoules ou pustules suppurantes, qui disparaissent au bout de quelques jours, surtout à la face.

Cette maladie de peau est légère, insignifiante, mais elle déplait beaucoup aux jeunes femmes, qui y sont plus particulièrement sujettes.

La cause ordinaire est la pléthore, une congestion sanguine vers la tête, souvent causée par un corset trop serré et par la constipation, une peau délicate.

Thérapeutique. Le traitement consiste à diminuer la pléthore, à user d'aliments rafraîchissants, peu nourrissants et tirés du règne végétal, à éviter tout ce qui peut échauffer, le vin, le café, la bière, à boire beaucoup d'eau, à opérer une dérivation par des purgatifs souvent répétés (eau amère, feuilles de séné, jalap) et des bains de pieds, à se faire poser souvent des ventouses, à se laver tous les soirs la figure avec l'eau cosmétique n° 249.

Il n'est pas rare de voir des rougeurs passagères à la peau apparaître aussi dans les fièvres catarrhales et rhumatismales, surtout chez les enfants, où on les a prises souvent pour des taches scarlatineuses ou morbilleuses : mais elles ne tardent pas à disparaître, ne laissant pas de desquamation après elles : ce sont de simples irritations cutanées symptomatiques, qui se dissipent avec la fièvre, et n'exigent point de traitement spécial.

TEIGNE.

(*Favus, tinea.*)

Diagnostic. Petits ulcères au cuir chevelu, qui sécrètent une matière visqueuse et fétide, occasionent un violent prurit, et forment des croûtes. La maladie paraît sous deux formes : *favus*, *achores*, qui est le premier degré; *tinea*, qui est un degré plus avancé, dans lequel la tête se couvre de croûtes blanches adhérentes et les racines des cheveux se tuméfient.

La teigne est une maladie fort commune chez les enfants;

cependant elle est devenue infiniment plus rare depuis qu'on a pris l'habitude de ne point couvrir la tête des enfants et de leur couper les cheveux. Le plus haut degré de cette maladie est une affection rare, mais très opiniâtre.

Les causes sont la malpropreté, trop de chaleur à la tête, le plus souvent une dyscrasie scrofuleuse et des engorgements mésentériques, fréquemment aussi la suppression de la transpiration cutanée. La variété dite *tinea* est une maladie idiopathique, ayant pour cause prochaine la tuméfaction et l'état morbide des racines des cheveux.

Thérapeutique. La teigne ordinaire exige qu'on tienne la tête propre, qu'on peigne et coupe souvent les cheveux (en ayant soin cependant de ne pas trop les écourter, surtout dans les grands froids, parce qu'il pourrait résulter de là une répercussion de l'exanthême), qu'on lave la tête avec de l'eau de savon tiède, qu'on ramollisse les croûtes avec du beurre ou de la graisse, qu'on fasse usage intérieurement de l'éthiops minéral, avec la rhubarbe et la magnésie carbonatée, qu'on fasse boire une infusion de sassafras, et qu'on purge tous les huit jours avec le jalap et le calomelas. Ces moyens suffisent presque toujours pour guérir. Dans les cas plus opinâtres, il faut recourir aux bains, à la poudre de Plummer, avec le gayac, à la ciguë; on a rarement besoin de médicaments externes plus forts, et l'on doit toujours user d'une grande circonspection sous ce dernier point de vue, parce qu'il est très facile de déterminer des métastases dangereuses sur le cerveau et les organes sensoriels. Quand la maladie est plus rebelle encore, on se trouve bien d'appliquer trois fois par jour des feuilles de chou, dont on superpose trois l'une à l'autre, et qui détachent peu à peu toutes les croûtes, après la chute desquelles on termine le traitement par des frictions huileuses.

La variété appelée *tinea* réclame également l'usage des moyens internes qui viennent d'être indiqués; mais le point principal est d'enlever les racines de cheveux qui sont malades. Pour cela on se sert d'étroites bandelettes couvertes d'un mélange de résine et de farine, dont on applique une chaque jour, et qu'on arrache quand elles sont sèches. On peut aussi appliquer de la gomme ammoniaque cuite, en consistance d'emplâtre, dans du vinaigre scillitique, et la laisser en place jusqu'à ce qu'elle se détache aisément. Si la maladie est fort opiniâtre, on enduit les places affectées d'un mélange à parties égales de beurre et de nitrate de mercure liquide, ce qu'on répète chaque jour, jusqu'à ce qu'elles soient parfaitement nettoyées.

COUPEROSE, VARUS.

(*Gutta rosacea*, *vari.*)

Diagnostic. Grandes taches au visage, principalement au nez, de couleur purpurine, souvent aussi d'un rouge-brun, ou d'une teinte cuivrée, qui produisent un sentiment de chaleur, et qui sont quelquefois élevées au-dessus du niveau de la peau.

On nomme *vari* des nodosités, arrondies, tuberculeuses, coniques, qui s'ouvrent au sommet, laissent échapper un liquide purulent ou aqueux, parfois sanguinolent, et paraissent spécialement à la face, quoiqu'on les observe aussi sur d'autres parties du corps.

Ces deux exanthêmes sont tantôt isolés, tantôt réunis ensemble ; tous deux dépendent des mêmes causes.

La cause principale est une disposition particulière de la peau, ce qui fait que la couperose peut être héréditaire et appartenir à des familles entières. La cause occasionelle la plus ordinaire est l'abus des boissons spiritueuses. Cependant la maladie peut dépendre aussi d'un dérangement de la sécrétion biliaire et de la menstruation.

Thérapeutique. Le traitement est difficile. Il consiste à éloigner la cause, à dériver par des purgatifs, des cautères aux bras, entretenus pendant long-temps, des bains de pieds sinapisés, et des chaussons de taffetas ciré, à faire des lotions avec l'eau cosmétique n° 249, à frictionner les parties environnantes avec la pommade de précipité blanc, ou, quand ces moyens échouent, à prescrire un mélange de soufre et de camphre (n° 250), qui agit ici d'une manière réellement spécifique. Il faut bien se garder de recourir à des moyens qui opèrent une répercussion brusque, parce qu'on pourrait donner lieu ainsi à des métastases dangereuses.

FURONCLE.

(*Furunculus.*)

Diagnostic. Elévations dures, arrondies ou coniques, dont le diamètre varie de quelques lignes à plusieurs pouces, qui s'enflamment lentement, prennent une couleur de rouge-brun, finissent par s'ouvrir, rendent alors un pus mêlé de sang, mais recèlent dans leur profondeur un bourbillon, c'est-à-dire, une masse de tissu cellulaire macéré par le pus, dont l'expulsion amène la guérison complète, mais dont la rétention fait que, même dans les cas où la plaie se referme, il reste, à l'endroit du furoncle, un tubercule qui s'ouvre de nouveau au bout d'un laps de temps plus ou moins long. Les furoncles peuvent se développer sur toutes les parties du corps; on les observe principalement aux plis des articulations et dans les endroits où la graisse abonde.

Les causes sont celles qu'on assigne en général aux exanthêmes. Le motif qui fait prendre cette forme à la maladie, paraît tenir souvent à une constitution particulière de la peau elle-même, de sorte qu'il y a des hommes chez lesquels la moindre cause provoque des furoncles, et qui en sont presque continuellement atteints. Très fréquemment aussi les furoncles sont une forme de la crise ; aussi les observe-t-on après des fièvres aiguës et des exanthêmes aigus, à la fin de la gale et autres exanthêmes chroniques, même dans la goutte.

Thérapeutique. Le traitement local consiste dans l'usage de cataplasmes émollients et excitants (de graine de lin, de jusquiame et de safran cuits dans du lait), et dans l'application de l'emplâtre diachylon composé, ou de l'emplâtre de galbanum safrané, pour amener promptement et complètement le furoncle à maturité. Une fois la tumeur ouverte, on cherche à accélérer la sortie du bourbillon par des digestifs irritants.

Lorsqu'il existe une disposition générale aux furoncles, et qu'il en reparaît sans cesse de nouveaux, il faut appliquer le traitement général des exanthêmes, ou le traitement particulier de la maladie dont cette éruption est une forme.

PUSTULE MALIGNE.

(*Carbunculus, pustula nigra.*)

Diagnostic. Taches livides, bleuâtres ou noires, fort étendues, et causant de vives douleurs, qui finissent par se convertir en phlyctènes gangréneuses. La maladie survient le plus souvent à la nuque et entre les épaules, comme symptôme de la fièvre gastrico-nerveuse, et elle met la vie en danger, car il n'est pas rare qu'une putridité mortelle se propage de la partie dans laquelle la vie s'est éteinte à l'organisme entier.

Thérapeutique. Il faut traiter la fièvre (d'abord un vomitif, puis les plus puissants antiseptiques et excitants), et recourir aux moyens chirurgicaux : on pratique d'abord une incision cruciale, pénétrant jusqu'au vif, puis on applique des antiseptiques et des balsamiques énergiques, le quinquina, l'arnica, la myrrhe, le camphre, en un mot, le traitement de la gangrène, tel que l'enseignent les ouvrages de chirurgie.

Quand la maladie est légère, il suffit souvent de fomentations avec l'eau de chlore, après des scarifications convenables.

Le *charbon contagieux* (*carbunculus contagiosus*), produit par la contagion du charbon des bêtes à cornes, est un symptôme de cette maladie au même titre que le bubon et l'anthrax sont des symptômes de la peste. (V. *Fièvres contagieuses.*)

GERÇURES.

(*Intertrigo, rhagades.*)

Diagnostic. Dans l'*intertrigo*, la peau du pli des articulations, des parties génitales, des lèvres, s'écorche, se fendille et devient douloureuse.

C'est surtout chez les enfants qu'on observe cet accident, qui tient à la malpropreté, ou à l'âcreté de la sueur et de l'urine. Qu'on se garde bien d'employer des préparations de plomb ou autres substances propres à procurer une dessiccation prompte. Les meilleurs moyens sont l'eau froide et le lycopode.

Les mêmes règles s'appliquent aux adultes, aux femmes surtout, qui sont souvent atteintes de l'*intertrigo*. Cependant il faut ici rechercher si l'accident ne se rattacherait point à quelque cause interne.

Les *gerçures* aux mains et aux pieds, qui surviennent lors du changement de saison, dépendent ordinairement de l'action du froid. Il y a néanmoins des cas où elles reconnaissent pour causes des dyscrasies générales, par exemple la goutte.

Pour les guérir il faut employer des corps gras adoucissants, le savon amygdalin, le beurre de cacao, et surtout le suif de cerf, qui mérite la préférence sur toutes les autres graisses. En effet, les corps gras diffèrent beaucoup les uns des autres, sinon sous le point de vue chimique, du moins sous celui de la manière dont ils impressionnent l'économie, et il y a des personnes dont la peau est tellement délicate qu'elle ne peut supporter que la graisse de cerf. On a recours aussi au borax, associé à l'eau cosmétique n° 249. Si les rhagades sont l'effet du froid, on leur applique le traitement des engelures. Souvent elles tiennent à une dyscrasie, goutteuse surtout, qu'il faut combattre.

L'*intertrigo* et les rhagades peuvent dépendre d'un excès de délicatesse et de mollesse de l'épiderme. En pareil cas, on doit recommander les lotions astringentes et les bains froids.

TACHES DE ROUSSEUR, TACHES HÉPATIQUES.

(Lentigo, ephelis.)

Les *taches de rousseur* (*lentigines*) sont de petites taches d'un jaune brunâtre, qui surviennent au visage et aux mains, et qui ne causent point de démangeaisons. Elles paraissent au printemps et en été, et s'effacent en hiver. On les observe plus particulièrement chez les femmes et chez les sujets à cheveux blonds ou roux, en général chez ceux qui ont la peau fine et blanche.

Les *taches hépatiques* (*ephelides*) sont des taches jaunes ou brunes, dont la grandeur varie depuis celle d'une lentille jusqu'à un diamètre de plusieurs pouces, tantôt éparses sur quelques parties seulement, tantôt couvrant le corps entier, qui ordinairement ne causent point de prurit et ne sont point accompagnées de desquamation de l'épiderme, mais quelquefois cependant offrent l'un et l'autre de ces deux phénomènes.

Les taches de rousseur et les éphélides ne sont que des affections cutanées superficielles. Cependant les taches hépatiques se lient presque toujours à une dyscrasie bilieuse, soit à la polycholie, soit à un dérangement de la fonction du foie. Elles peuvent aussi dépendre d'irrégularités de la menstruation, et il y a des femmes qui reconnaissent qu'elles sont enceintes à ce que leur corps se couvre d'éphélides, qui alors disparaissent après l'accouchement.

Les taches de rousseur exigent qu'on évite de s'exposer aux rayons du soleil, qu'on s'abstienne de lotions immédiatement avant de s'exposer au grand air, et qu'on fasse usage de l'eau cosmétique, le soir, avant de se mettre au lit.

Le borax est le plus sûr moyen pour effacer les taches hépatiques ; mais il a besoin d'être très concentré ; on en fait dissoudre un demi-gros dans une once d'eau de rose, et l'on humecte fréquemment les taches avec cette liqueur. Quand il existe des signes d'âcreté bilieuse, on emploie concurremment les dépuratifs de la bile et du sang.

TANNES.

(*Comedones.*)

Diagnostic. La peau du corps entier paraît morte, flétrie, pâle et sèche, avec une multitude de petits points noirâtres et proéminents, d'où l'on peut exprimer une matière épaisse, affectant la forme d'un petit ver. A un haut degré de la maladie, la peau est couverte de ces filaments vermiformes. Il s'y joint tous les signes de l'atrophie, un amaigrissement général, la faiblesse, une physionomie de personne avancée en âge. La fin est une mort par épuisement.

La maladie ne s'observe que chez les enfants, pendant les premières années de la vie. Elle a sa source dans l'inertie de la peau, qui ne sécrète et n'absorbe plus, de manière qu'il se produit, dans les follicules cutanés, des condensations qu'on a regardées à tort comme des vers, comme des *convives* (*comedones*), parce que naturellement la nutrition entière souffre d'un tel état de choses.

Les causes éloignées sont toujours la malpropreté, le défaut de soin de la peau et une mauvaise nourriture.

Thérapeutique. Le traitement consiste à vivifier la peau par des bains de savon, de malt, d'herbes aromatiques, par un air pur, par une nourriture succulente, à laquelle on ajoute l'usage circonspect du vin, par des toniques et des excitants à l'intérieur; lorsque le système lymphatique, celui surtout du bas-ventre, souffre déjà beaucoup, on emploie l'éthiops minéral, l'antimoine, la rhubarbe (V. *Maladies des enfants*).

CALLOSITÉ DE LA PEAU.

(*Callositas s. scirrhositas cutis.*)

Diagnostic. Endurcissement d'une grande partie de la peau.

Cette maladie n'est point rare chez les enfants nouveau-nés, surtout en France; on la nomme alors *endurcissement du tissu cellulaire*, et elle se termine par la mort (V. *Maladies des enfants*).

On rencontre aussi quelquefois, comme symptôme de la maladie scrofuleuse, comme suite d'inflammations érysipélateuses, un endurcissement de la peau et du tissu cellulaire de membres entiers, qui, dans certains cas, s'accompagne d'un gonflement considérable et de la perte totale des formes naturelles. Il a été déjà dit plus haut que ce phénomène est également un symptôme de plusieurs exanthêmes chroniques, notamment de diverses dartres.

Thérapeutique. Le traitement consiste dans l'emploi intérieur et extérieur des plus puissants irritants de la peau et diaphorétiques, les mercuriaux, les antimoniaux, la belladone, la ciguë, l'opium, les bains de sel, de soufre, d'alcalis, les cataplasmes émollients, la pommade oxygénée (que je recommande beaucoup), les exutoires.

On appelle *verrues* (*verrucæ*) des indurations et des excroissances de l'épiderme qui surviennent sur toutes les régions du corps, *cors* (*clavi*) celles qui se manifestent aux orteils, *cornes* (*cornua*) celles qui ont la dureté de la corne, dont il leur arrive en outre quelquefois de présenter aussi la forme et le volume.

Les verrues, ou *porreaux*, sont tantôt isolées, tantôt fort nombreuses, surtout chez les enfants. On les voit quelquefois disparaître, comme elles se sont produites, sans cause appréciable. Souvent elles se lient d'une manière évidente à une compression mécanique; mais fréquemment aussi, surtout quand elles se manifestent en grand nombre à la fois sur diverses parties du corps, elles dépendent d'une désorganisation de la peau provoquée par une cause interne; les années climatériques et les dyscrasies scrofuleuse, arthritique, syphilitique, paraissent être les circonstances qui influent le plus sur leur apparition.

Le traitement local consiste dans l'application des caustiques, la teinture des cantharides, l'acide nitrique fumant, le beurre d'antimoine, la pierre infernale, le fer rouge, ou dans la ligature. Lorsque les verrues sont symptomatiques, il faut combattre la maladie fondamentale.

Quelquefois la peau entière se couvre d'excroissances verruciformes (*morbus verrucosus universalis*). C'est ici que se rapporte l'ichthyose, l'état des hommes porc-épics. Le traitement de la maladie repose sur les principes qui viennent d'être établis, mais on réussit rarement à la guérir.

PLIQUE POLONAISE.

(*Plica, trichoma.*)

Diagnostic. Intrication des poils, qui finissent par se réduire en mèches. Ils se frisent et se confondent en paquets qu'on ne peut démêler, augmentent de calibre, et sécrètent une matière visqueuse, qui contribue à les coller ensemble et à produire des masses d'une grande densité. Lorsque la maladie est parvenue à un haut degré, les poils désorganisés finissent même par devenir douloureux, et il se développe aussi des excroissances aux ongles. L'apparition de la plique est précédée de lassitude, de douleurs dans les membres, de maux de tête, de vertiges, de mouvements fébriles, de sueurs fétides. Après l'éruption, ces accidents se dissipent; si l'on coupe prématurément la plique, ils reparaissent de suite, souvent avec paralysie, cécité, surdité, etc.

La maladie est chronique, et dure souvent toute la vie.

La cause prochaine est une désorganisation particulière ou plutôt une hypérorganisation des poils.

La plique est une maladie purement endémique. Elle ne se rencontre qu'en Pologne, et lorsqu'on l'observe ailleurs, c'est que le principe y a été porté de là. La malpropreté, les bonnets fourrés et peut-être une constitution particulière de l'eau, sont vraisemblablement les circonstances qui concourent à la faire naître. Cependant le caractère de la race sarmate semble exercer une grande influence à cet égard, car on ne trouve la plique que dans les villages sarmates, et elle ne se voit ni dans les villages allemands, ni même dans les villages russes, quoique les habitants aient partout la même manière de vivre. Mais, d'après les faits recueillis par les meilleurs observateurs, il se développe, dans cette maladie, un principe contagieux, transmissible surtout par la voie du coït. Du reste, les symptômes qui la précèdent, la cessation de ces symptômes quand l'éruption a eu lieu, et leur retour lorsque celle-ci vient à être suspendue, tout prouve que la plique n'est point une affection locale, et qu'elle est le produit ou plutôt la métastase critique d'une dyscrasie intérieure.

Thérapeutique. Les indications sont de corriger la dyscrasie générale, et d'enlever prudemment la plique.

Le traitement varie suivant les périodes de la maladie.

Pendant les prodromes, on combat la dyscrasie générale, et on favorise la métastase. A cet effet, on emploie les diaphorétiques généraux, principalement l'antimoine, qui semble agir ici d'une manière spécifique, et la décoction de gayac. Dans le cas de prédisposition sthénique, l'excitation pourrait être portée au point de rendre la saignée nécessaire.

Après la formation de la plique, on continue les mêmes moyens, dont on accroît encore l'énergie, afin de rendre la crise complète.

Lorsque la crise est accomplie, ce que l'on reconnaît à la perte du brillant et de la mauvaise odeur de la plique, qui pend à des poils nouveaux et sains, on coupe cette masse.

Tout, dans le traitement, doit tendre à accélérer l'isolement de la plique, et pour cela on insiste sur les moyens qui viennent d'être énumérés. Si l'on coupe la plique avant qu'elle soit complètement isolée du cuir chevelu, on donne lieu aux accidents les plus redoutables. Pour terminer, on met le malade à l'usage des toniques.

J'ajouterai encore qu'on doit faire une sérieuse attention à la maladie trichomatique occulte ou larvée, qui peut être la cause des maladies nerveuses les plus chroniques et les plus opiniâtres.

ENVIES.

(*Nævus.*)

Diagnostic. Taches congéniales, ou élévations spongieuses, verruciformes, de la peau, qui varient pour la forme, le volume et la couleur, bien que celle-ci soit ordinairement rouge, brunâtre ou violette, qui sont souvent couvertes de poils (d'où la ressemblance qu'avec le secours de l'imagination,

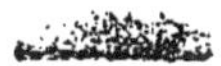

on leur trouve avec des fraises, des framboises, des souris, etc.), qui persistent pendant la vie entière, et qui tantôt conservent la même figure et la même structure, tantôt, par l'influence de causes accidentelles, surtout d'irritations locales, grossissent et se convertissent en pseudomorphoses plus graves, ou même passent à la dégénérescence cancéreuse.

Les envies ont pour cause un vice de première conformation dans le sein maternel, ce qui fait qu'elles paraissent fréquemment, chez les enfants, à l'endroit même qui en est le siége chez le père ou la mère. Elles peuvent vraisemblablement aussi être occasionées par une pression continuelle qu'un point du corps de l'embryon éprouve dans la matrice, et qui empêche la circulation de s'y accomplir librement, la peau de s'y développer d'une manière complète. Cependant il n'est pas moins possible que d'autres causes, sans excepter même les affections morales de la mère, qu'on sait être capables de tuer le fruit qu'elle porte dans son sein, contribuent également à leur manifestation, en troublant le travail organisateur des téguments extérieurs, sans que nous ayons besoin pour cela de recourir à l'influence que les préjugés populaires attribuent à l'imagination.

Thérapeutique. On ne doit jamais traiter les envies qu'avec une circonspection extrême, car toute irritation locale peut accroître encore le vice d'organisation qui les constitue et les faire passer à un état plus grave de dégénérescence. Le mieux est donc de n'y point toucher, d'éviter même tout ce qui pourrait exercer une compression sur elles. Il est dangereux surtout de soumettre à aucune tentative celles qui siégent au visage. Si le sujet l'exigeait absolument, on les toucherait avec de faibles dissolutions de borax, d'alun, d'alcali, de sublimé, avec de l'eau de chaux; si elles étaient de nature spongieuse, à base mince, on les attaquerait par les ligatures. Dans les taches de vin, on a employé avec utilité les procédés du tatouage, en introduisant dans la peau une substance dont la couleur se rapprochait de celle qui lui est naturelle.

ALOPÉCIE.

(*Alopecia.*)

Diagnostic. Les poils se dessèchent, blanchissent, se fendent, tombent.

L'alopécie peut reconnaître pour cause tout ce qui arrête la nutrition des poils, principalement les progrès de l'âge, les fièvres aiguës, les maladies aiguës et les érysipèles à la tête, les excès vénériens, les chagrins violents, la frayeur (on a vu les cheveux blanchir en une seule nuit par cette cause), des exanthêmes chroniques, des dyscrasies, surtout celle de la syphilis.

Le traitement consiste à peigner et brosser fréquemment les cheveux, à les laver avec de l'eau de savon, avec une décoction de bardane, à les oindre avec une pommade de moëlle de bœuf et d'huile essentielle de citron, à les poudrer avec un mélange d'amidon et de sel marin décrépité, à les lotionner avec une dissolution de sulfate de cuivre.

ULCÈRES.

(*Ulcera.*)

Les ulcères de la peau et ceux du tissu osseux (*caries, spina ventosa*) sont traités d'après les mêmes principes que les exanthêmes en général.

Il importe aussi d'avoir égard aux causes éloignées, notamment aux diverses dyscrasies; mais ce qui n'a pas moins d'importance non plus, c'est le traitement chirurgical, de sorte que les ulcères rentrent, à proprement parler, dans le domaine de la chirurgie.

Le *noma* (cancer aqueux) doit être placé ici; la seule remarque à faire sur le compte de cette affection, c'est que l'acide pyrolignique employé à l'extérieur est le moyen qui a le mieux réussi contre elle.

DOUZIEME CLASSE.

Dyscrasies.

Constitution vicieuse des humeurs, qui agit comme cause de maladie, et qu'on nomme *cachexie* quand elle trouble la nutrition.

Diagnostic. Altération de la couleur de la peau, exanthêmes, changements des sécrétions, produits sécrétoires qui s'éloignent de l'état normal (l'urine surtout), assez souvent même altération du sang qui coule de la veine ouverte, irritation, tant des nerfs que du système sanguin (d'où, soif, douleurs, spasmes, pouls irrité, mouvements fébriles, inflammations, mauvaise nutrition, tissus accidentels), fréquemment production d'un principe contagieux, formations parasites et désorganisations.

Les dyscrasies varient beaucoup, eu égard à leur nature et au danger qu'elles entraînent. Parfois légères et sans danger, dans d'autres cas elles sont fort graves, dérangent la santé et compromettent l'existence. Elles sont chroniques, et durent quelquefois toute la vie. Leurs effets sont toutes sortes de maladies aiguës et chroniques, en dernier lieu, étisie, atrophie, phthisie, hydropisie, terminaison mortelle, soit par épuisement général des forces, soit par des destructions locales de viscères nobles.

Pathogénie. La pureté ou normalité de nos humeurs, et en général de la matière organique, depend de la nature des choses qui pénètrent en nous du dehors, du degré d'élaboration et d'animalisation qu'elles subissent, du plus ou moins de perfection avec laquelle l'organisme se débarrasse de tous les matériaux mis hors de service et par cela même devenus substances étrangères et nuisibles.

La dyscrasie, l'impureté, l'état anormal (âcreté) des humeurs peut donc tenir à plusieurs causes diverses.

1°. A un *vice quelconque dans ce que l'économie reçoit du dehors*. Ici se range d'abord la *nourriture*, les aliments et les boissons, considérés sous le point de vue tant de leur quantité que de leurs qualités. En ce qui concerne la *quantité*, le trop et le trop peu; le *trop*, une nourriture trop abondante outrepasse les limites de la faculté digestive et assimilatrice, de sorte qu'elle ne peut être convenablement assimilée, et qu'elle engendre des crudités, d'où il suit que les humeurs renferment des éléments qui n'ont point subi une complète assimilation, et qui sont par conséquent hétérogènes, ce qui fait qu'elles-mêmes s'éloignent des conditions normales; le *trop peu*, car une nourriture insuffisante, mauvaise, inaccoutumée, engendre des humeurs de mauvaise qualité, tant par l'affaiblissement qui en résulte, que par celui de l'insuffisance du renouvellement des matériaux organiques. En ce qui regarde la *qualité*, les aliments lourds, indigestes, gras ou trop excitants, épicés, âcres, échauffants, salés ou altérés, corrompus. Après la nourriture vient l'*air*, et cela, de deux manières, d'abord par le défaut d'oxygène (air renfermé, usé par la respiration, animalisé), ensuite par les substances étrangères qui peuvent y être mêlées. Puis, la *chaleur*, par excès ou par défaut, ce qui comprend aussi l'influence des climats; les *poisons*, surtout l'empoisonnement chronique par les métaux (mercure, plomb, arsenic, argent); les *principes contagieux* et les *miasmes* (notamment ceux de la syphilis et de la gale); enfin la *malpropreté*, la *crasse* en général, qui souvent est l'unique cause, trop fréquemment méconnue, des dyscrasies dans les basses classes du peuple, même chez certaines nations.

2°. A un *défaut dans la métamorphose que les substances du dehors doivent subir de la part de l'organisme* (assimilation, animalisation, transformation d'une matière étrangère et morte en une substance animalisée, vivante, revêtue même d'un caractère individuel). Cette métamorphose embrasse trois opérations principales, dont chacune peut s'accomplir mal et devenir ainsi la cause d'une dyscrasie. La *digestion*; la faiblesse de l'estomac, l'imperfection de la digestion, engendre des mucosités, des acides, et par suite un sang de mauvaise qualité, muqueux, aqueux, âcre : l'influence de la chaleur agit de la même manière. La *chylification*; un mauvais état du système chylopoiétique, l'obstruction des glandes du mésentère produisent un mauvais chyle et des humeurs mal constituées; il faut ranger ici le système lymphatique entier, puisque c'est lui qui amène au sang toutes les substances venues du dehors, et qu'ainsi prend naissance la *dyscrasie scrofuleuse*, dont il est le siége primitif; la *dyscrasie arthritique* se rattache aussi à un mauvais état de la digestion et de la chylification. La *sanguification*; la conversion du chyle et de la lymphe en un sang bien constitué, bien vivant, bien organisé, peut être empêchée par la faiblesse générale, par le défaut d'exercice, surtout par un mauvais état des poumons, organe principal de l'animalisation et de l'hématose (par exemple, asthme, blennorrhée, tubercules, phthisie, même cyphose), et par des lésions du cœur (spécialement l'anévrisme, l'ossification, la persistance du trou ovale et du conduit de Botal, qui gêne le passage du sang à travers les poumons). De là résultent les dyscrasies les plus variées du sang, son caractère trop aqueux ou mucilagineux, la *dyscrasie chlorotique*, mais surtout la conversion incomplète du sang veineux en sang artériel, le caractère veineux, l'hypercarbonisation de ce liquide, la *dyscrasie cyanotique*, la *dyscrasie scorbutique*.

3°. A des *vices de la sécrétion et de l'excrétion*. L'élimination de tout ce qui a perdu vie, de tout ce qui est usé, de tout ce qui a contracté une altération quelconque, est une condition de la pureté du sang, d'où il suit que les troubles de cette fonction sont une des plus riches sources de dyscrasies. Ces troubles peuvent être de deux sortes. *Suppression de la sécrétion*, entraînant la rétention des substances qu'elle aurait dû rejeter au dehors; ici se place, au premier rang, parce qu'elle est la plus fréquente de toutes, la suppression de la sécrétion cutanée, surtout de la perspiration insensible (par le froid, l'humidité, la malpropreté, le défaut de mouvement), qui engendre la *dyscrasie rhumatismale*, la *dyscrasie psorique;* puis celle de la sécrétion du foie (l'un des plus importants émonctoires, qui sert spécialement à décarboniser le sang), de laquelle résultent les *dyscrasies bilieuse*, *ictérique*, *atrabilaire*; enfin celle de la sécrétion rénale, surtout quand elle a lieu d'une manière chronique, et qui détermine la *dyscrasie urineuse*. *Dégénération*, *altération des qualités du produit de la sécrétion* (sécrétion pathologique), cas dans lequel il s'engendre en nous-mêmes une substance nouvelle et hétérogène (matière morbifique), qui peut ensuite se mêler à la masse des humeurs et la corrompre. Il est donc possible ici que la cause de la dyscrasie soit purement locale. On doit surtout rapporter à cette classe la *dyscrasie purulente*, ocasionée par l'absorption du pus, un ulcère interne ou externe, la carie, la gangrène, les maladies de peau, la *dyscrasie herpétique*, la *dyscrasie lépreuse*, la *dyscrasie cancéreuse*.

Thérapeutique. Les indications fondamentales sont:

1°. *Chercher et éloigner les différentes causes*. Sous ce rapport, le traitement varie à l'infini. Il faut corriger les vices du régime, du genre de vie et des influences extérieures, de la digestion, de la chylification, de l'hématose et de la sécrétion, détruire les principes spécifiques, miasmatiques et contagieux, guérir les maladies locales.

2°. *Purifier les humeurs*. On y parvient en favorisant toutes les sécrétions, à l'aide des médicaments propres à dépurer le sang. Le principal, celui qui fait la base de tous les autres, est l'eau. Boire abondamment de l'eau pure et s'y baigner, suffit souvent, l'expérience l'a bien démontré, pour guérir les dyscrasies les plus graves et les plus opiniâtres. Après l'eau viennent les végétaux dits altérants; les plus efficaces sont les sucs frais de pissenlit, de fumeterre, de chiendent, de cresson, les décoctions et infusions de bardane, de saponaire, de salsepareille, de laiche des sables, de gayac, de patience. Puis les antimoniaux, le soufre, le mercure (qui ne convient cependant que d'une manière conditionnelle), les purgatifs (et surtout le séné, qui est incontestablement le plus puissant de tous les végétaux aptes à combattre les dyscrasies, même sous la forme de poudre ; je l'ai donné avec le plus grand succès en infusion, à la dose d'un gros à un gros et demi par jour ; le jalap vient après lui). Dans les cas opiniâtres, on allie ensemble plusieurs de ces moyens, on emploie la poudre n° 201, qui est un des remèdes les plus généraux et les plus efficaces contre les dyscrasies, les espèces dépuratives (n° 202), la décoction de Pollini (n° 203), celle de Zittmann (n° 204), qui, malgré l'absurdité de sa composition, n'en produit pas moins d'excellents effets. Cependant la dose que j'ai indiquée doit subir des modifications suivant l'exigence des individualités.

3°. *Soustraire des matériaux à l'économie.* L'abstinence agit en privant l'économie et des matériaux et de la force nécessaires pour produire la dyscrasie. Elle convient surtout lorsque cette dernière reconnaît pour cause une alimentation excessive et la pléthore ; en nulle autre circonstance elle n'agit avec autant d'efficacité.

4°. *Renouveler les humeurs*, corriger immédiatement la matière, en amenant des substance saines et pures du dehors, produire un sang nouveau. On peut réellement remplir cette indication, et elle est d'une haute importance pour la guérison. Les moyens d'y satisfaire sont le lait et l'air pur. La diète lactée, le lait pour unique nourriture, avec du pain, et le séjour à la campagne, ont plus d'une fois guéri des dyscrasies qui jusqu'alors avaient résisté à tout. C'est la méthode à laquelle les anciens donnaient le nom de *purificatio veteris, regeneratio novi.*

Mais il y a des cas aussi où un véritable manque de substance alibile dans le sang est l'unique cause de la dyscrasie (chez les pauvres, chez les personnes qui ont souffert long-temps de la faim, après des maladies graves et de longs traitements) : le meilleur moyen alors de la guérir est de fournir des aliments de bonne qualité et restaurants.

CHLOROSE.

(*Chlorosis.*)

Diagnostic. Couleur pâle, blanche, de la peau, des joues, des lèvres, manque de chaleur, sensibilité extrême à l'impression du moindre froid, lassitude, paresse, pouls faible et lent, essoufflement et battements de cœur au moindre mouvement, œdème des pieds, défaut d'appétit, appétence pour des choses extraordinaires, principalement la terre, la craie, etc. Le sang tiré de la veine est tenu, aqueux, pauvre en cruor, presqu'uniquement composé de sérum. Quand la chlorose se prolonge, hydropisie générale, ascite, ou marasme, maladies nerveuses.

Pathogénie. L'essence, la cause prochaine de cette cachexie est une mauvaise constitution toute particulière du sang, dans lequel la partie aqueuse prédomine, tandis qu'il y a défaut de cruor et de fibrine, c'est-à-dire de la substance qui est, à proprement parler, le siége de la chaleur, de la rougeur, de la plasticité et de la vitalité.

La cause la plus ordinaire est la cessation du développement sexuel et de la première menstruation chez les femmes. Cependant la chlorose peut aussi résulter d'une soustraction trop considérable de sang, de l'anémie.

Thérapeutique. L'indication principale est d'augmenter la masse du cruor et de la fibrine, des matériaux du sang qui lui communiquent sa chaleur et sa couleur, en un mot d'accroître la vitalité de ce liquide. Le principal moyen pour y parvenir est le fer. Rien dans la nature ne rétablit d'une manière si prompte et si directe la rougeur, la chaleur et la force vitale du sang, que ce grand agent, qu'on ne saurait trop admirer, qui a tant d'affinité avec l'organisme animal, à l'existence même duquel il est nécessaire, et qui tient par des liens si intimes au magnétisme et aux forces créatrices les plus mystérieuses de l'univers. Il suffit souvent d'administrer du fer pendant quelques semaines à une jeune fille chlorotique, pour la voir reprendre des couleurs et pour ainsi dire renaître à la vie. On peut l'employer sous toutes les formes; mais c'est en substance (n° 205) qu'il agit avec le plus d'énergie. Chez les personnes très délicates et qui ont l'estomac faible, on a recours aux sels martiaux solubles, au fer tartarisé, aux fleurs de sel ammoniac martial (n° 206), aux eaux minérales ferrugineuses

(Pyrmont, Driburg, Schwalbach, Cudowa). La malade doit en même temps vivre au milieu d'un bon air, et prendre modérément de l'exercice. Si la chlorose dépend d'un défaut de menstruation, on allie à ces moyens le traitement de l'aménorrhée, en le modifiant d'après les circonstances particulières à chaque cas (V. *Maladies des femmes*). Dans le cas où la maladie a été produite par l'onanisme, on prescrit le fer et un régime animal succulent.

CYANOSE.

(*Cyanosis.*)

Diagnostic. Coloration en bleuâtre, souvent aussi en bleu foncé (surtout après les mouvements), des extrémités, notamment des doigts, des orteils et du visage, parfois aussi du corps entier; en même temps, difficulté de respirer (surtout pendant les mouvements), palpitations de cœur, manque de chaleur, faiblesse générale.

La durée n'a rien de déterminé; elle peut n'être que de quelques mois, ou de plusieurs années, et s'étendre même jusqu'à vingt-cinq ans. La terminaison est une décomposition progressive du sang, l'apparition d'hémorrhagies passives, l'hydropisie et la mort par asphyxie.

Pathogénie. La cause prochaine est un obstacle, qui s'oppose à la conversion du sang veineux en sang artériel, par conséquent la persistance de ce liquide à l'état de carbonisation, d'animation incomplète. Les causes sont congéniales ou acquises. Les premières, plus fréquentes que les autres, sont la persistance du trou ovale, du conduit de Botal, des lésions organiques du cœur, l'implantation de l'aorte sur le ventricule droit, l'absence des valvules, le défaut de développement des poumons (dans ce cas, la mort a souvent lieu immédiatement après la naissance). Les causés acquises, ou qui ne commencent à agir que pendant le cours de la vie, sont la réouverture du trou ovale (par de violents efforts, par un raptus considérable du sang vers le cœur), des anévrismes du cœur, l'ossification des valvules, l'état tuberculeux des poumons, leur imperméabilité (ce qui fait que la cyanose est quelquefois la suite de l'asthme, de la phthisie pulmonaire). L'état scorbutique, qui est aussi un état veineux du sang, peut produire des phénomènes analogues.

Thérapeutique. Le traitement direct doit tendre à oxider et décarboniser le sang. Ainsi on emploie les acides, tant muriatique que sulfurique, à l'intérieur, en lotions, en bains (une à deux onces du premier par bain), et on fait respirer un air pur, riche en oxygène. Il faut aussi prendre en considération les causes. Dans les maladies du cœur, on prescrit le repos, on évite tous les mouvements violents, on pratique de temps en temps de petites saignées, en un mot on applique le traitement que réclament les maladies du cœur (V. *Angine de poitrine*). On a conseillé, dans la cyanose des nouveau-nés, de faire crier ces petits êtres, comme moyen pouvant favoriser l'oblitération du trou ovale.

SCORBUT.

(Scorbutus.)

Diagnostic. Accablement, gencives spongieuses, bleuâtres, sordides, pruriteuses, saignant au moindre attouchement, fétidité de l'haleine, vacillation et chute des dents, respiration faible, devenant pénible au moindre effort, pouls faible et paresseux, teint blême, boufflissure de la face, taches bleues aux extrémités, enflure des jambes, tristesse, urine saturée et passant promptement à la putréfaction. Quand la maladie fait des progrès, il survient de fréquentes hémorrhagies difficiles à arrêter, par la bouche, le nez et autres parties du corps, la faiblesse augmente sans cesse, le malade tombe en défaillance dès qu'il se meut, les jambes se couvrent d'ulcères spongieux, bleuâtres, saignants à la moindre cause, des douleurs sourdes se font sentir dans les os des extrémités inférieures, la gangrène et le sphacèle se déclarent d'eux-mêmes, sans inflammation préalable, surtout aux jambes, de manière qu'on voit quelquefois des parties entières se détacher du corps.

On distingue le scorbut en celui de terre et celui de mer. Le premier est moins grave, et peut durer des années entières sans entraîner d'accidents dangereux, bien qu'il fasse naître quelquefois des maladies considérables, comme, par exemple, l'hémacélinose. L'autre est plus intense, il marche plus rapidement, il est plus destructif. La maladie peut causer la mort par hémorrhagie, par gangrène, par épuisement. Elle peut aussi déterminer l'hydropisie et la consomption.

Pathogénie. La cause prochaine est la décomposition, la dissolution du sang, la diminution de sa vitalité et de sa plasticité, une tendance à la putridité.

Les causes éloignées sont un air humide et froid (ce qui rend la maladie commune sur le littoral des pays septentrionaux), un air vicié, renfermé, le manque d'aliments frais, végétaux, l'usage de viandes salées, altérées, et d'eau corrompue, le défaut d'exercice, la tristesse. Toutes ces causes se réunissent dans les navigations prolongées; aussi est-ce surtout alors qu'on observe le scorbut, qu'il est le plus redoutable, qu'il exerce le plus de ravages. Les mêmes effets peuvent avoir lieu sur terre, pendant les siéges et autres calamités générales. Cependant il existe aussi une prédisposition innée au scorbut.

Thérapeutique. L'indication principale est de vivifier, de rafraîchir, d'oxygéner le sang, puis de redonner du ton. Aussi le scorbut de mer guérit-il ordinairement avec promptitude et facilité lorsque les équipages peuvent être mis à terre, boire de bonne eau et manger des végétaux. On le prévient également, dans les voyages de long cours, par une propreté parfaite (en ventilant et lavant le vaisseau), en procurant de l'exercice et des distractions aux marins, en leur donnant de la choucroute, des citrons et de la bière.

Le moyen curatif qui agit avec le plus d'efficacité est le suc de citron, à la dose de six à douze onces par jour, et employé aussi à l'extérieur pour le pansement des ulcères. La levure de bière s'est montrée fort salutaire dans le scorbut de terre, tant à l'extérieur qu'intérieurement, à la dose de quatre à douze onces.

Si la faiblesse est extrême, on emploie en outre le quinquina, le *calamus aromaticus*, les acides minéraux. L'alun convient lorsqu'il y a tendance aux hémorrhagies. Aux ulcérations de la bouche on oppose le miel rosat, avec l'acide muriatique, les collutoires avec la dissolution de chlore, la décoction de quinquina ou de *calamus* alunée. On se trouve fort bien encore de la pulpe de carottes fraîches, fréquemment renouvelée, pour panser les ulcères scorbutiques extérieurs. La sabine, en fomentations et en bains, produit aussi des effets extraordinaires et vraiment spécifiques dans ce dernier cas, même lorsqu'il y a carie.

JAUNISSE.

(*Icterus.*)

Diagnostic. Couleur jaune, d'abord du blanc de l'œil, puis de tout le reste du corps, dont l'intensité varie depuis le jaune mat jusqu'à la teinte safranée, même jusqu'au jaune brun, et au jaune noir (*icterus niger*), quand la maladie est portée fort loin ; urine d'un jaune rougeâtre, teignant le linge en jaune ; selles dures, blanches ou grises ; souvent aussi la sueur jaunit le linge. Le malade éprouve en même temps des dérangements de la digestion, tension et gonflement de l'estomac, flatulence, amas de mucosités ou d'acides dans les premières voies, défaut d'appétit, nausées, tension, pression, tuméfaction et parfois aussi douleur à l'hypocondre droit.

La jaunisse n'est point par elle-même une maladie dangereuse ; mais elle peut devenir telle par les causes qui l'ont déterminée, par une inflammation, des obstructions incurables, ou des désorganisations des viscères, ou par sa longue durée, qui amène une cachexie et finalement l'étisie ou l'hydropisie.

Le premier signe d'amélioration est que les déjections alvines commencent à reprendre une teinte jaune.

Pathogénie. La cause prochaine est la présence de la bile dans le sang et la lymphe, et son absence dans le canal intestinal, occasionées par la rétrocession de cette humeur du foie dans le système sanguin. Il n'y a donc point ici abolition de la sécrétion, puisque sans sécrétion il ne saurait y avoir de bile dans l'organisme, mais empêchement à l'excrétion de la bile, ce qui entraîne sa résorption et son passage dans le torrent de la circulation. L'obstacle peut exister ou dans les conduits cystique et cholédoque, ou dans les canaux biliaires du foie lui-même, ce qui a lieu surtout dans le cas de jaunisse inflammatoire et spasmodique.

Les causes éloignées de la jaunisse peuvent être dynamiques ou mécaniques. La suppression de la bile peut être déterminée dynamiquement par la surexcitation du foie, ou par son atonie. La surexcitation peut elle-même être inflammatoire ou spasmodique.

Les causes occasionelles se rangent en trois classes :

1°. L'irritation, qui retient la bile ; ici se rapportent l'inflammation du foie et des parties voisines, les violentes émotions morales, qui agissent sur le système biliaire, les indigestions, les accumulations gastriques, certains poisons, le refroidissement, même les purgatifs et vomitifs violents, les calculs biliaires, le spasme quand il y a grande irritabilité nerveuse du foie, par exemple, chez les hystériques.

2°. Un obstacle mécanique; concrétions de bile, calculs biliaires, même des vers qui obstruent le canal cholédoque, obstructions du foie.

3°. Atonie du foie, qui fréquemment se développe d'une manière secondaire, et entretient la maladie comme cause accessoire.

Thérapeutique. L'indication fondamentale est de ramener la fonction du foie à l'état normal, et de rétablir le libre écoulement de la bile dans le duodénum. On peut la remplir de différentes manières, et le traitement doit varier suivant le caractère de la maladie. Avant tout, il faut rechercher s'il n'y a point un état inflammatoire, qu'on reconnaîtrait à la fièvre et aux douleurs à la région hépatique (signes de l'hépatite). Si cet état existait, il faudrait recourir aux émissions sanguines, et déployer tout le traitement antiphlogistique de l'inflammation du foie, ce qui ferait cesser la jaunisse, ou du moins rendrait possible ensuite l'application des moyens spécifiques.

Dans les cas ordinaires, le meilleur moyen de rétablir la fonction normale du foie et l'excrétion de la bile, consiste à faire un usage prolongé des délayants et des évacuants, parmi lesquels on choisit de préférence la rhubarbe (n°s 207, 208), qui agit d'une manière spécifique sur le foie. Si ce traitement ne suffit pas, on administre de temps en temps un vomitif. Les lavements et les frictions antispasmodiques sur les régions hépatique et épigastrique contribuent à le rendre plus efficace.

N'obtient-on aucun résultat, l'aloës, qui est le plus puissant de tous les moyens propres à agir sur la sécrétion du foie, procure ordinairement la guérison. On en fait prendre un grain, trois ou quatre fois par jour.

Echoue-t-il aussi, il faut recourir à des fondants plus énergiques encore, surtout au savon, à la gomme ammoniaque (dont on donne jusqu'à deux gros par jour), au carbonate de soude, aux eaux de Carlsbad, de Marienbad, de Saidschutz, de Pullna, à l'asa fœtida, au calomelas, au soufre doré d'antimoine, à la scille, à la fumeterre, à la petite centaurée, au suc récemment exprimé de pissenlit (deux à trois onces matin et soir), à l'extrait de chélidoine, ou mieux encore au suc de cette plante (dont on donne deux ou trois fois par jour une cuillerée à café, en s'élevant peu à peu jusqu'à une cuillerée à bouche). Le malade fait, en outre, usage chaque jour, le matin, de trois ou quatre jaunes d'œufs délayés dans de l'eau ou du bouillon gras. On lui fait prendre aussi la racine de belladone, avec la rhubarbe (n° 209).

Lorsque ces moyens sont insuffisants, l'opiniâtreté de la maladie ne tient souvent qu'à la faiblesse et à l'inertie des organes biliaires, et alors il faut associer aux fondants les toniques, surtout le quassia. Les martiaux eux-mêmes, notamment les eaux de Pyrmont ou autres eaux ferrugineuses, sont, dans beaucoup de cas, les moyens qui font le mieux cesser la jaunisse. Quelquefois celle-ci est entretenue par un état spasmodique, de manière qu'elle cède promptement à des lavements avec l'opium.

Dans toutes les jaunisses, il faut avoir soin aussi de purifier le sang, de le débarrasser de la bile qui s'y est introduite. On y parvient par d'abondantes boissons acidules, la tisane n°. 3, le petit-lait tamariné.

Jamais on ne négligera d'avoir égard aux causes éloignées, spécialement aux vers, aux métastases, et surtout à l'âcreté psorique, aux calculs biliaires, aux obstructions des viscères, le foie en particulier; dans ce dernier cas, les frictions mercurielles sur la région hépatique sont d'une grande utilité.

La jaunisse est quelquefois purement spasmodique; c'est alors l'opium qui la guérit le mieux.

La jaunisse périodique, celle qui affecte un type intermittent, exige qu'on la traite comme une fièvre intermittente.

Ictère noir. C'est le plus haut degré de la jaunisse, dans lequel la peau devient d'un brun foncé, noirâtre. Il annonce un obstacle des plus grands à l'écoulement de la bile (presque toujours des désorganisations incurables du foie, ou des calculs biliaires, qui ne peuvent s'échapper), et prouve que la masse du sang a été altérée par son mélange avec cette humeur. On parvient rarement à guérir cette maladie, qui généralement dégénère en hydropisie. Cependant elle a quelquefois cédé aux eaux de Carlsbad, au suc frais de pissenlit, combiné avec l'usage des jaunes d'œufs, et à l'acide tartrique; dans un cas, elle a été guérie par le sel d'oseille.

SCROFULES.

(Scrophulosis.)

Diagnostic. La maladie paraît sous deux formes, comme disposition aux scrofules et comme maladie scrofuleuse.

1°. La *disposition aux scrofules* s'annonce, dans l'enfance, par les signes suivants: le sujet provient de parents scrofuleux (car malheureusement on ne saurait nier la transmission par voie d'hérédité), il a une tête fort grosse, surtout à l'occiput, un col court et épais, des tempes déprimées, des mâchoires larges, la face bouffie; la lèvre supérieure et le nez surtout sont fréquemment enflés (ce qui est un signe capital); les cheveux sont blonds, la peau est d'un beau blanc, les joues sont rosées, les yeux presque toujours bleus et à larges pupilles; le corps entier est plein, rebondi et bien nourri, mais les chairs sont molles, flasques et comme spongieuses; le bas-ventre est plus gros et plus saillant que de coutume; il y a des saignements de nez fréquents, et une propension continuelle aux accumulations de mucosités dans le canal intestinal, à la production des vers, à la blennorrhée des poumons et du nez, etc.; les selles sont irrégulières, tantôt constipation, et tantôt diarrhée; l'esprit est vif et développé d'une manière précoce, mais le développement physique (par exemple, en ce qui concerne la dentition, la marche) est retardé, ou s'opère d'une manière irrégulière.

2°. La *maladie scrofuleuse déclarée* a pour caractères les suivants. Le plus général, le plus commun et le plus certain de tous les signes est la présence de *gonflements* et d'*indurations glandulaires*. Ces tumeurs paraissent d'abord au col, sous les mâchoires, à la nuque, sous la forme de nodosités plus ou moins grosses (depuis le volume d'un pois jusqu'à celui d'une noix), quelquefois disposées en chapelet, puis sous les aisselles, aux aînes, et enfin par tout le corps. Elles sont d'abord molles, indolentes, mobiles, et peuvent rester telles pendant des années entières; ou bien elles durcissent peu à peu, deviennent plus volumineuses, des douleurs s'y développent, la peau qui les couvre rougit, elles finissent même par passer à la suppuration, s'ouvrir et donner lieu à des ulcères. Il faut bien distinguer les *scrofules vraies* des *scrofules fausses* (*scrophula vera et spuria*); les premières doivent naissance à la diathèse scrofuleuse ; les autres sont des gonflements glandulaires qui dépendent d'autres causes, par exemple, de la dentition, du développement, ou de l'irritation produite, soit par des principes contagieux, tels que ceux de la petite vérole et de la scarlatine, soit par des inflammations locales. Les tumeurs scrofuleuses peuvent survenir tant à l'extérieur qu'à l'intérieur (*scrophula externa et interna*), principalement dans le mésentère et les poumons : on en voit aussi dans le foie et la rate, même dans le cerveau.

Après elles viennent les *inflammations chroniques des parties glanduleuses*, surtout à l'œil (*ophthalmia scrophulosa, psorophthalmia*), où elles s'annoncent par une grande difficulté de supporter la lumière, le larmoiement, et la nature visqueuse de la sécrétion des glandes de Meibomius. La fréquence de l'orgeolet indique déjà une diathèse scrofuleuse. Ici se rapportent encore les blennorrhées fréquentes et prolongées, notamment l'otorrhée, qui est la plus commune chez les enfants, et aussi les flueurs blanches.

La maladie scrofuleuse a aussi pour caractères des *maladies de peau*, spécialement les croûtes laiteuses, la teigne muqueuse et la teigne faveuse chez les enfants, mais, de plus, d'autres exanthèmes généraux affectant des formes diverses, celle surtout de dartres ; une *tuméfaction habituelle du bas-ventre*, avec dureté, gonflements lymphatiques, épanchements, indurations, squirrhes ; des *ulcères*, reconnaissables au peu de douleur qu'ils causent, à leur caractère passif très prononcé, à l'état sordide de leur surface, à la mauvaise qualité de leur suppuration, qui n'est qu'un ichor aqueux, âcre, rongeant les parties environnantes, à la facilité avec laquelle ils guérissent sur un point, pour apparaître sur d'autres ; des *gonflements d'os* (*spina ventosa*, *pædarthrocace*) et des *caries*, dont les premiers surtout caractérisent cette maladie d'une manière toute spéciale ; enfin le *crétinisme*, dernier degré de l'affection, qui s'est étendue à l'organisme entier et a même détruit les facultés de l'âme.

Lorsque la maladie existe depuis long-temps, qu'elle est parvenue à un haut degré, qu'elle a jeté de profondes racines, il se développe des formes de maladies plus fâcheuses, plus redoutables encore, l'atrophie mésentérique, l'atrophie scrofuleuse, la phthisie tuberculeuse, l'hydropisie (surtout l'ascite et l'hydrocéphale), le cancer scrofuleux, principalement aux lèvres et à la face.

La maladie scrofuleuse peut devenir mortelle par ces affections. Mais souvent elle ne va pas jusque là, et elle disparaît ou persiste pendant la vie entière du sujet, l'accablant de toutes les infirmités qu'elle entraîne, se mêlant à toutes les maladies dont il peut être atteint, et provoquant assez fréquemment des fièvres symptomatiques, ou même des affections nerveuses.

Sa marche présente beaucoup de variétés. Le plus ordinairement elle est une maladie de l'enfance, et se termine à l'époque du développement de la puberté. On la voit paraître quelquefois dès la première année de la vie; mais en général ce n'est que durant le cours de la seconde ou de la troisième qu'elle commence à se montrer. Souvent sa manifestation est déterminée par des causes accidentelles ou par des irritations pathologiques, telles que des lésions graves, le travail de la dentition, des fièvres aiguës, surtout exanthématiques et contagieuses, la petite vérole, la rougeole, la scarlatine, même la vaccine. Mais, chez certains sujets, elle demeure latente et comme endormie pendant les premières années de la vie, et ne sort de sa léthargie qu'à l'âge de la puberté. Il est ordinaire alors qu'elle devienne moins sensible, qu'elle semble même s'éteindre tout-à-fait quand le développement physique est parachevé, et depuis la vingtième jusqu'à la cinquantième année, mais qu'à cette époque, elle reparaisse de nouveau, surtout chez les femmes après la cessation des règles, et l'on doit certainement attribuer à cette diathèse une partie des maladies glandulaires et des indurations qu'on voit survenir chez les personnes qui ont dépassé le milieu de la vie.

Le printemps, période de développement de la nature, exerce une grande influence sur cette maladie, dont ordinairement les symptômes se prononcent alors d'une manière plus sensible. La lune même influe sur elle; car elle est plus marquée pendant le premier quartier.

Pathogénie. Les scrofules sont une maladie du système lymphatique et de la lymphe. Leur essence consiste en une faiblesse, un défaut ou une irrégularité d'action de ce système et de ses glandes, ainsi qu'en un mauvais état des sécrétions, d'où résulte qu'il se produit une lymphe mal élaborée, incomplètement assimilée et animalisée. Les effets sont une nutrition incomplète, abondante en apparence, mais de mauvaise qualité, l'accumulation et la stase de la lymphe dans ses vaisseaux, la dégénérescence en âcreté scrofuleuse, l'irritation, même l'inflammation locale (mais de nature passive), d'où, épaississement, induration, formation de turbercules, extravasations, suppuration, d'abord des glandes, puis aussi d'autres organes, des os et des viscères nobles, sécrétions anormales, métastases; enfin une cachexie générale, des difformités, le rachitisme, des désorganisations, des destructions.

Le système lymphatique est celui du développement; en conséquence, la maladie scrofuleuse, dont la source et le siége résident en lui, est une maladie qui se lie d'une manière intime au travail d'évolution et de développement de l'organisme. Aussi la voit-on surgir de préférence aux périodes principales de cette évolution, la dentition, l'accroissement, la puberté, et disparaître sous son influence, quand le développement s'accomplit avec bonheur.

Ce qu'il y a de très remarquable, c'est que cette maladie peut revêtir deux formes, l'une extérieure, l'autre intérieure. Dans le premier cas, elle attaque de préférence les glandes superficielles, les vaisseaux lymphatiques, la peau, et en général les parties externes; dans l'autre, elle intéresse surtout les parties internes, le mésentère, les poumons, le cerveau, les os, et presque toujours alors il n'y a point de gonflements glandulaires externes, ou du moins il y en a peu, comme on le voit, par exemple, dans le rachitisme.

La maladie peut être occasionée par tout ce qui a l'aptitude d'engendrer une lymphe de mauvaise qualité, ou d'affaiblir le système lymphatique.

Les causes éloignées sont : des parents scrofuleux (car cette maladie est certainement héréditaire, ce qui fait qu'elle attaque souvent des familles entières), des parents affaiblis par les excès ou par l'âge, des parents atteints de la syphilis (l'observation ayant démontré que les enfants qu'ils procréent sont déjà scrofuleux en venant au monde, et que la maladie scrofuleuse n'est fort souvent autre chose qu'une syphilis dégénérée et modifiée à la seconde génération), une mauvaise nourriture, pendant les premières années de la vie, par des mères ou des nourrices maladives, scrofuleuses ou syphilitiques, la privation du lait maternel et l'allaitement artificiel, la vie au milieu d'un air impur, renfermé, animalisé, humide et froid (aussi la maladie est-elle plus commune en Angleterre, sur les côtes de la mer du Nord, et dans les gorges profondes des montagnes, qui sont les seuls endroits où l'on rencontre, à l'état endémique, le plus haut degré de cette affection, le crétinisme), une nourriture mauvaise, lourde, indigeste, pendant les premières années de l'enfance, surtout les farineux non fermentés et les pommes de terre, l'usage prématuré de l'eau-de-vie, une vie trop sédentaire et le défaut d'exercice chez les enfants, une impulsion communiquée de trop bonne heure aux facultés intellectuelles, des accumulations d'acides, de vers, dans les premières voies, des maladies antérieures, qui ont attaqué d'une manière spéciale et débilité le système lymphatique, comme la petite vérole, la rougeole et la scarlatine, des fièvres aiguës dont la crise a été incomplète ou troublée, enfin des médicaments trop actifs, astringents, obstruants, qui arrêtent les mouvements critiques salutaires, en particulier l'abus de l'opium chez les enfants.

Thérapeutique. Les scrofules étant une maladie constitutionnelle, le traitement est long et difficile; car, pour obtenir une guérison radicale, il faut agir sur la nutrition, il faut modifier et corriger la fonction entière de la chylification, de l'assimilation et de l'animalisation.

L'indication fondamentale est de ramener la fonction du système lymphatique à l'état normal, de remédier à l'altération spécifique de la lymphe qui dépend du mauvais état de ce système, et de corriger les effets qui en résultent. On la remplit à l'aide de moyens dont les uns sont généraux, et tirés surtout de la diététique, les autres spécifiques, et doués d'une action spéciale sur le système lymphatique et la dyscrasie scrofuleuse. Ces derniers sont appelés antiscrofuleux.

Commençons par tracer les *règles générales* du traitement de la maladie scrofuleuse.

1°. Nulle autre maladie n'exige autant de patience de la part du médecin. Il faut ici des mois, des années, pour arriver au but : on n'y parvient point par une conduite tumultueuse, mais par un traitement calme et suivi avec persévérance.

2°. On profite des périodes de développement pour entreprendre le traitement de la maladie. Souvent on a fait en vain de longs et pénibles efforts, lorsque tout à coup le traitement marche d'une manière rapide parce qu'on est arrivé à l'une de ces périodes. Le même moyen qui n'avait rien produit auparavant, opère alors les effets les plus salutaires. On doit aussi suspendre de temps en temps l'usage des médicaments ; c'est, dans beaucoup de cas, le moyen de leur redonner une nouvelle efficacité.

3°. Le printemps convient surtout pour le traitement de la

maladie scrofuleuse. L'impulsion que donne la vie nouvelle dont la nature s'anime à cette époque, et qu'annonce le surcroît de développement qu'acquièrent les scrofules, ajoute aussi à l'efficacité des moyens curatifs.

4°. Il faut bien distinguer le traitement palliatif (celui des symptômes) du traitement radical (celui de la maladie, de la diathèse scrofuleuse). On peut faire cesser les symptômes, mais la maladie reste.

La *diététique* est un objet capital dans le traitement de la maladie scrofuleuse : elle en fait même la base. Elle seule peut, ce qui importe tant ici, modifier la nutrition, corriger la constitution de la matière organique, des humeurs, en particulier de la lymphe ; sans elle, les meilleurs antiscrofuleux sont sans effet ; souvent elle forme à elle seule tout le traitement ; enfin il n'y a qu'elle qui puisse procurer la guérison radicale de la maladie scrofuleuse. Voici en quoi elle consiste :

1°. *Nourriture saine.* Ce qui veut dire ici aliments nourrissants, mais faciles à digérer et ne tournant point à l'acide. Ainsi on doit préférer la viande associée aux végétaux, particulièrement aux racines potagères ; carottes, salsifis, bouillon aux herbes ; pour boisson, l'eau pure, la bière légère, un lait de poule (un jaune d'œuf battu avec deux livres d'eau, à laquelle on ajoute un peu de sel et de sucre).

2°. *Air pur*, condition de rigueur. Le meilleur air est celui de la campagne, dans un endroit sec. Le malade se tiendra le plus souvent possible au grand air. On aura soin surtout de bien aérer la chambre dans laquelle il couche.

3°. *Propreté.* Changer souvent, tous les jours, le linge de corps, les draps du lit. Ecarter les lits de plumes, faire dormir le malade sur des matelas de crin, de mousse, de paille hachée. On ne saurait croire combien cette seule précaution avance le traitement. Il est utile aussi de parfumer le linge avec du succin, avant que le malade s'en revête.

4°. *Mouvement musculaire*, même violent ; les exercices de la gymnastique.

5°. *Lavage journalier* du corps entier avec de l'eau froide, en ayant soin de le frotter.

6°. Un *bain tiède* tous les deux jours. Le bain seul est déjà très puissant : on peut cependant le rendre plus actif encore en y ajoutant du savon, du sel de cuisine, du malt.

7°. Enfin, donner du *café de glands de chêne.* Il aide beaucoup au traitement, et fournit de plus un aliment d'excellente qualité; on ne doit donc jamais le négliger chez les enfants scrofuleux.

Les principaux moyens dont se compose le traitement pharmaceutique sont :

Le *mercure*, qui agit ici d'une manière aussi spécifique que dans la syphilis, pour détruire les symptômes. En général, et dans les cas ordinaires, on n'a pas besoin d'employer d'autre remède, et son administration à l'intérieur suffit pour faire disparaître tous les symptômes et toutes les formes de cette maladie, les nodosités glandulaires, les indurations, les tuméfactions, les maladies de peau, les ulcères, la teigne, les ophthalmies scrofuleuses, même le pædarthrocace et la carie. Cependant l'usage du mercure doit être continué jusqu'à ce que les symptômes cessent, c'est-à-dire quelquefois pendant plusieurs semaines ou mois, mais en ayant soin de l'interrompre pendant huit jours, tous les quinze jours ou toutes les trois semaines, afin d'observer les effets consécutifs qui en résultent, après quoi on le reprend. Il est nécessaire de l'associer au soufre ou à l'antimoine pour prévenir la salivation, ou, chez les enfants, pour empêcher qu'il ne purge trop. La meilleure forme est donc, chez les enfants délicats, l'éthiops minéral et antimonial (n° 210), avec la magnésie et la rhubarbe, dont on donne chaque jour autant de grains que le sujet a d'années, jusqu'à huit grains, et, chez les enfants plus robustes ou les adultes, la poudre de Plummer (n° 211). Lorsque le médicament ne purge pas par lui-même, on prescrit tous les quinze jours du jalap et du calomelas. Dans les cas opiniâtres, on accroît l'action du mercure par une addition de résine de gayac ou de ciguë en substance ou en extrait (n° 212). Ordinairement tous les moyens externes sont inutiles, et il convient de s'en abstenir.

Le muriate de baryte marche après le mercure, sous le rapport de l'efficacité (n° 213), et souvent même il en déploie plus que lui. On peut aussi employer le muriate de chaux et le chlorure de chaux, sous la même forme, et à la même dose que le muriate de baryte. On prescrit l'infusion de sassafras (n° 214), ou quelques gouttes d'huile essentielle de sassafras broyées avec du sucre.

Vomitifs et purgatifs. On les administre de temps en temps pendant le cours du traitement, aux effets duquel ils contribuent singulièrement, soit parce qu'ils débarrassent les premières voies des saburres et des vers dont elles sont toujours chargées, soit parce qu'ils excitent l'action du système lymphatique. Ce qui m'a le mieux réussi, c'est de prescrire, tous les huit à dix jours, le jalap, à la dose d'un demi-scrupule à un scrupule, suivant l'âge, soit seul, soit associé au calomelas.

La ciguë et la digitale pourprée sont fort utiles.

Les *fondants* végétaux. Les plus efficaces sont, au printemps, les sucs de pissenlit, de chiendent, de fumeterre, de pas-d'âne. J'ai vu ce dernier surtout produire d'excellents effets, pris tous les matins, à la dose de deux à quatre onces, dans du bouillon de viande dégraissé.

La soude, le savon, les coquilles d'huitres préparées, l'eau de chaux.

On doit recommander, comme fort actifs, et dans les cas opiniâtres, les bains de mer.

Lorsque la faiblesse et l'atonie sont grandes, le quinquina et les martiaux font souvent l'office des meilleurs fondants, en procurant la résolution complète des engorgements glandulaires et des nodosités.

On a conseillé aussi, dans ces derniers temps, l'iode, qui, effectivement, résout très bien les nodosités et les indurations; mais il peut aussi entraîner une fonte générale de l'organisme, et, par la profonde atteinte qu'il porte à la nutrition, amener le marasme, l'étisie. Il est donc prudent de n'y point recourir chez les enfants délicats, de ne l'employer que dans les cas les plus opiniâtres, et même alors de ne le prescrire qu'uni à des alcalis (n° 233), ou tel qu'il se présente dans l'éponge brûlée, et de ne jamais l'administrer d'une manière continue.

La décoction de Zittmann mérite également d'être recommandée dans la maladie scrofuleuse invétérée et opiniâtre.

En général, la règle est d'insister sur les antiscrofuleux jusqu'à la disparition des symptômes. Mais il ne faut pas croire, parce que ceux-ci cessent, que la maladie fondamentale, la diathèse scrofuleuse, est toujours détruite aussi. On continue donc encore le traitement diététique général, et, si quelque symptôme surgissait de nouveau, on reviendrait à l'usage des spécifiques. Il importe aussi de varier les moyens dans tous les cas opiniâtres.

Quant aux symptômes particuliers, ils doivent aussi être l'objet de quelques remarques. Les engorgements glandulaires se dissipent ordinairement sous l'influence du mercure à l'intérieur et des bains, auxquels on associe, dans les cas opiniâtres, plusieurs moyens antiscrofuleux (nos 215, 216). Si cependant ils résistaient, on aurait en même temps recours à des topiques, dont les principaux sont les frictions avec l'onguent mercuriel ou la pommade de digitale, les lotions et embrocations avec une dissolution aqueuse de chlorure de chaux (n° 217), l'application d'un emplâtre fondant, tel que celui de ciguë, l'emplâtre de savon, l'emplâtre mercuriel. Cependant, toutes les fois qu'on emploie, soit des emplâtres, soit un autre topique quelconque, on doit bien veiller à ce qu'ils ne rendent la tumeur ni douloureuse ni rouge; dès qu'ils produisent cet effet, on y renonce, pour prévenir l'inflammation et la suppuration, celle-ci n'étant jamais utile, et ne pouvant que donner lieu à la formation d'un ulcère scrofuleux. Il est bon aussi de faire des frictions avec la pommade iodurée (n° 218), ou des lotions avec une dissolution d'iode, ou des frictions sous la langue avec le muriate d'or, à la dose d'un dixième de grain par jour. Dans les cas opiniâtres, on établit des exutoires aux environs de la tumeur, on emploie les bains de sel marin, de soufre, de sublimé. J'ai vu les bains de ciguë (deux à quatre onces d'herbe par bain) produire d'excellents effets dans des engorgements glandulaires généraux.

Les ulcères scrofuleux n'exigent ni onguents, ni emplâtres, qui ne feraient que les rendre plus sordides et plus rongeants. Le meilleur, moyen pour les guérir, est de les attaquer par le traitement général, de prescrire des bains, de les fomenter avec une dissolution de chlore, avec une faible dissolution de sublimé ou avec de l'eau phagédénique, et d'établir un cautère aux environs.

Les maladies scrofuleuses des os, le pædarthrocace, la carie, se traitent de la même manière. Les principaux moyens sont le traitement général et les bains, auxquels on peut ajouter ici le *calamus aromaticus* et la sabine. On se trouve également très bien d'associer l'asa fœtida tant aux antiscrofuleux internes qu'aux applications extérieures. L'huile de foie de morue produit d'excellents effets; j'ai vu des caries scrofuleuses dont cette substance prise à l'intérieur procurait en peu de temps la guérison.

L'ophthalmie scrofuleuse doit être considérée et traitée non comme une inflammation, mais comme une sécrétion anormale, ordinairement jointe à un état passif de l'organe. Ainsi on n'applique point des sangsues, qui ne produiraient aucun bien, qui nuiraient même, mais on met en usage le traitement antiscrofuleux intérieur, surtout le mercure et la baryte, on donne des bains, on établit des exutoires pour déterminer une dérivation ; à l'extérieur, on se contente de fomentations fréquentes avec une décoction tiède de fleurs de mauve et de feuilles de jusquiame, à laquelle on ajoute un peu d'eau distillée de laurier-cerise, et chaque jour, une ou deux fois, on enduit le bord interne des paupières de pommade ophthalmique au précipité (nº 219). La dissolution de borax (nº 220) est très utile aussi ; on en imbibe des compresses, dont on couvre l'œil, et qu'on renouvelle souvent. Cependant il peut arriver, dans certains cas, qu'un état vraiment inflammatoire se développe ; quelques sangsues feraient alors beaucoup de bien.

Les exanthêmes scrofuleux ne réclament que les antiscrofuleux à l'intérieur (surtout l'éthiops minéral ou la poudre de Plummer), un bon régime, et des bains, avec des purgatifs de temps en temps. Il est fort utile de faire boire au malade une infusion de pensée sauvage. On évite avec soin tous les répercussifs externes. Le même traitement s'applique à la teigne muqueuse, à la teigne faveuse, aux croûtes de lait et aux croûtes serpigineuses.

GOITRE.

(*Struma.*)

Gonflement de la glande thyroïde et du tissu cellulaire voisin, porté souvent à un volume énorme.

Le goître a le plus souvent une origine scrofuleuse. Cependant la constitution endémique exerce une influence spéciale sur sa production, ce qui fait qu'il est plus commun que partout ailleurs dans les montagnes, surtout à leur pied et dans les vallées profondes, et que souvent il disparaît par le seul fait de l'émigration dans un pays plat.

Quand le goître est un symptôme de scrofules, le traitement antiscrofuleux suffit souvent pour en obtenir la guérison. Le principal moyen à lui opposer, celui qu'on peut regarder comme un véritable spécifique, est l'éponge brûlée, soit en poudre (nº 221), forme sous laquelle elle agit avec plus d'énergie que sous toute autre, soit en décoction (nº 222). Il faut cependant n'en user qu'avec circonspection chez les personnes qui ont des poumons irritables, une prédisposition à la phthisie, une toux sèche, ou de la propension au crachement de sang, car elle pourrait accélérer le passage à la phthisie pulmonaire. En pareil cas, il convient de recourir à la potasse, qui possède également la faculté de guérir le goître (n° 223). On fait, à l'extérieur, des frictions avec la pommade hydriodatée.

RACHITISME.

(*Rachitis.*)

Diagnostic. Les premiers indices sont : développement lent et incomplet de l'aptitude à se tenir debout et à marcher, gonflement des têtes des os, surtout au poignet (ce qui est souvent le premier signe, et l'unique). Plus tard, courbure des os longs, principalement du tibia, du sternum, des côtes (d'où les symptômes d'asthme), du rachis ; gonflement et déformation des os, souvent du corps entier, mais surtout du bassin, d'où l'obligation de boiter en marchant. Ordinairement précocité et grand développement des facultés intellectuelles.

La maladie se dissipe souvent d'elle-même à mesure que le corps se développe et croît ; mais lorsqu'elle est parvenue à un haut degré, la courbure du rachis, des jambes, du sternum et des côtes, quelquefois la difformité générale du corps, persistent pendant toute la vie.

La cause fondamentale est la maladie scrofuleuse. Le rachitisme n'est qu'une modification spéciale de cette affection, une métastase qu'elle opère sur le système osseux, une maladie scrofuleuse des os. Le caractère de l'acidité y prédomine.

Thérapeutique. Le traitement est celui des scrofules, surtout en ce qui concerne le régime général, la nourriture animale et les bains. Les bains de malt et d'eau salée, auxquels on ajoute du *calamus aromaticus*, les bains de sable sec et chauffé au soleil, les lotions sur le rachis et les membres avec l'eau-de-vie de grains ou l'esprit de fourmis, produisent d'excellents effets ; mais les moyens sur lesquels on peut le plus compter sont les terres et le fer (n° 224, les enfants supportent et digèrent fort bien le fer en substance ; lorsqu'il y a constipation, on y ajoute quelques grains de rhubarbe) ; la racine de garance et le calamus sont fort utiles aussi. On obtient également des résultats avantageux de l'huile de foie de morue, à la dose d'une cuillerée à café, matin et soir.

La claudication spontanée (*claudicatio spontanea*) doit

le plus souvent son origine aux scrofules et au rachitisme ; elle exige alors le traitement antiscrofuleux, avec des bains, des frictions, des sangsues, des exutoires (V. *Maladies des enfants*).

GOUTTE.

(*Arthritis.*)

Diagnostic. Douleurs dans les articulations, avec gonflement inflammatoire, ou tuméfaction chronique et froide, qui dégénère fréquemment en nodosités et concrétions tophacées : en même temps, il y a dérangement de la digestion, production de vents, d'acides, de mucosités, dans les premières voies, apepsie, obstructions.

Mais cette forme primordiale et essentielle peut subir de nombreuses modifications, de telle sorte que les signes essentiels n'existent qu'à un degré incomplet, ou même ne s'observent pas, et que la maladie présente une forme tout-à-fait étrangère, qu'elle revête le masque de presque toutes les maladies chroniques, et qu'elle induise le praticien en erreur. Ce n'est donc pas sans raison qu'on a dit que la goutte était un véritable protée. On ne saurait trop se rappeler qu'elle peut exister, comme cause occulte, dans toutes les maladies chroniques opiniâtres et compliquées.

Ses deux principales formes sont donc celles de goutte déclarée et de goutte occulte.

1°. La *goutte déclarée* (*arthritis manifesta*) présente aussi plusieurs variétés :

Goutte régulière, aiguë (*arthritis regularis, acuta*), celle qui produit des accès réguliers, accompagnés de fièvre et terminés par des crises, paraît ordinairement à l'époque des équinoxes, et laisse ensuite des intervalles de repos plus ou moins longs (de six mois, ou même d'une année). Ici l'accès représente l'image parfaite d'une crise de fièvre inflammatoire. L'affection locale consiste en un dépôt de la goutte, accumulé dans un organe quelconque, en une sorte de métastase critique, accompagnée de crises générales. Il survient une affection inflammatoire d'une articulation, avec rougeur, chaleur, tuméfaction, douleurs souvent très vives, et fièvre. Cette affection dure trois semaines à un mois, ou même plus, quelquefois avec des récidives ; elle parcourt les périodes d'augment, d'état et de déclin, et se termine par des sueurs critiques, ordinairement d'odeur aigre, et par un épais sédiment blanc, crétacé, quelquefois rougeâtre, dans l'urine. On lui donne des noms divers suivant les parties du corps qu'elle occupe : on l'appelle *podagre*, *gonagre*, *chiragre*, etc. Quelquefois elle est *vague* (*arthritis vaga*), et saute d'une partie à une autre, cas dans lequel on doit surtout craindre qu'elle ne se jette sur des parties internes.

Le plus ordinairement les accès de la goutte régulière paraissent à la fin de l'hiver, en février et en mars. Quelquefois aussi, au lieu des dépôts critiques ordinaires, on observe des sueurs, des exanthêmes (*purpura arthritica*), qui durent plusieurs semaines; j'ai même vu une salivation critique tenir lieu de l'accès de goutte.

La *goutte chronique irrégulière* (*arthritis chronica, irregularis*) est celle dont les accès reviennent à des époques indéterminées, sans fièvre. La durée n'a rien de fixe non plus. L'accès peut durer des jours, des semaines, et la douleur changer à chaque instant de siége, se transporter souvent, en un instant, sur une partie fort éloignée (*arthritis fixa et vaga*); il peut aussi durer des mois, même des années. Les crises sont rares ou incomplètes. La maladie peut être ou primaire, ou secondaire, et, dans ce dernier cas, elle est la suite d'un autre accès de goutte, qui n'a point été terminé par une crise complète.

La *goutte noueuse* (*arthritis nodosa, destructoria, desorganisans*) tire sa source de la précédente, par le seul fait du temps. Les désorganisations et dégénérescences de la matière organique auxquelles elle donne lieu, sont extrêmement variées. Les plus ordinaires sont les nœuds arthritiques (*nodi arthritici*), concrétions tophacées qui se forment autour des articulations, et gênent les mouvements, les rendent même quelquefois impossibles; assez souvent aussi on observe de véritables gonflements osseux et des exostoses.

2°. La *goutte occulte* (*arthritis occulta, larvata, anomala*) est celle qui se signale, non par les symptômes ordinaires, mais par des accidents tout-à-fait étranges. Tantôt la maladie, au lieu d'attaquer les parties extérieures, se jette sur des organes internes (*arthritis interna*), provoquant ainsi des affections douloureuses ou indolentes très variées, mais souvent fort graves et opiniâtres, par exemple, sur l'estomac (*goutte stomacale*, spasmes d'estomac, acides ou mucosités dans l'estomac, vomissement chronique), sur la tête (*goutte céphalique*, vertiges, surdité, cécité, etc.), sur la poitrine (toux chronique, douleurs de poitrine, asthme), sur le système nerveux entier (hypocondrie, spasmes, maladies convulsives, paralysies), sur les reins (affection calculeuse), sur le système vasculaire du bas-ventre (maladie hémorroïdale), sur le système lymphatique (épanchements hydropiques). Tantôt elle détermine des phénomènes insolites dans des parties externes (ulcères, indurations, tumeurs enkystées, exanthèmes chroniques). En général, les affections, tant internes qu'externes, qui dépendent de la goutte anomale, demeurent fidèles au caractère fondamental de la maladie, c'est-à-dire, qu'elles ont une grande propension à faire naître des épaississements, des indurations, des épanchements de lymphe coagulable, des concrétions pierreuses, dans tous les organes qu'elles intéressent.

La goutte occulte et anomale peut naître de deux manières, et par conséquent être de deux espèces.

1°. Par *rétrocession* de la goutte, déjà développée à l'extérieur, et qui se jette sur des parties internes (*arthritis retrograda*). Ce phénomène a lieu, tantôt d'une manière subite, au milieu d'un accès fébrile de goutte, et presque toujours alors par l'effet d'un refroidissement (*podagra retropulsa*), dont le résultat ordinaire est l'apparition d'une maladie également aiguë et inflammatoire, d'une gastrite, d'une apoplexie, d'un catarrhe suffocant, d'une aliénation mentale; tantôt, d'une manière lente, et ici se rapporte aussi la non-manifestation d'un accès de goutte qui a l'habitude de survenir. La connaissance de ces maladies arthritiques repose sur celle qu'on a d'accès de goutte que le sujet éprouvait auparavant, et après la disparition desquels elles ont éclaté.

2°. Par *obstacle au développement* et au dépôt de la goutte à l'extérieur, par sa rétention dans des systèmes internes (*arthritis atonica*). Le plus souvent, la goutte reste dans les viscères et les nerfs du bas-ventre (qui sont, à proprement parler, son officine), d'où il résulte des maladies chroniques des organes digestifs et abdominaux, particulièrement l'hypocondrie et autres affections nerveuses (ce qui fait qu'un seul accès de podagre enlève souvent ces dernières). Cependant toutes les autres maladies chroniques peuvent aussi provenir de la même source, ce qui arrive surtout très fréquemment aux exanthèmes, aux ulcères chroniques (ulcères arthritiques). En pareil cas, il est beaucoup plus difficile de reconnaître le caractère arthritique de la maladie. Les principaux signes sont : descendance de parents goutteux, douleurs passagères de goutte, qui paraissent de temps en temps, effet salutaire de la sueur, ou sédiment calcaire dans l'urine, influence puissante exercée sur la maladie par l'époque de l'année, le temps et surtout les variations barométriques de l'atmosphère. J'ai souvent remarqué que la goutte occulte se décélait par une sorte d'engourdissement dans un point limité de la peau, ou par une sensation analogue à celle que produirait une pelleterie ou une étoffe de laine en contact immédiat avec cette partie.

Pathogénie. La cause prochaine est une dyscrasie particulière des humeurs et une anomalie de la nutrition, ayant pour caractère la tendance à l'épaississement, à la production de la chaux, au développement des acides, à l'ossification, et tenant à la faiblesse de la digestion, au mauvais état de la chylification. La maladie arthritique toute entière n'est qu'un effort continuel de la nature tendant à élaborer et éliminer ce principe morbifique. Si ses efforts sont énergiques et accompagnés de fièvre, elle parvient à opérer une crise complète, locale et générale, et le malade demeure exempt d'accès de goutte pendant un laps de temps plus ou moins long. Si la nature manque de cette énergie, le principe morbifique reste fixé dans les parties extérieures, et il se déclare une goutte chronique, qui finit par attaquer l'organisation de ces mêmes parties, et par la détruire d'une manière spéciale, car les gonflements osseux, les exostoses et les caries par cause arthritique diffèrent totalement de ceux qui sont dus à la syphilis et au rachitisme; ou bien ce principe se jette sur des organes et des systèmes intérieurs, donnant ainsi lieu aux symptômes de la maladie arthritique atonique et larvée.

C'est sur cette nature intime ou cette essence de la maladie que repose la différence essentielle existante entre la goutte et le rhumatisme, et qu'on peut rapporter aux deux points suivants :

1°. La goutte procède de dedans en dehors, et le rhumatisme de dehors en dedans. La première est donc une maladie développée dans l'intérieur de l'organisme même, que celui-ci élabore d'une manière critique, et que la nature rejette à l'extérieur, de sorte que ses phénomènes, connus sous le nom d'accès ou d'attaques de goutte, doivent être considérés uniquement comme symptômes d'un état morbide enraciné dans les profondeurs de l'organisme. Le rhumatisme, au contraire, est une maladie qui a pénétré du dehors dans l'organisme, par la suppression des fonctions et de la sécrétion de la peau, qui par conséquent demeure toujours plus extérieure et locale, et dans l'essence de laquelle il entre de ne point troubler les fonctions intérieures, notamment le travail de la digestion et de l'assimilation.

2°. La goutte est toujours accompagnée d'une anomalie spéciale de la matière organique, de la production d'une matière morbifique ayant des caractères particuliers, et qui se distingue surtout par sa tendance à engendrer des acides et des terres, à produire des épaississements. Rien de semblable n'a lieu dans le rhumatisme, où il n'y a d'autre principe morbifique matériel que la sérosité âcre retenue dans le corps.

Les causes éloignées sont les excès de boire et de manger, joints à l'oisiveté (ce qui rend la podagre une maladie des gens riches), l'abus des vins, surtout de ceux qui sont aigres, le défaut de modération dans les plaisirs de l'amour, surtout lorsqu'à des excès prolongés succède brusquement la continence, une atmosphère humide et froide (ce qui fait que la goutte est fréquente sur le littoral des contrées du nord), l'humidité des habitations, les professions qui obligent à travailler habituellement dans l'eau, le refroidissement, tant chronique qu'aigu (le rhumatisme prend la forme arthritique), la suppression d'hémorrhagies habituelles, celle du flux hémorroïdal, la cessation des règles. Souvent les femmes ne deviennent goutteuses qu'après la ménaupose, ce qui, chez beaucoup d'entre elles, tient uniquement à ce que le flux périodique servait de dérivatif à la disposition goutteuse, qui, n'ayant plus rien qui l'entraîne, se développe en toute liberté. Mais il faut placer avant tout l'hérédité, dont l'influence n'est, dans aucune maladie, aussi forte et aussi prononcée que dans la goutte, à tel point même que les sujets chez lesquels cette cause se rencontre, peuvent être affectés de podagre dès leur enfance même.

La production de la matière arthritique a lieu évidemment dans les organes de la digestion et de la chylification (*abdomen officina arthritidis*). Les plaisirs de la table, ceux de l'amour et l'oisiveté en sont les conditions, comme l'avaient déjà reconnu les anciens. Les excès de table remplissent le chyle de substances mal élaborées, acides, âcres; l'abus des plaisirs de l'amour et l'oisiveté débilitent les organes, et rendent l'élaboration des substances incomplète. En preuve on peut alléguer que chaque paroxysme de goutte est ordinairement précédé ou accompagné de désordres dans les fonctions digestives, et que souvent les accès cèdent aux purgatifs ou sont prévenus par les toniques. Il arrive fréquemment aussi que les accès de goutte alternent avec des hémorroïdes, ce qui annonce que les deux maladies sont unies ensemble par les liens d'une étroite causalité, et qu'elles tirent leur source du bas-ventre. On avait prétendu que la goutte dépendait de la rétention du liquide spermatique; cette hypothèse est suffisamment réfutée par le fait des eunuques, qui ne sont point à l'abri des atteintes de la maladie.

Mais il y a aussi une *goutte fausse* (*arthritis spuria*). D'autres maladies peuvent prendre la forme de la goutte, c'est ce qui arrive au rhumatisme, à la syphilis, au scorbut, dans les métastases qui ont lieu après la suppression d'exanthêmes, après la cicatrisation de vieux ulcères.

Thérapeutique. Le traitement se divise en deux parties: celui qui consiste à faire cesser la production de la goutte (traitement radical), et celui qui a pour but de guérir la goutte déjà produite, le symptôme ou l'accès de goutte.

Quiconque n'admet point un principe matériel de la goutte, ne peut ni se faire une idée satisfaisante de cette maladie, ni en bien diriger le traitement.

Traitement des affections goutteuses. Il varie suivant les formes de ces affections.

1°. *Goutte aiguë, fébrile.* Une seule indication se présente ici, celle de considérer l'accès de goutte comme une crise, de tout faire pour rendre cette crise aussi complète que possible, et principalement d'éviter tout ce qui pourrait la troubler. Le meilleur moyen de la remplir, quand il n'y a qu'une fièvre modérée, c'est de laisser le champ libre à la nature, de bien diriger seulement le régime, de le rendre antiphlogistique et diaphorétique, de favoriser la transpiration par de la flanelle, du taffetas ciré, ou mieux du tricot de laine. Tous les autres moyens extérieurs sont inutiles, même dangereux. L'eau froide, les préparations de plomb, le camphre, les résolutifs, peuvent déterminer la répercussion de la goutte sur des parties nobles; ils ont au moins pour effet de détruire, dans la partie, le degré d'activité vitale (d'inflammation) nécessaire pour compléter la crise, et de faire passer la goutte au mode chronique. On doit en dire autant des émissions sanguines locales, qui enlèvent bien l'inflammation et la douleur, mais laissent la goutte, la rendent même chronique et opiniâtre, ou peuvent occasioner une faiblesse locale telle que la partie se ressente pendant long-temps des atteintes qu'elle a reçues. Elles détruisent la réaction; mais par là elles troublent la crise locale, qui est si nécessaire, elles empêchent l'élaboration de la matière arthritique, et font, ou que cette matière reste dans la partie, d'où s'ensuivent des engorgements, la raideur, l'ankylose, ou qu'elle se jette brusquement sur un autre organe, souvent essentiel à la vie, ou tout au moins qu'il demeure une prédisposition à de fréquents retours d'accès de goutte. Les émollients, cataplasmes chauds et autres moyens semblables, ne valent pas mieux; sans doute, ils apaisent les douleurs, mais ils relâchent les tissus, affaiblissent la partie, et, provoquent l'œdème, des exsudations, même la suppuration. On doit également proscrire les vomitifs et les forts purgatifs, recommandés par plusieurs auteurs; à la vérité, ils enlèvent souvent tout-à-coup l'accès de goutte, mais les conséquences sont très graves. Tantôt la goutte quitte brusquement l'extérieur, pour se porter au dedans, ce dont j'ai vu de tristes exemples; tantôt ils ne font que déterminer un affaiblissement temporaire, une suspension momentanée de la crise arthritique, et la goutte ne tarde pas à reparaître sous une forme plus fâcheuse, ou à prendre le mode chronique. Les spécifiques internes, qui dissipent promptement le mal, comme, par exemple, le vin de semences de colchique, sont eux-mêmes incertains, parce qu'ils interrompent également la crise et peuvent donner lieu à de graves métastases.

Les seuls cas dans lesquels l'art ait à intervenir ici sont les suivants :

Lorsque l'inflammation est violente, le malade très pléthorique et robuste, la fièvre considérable, la partie très rouge et chaude, il y a nécessité de recourir au nitre et au sel ammoniac, avec le tartre émétique, ou même, si le pouls l'exige, de pratiquer une saignée, outre les émissions sanguines locales.

S'il y a complication gastrique, il ne faut pas négliger de nettoyer les premières voies : c'est surtout le moyen de rendre l'accès beaucoup plus court, quand on y procède avant qu'il ne se déclare.

Quand les douleurs sont très vives, sans inflammation violente, mais avec un caractère nerveux et spasmodique, il convient de recourir aux narcotiques, notamment à l'extrait de jusquiame. On les applique tièdes à l'extérieur, ce dernier après l'avoir assez étendu d'eau pour lui donner la consistance d'un onguent; on les administre aussi à l'intérieur. Si la jusquiame ne suffit pas, on y ajoute de l'opium pur, du camphre, ou le soir une dose de poudre de Dower.

Lorsque la fièvre cesse, mais que la douleur et l'affection locale persistent, comme la crise n'a point été complète, l'art doit y suppléer. C'est le cas d'employer les antiarthritiques spécifiques, et en premier lieu le gayac, qui active toutes les sécrétions, même les évacuations alvines. On le donne sous la forme n°. 255 a, de manière à obtenir deux selles par jour. On administre aussi le camphre, l'esprit de Mindererus, et, chez les sujets âgés, enclins à la goutte atonique, l'esprit de corne de cerf succiné. Si tous ces moyens sont inutiles, on applique le traitement de la goutte chronique.

2°. *Goutte chronique*. Ici tout doit tendre à procurer l'élaboration, la mobilisation, la neutralisation et l'élimination de la matière arthritique, en un mot, à provoquer des crises semblables à celles que la nature amène dans le cas précédent. On arrive au but par les procédés suivants.

On emploie des spécifiques possédant la propriété de neutraliser la matière arthritique, de la détruire, et d'anéantir le caractère goutteux dans l'organisme. Tels sont : les eaux de Carlsbad, la soude, seule ou avec des amers (n° 226), l'eau de chaux, l'ammoniaque, le soufre et les bains sulfureux d'Aix-la-Chapelle, Nenndorf, Warmbrunn, les sulfures alcalins, celui d'ammoniaque surtout, qui est le plus fort et le plus volatil, l'antimoine et le soufre doré d'antimoine, la teinture âcre d'antimoine, la liqueur n° 227, l'esprit de corne de cerf succiné, la liqueur antiarthritique d'Eller (parties égales de liqueur d'Hoffmann et d'esprit de corne de cerf succiné), l'huile de foie de morue, le mercure, et surtout le sublimé, l'aconit, le gayac (je recommande comme un des moyens les plus efficaces de faire prendre pendant long-temps, matin et soir, une cuillerée à bouche de dissolution de résine de gayac dans du taffia), la sabine (n°s 228, 229), la salsepareille, le *rhododendrum chrysanthum*, le colchique. On emploie avec beaucoup d'avantage les bains de fourmis, d'eau salée, de marc d'eau-de-vie, les eaux de Wiesbaden, de Teplitz.

On active fortement les sécrétions, on excite des crises, on provoque des sécrétions artificielles, on emploie surtout des diaphorétiques puissants, sur l'usage desquels on insiste, et l'on établit des exutoires. Les vésicatoires ont beaucoup d'efficacité, quand on les dirige bien; on en pose d'abord un au voisinage de la partie souffrante; s'il ne suffit pas, on en place un second auprès, et ainsi de suite plusieurs autres., ce qui souvent triomphe de la goutte la plus opiniâtre. On peut également recourir à la pommade stibiée, au garou, aux bains de vapeurs.

On nettoie et on fortifie le système digestif et le bas-ventre pas des délayants et des purgatifs échauffants, par des vomitifs, par l'usage prolongé des amers, le quassia surtout.

On modifie la constitution des humeurs, et on les renouvelle. Le principal moyen pour remplir cette indication est la diète lactée suivie pendant plusieurs mois.

On a égard aux diversités que peut présenter la constitution des malades. Les sujets débiles, apathiques, demandent des toniques et des fortifiants; les individus pléthoriques et robustes, l'abstinence, un régime exigu et antiphlogistique, des évacuants, même des émissions sanguines, et surtout des ventouses fréquemment répétées.

Quant au traitement local, il a deux buts : l'un de calmer les souffrances locales, en faisant cesser l'irritation par des moyens appropriés à son degré et à son caractère, c'est-à-dire, quand celui-ci est inflammatoire, par des émissions sanguines locales (sans jamais, néanmoins, s'écarter de la règle tracée plus haut, de ne point trop affaiblir), ou, s'il est nerveux, par des sinapismes, des vésicatoires, des frictions et applications volatiles, narcotiques et antispasmodiques; l'autre, de mobiliser la matière arthritique, quand elle est fixée sur une partie, et de la décider à se porter au dehors. Les moyens dont l'expérience a surtout constaté l'efficacité pour remplir cette dernière indication, sont : l'entretien d'une douce chaleur à l'aide de taffetas ciré, de laine ou d'une peau de chat, des frictions avec le pétrole, l'huile de cajeput ou de sabine, le baume du Pérou, ou le baume de vie de Hoffmann, les emplâtres résineux, fondants, comme celui de galbanum avec l'opium, l'onguent mercuriel, les vésicatoires entretenus pendant long-temps en suppuration, les cautères, dans les cas opiniâtres le moxa, les bains de vapeurs locaux, rendus plus actifs encore par l'ammoniaque, le soufre ou autres substances semblables, les douches; enfin, dans les cas extrêmes, et après un traitement interne convenable, les bains froids.

La sciatique et la coxalgie sont traitées de la même manière, quand elles dépendent d'une cause arthritique.

Pour terminer, on emploie le traitement radical; on s'attache surtout à fortifier d'une manière convenable.

Quand il y a déjà des contractures et des désorganisations (*arthritis nodosa*), la décoction de Zittmann, les bains de sublimé, les bains de vapeurs, les douches locales, mais surtout les eaux thermales, celles de Wiesbaden, de Teplitz, d'Aix-la-Chapelle, produisent d'excellents effets, en les combinant avec l'usage des alcalis à l'intérieur.

3°. *Goutte rentrée*. Le but du traitement est de rappeler la goutte à l'extérieur. Il faut bien distinguer ici le cas de suppression brusque, avec fièvre, et celui de suppression lente, chronique.

Dans le premier, il faut sur-le-champ recourir à la saignée (car toute goutte est fort encline à provoquer de l'inflammation dans l'intérieur), au traitement antiphlogistique, à l'application de sinapismes sur les parties qui étaient auparavant le siége de la goutte, à celle de vésicatoires sur les organes qui sont malades maintenant. Après la cessation de la fièvre, mais seulement alors, on donne du camphre, ou du sel de succin, avec du nitre. Dans la goutte céphalique, qui est une des métastases les plus douloureuses et les plus dangereuses, les moyens les plus efficaces pour soulager promptement, consistent à poser des sangsues, à faire prendre, toutes les trois heures, deux grains de calomelas avec un demi-grain d'aconit, et à établir un vésicatoire à la nuque. Dans la goutte stomacale aiguë, après avoir convenablement tiré du sang, ce qui souvent ne suffit pas pour faire cesser la douleur et écarter le danger de l'inflammation, on couvre la région épigastrique d'un vésicatoire.

Dans le second cas, celui de la suppression chronique, on a recours aussi aux rubéfiants et aux vésicatoires, intérieurement au camphre, au musc, à l'ammoniaque, à la dissolution de phosphore dans l'éther, à la teinture volatile de gayac. (n°. 225 b.)

4°. *Goutte atonique*. Elle réclame le traitement de la goutte rentrée chronique, surtout pendant les accès violents. On lui applique le traitement de la goutte en général, on fortifie, on stimule énergiquement les forces. Les principaux moyens sont l'infusion de gingembre, l'infusion vineuse de moutarde, la teinture volatile de gayac, le poivre, le quassia, les eaux de

Pyrmont et de Dribourg, les bains fortifiants. On emploie aussi avec utilité des pilules de soufre, avec quelques grains de fer et l'extrait de quassia.

Traitement radical. Trois indications se présentent à remplir.

1°. Enlever les causes éloignées, auxquelles se rattache la production de la goutte, par conséquent simplifier et restreindre le régime, éviter les excès de table et l'abus des plaisirs de l'amour, s'abstenir surtout des vins acidules, se livrer au travail, prendre beaucoup d'exercice, vivre dans un air sec, habiter des lieux qui ne soient point humides, passer d'un climat froid dans un climat chaud (ce qui est le moyen le plus puissant).

2°. Fortifier les organes digestifs, et pour cela faire un usage prolongé des amers (quassia, gentiane, poudre de Portland, etc.), des ferrugineux, notamment des eaux de Pyrmont et de Dribourg, prendre ces mêmes eaux en bains, employer aussi les bains de mer.

3°. Favoriser toutes les sécrétions, celles surtout qui sont susceptibles d'éliminer la matière arthritique dont l'économie pourrait être chargée. Ainsi la sécrétion cutanée, par le mouvement, les frictions, les vêtements de flanelle, les bains chauds, une fois par semaine pendant toute l'année; celle des reins, par les diurétiques, le colchique surtout; celle des intestins, par des purgatifs, mais toujours choisis parmi ceux qui sont de nature échauffante. On se trouve très bien de continuer pendant plusieurs semaines, au printemps et en automne, le vin de gayac, de racine d'aunée, de gentiane, de jalap, de séné, de scille, d'écorce d'orange, de cardamome, de canelle. Un excellent moyen, pour activer toutes les sécrétions, et qui agit réellement d'une manière spécifique, est le soufre associé au gayac (n° 230), qu'on administre pendant quatre à six jours chaque mois aux personnes prédisposées à la goutte, en réglant la dose de manière qu'elle provoque journellement deux ou trois selles. C'est le plus sûr moyen de prévenir les accès. Il est bon aussi de recourir aux bains sulfureux chauds pendant un mois, durant l'été, et, chez les sujets à fibre lâche et largement imprégnée de sucs, d'établir des cautères, pour déterminer une sécrétion artificielle.

Diagnostic. La maladie se montre sous deux formes, comme affection locale (*syphilis localis s. primaria*) et comme affection générale (*syphilis universalis s. secundaria*). Cette dernière peut à son tour être manifeste (*syphilis manifesta*) ou occulte (*syphylis occulta s. larvata*).

1°. *Syphilis locale ou primaire*. Les signes diagnostiques sont : irritation et inflammation locales dans l'endroit de l'infection, qui donnent lieu tantôt à une sécrétion plus abondante et altérée (blennorrhée), quand l'organe sécrète du mucus, tantôt à des ulcères, tantôt aussi à l'un et à l'autre de ces deux phénomènes.

La *blennorrhée syphilitique* (*blennorrhœa syphilitica*) est ou *gonorrhée* (*urethritis exsudatoria*) ou *flueurs blanches*. Elle parcourt toujours deux périodes : l'une d'inflammation (à laquelle se joignent, quand la maladie est grave, des irritations consensuelles diverses, phimosis, paraphimosis, bubon, tuméfaction du testicule), l'autre de rémission ou de crise. Il y en a souvent encore une troisième, constituant ce qu'on appelle la *gonorrhée consécutive* (*gonorrhœa chronica*) et les flueurs blanches chroniques. La première a une durée indéterminée, qui varie de trois semaines à deux mois ; l'autre peut durer jusqu'à des années. Ordinairement la maladie en reste là dans le cas d'infection locale, et ne dégénère point en syphilis générale, quand elle n'est pas accompagnée d'ulcères ; il y a néanmoins des exceptions.

L'*ulcère syphilitique*, ou *chancre*, se reconnaît à son fond lardacé, à ses bords renversés, et au peu de douleur qu'il cause. Il détermine également, lorsque l'irritation est violente, des symptômes sympathiques d'irritation, bubons, etc. L'infection purulente peut aussi demeurer locale et périr avec l'affection locale ; mais le danger de l'infection générale est beaucoup plus grand ici que dans le cas précédent. La durée peut être de trois semaines, ou aussi de trois mois.

Le signe diagnostique le plus important se tire de ce que l'affection locale a paru après un coït suspect, ou après le contact d'un objet suspect avec une partie blessée ou non couverte d'épiderme. Tout phénomène local qui survient à la suite d'un pareil contact, mérite donc attention, alors même qu'il n'offrirait point encore les traits caractéristiques. L'infection qui a lieu par des plaies est toujours celle à laquelle succèdent les accidents les plus dangereux.

2°. *Syphilis universelle* ou *secondaire*. L'infection générale succède à l'infection locale dans un laps de temps qui n'a rien de déterminé, tantôt au bout de quelques semaines, et tantôt aussi après plusieurs mois seulement. La voie la plus facile et la plus prompte est celle par les plaies et les chancres. Au reste, il y a une différence fort remarquable entre l'infection gonorrhoïque et l'infection chancreuse ; la première est toujours plus chronique et plus douce, l'autre plus aiguë et plus destructive.

Les signes de l'*infection générale* sont tous les symptômes syphilitiques qui éclatent ailleurs que dans l'endroit sur lequel a porté l'action directe de la matière contagieuse. Les principaux sont les condylomes, de petites ulcérations au palais et à la luette, des ophthalmies, des exanthêmes herpétiques affectant la forme de petites taches semblables à l'*essera*, dont l'épiderme se détache par fragments, et qui surviennent surtout au front, des bubons et des engorgements du testicule après la disparition des symptômes locaux d'infection, des gonflements glandulaires, des tumeurs lymphatiques.

Les signes annonçant que l'infection est portée à un plus haut degré, et qu'elle a pénétré plus profondément encore dans l'organisme, sont des maladies du système osseux, nodosités, excroissances tophacées, principalement aux os longs, et carie, surtout aux os propres du nez et au frontal, douleurs ostéocopes nocturnes, des indurations squirrheuses, des excroissances spongieuses, des polypes.

3°. *Syphilis occulte, dégénérée* ou *modifiée*. La maladie reste quelquefois pendant un certain laps de temps endormie, pour ainsi dire, et sans donner aucun signe d'existence, puis elle reparaît tout-à-coup, et souvent avec un redoublement d'intensité. Ou bien elle se présente sous des formes tout-à-fait insolites, comme si elle avait pris un masque, et il n'y a pas une seule maladie chronique dont elle ne puisse ainsi revêtir les apparences. Dans l'un et l'autre cas le diagnostic est difficile. Nous n'avons que deux moyens de l'établir ; d'abord, remonter jusqu'à l'origine du mal actuel, ce qui fera découvrir qu'il y a long-temps, souvent même dix ou quinze ans et plus, le malade a été infecté de la syphilis, et que depuis il a éprouvé une série d'accidents divers, quelquefois séparés par des intervalles de santé apparente ; ensuite, essayer le mercure, dont l'influence procure une prompte amélioration, si la maladie est syphilitique, ce qui est le plus sûr moyen de lever tous les doutes.

La syphilis réunit tout ce qu'une maladie peut avoir de répugnant, de désagréable et d'affligeant, au physique comme au moral. Elle est infiniment dégoûtante, et ce qui mérite d'être noté, c'est qu'il s'y rattache une dégradation toute particulière de la forme humaine, car elle imprime son cachet aux plus nobles prérogatives extérieures de l'humanité, en déformant le nez, qui est l'ornement du visage, en altérant la voix, qui est la plus belle expression de la dignité morale de l'homme.

Elle est lente et difficile à guérir; elle produit les désorganisations les plus choquantes à la vue, et les souffrances les plus pénibles, celles surtout des douleurs ostéocopes, qui durent souvent des années entières ; elle rend celui qui en est atteint à charge à lui-même et aux autres, elle met en danger et le malade et ceux qui l'approchent, fréquemment elle accable la vie entière de tourments jusqu'à l'âge le plus reculé, et elle peut même, arrivée au dernier degré, devenir mortelle par consomption, colliquation et hydropisie. Elle a d'ailleurs deux propriétés qui en accroissent singulièrement les périls et l'opiniâtreté : l'une est qu'elle paraît légère, même insignifiante, au début, de sorte que trop souvent on n'y fait aucune attention, ou l'on s'en occupe à peine, ce qui lui permet d'étendre peu à peu ses racines et de finir par empoisonner le corps entier ; l'autre est que le principe d'où elle émane a une affinité toute spéciale pour l'organisme de l'homme, probablement à cause de son origine humaine, ce qui fait qu'il s'y combine plus intimement que ne le fait aucun autre, et qu'il finit par s'y incorporer à tel point que nulle puissance au monde ne parviendrait à l'en séparer. Enfin, c'est un des malheurs attachés à cette maladie qu'il n'y a pas même de signe annonçant avec certitude qu'on a été débarrassé d'elle.

Pathogénie. La cause éloignée est le principe contagieux syphilitique; la cause prochaine est l'empoisonnement déterminé par la communication de ce principe et son admission dans l'organisme.

Le principe contagieux syphilitique est d'origine moderne, du moins en Europe, où l'on ne le connaît que depuis l'année 1493. Il est permanent (se reproduit toujours de nouveau depuis sa première génération) et fixe (insoluble dans l'air).

La communication ne peut donc avoir lieu que par contact

immédiat ou du malade ou d'un corps auquel le principe contagieux se soit attaché. Celui-ci ne pénètre dans l'organisme que par les points qui ne sont pas couverts d'épiderme, comme les organes génitaux, l'anus, les lèvres, la gorge, les mamelons, les yeux, la cavité nasale, ou par ceux qu'une lésion extérieure en a dépouillés. Mais il faut, de plus, que l'organisme avec lequel il entre en contact ait de la réceptivité pour lui ; autrement, l'infection n'a point lieu. Le défaut de réceptivité peut appartenir ou à l'individu tout entier, ou seulement à la partie sur laquelle s'effectue l'application. Ainsi, l'infection est plus difficile par les surfaces couvertes d'une membrane muqueuse, tandis qu'elle a lieu très facilement, et avec une grande promptitude, par les plaies et par les surfaces dénudées de leur épiderme.

Le temps qui s'écoule entre l'application et l'infection varie; quelques jours suffisent dans certains cas, par exemple, lorsqu'il s'agit de plaies, d'ulcères; tandis que, dans d'autres, il faut un laps de temps plus long, qui peut aller jusqu'à quinze jours.

L'affection qui résulte de là est toujours double, c'est-à-dire qu'il y a et irritation et reproduction du principe contagieux; mais elle offre des modifications diverses suivant le degré de l'infection, suivant la partie qui a été mise en rapport avec le principe contagieux, suivant enfin que l'infection est locale (primitive) ou générale (secondaire).

Eu égard à l'infection primitive, il y en a manifestement plusieurs degrés : elle peut être plus ou moins intense et plus ou moins complète; mais ce qu'il y a de plus important ici, c'est la différence entre l'infection blennorrhoïque et l'infection suppuratoire. Quelques écrivains ont admis un virus de la gonorrhée et un virus chancreux, comme essentiellement distincts l'un de l'autre; ces deux prétendus virus ne sont que les produits d'un seul et même principe contagieux, mais diversement modifié.

1°. L'*infection blennorrhoïque* est le degré le moins grave. Dans ce cas, le principe contagieux est enveloppé par du mucus, qui l'adoucit et le fixe. Il acquiert, en quelque sorte, un caractère muqueux, produit moins d'irritation locale et de réaction inflammatoire (gonorrhée, flueurs blanches), se reproduit plus difficilement, est moins contagieux, tant pour l'individu lui-même que pour les autres, et peut demeurer local pendant long-temps, même toujours.

2°. L'*infection ulcéreuse* est le plus haut degré. Dans ce cas, le principe contagieux détermine, dès le principe, une destruction locale, une érosion de la surface, un ulcère. La matière devient, par là, infiniment plus caustique, plus vénéneuse, plus corrosive, plus infectante, tant pour le malade lui-même que pour les autres.

On ne saurait assigner l'époque à laquelle s'opère la transition de l'infection primaire à l'infection secondaire, ou de la syphilis locale à la syphilis générale. Peu de jours suffisent quelquefois, tandis que, dans d'autres circonstances, il faut des semaines et des mois : la maladie peut même, surtout chez les femmes, et dans les organes qui fournissent une sécrétion muqueuse, demeurer locale pendant des années entières, sans infecter l'individu lui-même, quoiqu'il soit capable d'infecter les autres.

La transition elle-même varie :

1°. Suivant la réceptivité du sujet ;

2°. Selon la localité et le mode de l'infection primaire (le cas où elle a lieu le plus facilement et plus promptement est celui d'infection purulente et par des plaies) ;

3°. Suivant le traitement (la suppression de l'affection locale, de la gonorrhée, du chancre, peut déterminer une prompte pénétration du principe contagieux à l'intérieur.

Le système lymphatique et glandulaire est la voie par laquelle le principe contagieux s'introduit dans l'organisme ; il est aussi le siége primitif et proprement dit de l'empoisonnement syphilitique ou de la maladie vénérienne. Cette dernière détermine une affection inflammatoire des vaisseaux lymphatiques, qui entraîne la tuméfaction des glandes, (bubons), d'abord dans les parties voisines, puis dans des parties éloignées. Le principe contagieux a ensuite une affinité toute spéciale pour la membrane muqueuse du palais, du nez, des yeux, où il provoque des inflammations et des ulcères, pour les téguments extérieurs, où il fait naître des exanthêmes particuliers et des ulcères chancreux, enfin, lorsqu'il a pénétré plus profondément, pour les os, et même, en dernière analyse, pour des organes nobles intérieurs.

Nous ne connaissons pas plus la nature du virus vénérien que celle des autres principes contagieux. Nous savons seulement qu'il appartient à la catégorie des virus fixes (insolubles dans l'air), et chroniques (excitant non pas une réaction fébrile, mais une réaction chronique), qu'il affectionne surtout le système lymphatique et glandulaire, les membranes muqueuses et les os, qu'il imprime à l'organisme une tendance spéciale aux productions anormales, aux excroissances charnues et osseuses, à l'hypervégétation, qu'il finit par infiltrer l'organisme entier, et se combiner avec lui d'une manière si intime qu'on parvient difficilement à l'en séparer. La maladie doit donc être considérée, dans son essence, comme un empoisonnement, non pas uniquement dynamique, mais en même temps chimico-organique.

Mais, à force de séjourner dans l'organisme, le virus peut s'y assimiler en quelque sorte, et perdre une partie de son activité, de manière que ses effets prennent le caractère d'un empoisonnement lent; il peut même rester inerte pendant un certain laps de temps, et laisser des intervalles de repos entre les manifestations de son influence. On dirait qu'alors la semence dort; mais le germe n'est point mort, et toute excitation qui remet en jeu la réaction de l'organisme peut le rappeler à la vie, faire reparaître la maladie. Les causes de ces repos temporaires sont principalement des traitements mercuriels incomplets, qui n'ont fait que supprimer le mal (suspendre l'action du virus), sans l'éteindre (sans tuer le germe de ce virus).

La maladie peut, de la même manière et par les mêmes causes, prendre une autre forme, affecter des organes différents de ceux sur lesquels elle se jette d'ordinaire, par exemple, le système nerveux, les poumons, les viscères abdominaux, et déterminer des accidents insolites, les phénomènes d'une toute autre maladie.

Thérapeutique. Deux indications sont à remplir; *guérir l'empoisonnement*, et *guérir les effets qu'il a produits*.

1°. Le *traitement de l'empoisonnement vénérien* (traitement antisyphilitique spécifique) comprend toujours deux choses : *détruire le virus communiqué ou engendré à l'intérieur*, et *empêcher qu'il se reproduise*, en rendant l'organisme inhabile à le régénérer. Ces deux indications doivent marcher de front pour que la cure soit complète. On peut détruire le virus présent, et faire ainsi cesser les symptômes actuels; mais quand on n'a point en même temps anéanti dans l'organisme la faculté de le reproduire, il se régénère au bout d'un laps de temps plus ou moins long, et la maladie reparaît, sous la même forme qu'auparavant, ou sous une autre. C'est là ce qui distingue le traitement symptomatique du traitement radical. Le premier peut nourrir de longues illusions, parce que l'empoisonnement vénérien et son aptitude spécifique à se reproduire peuvent rester long-temps dans le corps à l'état latent et sans donner lieu à aucune manifestation.

Le seul moyen d'atteindre à la fois les deux buts qu'on se propose est le mercure, et l'art de guérir la syphilis consiste uniquement à employer ce métal de telle manière qu'il remplisse parfaitement l'une et l'autre indication. Il faut néanmoins ne point dépasser les bornes, veiller sans cesse à prévenir les inconvénients que le remède lui-même pourrait entraîner pour l'organisme, et ne jamais oublier que le mercure est un poison, que par conséquent un traitement mercuriel actif est un empoisonnement par le mercure accompli d'après les règles de l'art.

Sous quelque forme qu'on l'administre, par quelque voie qu'on l'introduise, le mercure a le pouvoir de guérir l'empoisonnement vénérien. Cependant il y a toujours deux conditions essentielles à remplir : la première, que ce métal pénètre dans la substance même de l'organisme, et la seconde, qu'il y excite le degré de réaction nécessaire pour opérer la destruction du virus. L'action immédiate et fondamentale du mercure s'exerce sur le système lymphatique et glandulaire, qui est aussi le siége primitif et principal de l'infection syphilitique. C'est donc dans ce système surtout que doit s'accomplir le travail tendant à combattre les effets de l'empoisonnement morbide. Quant à ce qui concerne l'essence de l'opération elle-même, voici quelle est la meilleure idée qu'on puisse s'en faire, celle qui fournit le plus sûr guide à la pratique. Comme l'empoisonnement syphilitique est une altération chimico-animale spécifique de la matière organique, l'action du mercure est une modification chimico-animale spécifique en sens inverse, qui fait cesser la première et la neutralise. Pour cela il faut que la mercurialisation arrive jusqu'au point de saturation, et ce qui annonce qu'elle en est là, que le mercure a suffisamment pénétré le système lymphatique, c'est l'apparition des signes précurseurs de la salivation.

2°. *Le traitement des effets et des symptômes de l'empoisonnement* ne tend qu'à faire cesser la réaction à laquelle ce dernier avait donné lieu dans l'organisme. Cette réaction est ou primaire ou secondaire. La réaction primaire comprend l'inflammation ou l'affection du système nerveux : l'une et l'autre peuvent et doivent même être prises simultanément en considération; il faut y mettre fin le plus tôt possible ; on peut même arriver par là à éteindre les symptômes, mais il faut bien se garder de croire qu'on ait guéri l'empoisonnement. Les réactions secondaires sont une multitude de désorganisations, d'indurations, de tuméfactions, d'éruptions cutanées, d'ulcérations, ou même d'anomalies purement dynamiques, d'affections nerveuses et d'affections d'organes sécrétoires. Tantôt elles sont accompagnées de l'empoisonnement qui subsiste encore ; tantôt elles n'ont paru qu'après lui, et persévèrent sans lui (maladies consécutives). Dans l'un et l'autre cas, il faut y avoir égard, car elles fournissent, dans le premier, des indications accessoires et secondaires, dans le second, l'indication principale.

Qu'on n'oublie jamais, d'ailleurs, qu'aussi long-temps que l'empoisonnement persiste, ce traitement est purement palliatif, et qu'on se garde bien de croire à la guérison de la maladie parce que la réaction est éteinte et que les symptômes ont disparu.

Le *traitement spécial* varie dans l'infection primaire et dans l'infection secondaire.

1°. *Infection primaire, locale.* La première infection n'est jamais que locale ; elle peut rester telle pendant fort longtemps, même toujours (surtout quand elle est blennorrhoïque), céder à la seule force médicatrice de la nature, et disparaître comme toute autre affection purement locale.

De tout temps un grand nombre de personnes infectées s'en sont remises ainsi aux soins de la nature, qui a guéri beaucoup d'entre elles en première instance, pour ainsi dire, et sans nulle conséquence fâcheuse. Il est même passé en maxime, dans la pratique moderne, que l'infection locale doit être abandonnée à la nature, qu'elle n'exige que la diète et un traitement antiphlogistique. En effet, l'expérience a prouvé qu'une foule de malades guérissaient parfaitement de cette manière, et sans qu'il survînt d'infection générale consécutive. Mais l'expérience nous apprend aussi que, chez certains sujets, les symptômes ne disparaissent pas sans l'emploi du mercure, et que, chez d'autres, si les accidents primaires ou locaux s'effacent, de manière à faire croire que la guérison est parfaite, tantôt les mêmes symptômes se reproduisent au bout d'un laps de temps plus ou moins long (ce qui annonce que l'infection n'avait point été entièrement détruite), tantôt des symptômes syphilitiques éclatent sur des points différents (ce qui démontre que le virus avait pénétré à une plus grande profondeur et déterminé une infection générale). Or, comme on ne peut jamais savoir d'avance si le cas dont il s'agit est du nombre de ceux dans lesquels la nature a le pouvoir de guérir l'empoisonnement seule et sans l'assistance du traitement général, le médecin consciencieux et jaloux de procurer une guérison radicale doit se faire une loi de *considérer toute infection locale comme une source empoisonnée, d'où le virus peut passer tôt ou tard dans l'organisme entier*, et de *ne négliger aucun des moyens propres à détruire ce virus, pour ainsi dire, en première instance, à empêcher qu'il n'infecte la totalité de l'économie,* ce qu'on doit toujours regarder comme le plus grand malheur qui puisse arriver à un homme, attendu qu'on sait de reste combien l'empoisonnement est difficile à guérir, quand une fois l'infection est devenue générale.

Mais on ne satisfait aux exigences de cette loi qu'à la condition d'employer de très bonne heure le seul antidote connu, le mercure. De là suit donc le précepte d'*employer le mercure dans toute affection syphilitique locale*, quand elle ne guérit pas d'elle-même, comme le fait ordinairement la gonorrhée, et cela tant pour détruire le virus introduit du dehors que pour provoquer dans l'organisme, par l'action spécifique du métal, une réaction antisyphilitique spécifique, qui rende la propagation et la reproduction de ce même virus impossibles. Or, qu'il soit praticable de remplir par là les deux indications, non-seulement la théorie le démontre, mais encore l'observation l'atteste, et je pourrais joindre ici mon expérience à celle de tant d'autres médecins. En suivant cette méthode, une très faible quantité de mercure suffit, tandis que, si l'on attend plus tard, peut-être en faudra-t-il alors une masse dix fois plus considérable. On épargne donc ainsi au malade les conséquences inévitables et souvent effrayantes de l'empoisonnement par le mercure à hautes doses. Pour prouver combien le mercure employé à temps est apte à prévenir le passage d'un principe contagieux dans l'organisme, je citerai l'exemple de l'hydrophobie, à l'égard de laquelle des faits nombreux ont établi qu'après la réception du principe contagieux, l'emploi vigoureux de ce métal peut empêcher l'infection générale, et, par conséquent, le développement de la rage.

L'infection primaire est ou blennorrhoïque ou ulcéreuse, ce qui établit une différence essentielle dans le traitement. Je répète ici ce que j'ai dit plus haut des dangers d'un traitement purement local, par de simples antiphlogistiques et par l'abstinence. Nous avons vu des malades qui, après avoir joui en apparence de la meilleure santé pendant long-temps, pendant dix mois, ont été pris tout à coup d'une syphilis générale des plus terribles, même de gonflements des os, ce qu'on aurait pu éviter en leur donnant dans le principe vingt à trente grains d'une légère préparation mercurielle. Or qu'est l'inconvénient d'un si faible traitement mercuriel, comparé au danger qu'entraîne la redoutable syphilis constitutionnelle!

Dans l'*infection primaire blennorrhoïque*, appelée *gonorrhée* ou *chaude-pisse* chez les hommes, *flueurs blanches* chez les femmes, il y a écoulement par l'urètre d'un mucus, d'abord jaune verdâtre et puriforme, puis blanc; la période inflammatoire est accompagnée, dans le principe, de douleurs en urinant, et, quand l'irritation inflammatoire a plus d'intensité, de dysurie, d'ischurie, de priapisme, d'érections douloureuses, même de gonflement sympathique des testicules et des glandes inguinales. La maladie est survenue à la suite du coït.

Cette dernière circonstance est la plus importante pour le diagnostic, car une gonorrhée peut dépendre d'autres causes, d'une métastase arthritique ou scrofuleuse, d'anomalies hémorroïdales, et exiger alors un tout autre traitement. Il se peut même qu'une gonorrhée survenue à la suite du coït ne soit point syphilitique, et dépende d'autres maladies locales de la matrice. Mais, dans ce cas, il est toujours plus prudent de la considérer et de la traiter comme telle.

Le traitement se partage en deux périodes.

Pendant la première, ou la période inflammatoire, il doit être antiphlogistique, négatif. Le repos absolu, éviter tout ce qui peut échauffer, s'abstenir d'aliments tirés du règne animal, boire abondamment des boissons mucilagineuses, prendre des émulsions de graine de lin ou de chenevis, avec de petites doses de nitre et d'extrait de jusquiame, observer les règles de la propreté, se laver souvent avec de l'eau tiède, porter un suspensoir, et, quand les douleurs sont vives, appliquer des sangsues, tels sont les principaux moyens, et qui souvent suffisent pour guérir la maladie, sans aucune suite. Les injections ne sont pas nécessaires; elles font plus de mal que de bien; elles exposent aux rétrécissements et aux callosités de l'urètre, dont la fréquence aujourd'hui tient à l'abus qu'on faisait autrefois des injections. Si la gonorrhée est accompagnée d'érections douloureuses, de priapisme, si elle devient cordée, il faut d'abord recourir aux émissions sanguines (la saignée chez les sujets pléthoriques), puis employer l'opium, à l'intérieur et à l'extérieur : ce sont là les meilleurs moyens. Quand le phimosis survient (constriction et gonflement du prépuce au-dessus du gland), on combat l'état inflammatoire par des émissions sanguines, après quoi on administre l'opium, tant à l'intérieur qu'à l'extérieur, conjointement avec les cataplasmes émollients, les injections d'eau blanche et de décoction de jusquiame entre le prépuce et le gland, et les bains locaux, pour enlever les matières qui s'accumulent entre ces deux organes. Le phimosis mérite toujours beaucoup d'attention, parce qu'il peut entraîner la suppuration, la gangrène, la perte du gland. La plupart du temps, il existe alors des chancres, qui exigent l'emploi simultané du mercure. On traite absolument de la même manière le paraphimosis (rétraction, constriction et tuméfaction du prépuce au dessous du gland).

Si la gonorrhée ne cède pas aux moyens qui viennent d'être indiqués, et que les douleurs ne disparaissent point au bout de quinze jours, la prudence veut toujours qu'on emploie le mercure à l'intérieur avec modération (en suivant la méthode qui sera décrite plus loin, à l'occasion du chancre primaire); on l'administre déjà sans le moindre inconvénient dans tout autre cas d'inflammation opiniâtre des membranes muqueuses, par exemple dans l'ophthalmie purulente, et ici il peut agir en outre comme spécifique antisyphilitique, en détruisant l'infection.

Lorsque la gonorrhée passe à la période secondaire (gonorrhée consécutive, écoulement de mucosités, sans douleurs), les balsamiques sont indiqués. Deux d'entre eux se placent en première ligne : l'un est le baume de Copahu (à la dose de vingt-cinq ou trente gouttes, sur du sucre ou en pilules (trois fois par jour) ou la térébenthine; l'autre, le poivre cubèbe, dont on peut rapprocher le rob de genièvre (une once par jour). J'ai trouvé fort utile aussi une dissolution d'un gros de muriate de baryte ou de chlorure de chaux dans une once et demie d'eau de laurier-cerise (trente gouttes trois fois par jour). Quand le mal est opiniâtre, et qu'on lui soupçonne un caractère syphilitique, la poudre n° 201 produit d'excellents effets. Si les moyens internes ne suffisent pas, on emploie aussi les injections, d'abord d'eau de chaux, pure ou mêlée avec l'eau distillée de laurier-cerise, puis d'une faible dissolution de sublimé corrosif (un grain pour une ou deux onces d'eau), d'une dissolution de vitriol, de zinc, de cuivre, et mieux encore de nitrate d'argent. En dernier lieu, on a recours aux astringents, l'alun, la décoction d'écorce de saule avec l'eau de laurier-cerise, la myrrhe avec le sucre de Saturne, les bains locaux froids. Cependant, il faut, dans toute gonorrhée consécutive qui se prolonge, avoir égard aux complications possibles, qui sont souvent la seule et unique cause de la persistance du flux muqueux. (V. *Flux*.)

L'*infection primaire ulcéreuse* (*chancre primaire, ulcère vénérien*), outre qu'elle survient après un coït suspect, est suffisamment caractérisée par l'aspect lardacé de la surface du chancre, ses bords renversés en dehors, et le peu de douleur qu'il détermine. Cet ulcère est ou non accompagné de gonorrhée, ce qui fait que, dans toute gonorrhée, on doit examiner s'il n'existerait pas en même temps des chancres.

Tout chancre doit être considéré comme le commencement de l'infection générale, et il exige l'emploi intérieur du mercure, pour détruire cette infection dès son début et empêcher qu'elle ne fasse des progrès. Sur-le-champ donc (bien entendu néanmoins qu'on aura d'abord recours aux émissions sanguines, s'il existe des symptômes d'inflammation), on administre le mercure soluble de Hahnemann, bien préparé et d'un noir velouté, qui, de toutes les préparations mercurielles, est la plus rapprochée du métal, celle par conséquent qui en représente le mieux la propriété antisyphilitique spécifique, en même temps qu'elle est celle qui agit le plus doucement sur l'organisme. On en donne deux grains par jour, en augmentant journellement d'un grain, jusqu'à ce que l'haleine acquière l'odeur propre au mercure, ou qu'il survienne des douleurs dans les gencives, un léger gonflement des glandes du cou, des signes précurseurs et un commencement de salivation. La plupart du temps, le chancre guérit de lui-même, sans nul topique, au septième ou huitième jour. On continue encore le médicament pendant le même laps de temps, mais, en se bornant à un seul grain par jour. Ici, comme dans tout traitement mercuriel, il importe d'observer quelque temps le malade, de peur qu'il n'éclate de nouveaux symptômes syphilitiques, auquel cas on devrait recommencer le traitement.

En général, on n'a besoin d'aucun topique : il suffit de lotionner fréquemment le chancre avec de l'eau de chaux, et de le couvrir avec un peu d'onguent digestif. De cette manière, on est sûr que la guérison s'accomplit du dedans au dehors, par extinction de l'empoisonnement, et non pas uniquement au dehors, par la suppression de ses effets. Le traitement purement local, à l'aide de la dissolution de sublimé, du précipité rouge, du zinc, du vitriol bleu, de l'alun, même de la pierre infernale, auquel il n'est malheureusement que trop commun encore qu'on ait recours, n'a pour résultat que d'opérer une suppression locale ; aussi n'est-il pas rare qu'après la guérison du chancre, on voie éclater des ulcères dans la gorge, ou d'autres symptômes vénériens, attestant qu'on n'a point enlevé la cause de la maladie et qu'on n'a fait que la priver de son organe.

Assez souvent aussi la gonorrhée et le chancre s'accompagnent de la tuméfaction des glandes de l'aine (*bubons*) et du testicule (*hernia humoralis*, *orchitis*). Ce n'est là ordinairement qu'un symptôme sympathique de l'irritation inflammatoire, qui disparaît après la cessation de l'inflammation, et qui n'exige autre chose qu'un traitement antiphlogistique, auquel on associe des fomentations avec l'eau blanche tiède. Mais ces engorgements peuvent aussi être les symptômes d'une infection déjà plus avancée, ce qu'on reconnaît à ce qu'ils persistent, même après qu'on a fait disparaître l'inflammation. En pareil cas, il faut recourir sur-le-champ au mercure, administré intérieurement, d'après la méthode qui a été indiquée plus haut.

On a même vu, quoique rarement, des bubons se déclarer sans gonorrhée, ni chancre, et comme symptôme de l'infection primaire. Le mercure à l'intérieur doit alors être administré de suite.

Ce qui a été dit de la gonorrhée et du chancre s'applique également aux flueurs blanches, qui remplacent la première chez les femmes, et qui réclament le même traitement.

Les condylomes exigent un traitement mercuriel général, sous l'influence duquel ils disparaissent ordinairement, en même temps que les chancres. S'ils duraient long-temps, la sabine et la créosote à l'extérieur seraient les meilleurs moyens de les combattre. On pourrait aussi les exciser et les cautériser.

J'ai encore un mot à dire de la *suppression de la gonorrhée*.

Elle a lieu après l'emploi d'injections ou trop irritantes ou astringentes, de même qu'après l'impression du froid, et elle peut entraîner des suites très fâcheuses, soit une grande exaspération de l'inflammation locale ou sympathique, soit des affections nerveuses éloignées. On a même vu le trisme et le tétanos en être les conséquences. Le traitement consiste à détruire l'irritation inflammatoire (ce qui peut même exiger la saignée chez les sujets pléthoriques), à employer l'opium, intérieurement et extérieurement, à faire usage d'injections émollientes et de cataplasmes narcotiques chauds.

2°. *Infection secondaire, générale* (*syphilis, lues, universalis*). Lorsque la maladie est au premier degré, et qu'elle ne montre encore que ses premiers symptômes, des maux de gorge, l'angine chronique, des ulcères dans la gorge, ou une ophthalmie, des exanthêmes (surtout au front), des bubons, une préparation mercurielle douce, telle que le mercure gris, le mercure soluble ou le calomelas, suffit pour guérir, et ce traitement est celui qui porte le moins d'atteinte à l'organisme. Le médicament qui mérite la préférence est le mercure soluble de Hahnemann, employé aux mêmes doses et de la même manière que pour le chancre primaire : seulement il faut en accroître la dose avec plus de lenteur (d'environ un demi-grain par jour). Ici je ferai remarquer que les doses élevées de mercure font disparaître les symptômes avec plus de rapidité, mais qu'elles laissent toujours dans l'incertitude de savoir si le médicament a pénétré assez, s'il a fait cesser aussi l'empoisonnement dans l'intérieur. On prescrit en même temps une tisane dépurative (n° 202 à la dose d'une ou deux onces par jour), mais il suffit déjà d'abondantes boissons aqueuses pour favoriser l'action du mercure. Le malade doit garder la chambre pendant le traitement, c'est-à-dire jusqu'à la fin des prodromes de la salivation et jusqu'à la disparition des symptômes. Il observe un régime peu substantiel et végétal, en évitant tous les acides, en s'abstenant d'aliments aigres, salés, âcres, épicés.

Si la maladie a jeté des racines plus profondes, qu'elle date de long-temps, ou qu'elle ait été traitée, soit en vain, soit incomplètement, par d'autres moyens, il faut alors recourir au sublimé. Ce sel mercuriel est surtout important chez les personnes qui ont déjà pris beaucoup de mercuriaux et qui ont acquis par là une disposition si prononcée à la salivation, que quelques grains d'un oxide ordinaire de mercure suffiraient pour les faire saliver et obliger de suspendre le traitement. On peut l'employer sans inconvénient, et le continuer long-temps, en observant les règles suivantes : on le donne d'abord sous forme pilulaire (afin qu'il se dissolve lentement), puis dans un véhicule mucilagineux (pour émousser son action caustique immédiate sur les membranes de l'estomac et de l'intestin), et associé à l'opium (afin de prévenir les effets nuisibles qu'il pourrait produire sur les nerfs gastriques et intestinaux, le spasme d'estomac, des nausées, la colique, la diarrhée). Delà résultent les pilules n° 231, que je regarde comme celles qui conviennent le mieux pour le traitement de la syphilis, et que j'ai toujours employées, souvent pendant des mois entiers. On en donne un demi-grain chaque jour, et l'on monte peu à peu jusqu'à trois quarts de grain, lorsque le mal est opiniâtre. Il va sans dire que le malade doit se tenir chaudement et suivre un bon régime. Une tisane de salsepareille, ou autre, bue en abondance, et les bains chauds, sont d'excellents auxiliaires du traitement. Je dois faire remarquer que le sublimé est sujet à affecter les poumons, de sorte qu'il faut y substituer une autre préparation, par exemple, la suivante, chez les personnes prédisposées à la phthisie pulmonaire, ou lorsqu'il occasione des douleurs dans la poitrine.

Fort souvent il suffit, pour obtenir la guérison, de soumettre le malade à l'usage d'une forte décoction de salsepareille (deux onces, bouillies dans deux livres d'eau, réduites à une, qui doit être consommée dans la journée).

Après le sublimé, le précipité rouge est celle de toutes les préparations mercurielles qui possède au plus haut degré la faculté d'éteindre la syphilis. Il le surpasse même quelquefois, et mène souvent au but lorsque ce sel a échoué. On le donne à la dose d'un huitième à un sixième de grain, deux fois par jour, et de la même manière que le sublimé, sous forme pilulaire (n° 232).

Il ne faut pas perdre de vue qu'on aide beaucoup à l'action du médicament en variant les formes sous lesquelles on l'administre. Quand une préparation ne produit plus d'effet, on en choisit une autre, et souvent alors la guérison reprend sa marche progressive. On a observé aussi que certaines préparations mercurielles conviennent mieux que d'autres au traitement de certaines formes de la syphilis, par exemple, le calomelas ou le mercure soluble dans le cas d'affection inflammatoire, le sublimé et le précipité rouge dans les exanthèmes et les ulcérations de la gorge.

Il est très utile aussi de suspendre de temps en temps l'usage du mercure.

On a souvent proposé de guérir la syphilis sans mercure. La guérison peut assurément être obtenue, dans les climats chauds, par le seul usage de la salsepareille, du gayac et autres antidyscrasiques généraux analogues ; mais de tels moyens ne sauraient procurer dans le nôtre une extinction radicale de la maladie. D'un autre côté, il est certain que quand on a donné assez de mercure et que le mal refuse néanmoins de céder, le mieux est de supprimer tout-à-fait ce métal, et d'y substituer l'usage continué pendant quelque temps d'une décoction de gayac ou de salsepareille. Le célèbre Ulric de Hutten, après avoir fait inutilement usage du mercure, après s'être même soumis à la méthode par les frictions et la salivation, ne dût enfin sa guérison qu'à la décoction de gayac. De même, chez les personnes débiles, les toniques peuvent être un puissant auxiliaire du traitement, et contribuer à faire disparaître les derniers restes de la maladie.

C'est un grand malheur, dans le traitement de la maladie vénérienne, que nous n'ayons aucun signe certain auquel nous puissions reconnaître si le malade est guéri d'une manière complète et radicale, c'est-à-dire, si l'on a fait cesser l'empoisonnement et détruit aussi l'aptitude à reproduire le principe contagieux. En effet, la cessation des symptômes ne suffit pas ; elle annonce seulement qu'on a satisfait à la première de ces indications, et ne prouve point qn'on ait rempli la seconde. Notre seule ressource est de continuer l'emploi du mercure, à petites doses, pendant un certain laps de temps encore après la disparition des accidents. Plus il a fallu insister sur son emploi pour obtenir ce dernier résultat, plus aussi on doit le prolonger après y être arrivé. Après quoi il y a encore nécessité d'observer pendant quelque temps le malade sous l'influence de médicaments antidyscrasiques non mercuriels, afin de bien s'assurer qu'il ne reparaît point de nouveaux symptômes syphilitiques.

Cette incertitude du diagnostic, et le peu de soin qu'on met à observer les règles tracées précédemment, sont les causes du grand nombre de traitements mercuriels incomplets que l'on rencontre de nos jours. Le malade prend du mercure jusqu'à ce que les symptômes disparaissent, sans même suivre de régime, ni se garantir des refroidissements, et on le croit guéri ; mais l'affection se reproduit au bout d'un laps de temps plus ou moins long.

Un autre malheur encore est que le mercure lui-même, quand on insiste long-temps sur son emploi, peut, d'un côté, provoquer des affections ayant beaucoup de ressemblance avec les symptômes syphilitiques, par exemple, des gonflements glandulaires et des ulcères, d'un autre côté, attaquer l'organisme jusque dans ses derniers fondements, et entraîner une dissolution générale, une diathèse scorbutique, en un mot, ce qu'on appelle la *maladie mercurielle* (empoisonnement mercuriel).

3°. *Syphilis invétérée.* Lorsque la maladie est fort ancienne, qu'elle fait, pour ainsi dire, corps avec la vie, qu'elle a attaqué et désorganisé les parties les plus profondes, par exemple, les os, qu'on a déjà employé, sans succès, ou d'une manière incomplète, les traitements mercuriels ordinaires, ou enfin, ce qui est le cas le plus ordinaire, que la maladie a bien été supprimée pendant un certain laps de temps, mais qu'elle reparaît sans cesse, sous des formes modifiées, il faut recourir à des méthodes plus pénétrantes.

La première chose à faire est d'appliquer le mercure à la peau, par conséquent, de l'introduire d'une manière directe dans le système lymphatique par la voie de l'absorption. Il est incontestable qu'employé par cette voie, le métal contribue bien plus énergiquement à la destruction de la maladie, et on le conçoit sans peine, puisqu'il peut déployer librement toute sa puissance, n'ayant point subi les changements auxquels il ne saurait échapper quand on l'administre par l'estomac et qu'on le met en contact avec les forces digestives.

Les *bains de sublimé* sont la première manière d'appliquer cette méthode. On fait dissoudre une demi-once à une once de sublimé dans l'eau destinée à recevoir le malade. Ces bains ont une efficacité extraordinaire : on peut les employer sans nuire, sans provoquer la salivation.

Après eux vient la *méthode des frictions*, qui se présente elle-même sous deux formes, avec ou sans salivation.

On évite la salivation en ayant recours à la pommade de Cirillo (n° 254), dont le malade consomme chaque jour un gros en frictions à la plante des pieds. Cette méthode mérite toujours la préférence, et c'est par elle qu'on doit commencer, afin d'épargner au malade la salivation, qu'il faut dans tous les cas considérer comme un grand mal.

Quant à la méthode par les frictions, avec salivation, elle consiste à employer, chaque jour, un ou deux gros d'onguent mercuriel, en frictions sur des points de la surface du corps qu'on a soin de varier, et à continuer ainsi, en prescrivant simultanément des bains tièdes et un régime sévère, ou même l'abstinence totale, jusqu'à ce qu'on voie survenir la salivation. Celle-ci se déclare ordinairement au milieu d'un mouvement d'irritation fébrile, et il faut l'entretenir à un degré modéré, durant un laps de temps plus ou moins long, selon l'intensité de la maladie. Cette méthode est incontestablement la plus énergique, mais aussi la plus violente. On peut la considérer comme une véritable crise; aussi présente-t-elle tous les avantages et tous les inconvénients des crises. Ce qui la distingue, c'est que le mercure s'introduit sous forme métallique dans le système général, de sorte qu'il possède toute sa puissance quand il attaque le virus, et qu'il peut mieux que de toute autre manière guérir les maux vénériens les plus enracinés; mais, par cette raison aussi, il exerce une action bien plus destructive sur l'organisme, dans l'intérieur duquel il peut même demeurer à l'état de métal pur. Ce qui la distingue encore, c'est que la déperdition qu'elle entraîne d'un liquide aussi important que la salive, d'une humeur si nécessaire à la digestion et à la nutrition, détermine une débilitation extrême, l'amaigrissement, l'épuisement, et peut même amener l'étisie et le marasme lorsqu'on pousse trop loin la salivation, ou que les sujets y sont prédisposés. D'après cela, on ne doit y recourir qu'à la dernière extrémité, et toujours avec prudence, avec modération, en se gardant bien de l'appliquer chez les sujets avancés en âge, ou chez ceux qui sont déjà fort affaiblis.

L'*abstinence* absolue, ou associée à de petites doses de sublimé, a aussi une grande puissance pour la guérison des maladies vénériennes invétérées. Cependant, il faut beaucoup d'attention pour ne pas être dupe des apparences. En effet, la privation des aliments n'a souvent pour résultat que d'enlever temporairement à l'organisme la faculté de réagir sur le virus, qui reparaît, et avec lui les symptômes, dès qu'on remet le malade à l'usage d'une bonne nourriture.

Le contraire aussi peut avoir lieu et produire un résultat avantageux. Il est possible que la longue durée de la maladie et des traitements débilitants aient plongé l'organisme dans un tel état de faiblesse et d'engourdissement que, même après l'extinction du caractère spécifique, la maladie persiste encore comme simple état dyscrasique. En pareil cas, les toniques, l'arnica, le quinquina, le fer, sont souvent les meilleurs moyens d'en faire disparaître les derniers restes.

C'est également dans ces circonstances qu'on emploie avec avantage une forte décoction de salsepareille ou de gayac (auquel on peut substituer la laiche des sables), en y ajoutant des feuilles de séné, ou la tisane de Pollini (n°. 203). Chez les sujets atteints de douleurs ostéocopes nocturnes, qui les tourmentent souvent à un point si cruel, l'écorce de garou agit comme véritable spécifique; on la fait prendre en décoction, à la dose de deux gros par jour : le mieux est d'y associer la salsepareille.

La décoction de Zittmann est également fort avantageuse dans les maux vénériens opiniâtres et qui ont déjà été attaqués en vain par d'autres méthodes. Je puis assurer, d'après ma propre expérience, qu'elle est capable alors de procurer une pleine et entière guérison.

On a employé avec succès le chlorure d'or, à petites doses, en frictions sous la langue.

L'iode et surtout les hydriodates alcalins se sont montrés aussi fort efficaces pour terminer le traitement des maux vénériens invétérés (n°. 233).

Il peut se faire que, même après la destruction du caractère spécifique, les affections locales (notamment les sécrétions altérées, les exanthêmes, les ulcères), qui tenaient d'abord à l'influence du virus vénérien, persistent, mais seulement comme effets d'une dyscrasie générale. Le mercure ne sert à rien dans ce cas, qui réclame les moyens généraux propres à combattre les dyscrasies. Les acides minéraux y rendent de grands services, principalement l'acide nitrique, à la dose d'un à deux gros par jour, dans deux livres d'une eau mucilagineuse.

Assez fréquemment, on voit apparaître, sur la fin, un état morbide particulier, qui mérite la plus sérieuse attention, et qui peut mettre le malade et le médecin dans un grand embarras. C'est la *maladie mercurielle*, ou une dyscrasie particulière et mixte, produite tant par du mercure qui n'a point été assimilé que par du virus syphilitique qui n'a pas été détruit. Cette dyscrasie est la suite d'un traitement mercuriel poussé trop loin, ou suivi sans méthode, sans nul égard aux règles, sans aucun soin d'éviter les refroidissements. On la reconnaît à ce que les symptômes, qui ne sont souvent autre chose que des symptômes mercuriels, des effets de l'empoisonnement mercuriel, ne cèdent point par l'usage prolongé du mercure, et, loin de là même, acquièrent plus de gravité encore. Le principal moyen, en pareil cas, est le soufre, mais sous sa forme la plus diffusible, tel qu'il existe dans les eaux sulfureuses, naturelles ou artificielles, qu'on fait prendre tant à l'intérieur qu'en bains (Nenndorf, Weilbach). Les eaux thermales chaudes ont plus d'efficacité alors que les froides; telles sont celles de Warmbrunn, de Landeck, et surtout d'Aix-la-Chapelle.

4°. *Syphilis larvée et latente.* C'est ici que le diagnostic présente le plus de difficultés. Les maladies chroniques les plus variées, même les plus opposées, peuvent n'être que des effets et des formes d'une syphilis occulte. Des paralysies et des spasmes, l'hypocondrie, des flux et des obstructions, l'étisie et l'hydropisie peuvent être de nature syphilitique, et incurables par tout autre moyen que par le mercure. On ne saurait donner trop d'attention à ce sujet, surtout parmi certaines classes de la société, et dans les grandes villes, où la syphilis est devenue très générale. Il répand souvent du jour sur les maladies chroniques opiniâtres. Qu'on s'informe si le malade n'a point été jadis infecté, et, dans bien des cas, on trouvera, depuis l'époque de l'infection jusqu'au temps présent, un enchaînement continuel de phénomènes variés, se succédant les uns aux autres sans interruption, mais dont aucun n'avait été regardé comme vénérien : qu'on essaie alors le mercure, et l'on sera surpris de la rapidité des bons effets qu'il produira, de sorte qu'il ne restera plus de doute sur le véritable caractère de la maladie, et sur la nécessité de recourir à un traitement mercuriel régulier. Naguères encore un cas de ce genre s'est offert à moi : une femme d'un certain âge éprouvait depuis un an des démangeaisons très pénibles et un sentiment douloureux de térébration à l'anus, bien qu'on ne pût découvrir extérieurement aucune trace de tuméfaction ni de changement de couleur : elle avait essayé en vain une foule de moyens. Rien n'était plus naturel que de soupçonner quelque anomalie de l'affection hémorroïdale; mais ni les sangsues ni aucun des moyens qu'on emploie avec avantage contre les hémorroïdes, n'eurent de résultats. Enfin, à force d'investigations, on découvrit que la malade avait eu la syphilis douze ans auparavant, et qu'elle avait été traitée, selon l'usage, d'une manière très superficielle. Depuis lors elle avait éprouvé des accidents divers, tantôt d'une espèce, tantôt d'une autre, et joui parfois aussi d'une parfaite santé. Je commençai par essayer l'application d'une dissolution de sublimé sur le point douloureux, et je fus étonné de la promptitude du soulagement, qu'il m'avait été impossible jusqu'alors d'obtenir ni par l'opium ou autres narcotiques, ni par aucun moyen local. Je donnai les pilules de sublimé à dose croissante, jusqu'à ce que la malade prît deux tiers de grain du sel par jour, et l'affection disparut. Mais, au bout de quelque temps, il survint des éruptions cutanées, puis une fois des engorgements glandulaires, qui cédèrent au sublimé ou au précipité rouge; il fallut ainsi plus d'une année pour terminer la lutte comme un ennemi acharné et obtenir une guérison radicale.

Il me reste encore un mot à dire du *traitement prophylactique*. On a proposé des lotions et frictions diverses avant et après le coït; mais aucun de ces moyens n'a rempli son but jusqu'à présent, et l'ancien adage n'a rien perdu de sa vérité : *unicum prophylacticum mali venerei est abstinentia a bono venereo.*

POLYSARCIE.

(*Adiposis.*)

Diagnostic. Accumulation excessive de graisse dans toutes les parties du corps, ou seulement dans quelques parties, soit extérieures (*steatoma*), soit internes, notamment le cœur, l'épiploon, les reins.

Les effets de la polysarcie sont de mettre obstacle aux fonctions de la partie dans laquelle elle survient, et quand elle est générale, de rendre les mouvements difficiles, de mettre obstacle à la circulation et à toutes les fonctions, de gêner la sécrétion et l'excrétion, de disposer aux inflammations érysipélateuses et aux abcès extérieurs, et de finir par amener la cachexie et l'hydropisie.

Pathogénie. Les causes sont l'usage immodéré d'aliments succulents, tirés surtout du règne animal, le défaut de mouvement et d'élaboration, le tempérament phlegmatique, la laxité de la fibre et de la constitution, la cessation d'hémorrhagies habituelles, ce qui fait que les femmes engraissent fréquemment à l'époque de la ménopause. Mais, en général, une disposition congéniale influe beaucoup sur le développement de la polysarcie; car il y a des personnes qui demeurent maigres, bien qu'elles fassent de copieux repas, tandis que d'autres engraissent malgré toutes les privations qu'elles s'imposent.

Thérapeutique. L'indication fondamentale est de diminuer l'afflux de la matière alibile et d'en accroître l'élaboration, l'élimination. Les principaux moyens consistent donc à prendre moins de nourriture, à user d'aliments moins succulents, aqueux, tirés du règne végétal, à faire beaucoup d'exercice, à dormir peu, à exciter les affections morales, à favoriser toutes les sécrétions, surtout la sueur et les évacuations alvines, à employer le traitement par l'abstinence, par le mercure, et, dans les cas extrêmes, par l'iode.

TREIZIEME CLASSE.

Désorganisations, pseudomorphoses, parasites.

Nous comprenons dans cette classe toutes les anomalies que peuvent présenter la structure et l'organisation intime d'une partie du corps. Lorsque ces anomalies portent sur des organes extérieurs, le diagnostic en est facile, et elles appartiennent plus particulièrement au domaine de la chirurgie. Ce sont surtout celles des organes internes qui intéressent le médecin, et qui doivent nous occuper ici. Elles constituent, tant sous le point de vue du diagnostic, que sous celui de la thérapeutique, l'une des parties les plus difficiles de la pratique.

Jadis on les désignait sous le nom général d'*obstructions* (*obstructiones viscerum*), ou, quand elles étaient portées fort loin, sous celui de végétations, d'indurations, etc. L'anatomie pathologique moderne, qui les a étudiées avec plus de soin, a enrichi la nosologie d'une multitude de ces anomalies et de ces métamorphoses. Mais ses découvertes n'ont d'intérêt que pour la physiographie du corps humain, la nosologie systématique et la chirurgie; elles ont peu profité à la médecine pratique. En effet, d'un côté, nous manquons de moyens diagnostiques, il nous est impossible ni de bien constater l'existence des diverses espèces d'anomalies et de désorganisations dans les organes internes, ni de les distinguer les unes des autres; d'un autre côté, nous n'avons pas non plus de thérapeutique spéciale à leur égard, nous sommes presque toujours obligés de nous en tenir aux principes généraux de traitement, et c'est même en suivant cette marche que nous réussissons le mieux, quand il y a encore possibilité de guérir.

En conséquence, ce qu'il y a de plus utile, eu égard à la médecine pratique, c'est de parcourir ces anomalies dans les principales cavités du corps, les unes après les autres, et d'indiquer les caractères qui nous autorisent à admettre ou à conjecturer qu'il existe des lésions organiques dans ces cavités.

1°. *Dans l'abdomen.* On palpe le ventre, afin de découvrir s'il y a, dans un ou plusieurs points de son étendue, du gonflement, de la tuméfaction, de la dureté, ou une douleur provocable par la pression. Cette exploration doit être faite le matin, pendant que le malade est couché dans son lit et à jeun; on la répète ensuite tandis qu'il est debout et qu'il s'incline en avant, sur le côté, car il y a des tumeurs, ou peu volumineuses ou profondément situées, qui ne deviennent perceptibles qu'autant qu'on varie les attitudes. On examine si le malade éprouve de la difficulté à se coucher sur les deux côtés et sur le dos, ou même s'il ne le peut point, et dans ce cas on doit toujours admettre, à moins qu'il ne s'agisse d'une affection douloureuse, que le mal siége du côté sur lequel le malade reste le plus volontiers étendu. On a égard au trouble continu ou à la suspension des fonctions de l'organe dans lequel réside le mal, comme aussi à la dépravation de ses produits sécrétoires, aux accidents hémorroïdaux. Enfin on recherche si le teint présente des traces d'une couleur cachectique particulière, s'il est pâle, blême, jaunâtre, jaune, surtout aux yeux.

2°. *Dans la poitrine.* Difficulté de respirer, impossibilité de se tenir couché sur l'un des côtés ou sur le dos, aberrations dans le mouvement du cœur et le pouls.

3°. *Dans la tête.* Douleurs continues, et que rien ne peut faire cesser, dans un point de la tête surtout lorsque le sujet prend certaines attitudes, vertiges, trouble ou émoussement des facultés intellectuelles ou de quelque sens, spasmes, paralysies.

La cause prochaine de toutes les désorganisations, comme aussi de tous les produits parasites, est une perversion du travail de la plasticité.

Cette perversion peut naître de quatre manières diverses :

1°. Par exaltation de la plasticité, comme dans l'inflammation et la congestion, pendant l'enfance, ou quand la nutrition s'accomplit avec excès.

2°. Par diminution ou abolition de la plasticité (c'est-à-dire par une cause semblable à celle qui agit dans les monstruosités de première formation), comme chez les sujets avancés en âge et dans le cas de débilitation.

3°. Par anomalie de la plasticité, comme dans les dyscrasies, les métastases.

4°. Par compression mécanique et par action chimique.

Les causes occasionelles sont :

1°. L'inflammation, tant aiguë que chronique, et la congestion. L'inflammation est la plus commune de toutes les causes, mais elle n'est pas, à beaucoup près, la seule et unique. Elle engendre surtout des hypertrophies, des physconies, des épaississements, des indurations, des adhérences, des pseudomorphoses.

2°. Une pression, qui gêne l'afflux et le reflux du sang, et l'action normale des vaisseaux, comme celle qui résulte des corsets, de ligatures fortement serrées, de l'habitude d'être assis, de la compression du ventre.

3°. Des affections nerveuses; le trouble ou l'anomalie de l'influence des nerfs sur une partie, peut y déranger et faire dégénérer la nutrition; on a vu souvent la frayeur, le chagrin, les soucis, déterminer des désorganisations, surtout dans les tissus glanduleux, comme le démontre l'apparition soudaine de nodosités dans les seins des femmes qui allaitent, lorsqu'elles viennent à éprouver de la frayeur.

4°. Des métastases, qui font qu'un dépôt de quelque matière morbifique trouble le jeu de la nutrition, ainsi qu'on l'observe dans les fièvres, intermittentes surtout, qui ont été supprimées subitement, ou dont la crise a été troublée, dans les maladies de peau, la syphilis, les scrofules, la goutte. Les vices d'organisation ne sont alors que des symptômes de ces maladies.

5°. La mauvaise constitution des humeurs. Il est certain qu'un sang trop épais, visqueux, atrabilaire, concourt puissamment à faire naître des obstructions dans les viscères du bas-ventre, et qu'une bile trop visqueuse peut contribuer à produire des obstructions hépatiques, des concrétions biliaires.

C'est une circonstance fort importante pour la pratique

qu'une lésion organique puisse devenir le canal de dérivation et l'émonctoire d'autres maladies et principes morbifiques. Le phénomène a lieu surtout dans les maladies internes qui dépendent d'une congestion et dans les dyscrasies, même dans les affections nerveuses et mentales provenant de cette source. Dès qu'une pseudomorphose extérieure se développe, ces maux généraux internes cessent : ils se trouvent par là, en quelque sorte, concentrés sur un point et matérialisés.

Sous le rapport pratique, et en ayant égard à la nature diverse des lésions organiques, nous distinguons :

1°. L'*obstruction*, qui est le moindre degré. Accumulation, stagnation, épaississement des humeurs contenues dans les vaisseaux (veineux surtout), d'où imperméabilité, tuméfaction (hypertrophie, physconie, engorgement) et trouble de la fonction d'un viscère. C'est dans l'abdomen, et au foie de préférence, qu'on observe les obtructions.

2°. La *désorganisation*, qui est le plus haut degré, et à laquelle se rapportent les squirrhes, les tubercules, les polypes, les fongus, les kystes, les stéatomes et ostéostéatomes, les ramollissements et ossifications, les calculs.

3°. Les *parasites*, organismes vivants de production nouvelle dans les corps vivants, entozoaires. Cette classe comprend non-seulement les vers proprement dits, mais encore plusieurs maladies organiques, par exemple, les hydatides, les tumeurs enkystées, même le squirrhe et le cancer, en tant qu'ils ont leur mode spécial de vie et de nutrition.

Thérapeutique. Deux règles principales doivent d'abord être posées, et bien prises en considération. On évite le plus long-temps possible d'admettre une lésion organique comme cause de la maladie, parce qu'ordinairement lorsqu'on en est venu là, tout traitement cesse, et l'on ne s'occupe plus de chercher d'autres causes curables, qui peut-être existent, on ne tente plus rien pour la guérison, on n'essaie plus de nouvelles méthodes curatives. En second lieu, alors même que l'existence des maladies organiques est bien constatée, il faut non les supposer de suite incurables, mais faire tout ce qui peut encore dépendre de l'art, l'expérience ayant appris qu'on parvient souvent, contre toute attente, à obtenir une guérison radicale, ou qu'au moins on peut empêcher la lésion de faire des progrès et prolonger les jours du malade.

La partie extérieure (chirurgicale) de la médecine a ici la prééminence sur la partie intérieure (médicale), car le chirurgien peut reconnaître exactement les diverses espèces de dégénérescences, et baser là-dessus ses règles de traitement, faculté qui manque au médecin. Celui-ci ne peut qu'apprendre, en général, qu'un changement organique existe dans une partie intérieure, mais il lui est rarement donné de savoir au juste en quoi ce changement consiste. Aussi doit-il s'en tenir, pour le traitement, à des indications générales, qui sont : *ranimer l'activité intérieure*, et surtout celle des veines, *dans l'organe* (par les fondants, les mouvements, les frictions); *accroître la faculté absorbante* de ce dernier par des moyens qui rendent l'absorption plus énergique (et en tête desquels se placent le mercure et le carbonate de soude); *stimuler l'action nerveuse* de la partie à l'aide de moyens capables d'exercer sur elle une impression spécifique; *dériver la nutrition*, la diminuer, soustraire la substance nutritive; *faire cesser l'état inflammatoire*, quand il existe; *résoudre* et fondre les matières stagnantes par des agents chimiques (parmi lesquels l'eau, la soude et l'iode occupent le premier rang); enfin, *avoir égard au caractère spécifique* de l'obstruction et de la dégénérescence, chercher, par exemple, s'il ne serait pas syphilitique, auquel cas l'antidote spécifique, le mercure, pourrait seul être profitable. Il est fort utile aussi, dans les désorganisations, d'établir un exutoire au voisinage, pour détourner et soustraire les sucs nourriciers ; par là on parvient quelquefois dans les commencements à guérir, et dans la suite à suspendre au moins les progrès du mal.

Mais le siége de la maladie modifie le traitement.

1°. Dans les obstructions et désorganisations abdominales, qui sont les plus communes de toutes, et qui siégent principalement au foie, à la rate, au pancréas, au mésentère, chez les deux sexes, à l'ovaire chez la femme, le traitement consiste à employer les végétaux fondants, en particulier le pissenlit, les sels fondants, les gommes résines, le carbonate de soude, les eaux minérales alcalines, les antimoniaux et les mercuriaux, les lavements viscéraux, les bains ; dans les cas opiniâtres, quand il y a beaucoup d'insensibilité et d'atonie, l'aloës, la scamonée, et autres drastiques analogues (V. *Hypocondrie*). Si les obstructions occupent le foie, le mercure, tant à l'intérieur que sous forme de frictions, est le principal moyen à mettre en usage. Mais, en général, on ne saurait trop vanter, dans les obstructions abdominales opiniâtres, la soude et surtout les eaux minérales alcalines, tant artificielles que naturelles, celles de Carlsbad principalement : j'en ai obtenu d'excellents effets dans des cas extrêmement graves, où le bas-ventre entier était dur et gonflé, et où l'on avait employé sans succès les fondants les plus énergiques, même le mercure. L'iode est également un fondant et un résolutif fort puissant; mais on ne peut jamais compter sur ses effets, outre qu'il a l'inconvénient de porter des atteintes profondes à l'organisme, et de laisser après lui des suites fâcheuses : il faut donc n'y recourir qu'en désespoir de cause, et avec circonspection, en le corrigeant par son association avec un alcali (n°. 233). S'il existe des douleurs, on ne négligera pas d'appliquer de temps en temps des sangsues.

Les frictions avec les pommades résolutives et les cataplasmes, pour la confection desquels on peut utiliser toutes les plantes fondantes, la ciguë surtout, produisent aussi d'excellents effets. On se trouve déjà très bien de douces frictions sèches répétées plusieurs fois par jour, et chaque fois continuées pendant quelque temps. Parmi les pommades, les plus efficaces sont la pommade ammoniacale, la mercurielle, celle de digitale, celle d'iode. Je recommande particulièrement un mélange d'huile de ricin et de teinture de coloquinte (n°. 255), qui est fort avantageux aussi dans le cas d'indurations extérieures.

L'application long-temps continuée d'un emplâtre résolutif, d'un emplâtre de savon, sur la partie, produit également de grands effets.

2°. Dans les lésions organiques de la poitrine, celles surtout des poumons, il faut agir avec beaucoup de prudence, afin de ne pas provoquer, par l'emploi des fondants, une excitation trop forte, le crachement de sang, l'inflammation des tubercules, qui aurait pour but d'accroître le volume de ces productions, ou la suppuration et le passage à la phthisie pulmonaire (V. *Phthisie tuberculeuse*). Pour le traitement des maladies organiques du cœur, V. *Angine de poitrine*.

3°. Les lésions organiques qui ont leur siége dans la tête peuvent rarement être reconnues avec une certitude qui permette de leur opposer un traitement direct et spécial. Aussi est-ce là le cas d'appliquer les règles générales que j'ai tracées plus haut, de combattre les dyscrasies, s'il en existe, et de favoriser la résorption. Les principaux moyens à mettre en usage ici sont les dérivatifs, ceux surtout qui agissent par le canal intestinal et la peau, les exutoires long-temps entretenus à la nuque et au bras, et les émissions sanguines souvent répétées.

4°. Dans les maladies extérieures de cette catégorie, on n'oubliera jamais qu'elles peuvent être des émonctoires, des lieux de dépôt, en quelque sorte des substituts de maladies internes, et qu'en les enlevant, comme en supprimant un exanthême, on court le risque de déterminer une métastase sur des organes intérieurs, de faire naître une maladie interne. C'est pourquoi on ne doit les attaquer qu'après la destruction complète de la dyscrasie ou de la cause interne à laquelle elles se rattachent. La règle générale est de bien peser les inconvénients respectifs, et d'examiner s'il ne vaut pas mieux supporter le mal externe que de courir les chances d'une maladie intérieure. Ce précepte s'adresse surtout aux chirurgiens, qui ne doivent jamais le négliger avant d'entreprendre l'amputation ou l'extirpation.

Enfin il peut se rencontrer des cas où le seul et unique traitement consiste à tuer la nouvelle vie parasite, l'animal pathologique qui s'est développé, comme quand on détruit le squirrhe, le cancer, par l'arsenic.

Deux maladies de cette classe méritent une attention spéciale de notre part, et exigent que nous entrions dans quelques détails à leur égard; ce sont la maladie vermineuse et la maladie calculeuse.

MALADIE VERMINEUSE.

(*Helminthiasis.*)

Il n'y a pas une seule partie du corps humain dans laquelle ne puissent se développer ou s'introduire des vers ou autres êtres organiques imparfaits.

On en rencontre plus fréquemment qu'ailleurs dans le canal intestinal; mais il s'en trouve aussi dans tous les autres viscères, le foie, les poumons, les reins, la vessie urinaire, la matrice, les ovaires, même le cerveau et les yeux (principalement les vers cystiques, *tœniæ hydatigenæ*), ou des parties extérieures et des cavités.

1°. *Vers intestinaux* (*vermes intestinales*). Les plus ordinaires sont les ascarides lombricoïdes, les ascarides vermiculaires, le tænia, dont on distingue deux espèces, le *tænia lata* et le *tænia solium*, enfin les vers sétiformes (*trichuris*, *trichocephalus*).

Il n'est pas rare non plus que le canal intestinal renferme des larves de différents insectes.

Diagnostic.Les signes généraux sont : pâleur de la face, cercle bleu autour des yeux, changements fréquents de couleur, afflux de salive à la bouche le matin et à jeun, nausées, mauvaise haleine, appétit irrégulier, faim canine, démangeaisons fréquentes au nez et sur son dos, éternuements, tension du ventre, qui n'est pas dur, coliques à la région ombilicale, dilatation des pupilles, saignements de nez, réveil en sursaut, grincements de dents pendant le sommeil, décubitus sur le ventre, rêves assez vifs pour aller jusqu'au somnambulisme, amaigrissement extraordinaire, propension aux spasmes. Le plus important de tous les signes, et le seul certain, est la sortie de vers ou de portions de vers.

Les signes particuliers sont : *pour les ascarides vermiculaires*, prurit insupportable à l'anus, surtout le soir, dysurie, strangurie, ténesme, apparence d'affections hémorroïdales, écoulement muqueux par le rectum, la vessie, le vagin, changement d'humeur et tristesse périodiques ; *pour les ascarides lombricoïdes*, outre les signes généraux, coliques fréquentes et sentiment de reptation à la région ombilicale ; *pour le tænia*, sensation semblable à celle que déterminerait un corps qui remonterait tout à coup du côté gauche jusque dans la gorge et retomberait ensuite, sensation d'une masse dans l'un ou l'autre côté, avec mouvement ondulatoire, sentiment de succion dans le corps, vertiges, fourmillement et engourdissement dans les doigts et les orteils, cessation brusque des affections du bas-ventre après avoir bu une gorgée d'eau-de-vie ou d'essence d'absinthe.

Par l'irritation qu'ils occasionent, et par le trouble qu'ils jettent dans la digestion et l'assimilation, les vers peuvent exercer une influence considérable sur l'organisme entier et sur toutes les fonctions, même les facultés morales, de manière à y susciter de grands désordres, et par conséquent à produire les maladies les plus diversifiées et les plus dangereuses, notamment d'étranges affections nerveuses. De là découle une règle de pratique importante : dans toutes les maladies de ce genre, surtout chez les enfants, lorsqu'on ne découvre aucune autre cause évidente, il faut admettre des vers et se conduire en conséquence, l'observation ayant démontré que le traitement vermifuge finit souvent par procurer la guérison radicale de maladies fort graves, contre lesquelles toutes les autres méthodes avaient échoué. Et cette règle s'applique non-seulement aux cas dans lesquels on aperçoit des indices de vers, mais encore à ceux dans lesquels on n'en trouve aucun, car le canal intestinal peut recéler des vers sans qu'ils annoncent leur présence par le moindre signe appréciable.

Pathogénie. Deux choses sont à examiner : la production des vers, et le développement des maladies vermineuses.

Les vers intestinaux ont deux origines. Les uns viennent du dehors, tels que les larves d'insectes et autres animaux incomplets, par exemple des limaçons, qui peuvent continuer pendant quelque temps de vivre dans le canal alimentaire. Les autres sont évidemment des produits de l'organisme même.

Les causes qui favorisent cette production sont : avant tout, l'âge de l'enfance, à cause de la prédominance dont jouit alors la productivité (ce qui fait aussi que le canal intestinal y est plus prédisposé qu'aucun autre organe, parce qu'il est le plus productif de tous), le relâchement et la faiblesse des intestins, des accumulations de mucosités, l'usage d'aliments tirés du règne animal et de substances farineuses, l'humidité du climat, la constitution épidémique de l'atmosphère (d'où il résulte que la maladie vermineuse peut être et endémique et épidémique).

Quant au développement de la maladie vermineuse, ou aux vers considérés comme cause morbifique, ces parasites ne provoquent pas toujours des maladies, lorsqu'ils ne sont pas trop abondants et qu'ils se tiennent en repos. Mais on doit constamment voir en eux quelque chose d'étranger, une prédisposition aux maladies ; ils peuvent même devenir cause des plus dangereuses de toutes, ou du moins compliquer d'une manière funeste toutes celles qui éclatent chez l'homme dans le tube intestinal duquel ils ont établi leur domicile.

Les vers déterminent des maladies de plusieurs manières différentes. D'abord en détournant la substance nutritive à leur profit ; ce sont des convives, des parasites, de sorte que, quand ils abondent, ils font maigrir le sujet, et finissent même par occasioner une atrophie mortelle. En second lieu, parce que leurs excréments et leurs cadavres produisent des saburres putrides et muqueuses dans le tube alimentaire, ce qui fait qu'on observe un état de putridité gastrique dans les fièvres vermineuses, et que les humeurs elles-mêmes ont un caractère âcre chez les personnes tourmentées par des vers. Enfin par l'irritation qu'ils causent lorsque la faim ou toute autre cause les porte à s'agiter, ou quand ils entrent en contact avec une région du canal intestinal plus sensible que les autres, ou quand la sensibilité de cet organe s'accroît tout à coup, par exemple sous l'influence de la fièvre. L'irritation est en partie locale et en partie consensuelle. Localement elle produit des douleurs, des spasmes, un accroissement de la sécrétion et de l'activité du canal intestinal, la diarrhée, la dysenterie, l'inflammation, des incarcérations spasmodiques, l'iléus, des abcès, par l'ouverture desquels il peut même se faire que des vers soient rejetés au dehors. Consensuellement elle agit, d'une part sur les nerfs (d'où tendance aux convulsions, spasmes de toutes sortes, notamment chorée, épilepsie, somnambulisme, paralysies périodiques, aliénation mentale, fureur), de l'autre sur le système vasculaire (d'où fièvre vermineuse, congestions sanguines, hémorrhagies, blennorrhées, exanthêmes).

Les effets de l'irritation vermineuse n'existent pas toujours. Un homme peut avoir des vers, et n'en pas moins jouir d'une bonne santé pendant long-temps. Mais il est possible aussi que ce même homme soit pris tout à coup d'accidents vermineux formidables. Le développement de ceux-ci tient à des causes accessoires. Tantôt c'est l'accroissement de l'irritation par le fait de la multiplication prodigieuse des vers, de l'agitation que produisent en eux, soit la faim, soit des substances introduites dans les voies digestives et qui leur déplaisent, soit leur accumulation et la succion qu'ils exercent sur un point très sensible du tube. Tantôt c'est l'exaltation de l'irritabilité du canal intestinal, ce qui a lieu surtout dans les fièvres, qui, par cela même aussi, sont toutes sujettes à mettre les vers en émoi.

Thérapeutique. Il y a deux traitements, l'un palliatif, qui consiste à calmer les vers; l'autre radical, qui tend à détruire la maladie vermineuse elle-même.

Le *traitement palliatif* est fort important. Il y a parfois urgence, en effet, d'apaiser en toute hâte les symptômes vermineux, qui souvent sont fort graves, et mettent même la vie en danger. Ce cas se présente, et dans les fièvres, où les vers peuvent occasioner des douleurs locales, même de l'inflammation, des abcès, des perforations, et dans le cours d'un traitement radical, lorsque les moyens qu'on met en usage agitent trop violemment ces parasites eux-mêmes.

Il y a deux indications : apaiser les vers, et calmer le spasme qu'ils ont provoqué. On les remplit toutes deux par le lait (en boisson, en lavements, en fomentations sur le bas-ventre), l'huile, les émulsions huileuses (l'huile affaiblit les vers, les tue, et les empêche en même temps de sucer); les fleurs de zinc, l'extrait de jusquiame, l'eau mercurielle (n°. 234), en boisson et en lavements. Dans les cas opiniâtres, on a recours aux vomitifs, à l'asa fœtida, à la valériane. Lorsque le tænia donne lieu à des accidents graves, le moyen qui les apaise avec le plus de promptitude, est une cuillerée à bouche de teinture d'absinthe.

Le *traitement radical* embrasse également deux indications ; expulser les vers qui existent dans le corps, et empêcher qu'ils ne se reproduisent.

L'*expulsion des vers* peut être obtenue de trois manières différentes : par des moyens qui exercent une influence nuisible sur ces parasites, qui les affaiblissent ou les tuent (anthelmintiques, parmi lesquels le semen-contra est le plus généralement employé et le plus efficace, outre qu'il convient contre toutes les espèces de vers), et à la suite desquels on administre des purgatifs, afin d'amener au dehors ceux de ces animaux qui ont été frappés de mort; par l'usage simultané des anthelmintiques et des purgatifs ; par celui des purgatifs drastiques énergiques, qui, imprimant un caractère convulsif au mouvement péristaltique des intestins, chassent violemment du corps les vers ou morts ou vivants.

Il est bon, toutes les fois qu'on entreprend un traitement vermifuge, de choisir l'époque du déclin de la lune, parce qu'à cette époque les vers sont plus faibles, et que, par conséquent, ils implantent avec moins de force leurs suçoirs dans les parois du canal. Il faut aussi associer toujours les anthelmintiques avec des substances propres à dissoudre ou détacher les mucosités (sels neutres, oximel scillitique et autres semblables), parce qu'il y a constamment beaucoup de matières muqueuses, qui servent de réceptacle aux vers, et qui mettraient obstacle à l'action des médicaments. Enfin, on ne doit pas perdre de vue non plus qu'un traitement vermifuge peut être complet sans qu'un seul ver sorte du corps, ces animaux pouvant avoir été mis à mort par les remèdes, puis digérés, de manière que les débris seulement soient entraînés avec les matières fécales.

Chaque espèce de ver a des anthelmintiques qui lui sont plus particulièrement hostiles que d'autres.

Les lavements avec la décoction de tabac, l'huile, le sel marin, l'eau mercurielle, ou l'eau chargée d'une faible dissolution de sublimé, et l'usage continué pendant plusieurs mois de pilules d'extraits de quassia et de tanaisie (n°. 253), détruisent parfaitement les *ascarides vermiculaires.*

Le semen-contra est le moyen le plus efficace contre les *ascarides lombricoïdes* (n°. 237). On l'administre sous forme d'électuaire (n°. 236), ou en substance, avec du miel, chez les enfants, qui n'aiment point à prendre de médicaments; on donne tous les matins à jeun, pendant quinze jours, une cuillerée à café de semen-contra, après quoi on purge avec le jalap et le calomelas. On peut encore employer la tanaisie, l'absinthe, la racine de spigélie anthelmintique (n°. 239), l'extrait de noix, tous les mercuriaux et ferrugineux (n°. 240), l'aloès, la mousse de Corse (n°. 238), la racine de valériane, la pulpe de carotte avec du sucre, prise le matin à jeun, enfin des irritants mécaniques, tels que la limaille de fer et le pois à gratter. Il faut connaître plusieurs vermifuges, attendu que tel échoue chez un sujet, qui se trouve bien d'un autre. Les moyens extérieurs sont très propres aussi à provoquer la sortie des vers; par exemple, les frictions sur le bas-ventre avec l'huile de tanaisie et le pétrole, les cataplasmes de tanaisie ou d'absinthe. On prescrit en même temps un régime convenable. Le malade évite tous les aliments lourds, farineux, pâteux, et les boissons chaudes; il prend un peu de sel ordinaire, et boit de temps en temps une petite quantité de vin; il prend aussi beaucoup d'exercice.

A l'égard du *tænia*, il y a deux méthodes de l'expulser. L'une consiste à l'affaiblir et le tuer peu à peu, de manière à en débarrasser le malade sans secousse violente; l'autre, à le chasser tout-à-coup et par des moyens fort énergiques.

La première de ces deux méthodes est la plus sûre, et l'on fait bien de commencer toujours par la mettre à l'essai. Elle est même la seule qu'on puisse et doive employer chez les sujets faibles et très sensibles. Elle consiste à employer avec persévérance les moyens qui exercent sur le tænia une action désagréable, débilitante, délétère. Tel est, par exemple, l'effet du sel de Glauber ou du sel de Sedlitz, pris tous les matins, en y joignant plusieurs doses par jour d'élixir acide de Haller; de la limaille d'étain, dont on fait prendre chaque jour trois à quatre gros dans de la conserve de roses; du lait dans lequel on a fait bouillir de l'ail, et que le malade prend à jeun tous les matins; mais surtout de l'écorce de grenadier sauvage (n°. 241), dont j'ai plus d'une fois constaté les vertus. Voici quel est le traitement à l'aide duquel je suis parvenu, en huit jours, à délivrer du tænia, sans le moindre accident, une femme dont le système nerveux était fort impressionnable: soixante gouttes, trois fois par jour, d'un mélange, à parties égales, de teintures d'absinthe et d'asa fœtida, une once de limaille d'étain, trois cuillerées à café par jour d'un électuaire préparé avec la poudre de racine de fougère mâle et la conserve de roses, une petite cuillerée à soupe d'huile de ricin, après chaque dose de cet électuaire, et un régime maigre, fortement salé.

La seconde méthode est plus expéditive et plus efficace sans doute, mais elle attaque davantage l'organisme, et entraîne plus de danger. Souvent même elle produit tous les effets consécutifs d'un empoisonnement, et elle peut affaiblir les organes digestifs à tel point que le malade y ressente des douleurs pendant le reste de ses jours, qu'en conséquence il souffre davantage des suites du traitement que de la présence du tænia. On doit donc s'abstenir de l'employer chez les sujets d'une constitution faible. Cependant elle est la seule ressource à laquelle on puisse recourir dans les cas où le ver solitaire détermine les maladies fort opiniâtres et graves, par exemple l'épilepsie, et où la méthode plus douce se montre insuffisante.

Cette méthode consiste à affaiblir, autant que possible, le tænia, afin de lui enlever le pouvoir de se fixer et de provoquer des spasmes, indication qu'on remplit avec le secours du froid, de l'huile et de la faim; à le repousser de la partie supérieure du canal intestinal vers l'inférieure, par des moyens qui lui inspirent de la répugnance, et dont le plus puissant est la racine de fougère mâle; à empêcher qu'il ne survienne, pendant l'opération, des spasmes qui pourraient mettre obstacle à l'expulsion du parasite et entraîner des suites fâcheuses, ce qu'on obtient à l'aide de l'asa fœtida ou de la jusquiame; enfin à déterminer la sortie du ver par des purgatifs drastiques. Dans les cas opiniâtres, la poudre de cévadille est un moyen très efficace; on en fait prendre, tous les matins, un demi-scrupule à un scrupule, mêlée avec du miel.

La méthode la plus efficace, d'après mon expérience, consiste à donner, pendant quelques jours, de la résine de gayac avec de l'eau d'amandes amères, pour bien se convaincre qu'il existe un tænia, dont ces substances font apparaître quelques lambeaux dans les selles. On met ensuite le malade à l'usage des harengs, des sardines et autres aliments analogues, puis on lui prescrit de ne plus prendre qu'une panade le soir, et on lui administre, avant qu'il se mette au lit, un gros, ou, s'il peut les supporter, soit deux gros de poudre de fougère, soit trente gouttes d'huile essentielle de fougère, en pilules. Le lendemain matin, il prend un verre d'eau froide, puis une poudre composée de gomme-gutte, six grains, calomelas, un grain, magnésie carbonatée, un demi-scrupule, et extrait de jusquiame, un grain. Au bout d'une demi-heure, il avale une demi-once d'huile de ricin, prend un lavement de lait, et se frotte le ventre avec du pétrole. Si le ver ne sort point, on répète les mêmes moyens au bout de deux heures, et si l'effet ne se produit pas encore, si la purgation n'est pas trop prononcée, on y revient une troisième fois. Lorsque le tænia ne sort point en paquet, et qu'il demeure suspendu à l'anus, on se garde bien de l'arracher : on le roule doucement autour d'un petit morceau de bois, afin qu'il ne rentre point dans le rectum, on fait asseoir le malade sur une chaise percée contenant du lait tiède, et on continue de rouler peu à peu le tænia. On ne peut être certain de son expulsion totale que quand on aperçoit son extrémité céphalique, qui est terminée en pointe.

Pour *prévenir la reproduction des vers*, on fortifie le canal intestinal, par un régime substantiel, dans lequel les substances animales entrent pour une forte proportion, par l'usage modéré du vin, par l'exercice, et surtout par les ferrugineux, en faisant prendre tous les matins, pendant long-temps, une petite quantité d'eau de Pyrmont, ou de limaille de fer. Chez les enfants, il est fort utile de donner pendant quelque temps, tous les mois, vers le déclin de la lune, du semen-contra, à chaque dose duquel on en fait succéder une de jalap.

2°. *Vers superficiels* (*vermes superficiales*).

Le mercure, et surtout les frictions avec la pommade de précipité rouge, sont le plus sûr moyen de détruire les *poux* et autres insectes ou vers nichés dans la peau. Dans le *phthiriasis*, on emploie les bains de sublimé; portée au plus haut degré, cette effrayante maladie exige de faibles dissolutions d'arsenic. Lorsque des vers ou des larves d'insectes s'engendrent dans des ulcères, l'application du goudron est le meilleur moyen de les détruire.

MALADIE CALCULEUSE.

(Lithiasis.)

La production des concrétions calculeuses, à laquelle se rapporte aussi l'ossification, peut avoir lieu dans toutes les parties de l'organisme. C'est le plus souvent dans les voies urinaires et biliaires qu'elle s'accomplit; mais on l'observe aussi dans le canal intestinal, les poumons, le cerveau, les glandes salivaires, les vaisseaux sanguins, surtout le cœur et les gros vaisseaux. Elle se rattache, soit à une tendance particulière de la matière à la décomposition, par exemple dans l'urine, la bile, la salive, soit à un vice quelconque de la sécrétion et de la nutrition. Sous ce dernier point de vue, les progrès de l'âge favorisent toujours l'ossification, en rendant la nutrition plus paresseuse et accroissant la proportion des parties terreuses : *memento quod pulvis es et in pulverem reverteris.*

CALCULS URINAIRES.

(Calculus urinarius.)

Diagnostic. Dans le cas de *calcul vésical*; besoin continuel d'uriner, douleurs violentes en urinant, surtout après avoir rendu les dernières gouttes; suspension subite du jet de l'urine (tous ces accidents sont moins prononcés quand le malade est couché que quand il se tient debout), strangurie, dysurie, chatouillement désagréable continuel à l'orifice de l'urètre, dépôt muqueux dans l'urine, souvent mêlé de sable ou de petits graviers, parfois aussi de sang (surtout après des mouvements qui ont beaucoup secoué); sentiment de pesanteur et de pression au fond du bassin, qui diminue dans la situation couchée et augmente pendant la station : exploration tant avec le doigt par le rectum et le vagin qu'avec le cathéter. La maladie est souvent très difficile à constater, même avec la sonde, lorsque les calculs sont enkystés, ou renfermés dans des cellules vésicales. On peut la confondre avec la goutte vésicale et avec les hémorroïdes de la vessie.

Il survient fréquemment des spasmes et des accidents inflammatoires de la vessie, d'où finissent par résulter des désorganisations de cette poche, dont les parois deviennent plus épaisses et calleuses, des excroissances fongueuses, la suppuration, la fièvre lente, la phthisie vésicale, la mort par consomption.

Dans le cas de *calculs rénaux*, douleurs continues ou périodiques, ou sentiment de pesanteur à la région lombaire; de temps en temps des accès de colique néphrétique, à la suite desquels le malade rend ordinairement des graviers; couleur en général rouge des graviers qui sortent par l'urètre, apesantissement désagréable de la cuisse du même côté, qui souvent aussi éprouve de la faiblesse, de la paralysie. Des nausées et des vomissements à jeun, même des vertiges, accompagnent fréquemment la maladie.

Les *coliques néphrétiques* sont des accès violents, aigus, fort douloureux, qui surviennent d'une manière subite, et qu'on observe surtout fréquemment dans le cas de calculs rénaux. Ce qui les caractérise, c'est la violence et la soudaineté des douleurs, qui se font d'abord sentir à la région rénale ou vésicale, mais qui se répandent ensuite dans le bas-ventre entier; les vomissements qui s'y joignent toujours, les cris que pousse le malade, les sensations spasmodiques, consensuelles, qu'il éprouve dans le crémaster, le testicule, la cuisse du même côté et l'urètre, mais surtout la connaissance préalablement acquise de l'existence de l'affection calculeuse chez le malade, et la considération des causes occasionelles. Celles-ci sont: ou une exaspération de l'irritation provoquée par la pierre (soit que le calcul change de position, soit qu'il veuille descendre dans la vessie par l'uretère), ou l'exaltation de l'irritabilité des reins. La première peut résulter de violentes secousses, telles que celles qu'imprime une voiture ou le cheval; la seconde, de boissons échauffantes ou diurétiques, de passions violentes, d'échauffement ou de refroidisment du corps, de métastases.

Les effets du calcul rénal, quand il reste dans le rein, sont, indépendamment des douleurs qu'il détermine, des dérangements de la sécrétion urinaire, des coliques néphrétiques, l'inflammation, la désorganisation, l'induration, la suppuration du rein; et, quand il se met en mouvement, des douleurs pendant son trajet dans l'uretère, des spasmes, l'inflammation, la colique néphrétique, souvent aussi son incarcération et son immobilisation dans le conduit, qui ensuite s'oblitère. La maladie peut aussi devenir mortelle par inflammation et suppuration.

Pathogénie. La formation des calculs est une opération chimique, qui, lorsque les circonstances sont favorables, peut s'accomplir dans toutes les parties organiques du corps (même le cerveau), et dans toutes les humeurs (même la salive). Les circonstances favorables sont la stagnation des humeurs, leur défaut de renouvellement, et l'accroissement de leur tendance à obéir aux lois chimiques ordinaires.

Cette opération peu surtout s'établir aisément dans les voies urinaires, l'urine offrant déjà, par elle-même, une singulière réunion des conditions chimiques et des substances nécessaires pour amener la production d'un calcul, comme on peut s'en convaincre par les dépôts qu'elle forme dans les vases de nuit.

Les causes éloignées sont ou chimiques ou organiques.

La catégorie des causes chimiques (*lithiasis accidentalis*) comprend le séjour, la stagnation de l'urine (dans des cavités, des diverticules de la vessie, compression chronique des reins, etc.), ce qui rend possible la décomposition de ce liquide; l'introduction d'un corps étranger (grains de plomb, épi de blé, caillot de sang, grumeau de mucus) servant de noyau à la cristallisation, certaines substances (introduites par la voie des aliments) qui favorisent spécialement la formation des calculs, en particulier l'usage de vins âpres et acides. Les buveurs de bière sont peu sujets à la pierre, qui est aussi devenue plus rare depuis qu'on fait un plus grand usage du thé, du café et des boissons diurétiques.

Parmi les causes organiques (*lithiasis constitutionalis*) se range le vice de la sécrétion rénale qui fournit ce produit. Ce vice est ou congénial (*lithiasis congenita, hereditaria*) ou acquis, et peut reconnaître pour cause une transformation de quelque autre maladie, de la goutte surtout, qui a tant d'affinité avec l'affection calculeuse (celle-ci produit des calculs dans les reins, celle-là dans les articulations); aussi n'est-il pas rare de voir ces deux maladies alterner l'une avec l'autre, et la seconde n'est fréquemment autre chose qu'une métastase arthritique sur les reins. Il y a en outre de l'analogie entre l'affection calculeuse et le diabète; dans l'une, il se produit une pierre, et dans l'autre du sucre; mais l'opération est peut-être la même, seulement avec une modification différente.

Les principes constituants des calculs urinaires sont l'acide urique, l'acide phosphorique, l'acide oxalique, la chaux, le mucus, mais en proportions diverses, quelquefois avec prédominance des éléments terreux et ammoniacaux, mais bien plus fréquemment avec prédominance de l'acide.

Thérapeutique. Le traitement est ou palliatif ou radical.

Le *traitement palliatif* a pour but de calmer les accidents et les douleurs, de combattre les symptômes de la colique néphrétique.

Il faut, avant tout, rechercher si les accidents sont inflammatoires ou spasmodiques. On reconnaît le premier cas à la violence des douleurs, à leur durée (l'inflammation peut se joindre accessoirement au spasme), à la sensibilité extrême de la région hypogastrique, quand on appuye la main dessus, à l'état fébrile du pouls, à la rougeur et à la chaleur de l'urine. Dans ce cas, on applique le traitement de la cystite; on pratique de suite une saignée, on applique des sangsues et des cataplasmes émollients de graine de lin, de jusquiame; on donne à l'intérieur une émulsion huileuse, avec l'extrait de jusquiame, et des purgatifs rafraîchissants.

L'état spasmodique se reconnaît à l'absence des signes d'inflammation et à la présence de ceux du spasme. On doit recourir aux anodins les plus puissants, aux émulsions huileuses avec l'opium, à l'eau de graine de lin pour boisson, au lycopode réduit en émulsion avec du mucilage, aux frictions avec le liniment volatil camphré et la teinture thébaïque, aux lavements huileux avec un demi-gros de jusquiame ou avec de l'opium, aux cataplasmes narcotiques, aux demi-bains tièdes. Malheureusement les douleurs sont souvent si continues, que le malade est obligé de prendre chaque jour de l'opium.

Le *traitement radical* présente à remplir deux indications : *faire cesser la production de la pierre*, et *dissoudre ce corps*.

La première indication a pour but de ramener la sécrétion rénale aux conditions de l'état normal, à détruire en elle cette disposition à la décomposition et à la combinaison de substances qui donne lieu à la formation des calculs. Le traitement a donc ici la plus grande analogie avec celui du diabète sucré. Ce que la production du sucre est dans un cas, celle de la matière calculeuse l'est dans l'autre.

Un moyen qui remplit les deux indications à la fois, et qu'on peut en conséquence regarder à bon droit comme le principal de tous dans la maladie calculeuse, est la soude et en général l'alcali. Celles de toutes les préparations que l'expérience m'autorise à recommander le plus est l'eau de Carlsbad naturelle, ou, à son défaut, artificielle. On peut remplacer aussi cette eau par le bicarbonate de soude, ou *sodawater* des

Anglais. Viennent ensuite la potasse caustique (dix gouttes deux fois par jour, dans du bouillon gras), le savon, l'eau de chaux, mais dont il faut boire plusieurs livres par jour, ce qu'on nomme l'huile d'Harleim, le remède de Loof. L'expérience a prouvé que ces moyens alcalins dissolvent quelquefois la pierre, qu'ils peuvent même anéantir la disposition à l'engendrer. Il est bien constaté que les alcalis passent réellement dans le sang et dans l'urine, que celle-ci fait effervescence avec les acides chez les personnes qui ont pris des remèdes alcalins, que, par conséquent, l'urine acquiert alors, même chimiquement parlant, la même propriété dissolvante que celle dont l'eau alcalisée jouit hors du corps. J'ai vu l'usage des eaux de Carlsbad convertir l'affection calculeuse proprement dite en gravelle, ce qui est déjà un grand avantage.

On peut aussi recommander l'emploi du carbonate de magnésie (un demi-gros trois fois par jour), de la poudre aérophore, surtout celle à la soude (n°. 243), à la dose de vingt à trente grains trois fois par jour, la liqueur préparée en faisant dissoudre un demi-gros de carbonate de soude dans une bouteille d'eau de Selters, à boire dans le courant de la journée, les eaux de Fachingen, de Geilnau, de Wildung.

Quelques végétaux ont produit également de bons effets. Tels sont surtout le raifort, les radis, les fraises, les baies d'airelle, le miel, une poudre composée de semences de coing, de graines de grattecul et de genièvre, à parties égales, dont on donne une cuillerée à café trois fois par jour, mais surtout la busserole, qui possède, en outre, la propriété de calmer les douleurs, et dont le malade prend un demi-gros, trois ou quatre fois par jour.

On peut recourir à l'analyse chimique des graviers pour savoir si l'acide ou la base y prédomine, et régler chimiquement, d'après cela, le choix du moyen à employer.

Quand tout est inutile, il ne reste d'autre ressource que la lithotritie ou la taille. La première est toujours praticable; l'autre exige de grandes précautions ; il ne faut jamais se la permettre quand la vessie ou les reins suppurent, non plus que quand il existe en même temps des calculs rénaux (1).

---

(1) Consultez surtout Civiale, *Traité de l'affection calculeuse*, Paris, 1838, et *Parallèle des divers moyens de traiter les calculeux*, Paris, 1836.

CALCULS BILIAIRES.

(Calculus biliarius s. felleus.)

Diagnostic. Pesanteur et douleurs fréquentes à la région du foie et de l'estomac, surtout spasmes d'estomac, avec vomissements. Les signes principaux sont les coliques hépatiques, remarquables en ce que le malade éprouve de temps en temps les plus vives douleurs à la région épigastrique et hépatique, avec des vomissements violents, qu'ensuite sa peau prend une teinte jaune qui persiste pendant quelques jours, et qu'alors on trouve des concrétions biliaires dans les selles.

Pathogénie. Les calculs biliaires ne sont pas des pierres, mais des masses combustibles, des concrétions de la bile. Ils reconnaissent pour causes occasionelles tout ce qui peut déterminer une sécrétion de bile trop abondante et visqueuse, ou faire naître des stagnations de cette humeur dans le foie, comme : tempérament bilieux, usage d'une grande quantité de substances alimentaires animales, grasses, pesantes, omission de boire, vie sédentaire, constriction du ventre, chagrins et soucis prolongés, surtout un dépit concentré pendant les repas (ce qui rend la maladie commune dans les mariages mal assortis).

Thérapeutique. Le traitement de la colique hépatique est le même que celui de la colique néphrétique. Les huileux, les narcotiques, les lavements, les demi-bains, et, quand il y a état inflammatoire, la saignée, sont les principaux moyens.

Le traitement radical consiste à dissoudre le calcul, à l'éloigner, à empêcher qu'il ne se reproduise. Ici encore le moyen le plus efficace est l'alcali, la soude surtout, l'eau de Carlsbad, tant naturelle qu'artificielle, ou d'autres préparations de soude, les pilules de savon, avec des extraits amers (n°. 242), continuées pendant long-temps, et durant l'usage desquelles on administre de temps en temps des purgatifs. Lorsqu'il y avait beaucoup de tendance à vomir, je me suis très bien trouvé d'unir le carbonate de soude à la poudre aérophore (n°. 243). On retire des effets analogues du bicarbonate de soude, dissous à la dose d'un gros dans une bouteille d'eau de Selters, pour la consommation journalière, ou du *sodawater* des Anglais. Aux moyens curatifs, il faut encore ajouter l'essence de térébenthine, qui fait la base du remède de Durande (n°. 244), le régime végétal, les boissons abondantes, l'exercice, et, en général, le traitement tout entier des obstructions des viscères du bas-ventre.

MALADIES DES FEMMES.

On entend par *maladies des femmes*, non celles dont peut être atteint un individu du sexe féminin, mais celles qui appartiennent à la femme précisément parce qu'elle est femme, ou, en d'autres termes, celles du système sexuel, de la fonction ayant pour but la conception et la production. Cependant on ne saurait nier que la destination spéciale de la femme n'imprime un cachet particulier à son organisme entier, et qu'elle ne modifie tant le caractère que le traitement de toutes les maladies du sexe féminin.

Procréer des enfants est la destinée de la femme. Son état normal est donc la grossesse, la puerpération, l'allaitement, tandis que la menstruation, qui la remplace, qui en tient lieu, est une maladie.

L'organisation entière de la femme est calculée pour produire et pour suffire à une double vie. Chez elle, la fonction sexuelle est la tendance prédominante, au lieu qu'elle n'a qu'un rôle subordonné chez l'homme. La situation des organes génitaux annonce déjà cette différence; internes chez l'un, ils sont externes chez l'autre et semblent n'y être en quelque sorte qu'un hors-d'œuvre. La femme a pour caractère de recevoir, et l'homme de donner; chez l'un règne l'activité, chez l'autre la passivité, la réceptivité, la flexibilité.

Les principaux traits du caractère de la femme sont :

1°. Une laxité plus grande de la fibre, ce qui fait qu'elle est plus encline aux maladies par atonie et relâchement.

2°. Un système nerveux plus irritable et plus impressionnable, de sorte qu'il faut peu de chose pour accroître sa sensibilité jusqu'au degré morbide, et qu'elle est prédisposée aux maladies nerveuses; de légères irritations suffisent, chez elle, pour amener une vive réaction, pour développer des sympathies extraordinaires.

3°. Une chylification et une sanguification plus rapides et plus abondantes, une hématose calculée dans la vue de fournir à la nutrition d'une seconde vie, d'où état pléthorique, disposition aux congestions, aux hémorrhagies.

4°. Une productivité et une plasticité plus grandes, d'où

plus de tendance aussi aux productions anormales, surtout quand la production sexuelle est interrompue ou cesse.

5°. Une puissante influence du système utérin et ganglionnaire sur l'organisme entier, d'où l'état hystérique et le caractère hystérique, qui accompagne souvent toutes les maladies qu'on observe chez la femme.

6°. Une excitabilité facile à mettre en jeu, mais peu de durée dans le déploiement des forces; une énergie plutôt passive qu'active, d'où la facilité avec laquelle les maladies passent du caractère actif au caractère passif.

7°. Enfin, somme totale, beaucoup d'analogie avec le caractère de l'enfance.

MENSTRUATION.

(*Menstruatio.*)

La menstruation est la fleur de la vie sexuelle, le signe de l'aptitude à procréer, mais aussi le signe et le garant de la santé de l'organisme féminin (*signum et præsidium sanitatis*). De là l'importance extrême de cette fonction pour la santé et la vie de la femme. Plus les règles sont régulières, mieux la femme se porte. C'est même à cette purgation mensuelle qu'il faut attribuer que les femmes soient moins sujettes à certaines maladies que les hommes, et y résistent plus longtemps, ce dont la phthisie pulmonaire fournit un exemple.

La cause de la menstruation est la sanguification double de la femme, et la nécessité pour elle d'évacuer de temps en temps l'excès de sang destiné à la formation et à la nutrition du fœtus. La menstruation n'est donc, à proprement parler, qu'un succédané de la grossesse, une sécrétion temporaire supplétive, qui a pour but de prévenir les dangers de l'accumulation du sang, mais qui sert aussi à soustraire le genre humain à la nécessité physique de la satisfaction du besoin sexuel, et à assurer la liberté morale.

Si cette sécrétion a lieu par la matrice, c'est que l'éveil du penchant à la reproduction a exalté l'irritabilité de l'organe utérin.

La menstruation doit donc être considérée non pas comme un simple écoulement passif, mais comme une sécrétion active, critique, périodique, qui entraîne au dehors non-seulement le sang, mais encore la productivité intimement liée à ce liquide. De là aussi son influence si manifeste sur l'organisme entier :

elle stimule et purifie non-seulement la matrice, mais toute l'économie, comme le prouvent assez, chez beaucoup de femmes, le changement que subit l'odeur de l'haleine, le trouble qui survient dans les yeux, les petites éruptions dont la peau se couvre, l'excitation, le changement qu'on remarque dans le système nerveux et le caractère, souvent même les véritables accidents nerveux qu'on voit se manifester. En un mot, c'est une crise mensuelle complète.

Les conditions de cette crise sont donc que le sang coule en quantité suffisante, qu'il ait les qualités stimulantes requises (cruor, chaleur), que le système utérin jouisse du degré convenable d'irritabilité et de tonicité.

Les *maladies de la menstruation* peuvent être partagées en celles qui éclatent lors du premier développement de cette fonction, pendant sa durée, et à l'époque de sa cessation.

I. *Premier développement de la menstruation*; *puberté*. C'est l'éveil de la vie sexuelle, par conséquent d'une vie nouvelle (et en quelque sorte parasite), même de tout un système organique, qui développe de nouveaux stimulus, de nouvelles sympathies, de nouveaux rapports, qui imprime même un nouveau caractère à la vie entière, tant morale que physique, et qui par conséquent constitue l'une des plus importantes révolutions de la vie organique.

Les menstrues commencent de quatorze à dix-huit ans dans nos climats. Elles paraissent plus tôt dans les contrées méridionales. Une vie active et laborieuse retarde leur apparition, dont l'oisiveté, au contraire, avance l'époque. Dans certains cas rares, elles ne se manifestent qu'à l'âge de vingt ans, ou même après le mariage. Leur développement précoce annonce toujours une nature faible et un vif appétit vénérien. Il vaut mieux qu'elles paraissent trop tard que trop tôt. C'est donc un point fort important que de ne pas hâter le moment de leur développement, comme on a souvent coutume de le faire, en se guidant d'après l'hypothèse que toutes les maladies ou incommodités qui s'observent alors chez les jeunes filles proviennent de cette source. Mais il est fort essentiel ici, lorsqu'il y a réellement rétention, d'aider la nature et de tout faire pour amener l'établissement du flux menstruel. En effet, les suites de cette rétention sont des congestions sanguines vers des parties nobles (tête, poumons, estomac), qui dégénèrent souvent en hémorrhagies de ces organes, des affections nerveuses, l'hystérie, des spasmes de toute espèce, des cachexies, surtout la chlorose, la phthisie pulmonaire, le marasme, l'hydropisie.

La première précaution, et la plus importante, consiste donc à bien distinguer la rétention maladive du retard naturel, et la règle est de n'admettre une rétention morbide que quand on a déjà observé des efforts de la nature tendant à établir le flux périodique et des signes de puberté. Ces signes sont des maux de reins qui apparaissent de temps en temps, une tuméfaction périodique du ventre, le développement ou la tension douloureuse des seins.

Lorsque ces phénomènes manquent, on doit ne rien faire et attendre patiemment. Il y a des femmes (*viragines*) chez lesquelles on ne les observe jamais.

Quand il existe des signes, il suffit de rappeler de temps en temps à la nature le travail qu'elle doit accomplir. On remplit cette indication en faisant prendre des bains de pieds le soir, à l'époque où les phénomènes se dessinent, et prescrivant quelques grains de pilules balsamiques d'Hoffmann (n°. 171), avec de l'infusion de camomille.

On agit de même lorsque, comme il arrive fréquemment, les règles, après avoir paru une fois, ne reviennent plus, ou coulent plus en blanc qu'en rouge.

Ainsi, on n'admettra une rétention morbide que quand on trouvera réunis des symptômes de maladie et des signes annonçant une tendance à l'établissement des règles; alors seulement il y a lieu de recourir à un traitement.

Mais, même en pareil cas, il est essentiel de ne point employer de suite les emménagogues, et de commencer par aller à la recherche de la cause, qui peut varier beaucoup.

1°. Cette cause peut être la pléthore, la réplétion outre mesure des vaisseaux, avec force et rigidité de la fibre, ce qui arrive souvent chez les campagnardes robustes, et parfois aussi chez les citadines soumises à un régime succulent. Les signes qui l'annoncent sont la plénitude du pouls, le grand développement du corps, et la force de la complexion. Dans un tel état de choses, qui fréquemment touche de près à l'inflammation, l'indication est de diminuer la quantité du sang, d'atténuer ce liquide, et de relâcher la fibre. Les principaux moyens consistent à saigner du pied au moment des efforts de la nature, à prescrire des bains de pieds, des bains de vapeurs, la poudre aérophore. Il convient, en outre, de borner la nourriture aux aliments tirés du règne végétal, de faire prendre le tartre boraté, la décoction ou l'extrait de chiendent, la poudre de racine de garance, à la dose d'un demi-gros, trois fois par jour, et des bains tièdes. Si ces moyens échouent, on applique des sangsues à la vulve, des ventouses au côté interne des cuisses.

2°. Il peut y avoir l'état diamétralement opposé. La malade est pâle, débile, plus sujette à avoir froid qu'à avoir chaud, indolente, paresseuse, elle a le pouls faible, il existe chez elle de la disposition à la chlorose. Ici le sang manque de qualités irritantes, et les vaisseaux, ceux surtout de la matrice, n'ont point assez d'irritabilité. On a recours aux martiaux, conjointement avec les amers, et que le mieux est d'associer aussi au gaz acide carbonique (eaux minérales ferrugineuses), ou aux fleurs de sel ammoniac martiales avec l'arnica (n°. 127), au vitriol vert et autres moyens semblables, aux pilules n°. 128. La nourriture sera tirée du règne animal, restaurante, stimulante; on prescrira une vie active, tout ce qui peut mettre en jeu les facultés physiques et morales, la marche, l'exercice en voiture ou mieux encore à cheval, et, à l'époque critique, l'usage des pilules balsamiques. Dans ce cas, il faut rechercher avec soin si la malade n'aurait pas le vice de l'onanisme, si le penchant sexuel ne serait point irrité chez elle, deux circonstances qu'il importerait de combattre.

3°. Il y a un état intermédiaire entre les deux précédents: faiblesse avec exaltation de sensibilité, éréthisme. C'est alors le spasme qui retient les menstrues, et le traitement antispasmodique est le meilleur à mettre en usage. On emploie de préférence la valériane, l'asa fœtida, le castoreum, le galbanum, les bains chauds, les bains de vapeurs dirigés vers les parties génitales.

Il peut aussi arriver qu'à la faiblesse irritable soit jointe la plénitude des vaisseaux, ce qui oblige d'ajouter aux moyens précédents les émissions sanguines locales, et quelquefois aussi la saignée générale.

4°. Enfin, le corps peut recéler des irritations locales matérielles et des substances qui, par leur action, empêchent le développement de la fonction utérine. Tels sont les vers, la diathèse scrofuleuse, les engorgements glandulaires du bas-ventre, les saburres abdominales, surtout celles de nature muqueuse, les dyscrasies, principalement psorique et syphilitique. On doit écarter les causes d'irritation, détruire les vers, faire cesser les obstructions par l'usage prolongé des fondants, et guérir les dyscrasies.

Lorsque tout est inutile, on explore la malade, afin de savoir s'il n'existerait pas quelque obstacle mécanique, par exemple, une imperforation du vagin. On peut souvent soupçonner cette cause dès le principe, surtout chez les personnes, jouissant d'ailleurs d'une bonne santé, qui éprouvent tous les mois des symptômes très prononcés, avec tuméfaction notable du bas-ventre, sentiment de plénitude et de pesanteur au fond de l'hypogastre, et chez lesquelles on remarque tous les signes de la puberté. C'est une circonstance que le praticien ne doit jamais perdre de vue. En pareil cas, il ne reste d'autre ressource que de recourir à une opération chirurgicale, l'incision de la membrane hymen.

Ce n'est qu'après s'être bien convaincu qu'il n'existe aucune cause éloignée de rétention, ou que toutes celles qui pouvaient se rencontrer ont été écartées, qu'il est permis, si les règles ne paraissent point, de recourir à la méthode emménagogue directe.

A la première apparition des règles, tout dépend de ce qu'elles ne soient point troublées, de ce qu'elles coulent sans interruption. C'est là un point d'une haute importance pour la vie entière; car une fois que le flux menstruel a revêtu son type normal, il ne peut plus désormais éprouver le moindre trouble sans de grands inconvénients. On ne doit jamais oublier qu'il est une crise mensuelle, que c'est lui qui protège et maintient la santé des femmes.

De là les règles suivantes qu'il faut observer, non pas seulement au début, mais durant la vie entière (*regimen menstruale*); éviter, pendant la menstruation, toutes les causes d'échauffement (la danse surtout) et de refroidissement, les aliments farineux, lourds, en particulier le pain tendre, les affections morales vives, le coït, les médicaments, surtout les vomitifs et les purgatifs, enfin les bains. Il faut respecter les menstrues, même dans les maladies, pendant le cours des traitements, aux eaux minérales, et ne s'écarter de ces règles que dans les maladies où la vie court un danger assez pressant pour qu'il y ait nécessité de recourir à des médicaments sans se laisser arrêter par aucune espèce de considération.

II. *Suppression des menstrues* (*obstructio menstruorum*). Elle consiste ou en ce que les règles sont arrêtées subitement dans leur cours, ou en ce qu'elles ne se manifestent point.

1°. La suppression subite des menstrues pendant leur

écoulement, qui dépend d'un refroidissement (surtout aux pieds), d'un échauffement, d'une émotion morale ou d'un écart de régime, est une maladie aiguë, que le danger accompagne souvent de près, quoiqu'il ne se rattache quelquefois qu'à ses conséquences.

Le traitement varie selon les circonstances, les causes et les phénomènes.

S'il survient de suite des coliques violentes, ou des congestions vers d'autres parties nobles, avec fréquence et plénitude du pouls et fièvre, l'état est inflammatoire, et l'on doit bien se garder de songer à des emménagogues. Une saignée du pied, ou, quand la pléthore n'est point assez considérable pour l'exiger, des sangsues à la vulve, les antiphlogistiques à l'intérieur, les pédiluves, les bains de vapeurs, les cataplasmes chauds, émollients et narcotiques, sur les parties génitales et la région hypogastrique, les lavements émollients, sont les moyens les plus propres à rétablir le flux et à conjurer le danger. Lorsqu'ils ne produisent point d'effet, on donne le borax, la poudre aérophore. Une fois l'état inflammatoire dissipé, ou s'il n'en existait aucun signe dès le commencement, et que tous les phénomènes indiquassent un état spasmodique, on emploierait avec succès les bains de pieds et de vapeurs, les cataplasmes, les lavements, et à l'intérieur la poudre aérophore, avec l'extrait de jusquiame et le safran, ou l'extrait d'if, à la dose d'un grain, ou enfin le castoreum, avec l'infusion de camomille. Ce traitement est-il trop faible, on ajoute quelques gouttes de laudanum, même aux lavements.

2°. Il en est autrement dans les cas où les règles ne paraissent pas du tout à l'époque normale. Le point capital alors est de rechercher les causes, et je ne saurais trop recommander aux jeunes praticiens de songer d'abord à la plus naturelle de toutes, à la grossesse. Souvent les femmes elles-mêmes n'y croient point, ou bien elles la dissimulent, surtout si elles ne sont point mariées: que le médecin n'y pense point, et qu'il prescrive des emménagogues, il déterminera un avortement, qui non-seulement détruira sa bonne renommée comme praticien et comme homme, mais encore, ce qui est bien plus grave, lui attirera d'amers reproches de sa propre conscience.

Assurément sa position est critique en pareil cas; car on sait que l'exploration même ne saurait fournir aucun signe certain de grossesse durant les premiers mois. Mon avis est donc de tenir la conduite suivante, dont je ne me suis jamais écarté. Chez les femmes mariées, et même chez celles qui ne le sont point, à moins que la suppression n'ait été la suite d'une brusque interruption du flux menstruel, on n'emploie jamais, pendant les premiers mois, aucun moyen propre à provoquer l'écoulement d'une manière directe; on temporise, et l'on se contente de combattre les causes générales, de satisfaire aux indications pressantes qui peuvent se présenter pour le moment, par exemple, de pratiquer une saignée du bras et de prescrire des rafraîchissants lorsqu'il y a de violentes congestions sanguines. S'il n'y a aucune indication, et que cependant la personne demande qu'on fasse quelque chose (souvent, dans l'espoir qu'on lui prescrira quelque emménagogue), on lui donne des substances insignifiantes, des pilules de mie de pain, ou autres semblables, pour éviter au moins qu'elle ne s'adresse à un charlatan, qui pourrait n'être point scrupuleux. On laisse ainsi couler trois ou quatre mois, de sorte qu'en cas de grossesse, celle-ci s'annonce d'une manière positive par les mouvements de l'enfant. C'est là le meilleur moyen de mettre sa réputation à l'abri et sa consience en repos.

Dès qu'on est certain qu'il n'y a point grossesse, que la rétention est bien réellement maladive, les secours de l'art deviennent nécessaires, car les conséquences sont fort tristes : hystérie, épilepsie, vomissement de sang, hémoptysie, phthisie, hydropisie, etc. On cherche d'abord à éloigner les causes qui ont produit et qui entretiennent la rétention, et il n'en faut souvent pas davantage pour rétablir le flux menstruel. Ces causes sont : la *faiblesse*, le *défaut de sang* (surtout à la suite des chagrins, du manque de nourriture, de graves maladies, d'émissions sanguines copieuses, ou d'autres évacuations employées sans mesure, de travaux pénibles, ceux de la moisson, par exemple, chez les villageoises, de flueurs blanches); ici les matériaux manquent à la menstruation, et il y aurait de la folie à vouloir la rétablir; on restaure, on nourrit, on fortifie, et l'écoulement reparaît de lui-même; des *obstructions, des viscères abdominaux et du système utérin*, surtout après une vie sédentaire; c'est le cas d'employer d'énergiques fondants viscéraux et utérins; un *état spasmodique*, qui réclame des antispasmodiques; des *vers*, des *dyscrasies*, des *irritations métastatiques*, souvent *spécifiques*, parmi lesquelles je dois surtout signaler une syphilis larvée.

Quand le traitement dirigé contre la cause ne suffit point,

où qu'il n'y a aucune indication d'y recourir; on emploie la méthode emménagogue ; celle qui favorise directement la menstruation. Elle comprend deux classes de médicaments ; ceux qui agissent de dedans en dehors ; provoquant un afflux plus considérable du sang vers la matrice ; et ceux qui attirent le sang du dehors. Ces derniers sont les plus sûrs, et ils méritent la préférence, toutes les fois qu'on redoute des congestions vers des parties nobles.

A la première classe se rapportent l'aloès, la myrrhe, les pilules balsamiques, le gaz acide carbonique, les eaux minérales, le borax, le fer, le soufre, la teinture de suie, le mercure, la coloquinte, le safran, le gayac, l'ellébore, le galbanum, et le plus puissant de tous, la sabine (nos 129, 130, 131, 132).

La seconde comprend les pédiluves, les bains de vapeurs dirigées vers les parties génitales, les frictions sur les cuisses, les lavements, les ventouses à la partie interne des cuisses, les sangsues à la vulve ; les exutoires au plat des cuisses, entretenus pendant long-temps, principalement l'électricité (étincelles lancées sur les parties génitales et la région utérine, commotions dirigées à travers le bassin, du sacrum au pubis), et le plus énergique de tous, l'acupuncture à la région inguinale.

S'il existe encore des signes de tendance à l'écoulement, on choisit l'époque de leur apparition pour appliquer ces moyens, qui agissent alors avec plus d'efficacité.

III. *Menstruation excessive* (*menstrua nimia, metrorrhagia*). L'excès du flux menstruel est difficile à déterminer, car la quantité ne prouve rien, certaines femmes ayant besoin de perdre beaucoup de sang, tandis qu'un faible écoulement suffit à d'autres. C'est donc l'effet seulement qui peut servir de mesure. Quand il y a faiblesse ou même intermittence du pouls, accablement général, froid aux extrémités, faiblesse de la respiration, palpitations de cœur au moindre mouvement, défaut d'appétit, tristesse, et même œdème des pieds le soir, les règles coulent en trop grande abondance. Il en est de même quand le flux dure trop long-temps (huit jours et plus), ou quand il revient trop souvent. On le nomme *hémorrhagie utérine* (*hæmorrhagia uteri*) lorsque la faiblesse va jusqu'à la syncope. Cette hémorrhagie peut avoir lieu aussi indépendamment de la menstruation. L'*hémorrhagie utérine chronique* (*hæmorrhagia uteri chronica, stillicidium uteri*) est un écoulement de sang par la matrice, qui a lieu d'une manière continue et sans être assujetti à des périodes.

Les suites immédiates d'une menstruation trop abondante sont : faiblesse générale, surtout des nerfs, avec tous les effets qu'elle entraîne, hystérie, spasmes de toute espèce (on n'oubliera jamais, dans ces maladies, d'avoir égard à cette cause), cachexie, disposition à l'hydropisie.

Les causes sont : laxité et faiblesse générales de la fibre, vie sédentaire, surtout lorsque le régime est succulent, exaltation de la sensibilité, en particulier de celle du système utérin, exaltation morbide du penchant sexuel, abus du coït, onanisme, couches trop fréquentes, faiblesse locale du système utérin, dissolution scorbutique du sang, irritations abdominales, principalement par de la bile, irritations locales de la matrice, métastases, polypes.

Le traitement peut être ou radical ou palliatif.

Le *traitement radical* varie selon les causes. La plus commune de ces dernières est la faiblesse et la laxité de la matrice, qu'on reconnaît à l'habitude générale du corps, aux nombreuses couches qui ont précédé, à la vie sédentaire. Les moyens les plus sûrs, en pareil cas, sont les amers, les astringents, les aromatiques, spécialement le quinquina (n°s. 133, 134), l'écorce de saule, le cachou, la gomme kino, l'écorce d'orange, la cannelle, l'acide sulfurique, l'alun, notamment sous la forme de petit-lait aluné (n°. 135), l'infusion de cannelle (un gros d'écorce entière dans deux tasses d'eau bouillante, à boire pendant la journée, ce qui est un excellent remède). Lorsque la faiblesse est considérable, on administre les ferrugineux, mais unis aux acides ; le meilleur est le vitriol martial (n°. 136). On évite en même temps toutes les causes débilitantes, et on prescrit un régime froid. Quand il y a exaltation de la sensibilité, c'est le cas d'employer les antispasmodiques, notamment l'ipécacuanha à petites doses, qu'on associe à l'opium lorsque la sensibilité est très vive. S'il y a pléthore, cas le plus rare de tous, et qui n'existe jamais que concurremment avec la faiblesse locale de la matrice, on saigne du bras, on donne l'acide tartrique, les purgatifs rafraîchissants, les acides minéraux. Dans le cas de dissolution scorbutique du sang, on applique le traitement du scorbut. Mais il faut surtout s'attacher à combattre les irritations morbides qui pourraient exister, les amas de bile, les obstructions du bas-ventre, les vers, les dyscrasies, principalement celle de nature syphilitique. J'ai vu la métrorrhagie céder au gayac, dans une circonstance où elle dépendait d'une cause arthritique. Lorsque tout est inutile, il y a grande probabilité de l'existence d'un polype ; c'est le cas d'explorer les parties et de pratiquer l'opération.

Le *traitement palliatif* est celui qu'on met en usage dans une hémorrhagie utérine inquiétante. On administre les astringents les plus puissants, au premier rang desquels se place l'alun (en poudre, à la dose de dix grains, ou toutes les deux heures une demi-tasse de petit-lait aluné), le vitriol martial (n°. 137), la teinture de cannelle, à la dose de trente ou quarante gouttes, les fomentations froides sur la région hypogastrique et les parties génitales, les injections froides, celles même de vin rouge, ou de dissolution d'alun, le tamponnement, la position horizontale, le repos absolu, un bandage roulé autour des cuisses.

IV. *Menstruation difficile, douloureuse* (*menstrua difficilia, dolorifica*). On la reconnaît aux signes suivants : à chaque période menstruelle, coliques violentes, douleurs semblables à celles de la parturition, maux de tête, vomissement, maux de dents, ou même accidents plus graves encore et généraux, tels que choléra, syncopes, convulsions, épilepsie, délire, mélancolie, manie. Ces symptômes, tantôt n'ont lieu que pendant la durée du flux, tantôt le précèdent ou le suivent de quelques jours.

Les résultats sont une vie dont la moitié s'écoule dans un état maladif (huit à quinze jours par mois), et la stérilité.

La maladie tient à une exaltation morbide de la sensibilité du système utérin, ou du système nerveux entier, qui fait que l'irritation de la matrice, inséparable de chaque mentruation, dégénère en spasmes, et se communique à des systèmes éloignés.

Les causes éloignées sont : irritation et débilitation locales du système utérin, par l'onanisme (physique et moral), ou des excès dans le coït, surtout quand celui-ci n'a pas lieu complètement, hystérie générale, obstructions des viscères abdominaux et de la matrice elle-même, vers, irritation spécifique, souvent latente, en particulier syphilis larvée, rarement pléthore et rigidité de la fibre.

Le traitement présente de grandes difficultés. Il faut d'abord aller à la recherche des causes éloignées, et les attaquer. Si la maladie ne cède point ensuite, on combat la disposition générale et locale au spasme, ainsi que la faiblesse du système utérin, par l'usage long-temps continué de l'asa fœtida, du camphre, du quassia, de l'élixir acide, des bains, d'abord tièdes, puis froids, mais surtout du fer et des eaux martiales en bains (Pyrmont, Dribourg). On n'oublie jamais que la cause peut être l'obstruction des viscères abdominaux et même des vaisseaux utérins. J'ai vu plusieurs fois, après l'essai inutile de tous les moyens qui viennent d'être énumérés, les eaux de Carlsbad, tant artificielles que naturelles, procurer une guérison complète. Lorsque tout est inutile, on a recours au magnétisme, qui peut produire de très bons effets dans cette maladie, comme dans toutes les affections nerveuses entre lesquelles et la fonction de la menstruation il existe un rapport quelconque de causalité.

Le traitement palliatif se réduit à la méthode calmante et antispasmodique. L'opium à l'intérieur est le principal moyen à mettre en usage; on le prescrit de préférence dans une émulsion huileuse; on y associe des fomentations narcotiques chaudes sur les parties génitales et l'hypogastre, des frictions avec les liniments antispasmodiques, des lavements émollients, des demi-bains tièdes. Chez les sujets pléthoriques, et dans le cas de saburres gastriques, on substitue l'extrait de jusquiame à l'opium.

V. *Cessation de la menstruation* et de la vie sexuelle (*cessatio mensium*). Dans nos climats, elle a lieu de quarante-cinq à cinquante ans. Cependant, l'époque varie, comme celle de la première apparition des règles, suivant la constitution, le climat et le genre de vie. Plus les menstrues ont paru de bonne heure, plus la vie est active et pénible, plus le tempérament est froid, plus aussi, en général, la ménopause est précoce. Les circonstances contraires la retardent.

La cessation a lieu de deux manières. Tantôt les menstrues s'arrêtent subitement, ce qui est toujours fâcheux; tantôt elles diminuent peu à peu, manquent une fois, deux fois, puis reparaissent, et deviennent ainsi de plus en plus rares, jusqu'à ce qu'elles cessent tout-à-fait de couler. Ce dernier mode est le meilleur et celui qui nuit le moins à l'organisme. Chez certaines femmes, de fortes hémorrhagies se déclarent encore vers la fin, et la menstruation se trouve par là terminée. Dans quelques cas rares, les règles persistent, avec des interruptions, jusqu'à soixante ans et au-delà. On remarque encore une différence fort importante : il y a des femmes qui éprouvent alors des bouffées de chaleur, avec des sueurs passagères, ou même des éruptions cutanées, phénomènes annonçant une tendance des humeurs à se porter vers la périphérie, et par conséquent salutaires, en ce qu'ils mettent à l'abri de suites fâcheuses; chez d'autres, on observe du froid, des frissons, ce qui doit faire craindre des congestions et des affections internes.

Cette période est toujours de la plus haute importance, et elle exerce même une influence décisive sur la vie des femmes. Aussi l'appelle-t-on avec raison *âge critique*, car c'est alors que le chiffre de la mortalité s'élève le plus.

Les effets sont de deux sortes : avantageux chez certaines femmes, qui seulement alors commencent à jouir d'une bonne santé, à prendre des forces, à acquérir de l'embonpoint, et semblent, pour ainsi dire, rajeunir; fâcheux chez d'autres, qui éprouvent des congestions sanguines vers la tête, le poumon ou l'estomac, des hémorrhagies, principalement des vomissements de sang, des flux muqueux et séreux, des maladies nerveuses, hystérie, spasmes, et surtout cardialgies, des dyscrasies, des âcretés, principalement des exanthêmes et la goutte (les scrofules dont elles avaient été atteintes dans leur jeunesse reparaissent), de nouvelles formations, des pseudomorphoses, des squirrhes, des cancers, des polypes utérins. C'est l'époque à laquelle des indurations, qui étaient demeurées long-temps en repos, reprennent une nouvelle vie, deviennent douloureuses, prennent plus d'extension, s'enflamment, et passent de l'état squirrheux à l'état cancéreux.

Pour bien diriger le traitement, il faut avant tout se faire une idée nette de l'état dans lequel se trouve alors la femme. Il y a trois circonstances qui constituent cet état, et qui servent en même temps de guide à la thérapeutique :

1°. Continuation de la double sanguification, avec cessation de l'excrétion, par conséquent, pléthore.

2°. Persistance de la productivité, mais refoulée en dedans, par l'extinction de la vie utérine; par conséquent, tendance aux organisations anormales.

3°. Âcreté, dyscrasie, tant par suite du manque de la crise mensuelle, qui, chez beaucoup de femmes, entraîne au dehors non-seulement du sang, mais encore d'autres principes morbifiques, qu'en raison de la pléthore qui s'établit alors d'une manière soudaine.

L'indication fondamentale est donc de détourner la congestion, de rétablir l'équilibre, et de compenser la menstruation.

Il n'y a rien à faire chez les femmes dont la ménopause n'altère point la santé, qui même se portent mieux alors qu'auparavant. Ce sont celles qui ont peu de sang, ou qui en perdaient trop par les règles. On doit seulement leur recommander l'exercice et un régime régulier.

Mais s'il se manifeste des congestions ou d'autres accidents maladifs, on pratique une saignée, qu'on répète tous les six mois ou tous les ans, selon le degré de la pléthore, et l'on applique de temps en temps des ventouses, qui ne sauraient être trop recommandées, comme moyen dérivatif. On prescrit en outre l'usage fréquent de la crême de tartre (une cuillerée à café dans un verre d'eau sucrée), qui est le meilleur remède à employer contre la phlogose, et toutes les trois semaines ou tous les mois on fait prendre pendant trois à quatre jours l'eau de Saidschutz ou une dissolution de sel de Glauber. Chez les femmes très pléthoriques, ou lorsque le danger des congestions, des métastases, surtout squirrheuses, est grand, on établit un cautère au bras ou à la jambe ; on prescrit l'élixir acide aux femmes nerveuses. Toutes doivent prendre beaucoup d'exercice, et s'astreindre à un régime régulier, en grande partie antiphlogistique. Il faut insister sur les émissions sanguines, tant qu'il existe des indices de congestions ; seulement on les éloigne de plus en plus, mais il faut quelquefois plusieurs années avant que le système sanguin soit revenu à l'équilibre. Le plus prudent, dans la majorité des cas, est de saigner trois fois la première année, deux fois la seconde, et une la troisième.

GROSSESSE.

Concevoir, mettre au monde et allaiter est l'état normal de la femme, celui par conséquent qui s'accorde le mieux avec sa santé. Les femmes qui se portent le mieux sont celles chez lesquelles ces fonctions s'accomplissent d'une manière régulière. La menstruation n'est qu'un suppléant nécessaire de la grossesse, un acte fort important sans doute, en ce qu'il assure la dignité morale de l'homme et lui permet de ne point être l'esclave de l'instinct animal, mais néanmoins un état anormal et maladif. Aussi, chez les femmes bien organisées et qui mènent un genre de vie conforme à la nature, la grossesse n'entraîne-t-elle point de symptômes morbides.

Les accidents qu'on remarque le plus ordinairement chez les femmes enceintes sont : nausées, vomissements, maux de tête et de dents, taches et éruptions à la peau, symptômes nerveux de toute espèce, hystérie, parfois aussi un changement particulier d'humeur et de tempérament, même le délire, le trouble des facultés intellectuelles, la mélancolie et la manie, qui disparaissent d'eux-mêmes après que la grossesse est terminée. Le plus dangereux de tous est l'avortement ou l'accouchement prématuré.

Il est fort important, et néanmoins souvent difficile pendant les premiers mois, d'établir promptement le diagnostic de la grossesse, afin de ne pas prendre pour maladie ce qui n'est qu'un symptôme de cette dernière, et de ne point employer des moyens qui pourraient faire beaucoup de mal, même déterminer une fausse couche. Les indices ordinaires et les plus certains sont la cessation du flux menstruel et la tuméfaction des seins; parfois aussi, mais non toujours, des nausées, des vomissements, et chez certaines femmes des accidents, des sensations ou des phénomènes qui varient suivant les individus. Mais quelquefois tous ces symptômes manquent, et les règles elles-mêmes persistent. Le secours du stéthoscope (l'auscultation des pulsations du fœtus) ne sont point applicables non plus dans les premiers temps de la grossesse, pendant la seconde moitié seulement de laquelle on peut en tirer parti. D'un autre côté aussi, la menstruation peut s'arrêter sans qu'il y ait grossesse, et quoique les seins acquièrent plus de volume. Le cas le plus fâcheux est celui d'une femme enceinte qui cache à dessein son état.

Dans tous ces cas douteux, je ne saurais trop recommander aux jeunes médecins, comme règle constante, de toujours admettre d'abord l'existence de la grossesse, et de se conduire comme si elle avait lieu, c'est-à-dire de temporiser jusqu'au moment où les mouvements de l'enfant viennent mettre un terme à l'incertitude. C'est le moyen de prévenir des malheurs, et de mettre à couvert sa conscience, aussi bien que sa réputation.

Une grossesse est par elle-même un état naturel et non une maladie. Mais elle peut devenir l'occasion de nombreux accidents morbides, surtout lorsqu'une grande sensibilité, une partie plus faible eu égard aux autres ou une vie inactive y prédispose, de sorte qu'on en rencontre plus d'exemples dans les hautes classes de la société, où les femmes sont plus délicates, moins robustes, que dans les classes inférieures.

La grossesse est une vie double, une vie développée dans la vie, une exaltation de la productivité et de la sanguification.

Tous les accidents qui s'y rattachent découlent de quatre sources :

1°. De la pléthore (du sang menstruel retenu et que le

fœtus ne consomme point en quantité suffisante dans les commencements), ce qui fait que les accidents de cette classe s'observent principalement pendant le cours des trois ou quatre premiers mois, et que les femmes qui ont peu de sang se portent mieux durant la grossesse;

2°. De l'état nerveux, spasmodique, de l'irritation provoquée par le corps étranger, des sympathies nerveuses mises en jeu par la matrice animée d'une nouvelle vie, en proie à une nouvelle irritation (dont les effets sont comparables à ceux de l'irritation vermineuse);

3°. D'une gastrose, d'une accumulation de saburres dans l'estomac et le canal intestinal, par suite de la perturbation qui est survenue dans les sécrétions et excrétions du tube alimentaire, du foie et d'autres viscères abdominaux;

4°. Enfin, de la compression que la matrice distendue exerce sur les vaisseaux sanguins et lymphatiques, ainsi que sur tous les viscères du bas-ventre, de manière que les effets ne s'en font guère sentir qu'après la première moitié, et surtout pendant les derniers mois de la grossesse, époque à laquelle on observe principalement, comme conséquences de cette compression, la constipation, la rétention d'urine, des affections hémorroïdales, la suppression des absorptions lymphatiques, l'œdème des pieds et des grandes lèvres, des varices aux extrémités inférieures.

Il est plusieurs règles générales à observer chez les femmes enceintes :

1°. La situation horizontale, prolongée pendant quelques heures, est celui de tous les moyens qui soulage avec le plus d'efficacité et de promptitude.

2°. On doit éviter tous les vêtements ou portions de vêtements qui serreraient le corps.

3°. Un exercice modéré et le grand air sont fort utiles. Les femmes qui travaillent accouchent plus aisément que celles dont la vie s'écoule dans l'oisiveté.

4°. Il faut éviter toutes les émotions vives et profondes, à cause de l'influence qu'elles peuvent avoir sur le fruit : la moralité, le calme de l'âme et la pureté jouent un grand rôle sous ce rapport.

5°. La femme doit s'abstenir de tous efforts et de tous mouvements violents, surtout de porter et de soulever des fardeaux pesants.

6°. Dans le choix des moyens, il faut sans cesse avoir égard à ce qui pourrait nuire au fruit et provoquer l'avortement. On évitera les drastiques, les aloëtiques, les eaux minérales gazeuses, surtout celles qui contiennent du fer, les bains chauds et froids, principalement pendant la première moitié de la grossesse.

7°. On entretiendra le ventre libre, surtout durant les derniers mois. Le mieux est de donner chaque mois un purgatif rafraîchissant.

Le traitement spécial varie en raison des causes. S'il y a pléthore, ce qu'on reconnaît à la plénitude du pouls, au caractère de la constitution, et surtout à l'abondance ordinaire des règles, on saigne du bras, on prescrit un régime antiphlogistique, on administre des rafraîchissants (surtout le n°. 138) : ce sont là les meilleurs moyens de faire cesser les maux de tête, ceux de dents, les spasmes et autres accidents nerveux, lorsqu'ils proviennent de cette source. Il importe surtout ici d'observer la règle dont on ne doit jamais, d'ailleurs, s'écarter quand on pratique une saignée, de faire coucher la personne, c'est-à-dire de la placer sur un lit, les jambes alongées; rien n'est plus propre à prévenir la syncope, parce que le sang revient alors avec plus de facilité vers le cœur, et cette particularité a beaucoup d'importance chez les femmes enceintes, la stagnation du sang étant toujours fâcheuse, même eu égard au fœtus.

Quand les accidents dépendent d'un état nerveux, ce qu'on reconnaît à l'absence des signes de la pléthore, à la constitution sensible du sujet, à la pâleur de l'urine, etc., il faut recourir aux antispasmodiques, mais en évitant ceux qui sont de nature échauffante, l'opium surtout, qui ne doivent être employés qu'à la dernière extrémité.

Souvent la cause est purement gastrique. Alors il y a nécessité de recourir aux évacuants; on s'abstient également de tous ceux qui échauffent, tels que les drastiques et les aloëtiques, qui pourraient donner lieu à l'avortement, et l'on s'en tient aux sels neutres rafraîchissants, au tamarin, dont on fortifie tout au plus l'action en y adjoignant du séné.

Enfin, les effets de la compression ne peuvent être atténués que par un moyen mécanique, c'est-à-dire par la position horizontale. Le décubitus est ce qui contribue le plus à diminuer tous les accidents vers la fin de la grossesse. On emploie aussi des moyens propres à combattre ou faire cesser les effets de la compression, par exemple, des lavements et des purgatifs dans la constipation, des émissions sanguines dans les cas d'hémorroïdes et de varices.

Lorsqu'il y a constipation ou rétention d'urine opiniâtre pendant la seconde moitié de la grossesse, on ne saurait apporter trop de soin à examiner si ces accidents ne dépendent point d'une position vicieuse de la matrice. L'assistance d'un accoucheur devient alors nécessaire.

MAUX DE TÊTE ET DE DENTS.

C'est le plus souvent pendant les derniers mois de la grossesse que les femmes souffrent de ces maux, et surtout de ceux de dents. Comme ils tiennent ordinairement à une congestion sanguine, la meilleure manière de les combattre est de pratiquer une saignée du bras, de faire prendre la poudre n°. 138, d'appliquer un sinapisme au bras, de prescrire des purgatifs rafraîchissants. Lorsque les douleurs sont vives, ou qu'il y a état nerveux, on ajoute à chaque dose de poudre, toutes les deux heures, un demi-grain ou un grain d'extrait de jusquiame. Parmi les moyens locaux, ceux qui réussissent le mieux sont l'eau froide tenue dans la bouche, et les sangsues aux gencives. On peut aussi recourir au collutoire n°. 139.

VOMISSEMENTS.

Le vomissement est un des accidents les plus ordinaires et les plus pénibles de la grossesse. On l'observe, en général, pendant les premiers mois et jusqu'à la moitié de cette dernière ; parfois, néanmoins, il l'accompagne dans tout son cours. Ordinairement, il n'a lieu que le matin, avant midi ; mais quelquefois aussi il dure toute la journée. On le voit survenir peu de temps après la conception, et il est un des plus communs parmi les premiers signes de la gestation. Tant qu'il ne dépasse pas certaines bornes, il n'entraîne aucun inconvénient et ne mérite pas qu'on y fasse attention ; mais dès qu'il est très violent ou continu, il peut non-seulement débiliter et arrêter la nutrition, mais encore déterminer des hernies et l'avortement.

On ne saurait obtenir une guérison complète, puisque la source du mal est dans la grossesse elle-même. En effet, le vomissement dépend d'abord de l'irritation nerveuse consensuelle que le corps étranger contenu dans la matrice et la nouvelle vie acquise par cet organe communiquent à l'estomac, puis de la pléthore locale de l'estomac, qui tient à la suppression de la menstruation et au trop peu de sang que consomme encore le fœtus, enfin, aux sécrétions vicieuses que les nouvelles affections du bas-ventre déterminent fréquemment dans l'estomac et le système biliaire.

Le traitement doit donc se réduire à modérer le vomissement, à en diminuer la violence et la durée. Or, la médecine peut beaucoup pour remplir ces indications. Le premier point, quand il s'agit d'une femme jeune et pléthorique, dont le pouls est plein, et qui a toujours eu des règles abondantes, est de diminuer la pléthore par une saignée du bras, qui souvent suffit seule, ou du moins prévient les suites dangereuses. Puis, s'il y a des signes de saburres, si le ventre est paresseux, on prescrit des laxatifs doux, des antiphlogistiques. Lorsque tous ces moyens demeurent sans résultat, ou si la personne est nerveuse, irritable, on administre des antispasmodiques, des moyens propres à agir directement sur l'irritation qui provoque le vomissement. Or, l'expérience a constaté surtout les bons effets de ceux qui suivent : la potion de Rivière, avec la jusquiame (n°. 140 ; elle vaut mieux que la poudre effervescente, parce que l'effervescence du gaz acide carbonique pourrait réagir sur la matrice) ; la tisane n°. 30, l'élixir acide aromatique, avec la teinture d'ambre (n°. 141), les frictions sur l'épigastre avec l'essence de mastic composée, le baume de vie d'Hoffmann, ou la teinture thébaïque, l'application sur le creux de l'estomac d'un emplâtre aromatique, avec l'huile de cajeput et l'opium, des cataplasmes de menthe crêpue bouillie dans du vin, des lavements émollients. Ces derniers peuvent surtout devenir d'une haute importance pendant la seconde moitié, parce qu'à cette époque la pression de la matrice a souvent déterminé l'accumulation dans le colon d'une énorme quantité de matières fécales endurcies, qui entretiennent le vomissement et qu'aucun vomitif ne saurait expulser. En pareil cas, on fait prendre trois ou quatre lavements émollients par jour, et l'on continue ainsi durant plusieurs jours.

J'ai vu le magnétisme animal produire de bons effets dans certains cas de vomissements très opiniâtres.

MOYENS DE PRÉVENIR L'AVORTEMENT ET LE PART PRÉMATURÉ.

C'est au troisième mois que les femmes sont le plus sujettes à avorter. Les signes précurseurs sont : douleurs dans les reins et le bas-ventre, affaissement des seins, horripilations, froid dans le dos, sentiment de pression au pudendum, envies pressantes d'uriner, écoulement muqueux par le vagin, enfin, lorsque l'avortement est au moment d'avoir lieu et presque impossible à prévenir, des traces d'écoulement de sang. Après la première moitié de la grossesse, il se joint encore à ces signes des mouvements continuels de l'enfant.

Les causes les plus ordinaires sont une grande frayeur ou un violent chagrin, une chute ou un coup, un refroidissement ou un échauffement, un exercice trop violent, un coït trop fréquent ou peu ménagé, la fièvre.

Les suites sont, outre la perte de l'enfant, des hémorrhagies utérines, quelquefois aussi des affections inflammatoires, mais surtout la faiblesse consécutive de la matrice et la prédisposition à faire une fausse couche, à la même époque, dans le cours de la grossesse subséquente.

Il faut donc tout faire pour prévenir l'avortement, et on le peut quand on s'y prend à temps.

Le premier de tous les moyens, le plus important, celui sans lequel tous les autres demeurent inutiles, consiste à faire observer, dès les premiers symptômes, une position horizontale et un repos absolu de corps et d'âme, ce qui doit être continué pendant plusieurs jours, en un mot jusqu'à ce que les indices aient disparu. Le second est la saignée du bras, ou, quand la faiblesse excessive du sujet l'interdit (ce qui, d'ailleurs, arrive fort rarement), l'application de huit à douze sangsues aux seins, qui sont la partie du corps vers laquelle on peut déterminer la dérivation la plus efficace. En même temps on donne la poudre n°. 138, et l'on fait lotionner le corps et les reins avec de l'essence de mastic échauffée. Lorsque il y a état spasmodique, que la femme est nerveuse, et que les douleurs sont violentes, le mieux est de faire prendre une émulsion huileuse, avec de l'extrait de jusquiame, un grain toutes les heures, et de frictionner le ventre avec un mélange d'une once d'huile de jusquiame, d'un gros de teinture d'opium, et d'un demi-scrupule d'huile de menthe crêpue.

S'il existe des crudités gastriques, des purgatifs doux et rafraîchissants produisent de bons effets.

La disposition à l'avortement peut devenir une véritable maladie, de manière qu'à chaque grossesse la femme fasse une fausse couche, toujours à la même époque. Je ne connais point alors de meilleur moyen que l'eau de Pyrmont en boisson et en bains, ou d'autres eaux martiales analogues, en un mot le fer, tant à l'intérieur que sous forme de bain, bien entendu dans l'intervalle des grossesses. Pendant la gestation elle-même, la femme doit, durant les trois ou quatre premiers mois, s'assujettir au plus grand repos, surtout rester couchée le plus possible, suivre un régime antiphlogistique, combattre la constipation par des lavements, et la pléthore par la saignée du bras, enfin se lotionner tous les jours le ventre et le sacrum avec de l'essence de mastic composée. On a également trouvé utiles, pour prévenir l'avortement, le zinc et un mélange d'un gros d'élixir acide de Haller avec deux gros d'essence d'ambre, dont la personne prend trois fois par jour trente gouttes dans un verre d'eau.

CONVULSIONS DES FEMMES ENCEINTES.

Les convultions surviennent ou pendant les derniers mois de la grossesse, ou à l'apparition des douleurs et durant le travail de la parturition. Elles sont ordinairement accompagnées de perte de connaissance et d'état soporeux, et souvent elles dégénèrent en apoplexie complète.

Dans la plupart des cas elles dépendent d'une violente congestion sanguine vers le cerveau, d'une pléthore générale, de l'omission de la saignée, et elles sont occasionées par une violente excitation, physique ou morale, ou par un accouchement laborieux, une mauvaise position de l'enfant.

Le traitement consiste à détourner en toute hâte le sang de la tête par la saignée, les sangsues, des purgatifs, des fomentations froides sur la tête, des sinapismes aux extrémités; lorsqu'après des émissions sanguines suffisantes, et quand le pouls a baissé, les accidents ne cèdent point, on emploie l'opium, avec le calomelas, et un bain chaud.

Pendant la parturition, l'accoucheur doit examiner s'il n'y a point quelqu'obstacle mécanique, qu'il faudrait alors écarter. Dans les cas extrêmes, on accélère la sortie de l'enfant par l'accouchement forcé.

ACCOUCHEMENT ET COUCHES.

L'accouchement est le but final de toutes les dispositions et tendances organiques de la femme, le moment le plus important de sa vie. Il faut voir en lui, non pas seulement un acte qui amène au monde un nouvel être vivant, mais encore une crise sérieuse pour l'organisme maternel lui-même. En effet, il a tous les caractères d'une crise, rétablissement de l'équilibre; séparation et élimination. Plus il est complet, mieux il est soigné, plus aussi la santé de la femme est parfaite.

Le plus important des actes de l'organisme, la plus extraordinaire des catastrophes et des révolutions que l'économie subit, il nous montre la nature déployant toutes les ressources de sa force médicatrice, toute sa puissance pour la conservation et le rétablissement de l'individu; et ce qui le rendra merveilleux de toute éternité, c'est que, malgré les dangers de mille espèces qui l'accompagnent, les singulières métamorphoses qui ont lieu alors, et le péril imminent auquel la vie se trouve exposée, il n'entraîne en général aucune suite fâcheuse, et, loin de là même, fait place d'une manière immédiate à un rétablissement complet de la santé.

L'objet mérite une sérieuse attention de notre part. Nous avons à étudier l'état pathogénétique qui précède l'accouchement, les nouvelles circonstances pathogénétiques qu'amène l'acte lui-même de la parturition, enfin les dispositions que la nature prend pour parer à tous les inconvénients. Cet examen nous mettra en mesure de mieux concevoir et apprécier les anomalies et les maladies qui peuvent accompagner l'accouchement.

Voici quelles sont les particularités qui caractérisent la parturition.

1°. Pléthore abdominale, effet naturel de l'abondance du sang qu'attirait la création dont le bas-ventre a été le théâtre, et qui maintenant ne trouve plus à se consommer, augmente même encore par le fait de la brusquerie avec laquelle a cessé la compression qu'exerçait la matrice pleine.

2°. Excès de plasticité et surabondance de lymphe plastique, qui perdent à la fois et l'organe et l'objet de leur activité.

3°. Changement de la circulation et reflux du sang des parties inférieures vers les supérieures.

4°. Accumulations gastriques, surtout saburres retenues par la compression à laquelle la matrice donne lieu dans les derniers mois, et qui, mises en liberté, deviennent réellement turgescentes.

5°. Blessure, irritation et affaiblissement (par hémorrhagie). L'acte de la parturition réunit tous les accidents imaginables, irritation, blessure, hémorrhagie, et toute femme qui vient d'accoucher doit être considérée comme une blessée. Il y a donc chez elle *disposition à l'inflammation*, mais à une inflammation exsudatoire, qui est fort sujette à prendre le caractère asthénique, comme aussi à produire des métastases.

Les lochies et la sécrétion du lait sont les deux crises à l'aide desquelles la nature écarte le danger et ramène l'accouchée à la santé, d'une manière à la fois facile et inaperçue. Ces deux crises diminuent la quantité et la plasticité du sang, en même temps qu'elles rétablissent l'équilibre de l'activité organique.

Une pensée doit toujours être présente à l'esprit du médecin, près des femmes qui viennent d'enfanter ; c'est que la parturition et les couches ne constituent point une maladie, mais une opération normale, la plus naturelle et la plus nécessaire de toutes, en un mot, une crise, pour l'accomplissement de laquelle la nature a pris les plus sages et les plus admirables précautions. Généralement parlant donc, il suffit de ne point troubler les crises prescrites par la nature (le flux lochial et la sécrétion du lait), et d'écarter toutes les influences capables de nuire (refroidissement, surcharge de l'estomac, émotions morales).

Les règles suivantes doivent être observées dans le traitement des femmes en couches :

1°. La durée de l'état puerpéral est de six semaines ; avant ce terme, l'organisme, celui surtout du système utérin, n'est point encore entièrement ce qu'il doit être.

2°. Pendant les premières vingt-quatre heures, l'accouchée doit être surveillée, de peur qu'elle n'éprouve une hémorragie dangereuse en dormant.

3°. Elle demande des soins pendant les premiers quinze jours, c'est-à-dire qu'elle doit garder le lit, éviter les refroidissements, les émotions morales, les écarts de régime. Le décubitus est nécessaire pour prévenir le prolapsus de la matrice et les hémorrhagies. C'est aussi l'époque à laquelle la fièvre puerpérale peut se développer.

4°. Le régime et le traitement doivent être antiphlogistiques à cette époque. La nourriture se compose de panades, de gruau d'avoine, d'orge perlée. On permet un peu plus tôt du bouillon gras coupé aux femmes d'une complexion très délicate. Cependant il faut toujours respecter le temps de la fièvre de lait, les premiers huit jours.

5°. La chambre est entretenue à une chaleur modérée : on évite de trop couvrir la femme; une propreté exquise est également une condition de rigueur.

6°. Il faut nettoyer les premières voies, ce qui est le meilleur préservatif de la fièvre puerpérale. Seulement on s'abstient de purger avec force pendant les trois premiers jours, dans la crainte de troubler la sécrétion du lait. Ainsi, durant les premiers jours, on se contentera de donner la potion n°. 1, et tous les soirs un lavement émollient, afin de débarasser les gros intestins ; mais, après le quatrième ou cinquième jour, on prescrira un purgatif rafraîchissant, que l'on continuera pendant quelques jours. Les meilleurs purgatifs ici sont une cuillerée d'huile de ricin, ou la potion n°. 6.

7°. L'enfant sera mis au sein douze heures après sa naissance, et cela pendant les premiers quinze jours, que la femme doive ou non allaiter : c'est une précaution nécessaire pour prévenir la fièvre puerpérale et les engorgements laiteux.

8°. On surveille les lochies, c'est-à-dire la seconde des crises principales destinées à diminuer la pléthore locale. Dans les cas ordinaires, une tasse d'infusion de camomille, prise de temps en temps, est le meilleur moyen de calmer les douleurs consécutives de matrice.

9°. Lorsque les douleurs consécutives sont très vives, le plus sûr moyen de les faire cesser est d'administrer une émulsion huileuse, dont on peut accroître encore l'efficacité par l'addition de quelques grains d'extrait de jusquiame (n°. 142 a.). Quelques auteurs recommandent l'opium : on ne saurait approuver ce conseil, qui est même dangereux, car l'opium détermine la constipation, qu'on doit tant redouter chez les femmes en couches, sans compter qu'il accroît la prédisposition à l'inflammation, qui existe chez toutes les accouchées, et qui est ce qu'on doit craindre le plus.

FIÈVRE PUERPÉRALE.

(*Phlegmasia exsudatoria abdominalis, puerperalis ; peritonitis puerperalis.*)

Une femme en couches peut, comme toute autre personne, être prise d'une fièvre ou d'une inflammation quelconque, mais il y a alors *fièvre pendant les couches*, et non *fièvre puerpérale*. Celle-ci est une maladie spéciale, qui diffère de toutes les autres par des symptômes et des caractères particuliers.

Les symptômes qui la caractérisent sont : vives douleurs abdominales dès le commencement, avec tuméfaction considérable du bas-ventre, qui ne tarde pas à offrir une tension tympanitique, et à devenir tellement sensible que la malade ne peut supporter le moindre attouchement, même le poids des couvertures ; dès le principe aussi, fréquence extrême du pouls, grand accablement, soif vive, ordinairement diarrhée, avec fréquentes envies d'aller à la selle, parfois aussi vomissement.

La marche de cette maladie est extrêmement rapide. En trois ou quatre jours, elle amène la mort. La terminaison favorable a lieu, soit par le rétablissement complet, soit, plus ordinairement, par une métastase, la miliaire, une affection cérébrale, un dépôt laiteux, la leucophlegmatie. Les ouvertures de cadavres ont fait découvrir une inflammation gangréneuse du péritoine, quelquefois aussi des intestins ou de la matrice, avec un épanchement considérable de lymphe coagulable, qui souvent ressemblait parfaitement à du lait.

La véritable fièvre puerpérale peut régner épidémiquement, et même devenir contagieuse dans les maisons où beaucoup de femmes en couches se trouvent réunies ensemble. Il y a des années où elle est rare, et d'autres où une multitude de femmes en sont atteintes.

La cause prochaine est un état inflammatoire du bas-ventre, tantôt du péritoine, de la matrice, ou des intestins, tantôt de tous ces organes à la fois, avec tendance prononcée à un épanchement rapide et considérable de lymphe dans la cavité péritonéale (c'est une inflammation exsudatoire). Mais cet état inflammatoire local est d'une nature toute spéciale ; il ne se rencontre et ne peut avoir lieu que chez une femme en couches, et pendant les premiers quinze jours qui suivent la parturition ; il est donc la conséquence de l'état particulier dans lequel l'organisme se trouve avant et après l'accouchement. Avant l'accouchement, dans les derniers mois de la grossesse, la matrice comprime tous les systèmes du bas-ventre, ce qui les affaiblit et en trouble les fonctions, en même temps qu'il s'opère une double sanguification; la conséquence de cet état de choses est une atonie du système gastrique et du système sanguin et lymphatique du bas-ventre, une accumulation de matières bilieuses et de saburres dans le système gastrique, souvent même des excréments endurcis dans le colon, la pléthore sanguine et lymphatique de l'abdomen. Au milieu de cet état et de cette disposition, survient la violente irritation du travail de l'accouchement, comparable en tous points à une blessure, et qui amène toujours un état plus ou moins inflammatoire du système utérin et abdominal, mais que deux grandes crises, la sécrétion du lait et les lochies, ramènent peu à peu à l'état normal et à l'équilibre. Qu'alors entrent en action des causes occasionelles, telles que la suppression des lochies ou de la sécrétion de lait, un refroidissement, un échauffement, soit par des aliments échauffants, soit par une température extérieure trop élevée, une surcharge de l'estomac, une affection morale, ou que la parturition ait été laborieuse, accompagnée de quelque lésion, la disposition à l'inflammation dégénère en une inflammation réelle, et en une inflammation de nature particulière, car elle a lieu dans une partie fort affaiblie (comme celles qui surviennent après une commotion), de sorte que son caractère se rapproche de celui du typhus, et qu'elle a beaucoup de propension à passer rapidement à l'état nerveux ou gangréneux; elle est accompagnée d'une pléthore lymphatique du système abdominal, par conséquent, d'une grande tendance aux épanchements séreux; enfin, il s'y joint une accumulation considérable de saburres gastriques. Tel est le caractère essentiel de la fièvre puerpérale.

Le traitement peut être ou préservatif ou curatif.

Le *traitement prophylactique* est celui qui a le plus d'importance. Il consiste, avant l'accouchement, en ce que, pendant les derniers mois de sa grossesse, la femme prenne chaque jour de l'exercice, aille journellement à la selle (ce qu'elle obtient en prenant une cuillerée à café d'électuaire lénitif), et, si elle est jeune, ou pléthorique, même seulement à un faible degré, se fasse saigner peu de temps avant l'époque de la parturition; après l'accouchement, en ce qu'elle présente, de bonne heure, le sein à son enfant, l'allaite elle-même, ou du moins lui donne à téter pendant les premières semaines, quand elle se propose de le confier à une nourrice, garde le lit durant neuf jours, reste une quinzaine de jours sans sortir de sa chambre, observe un régime végétal, et évite toutes les causes de refroidissement et d'échauffement : si elle allaite, elle ne prendra que de légers laxatifs rafraîchissants, dont le meilleur est le citrate de potasse ; dans le cas contraire, elle fera usage, au troisième jour, de purgatifs plus énergiques, notamment du tartre vitriolé (n°. 142 b.), afin d'obtenir chaque jour quelques selles liquides.

Quant au *traitement curatif,* dès les premiers indices de la maladie, qui sont des coliques, avec mouvements fébriles, on administre des purgatifs rafraîchissants, on fait prendre des lavements, on présente fréquemment le sein à l'enfant, afin d'entretenir et d'accroître la sécrétion laiteuse. Si cette sécrétion est supprimée, on met en usage les mêmes moyens; mais, de plus, on applique des ventouses sèches sur la poitrine et des cataplasmes émollients sur le bas-ventre. Lorsque les lochies s'arrêtent, on prescrit le borax, des injections émollientes dans le vagin, et, si ce traitement ne suffit pas, des sangsues à la vulve. Dans le cas de signes évidents d'une turgescence gastrique vers le haut, on fait vomir à l'aide de l'ipécacuanha. Quand la maladie augmente et que l'état inflammatoire se développe davantage, on saigne; puis, si les douleurs persistent, on applique sur le bas-ventre des sangsues, ou mieux encore huit à douze ventouses scarifiées : on fait prendre une émulsion huileuse, avec l'eau de laurier-cerise, on administre de temps en temps des purgatifs rafraîchissants, le calomelas, on fait des frictions avec l'huile camphrée et l'onguent mercuriel, auxquels on ajoute de l'opium, on applique des cataplasmes émollients, narcotiques, en un mot, on déploie tout l'appareil du traitement de l'entérite, mais sans jamais perdre de vue le passage possible à l'état nerveux ou putride. Si cette transition avait lieu, on aurait recours, dans le premier cas, à la valériane, au musc, à l'opium; dans le second, au quinquina, au camphre, à l'arnica. Il faut surtout veiller à ce que la gangrène ne s'empare pas de la matrice, ce qui s'annoncerait par le caractère putride des lochies, et obligerait d'employer des injections d'arnica et de quinquina. Dès qu'un dépôt laiteux semble vouloir s'établir à l'extérieur, on n'épargne rien pour le favoriser.

SÉCRÉTION LAITEUSE.

Les règles générales suivantes s'appliquent à cette importante fonction :

1°. Dès avant l'accouchement, on prépare le mamelon, en le couvrant d'une noix muscade creusée, ou d'un petit dé, soit en cire, soit en gomme élastique. Pendant les derniers mois, on le lave chaque jour avec de l'eau-de-vie, ce qui est le meilleur moyen d'en prévenir les gerçures. Si le mamelon est très déprimé, on cherche à le rendre plus saillant par la succion avec la pompe à lait.

2°. Douze heures après l'accouchement, on met l'enfant au sein, tant pour faciliter la sécrétion du lait et prévenir les métastases, que pour accoutumer le nourrisson à téter avant que les mamelles soient devenues trop volumineuses et dures. Je conseille d'en agir ainsi pendant les premiers quinze jours, même alors que la mère ne veut point nourrir. Il y a double avantage à cela, et pour elle et pour l'enfant ; pour elle, car c'est le meilleur moyen de la débarrasser du lait ; pour l'enfant, parce qu'il reçoit ainsi la nourriture qui lui convient le mieux pendant les premiers jours.

3°. Maintenant, deux cas peuvent se présenter :

Ou la mère se propose d'allaiter. Alors, elle doit présenter souvent le sein à son enfant. Il est bon aussi, après ses couches, qu'elle boive beaucoup d'infusion d'herbe, de racine et de semences de fenouil, qu'elle prenne de la bière, qu'elle mange des soupes, pour activer la sécrétion laiteuse et rendre le lait plus abondant. On peut aussi, dans ce cas, lui permettre de meilleure heure des aliments.

Ou bien elle ne peut ou ne veut point nourrir. Dans cette circonstance, trois précautions sont à prendre : empêcher la sécrétion du lait, résoudre le lait sécrété qui existe dans les mamelles, le faire disparaître par évacuation et dérivation. Les moyens consistent à appliquer sur les seins du coton parfumé avec du sucre ou du succin, à les comprimer doucement, à les faire sucer par quelqu'un lorsqu'ils sont gorgés de lait, à prescrire un régime exigu et aqueux, à donner des purgatifs, à provoquer la sueur. Le tartre vitriolé est une des substances qui conviennent le mieux pour consommer et éloigner le lait (on en administre un à deux gros par jour, de manière que la personne aille plusieurs fois à la selle, (n°. 142; b.)

4°. Si les mamelles deviennent tuméfiées, douloureuses, indurées, il faut les couvrir de cataplasmes émollients chauds, pour déterminer le lait à couler; recourir aux frictions et embrocations avec le blanc de baleine, dissous dans l'huile d'amandes douces; sucer et pomper fréquemment le lait, et prescrire des fomentations chaudes, un régime peu succulent.

Quand les mamelons sont gercés, accident des plus douloureux, on emploie les lotions avec l'eau-de-vie, les onctions avec le beurre de cacao, la pommade calcaire (n°. 143); ou la pommade de fleurs de zinc au beurre de cacao; on saupoudre les gerçures d'un mélange d'une once de gomme arabique et d'un scrupule de *cassia cinnamomea*.

FLUX DE LAIT.

(*Galactorrhœa.*)

Quelquefois la sécrétion du lait, au lieu de s'arrêter à la fin de l'allaitement, persiste, et souvent à un degré considérable. Cet état de choses, outre les désagréments qui s'y rattachent, finit par amener une grande faiblesse et même la consomption. Il peut dépendre ou de ce que l'allaitement a duré trop long-temps, ou de ce que les menstrues ne reparaissent point.

Le traitement consiste à rétablir le flux menstruel, et à couvrir tant la poitrine que le dessous des aisselles de sachets d'herbes aromatiques et surtout de camphre. On peut aussi faire porter des feuilles de carotte sous les aisselles.

LEUCOPHLEGMATIE DOULOUREUSE DES FEMMES EN COUCHES.

(*Phlegmatia alba dolens puerperalis.*)

Cette maladie se reconnaît à une tuméfaction considérable et fort douloureuse des cuisses, qui se développe avec beaucoup de rapidité, sans changement de couleur à la peau, et accompagnée de mouvements fébriles. Le gonflement envahit quelquefois la région pelvienne entière et les parties génitales.

Il se développe pendant les premiers quinze jours des couches, dure une semaine ou deux, et, quand on n'y applique pas de prompts secours, se termine ou par une gangrène qui amène la mort, ou par un dépôt laiteux.

La maladie a beaucoup d'analogie avec la fièvre puerpérale; son essence consiste en une infiltration lymphatique du tissu cellulaire du bassin et des cuisses, effet d'un état inflammatoire des vaisseaux veineux et lymphatiques du bassin, qui lui-même résulte de la compression à laquelle ces vaisseaux ont été soumis pendant la grossesse. C'est la fièvre puerpérale hors du péritoine, comme celle-ci est la leucophlegmatie douloureuse dans l'intérieur du péritoine.

Les causes occasionelles peuvent être les mêmes que celles qui provoquent la fièvre puerpérale, la suppression de la sécrétion laiteuse et des lochies, un refroidissement, des affections morales, des accumulations gastriques. La mort dépend de ce que l'inflammation lymphatique se propage au bas-ventre.

Le traitement consiste à faire cesser le plutôt possible l'état inflammatoire et à favoriser la résorption. Les principaux moyens sont : d'abord, les sangsues aux cuisses et aux aînes, et les frictions mercurielles, puis les vésicatoires entretenus en suppuration sur les cuisses, les purgatifs rafraîchissants (tartre vitriolé), le calomelas, la digitale; à l'extérieur, des applications d'herbes résolutives sèches, et, quand les douleurs sont vives, des fomentations avec la décoction de jusquiasme, à laquelle on ajoute un peu d'eau de Goulard. Dans les cas opiniâtres, les vomitifs, répétés plusieurs jours de suite, sont un puissant moyen de guérison.

FLUEURS BLANCHES.

(*Fluor albus, leucorrhœa.*)

Diagnostic. Ecoulement par le vagin de mucus, tantôt blanc, tantôt jaunâtre, verdâtre, puriforme, quelquefois ténu, aqueux, ou épais, gélatiniforme, dans beaucoup de cas dénué d'âcreté (*fluor albus benignus*), et, dans d'autres, tellement âcre, qu'il corrode les parties voisines (*fluor albus malignus, acris*). Cet écoulement est permanent ou périodique, et, dans cette dernière circonstance, il précède les règles, ou y succède.

Toutes les fois que le flux est ancien ou abondant, mais surtout âcre, il ne manque jamais d'exercer une influence nuisible sur l'organisme en général ; il donne principalement lieu à la pâleur du teint, à un état nerveux hystérique et à de mauvaises digestions. Lorsqu'on rencontre ces dernières affections, on ne saurait trop mettre de soin pour découvrir si elles ne tiendraient point à la leucorrhée, qui en est souvent la cause non avouée. Les flueurs blanches peuvent finir par amener une fièvre lente et le marasme. Quand il s'agit d'en établir le diagnostic, on doit s'attacher à rechercher si la matrice n'est point atteinte d'un squirrhe, dont elles peuvent être la cause, aussi bien que l'effet. L'état squirrheux de l'organe est à craindre toutes les fois que la malade éprouve des élancements à travers le bassin, ou de vives douleurs térébrantes, et que les flueurs blanches ont été précédées ou sont accompagnées d'un écoulement de mauvaise odeur et parfois teint de sang. En pareil cas, il devient nécessaire d'explorer les parties, précaution à prendre même lorsqu'on n'a que de simples soupçons.

Les flueurs blanches syphilitiques sont un symptôme de l'infection syphilitique, et appartiennent au chapitre de la syphilis.

La leucorrhée est une des maladies les plus chroniques et les plus difficiles à guérir. La moins fâcheuse est celle qui précède la première apparition des règles, ou qui succède à leur suppression, car le flux menstruel la fait cesser. La plus grave est celle qui tient à l'hérédité, à un vice de constitution, qui dépend d'un genre de vie auquel les circonstances ne permettent d'apporter aucun changement, ou qui survient à chaque période menstruelle.

Pathogénie. La cause prochaine, comme dans tous les flux, est ou une irritation locale, ou une faiblesse locale, ou la réunion de ces deux circonstances. Les principales causes éloignées sont une vie sédentaire, accompagnée d'un régime trop succulent, en particulier l'abus des boissons chaudes, du thé surtout, de la graisse et du lait gras, ce qui rend la leucorrhée beaucoup plus commune chez les femmes oisives des hautes classes du peuple, que chez celles qui mènent une vie active, laborieuse, et qui manquent des dons de la fortune. Parmi ces causes se rangent encore le climat, l'humidité des habitations (aussi la maladie est-elle plus répandue sur les bords de la mer), la suppression chronique de la transpiration cutanée, et par conséquent des vêtements trop légers, une faiblesse locale provoquée par l'abus du coït et des couches trop fréquentes, la mauvaise habitude des chaufferettes, des désirs excités, mais non satisfaits, par une imagination ardente, des lectures érotiques, l'onanisme (chez les jeunes veuves); l'infection syphilitique, des métastases de tout genre, surtout catarrhales, rhumatismales, psoriques et scrofuleuses, des hémorroïdes anomales, des hémorroïdes muqueuses du vagin, la suppression des règles et l'accroissement de la sécrétion des glandes mucipares pour y suppléer; des accumulations et des congestions dans les viscères du bas-ventre, des vers, des irritations locales, des engorgements, polypes et squirrhes de la matrice, même des ascarides. Une constitution sèche, molle, lymphatique, et un sang mucilagineux prédisposent à la maladie.

Thérapeutique. L'idée fondamentale du traitement doit être de considérer la leucorrhée comme un catarrhe du vagin ou de la matrice, et de la traiter en conséquence. D'après cela on voit combien sont absurdes les théories ordinaires qui la représentent comme une affection purement locale, et l'habitude généralement reçue de ne lui opposer que des moyens locaux, des injections, etc., pour la supprimer. Que penserait-on d'un médecin qui n'opposerait au coryza que des moyens locaux, de l'eau fraîche et des astringents? Et quelles seraient les suites d'une pareille méthode?

Ainsi, avant tout, on doit combattre les causes. Les premières à prendre en considération sont les vêtements trop légers et la vie sédentaire; lorsque la maladie n'en reconnaît point d'autres, il suffit souvent, pour obtenir la guérison, de se vêtir plus chaudement, et de prendre chaque jour beaucoup d'exercice. On combat ensuite, par des moyens appropriés, les saburres gastriques, les vers, les obstructions abdominales, les dyscrasies scrofuleuse et autres. On éloigne tout ce qui est propre à stimuler l'appétit vénérien, au physique comme au moral; on a recours à des toniques, lorsqu'il existe une véritable faiblesse générale; on favorise la menstruation. Les moyens viscéraux dépuratifs et fortifiants, notamment la rhubarbe à faibles doses, l'aloès, les extraits amers, les pilules balsamiques, la résine de gayac avec le calomelas et le soufre doré d'antimoine, ont une importance toute spéciale, et suffisent souvent seuls pour faire cesser les flueurs blanches.

Lorsque l'écoulement persiste après la destruction de ces causes, ou qu'on n'a pu en découvrir aucune et que la maladie semble se rattacher uniquement à la faiblesse locale, on passe au traitement direct, c'est-à-dire local. Mais il faut commencer par faire usage des spécifiques, ou, en d'autres termes, de ceux qui, en vertu d'une affinité spéciale pour la matrice, agissent immédiatement sur elle et attaquent, dans son propre intérieur, l'anomalie dont sa fonction est frappée. Ici se range le baume de Copahu (trente gouttes, trois fois par jour, sur du sucre), la sabine, la rhubarbe (un grain matin et soir), avec des coquilles d'huîtres préparées, le mastic, le cachou, l'alun (n°. 144), le quinquina, le ratanhia, l'écorce d'orme, le *lamium purpureum* (tous deux en décoction, à la dose d'une once par jour), le vitriol martial, le muriate de baryte, l'emploi long-temps continué des eaux ferrugineuses, à petites doses (un verre tous les matins), celles surtout de Pyrmont, de Dribourg et de Spa.

A ces moyens, on associe de fréquentes lotions avec l'eau froide et l'eau de chaux, et des bains tièdes. Il n'en faut pas davantage pour arriver au but, dans la plupart des cas.

Quand ce traitement est inutile, on a lieu de soupçonner un haut degré de faiblesse locale ou une lésion organique de la matrice, et le moment est venu de recourir à des applications plus énergiques par la voie des injections. Cependant, même alors, il faut observer une certaine gradation. On emploie d'abord des injections dépuratives, légèrement fortifiantes (eau de chaux, décoction d'écorce d'orme, ou de ciguë, avec l'eau de laurier-cerise), en y associant le calomelas; puis celles avec le vitriol blanc, la dissolution de sublimé; enfin le quinquina, l'écorce de chêne, l'alun, le vitriol martial, le nitrate d'argent. On met aussi en usage les fumigations de substances balsamiques (mastic, benjoin, storax), les bains d'écorce de chêne, de vitriol martial ou de boules de Nancy, les bains de soufre, les bains de mer, les bains ferrugineux.

STÉRILITÉ.

(*Sterilitas.*)

Quelque peu instruit que nous soyons des mystères de la génération, nous savons cependant, d'une manière positive, que cette fonction exige un degré suffisant de vitalité, c'est-à-dire, d'excitabilité, d'irritabilité, de productivité, surtout dans les organes génitaux de la femme.

Les causes de la stérilité peuvent donc être :

1°. Des obstacles mécaniques qui interdisent l'accès au sperme, atrésie, callosité ou rétrécissement spasmodique du vagin.

2°. Des vices de la menstruation. L'absence des règles empêche la conception (*sine menstruis nulla conceptio*), de sorte que les *viragines*, les femmes hommasses, qui n'ont jamais d'écoulement menstruel, sont stériles. Une menstruation trop abondante détruit et entraîne le germe qui vient d'être conçu. (Ici se rapportent les cas d'avortement inaperçu, ayant lieu tous les mois.)

3°. Les flueurs blanches.

4°. Les engorgements et concrétions de la matrice.

5°. Ce qu'on nomme une complexion froide, c'est-à-dire, le défaut d'irritabilité, de plasticité et de chaleur animale, un sang aqueux, un tempérament flegmatique.

6°. Le manque de nourriture et la tristesse peuvent agir de la même manière.

7°. Une complexion trop ardente, un excès d'irritabilité et de sensibilité, peut empêcher la conception, comme aussi l'état d'éréthisme, qui fait dégénérer l'excitation du coït en spasme, même en douleurs violentes.

Cependant la productivité peut être tellement grande, soit dans ce dernier cas, soit dans les deux précédents, que, ni l'insensibilité, ni la répugnance, ni la douleur pendant l'acte, n'aient le pouvoir d'empêcher la conception, ce dont j'ai vu des exemples.

8°. Le coït trop fréquent ou non ménagé, ce qui fait que les prostituées conçoivent rarement.

9°. Enfin, des vices organiques de la matrice, des squirrhes, des polypes, et les dyscrasies qui en sont la source, par exemple, la scrofuleuse, la syphilitique, quoique même, en pareille circonstance, l'aptitude à concevoir puisse être développée à un point surprenant.

D'après cela, la stérilité peut donc être absolue, ou relative et temporaire. Une femme peut être stérile pendant une indisposition qu'elle éprouve, par l'effet d'une disposition morale, ou de la nécessité qui lui impose de cruelles privations, et ne point l'être à une autre époque; elle peut n'avoir point d'enfants avec un homme, et en procréer avec un autre; elle peut enfin, avec un même homme, dont le tempérament diffère du sien, être stérile pendant un certain laps de temps, et, plus tard, devenir féconde. C'est ici que se rapporte le phénomène si remarquable de l'équilibration des tempéraments sous l'influence du temps, celui qui est trop ardent se calmant d'année en année, jusqu'à ce qu'il finisse par être à l'unisson avec l'autre. On a vu des époux, dont le mariage était resté stérile pendant des années, avoir ensuite des enfants. Le changement de climat, les voyages, produisent ici de notables effets; des femmes qui étaient stériles dans le nord, sont devenues fécondes dans les climats chauds.

Il est très important de savoir, mais fort difficile à reconnaître, si la stérilité dépend de l'homme ou de la femme.

Le traitement de la stérilité chez la femme consiste à faire disparaître les causes éloignées, les obstacles mécaniques, les vices de la menstruation, les flueurs blanches, les dyscrasies, les vices de constitution. On combat la froideur, l'atonie, la faiblesse, par les analeptiques, les toniques et les excitants; l'état nerveux, spasmodique, par des antispasmodiques; l'état pléthorique, phlogistique, par les déprimants, en recommandant d'user du coït avec plus de modération, en écartant toutes les irritations anomales. Ensuite le traitement doit porter sur le système utérin lui-même : ici l'indication est de procurer à l'organe génital le degré d'excitabilité et de plasticité nécessaire à la production d'un nouvel être, en un mot de rendre la terre arable, de disposer le sol à produire. Si donc il existe des engorgements de la matrice, ce qu'on reconnaît aux douleurs et aux spasmes qui ont lieu avant et pendant les règles, à la nature muqueuse de l'écoulement, aux membranes et autres concrétions dont il est mêlé, à la tuméfaction de l'hypogastre, on emploie, pour nettoyer la matrice, les fondants, les extraits amers, l'asa fœtida, le galbanum, l'aloès, le carbonate de soude (eaux de Carlsbad), même le calomelas et les lavements viscéraux, enfin les bains chauds, savonneux et sulfureux, dont les plus efficaces sont ceux d'Ems et de Wiesbaden.

Une seconde indication est d'éveiller un degré convenable d'activité sexuelle spécifique dans la matrice. Les moyens qui conduisent le plus sûrement à ce but sont le fer et les bains, en particulier les bains thermaux. Le fer est, sans contredit, celui de tous les médicaments qui possède au plus haut degré l'aptitude à mettre en jeu la productivité et à accroître la plasticité du sang. Parmi les bains, je recommande de préférence ceux d'Ems et de Pyrmont; j'ai vu les premiers produire d'excellents effets chez des sujets délicats, nerveux ou atteints d'engorgements, les autres chez des femmes fort affaiblies, dépourvues de ton et d'irritabilité.

Certaines circonstances accessoires peuvent aussi exercer une grande influence ; telle est entre autres l'époque du coït, immédiatement au sortir des règles, pendant une excitation causée par la joie, le matin; telle est encore l'attitude dans laquelle on l'exerce, lorsqu'il y a situation anormale de la matrice.

MALADIES DES ENFANTS.

Les maladies des enfants sont un sujet de haute importance pour la pratique. En effet, un tiers des malades appartiennent à l'enfance, dont les affections constituent une branche de la médecine qui réclame des études spéciales. On peut être très bon médecin pour les adultes, et fort mauvais pour les enfants: car tout ne se borne pas ici, comme le croyent certaines personnes, à réduire les doses ; la séméiotique est toute autre, la pathologie et la thérapeutique présentent des modifications particulières, un caractère tout différent.

Il s'agit donc ici tant des maladies qui surviennent chez les enfants seulement, que du caractère particulier imprimé par l'enfance à toutes les maladies et à la pratique entière.

Recherchons d'abord ce qui caractérise l'enfance et ses maladies.

1°. Ce qui forme le caractère fondamental de l'enfance, c'est qu'elle n'est point une existence proprement dite, une existence arrêtée, mais un développement continuel de l'organisme encore inachevé. Le temps qui suit de près la naissance, toute la première année de la vie, peut surtout être considéré comme une continuation de la génération, une procréation dont la moitié s'accomplit au dedans et l'autre au dehors du corps de la mère. De nouveaux organes se forment, ceux qui existaient déjà se développent, se perfectionnent, se modifient, d'autres disparaissent, des sphères d'existence entièrement nouvelles se dessinent, d'abord celle de la vie aérienne, puis celle du monde sensoriel, et en dernier lieu celle du monde intellectuel. La vie de l'enfant n'est donc point encore un état normal : c'est seulement une tendance à en venir là, un état de maladie, une crise. Voilà le point de vue sous lequel la médecine doit l'envisager. Bien des évènements que nous regarderions comme des maladies dans d'autres circonstances, ne sont que l'effet et le symptôme du travail critique continuel de la nature, dont le but est ici de produire, de former, de créer.

2°. Le premier grand pas de la vie enfantine est le passage d'une vie de parasite, d'une vie dépendante, à la vie indépendante, et l'on ne saurait trop admirer la sagesse de la nature, qui a rendu cette transition graduelle en voulant que le nouvel être demeurât encore pendant six mois ou un an partie intégrante de sa mère, dont la mission est alors de lui ouvrir les portes de la vie et de lui procurer la nourriture. Cette période de transition, qui repose sur les lois de la nature, est donc importante au plus haut degré, et elle exerce une influence décisive sur la perfection de toute la vie future. Son absence est la chose la plus contraire à la nature, et rien ne saurait la compenser.

3°. La vie de l'enfant marche avec bien plus de rapidité que celle de l'adulte. La circulation a plus de vélocité, le renouvellement des matériaux s'accomplit avec plus de vitesse, la consommation et la restauration sont plus rapides, par conséquent le danger tarde bien moins à se montrer dans les maladies, mais aussi la crise et la convalescence sont bien plus promptes à s'établir; de-là un grand besoin de restauration par le sommeil, et un besoin d'autant plus impérieux, que l'enfant est plus jeune.

4°. L'irritabilité et la sensibilité sont plus grandes. Il y a surtout prédominance de la vie du sang et de la productivité, ce qui explique la grande propension aux affections nerveuses, aux spasmes et aux inflammations.

5°. La prééminence appartient à la nutrition, à l'accroissement, au développement. De là l'importance des fonctions digestives et assimilatrices, mais surtout du système lymphatique et glandulaire; de là aussi la grande disposition aux maladies de ces fonctions et de ce système.

6°. Il y a inégalité et défaut de proportion entre les organes, eu égard à leur volume et à leur développement. Le cerveau, le foie et le canal intestinal sont les principaux foyers de maladies.

7°. Les périodes de développement ont beaucoup d'importance. Elles peuvent (souvent en apparence seulement) faire naître et aussi faire disparaître des maladies. On distingue principalement, sous ce rapport, la période de la dentition, de l'accroissement, la septième année.

8°. Les sympathies sont nombreuses et fort actives. Il y en a surtout, entre l'estomac et le canal intestinal d'une part, le cerveau de l'autre, une grande de laquelle seule dépend souvent l'existence de troubles divers et de maladies variées, même la cause de la mort.

9°. L'enfance peut être partagée en trois périodes essentiellement différentes. La première s'étend depuis la naissance jusqu'à la fin de la dentition; elle est la véritable continuation de la génération, l'époque du développement, la plus incomplète de toutes, mais en même temps la plus créatrice, ce qui fait aussi qu'elle est la plus meurtrière (car un tiers des enfants venus au monde périt pendant cette période). Mais elle a également une influence restaurante des plus marquées, et elle se termine par la grande crise de la dentition, qui amène l'entrée dans une nouvelle vie intellectuelle. La seconde comprend depuis l'éruption des dents jusqu'à la septième année; c'est la fin de la génération, il y a davantage d'équilibre, beaucoup moins d'aptitude aux maladies, une mortalité moins élevée, mais beaucoup de tendance encore aux affections inflammatoires, surtout au croup et à l'hydrocéphale aiguë. La septième année pose une limite fort remarquable; le croup, l'asthme aigu et l'hydrocéphale ne se voyent plus ensuite que rarement. Pendant le cours de cette période, il périt ordinairement la sixième partie de ceux qui sont venus au monde, de sorte que la moitié du genre humain succombe avant d'avoir atteint l'âge de quatorze ans. La troisième période, depuis sept ans jusqu'à quatorze, est une des plus favorables à la santé, celle de toutes les périodes de la vie pendant laquelle il meurt le moins de monde.

Le *diagnostic* des maladies des enfants offre en général des difficultés, et porte un caractère tout particulier. D'abord nous manquons du principal moyen de nous éclairer, la parole, la raison; l'enfant ne saurait rendre convenablement ce qu'il éprouve, et le pouls lui-même est un signe incertain, à cause de la grande irritabilité. En second lieu, les maladies sont dans le même cas que l'organisme entier, c'est-à-dire plus vaguement caractérisées, moins distinctes les unes des autres.

Les principaux signes sont fournis:

1°. Par le pouls; mais le nombre des pulsations s'élève

ordinairement à quatre-vingt-dix pendant la première année; on ne peut donc admettre la fièvre que quand la fréquence du pouls dépasse ce terme.

2°. Par la température. L'accroissement de la chaleur, surtout à la tête, au front, est un signe capital pour reconnaître la fièvre.

3°. Par la soif, la chaleur dans la bouche, qui a la même valeur que la température du corps.

4°. Par le défaut d'appétit, qui annonce des saburres dans les premières voies, ou la fièvre.

5°. Par les excrétions, les selles surtout (leur couleur, leur consistance, leur fréquence ou leur absence), l'éructation, les vents par le bas, le vomissement, l'odeur de l'haleine, l'état de la langue, l'urine (sa couleur, qu'elle imprime au linge dans les premiers temps de l'enfance), la peau moite ou sèche, les exanthêmes.

6°. Par l'état du ventre, surtout des régions précordiale et hépatique.

7°. Par la respiration, la toux, la stertoration, la chaleur de l'haleine, signe principal de l'inflammation intérieure.

8°. Par les cris. L'enfant n'a pas d'autre manière d'exprimer ce qu'il sent, mais il faut savoir interpréter ce langage. Beaucoup de cris et d'agitation indique, en général, des sensations désagréables. Des cris accompagnés de rétraction des jambes vers le corps, annoncent des douleurs dans le bas-ventre. Des cris pendant lesquels l'enfant porte ses mains à la bouche, dénotent des douleurs causées par l'éruption des dents. Des cris en toussant font présumer des douleurs dans la poitrine.

9°. Par le changement de la voix, sa raucité.

10°. Par la difficulté de téter et d'avaler.

11°. Par le sommeil, trop long ou trop court, calme ou agité, avec convulsions, réveil en sursaut. C'est, en général, un signe d'accidents nerveux.

La *thérapeutique* des enfants doit reposer sur les caractères physiques de leur âge. Les principes fondamentaux en sont les suivants.

Comme les maladies des enfants ont un caractère vague et peu tranché pendant les premières années de la vie, le plus prudent est de les traiter d'après les principes de la pathologie et de la thérapeutique générales. Le traitement le plus simple est le meilleur.

Dans le traitement de ces maladies, on doit *tout craindre*, mais aussi *tout espérer*, c'est-à-dire qu'on doit toujours s'attendre à voir éclater subitement des accidents dangereux, mais qu'il ne faut jamais non plus perdre courage, même au milieu du plus grand danger, parce que la force créatrice de l'organisme possède tant d'énergie, qu'elle peut réellement faire des prodiges pour ramener l'équilibre.

La principale règle doit être de *ne point trop faire*, de ne pas être trop actif, car l'excitabilité et la sensibilité sont portées à un très haut degré. Le précepte de *ne point nuire en croyant être utile* n'est nulle part plus rigoureusement applicable qu'ici. Il faut surtout user de la plus grande circonspection à l'égard des doses; les moins élevées sont les meilleures. *Peu, très peu, produit de grands effets.* Ceci s'applique aussi bien au diagnostic qu'à la thérapeutique. De très légères causes peuvent produire des effets violents; par exemple, un peu d'acides dans l'estomac, ou des vents, occasioner des convulsions. De même, les plus faibles moyens, ceux qui semblent insignifiants, amènent des résultats extraordinaires; par exemple, la magnésie, la terre calcaire animale suffisent souvent pour calmer les convulsions. En un mot, rien ne doit sembler minutieux, rien n'est à dédaigner, chez les enfants.

Pendant les premières périodes de la vie, l'attention du médecin doit toujours se porter d'abord sur les premières voies. Des acides, des mucosités, une surcharge de l'estomac, des vents, une accumulation de matières fécales, sont alors les causes les plus fréquentes des accidents morbides. Aussi la magnésie, la rhubarbe, la fenouil (n°. 256) et les lavements sont-ils les moyens par lesquels on doit débuter et qui déployent le plus d'efficacité dans tous ces accidents. Avec leur secours, quand on les administre dès le début, on parvient à prévenir les maladies les plus redoutables, qui ne se développent souvent que parce qu'on est demeuré oisif dans le principe. La rhubarbe est le principal médicament chez les petits enfants. Non-seulement elle nettoye les premières voies, mais encore, ce qui est d'une haute importance ici, elle favorise les sécrétions hépatique et rénale, et loin d'affaiblir, comme font d'autres purgatifs, elle possède la propriété de fortifier, de tonifier.

Les regards doivent se porter ensuite sur le système nerveux; calmer ce système et prévenir les spasmes est un point capital. Il suffit déjà, pour y parvenir, d'employer la magnésie, les yeux d'écrevisse, la racine de pivoine, de petites doses de valériane et des lavements émollients (n°. 257).

Il importe beaucoup de surveiller sans cesse les congestions vers la tête, auxquelles les enfants sont si exposés. On les reconnaît à la chaleur de la tête, à la rougeur de la face, à la somnolence, accompagnée de convulsions. Les dérivatifs sur le canal intestinal, les lavements, et dans les cas opiniâtres une à deux sangsues derrière les oreilles (pendant la première année), sont les meilleurs moyens.

On doit être fort circonspect à l'égard des débilitants, les évacuants surtout, car ils sont très sujets à occasioner un épuisement mortel des forces pendant les premières années de la vie. Cette règle s'applique particulièrement aux purgatifs et aux vomitifs, qui exercent une action puissante. Le nitre lui-même est trop débilitant pour l'estomac des petits enfants. Les mêmes principes doivent servir de guide dans le traitement des évacuations morbides trop abondantes : il faut se hâter de les modérer.

Une réserve non moins prudente est également nécessaire à l'égard des excitants et de tous les médicaments diffusibles, dont l'action ébranle fortement l'organisme entier. Ces substances peuvent déterminer des congestions dangereuses vers le cerveau. C'est surtout ce qu'on doit craindre de l'opium, qu'il faudrait, en général, bannir de la pratique pendant les premières années de la vie, attendu la facilité et la promptitude avec lesquelles il amène l'apoplexie. Plus tard même on n'y doit recourir qu'à la dernière extrémité, lorsque la vie se trouve réellement compromise, par exemple, dans les diarrhées que rien ne peut arrêter; encore ne faut-il l'administrer alors qu'aux plus faibles doses ; un sixième de goutte de teinture d'opium (une goutte triturée avec un gros et demi de sucre, qu'on partage en six paquets), par conséquent un soixantième de grain, suffit : mieux vaut même ne l'employer qu'à l'extérieur et en lavements. En général, on s'abstient de narcotiques pendant les premières années de la vie, ou on ne les administre qu'avec la plus grande circonspection et aux doses les plus exiguës, parce qu'on a toujours à craindre qu'ils n'ébranlent profondément et ne troublent le travail si important de la nutrition (surtout dans le système nerveux), qu'ils ne s'incorporent pour ainsi dire avec l'organisation, et qu'ils n'entraînent après eux des conséquences dont la vie entière se ressentirait ensuite.

L'application des médicaments à la peau est d'une efficacité extraordinaire chez les enfants; car ici la peau a, non-seulement plus de sensibilité, mais encore une faculté absorbante plus développée, et en la soumettant à l'action des substances médicinales, on évite les effets nuisibles que ces dernières, l'opium, par exemple, pourraient produire sur l'estomac et le canal intestinal.

Un enfant a moins qu'un adulte le pouvoir de vivre de sa propre substance; il se consume plus rapidement, et exige une restauration continuelle. Aussi a-t-il besoin de dormir davantage, de prendre plus souvent des aliments. Aussi supporte-t-il moins long-temps, même dans les maladies, la privation de nourriture, et surtout celle de la nourriture aérienne, ce qui fait qu'on ne saurait apporter trop de soin à lui procurer sans cesse de l'air pur.

Il est d'une haute importance d'avoir égard aux associations et aux effets sympathiques qui ont lieu dans l'organisme; car à nulle époque de la vie la sympathie nerveuse n'est aussi prononcée que pendant l'enfance. L'étude des sympathies est nécessaire, non-seulement pour expliquer les phénomènes et les symptômes pathologiques, puisque l'irritation provocatrice d'une maladie doit souvent être cherchée ailleurs qu'au siége de cette dernière, et que, par exemple, la cause des plus violents accidents cérébraux réside dans l'estomac, mais encore pour diriger le traitement, puisque c'est sur elle que repose la grande efficacité des contre-irritations et de la méthode dérivative dans les maladies des enfants, celle, par exemple, des dérivations vers la peau et le canal intestinal. Un simple lavement émollient, des cataplasmes et des fomentations émollientes avec le lait, sur le bas-ventre ou aux pieds, produisent souvent des effets merveilleux. Sous ce rapport, on ne saurait trop recommander les vomitifs, non pas comme évacuants, mais à titre de contre-excitants, comme les meilleurs antispasmodiques, comme les moyens les plus propres à faire cesser la sympathie morbide entre l'estomac, le cerveau et les poumons, dans les affections cérébrales et pulmonaires de cette catégorie. Ils ont cela de bon, surtout, que les enfants vomissent avec la plus grande facilité, surtout lorsqu'on se sert de la potion n°. 258.

On consacrera toujours une attention sérieuse à la respiration et à la voix, afin de découvrir le croup dès son début.

Enfin, pour dernière précaution, on ne doit pas s'empresser de tout regarder comme maladie chez les enfants. Beaucoup de maux ne sont que des symptômes de développement, et appartiennent à ces actes si importants, qu'il faut, non point troubler, mais seulement diriger d'une manière convenable. Chez les enfants qui ont dépassé la seconde année, qui sont replets, bien nourris et gros mangeurs, mais surtout, chez ceux qui ont de la disposition aux scrofules, il est fort important de se conformer à l'usage adopté par nos ancêtres, et dont j'ai bien des fois constaté l'utilité, c'est-à-dire, de les purger tous les mois avec la rhubarbe ou l'infusion de séné. Il se produit toujours, chez ces enfants, un excès de substances mal digérées et incomplètement élaborées, qui, lorsqu'on n'en débarrasse point l'économie, peuvent donner lieu à des maladies diverses, ou du moins obligent la nature à les expulser par des éruptions cutanées, des abcès, etc. Par là on prévient ces maux, ainsi que les inflammations, les congestions vers la tête, outre qu'on chasse du corps les vers, qui s'engendrent si facilement en pareil cas. C'est même un moyen de concourir à l'éducation morale, car j'ai remarqué que les enfants étaient pendant quelque temps plus souples et plus dociles, quand on les avait purgés ; l'influence que les accumulations abdominales exercent sur le caractère est connue de tout le monde.

Eu égard au *régime* et à l'*éducation physique des enfants*, voici quels en sont les principes fondamentaux. Comme la vie de l'enfant, pendant sa première période, est une continuation de la génération et du développement, tout doit tendre à éviter ce qui pourrait le moins du monde contrarier et déranger ce travail. On considérera donc l'enfant, durant les premiers six mois de son existence, comme un être purement végétatif, qui ne prospère jamais mieux que dans l'état de repos et de sommeil.

On cherchera, par tous les moyens possibles, à obtenir que les systèmes et les forces de l'économie se développent d'une manière régulière et successive, que rien n'arrête et ne trouble ce développement, que rien non plus ne lui imprime une marche trop rapide ; on évitera surtout de provoquer prématurément l'éveil des sens et des facultés intellectuelles.

On accoutume peu à peu l'enfant aux influences, même nuisibles, qu'il devra subir pendant le cours de sa vie. C'est en cela que consiste la méthode rationnelle de l'endurcir. L'indication se remplit en le lavant chaque jour, des pieds à la tête, avec de l'eau froide, ce qu'on peut commencer dès la sixième semaine, en prenant toutefois d'abord de l'eau tiède, qu'on remplace peu à peu par l'eau froide. C'est le meilleur moyen de fortifier le système nerveux et le système cutané, et de mettre à l'abri des affections, tant nerveuses que catarrhales et rhumatismales (1). La jouissance journalière du grand air contribue également à ce résultat.

En génénal, l'air et l'eau, éléments fondamentaux de toute vie organique, sont aussi ceux d'une éducation physique raisonnée. Le lavage journalier du corps entier, quelques bains tièdes chaque semaine, la promenade au grand air, tous les jours, et un air pur dans l'habitation, spécialement dans la chambre à coucher, sont les points capitaux.

La propreté est donc une des principales conditions de toute bonne éducation : elle comprend la pureté de l'air, le soin d'éloigner de la chambre des enfants toutes les émanations qui pourraient leur nuire, celui de leur nettoyer le corps par des lotions et des bains, celui enfin de renouveler fréquemment leur linge de corps et de lit.

Le sommeil a une haute importance pendant les six premiers mois de la vie. C'est pendant le sommeil que la nature continue son œuvre de création. Il faut que l'homme dorme pour que la plante prospère, et l'on doit bien se garder de troubler ce repos salutaire. Plus l'homme est jeune, plus il a besoin de dormir. On doit laisser à l'instinct seul le soin de raccourcir peu à peu la durée du sommeil.

La nourriture doit être facile à digérer et à assimiler, mais restaurante et appropriée à la nature de l'enfant selon ses différentes périodes. Ainsi, pendant la première période, celle du passage de la vie parasite à la vie indépendante, la nourriture est encore préparée par un autre organisme ; l'enfant suce le lait de sa mère ou de sa nourrice, et, à défaut du sein, on lui donne du lait bouilli, coupé avec moitié d'eau. Le mieux est qu'il ne prenne que du lait pendant la première année. On peut cependant, après les premières six semaines, lui donner, d'abord une fois par jour, puis deux, et ensuite trois, de la panade ou du gruau un peu épais. S'il est délicat, on commence dès le sixième mois à lui faire manger chaque jour de la soupe avec du bouillon gras très léger ; mais jusqu'à l'éruption des dents, on doit user d'une grande circonspection eu égard à la nourriture animale, qui serait susceptible d'imprimer un caractère trop

(1) V. mes *Conseils sur l'éducation physique des enfants*, dans ma *Macrobiotique, ou l'art de prolonger la vie de l'homme*, trad. de l'allemand par A.-J.-L. Jourdan. Seconde édition. Paris, 1838, in-8.

phlogistique au sang, et de donner lieu à des accidents inflammatoires. Avant la dentition, l'enfant ne doit manger aucune substance solide; même après cette époque, et jusqu'à sept ans, il convient de lui donner du lait matin et soir, et à midi un peu de viande, avec des légumes faciles à digérer, tels que carottes, salsifis, épinards, pommes de terre en purée, fruits ; point de corps gras, de pâtisseries, d'épices, ni de café ; pour boisson de l'eau et du lait, mais point de vin. On ne saurait croire combien il est avantageux pour la vie entière d'avoir contracté l'habitude de boire de l'eau. C'est le plus sûr moyen d'avoir un bon estomac, qui supporte et digère tout, tandis que le vin pris de trop bonne heure prive de cet avantage, par la surexcitation qu'il détermine, et affaiblit, au lieu de fortifier.

Enfin, on évite de fatiguer prématurément les facultés intellectuelles. Il faut que le corps commence par acquérir toute sa force et son entier développement, sans quoi on y porte le trouble, et on le dispose aux maladies nerveuses, même, en dernière analyse, à l'imbécillité.

Une règle fort importante aussi, c'est d'accoutumer les enfants à ne pas s'inquiéter de leur état physique; il faut les habituer à supporter les maux légers, les incommodités, les douleurs, sans y faire attention.

Maladies des nouveau-nés et des enfants à la mamelle. Le passage du sein maternel au monde extérieur, de la vie parasite à la vie indépendante, est un acte si important, que, si une chose doit nous surprendre, ce n'est pas qu'il devienne une cause de maladie, ou même de mort, pour certains enfants, mais que la sagesse de la nature parvienne si souvent à l'accomplir sans qu'il en résulte aucun inconvénient.

Qu'on se fasse une juste idée de ce passage et de l'état d'un nouveau-né : ce petit être tombe dans un monde tout nouveau, il y est soumis à des influences extérieures qu'il ne connaissait point encore, celles de la lumière, de l'air, des vicissitudes de la température, des impressions sensorielles, des vêtements ; au lieu de faire partie d'un autre organisme, ce qui avait été jusqu'alors sa destinée, il vit de sa propre vie, c'est lui-même qui digère, qui élabore sa nourriture, qui fabrique son sang, qui produit sa chaleur ; enfin, la circulation a changé totalement chez lui, et de nouvelles fonctions sont entrées en exercice, la respiration, qui est la plus importante de toutes les opérations vitales, les sécrétions, les excrétions.

Ordinairement c'est la nature seule qui aplanit les difficultés de ce premier pas dans la vie; elle ne demande pour cela qu'une chaleur uniforme, le lait d'une mère ou d'une nourrice, et, pendant les premiers jours, pour expulser le méconium, un peu de rhubarbe, associée à un carminatif n° 259, jusqu'à ce que les évacuations alvines n'aient plus une couleur noire. Par ce dernier moyen, on prévient la jaunisse, les coliques, les âcretés, et même des maux plus dangereux. Lorsque l'enfant crie, en ramenant les jambes vers son corps, ce qui annonce qu'il éprouve des tranchées, la poudre n°. 256 et un lavement d'infusion de camomille et de gruau d'avoine, avec un peu d'huile, sont les moyens qui le soulagent avec le plus d'efficacité.

Les maladies qui surviennent pendant les premiers temps après la naissance, et dont quelques-unes (trisme, érysipèle), mettent la vie en danger, tandis que d'autres (ophthalmie) exposent à des mutilations, à la cécité, sont les suivantes :

ASPHYXIE.

C'est le premier accident qui compromette l'existence, à l'entrée dans la vie.

Diagnostic. Cessation de la circulation et de la respiration, point de connaissance.

Souvent l'asphyxie n'est que la continuation de la vie fœtale, et tient à ce que la vie indépendante n'a point encore commencé à entrer en exercice.

Les causes générales sont une débilité congéniale, un accouchement laborieux, des violences exercées sur l'enfant pendant la parturition (forceps), l'enroulement du cordon ombilical autour du cou, un amas de mucosités dans la gorge, une séparation trop prompte du corps de la mère (par la ligature du cordon), une température ambiante trop élevée ou trop basse. L'état, et par suite aussi le traitement, varient selon les causes.

1°. *Véritable faiblesse;* pâleur, aucun signe de vie.

On a recours aux excitants, aux bains chauds, à l'air insufflé par la bouche et l'anus, aux lavements, aux instillations d'eau froide ou de vin sur le creux de l'estomac et la poitrine.

2°. *Réplétion du cœur et du cerveau par le sang;* face rouge et vultueuse.

Les causes ordinaires sont la longueur du travail dans

un accouchement laborieux, l'entortillement du cordon autour du cou, sa ligature trop prompte.

C'est le cas de soustraire du sang, d'en laisser couler une ou deux cuillerées par le cordon, de donner des lavements.

3°. *Suffocation*, obstacle mécanique à la respiration; l'enfant veut crier et ne le peut pas, on entend un son rauque, de la stertoration.

L'émétique, puis les excitants, sont les seuls moyens de sauver la vie.

Le principal moyen, dans toute asphyxie chez les nouveau-nés, est le bain animal, qui consiste à mettre le plus tôt possible l'enfant en rapport avec sa mère; celle-ci l'étend sur sa poitrine, et l'y réchauffe, après l'avoir bien couvert.

ICTÈRE.

Il tient à ce que le méconium ayant été retenu, et le foie ne s'étant pas nettoyé, ce liquide a passé dans le sang; l'impression inaccoutumée de l'air sur la peau y contribue aussi pour sa part.

Cet ictère est sans danger : il se dissipe ordinairement au bout de quelques jours.

On le combat par une potion avec la rhubarbe (n°. 259).

EXCORIATIONS.

Les excoriations entre les cuisses et sous les bras sont un accident fort ordinaire chez les enfants, pendant les premières semaines de la vie. Presque toujours elles cèdent à la propreté et à de fréquentes lotions avec de l'eau froide, jointes à l'usage de la poudre n°. 256, continué pendant quelques jours. Il faut éviter les onguents et les corps gras, qui sont sujets à provoquer de fâcheuses suppurations; on s'abstiendra aussi des répercussifs, par exemple, de l'eau blanche, qui pourraient provoquer des spasmes dangereux. Le meilleur moyen de prévenir l'adhérence des parties excoriées est de les saupoudrer avec du lycopode. Si ce traitement simple échouait, et que les excoriations se transformassent en ulcères, devenant eux-mêmes de plus en plus larges et profonds, on serait autorisé à admettre une dyscrasie intérieure, scrofuleuse ou syphilitique, cette dernière chez l'enfant lui-même, ou chez sa nourrice; alors il n'y aurait d'autre ressource que de recourir au mercure ; on ferait prendre d'abord l'éthiops minéral, puis, s'il se montrait insuffisant, le mercure soluble de Hahnemann, à la dose d'un dixième de grain par jour, avec de la magnésie. Lorsque la suppuration persiste avec opiniâtreté, le meilleur topique est la pommade de zinc. Quelquefois les excoriations à l'anus sont aphtheuses, et accompagnent les aphthes de la bouche, dont elles réclament alors le traitement.

APHTHES.

Petits ulcères spongieux dans la bouche, dans la gorge et à l'anus (V. *Aphthes*).

Les aphthes se voient très souvent chez les enfants à la mamelle, et sont ordinairement la suite de la malpropreté. On les prévient en lotionnant fréquemment la bouche, ou, au moindre symptôme, en les frottant avec du sucre réduit en poudre très fine. Ces moyens, unis à de légers laxatifs, sont ce qui convient le mieux pour les guérir au début. Sils deviennent plus graves, on emploie le borax (n°. 260).

OPHTHALMIE, BLÉPHAROPHTHALMIE.

Soit immédiatement après la naissance, soit quelques jours plus tard, mais constamment pendant le cours des huit premiers jours, il survient de la rougeur aux paupières, avec écoulement. Les symptômes s'aggravent beaucoup en peu de jours, surtout l'écoulement, qui prend l'aspect d'une matière d'un blanc jaunâtre et puriforme. Les paupières se collent ensemble. La durée est de huit jours à trois semaines. Quand les secours ne viennent point à temps, la maladie se termine ou par la perte de transparence de la cornée, ou par la suppuration, l'adhérence, la destruction de l'œil.

Les causes sont une trop vive lumière pendant les premiers jours qui suivent la naissance, les flueurs blanches dont la mère est atteinte, la négligence à nettoyer les yeux et le corps entier, la poussière, un air vicié, des bonnets trop chauds, le méconium, une dyscrasie congéniale, scrofuleuse ou syphilitique.

Le traitement préservatif consiste à garantir les enfants d'une lumière vive pendant les premiers jours, à leur laver les yeux avec soin et souvent, à observer toutes les règles de la propreté en général, à entretenir l'air pur, à évacuer le méconium.

Le traitement curatif se compose principalement de fomentations et lotions, fréquemment répétées, des yeux avec de l'eau, du lait, ou une infusion de sureau tiède, afin que la matière ne puisse pas s'amasser sous les paupières. On emploie, à cet effet, une éponge molle, ou un morceau de toile fine. On peut aussi recourir à des applications fréquentes d'une faible dissolution de vitriol ou de plomb. Dans les cas opiniâtres, on a recours à une très légère dissolution de sublimé, à une pommade ophthalmique, au zinc ou au mercure, dont on frotte le bord des paupières. A l'intérieur, on donne la poudre n°. 256, pour purger, et, si le mal persiste, on y ajoute un douzième de grain de calomelas, en le répétant deux fois par jour. Les bains tièdes sont avantageux.

ÉRYSIPÈLE. INDURATION DU TISSU CELLULAIRE.

Pendant les six à huit premières semaines, fièvre, soif, taches rouges, d'abord aux extrémités, puis au bas-ventre, aux parties génitales, avec induration de la peau. Quelquefois l'induration survient sans fièvre, sans rougeur, sans chaleur, même plutôt avec du froid. Les enfants ne peuvent pas crier : ils n'émettent que des sons sourds (à cause de l'induration des muscles des mâchoires). La peau finit par devenir aussi dure que du bois. La maladie dure quatre, sept, quinze jours. La mort a lieu par gangrène ou par suffocation. L'ouverture du corps fait apercevoir des épanchements de sérosité jaunâtre dans le tissu cellulaire, un gonflement des glandes, des vaisseaux lymphatiques, du foie.

Les causes sont un refroidissement, l'omission du soin de nettoyer le canal intestinal, la malpropreté, une dyscrasie de la mère.

Le traitement consiste à nettoyer les premières voies par des évacuants et des lavements, à donner des bains chauds, à faire prendre de petites doses de calomelas, à employer extérieurement une poudre composée de farine de fèves, de fleurs de sureau et de roses. Dès que la rougeur devient livide, ou qu'il se manifeste des spasmes, on administre l'infusion de valériane, les fleurs de zinc, le musc, et l'on fait des fomentations avec le quinquina et l'arnica.

TRISME ET TÉTANOS.

Ces maladies n'éclatent que pendant les premiers quinze jours de la vie. Les enfants crient, veulent téter, mais ne le peuvent pas, s'engouent, et rejettent le lait. En les examinant, on trouve que les muscles masseters sont raides et que la mâchoire inférieure ne s'abaisse point. Peu à peu celle-ci s'applique de plus à la mâchoire supérieure ; le bas-ventre se tuméfie, le corps entier devient raide, et l'enfant meurt d'apoplexie. La maladie ne dure que deux à quatre jours. Elle est le plus souvent mortelle ; la mortalité est d'un sur cinquante.

Elle reconnaît pour cause un vice du lait, l'accumulation du méconium, un air renfermé, animalisé, des irritations locales, surtout la ligature du cordon trop rapprochée du corps, un refroidissement.

Il faut sur-le-champ donner un vomitif, changer le lait, faire prendre un bain chaud, administrer à l'intérieur le zinc (n°. 260) et la potion n°. 262, moyens par la réunion desquels je suis parvenu à sauver un enfant. On frictionne les mâchoires, le rachis et le bas-ventre, avec la pommade n°. 263. Si ce traitement demeure sans succès, on fait prendre, toutes les quatre heures, un lavement avec six gouttes de laudanum, et l'on frictionne le dos et la poitrine avec la pommade cantharidée.

ASTHME THYMIQUE.

L'asthme thymique (*asthma thymicum*) consiste en des accès d'asthme, avec inspiration courte, sifflante, incomplète, quelquefois suspension totale de la respiration, mouvements spasmodiques des membres, froid aux extrémités, rougeur de la face ; ces accès durent quelques minutes, après quoi le malade se trouve bien et respire librement ; la maladie s'observe depuis les premières semaines qui suivent la naissance jusqu'à l'âge de deux ans. Les accès paraissent le plus fréquemment dans la matinée, au moment du réveil, ou lorsque l'enfant est violemment excité par des cris, par le dépit. Ils peuvent, quoique rarement, dégénérer en une suffocation mortelle ; dans le plus grand nombre de cas, ils n'entraînent aucune suite fâcheuse, diminuent peu à peu, et finissent par cesser entièrement.

La cause paraît être un volume et une consistance insolites du thymus, et la lenteur avec laquelle cet organe s'efface, jointe toutefois à une grande irritabilité des nerfs de la poitrine.

La guérison ne peut donc être obtenue que par la diminution progressive de cette glande, dont la nature se charge à elle seule : l'art est réduit à aider la nature, en prescrivant un régime peu substantiel et de fréquents purgatifs, en même temps qu'il cherche à diminuer le caractère spasmodique des nerfs de la poitrine, et qu'il combat les spasmes. Les meilleurs moyens pour remplir cette dernière indication, sont les coquilles d'huîtres préparées, la valériane (n°. 257), de petites doses de zinc, le musc, quand les accès sont plus violents, et les bains tièdes.

SYPHILIS.

Ulcères, exanthêmes que les enfants apportent en venant au monde, ou qui se développent chez eux peu de temps après, avec des signes d'infection chez les parents.

Pour guérir, il faut employer le mercure, mais sous les formes les plus douces, et à des doses minimes. L'éthiops minéral, à la dose d'un demi-grain ou d'un grain par jour, avec la poudre n°. 256, et des bains, suffit ordinairement : dans les cas opiniâtres, on a recours au mercure soluble de Hahnemann, ou au calomelas. Lorsqu'une mère syphilitique nourrit son enfant, elle doit se soumettre à un traitement mercuriel. On touche les ulcères vénériens dans la bouche des enfants avec une dissolution fort étendue de sublimé dans l'eau de chaux (un quart de grain de sublimé et trois onces d'eau de chaux).

DIARRHÉE.

La diarrhée est un des accidents les plus ordinaires à cette époque de la vie. Elle s'accompagne ou non de tranchées, dont on reconnaît l'existence à ce que, lorsqu'il en éprouve, l'enfant crie, en ramenant ses jambes vers son corps.

Ordinairement, elle est sans nul danger, même salutaire, et il ne faut rien faire pour la combattre. Elle ne devient inquiétante que quand, par sa violence, ou par sa durée, elle épuise les forces, ou quand elle se supprime tout à coup.

La cause la plus ordinaire, chez les enfants à la mamelle, est la présence d'acides dans les premières voies, ou un refroidissement; plus tard, une irritation dentaire, une surcharge de l'estomac, des vers. La diarrhée qui revient souvent amène la faiblesse des organes digestifs, et par là prédispose l'organisme à sa propre récidive. La cause la plus fâcheuse est l'obstruction des glandes mésentériques. (Voyez *Atrophie*.)

Le traitement repose uniquement sur la connaissance des causes. Celles-ci sont :

1°. Des acides dans les premières voies. On les reconnaît à la couleur verte des excréments, qui ressemblent à des œufs brouillés, et à l'odeur aigre de l'haleine; en pareil cas, il faut s'empresser d'administrer la magnésie avec la rhubarbe (n°. 256), et, si elle ne produit rien, les yeux d'écrevisse (n°. 264). Quand les tranchées sont vives, on les calme par un lavement d'infusion de camomille, avec du gruau d'avoine et une cuillerée d'huile. Si la diarrhée revient sans cesse, il faut en chercher la cause dans la nourriture, qui a trop de tendance à l'acescence. L'enfant est-il au sein, on prescrit à la nourrice l'exercice, une nourriture animale et la poudre n°. 265. Lorsque ces moyens ne suffisent pas, on change de nourrice. La diarrhée est plus fréquente dans l'allaitement artificiel, et presque toujours alors elle tient à un mauvais régime, ou à la mauvaise qualité des aliments, par exemple à ce qu'on emploie du lait trop ancien, ou du gruau aigri : c'est là un article qui demande à être bien surveillé.

2°. Une irritation dentaire, à l'époque de la première dentition. Elle se reconnaît aux signes qui l'annoncent (V. *Dentition*) et à la nature ordinairement aqueuse des matières rendues par le malade. Si la diarrhée est modérée, on ne fait rien absolument : ce flux de ventre est le meilleur moyen pour dériver les humeurs de la tête, pour prévenir des accidents dangereux, des spasmes, la fièvre, etc. : il dispense de recourir à des purgatifs. Mais si la diarrhée devient trop forte, il ne reste d'autre ressource que de modérer l'effet de l'irritation et de diminuer l'irritabilité, puisque l'irritation elle-même ne saurait être enlevée. En général, il suffit pour cela des absorbants et des mucilagineux, particulièrement des yeux d'écrevisse, de la poudre n°. 256, à petites doses, ou de la poudre antispasmodique n°. 257, de la décoction de salep et des lavements mucilagineux. Si le flux augmente au point de provoquer des spasmes, il devient urgent de chercher à l'arrêter, et l'opium est le moyen sur lequel on peut le plus compter pour y parvenir. Ici néanmoins une grande circonspection est nécessaire, et je ne saurais trop recommander d'agir avec beaucoup de prudence, car il suffit de la constipation déterminée par une trop forte dose ou une application mal faite de l'opium, pour amener sur-le-champ une apoplexie mortelle. En effet, cette diarrhée excessive peut être l'effet d'une irritation dentaire accompagnée d'une forte congestion sanguine au cerveau, de laquelle dépendent les accidents nerveux qui surviennent, et l'on n'a pas de peine à concevoir qu'en pareil cas l'opium déterminerait l'apoplexie. On doit admettre que les choses sont ainsi lorsque l'enfant est pléthorique, ou qu'il a la tête chaude et la face rouge. Il faut alors appliquer deux sangsues derrière les oreilles, et si elles ne suffisent pas pour arrêter la diarrhée, on ne court ensuite aucun risque en administrant du laudanum. Le second cas est celui dans lequel il n'y a point d'apparence de congestion, l'enfant n'étant point pléthorique, étant même faible, chétif, mal nourri, et atteint de symptômes nerveux alarmants. Ici on peut employer de suite l'opium. Mais dans l'un et l'autre cas, il ne faut le prescrire qu'à des doses minimes; la plus faible suffit pour conduire au but, sans faire courir le risque d'exercer une influence nuisible sur le cerveau. Le mieux est de choisir la poudre n°. 266; on en administre un paquet (un quart de goutte ou un dixième de grain d'opium), et l'on attend l'effet qu'il produira; souvent il suffit pour modérer le flux de ventre, et on n'en fait prendre un second que quand ce dernier redevient plus considérable. Mais si la première dose n'agit point, on en donne une seconde au bout de quatre heures, et ainsi de suite jusqu'à ce que la diarrhée diminue, époque à laquelle on suspend tout-à-fait la poudre, ou du moins on laisse de plus longs intervalles entre les paquets. En même temps on prescrit un lavement d'amidon toutes les quatre heures, la décoction de salep, l'eau de riz, le jaune d'œuf délayé dans l'eau, les frictions sur le bas-ventre avec la pommade n°. 267. Si la faiblesse est grande, et que la diarrhée persiste, on se trouve très bien d'employer l'extrait de cascarille (n°. 268), qui peut être considérée ici comme spécifique. Les bains chauds ont également beaucoup d'utilité.

3°. Un simple refroidissement, des vêtements trop légers, le défaut d'attention de couvrir et de changer l'enfant pendant la nuit, sont quelquefois la cause inaperçue de la diarrhée, et par cela même méritent l'attention du médecin. En pareil cas, il suffit d'une chemise de flanelle, de couvertures ou de pièces d'habillement plus chaudes, d'une infusion de fleur de sureau, et de lavements d'amidon.

Si la diarrhée devient chronique, ou si elle reparaît à la moindre occasion, le meilleur moyen est de continuer pendant quelque temps l'extrait de cascarille, de frictionner l'abdomen et le ventre avec une pommade fortifiante, de prescrire un régime purement animal. Le café de glands de chêne est utile chez les enfants plus avancés en âge.

VOMISSEMENT.

L'axiôme *vomitus vomitu curatur* sert ici de règle principale. Dans le plus grand nombre des cas, le vomissement n'est, chez les enfants, qu'un effort salutaire de la nature pour se débarrasser d'une matière nuisible contenue dans l'estomac. Aussi le meilleur traitement consiste-t-il à le favoriser jusqu'à ce que le but soit atteint. Pour cela il suffit presque toujours, chez les petits enfants, de leur faire boire abondamment une infusion de camomille, et de leur donner une cuillerée à café d'oximel scillitique, ou, s'ils sont plus âgés, une cuillerée à café de la potion n°. 258. Après que ces moyens ont provoqué de nouveau le vomissement à plusieurs reprises, la rhubarbe ou la poudre n°. 256 est le meilleur moyen de l'arrêter et d'évacuer par le bas ce qui peut encore rester de saburres dans le canal intestinal. On administre, en outre, des boissons mucilagineuses, et si le vomissement est violent, ou si le malade ne va point à la selle, un lavement mucilagineux.

Mais jamais on n'oubliera que le vomissement peut avoir des causes plus importantes et plus éloignées encore. Sous ce rapport, les cas suivants méritent une attention spéciale. S'il existe de la fièvre, si la région épigastrique est tendue et douloureuse au toucher (l'enfant crie lorsqu'on appuie dessus), on doit craindre un état inflammatoire de l'estomac, appliquer quelques sangsues à l'épigastre, donner des boissons mucilagineuses et prescrire de légers laxatifs. S'il y a fièvre, avec état soporeux et constipation, le vomissement provient d'un état inflammatoire du cerveau, dont il est sympathique, et exige que l'on combatte cet état. Si le vomissement revient d'une manière chronique, il peut indiquer une affection chronique de la tête, ou le ramollissement de l'estomac, parfois aussi des vers (V. *Vomissement*).

ÉCLAMPSIE.

Toutes les fois que les enfants sont pris de spasmes et de convulsions, on doit commencer par remonter aux causes. Celles-ci résident le plus fréquemment dans l'estomac et le canal intestinal. Des acides, chez les enfants à la mamelle, une surcharge de l'estomac, des saburres gastriques, des vers, la constipation, même une simple accumulation de vents peuvent déterminer l'éclampsie, que l'on combat par les purgatifs, les lavements, les absorbants (magnésie, yeux d'écrevisse, la poudre n°. 257), et les carminatifs, auxquels doivent être joints les vomitifs, quand l'indication se présente d'y recourir. Dans des cas de convulsions violentes et sans cesse renaissantes, avec état soporeux simulant l'apoplexie, où tous les antiphlogistiques avaient échoué, j'ai vu, lorsqu'enfin on apprit qu'il y avait eu précédemment surcharge de l'estomac, un seul vomitif dissiper sur-le-champ les spasmes et l'état soporeux, et rétablir parfaitement la santé.

Plus tard, l'éclampsie peut tenir à l'irritation dentaire (voyez *Dentition*). Dans cette circonstance, comme aussi dans d'autres, qui ne sont point rares, la cause des spasmes est une congestion sanguine ou une affection inflammatoire du cerveau, ce que l'on reconnaît à la rougeur de la face, à la chaleur de la tête et du front, à l'état soporeux (V. *Hydrocéphale aiguë*). Les principaux moyens à mettre en usage sont quelques sangsues appliquées aux tempes ou derrière les oreilles, des purgatifs et des lavements.

Lorsqu'il n'y a aucun signe de congestion, chez des sujets faibles et nerveux, quand les spasmes persistent après l'éloignement des causes gastriques, il devient nécessaire de recourir à la méthode antispasmodique directe ; les yeux d'écrevisse, les fleurs de zinc, la valériane, les lavements, les frictions antispasmodiques et les bains tièdes se placent au premier rang.

Il faut être très réservé dans l'emploi des excitants plus énergiques, qui pourraient produire une surexcitation et l'apoplexie.

C'est seulement dans les cas extrêmes qu'on a recours au musc et à l'opium. Ce dernier s'administre de préférence en lavements, et toujours à de très faibles doses.

FIÈVRE.

Soif, chaleur dans la bouche, haleine chaude, front chaud, pouls accéléré; les premiers signes suffisent, car ceux qu'on tire du pouls peuvent induire en erreur chez les enfants.

Les causes sont ordinairement une irritation soit gastrique, soit rhumatismale, ou dentaire. Aussi, dans la plupart des cas légers, n'y a-t-il autre chose à faire que de prescrire quelques doses de la poudre n°. 256, et de ne point sortir l'enfant. Si ces moyens ne suffisent pas, il faut distinguer les divers cas qui peuvent se présenter.

1°. Fièvre gastrique, la plus commune de toutes. Défaut d'appétit, dégoût, éructation, mauvaise haleine, langue sale, souvent aussi vomissement spontané; tension du bas-ventre, déjections alvines de mauvais aspect, diarrhée; parfois stertoration et poitrine grasse; dans certains cas, convulsions légères, principalement réveil en sursaut.

On commence par administrer la potion n°. 258 jusqu'à ce que le malade ait vomi trois fois (après lui avoir donné un lavement, s'il est constipé), puis on lui fait prendre des lavements, et une potion purgative antiphlogistique (n°. 269). Point de bouillon gras, ni d'œufs.

Je conseille, dans toutes les fièvres des enfants, lorsqu'il y a répugnance pour les aliments, de commencer par donner la potion n°. 258. Elle suffira souvent seule pour étouffer la fièvre entière dès le principe; et si elle ne produit pas ce résultat du moins fera-t-elle prendre une tournure plus favorable à la suite de la maladie, même quand il devrait survenir un exanthème.

2°. Fièvre catarrhale. Eternuements, flux par le nez et les yeux; toux, enrouement; ordinairement aussi stertoration chez les petits enfants, parce qu'ils ne peuvent point expectorer les mucosités.

Ici encore la potion n°. 258 est ce qui convient le mieux au début du traitement, tant pour entraîner au dehors les saburres dont le tube alimentaire se trouve presque toujours surchargé, que pour débarrasser les poumons des mucosités, et prévenir le croup. Ensuite on prescrit une potion diaphorétique antiphlogistique (n°. 270), du gruau d'avoine avec du sucre candi, de temps en temps une légère infusion de fleurs de sureau.

3°. Fièvre dentaire. Fièvre, avec tous les signes de la dentition (V. *ci-après*).

4°. Fièvre vermineuse (chez les enfants plus avancés en âge) : fièvre avec symptômes de vers, notamment coliques, et tension du ventre, qui cependant n'est point dur. On emploie la méthode antiphlogistique concurremment avec le traitement palliatif des vers, surtout le lait, à l'intérieur et en lavements, les huileux, l'eau mercurielle, le calomelas (V. *Vers*).

5°. Fièvre inflammatoire, fièvre thorachique, fièvre cérébrale. Affection inflammatoire d'un organe noble, particulièrement des poumons et du cerveau. On reconnaît le premier cas à la respiration courte et stertoreuse, avec propension continuelle à tousser et cris non interrompus (deux symptômes de douleurs); le second, à l'état soporeux, entremêlé de convulsions. Il peut aussi se développer des inflammations locales dans les viscères abdominaux, le foie surtout, ce dont on acquiert la preuve par la tension du bas-ventre, la chaleur du point où réside l'affection, et la douleur que témoigne le malade quand on appuie dessus.

On emploie la potion ci-dessus, à laquelle on ajoute un demi-gros de nitre, on applique quelques sangsues à la poitrine, à la tête ou au bas-ventre, on fait prendre de petites doses de calomelas, on donne des lavements, et, s'il y a état soporeux continuel, on fait des fomentations froides sur la tête (V. *Hydrocéphale aiguë*). Dans le cas d'inflammation pulmonaire, si ces moyens ne produisent pas d'effet, et que la stertoration menace de suffoquer l'enfant, on a recours à la potion vomitive, et à de petites doses de soufre doré d'antimoine trituré avec du sucre. Dans les inflammations abdominales, outre les sangsues et les antiphlogistiques généraux, on emploie des fomentations avec le lait chaud et des bains tièdes.

Même dans le cas d'affection apparente du cerveau et de la poitrine, chez les enfants, je ne saurais trop recommander de bien examiner si la source n'en est point gastrique. J'ai vu des enfants rester pendant plusieurs jours plongés dans un état soporeux, sans qu'aucun antiphlogistique pût les ranimer, et finir par renaître à la santé par l'influence d'un seul vomitif; les circonstances commémoratives établissaient alors qu'une simple indigestion avait été la cause unique de l'état soporeux et de l'affection cérébrale.

6°. Fièvres exanthématiques (V. *Variole*, *rougeole*, *scarlatine*). Ces fièvres sont difficiles à reconnaître pendant la première période. Le mieux est donc de les traiter d'après les règles générales, et surtout de ne négliger ni les vomitifs, ni les moyens propres à nettoyer le canal intestinal.

DENTITION DIFFICILE.

La dentition n'est point, en elle-même, une maladie, mais bien un développement naturel, comme la naissance. Mais, de même qu'à l'égard de cette dernière, des circonstances accidentelles peuvent la transformer en maladie, et faire qu'elle mette la vie en péril. Voilà comment elle constitue, chez les enfants, une cause très fréquente de maladies, sur laquelle le médecin ne saurait trop s'accoutumer à diriger son attention.

Elle s'annonce par l'âge du sujet (depuis cinq mois jusqu'à douze ou quatorze); l'enfant salive beaucoup, il cherche à mettre dans sa bouche tous les corps qui lui tombent sous la main, sa bouche est chaude, il n'aime pas qu'on l'explore, se met aussitôt à crier, et porte les mains à ses gencives, qui sont tuméfiées.

On remarque fréquemment les symptômes suivants : le plus ordinairement la diarrhée, mais parfois aussi la constipation, la fièvre, des éruptions à la peau, la chaleur de la tête, la toux, la respiration stertoreuse, la difficulté de respirer, des spasmes, des convulsions, des inflammations locales, surtout au cerveau et aux poumons.

Les accidents cessent et reviennent périodiquement ; ils disparaissent tout-à-fait à l'éruption des dents; mais quand celle-ci n'a point lieu, ils deviennent de plus en plus violents, et amènent enfin la mort par convulsions, apoplexie, suffocation.

Le symptôme le plus favorable est la diarrhée ; elle sert de dérivatif, et prévient la fièvre, les spasmes, les affections cérébrales, en un mot tous les accidents dangereux.

D'abord (ordinairement dès le cinquième mois) la dent ne fait que se développer à l'intérieur, sans que rien l'annonce au dehors; elle croît dans toutes les dimensions, et détermine par là, au dedans de la mâchoire, une tension et une irritation nerveuse, qui ne s'annoncent en général que par une sécrétion plus abondante de salive, mais qui souvent aussi provoquent des accidents sympathiques fort intenses. Vient ensuite l'éruption proprement dite des dents, d'abord des incisives, puis des premières molaires, ensuite des canines. Cette opération commence ordinairement du septième au douzième mois, rarement plutôt, même dans le sein de la mère. Il vaut mieux qu'elle ait lieu trop tard que trop tôt.

Ce n'est pas seulement l'éruption des dents, mais encore le développement simultané de la parole, de la raison, en un mot de la vie intellectuelle (la plus grande révolution de toute la vie), qui rendent cette période si importante et si dangereuse, qui font surtout qu'on observe alors une si forte congestion vers le cerveau.

Les effets de l'irritation dentaire sont de deux sortes, les uns locaux, les autres sympathiques. Les premiers sont : inflammation, tuméfaction, douleurs, salivation, trisme, quelquefois suppuration, ou même gangrène. Les effets sympathiques sont d'abord, et le plus fréquemment, l'irritation du canal intestinal, la diarrhée, même des déjections de sang par le bas (dysenterie dentaire), parfois, l'obstruction du tube intestinal, l'iléus, l'irritation du système sanguin, la fièvre; l'irritation de la peau, des exanthêmes; celle de la poitrine, la toux, des accumulations de mucosités, la stertoration; celle des membranes muqueuses, l'ophthalmie, l'otorrhée; celle du système nerveux, des spasmes, des affections cérébrales.

Les causes accessoires qui rendent ce développement difficile, et qui font une maladie de l'éruption dentaire, sont : d'abord, la forme de la dent qui perce, de sorte que celles dont la sortie présente le plus de difficultés sont les canines, parce qu'en raison de leur forme conique elles commencent par piquer, puis causent une distension continuelle ; ensuite, le trop grand nombre des dents qui percent à la fois, ce qui peut tenir surtout à la fièvre, par exemple à des fièvres exanthêmatiques (la variole et la rougeole deviennent quelquefois mortelles par là); enfin des complications avec d'autres maladies, et la constitution, tant individuelle (la constitution scrofuleuse, rachitique, nerveuse, rend la dentition difficile) que générale (ce qui fait que la dentition difficile peut même régner d'une manière épidémique).

Comme on ne peut point éloigner l'irritation, la cause occasionelle, c'est-à-dire la dent qui perce, il ne reste d'autre ressource que de calmer cette irritation, d'apaiser le spasme, de diminuer la congestion, et par là de prévenir le danger. Le principal moyen d'arriver au but est la dérivation, celle surtout vers le canal intestinal, dont la nature nous donne elle-même l'exemple en provoquant la diarrhée, et qu'on obtient tant par de doux laxatifs que par des lavements; s'il y a congestion vers la tête, on applique une ou deux sangsues derrière les oreilles; quand le système nerveux est irrité, et qu'il y a des spasmes, on prescrit les fleurs de zinc, la valériane, le musc, les bains tièdes, les lavements émollients. Localement, on emploie les moyens propres à ramollir et user la gencive, par exemple un morceau de racine de guimauve qu'on fait mordre à l'enfant. Dans les cas extrêmes, lorsque le sommet de la dent semble retenu par une membrane mince, on incise cette dernière, mais toujours le plus tard possible, autrement on entraverait l'éruption au lieu de la favoriser.

BOUTONS A LA PEAU. CROUTES DE LAIT. TEIGNE.

Les boutons à la peau sont communs chez les enfants; fort souvent ils ne dépendent que d'une nourriture trop succulente (animale), de la pléthore, ou de la mauvaise qualité des aliments, qui sont âcres et irritants. La malpropreté, la viciation de l'air, l'humidité et une température trop élevée peuvent également y contribuer. Mais, dans certains cas, ils sont un symptôme d'une diathèse scrofuleuse.

Dans les circonstances ordinaires, le traitement se réduit à régulariser le régime, diminuer la nourriture, éviter les aliments gras, âcres, salés, irritants, faire usage de végétaux, entretenir la propreté, changer souvent de linge, renouveler l'air, donner des bains d'eau de son tiède, et prescrire la rhubarbe, avec le carbonate de magnésie, ou la poudre n°. 256, conjointement avec une infusion de pensée sauvage, continuée pendant quelque temps. Si le mal ne cède point, on ajoute quelques grains d'éthiops minéral (un demi-grain par année d'âge), ce qui suffit presque toujours. Les doses de la poudre n°. 256 doivent être combinées de manière que ce médicament produise plusieurs selles par jour. Dans les cas très opiniâtres, on remplace l'éthiops par la poudre de Plummer (calomelas, soufre doré d'antimoine, de chaque un tiers de grain ou un demi-grain pour vingt-quatre heures), et on fait boire une infusion de sassafras (n°. 271). Quand le mal est de nature scrofuleuse, ce que l'on reconnaît à la coexistence de symptômes de scrofules, et surtout à la tuméfaction des glandes du cou, il devient nécessaire de recourir au traitement de la maladie scrofuleuse (V. *Scrofules*).

Le même traitement est aussi le meilleur qu'on puisse opposer aux croûtes de lait et à la teigne. La première maladie, quand elle se montre opiniâtre, exige qu'on change de nourrice. Dans la seconde, on coupe les cheveux, sans trop les écourter néanmoins, on les peigne souvent, et on lave la tête avec de l'eau de savon tiède.

En général, on doit s'abstenir de tous moyens locaux extérieurs; ils pourraient faire rentrer la maladie, et déterminer une métastase fâcheuse sur des parties nobles. Les moyens qui viennent d'être indiqués suffisent presque toujours (V. *Teigne*).

Dans les maladies de peau opiniâtres des enfants à la mamelle, il faut toujours rechercher si elles ne tiendraient pas à une dyscrasie syphilitique cachée de la nourrice.

CROUP.

Diagnostic. Raucité de la voix, respiration courte et pénible, avec bruissement, sifflement ou stertoration, toux faisant entendre un bruit rauque, sifflant et analogue au cri d'une poule, ou à l'aboiement d'un chien; lorsque la difficulté de respirer augmente, tendance à alonger le cou, à le porter en haut et en arrière (et non à le raccourcir en le pliant, comme dans les inflammations du poumon); fièvre violente, et quand la maladie fait des progrès, état soporeux.

L'imminence du danger et la promptitude avec laquelle le croup devient mortel, rendent nécessaire d'en établir promptement le diagnostic. Il y a deux maladies avec lesquelles on peut aisément le confondre. L'une est le violent catarrhe du larynx; dans certains cas de ce catarrhe on observe également la raucité de la voix et le caractère particulier de la toux; mais l'absence de la respiration courte et sifflante suffit pour établir la distinction. La seconde est l'asthme aigu de Millar, avec lequel il importe d'autant plus de ne point confondre le croup, qu'il exige un traitement diamétralement opposé, des antispasmodiques, le musc, l'asa fœtida, tandis que le croup demande des antiphlogistiques et des émissions sanguines. Ce qui distingue ces deux maladies l'une de l'autre, c'est que l'asthme survient subitement, et que le croup est toujours précédé de symptômes d'affection catarrhale; l'asthme est sans fièvre, et le croup toujours accompagné d'une fièvre, même très violente dans la plupart des cas; les accès de l'asthme, maladie purement nerveuse, sont périodiques, tantôt plus et tantôt moins forts, manquant même pendant des heures entières, au lieu que les symptômes du croup persistent toujours, et au même degré; l'urine est spasmodique et pâle dans l'asthme, fébrile, inflammatoire et rouge dans le croup.

La marche est très rapide. La maladie se termine en deux ou trois jours, six au plus. La mort arrive par suffocation ou par apoplexie, quelquefois même après la cessation des difficultés de respirer, par le fait de la congestion et de la paralysie cérébrales que celles-ci ont déterminées.

Pathogénie. La cause prochaine est l'inflammation de la membrane muqueuse du larynx, avec ce caractère tout particulier, qu'un épanchement de lymphe coagulable s'opère avec une promptitude extrême, et que cette lymphe se condense en concrétions membraneuses et polypeuses qui rétrécissent, souvent même obstruent réellement la trachée artère.

Les causes prédisposantes sont l'enfance jusqu'à l'âge de sept ans, à cause de la grande plasticité qui domine alors, un régime trop succulent et échauffant (viande et vin).

Les causes occasionelles sont surtout l'action d'un vent froid de l'est ou du nord-est sur la bouche ouverte, le catarrhe.

Thérapeutique. L'indication est de résoudre le plus promptement possible l'inflammation, de provoquer la fonte et l'expulsion de la lymphe épaissie et déjà réduite en membrane. Les secours doivent être prompts, et les moyens propres à remplir cette indication appliqués en toute hâte. Ainsi, dès que les symptômes caractéristiques de la maladie se prononcent, on emploie d'abord la potion vomitive et les vapeurs chaudes; si l'on n'en obtient aucun résultat, on applique des sangsues au cou, une, deux à trois chez les enfants au-dessous d'un an, quatre chez ceux de deux ans, et ainsi de suite, car avec douze sangsues on peut tuer un enfant de six mois, comme j'en ai vu un exemple. On administre toutes les deux heures une dose de calomelas, un demi-grain chez les petits enfants, et jusqu'à deux grains chez ceux qui sont plus âgés : on donne une potion avec le nitre, on fait respirer les vapeurs chaudes d'une infusion de fleurs de sureau, on injecte un lavement contenant une cuillerée à café de vinaigre, pour déterminer des évacuations alvines suffisantes, qui sont ici d'une grande utilité, et même indispensables au salut du malade. Si l'état ne s'améliore pas promptement, c'est-à-dire, dans l'espace de vingt-quatre heures, on cherche à combattre l'état spasmodique qui entretient la maladie, par le plus efficace de tous les moyens, le sulfate de cuivre, trituré avec du sucre, et mis en poudre dans de l'eau ou dans un looch ; on le prescrit d'abord à une dose telle qu'il provoque le vomissement (un à quatre grains suivant l'âge), puis toutes les deux heures à celle d'un quart de grain, en le redonnant à la dose vomitive dès que les symptômes de suffocation reparaissent ; on fait des frictions mercurielles au cou, on applique aussi des sinapismes et des vésicatoires sur le larynx. Quand la stertoration continue, le vomitif est ce qu'il y a de mieux pour débarrasser le larynx des concrétions qui s'y sont formées. Les préparations de soufre ont de l'utilité aussi. Le musc convient lorsque la faiblesse et l'état spasmodique s'accroissent. S'il reste, comme on le voit quelquefois, un état soporeux et une congestion céphalique, suites de la strangulation prolongée, il faut appliquer de nouveau des sangsues à la nuque et aux tempes. Si tous les secours sont inutiles, comme il peut y avoir un état de paralysie, les cataplasmes froids et même les affusions froides sur la tête se sont montrées quelquefois utiles.

Mais qu'on se garde bien, comme il n'arrive que trop souvent aujourd'hui, de croire à un commencement de croup toutes les fois que la voix devient rauque, avec toux criarde, et de recourir aussitôt à ce traitement si actif, qui porte une atteinte profonde à l'organisme. La première chose à faire est de donner une potion émétique : j'ai vu souvent, après quelques grands vomissements, tous les symptômes de croup apparent ou commençant disparaître sans laisser aucune trace. Il se peut, en effet, que cet état catarrhal soit le début d'un croup qui se développe, et qu'un vomitif administré à temps fait avorter. La même réflexion s'applique au cas où l'on serait dans le doute de savoir s'il s'agit de l'asthme spasmodique ou du croup ; l'émétique est encore le meilleur moyen en pareil cas, car il convient également aux deux maladies.

ASTHME DE MILLAR.

Diagnostic. Accès d'asthme qui survient tout-à-coup, ordinairement la nuit, avec respiration bruyante, sifflante et gênée presque jusqu'à la suffocation, grande anxiété, toux imitant la voix d'un gros chien qui aboie, point de fièvre : au bout de six à huit heures, cessation complète des accidents, bien-être complet pendant la journée, mais retour des mêmes symptômes, plus violents même, la nuit suivante, et ainsi de suite; au troisième accès ordinairement, mort par suffocation. Quelquefois l'asthme finit par devenir continu. On peut aisément confondre la maladie avec le croup, erreur dangereuse parce que le traitement varie du tout au tout, comme la nature des deux affections.

L'asthme de Millar ne s'observe que chez les enfants de deux à huit ans.

Il reconnaît pour cause un refroidissement, l'humidité de l'air et du logement.

Thérapeutique. La seule indication est de faire cesser le spasme avec toute la célérité possible. Pour cela, on administre d'abord un vomitif, puis l'asa-fœtida, à l'intérieur (n°. 272) et en lavements, le musc à fortes doses ; on fait des frictions antispasmodiques sur la poitrine, le bas-ventre et le rachis, on applique des sinapismes, des vésicatoires sur la poitrine.

HYDROCÉPHALE.

1°. *Hydrocéphale aiguë* (*hydrocephalus acutus, encephalitis exsudatoria*).

Diagnostic. Les signes précurseurs sont ce qu'il y a de plus important : fontanelle qui reste trop long-temps ouverte, tête trop grosse, proportion gardée, surtout à la partie antérieure et au front, vivacité et précocité extraordinaires de l'esprit, ou émoussement des facultés intellectuelles, somnolence extraordinaire, ou sommeil même au milieu du jeu, dilatation des pupilles, strabisme, chutes fréquentes, manque de solidité sur ses jambes, fréquents maux de tête, décubitus sur le ventre et le front pendant le sommeil.

La maladie développée peut être partagée en deux périodes, celle d'irritation et celle de paralysie. Pendant la première, état soporeux, entremêlé de convulsions, parfois même spasmes épileptiformes violents, vomissement, surtout quand le sujet redresse la tête, constipation, propension à s'appuyer la tête, qui tombe en avant ou de côté, regard fixe et en même temps louche, avec tremblement de la pupille; pouls fort inégal, tantôt fréquent et tantôt lent. Pendant la seconde, état soporeux plus profond, dont rien ne peut plus tirer le malade, paralysie de quelques membres, et enfin mort par apoplexie.

Le diagnostic est quelquefois difficile dans le commencement.

On peut alors confondre l'hydrocéphale avec la fièvre vermineuse et des affections dentaires. Les signes diagnostiques les plus importants sont le vomissement et la constipation, qui manquent dans les autres affections de la tête.

La maladie dure huit à vingt et un jours. C'est de un à sept ans qu'elle est le plus commune. On la rencontre plus fréquemment qu'autrefois depuis une trentaine d'années.

Elle peut être ou primaire ou secondaire, et, dans ce dernier cas, la suite d'une autre maladie, spécialement d'une fièvre aiguë ou d'une autre inflammation interne.

A l'ouverture des corps on trouve une congestion de sang dans les vaisseaux cérébraux, et un épanchement de sérosité dans les cavités du cerveau et de la moëlle épinière.

Pathogénie. Les causes sont: disposition congéniale (enfants à tête démesurément grosse, avec faiblesse innée du cerveau: il y a des familles dans lesquelles tous les enfants sont atteints d'hydrocéphale, qui parfois ne frappe que ceux d'un sexe, et quelquefois aussi ne se développe qu'à une certaine époque de la vie), disposition scrofuleuse, tout ce qui entretient des congestions habituelles au cerveau, des occupations de tête trop précoces ou trop prolongées, ou l'exaltation de l'imagination, l'usage du vin et des aliments épicés chez les enfants, le travail de la dentition: toute fièvre aiguë, toute inflammation du cerveau peut dégénérer en cette maladie; un coup, une chute sur la tête, l'échauffement ou le refroidissement de cette partie du corps (son exposition aux rayons du soleil en été, ou au froid dans un hiver rigoureux, surtout l'abandon brusque de coiffures chaudes, ou la coupe des cheveux pendant la saison froide); des métastases sur le cerveau, surtout scrofuleuses et psoriques (une suppression brusque de la teigne ou d'un flux d'oreille; etc.). La mode actuelle de tenir les enfants tête nue et de leur couper les cheveux de près, qui a rendu la teigne plus rare, peut avoir contribué à la plus grande fréquence de l'hydrocéphale, précisément même parce qu'elle ne permet plus à l'âcreté scrofuleuse de se déposer dans les téguments de la tête, comme le faisait jadis celle des bonnets chauds.

Thérapeutique. Dans l'hydrocéphale aiguë, la règle est d'admettre d'abord un état inflammatoire, ou du moins une congestion au cerveau, et le meilleur moyen de prévenir l'exsudation consiste à faire cesser le plus promptement possible cet état. Ainsi on applique des sangsues derrière les oreilles et aux tempes, on administre le calomelas, à la dose, toutes les deux ou trois heures, d'un demi-grain à un grain, suivant l'âge, on donne des lavements irritants (surtout avec une addition de vinaigre), de manière que le malade aille trois ou quatre fois par jour à la selle (ce qui est absolument nécessaire, de sorte que si le calomelas seul ne produit pas cet effet, il faut y associer le jalap); on rase la tête, et on y fait des fomentations froides, ou on la couvre d'une vessie contenant de la glace pilée, on prescrit de petites doses de digitale, on met des sinapismes aux pieds, et s'il s'agit de petits enfants, on leur enveloppe les pieds avec des compresses imbibées d'une décotion de moutarde. Ces moyens suffisent souvent pour procurer la guérison, que l'on reconnaît à la cessation de l'état soporeux et des convulsions. Si l'état soporeux ne cède point, et qu'il y ait rougeur du visage, avec chaleur au front, des applications répétées de sangsues et des affusions d'eau froide sur la tête sont l'unique moyen de sauver le malade. On réitère celles-ci toutes les deux heures, et à des époques de plus en plus rapprochées, d'une hauteur de plus en plus considérable, jusqu'à ce que, par ses cris, l'enfant donne à connaître qu'il commence à recouvrer le sentiment; alors on les éloigne et on ne verse plus l'eau de si haut. Un vésicatoire à la nuque produit souvent des effets extraordinaires dans l'état soporeux opiniâtre, en faisant concourir avec lui les diurétiques, la digitale, l'oximel scillitique, la décoction de racine de livêche, l'éther nitrique.

La maladie est sujette à récidiver, surtout chez les sujets scrofuleux. Les meilleurs préservatifs sont un cautère au bras, les affusions journalières d'eau froide sur la tête, matin et soir, et tous les quinze jours une purgation avec le jalap et le calomelas; l'expérience m'en a convaincu plusieurs fois.

2°. *Hydrocéphale chronique* (*hydrocephalus chronicus*). Cette maladie, réclame le même traitement moins rigoureux seulement, et continué pendant plus long-temps. Des fomentations sur la tête avec le vinaigre scillitique, des frictions mercurielles à la nuque, des exutoires au cou, entretenus long-temps et fortement en suppuration, peuvent être très utiles en pareil cas. Mais ce qu'il faut avant tout, c'est un traitement convenable de la cause éloignée, par exemple, des scrofules ou de l'affection psorique.

D'autres maladies organiques du cerveau, hypertrophie, hydatides, tubercules, indurations, suppurations, ramollissements, sont difficiles à reconnaître, et plus difficiles encore, même impossibles, à guérir. Le principal signe, qui sert à les distinguer pour la plupart de l'hydrocéphale, avec les symptômes duquel les leurs ont, du reste, beaucoup d'analogie, est l'absence ou au moins le caractère intermittent de l'état soporeux. Le traitement se réduit à celui qu'on emploie dans l'hydrocéphale, lequel survient d'ailleurs fréquemment ici. Ce qui rend surtout le *ramollissement du cerveau* remarquable, c'est qu'il n'empêche pas beaucoup d'enfants de marcher jusqu'au dernier moment : il ne s'annonce que par la faiblesse des extrémités, de la mémoire et des autres facultés intellectuelles, par des accès subits de violents maux de tête, quelquefois aussi par des spasmes passagers, et une apoplexie nerveuse met tout-à-coup fin à la vie.

3°. *Hydrocéphale externe* (*hydrocephalus externus*). Accumulation de sérosité entre le cerveau et les méninges. C'est ordinairement une maladie innée. Les fontanelles ne se bouchent point : loin de là elles s'agrandissent, en même temps que les os du crâne s'amincissent et que la tête acquiert peu-à-peu un volume parfois énorme ; on perçoit la fluctuation du liquide à travers les fontanelles. Un individu peut vivre ainsi jusqu'à quatorze ou dix-huit ans, sans même que son accroissement s'en ressente. Il est rare qu'on obtienne la guérison, et elle n'est possible que pendant les premières années de la vie. Le traitement consiste dans l'emploi des mercuriaux, des purgatifs drastiques, des diurétiques, des exutoires, des affusions froides journalières sur la tête, des fomentations avec le vinaigre scillitique, enfin d'une compression modérée et graduelle, exercée à l'aide de bandelettes agglutinatives. On s'est quelquefois bien trouvé de ponctions pratiquées de temps en temps avec des aiguilles, en ayant soin d'appliquer immédiatement après la compression.

4°. *Hydrorachis* (*spina bifina*, *hydrorachitis*). C'est la même maladie à la partie inférieure du rachis. Elle se caractérise par une tumeur qui fait saillie à travers une fissure de la colonne vertébrale. L'acuponcture, combinée avec la compression, dont on a fait l'essai, a jusqu'à présent été mortelle dans la plupart des cas.

CARREAU.

(Atrophia mesenterica infantum.)

Diagnostic. Ventre gonflé, dur, dans lequel on distingue souvent au toucher des tumeurs dures; émaciation complète des extrémités. Ordinairement l'appétit est excessif, malgré les progrès continuels de la maigreur (ce qui faisait croire jadis à l'ensorcellement); presque toujours aussi, il y a constipation, alternant parfois avec la diarrhée, coliques, altération de la face, qui présente des rides et tous les caractères de la vieillesse; la peau est partout privée de vie, flétrie; souvent aussi on observe des tannes.

Pathogénie. La cause prochaine est un obstacle à la chylification et au passage du chyle dans le sang, par suite de l'obstruction des glandes mésentériques.

Les causes éloignées sont : l'état maladif, la faiblesse, l'âge avancé, l'état syphilitique ou scrofuleux des parents; le défaut d'allaitement maternel, ou la mauvaise qualité du lait de la nourrice; le plus souvent une nourriture artificielle avec des substances pesantes, visqueuses ou aigries, des farineux lourds, des pommes de terre pendant les premières années; en général, un excès d'alimentation, des vers, la malpropreté, la négligence du soin de la peau, un air renfermé, vicié, humide, des vêtements trop serrés autour du ventre, l'usage des spiritueux, des opiacés.

La maladie est surtout fréquente d'un à trois ans. Cependant elle peut aussi survenir chez des adultes, comme symptôme des scrofules.

Elle est très curable lorsqu'on s'y prend à temps pour faire tout ce qui est nécessaire. Mais, quand on la néglige, elle devient mortelle, soit par l'induration absolue des glandes du mésentère, ce qui prive le corps de toute nourriture, soit par l'inflammation chronique de ces mêmes glandes, qui passent peu à peu à la suppuration.

Thérapeutique. Les indications sont de résoudre les engorgements glandulaires, de restaurer, et de fortifier tant le système digestif que le corps entier. Pendant la première année, lorsque la maladie reconnaît pour cause le défaut de lait maternel ou la mauvaise qualité de la nourriture, il suffit ordinairement de choisir une bonne nourrice, ou, à son défaut, de donner à l'enfant du lait de chèvre frais, ou des jaunes d'œufs, délayés dans de l'eau, de lui faire prendre des bains tièdes de malt, et de lui administrer de temps en temps la poudre n°. 256.

Quand la maladie est parvenue à un plus haut degré, et l'enfant plus avancé en âge, on emploie également les laits de poule, mais principalement le café de glands de chêne (véritable spécifique), les bains de malt, la propreté, le changement journalier du linge (moyen d'une efficacité extraordinaire, surtout quand on a soin de parfumer le linge avec du succin ou autres substances balsamiques), une habitation sèche, l'air pur de la campagne; en même temps on donne de la magnésie, de la rhubarbe, avec le calomelas ou l'éthiops minéral (ce qui procure aussi l'expulsion des vers, dont la présence complique fréquemment la maladie), l'extrait de pissenlit, avec du quinquina (n°. 273), ensuite des martiaux (qui sont les principaux remèdes, attendu que les engorgements glandulaires dépendent de la faiblesse), surtout le fer réduit en poudre extrêmement fine (éthiops martial, fleurs de sel ammoniac martiales), ou des eaux ferrugineuses qui ne soient pas trop fortes, par exemple, celles de Fachingen, de Geilnau. On pratique aussi des frictions sur le bas-ventre avec des pommades fondantes et toniques, qui contribuent puissamment à la résolution. Les bains de malt demeurent toujours un moyen capital, même lorsqu'il y a déjà fièvre lente; ils sont le meilleur remède qu'on puisse opposer à cette dernière.

Il est d'une haute importance de rechercher s'il n'y aurait pas inflammation chronique des glandes du mésentère, et, dans le cas où elle existerait, de la combattre le plus tôt possible, afin d'éviter le passage à la suppuration, qui rend la maladie incurable. Donc, aussitôt qu'il se développe des douleurs dans le bas-ventre, une application de trois ou quatre sangsues est indispensable, et produit les plus salutaires effets.

CLAUDICATION SPONTANÉE.

(*Claudicatio spontanea, coxalgia infantilis.*)

Diagnostic. Claudication qui s'établit peu à peu, quelquefois aussi d'une manière subite, sans cause extérieure; le malade n'éprouve pas de douleurs quand il reste couché ou tranquille; mais il en ressent dès qu'il s'appuie sur le membre, qu'il marche, ou qu'on exerce une compression sur l'articulation coxo-fémorale. La maladie survient ordinairement entre la troisième et la septième années. Au bout d'un certain laps de temps, plus ou moins long, parfois seulement de quelques jours, le membre s'alonge et son trochanter devient saillant.

Pathogénie. La cause prochaine est une affection inflammatoire de l'articulation coxo-fémorale. Les causes éloignées les plus ordinaires, chez les enfants, sont des métastases rhumatismales ou scrofuleuses. La maladie peut aussi survenir à la suite d'une lésion extérieure, par exemple, d'une chute.

Thérapeutique. Le meilleur traitement et, dans les cas ordinaires, le plus efficace au début, consiste en des applications de sangsues sur l'articulation, un bain chaud savoneux tous les jours, des frictions avec l'onguent mercuriel sur la hanche, le calomelas intérieurement (à la dose d'un à deux grains, suivant l'âge, et trois fois par jour), enfin, de temps en temps, un purgatif rafraîchissant, de manière à obtenir chaque jour quelques selles liquides. S'il survient de l'amélioration, ce qu'on reconnaît à la diminution de la douleur et au raccourcissement graduel du membre, on s'en tient à cette méthode, et l'on ne fait rien de plus. Si le mal ne cède pas au bout de huit jours, on applique un vésicatoire sur l'articulation.

Ces moyens doux sont fréquemment encore suivis de succès à une époque plus avancée, et c'est toujours par eux que l'on doit commencer. Lorsqu'ils échouent, mais seulement alors, on passe à de plus énergiques, au cautère, soit actuel, soit potentiel.

FORMULES DE MÉDICAMENTS.

N°. 1.

POTION DE RIVIÈRE.

♃ Sous-carbonate de potasse. . . . . deux gros.
Suc de citron, récemment exprimé. Quantité suffisante pour saturer parfaitement l'alcali; ajoutez
Eau distillée. . . . . trois onces.
Sirop de framboises. . . . . une once.
M. S. — Toutes les deux heures, deux cuillerées à bouche.

N°. 2.

POUDRE AÉROPHORE.

♃ Carbonate de magnésie. . . . . . un scrupule,
ou, quand on a besoin d'une vive effervescence,
Bicarbonate de soude. . . . . . . quinze grains.
Sel essentiel de tartre,
Sucre blanc, de chaque. . . . . . . un scrupule.
M. — Faites une poudre. S. — Mettre le tout dans une tasse d'eau et l'avaler pendant l'effervescence.

N°. 3.

♃ Crême de tartre. . . . . une demi-once.
Eau de fontaine. . . . . cinq livres.
Faites bouillir ensemble, dans un pot de terre, et ajoutez à la solution
Citron écrasé. . . . . n°. 1.
Sucre blanc. . . . . six onces.
Passez. S. — Pour boisson.

N°. 4.

♃ Nitre purifié. . . . . deux à trois gros.
Tartre émétique. . . . . un grain.
Eau de fontaine. . . . . sept onces.
Sirop d'orgeat. . . . . une once.
M. S. — Toutes les deux heures, deux cuillerées à bouche.
Chez les sujets irritables, on remplace l'eau par la décoction de guimauve.

N°. 5.

℞ Nitre dépuré. . . . . deux gros.
Sel admirable de Glauber. . . . . une once.
Tartre émétique . . . . un grain.
Eau de fontaine. . . . . sept onces.
Sirop de framboises. . . . . une once.
M. S. — Toutes les deux heures deux cuillerées à bouche.

N°. 6.

℞ Tamarin,
Manne choisie, de chaque. . . . . une demi-once.
Sel admirable de Glauber. . . . . une once.
Eau de fontaine. . . . . huit à douze onces.
Faites bouillir et ajoutez à la colature
Sirop de framboises. . . . . une once.
M. S. — Toutes les deux heures, deux cuillerées à bouche, jusqu'à effet suffisant.

N°. 7.

℞ Chlore liquide . . . . une demi-once à une once.
Eau distillée . . . . sept onces.
Sirop de framboises. . . . . une once.
M. S. — Toutes les deux heures, deux cuillerées à bouche.

N°. 8.

℞ Racine de valériane en poudre grossière. . . . . une demi-once.
Eau bouillante . . . . quantité suffisante
pour obtenir huit onces de colature après une demi-heure de digestion, dans un vase clos. Ajoutez
Acétate d'ammoniaque liquide. . . six gros.
Ether sulfurique . . . . un scrupule.
Sirop commun . . . . une demi-once.
M. S. — Toutes les deux heures, une cuillerée à bouche.

N°. 9.

℞ Racine de valériane en poudre grossière. . . . . une demi-once.
— d'angélique,
Fleurs d'arnica, de chaque . . . deux gros.

Eau bouillante. . . . . quantité suffisante pour obtenir huit onces de colature après une demi-heure de digestion dans un vase clos. Ajoutez

Esprit de sel ammoniac anisé,
Ether sulfurique, de chaque. . . . un gros.
Sirop commun. . . . . une demi-once.

M. S. — Toutes les deux heures, deux cuillerées.

N°. 10.

♃ Poudre de racine d'arnica. . . . . une demi-once.
Eau de fontaine. . . . . dix onces.

Faites bouillir; ajoutez aux huit onces de colature

Poudre de racine de serpentaire de Virginie. . . . . deux gros.

Laissez digérer, et ajoutez à la colature

Liqueur anodyne d'Hoffmann. . . un gros.
Sirop d'écorce d'orange. . . . . une once.

M. S. — Toutes les deux heures, deux cuillerées à bouche.

N°. 11.

♃ Huile de cannelle. . . . . dix gouttes.
Essence d'ambre ou de musc. . . un demi-gros.
Baume de vie d'Hoffmann. . . . un gros.
Éther sulfurique.. . . . . un gros et demi.
Laudanum liquide de Sydenham. . un scrupule.

M. S. — Trente gouttes, toutes les deux ou trois heures.

N°. 12.

♃ Quinquina en poudre. . . . . . . une once.
Eau de fontaine. . . . . seize onces.

Faites bouillir et réduire de moitié; ajoutez à la colature

Poudre de racine de serpentaire,
— d'arnica, de chaque. . . . deux gros.

Laissez digérer; ajoutez à la colature :

Teinture de quinquina de Whytt. trois gros.
Alun crud. . . . . deux gros.
Liqueur anodyne d'Hoffmann . . . un gros.
Sirop de cannelle. . . . . une once.

M. S. — Toutes les deux heures, deux cuillerées à bouche.

N°. 13.

℞ Tartre émétique. . . . . deux grains.
Poudre de racine d'ipécacuanha. . un scrupule.
Oximel scillitique. . . . . une demi-once.
Eau de fontaine. . . . . deux onces.

M. S. — Tous les quarts-d'heure une cuillerée à bouche, jusqu'à ce que le vomissement survienne.

N°. 14.

℞ Sel admirable de Glauber. . . . . une once.
Manne choisie,
Tamarin, de chaque. . . . . . . une demi-once.
Feuilles de séné. . . . . deux gros.
Eau de fontaine. . . . . quantité suffisante pour obtenir, après l'ébullition, sept onces de colature; ajoutez
Sirop de framboises. . . . . . . une once.

M. S. — Toutes les deux heures, deux cuillerées à bouche, jusqu'à suffisant effet.

N°. 15.

℞ Extrait de pissenlit,
— de ményanthe, de chaque. deux gros.
Teinture vineuse de rhubarbe,
Elixir viscéral d'Hoffmann, de chaque. . . . . trois gros.
Eau de menthe poivrée. . . . . . quatre onces.

M. S. — Une cuillerée à bouche quatre fois par jour.

N°. 16.

℞ Rapure de bois de quassia. . . . une demi-once.
Eau de fontaine. . . . . quantité suffisante pour obtenir, après ébullition et un quart-d'heure de digestion, huit onces de colature; ajoutez
Teinture vineuse de rhubarbe. . . trois gros.
Liqueur anodyne d'Hoffmann. . . un demi-gros
Sirop d'écorce d'orange. . . . . une once.

M. S. — Quatre fois par jour, deux cuillerées à bouche.

N°. 17.

♃ Esprit de Mindererus. . . . . . . une once.
Vin antimonial. . . . . un gros.
Eau de fleurs de sureau,
— distillée, de chaque. . . . . . quatre onces.
Sirop de fleurs d'oranger. . . . . . une once.

M. S. — Toutes les deux heures, deux cuillerées à bouche. — En cas de forte fièvre, on ajoute deux gros de nitre.

N°. 18.

♃ Camphre. . . . . six grains.
Nitre dépuré. . . . . un gros.
Sucre blanc. . . . . deux gros.

M. — Faites une poudre, à diviser en six paquets égaux. — Toutes les deux à trois heures, un paquet.

N°. 19.

♃ Extrait d'aconit. . . . . huit grains.
Vin antimonial. . . . . deux gros.

M. S. — Toutes les trois heures, dix à vingt gouttes.

N°. 20.

POUDRE PECTORALE.

♃ Fleurs de soufre. . . . . une once et demie.
Semences de fenouil,
Racine d'iris de Florence,
— de réglisse, de chaque. . . . une once.
Feuilles de séné. . . . . six gros.

M. — Faites une poudre. — Une cuillerée à café toutes les trois à quatre heures.

N° 21.

THÉ PECTORAL.

♃ Fleurs de bouillon blanc,
Herbe de pas-d'âne,
Fleurs de sureau,
Racine de réglisse,
— de guimauve, de chaque. . . une once.
— d'iris de Florence,
Semences de fenouil, de chaque. . six gros.

Coupez, concassez et mêlez.

N°. 22.

♃ Emplâtre de jusquiame. . . . . . une once.
Opium. . . . . un demi-gros.
Malaxez ensemble.

N°. 23.

♃ Poudre de quinquina. . . . . . . une once.
Divisez en huit paquets égaux. — S. — Toutes les deux heures un demi-paquet.

N°. 24.

♃ Poudre de quinquina. . . . . . . une once.
Sirop de cannelle. . . . . quantité suffisante
pour faire un électuaire. S. — Toutes les deux heures, une cuillerée à café.

N°. 25.

♃ Sulfate de quinine. . . . . un scrupule.
Suc de réglisse . . . . quantité suffisante
pour faire vingt pilules. S. — Une, toutes les deux ou trois heures.

N°. 26.

♃ Phosphore. . . . . un grain.
Essence de térébenthine. . . . . . un gros.
Dissolvez. S. — Dix gouttes, quatre fois par jour.

N°. 27.

♃ Résine de gayac. . . . . deux gros.
Mucilage de gomme arabique. . . quantité suffisante,
Eau distillée. . . . . cinq onces.
Faites une émulsion, ajoutez
Sirop d'orgeat . . . . une once.
M. S. — Une cuillerée à bouche quatre fois par jour.

N°. 28.

♃ Résine de gayac. . . . . un demi-gros.
Extrait d'aconit. . . . . deux grains.
Oléosucre de citron. . . . . un scrupule.
Crême de tartre. . . . . deux scrupules.
M. — Faites une poudre. — La prendre en trois fois, le matin, à midi et le soir.

N°. 29. a.

♃ Résine de gayac . . . . trois gros.
Lait de soufre,
Savon médicinal, de chaque. . . . un gros.
Extrait de douce-amère . . . . . . quantité suffisante.

Faites des pilules de deux grains. — Dix le matin et autant le soir.

N°. 29. b.

♃ Sulfure de chaux antimonié . . . . deux gros.
Eau de fontaine . . . . cinq livres.

Faites bouillir ensemble, réduisez à quatre livres, et conservez dans des bouteilles bien bouchées.

N°. 30.

♃ Râpure de bois de gayac . . . . . deux onces.
Douce-amère . . . . une demi-once.
Eau de fontaine . . . . deux livres.

Faites bouillir, réduisez à une livre et demie, et ajoutez à la colature
Sublimé corrosif . . . . un demi-grain.
Sirop de guimauve . . . . deux onces.

M. S. — En boire tous les jours la moitié (une demi-tasse toutes les deux heures.)

N°. 31.

♃ Sublimé corrosif . . . . deux grains.
Eau distillée. . . . . quantité suffisante
pour dissoudre ; ajoutez à la solution
Opium . . . . deux grains.
Mie de pain blanc,
Miel pur, de chaque . . . . quantité suffisante.

Faites soixante pilules. S. — Trois à cinq, deux fois par jour.

N°. 32.

♃ Résine de gayac . . . . un demi-gros.
Lait de soufre . . . . un demi-scrupule.
Crême de tartre . . . . un gros.
Oléosucre de citron . . . . un scrupule.

M. — Faites une poudre. S. — En prendre la moitié le matin, et l'autre le soir.

N°. 33.

♃ Fleurs de soufre ,
Crême de tartre , de chaque . . . une demi-once.
Racine de réglisse . . . . deux gros.
Oléosucre d'anis . . . . un gros.
Feuilles de séné . . . . deux scrupules.
Soufre doré d'antimoine . . . . . six grains.
M.—Faites une poudre.—Une cuillerée à café, trois fois par jour.

N°. 34.

♃ Douce-amère . . . . une demi-once.
Eau de fontaine . . . . dix onces.
Faites bouillir et réduire à huit onces ; ajoutez
Tartre tartarisé . . . . deux gros.
Vin antimonial . . . . soixante gouttes.
Sirop de réglisse . . . . une once.
M. S. — Deux cuillerées à café, quatre fois par jour.

N°. 35.

♃ Espèces pectorales . . . . deux onces.
Herbe de marrube . . . . une once.
C. M. S. — Pour infusion théiforme.

N°. 36.

♃ Extrait de chiendent. . . . . une demi-once.
— de marrube,
Terre foliée de tartre , de chaque. . deux gros.
Vin antimonial,
Eau de laurier-cerise, de chaque . un gros.
Eau de fenouil. . . . . six onces.
M. S. — Toutes les trois heures , une cuillerée à bouche.

N°. 37.

♃ Lichen d'Islande. . . . . six gros.
Douce-amère. . . . . trois gros.
Eau de fontaine . . . . seize onces.
Faites bouillir et réduire à huit onces ;
ajoutez à la colature
Sirop balsamique. . . . . une once.
M. S. — Denx cuillerées à bouche, quatre fois par jour.

N°. 38.

♃ Calomelas. . . . . deux grains.
Feuilles de digitale pourprée. . . un demi-grain.
Sucre blanc. . . . . un gros.
M. — Divisez la poudre en quatre paquets. — Un toutes les trois à quatre heures. — Pour un enfant de deux ans.

N°. 39.

♃ Infusion de fleurs de sureau. . . . dix onces.
Nitre ou Sel ammoniac. . . . . . un gros et demi.
Oximel simple. . . . . deux onces.
M. S. — Pour gargarisme et injection.

N°. 40.

♃ Oximel simple. . . . . une once.
Sirop de mûres. . . . . deux onces.
M. S. — Une cuillerée à café, fréquemment répétée.

N°. 41.

♃ Herbe de sauge,
Fleurs de sureau, de chaque . . . une demi-once.
Eau de fontaine. . . . . quantité suffisante pour avoir deux livres de décoction; ajoutez à la colature
Essence de boucage. . . . . . . une once.
Alun crud. . . . . trois gros.
M. S. — Pour gargarisme et injection.

N°. 42.

♃ Essence de boucage. . . . . . . un gros et demi.
Sirop de guimauve. . . . . trois onces.
M. S. — Une cuillerée à bouche, toutes les demi-heures.

N°. 43.

♃ Essence de boucage. . . . . . . deux gros.
S. — En mettre quinze gouttes sur du sucre, qu'on laisse fondre lentement dans la bouche.

N°. 44.

♃ Tartre émétique. . . . . trois grains.
Nitre purifié. . . . . deux gros.
Eau de fontaine. . . . . quatre onces.
Sirop de guimauve,
— de réglisse, de chaque. . . . une once.
M. S. — Deux cuillerées à bouche, toutes les deux heures.

N°. 45.

♃ Calomelas . . . . six grains.
Opium pur. . . . . deux grains.
Sucre blanc . . . . deux gros.
M. — Faites une poudre, à diviser en six paquets. — Un, toutes les deux heures.

N°. 46.

♃ Racine de polygala de Virginie . . deux gros.
Eau de fontaine. . . . . quatorze onces.
Faites bouillir et réduire à huit onces; ajoutez à la colature
Sel ammoniac,
Vin antimonial,
Eau de laurier-cerise, de chaque. . un gros.
Sirop de guimauve,
Miel pur, de chaque. . . . . une once.
M. S. — Toutes les deux heures, deux cuillerées à bouche.

N°. 47.

♃ Huile d'amandes douces. . . . . . . une once.
Eau de fontaine. . . . . huit onces.
Mucilage de gomme arabique. . . quantité suffisante pour faire une émulsion; ajoutez
Extrait de jusquiame. . . . . six grains.
Sirop d'orgeat. . . . . une demi-once.
M. S. — Une cuillerée à bouche d'heure en heure.

N°. 48.

♃ Magnésie carbonatée,
Tartre vitriolé,
Racine de rhubarbe,
Oléosucre de menthe, de chaque. . parties égales.
M. — Faites une poudre. — Une cuillerée à café à la fois.

N°. 49.

♃ Racine de pissenlit,
— de saponaire,
Fleurs de bouillon blanc,
— de camomille ordinaire, de chaque. . . . . parties égales.
C. M. S. — Pour lavement: on en fait bouillir deux cuillerées à bouche, avec une poignée de son.

N°. 50.

POTION DE BELLADONE CYANURÉE.

℞ Extrait de belladone . . . . quatre grains.
Eau de laurier-cerise. . . . . une demi-once.
Faites dissoudre. S. — Vingt à trente gouttes quatre fois par jour.

N°. 51.

℞ Herbe de digitale. . . . . un demi-gros.
Eau de fontaine. . . . . quantité suffisante
pour obtenir six onces de colature, après un quart-d'heure de digestion; ajoutez
Eau de laurier-cerise. . . . . . . deux gros.
Nitre pur . . . . trois gros.
M. S. — Toutes les deux heures une cuillerée à bouche.

N°. 52.

℞ Extrait de pissenlit,
— de chiendent, de chaque. . une demi-once.
Terre foliée de tartre . . . . trois gros.
Eau de menthe poivrée,
— distillée, de chaque. . . . . . trois onces.
S. — Une cuillerée à bouche quatre fois par jour.

N°. 53.

℞ Gomme ammoniaque. . . . . . . trois gros.
Savon médicinal . . . . deux gros.
Lait de soufre,
Poudre de rhubarbe, de chaque. . un gros.
Extrait de pissenlit. . . . . quantité suffisante.
Faites des pilules de deux grains. — Trois à dix par jour.

N°. 54.

℞ Sous-carbonate de potasse,
Sel ammoniac, de chaque. . . . . un gros.
Eau de menthe poivrée . . . . trois onces.
Ajoutez à la solution
Aloës,
Myrrhe,
Résine de gayac,
Rhubarbe, de chaque. . . . . un demi-gros.
Safran. . . . . un scrupule.
Laissez en digestion pour faire un élixir. — Quarante à soixante gouttes trois fois par jour.

N°. 55.

♃ Élixir acide de Haller. . . . . . . deux gros.
Teinture de quinquina de Whytt. . six gros.

M. S. — Soixante à quatre-vingts gouttes, trois fois par jour, dans une tasse d'eau.

N°. 56.

♃ Alun cru,
Cachou,
Extrait de quinquina, de chaque. . parties égales.

M. — Faites des pilules de deux grains. — Dix, matin et soir.

N°. 57.

♃ Feuilles d'oranger,
Racine de valériane,
— de benoite,
Herbe de mélisse, de chaque. . . parties égales.

M. S. — Tous les soirs, une à deux cuillerées à bouche, sur lesquelles on verse deux tasses d'eau bouillante; on laisse infuser pendant la nuit, et l'on boit l'infusion froide en deux doses, l'une le matin, l'autre le soir.

N°. 58.

♃ Colombo. . . . . une demi-once.
Eau de fontaine . . . . douze onces.

Faites bouillir et réduire à huit onces.

Ajoutez à la colature
Teinture martiale éthérée,
— de valériane,
— d'écorce d'orange, de chaque un gros.

M. S. — Quatre fois par jour, deux cuillerées à bouche.

N°. 59.

♃ Fleurs de zinc. . . . . un demi-gros.
Suc de réglisse. . . . . quantité suffisante.

Faites soixante pilules. — Deux, matin et soir (une de plus tous les deux jours).

N°. 60.

POUDRE ANTIÉPILEPTIQUE.

♃ Fleurs de zinc,
Extrait de jusquiame, de chaque. . un grain.
Huile essentielle de valériane . . . une goutte.
Racine de valériane. . . . . un demi-gros.

M. — Faites une poudre. — Un paquet, matin et soir.

Dans les cas opiniâtres, on ajoute un demi-grain de cuivre ammoniacal.

N°. 61.

♃ Racine de valériane . . . . un demi-gros.
Huile essentielle de valériane . . . deux gouttes.

M. — Faites une poudre. — Trois paquets par jour.

N°. 62.

♃ Nitrate d'argent . . . . un demi-scrupule.
Extrait de ciguë . . . . deux gros.
Opium pur . . . . cinq grains.
Suc de réglisse. . . . . un gros.

M. — Faites des pilules de deux grains. — Matin et soir, deux d'abord, puis trois, en allant peu à peu jusqu'à cinq.

N°. 63.

♃ Essence de castoreum,
Liqueur anodine d'Hoffmann, de chaque . . . . un gros.
Huile de menthe poivrée. . . . . . six gouttes.
Laudanum liquide de Sydenham. . un scrupule.

M. — Quarante gouttes toutes les deux heures.

N°. 64.

♃ Gomme ammoniaque . . . . deux gros.
Mucilage de gomme arabique . . . quantité suffisante.
Eau de fenouil. . . . . six onces.

Ajoutez à l'émulsion
Ammoniaque anisée . . . . un demi-gros.
Oximel scillitique,
Sirop de réglisse, de chaque . . . une once.

M. — Une cuillerée à bouche toutes les heures.

N°. 65.

♃ Asa fœtida,
Gomme ammoniaque,
Savon médicinal,
Extrait de pissenlit, de chaque. . . deux gros.
Soufre doré d'antimoine. . . . . . un scrupule.

M. — Faites des pilules de deux grains. — Dix le matin, à midi et le soir.

N°. 66.

♃ Extrait d'aunée. . . . . deux gros.
Ammoniaque anisée . . . . un gros et demi.
Eau de fenouil. . . . . deux onces.

M. — Quatre-vingts gouttes toutes les deux heures.

N°. 67.

♃ Gomme ammoniaque,
Extrait d'arnica,
— de polygala de Virginie,
— d'aunée, de chaque. . . . . deux gros.
Scille en poudre,
Soufre doré d'antimoine, de chaque. . . . . un scrupule.

M. — Faites des pilules de deux grains. — Huit à dix, trois fois par jour.

N°. 68.

♃ Espèces pectorales. . . . . deux onces.
Thé du Mexique,
Herbe de marrube, de chaque. . . une demi-once.

C. M. — Pour infusion théiforme.

N°. 69.

♃ Racine d'aunée,
— d'iris de Florence,
— de scille, de chaque. . . . une once.
Benjoin, Myrrhe, Anis, Suc de réglisse, Gomme ammoniaque dépurée, de chaque . . . . une demi-once.
Safran. . . . . trois gros.
Alcool rectifié . . . . une livre.

Faites un élixir. — Soixante à quatre-vingts gouttes plusieurs fois par jour.

N°. 70.

♃ Extrait de digitale,
— de jusquiame,
Poudre de digitale, de chaque. . . parties égales.

M. — Faites des pilules d'un grain. — Une, matin et soir; trois à quatre fois par jour dans les cas opiniâtres.

N°. 71.

♃ Sel ammoniac . . . . deux gros.
Suc de réglisse. . . . . une demi-once.
Eau de fenouil,
— de fontaine, de chaque . . . quatre onces.
Sirop de guimauve. . . . . une once.
Vin antimonial. . . . . soixante gouttes.

M. — Une cuillerée à bouche toutes les heures.

N°. 72. a.

♃ Extrait de douce-amère. . . . . . un gros.
Fleurs de soufre. . . . . un demi-gros.

M. — Faites des pilules d'un grain. — Quatre, cinq, huit, quatre fois par jour.

N°. 72. b.

ÉLIXIR ANTICATARRHAL.

♃ Extrait de chardon bénit . . . . . un gros.
— de douce-amère . . . . . . un scrupule.
Eau de fenouil. . . . . une once.
— de laurier-cerise. . . . . un gros.

M. — Soixante gouttes, quatre fois par jour.

N°. 73.

♃ Lichen d'Islande,
Douce-amère, de chaque . . . . . une demi-once.
Eau de fontaine . . . . quatorze onces.

Faites bouillir et réduire à huit onces ; ajoutez à la colature
Ammoniaque anisée . . . . soixante gouttes.
Sirop de réglisse . . . . une once.

M. — Deux cuillerées à bouche, quatre fois par jonr.

N°. 74.

♃ Tartre tartarisé. . . . . un gros.
Eau de fenouil. . . . . une demi-once.
Sirop de manne. . . . . une once.
Oximel scillitique . . . . deux gros.
Vin antimonial . . . . vingt gouttes.
Extrait de jusquiame. . . . . . . deux grains.

M. — Une cuillerée à café toutes les deux heures (pour les enfants de deux à quatre ans).

N°. 75.

♃ Racine de belladone . . . . un grain.
Sucre blanc. . . . . un gros.

M. — Faites une poudre, à diviser en huit paquets. — Un matin et soir (pour les enfants de deux à quatre ans).

N°. 76.

♃ Magnésie carbonatée,
Fleurs de soufre, de chaque. . . quatre grains.
Laudanum liquide de Sydenham. . une goutte.
Sucre blanc . . . . un scrupule.

M. — Faites une poudre. — A prendre matin et soir.

N°. 77.

℞ Tartre émétique. . . . . un gros.
Axonge de porc. . . . . une demi-once.

M. — En frictions, avec la grosseur d'un haricot par jour.

N°. 78.

℞ Gelée de lichen d'Islande. . . . . une demi-once.
Sirop de réglisse. . . . . une once.

M. — Une cuillerée à café toutes les deux heures.

N°. 79.

℞ Teinture d'écorce d'orange. . . . deux gros.
— de castoreum,
— d'aloës, de chaque. . . . un gros.

M. — Soixante gouttes deux fois par jour.

N°. 80.

℞ Carbonate de potasse. . . . . deux gros.
Suc de citron frais. . . . . quantité suffisante pour saturer l'alcali ; ajoutez
Eau de mélisse. . . . . trois onces.
Extrait de jusquiame. . . . . six grains.

M. — Toutes les heures une cuillerée à bouche.

Si cette potion ne produit pas d'effet, on y ajoute huit gouttes de teinture d'opium simple.

N°. 81.

℞ Esprit de mastic composé. . . . . six onces.
Baume de vie d'Hoffmann. . . . . une demi-once.
Teinture d'opium. . . . . deux gros.

M. — Pour frictions et onctions.

N°. 82.

ESPRIT CARMINATIF.

℞ Esprit de mastic composé,
— de serpolet,
— de romarin,
— de menthe poivrée, de chaque. parties égales.

M. — Pour laver le bas-ventre, matin et soir.

N°. 83.

℞ Magnésie carbonatée,
Tartre vitriolé,
Rhubarbe,
Poudre aromatique, de chaque. . parties égales.

M. — Faites une poudre. — Une petite cuillerée à café trois ou quatre fois par jour.

N°. 84.

♃ Emplâtre de galbanum safrané. . . une once.
Camphre,
Sel volatil de corne de cerf,
Opium, de chaque. . . . . un demi-gros.
Huile de cajeput,
— de menthe poivrée, de chaque. vingt gouttes.

Malaxez.

N°. 85.

♃ Poudre de quinquina. . . . . . . un demi-gros.
Sulfate de fer. . . . . un grain.
Cannelle. . . . . deux grains.

M. — Faites une poudre. — Un paquet matin et soir.

N°. 86.

♃ Résine de gayac. . . . . un demi-gros.
Soufre doré d'antimoine,
Calomelas,
Extrait d'aconit, de chaque. . . . deux grains.
Huile essentielle de valériane. . . deux gouttes.
Sucre blanc. . . . . un scrupule.

M. — Faites une poudre. — La moitié le matin et le reste le soir.

N°. 87.

POUDRE ERRHINE.

♃ Fleurs de lavande,
Herbe de marjolaine, de chaque. . un gros et demi.
Sucre blanc. . . . . un gros.
Savon médicinal sec,
Fleurs de muguet, de chaque. . . un demi-gros.
Huile de girofle . . . . quatre gouttes.

M. — Faites une poudre.

N°. 88.

♃ Magistère de bismuth. . . . . . . deux grains.
Extrait de jusquiame . . . . un grain.
Magnésie carbonatée . . . . un demi-scrupule.
Huile de cajeput. . . . . une goutte.
Sucre blanc . . . . un scrupule.

M. — Faites une poudre. — A prendre trois fois par jour.

N°. 89.

LINIMENT ANTISPASMODIQUE.

♃ Liniment volatil camphré . . . . . une once.
Huile de cajeput,
— de menthe crêpue, de chaque. un demi-scrupule.
Teinture thébaïque . . . . un gros.

N°. 90.

♃ Huile d'amandes douces . . . . . une once.
Eau de fontaine . . . . sept onces.
Mucilage de gomme arabique . . . quantité suffisante.
Ajoutez à l'émulsion
Manne choisie . . . . une once.
Tartre tartarisé. . . . . trois à quatre gros.
Sirop émulsif . . . . une demi-once.
Extrait de jusquiame . . . . six grains.
M. — Deux cuillerées à bouche, toutes les heures.

N°. 91.

♃ Fleurs de soufre
Magnésie carbonatée, de chaque. . deux gros.
Opium pur,
Ipécacuanha, de chaque . . . . . trois grains.
M. Faites une poudre, à diviser en douze paquets. — Un, quatre fois par jour.

N°. 92.

PILULES FONDANTES.

♃ Gomme ammoniaque. . . . . trois gros.
Savon médicinal . . . . deux gros.
Rhubarbe en poudre . . . . un gros.
Extrait de pissenlit. . . . . quantité suffisante.
M.—Faites des pilules de deux grains.—Dix à quinze, trois fois par jour.

N°. 93.

♃ Fiel de bœuf épaissi,
Extrait de rue,
Savon médicinal,
Lait de soufre, de chaque . . . . deux gros.
M. — Faites des pilules de deux grains.—Dix matin et soir, avec une infusion de mélisse, de camomille, de millefeuille, d'arnica.

N°. 94.

℞ Feuilles de séné . . . . deux gros.
Sel de Glauber . . . . une once.
Eau de fontaine . . . . quantité suffisante.

Faites bouillir. Ajoutez aux sept onces de colature

Tartre émétique . . . . deux grains.
Sirop de manne . . . . une once.

M. — Une à deux cuillerées à bouche, toutes les heures.

N°. 95.

℞ Poudre de racine de valériane . . . une demi-once.
Fleurs d'arnica . . . . deux gros.
Eau bouillante . . . . quantité suffisante.

Faites digérer pendant un quart-d'heure.

Aux sept onces de colature, ajoutez

Sel de Glauber . . . . une demi-once.
Esprit de corne de cerf succiné,
Liqueur anodyne d'Hoffmann, de chaque . . . . quarante gouttes.
Sirop d'écorce d'orange . . . . . . une demi-once.

M. — Toutes les heures, une cuillerée à bouche.

N°. 96.

℞ Résine de gayac . . . . un demi-gros.
Crême de tartre . . . . un gros.
Sucre blanc . . . . un demi-gros.

M. — Faites une poudre. — La moitié, le matin, et l'autre, le soir (à continuer pendant quelques jours).

N°. 97.

℞ Tartre émétique, dissous dans l'eau. quinze grains.
Galbanum,
Gomme ammoniaque,
Extrait d'arnica, de chaque. . . . un gros.
Castoreum . . . . un demi-gros.

M. — Faites des pilules d'un grain. — Huit, quatre fois par jour, en augmentant toujours, jusqu'à ce qu'il survienne des nausées.

N°. 98.

℞ Huile de cajeput . . . . un scrupule.
Liqueur anodyne d'Hoffmann,
Esprit de corne de cerf succiné, de chaque . . . . un gros.

M. — Trente gouttes, toutes les trois heures.

N°. 99.

℞ Fleurs d'arnica. . . . . un scrupule.
Huile essentielle de valériane . . . une goutte.
Sucre blanc . . . . un demi-scrupule.

M. — Faites une poudre. — A prendre toutes les trois heures.

N° 100.

℞ Extrait alcoolique de noix vomique. à volonté.

Faites des pilules d'un grain. — Une, trois fois par jour. — On les porte peu à peu jusqu'à deux ou trois.

N°. 101.

℞ Esprit de mastic composé,
— de serpolet,
— de fourmis, de chaque. . . . deux onces.
— camphré. . . . . une once.
Baume de vie d'Hoffmann,
Liniment volatil, de chaque. . . . une demi-once.
Huile de cajeput. . . . . un gros.

M. — Pour lotions.

N°. 102.

℞ Huile de cajeput. . . . . un gros.
Liniment volatil camphré. . . . . une once.
Baume de vie d'Hoffmann. . . . . une demi-once.

M. — Pour frictions.

N°. 103.

℞ Phosphore. . . . . cinq grains.
Huile animale de Dippel. . . . . . deux gros.
— d'œillette . . . . une demi-once.

M. — Pour frictions.

N°. 104.

ÉTHER MERCURIEL.

℞ Sublimé corrosif . . . . deux grains.
Ether sulfurique. . . . . deux gros.

Dissolvez. — Dix à trente gouttes, trois fois par jour.

N°. 105.

℞ Muriate de baryte. . . . . un gros.
Eau distillée. . . . . deux onces.
Extrait de ciguë . . . . un gros.

M. — Trente à quarante gouttes, quatre fois par jour, avec une décoction de douce-amère.

N°. 106.

VIN CHALYBÉ.

♃ Bois de quassia,
Ményanthe, de chaque . . . . . . six gros.
Zédoaire,
Galanga, de chaque . . . . deux gros.
Gentiane,
Ecorce d'orange, de chaque. . . . une demi-once.
Quinquina. . . . . deux onces.
Limaille de fer. . . . . six gros.
Vin du Rhin. . . . . huit livres.

Faites digérer, dans un endroit chaud, sans décanter. — Un petit verre à liqueur, trois ou quatre fois par jour.

N°. 107.

♃ Elixir viscéral d'Hoffmann . . . . une once.
Teinture d'écorce d'orange . . . . un gros.
Extrait de colombo. . . . . un scrupule.

M. — Quatre-vingts gouttes, matin et soir.

N°. 108.

♃ Teinture d'absinthe,
Elixir d'écorce d'orange composé
(Ph. Pruss.), de chaque. . . . parties égales.

M. — Quatre-vingts gouttes, matin et soir.

N°. 109.

♃ Extrait de houblon . . . . un gros.
Eau de menthe poivrée. . . . . . une once.
— de cannelle . . . . une demi-once.

M. — Soixante gouttes, trois fois par jour.

N°. 110.

♃ Poudre de colombo. . . . . une demi-once.
Eau de fontaine . . . . dix onces.

Faites bouillir et réduire à six onces; ajoutez à la colature

Ether sulfurique martial . . . . . deux gros.
Teinture de cannelle. . . . . un gros.
Sirop d'écorce d'orange . . . . . une once.

M. — Une cuillerée à soupe, toutes les trois heures.

N°. 111.

♃ Extrait de quassia . . . . un demi-gros.
Elixir viscéral d'Hoffmann,
Teinture de quinquina de Whytt,
de chaque. . . . . une demi-once.
Ether sulfurique martial . . . . . deux gros.
M. — Quatre-vingts gouttes, trois fois par jour.

N°. 112.

♃ Extrait de quassia . . . . une demi-once.
Sulfate de fer . . . . un scrupule.
Poudre de cannelle. . . . . un demi-gros.
M. — Faites des pilules de deux grains. — Dix, deux à trois fois par jour.

N°. 113.

♃ Esprit de fourmis. . . . . deux onces.
Liqueur anodyne d'Hoffmann,
Baume de vie d'Hoffmann, de chaque. une demi-once.
Eau de menthe poivrée,
— de serpolet, de chaque. . . . trois onces.
M. — Pour lotionner le sacrum et les parties génitales.

N°. 114.

♃ Résine de gayac. . . . . un demi-gros.
Calomelas,
Soufre doré d'antimoine, de chaque. deux grains.
Sucre blanc . . . . un scrupule.
M. — Faites une poudre. — La moitié, soir et matin.

N°. 115.

♃ Huile d'amandes douces . . . . . . un gros.
Huile camphrée. . . . . un demi-scrupule.
Fiel de bœuf. . . . . un demi-gros.
Huile de cajeput . . . . deux gouttes.
M. — Pour imbiber du coton, à mettre dans l'oreille.

N°. 116.

♃ Feuilles de digitale pourprée . . . un grain.
Nitre pur,
Poudre gommeuse, de chaque. . . un scrupule.
M. — Faites une poudre. — A prendre matin et soir.

N°. 117.

♃ Chlorure de chaux . . . . un gros.
Eau de laurier-cerise . . . . deux gros.
— distillée . . . . une demi-once.
M. — Quarante à cinquante gouttes, quatre fois par jour.

N°. 118.

♃ Acétate de plomb . . . . un grain.
Extrait aqueux d'opium. . . . . . . un demi-grain.
Sucre blanc . . . . un scrupule.
M. — Faites une poudre. — Un paquet, matin et soir.

N°. 119.

♃ Myrrhe . . . . un demi-gros.
Sucre blanc. . . . . une once.
M. — Faites une poudre. — Une cuillerée à café plusieurs fois par jour.

N°. 120.

♃ Yeux d'écrevisse. . . . . deux gros.
Suc de citron . . . . quantité suffisante pour saturer ; ajoutez
Eau de fleurs de tilleul . . . . . . six onces.
Sirop de réglisse. . . . . une once.
M. — Deux cuillerées à bouche, toutes les deux heures.

N°. 121.

♃ Vitriol blanc. . . . . un demi-scrupule.
Cachou . . . . un demi-gros.
Sirop de guimauve. . . . . une once.
M. — Pour collutoire.

N°. 122.

♃ Gelée de lichen d'Islande. . . . . une once.
Extrait de douce-amère. . . . . . . un scrupule.
Sirop de réglisse. . . . . une once.
Ammoniaque anisée. . . . . vingt gouttes.
M. — A prendre par cuillerées à café dans la journée.

N°. 123.

♃ Extrait aqueux de myrrhe. . . . . un gros.
Liqueur de terre foliée de tartre. . deux onces.
M. — Quarante gouttes toutes les trois heures.

N°. 124.

♃ Poudre de quinquina,
Ratanhia, de chaque . . . . une demi-once.
Eau de fontaine. . . . . douze onces.

Réduisez à huit onces par la coction; ajoutez à la colature
Alun crud. . . . . un demi-gros.
Sirop de guimauve. . . . . une once et demie.

M. — Deux cuillerées à bouche toutes les deux heures.

N°. 125.

♃ Chlorure de chaux. . . . . un demi-gros.
Extrait de jusquiame. . . . . huit grains.
Eau de laurier-cerise. . . . . . . une once.

M. — Vingt gouttes trois fois par jour.

N°. 126.

♃ Sucre de lait. . . . . une once.
Extrait aqueux de myrrhe. . . . . un gros.
Fleurs de soufre. . . . . un gros et demi.
Extrait de jusquiame. . . . . un scrupule.

M. — Faites une poudre. — Une cuillerée à café, matin et soir.

N°. 127.

♃ Racine d'arnica . . . . trois gros.
Eau de fontaine . . . . dix onces.

Faites cuire et réduire à six onces; ajoutez à la colature
Extrait de camomille,
— de rue, de chaque. . . . un gros et demi.
Fer tartarisé. . . . . un gros.
Eau de menthe poivrée. . . . . . . deux onces.
Sirop d'écorce d'orange. . . . . . une once.

M. — Deux cuillerées à bouche, trois à quatre fois par jour.

N°. 128.

♃ Galbanum,
Extrait d'arnica,
— de camomille,
Fleurs de sel ammoniac martiales,
de chaque. . . . . parties égales.

M. — Faites des pilules de deux grains. — Dix, trois fois jour.

N°. 129.

♃ Borax. . . . . un demi-gros.
Safran. . . . . huit grains.
Fleurs de soufre,
Oléosucre de menthe, de chaque. . un scrupule.

M. — Faites une poudre. — Le tiers, le matin, à midi et le soir.

N°. 130.

♃ Myrrhe,
Galbanum,
Extrait d'ellébore noir, de chaque. un gros.
Aloès . . . . un demi - scrupule.
Castoreum . . . . un scrupule.

M. — Faites des pilules de deux grains. — Dix, deux à trois fois par jour.

N°. 131.

♃ Fleurs de camomille,
Herbe de mélisse,
— de menthe crêpue, de chaque. deux gros.
— de sabine . . . . un gros.

C. M. — Pour infusion avec deux tasses d'eau bouillante. — En prendre la moitié le matin, et l'autre le soir.

N°. 132.

♃ Magnésie carbonatée . . . . un scrupule.
Sel essentiel de tartre. . . . . . . seize grains.
Herbe de sabine,
Sucre blanc, de chaque. . . . . . un scrupule.

M. — Faites une poudre. — A prendre en trois fois dans la journée, avec une demi-tasse d'eau.

N°. 133.

♃ Elixir acide de Haller . . . . . . deux gros.
Teinture de quinquina de Whytt. . une once.
— d'écorce d'orange . . . . un gros.

M. — Quatre-vingts gouttes, trois fois par jour, dans une tasse d'eau.

N°. 134.

♃ Poudre de quinquina . . . . une once.
— d'écorce d'orange. . . . . deux gros.
Eau de fontaine . . . . douze onces.

Faites bouillir et réduire à huit onces.

Ajoutez à la colature
Élixir acide de Haller. . . . . . . un demi-gros.
Teinture de cannelle . . . . deux gros.
Sirop d'écorce d'orange. . . . . . une once.
M. — Deux cuillerées à bouche, toutes les trois heures.

N°. 135.

♃ Lait de vache. . . . . une livre et demie.
Alun cru. . . . . deux gros.
Faites bouillir, et passez le petit-lait; ajoutez
Sirop de cannelle. . . . . une once.
Une demi-tasse toutes les heures ou toutes les deux heures.

N°. 136.

♃ Extrait de quinquina,
— de ratanhia,
— de sauge,
Cachou, de chaque. . . . . deux gros.
Sulfate de fer. . . . . deux scrupules.
M. — Faites des pilules de deux grains. — Dix à quinze, trois fois par jour.

N°. 137.

♃ Cannelle . . . . un demi-scrupule.
Sulfate de fer . . . . un grain.
Sucre blanc . . . . un scrupule.
M. — Faites une poudre. — A prendre toutes les deux heures, et plus souvent.

N°. 138.

♃ Crême de tartre . . . . une once.
Nitre pur,
Sucre blanc, de chaque. . . . . . deux gros.
M. — Faites une poudre. — Une cuillerée à café, deux à trois fois par jour, dans un verre d'eau sucrée.

N°. 139.

♃ Eau de fontaine . . . . sept onces.
Esprit de cochléaria. . . . . une once et demie.
Eau de laurier-cerise,
Nitre pur, de chaque. . . . . . . un gros.
Extrait de jusquiame. . . . . . . un demi-scruple.
M. — Pour se rincer la bouche.

N°. 140.

♃ Carbonate de potasse. . . . . . . deux gros.
Suc de citron. . . . . quantité suffisante pour saturer; ajoutez
Eau de mélisse. . . . . trois onces.
Extrait de jusquiame. . . . . quatre grains.
M. — Deux cuillerées à bouche, toutes les deux à trois heures.

N°. 141.

♃ Elixir vitriolique de Mynsicht,
Teinture d'ambre, de chaque. . . parties égales.
M. — Quarante gouttes, trois fois par jour.

N°. 142. a.

♃ Huile d'amandes douces . . . . . une once.
Eau de fontaine . . . . sept onces.
Mucilage de gomme arabique . . . quantité suffisante.
Ajoutez à l'émulsion
Extrait de jusquiame . . . . six grains.
Sirop d'orgeat. . . . . une once.
M. — Deux cuillerées à bouche, toutes les heures.

N°. 142. b.

♃ Tartre vitriolé. . . . . une demi-once.
Eau distillée. . . . . six onces.
Sirop de framboises . . . . une once et demie.
M. — Deux cuillerées à bouche, quatre fois par jour.

N°. 143.

POMMADE CALCAIRE.

♃ Chaux vive,
Huile d'œillette, de chaque. . . . parties égales.
M. —

N°. 144.

PILULES ASTRINGENTES.

♃ Cachou,
Alun crud,
Extrait de quinquina, de chaque . . parties égales.
M. — Faites des pilules de deux grains. — Dix, trois fois par jour.

N°. 145.

♃ Nitre pur . . . . trois gros.
Crême de tartre . . . . deux gros.
Eau de fontaine . . . . six onces.
Extrait de digitale . . . . un à deux grains.
Sirop de guimauve . . . . une once et demie.

M. — Deux cuillerées à soupe d'abord toutes les demi-heures, puis toutes les heures, ou toutes les deux heures.

N°. 146.

♃ Ipécacuanha. . . . . un grain.
Sucre blanc . . . . deux gros.

M. — Faites une poudre, et huit paquets. — Un tous les quarts-d'heure.

N°. 147.

♃ Acide tartrique . . . . un scrupule.
Extrait de jusquiame . . . . huit grains.
Eau de fontaine . . . . quatre onces.
Sirop de guimauve . . . . une once et demie.

M. — Une cuillerée à bouche, toutes les demi-heures.

N°. 148.

♃ Elixir acide de Haller . . . . soixante gouttes.
Laudanum liquide de Sydenham. . vingt gouttes.
Eau de fontaine . . . . quatre onces.
Sirop de coquelicot . . . . deux onces.

M. — Toutes les demi-heures, deux cuillerées à soupe.

N°. 149.

♃ Feuilles de digitale pourprée. . . un demi-gros.
Eau de fontaine . . . . quantité suffisante pour avoir sept onces de décoction ; ajoutez à la colature
Chlore liquide . . . . deux gros.
Eau de laurier-cerise. . . . . un gros.

M. — Une cuillerée à soupe, toutes les deux heures.

N°. 150.

♃ Huile d'amandes douces . . . . . une once.
Eau de fontaine . . . . seize onces
Gomme arabique. . . . . une once et demie.

Ajoutez à l'émulsion
Sirop d'orgeat. . . . . une once.

M. — Une demi-tasse, toutes les heures.

N°. 151.

ESPÈCES DIURÉTIQUES.

♃ Racine de livêche,
— de bugrane, de chaque. . . une demi-once.
Genièvre . . . . deux onces.
Réglisse. . . . . une demi-once.

C. C. M. — Deux cuillerées et plus par jour, en infusion théiforme.

N°. 152.

♃ Poudre de scille,
— de digitale, de chaque . . . un scrupule.
Cannelle . . . . un gros et demi.
Extrait d'aunée . . . . quantité suffisante.

Faites soixante pilules. — Deux à trois, trois fois par jour, en montant peu à peu à six et plus, avec l'infusion diurétique.

N°. 153.

♃ Huile de genièvre . . . . un demi-gros.
Teinture de digitale . . . . un gros.
Ether nitrique . . . . deux gros.

M. — Trente à soixante gouttes, trois fois par jour.

N°. 154.

♃ Rob de genièvre. . . . . une once et demie.
Tartre tartarisé . . . . deux gros.
Eau de persil . . . . sept onces.
Ether nitrique . . . . deux gros.
Oximel scillitique . . . . une once.

M. — Toutes les deux heures, deux cuillerées à bouche.

N°. 155.

♃ Essence de térébenthine,
Vinaigre scillitique, de chaque . . deux onces.
Esprit de serpolet . . . . trois onces.

M. — Pour lotions sur le bas-ventre.

N°. 156.

♃ Gomme gutte, Poudre de scille,
Poudre de digitale, Soufre doré
d'antimoine, Extrait de boucage,
de chaque. . . . . parties égales.

M. — Faites des pilules de deux grains. — Une toutes les deux et trois heures, en montant peu à peu, jusqu'à production d'effet.

N°. 157.

♃ Racine de bryone . . . . une once.
Vin du Rhin. . . . . deux livres.

Faites digérer deux jours à une douce chaleur, et passez. — Tous les matins, une à deux cuillerées, jusqu'à une demi-tasse et une tasse entière, ce qui dépend de l'effet.

N°. 158.

♃ Carbonate de potasse. . . . . une once.
Vinaigre scillitique. . . . . quantité suffisante
pour saturer, ajoutez
Extrait de fumeterre,
— de petite centaurée,
— de gentiane,
— de ményanthe, de chaque . une demi-once.
Infusion de genièvre . . . . quatre livres.
Teinture de mars apéritive,
— antimoniale de Jacob, de chaque . . . . une once.

M. — Une cuillerée à bouche, toutes les deux heures.

N°. 159.

♃ Elaterium. . . . . un grain.
Eau de persil . . . . six onces.
Ether nitrique. . . . . deux gros.
Oximel scillitique,
Sirop de nerprun, de chaque . . . une once.
Teinture aromatique . . . . deux gros.

M. — Toutes les deux à trois heures, selon l'effet, une cuillerée à bouche.

N°. 160.

♃ Sirop de nerprun,
Rob de genièvre,
— de sureau, de chaque . . . . parties égales.

M. — Toutes les trois heures, une cuillerée à bouche.

N°. 161.

♃ Scamonée. . . . . un gros.
Alun crud,
Safran de mars apéritif, de chaque. un demi-gros.

M. — Vingt grains par jour, en pilules ou en bol.

N°. 162.

♃ Résine de gayac . . . . un gros.
Gomme gutte . . . . un scrupule.
Scille. . . . . douze grains.
Nitrate de mercure. . . . . deux grains.
Extrait de livêche . . . . un gros.

M. — Faites soixante pilules. — Cinq, trois fois par jour, avec l'infusion diurétique.

N°. 163.

♃ Nitrate de mercure. . . . . six grains.
Extrait de livêche,
— de boucage, de chaque . . un gros.
Huile de genièvre . . . . trente gouttes.
Poudre de racine de guimauve . . . quantité suffisante.

Faites soixante pilules. — Une, toutes les deux heures.

N°. 164.

♃ Huile de menthe poivrée . . . . . dix gouttes.
Liqueur anodyne d'Hoffmann . . . un gros.
Ammoniaque anisée,
Teinture de valériane, de chaque. un gros et demi.

M. — Trente à quarante gouttes, avec une infusion de cumin.

N°. 165.

♃ Essence de menthe poivrée,
— de castoreum,
Liqueur anodyne d'Hoffmann, de chaque . . . . un gros.
Laudanum liquide de Sydenham. . un demi-gros.

M. — En prendre trente gouttes.

N°. 166.

♃ Teinture d'absinthe,
Elixir d'écorce d'orange composé, de chaque. . . . . une demi-once.
Essence de menthe poivrée . . . . deux gros.

M. — Soixante gouttes, trois fois par jour.

N°. 167.

♃ Asa fœtida, Fiel de bœuf épaissi, Extrait d'absinthe, Extrait de quassia, Extrait d'écorce d'orange, de chaque. . . . . un gros.
Huile de cajeput. . . . . un demi-scrupule.

M. — Faites des pilules de deux grains. — Dix à quinze, matin et soir.

N°. 168.

♃ Extrait de chiendent,
— de pissenlit,
Tartre tartarisé, de chaque . . . . une demi-once.
Eau distillée,
— de menthe poivrée, de chaque. . trois onces.
M. — Une cuillerée à bouche, quatre fois par jour.

N°. 169.

♃ Crême de tartre . . . . une once.
Fleurs de soufre. . . . . une demi-once.
M. — Faites une poudre. — Une cuillerée à café, une à deux fois par jour, pendant quelques jours, de manière à obtenir une à deux selles molles.

N°. 170.

♃ Lait de soufre,
Magnésie carbonatée,
Sel essentiel de tartre,
Oléosucre de citron, de chaque. . un scrupule.
M. — Faites une poudre. — Le soir, dans une tasse d'eau.

N°. 171.

PILULES BALSAMIQUES D'HOFFMANN.

♃ Myrrhe,
Aloès,
Extrait d'ellébore noir, de chaque. cinq gros.
— de chardon bénit,
— d'absinthe,
— de fumeterre,
— de petite centaurée,
— de millefeuille, de chaque. une once.
Terébenthine,
Benjoin,
Résine de genevrier,
— hédérée, de chaque. . . . une demi-once.
Safran. . . . . un gros.
M. — Cuire au bain marie en consistance de masse pilulaire. — Dose, quatre à douze grains.

N°. 172.

POUDRE AÉROPHORE A LA SOUDE.

♃ Carbonate de soude. . . . . un scrupule.
Sel essentiel de tartre. . . . . six grains.
M. — Faites une poudre. — A prendre deux à trois fois par jour.

N°. 173.

♃ Élixir acide de Haller. . . . . . . une demi-once.
Teinture de quinquina de Whytt. . une once et demie.
M. — Cinquante à quatre-vingts gouttes trois fois par jour, dans une tasse d'eau.

N°. 174.

♃ Colombo en poudre. . . . . une demi-once.
Eau de fontaine. . . . . dix onces.
Faites bouillir et réduire à six onces ;
ajoutez à la colature
Teinture d'écorce d'orange. . . . deux gros.
Sirop d'écorce d'orange. . . . . . une once.
M. — Toutes les trois heures une cuillerée à bouche.

N°. 175.

♃ Cachou,
Alun crud,
Quinquina, de chaque. . . . . . un gros.
Vitriol martial. . . . . un demi-scrupule.
Extrait de quassia. . . . . un gros.
M. — Faites des pilules de deux grains. — Dix matin et soir, et peu à peu davantage.

N°. 176.

♃ Eau de laurier-cerise,
— de Goulard, de chaque. . . . deux onces.
— de roses. . . . . quatre onces.
M. — Pour employer à l'extérieur.

N°. 177.

♃ Son de froment. . . . . deux onces.
Camphre. . . . . deux gros.
M.

N°. 178.

℞ Teinture aqueuse de rhubarbe. . . une once.
Eau de menthe poivrée. . . . . . deux onces.
— distillée. . . . . quatre onces.
Sel ammoniac. . . . . un gros.
Sirop de guimauve. . . . . une once.

M. — Deux cuillerées à bouche toutes les trois heures.

N°. 179.

℞ Huile d'amandes douces. . . . . . une once.
Sel ammoniac. . . . . deux gros.
Mucilage de gomme arabique. . . une demi-once.
Eau de fontaine. . . . . six onces.
Extrait de jusquiame. . . . . . . six grains.
Sirop d'orgeat. . . . . une once.

M. — Toutes les deux heures, deux cuillerées à bouche.

N°. 180.

℞ Rhubarbe. . . . . deux grains.
Ipécacuanha. . . . . un quart de grain.
Coquilles d'huitres préparées. . . un demi-scrupule.

M. — A prendre toutes les demi-heures.

N°. 181.

℞ Bol d'Arménie. . . . . un demi-scrupule.
Noix muscade. . . . . trois grains.

M. — A prendre toutes les trois heures.

N°. 182.

℞ Extrait de cascarille. . . . . . . un gros.
Eau de menthe,
— de camomille, de chaque. . . deux onces.
Mucilage de gomme arabique. . . une demi-once.

M. — Une cuillerée à bouche toutes les deux heures.

N°. 183.

℞ Rhubarbe . . . . deux grains.
Yeux d'écrevisse préparés,
Poudre gommeuse, de chaque. . . un scrupule.
Laudanum liquide de Sydenham. . deux gouttes.
Noix muscade . . . . trois grains.

M. — A prendre deux à trois fois par jour.

N°. 184.

℞ Poudre de colombo. . . . . une demi-once.
Eau de fontaine. . . . . douze onces.
Faites bouillir et réduire à six onces.
Ajoutez à la colature
Sirop d'écorce d'orange. . . . . . . une once.
Laudanum liquide de Sydenham. . dix gouttes.
M. — Toutes les deux heures, une cuillerée à bouche.

N°. 185.

℞ Poudre de bois de Campêche. . . une demi-once.
Écorce d'orange . . . . un gros et demi.
Eau de fontaine . . . . douze onces.
Faites bouillir et réduire à huit onces.
Ajoutez à la colature
Sirop d'écorce d'orange. . . . . . une once.
M. — Toutes les deux heures, deux cuillerées à bouche.

N°. 186.

℞ Teinture de macis. . . . . une demi-once.
Laudanum liquide de Sydenham. . un demi-gros.
M. — Trente gouttes trois à quatre fois par jour.

N°. 187.

℞ Noix vomique . . . . trois scrupules.
Yeux d'écrevisse. . . . . un demi-scrupule.
Noix muscade . . . . quatre grains.
M. — Faites une poudre. — A prendre deux à trois fois par jour.

N°. 188.

℞ Racine d'arnica . . . . trois gros.
Cascarille . . . . deux gros.
Eau de fontaine . . . . dix onces.
Faites bouillir et réduire à six onces;
ajoutez à la colature
Teinture de cachou. . . . . deux gros.
Laudanum liquide de Sydenham. . douze gouttes.
Sirop de guimauve . . . . une once.
M. — Deux cuillerées à bouche, quatre fois par jour.

N°. 189.

℞ Extrait d'arnica,
— de colombo,
— de millefeuille,
Fleurs de soufre, de chaque . . . . parties égales.

M. — Faites des pilules de deux grains. — Trois à dix par jour.

N°. 190.

℞ Mucilage de gomme arabique . . . une once.
Eau de fontaine. . . . . sept onces.
Laudanum liquide de Sydenham. . seize gouttes.
Sirop de guimauve . . . . une once.

M. — Une cuillerée toutes les deux heures, et, dans un cas pressant, toutes les heures.

N°. 191.

℞ Teinture aqueuse de rhubarbe . . . six gros.
Sel ammoniac . . . . deux gros.
Eau distillée de cerises . . . . . . sept onces.
Laudanum liquide de Sydenham. . vingt gouttes.
Sirop de guimauve. . . . . une once.

M. — Deux cuillerées à bouche, toutes les deux heures.

N°. 192.

℞ Fiel de bœuf épaissi,
Savon médicinal,
Poudre de rhubarbe, de chaque . . un gros.
Extrait de pissenlit. . . . . quantité suffisante.

M. — Faites des pilules de deux grains. — Dix, matin et soir.

N°. 193. a.

℞ Aloès ou Scamonée,
Limaille de fer, de chaque. . . . . parties égales.

M. — Faites des pilules d'un grain. — Une, le soir.

N°. 193. b.

EXTRAIT DE COLOQUINTE COMPOSÉ.

℞ Pulpe de coloquinte . . . . six onces.
Aloès . . . . douze onces.
Scamonée . . . . quatre onces.
Cardamome . . . . une once.
Savon dur. . . . . trois onces.
Eau-de-vie . . . . trois pintes.

Faites digérer la coloquinte dans l'eau-de-vie pendant quatre jours, à une douce chaleur, passez la liqueur, ajoutez-y l'aloès, la scamonée et le savon, faites évaporer jusqu'à consistance requise, et ajoutez le cardamome sur la fin.

N°. 194.

♃ Poudre de feuilles de séné. . . . . deux gros.
Extrait de pissenlit . . . . quantité suffisante.

Faites soixante pilules. — Cinq à dix à la fois.

N°. 195.

ESPÈCES POUR LE THÉ DE SAINT-GERMAIN.

♃ Feuilles de séné. . . . . quatre onces.
Alcool. . . . . quantité suffisante.

Faites digérer pendant vingt-quatre heures,
puis desséchez les feuilles à froid,
et ajoutez-y
Fleurs de sureau. . . . . deux onces et demie.
Fenouil,
Anis, de chaque . . . . une once.
Crême de tartre . . . . six gros.

C. M.

N°. 196.

♃ Manne choisie,
Tamarins,
Sel amer, de chaque . . . . une once.
Eau de fontaine . . . . douze onces.

Faites bouillir, en ajoutant sur la fin
Feuilles de séné . . . . deux gros.

Aux huit onces de colature ajoutez
Extrait de jusquiame . . . . huit grains.
Sirop de coquelicot. . . . . une once.

M. — Toutes les heures, deux cuillerées à bouche.

N°. 197.

♃ Huile d'amandes douces,
Sel amer, de chaque. . . . . une once.
Extrait aqueux d'aloès . . . . un demi-scrupule.
— de jusquiame. . . . . . . un scrupule.
Eau de fontaine . . . . huit onces.

M. — Deux cuillerées à bouche, toutes les deux heures, en remuant bien.

N°. 198.

♃ Feuilles de tabac. . . . . trois gros.
Eau de fontaine . . . . neuf onces.

Faites bouillir, réduisez à sept onces, et passez. — Toutes les heures, une demi-tasse.

N°. 199.

♃ Rob de genièvre. . . . . une once.
Eau de persil . . . . quatre onces.
Acide muriatique étendu . . . . . deux gros.

M. — Toutes les deux heures, une cuillerée à bouche.

N°. 200.

♃ Poudre de cantharides . . . . . . un grain.
Camphre . . . . six grains.
Mucilage de gomme arabique . . . quantité suffisante.

Faites quatre pilules. — Une le matin, à midi et le soir, avec du gruau d'avoine.

N°. 201.

POUDRE ANTIDYSCRASIQUE OU DÉPURATIVE.

♃ Résine de gayac . . . . un scrupule à un demi-gros.
Soufre doré d'antimoine,
Calomelas, de chaque . . . . . . deux grains.
Magnésie carbonatée,
Oléosucre de fenouil, de chaque . . un scrupule.

(Chez les enfants délicats et les sujets sensibles, on substitue au calomelas et au soufre doré, l'éthiops minéral ou antimonial, à la dose d'un grain par année chez les enfants, d'un scrupule chez les adultes, par jour.)

M. — Faites une poudre. — La moitié le matin, l'autre, le soir.

N°. 202.

♃ Salsepareille,
Bardane,
Saponaire,
Gayac,
Réglisse,
Douce-amère, de chaque . . . . . . parties égales.

C. M. — Une once à une once et demie par jour, à bouillir dans deux livres d'eau.

N°. 203.

DÉCOCTION DE POLLINI.

♃	Salsepareille	une once.
	Douce-amère	une demi-once.
	Antimoine crud	un gros.
	Eau de fontaine	deux livres.

Faites bouillir et réduire à une livre et demie ; ajoutez

Feuilles de séné	un demi-gros à un gros.

Ajoutez à la colature

Sirop de fumeterre.	une once.

M. — A boire dans la journée.

N°. 204.

DÉCOCTION DE ZITTMANN FORTE.

♃	Salsepareille.	douze onces.
	Eau commune	vingt-quatre pintes.

Faites digérer pendant vingt-quatre heures ; ajoutez

Sucre aluné	une once et demie,
Calomelas.	une demi-once,
Cinabre.	un gros,

renfermés dans un sachet. Faites bouillir et réduire à huit pintes, en ajoutant sur la fin

Anis,	
Fenouil, de chaque	une demi-once.
Feuilles de sené	trois onces.
Réglisse	une once et demie.

Passez, exprimez et décantez.

N°. 205. a.

DÉCOCTION DE ZITTMANN MOINS FORTE.

♃	Salsepareille	six onces.
	Eau commune	vingt-quatre pintes.

Faites bouillir avec le résidu de la décoction précédente, et réduire à huit pintes, en ajoutant sur la fin

Ecorce de citron,

Cassia cinnamomea,

Petit cardamome,
Réglisse, de chaque. . . . . . . trois gros.

Passez, exprimez et décantez.

Le matin, d'aussi bonne heure que possible, étant encore au lit, on boit un quart de pinte de la décoction forte, on attend la sueur, on change de linge, puis on boit deux tasses de café à l'eau ; ensuite on prend, dans la matinée, une tasse de bouillon ; à midi, une soupe grasse et un roti maigre (surtout de la volaille jeune), ou aussi des légumes frais, en s'abstenant des fruits, du vin, de la bière, des farineux, de tout ce qui est à la glace, et des aliments acides, salés ou gras. Après midi, on prend de nouveau du café à l'eau, et une demi-pinte de la décoction forte froide : le soir une soupe au gruau. Avant de se mettre au lit, on boit un quart de pinte de la décoction faible.

Il est prudent de tenir les bouteilles à la cave, et de n'en conserver près de soi que deux, qu'on doit bien remuer, avant d'en boire le contenu.

N°. 205. b.

♃ Limaille de fer. . . . . un demi-scrupule.
Rhubarbe,
Cannelle, de chaque. . . . . deux grains.
Sucre blanc. . . . . un scrupule.

M. — Faites une poudre. — A prendre le matin et le soir.

N°. 206.

♃ Fleurs de sel ammoniac martiales . un gros.
Extrait de gentiane . . . . deux gros.
— d'écorce d'orange . . . . un gros.
Eau de mélisse . . . . trois onces.
— de cannelle. . . . . deux onces.
Sirop d'écorce d'orange. . . . . . une once.

M. — Une cuillerée à bouche, quatre fois par jour.

N°. 207.

♃ Extrait de pissenlit,
— de chélidoine, de chaque. . trois gros.
Tartre tartarisé . . . . une demi-once.
Teinture aqueuse de rhubarbe. . . une once.
Eau de menthe poivrée. . . . . . . deux onces.
— distillée. . . . . quatre onces.
Sirop de menthe. . . . . une once.

M. — Toutes les deux heures, une cuillerée à bouche.

N°. 208.

♃ Poudre de rhubarbe,
Extrait de pissenlit,
— de chélidoine,
Savon médicinal,
Gomme ammoniaque, de chaque . un gros.
Aloès. . . . . un scrupule.

M. — Faites des pilules de deux grains. — Douze le matin, à midi et le soir.

N°. 209.

♃ Racine de belladone . . . . un grain.
Rhubarbe. . . . . cinq grains.
Sucre blanc . . . . un scrupule.

M. — Faites une poudre. — A prendre matin et soir.

N°. 210.

♃ Ethiops minéral . . . . un à trois grains.
Poudre n°. 256 . . . . un scrupule à un demi-gros.

M. — Faites une poudre. — La moitié le matin, et l'autre le soir.

N°. 211.

♃ Soufre doré d'antimoine,
Calomelas, de chaque . . . . . . un grain.
Poudre n°. 256. . . . . un demi-gros.

M. — Faites une poudre. — La moitié le matin, et l'autre le soir (pour les enfants de cinq ans et plus).

N°. 212.

♃ Soufre doré d'antimoine,
Calomelas,
Extrait de ciguë, de chaque . . . un grain.
Résine de gayac. . . . . un demi-scrupule.
Oléosucre de fenouil . . . . un scrupule.

M. — Faites une poudre. — La moitié le matin, et l'autre le soir.

N°. 213.

♃ Muriate de baryte. . . . . un demi-gros.
Eau distillée. . . . . une once.

M. — Dix à trente gouttes, trois fois par jour. (Il ne faut rien ajouter au sel de baryte, que tout décomposerait).

N°. 214.

♃ Sassafras . . . . quatre onces.
Garance,
Réglisse, de chaque . . . . une once.

C. M. — Une cuillerée à bouche, chaque jour, pour infusion théiforme.

N°. 215.

♃ Résine de gayac,
Extrait de douce-amère, de chaque. deux gros.
— de ciguë . . . . un scrupule.
Fleurs de soufre,
Calomelas, de chaque . . . . . . un demi-scrupule.

M. — Faites des pilules de deux grains. — Dix, deux fois jour.

N°. 216.

♃ Racine de saponaire,
— de pissenlit,
— de bardane,
Sassafras, de chaque. . . . . . . deux onces.
Garance. . . . . trois onces.
Réglisse. . . . . une once.

C. — Une once à faire bouillir dans une pinte d'eau, et réduire d'un tiers. — On consomme la décoction dans la journée.

N°. 217.

♃ Chlorure de chaux. . . . . une demi-once.
Eau distillée . . . . une livre.

Dissolvez. — Pour employer à l'extérieur.

N°. 218.

♃ Hydriodate de potasse . . . . . . un demi-gros.
Axonge de porc . . . . une once.

M.

N°. 219.

POMMADE OPHTHALMIQUE.

♃ Précipité rouge . . . . deux grains.
Tutie . . . . six grains.
Onguent simple . . . . un gros.
Extrait aqueux d'opium . . . . . un demi-grain.

M.

N°. 220.

♃ Borax. . . . . un gros et demi.
Eau de fontaine . . . . quatre onces.
— de laurier-cerise . . . . trois gros.
Dissolvez.

N°. 221.

♃ Éponge brûlée. . . . . un demi-gros.
Coquilles préparées,
Oléosucre de citron, de chaque. . un scrupule.
Ethiops minéral . . . . un demi-scrupule.
M. — Faites une poudre. — La moitié le matin, et l'autre le soir.

N°. 222.

♃ Éponge brûlée. . . . . une demi-once.
Eau de fontaine. . . . . douze onces.
Faites bouillir et réduire à cinq onces ;
ajoutez à la colature
Eau de cannelle
Sirop d'écorce d'orange, de chaque. une once.
M. — Une cuillerée à bouche; quatre fois par jour.

N°. 223.

♃ Bicarbonate de potasse . . . . un gros.
Eau de cannelle,
Sirop de guimauve, de chaque. . . une once.
Eau de fontaine . . . . six onces.
M. — Deux cuillerées à bouche, quatre fois par jour.

N°. 224.

♃ Sucre blanc . . . . un scrupule.
Coquilles préparées . . . . un demi-scrupule.
Limaille de fer. . . . . un à deux grains.
Cannelle . . . . un grain.
M. — Faites une poudre. — À prendre matin et soir.

N°. 225. *a*.

♃ Résine de gayac,
Gomme arabique, de chaque. . . . deux gros.
Eau distillée. . . . . six onces.
Ajoutez à l'émulsion
Nitre pur . . . . un gros.
Sirop d'orgeat . . . . une once.
Vin antimonial. . . . . un gros.
M. — Toutes les deux heures, une cuillerée à bouche.

N°. 225. b.

♃ Teinture volatile de gayac. . . . . une once.
Mucilage de gomme arabique. . . deux gros.
Sirop d'orgeat,
— d'écorce d'orange, de chaque. une once et demie.
M. — Une demi-cuillerée à bouche, trois fois par jour.

N°. 226.

♃ Carbonate de soude . . . . un gros.
Extrait d'absinthe . . . . deux gros.
Eau de menthe poivrée. . . . . . quatre onces.
Sirop d'écorce d'orange . . . . . une once.
Teinture d'écorce d'orange . . . . un gros et demi.
M. — Une cuillerée à bouche, quatre fois par jour.

N°. 227.

EAU SULFUREUSE FACTICE.

♃ Chaux d'antimoine sulfurée. . . . deux gros.
Eau de fontaine. . . . . cinq livres.
Faites bouillir et réduire à quatre livres. — Une demi-tasse ou une tasse toutes les deux heures.

N°. 228.

♃ Huile de sabine. . . . . deux gouttes.
Extrait d'aconit. . . . . un grain.
Sucre blanc. . . . . un scrupule.
M. — Faites une poudre. — A prendre matin et soir.

N°. 229.

♃ Huile de sabine. . . . . quatre gouttes.
Foie de soufre calcaire. . . . . . . six grains.
Extrait d'aconit. . . . . deux grains.
Sucre blanc. . . . . un gros.
M. — Faites une poudre. — A prendre en trois fois dans la journée.

N°. 230.

♃ Résine de gayac. . . . . un demi-gros.
Lait de soufre. . . . . un demi-scrupule.
Soufre doré d'antimoine. . . . . . deux grains.
Oléosucre de citron. . . . . un demi-gros.
M. — Faites une poudre. — A prendre en trois fois dans la journée.

N°. 231.

PILULES DE SUBLIMÉ.

♃ Sublimé corrosif. . . . . deux grains.
Eau distillée. . . . . quantité suffisante pour dissoudre. Ajoutez
Opium pur. . . . . deux grains.
Miel pur. . . . . un scrupule.
Mie de pain blanc. . . . . quantité suffisante.

Faites soixante pilules. — Six, dix, en montant peu à peu jusqu'à douze, matin et soir.

N°. 232.

♃ Précipité rouge. . . . . un grain.
Antimoine crud. . . . . deux scrupules.
Extrait de réglisse. . . . . quantité suffisante.

Faites quatre-vingts pilules. — Dix le soir (et avec le temps deux fois par jour, dans le cas de maladie opiniâtre).

N°. 233.

♃ Hydriodate de potasse. . . . . un gros.
Iode. . . . . un grain.
Eau distillée. . . . . cinq onces.
Sirop diacode. . . . . une once.

M. — Une cuillerée à bouche, trois fois par jour.

N°. 234.

EAU MERCURIELLE.

♃ Vif argent. . . . . une livre.
Eau de fontaine . . . . quatre livres.

Faites bouillir pendant quelques heures, dans un vase de terre, en remuant de temps en temps avec une cuiller de bois. — Pour boisson.

N°. 235.

♃ Extrait de tanaisie,
— de quassia, de chaque . . deux gros.
Huile de tanaisie. . . . . dix gouttes.

M. — Faites des pilules de deux grains. — Dix, matin et soir.

N°. 236.

ÉLECTUAIRE ANTHELMINTIQUE.

℞ Semen-contra . . . . une demi-once.
Racine de valériane. . . . . un gros et demi.
Jalap . . . . un gros.
Tartre tartarisé . . . . deux gros.
Oximel scillitique . . . . trois gros.
Sirop de framboises . . . . quantité suffisante.

M. — Trois à quatre cuillerées à café par jour.

N°. 237.

℞ Semen-contra . . . . un gros.
Jalap. . . . . un demi-scrupule.
Calomelas. . . . . deux grains.

M. — Faites trois paquets. — Un demi-paquet, soir et matin (pour un enfant de six ans ; on continue pendant trois jours.)

N°. 238.

℞ Mousse de Corse . . . . trois gros.
Eau de fontaine . . . . huit onces.

Faites bouillir et réduire à quatre onces ; passez. — Toutes les deux heures, une cuillerée à bouche.

N°. 239.

℞ Racine de Spigélie du Maryland . deux gros.
Eau de fontaine . . . . une livre.

Faites bouillir et passez. — Une demi-tasse toutes les deux heures.

N°. 240.

℞ Sulfate de fer . . . . deux grains.
Jalap,
Semen-contra, de chaque. . . . . . un scrupule.

M. — Faites une poudre, en trois paquets. — Un matin et soir (chez les adultes).

N°. 241.

℞ Écorce de racine de grenadier sauvage. . . . . une once et demie.
Eau de fontaine . . . . douze onces.

Faites bouillir et réduire à huit onces. — Deux cuillerées à bouche, toutes les demi-heures, le matin, à jeun.

N°. 242.

♃ Savon médicinal.......... une demi-once.
Gomme ammoniaque,
Extrait d'absinthe, de chaque... deux gros.

M. — Faites des pilules de deux grains. — Dix, trois fois par jour.

N°. 243.

POUDRE AÉROPHORE A LA SOUDE.

♃ Carbonate de soude........ un demi-gros.
Sel essentiel de tartre,
Sucre blanc, de chaque..... un scrupule.

M. — Faites une poudre. — A prendre trois fois dans la journée.

N°. 244.

♃ Essence de térébenthine..... une demi-once.
Ether sulfurique......... deux gros.

M. — Trente à soixante gouttes, trois fois par jour.

N°. 245. a. (Pour enfants.)

♃ Tartre tartarisé.......... un gros et demi à trois (selon l'âge).
Eau distillée........... deux onces.
Sirop de manne.......... une once.
Vin antimonial.......... vingt gouttes.

M. — Toutes les deux heures, une cuillerée à café.

N°. 245. b.

♃ Vin antimonial.......... trente gouttes.
Tartre tartarisé.......... un gros et demi.
Eau de fleurs de sureau...... deux onces.
Sirop de guimauve........ une once.

M. — Toutes les deux heures, une cuillerée à café (pour un enfant de trois ans).

N°. 246.

♃ Huile d'amandes douces...... un gros.
Eau de fontaine.......... deux onces.
Mucilage de gomme arabique... quantité suffisante.

Faites une émulsion. Ajoutez
Extrait de jusquiame........ deux grains.
Sirop d'orgeat.......... une once.

M. — Une cuillerée à café, répétée souvent, dans la toux violente.

N°. 247. a.

♃ Acide sulfurique étendu. . . . . . dix gouttes.
Sirop de mûres . . . . deux onces.
M. — En avaler lentement et souvent une cuillerée à café.

N°. 247. b.

♃ Racine de livêche,
Genièvre, de chaque. . . . . une once.
Espèces pectorales. . . . . deux onces.
C. M.

N°. 248.

♃ Extrait de douce-amère,
Antimoine cru, de chaque . . . . parties égales.
Faites des pilules de deux grains. — Cinq à dix, trois fois par jour.

N°. 249.

EAU COSMÉTIQUE.

♃ Pâte d'amandes . . . . deux gros.
Eau de roses,
— de fleurs d'oranger, de chaque. sept onces.
Faites une émulsion. Ajoutez
Teinture de benjoin,
Borax, de chaque . . . . un gros.
M. — En lotions, le soir, avant de se coucher. — On supprime le borax quand la peau est très irritable.

N°. 250.

♃ Eau distillée . . . . une livre et demie.
Lait de soufre. . . . . cinq gros.
Camphre . . . . deux gros.
M. — En imbiber les exanthêmes tous les soirs, et laver la place le matin.

N°. 251.

♃ Borax . . . . un gros.
Sirop de mûres . . . . deux onces.
M. — Une cuillerée à café, fréquemment.

N°. 252.

♃ Précipité blanc . . . . un gros.
Axonge de porc. . . . . une once.
M.

N°. 253.

ESPÈCES POUR BAINS NERVINS.

♃ Fleurs de camomille,
— de lavande,
Herbe de romarin,
— de serpolet,
— de thym,
— de marjolaine, de chaque. . . deux onces.
C. M. — Pour un bain. — A faire bouillir.

N°. 254.

POMMADE DE CIRILLO.

♃ Sublimé corrosif,
Sel ammoniac, de chaque. . . . . un gros.
Axonge de porc . . . . une once.
M. — Une cuillerée à café, le soir, en frictions à la plante des pieds.

N°. 255.

Huile de ricin. . . . . une once.
Teinture de coloquinte . . . . une demi-once.
M. — Pour frictions.

N°. 256.

♃ Magnésie carbonatée . . . . une once.
Rhubarbe . . . . deux gros.
Racine de valériane. . . . . un demi-gros.
Oléosucre de fenouil . . . . une demi-once.
M. — Faites une poudre. — Une ou deux fois ce qui en tient au bout d'un couteau.

N°. 257.

♃ Magnésie carbonatée,
Yeux d'écrevisse,
Corne de cerf râpée,
Guy de chêne,
Racine de valériane, de chaque . . parties égales.
M. — Faites une poudre. — Comme ci-dessus.

N°. 258.

℞ Tartre émétique . . . . un grain.
Eau de fontaine . . . . une once.
Oximel scillitique,
Sirop simple, de chaque . . . . . une demi-once.
Ipécacuanha . . . . un scrupule.

M. — Tous les quarts-d'heure, une cuillerée à café, jusqu'à ce que le vomissement survienne.

N°. 259.

℞ Sirop de chicorée avec la rhubarbe,
Eau de fenouil, de chaque. . . . . une demi-once.

M. — Une cuillerée à café, trois à quatre fois par jour.

N°. 260.

℞ Sirop de mûres . . . . une once.
Miel rosat. . . . . une demi-once.
Borax. . . . . un scrupule.

M. — Collutoire.

N°. 261.

℞ Fleurs de zinc . . . . huit grains.
Musc. . . . . quatre grains.
Laudanum liquide de Sydenham. . six gouttes.
Sucre blanc . . . . deux gros.

M. — Faites une poudre, et huit paquets. — Un toutes les heures.

N°. 262.

℞ Esprit de corne de cerf succiné. . . quarante gouttes.
Eau de fenouil,
Sirop de rhubarbe, de chaque . . une once.
Yeux d'écrevisse. . . . . un scrupule.
Extrait de jusquiame . . . . deux grains.
Musc . . . . quatre grains.
Safran . . . . trois grains.

M. — Toutes les deux heures, une cuillerée à café.

N°. 263.

℞ Huile de jusquiame,
— camphrée, de chaque . . . une demi-once.
Teinture thébaïque . . . . un gros.

M. — En frictions, toutes les deux heures.

N°. 264.

♃ Yeux d'écrevisse . . . . un demi-gros.
Eau de fenouil,
Sirop de rhubarbe, de chaque. . . une once.
M. — Toutes les heures, une cuillerée à café, en remuant bien chaque fois.

N°. 265.

♃ Magnésie carbonatée. . . . . trois gros.
Fenouil,
Ecorce d'orange,
Sucre blanc, de chaque . . . . . un demi-gros.
M. — Faites une poudre. — Une cuillerée à café, matin et soir.

N°. 266.

♃ Yeux d'écrevisse,
Oléosucre de fenouil,
Racine de guimauve, de chaque . . un scrupule.
Laudanum liquide de Sydenham. . une goutte.
M. — Faites une poudre et quatre paquets.

N°. 267.

♃ Onguent d'althæa,
Baume de noix muscade, de chaque. une demi-once.
Huile de menthe crêpue. . . . . . . six gouttes.
Laudanum liquide de Sydenham . . un scrupule.
M.

N°. 268.

♃ Extrait de cascarille . . . . quinze grains.
Eau de fenouil . . . . deux onces.
Mucilage de salép,
Sirop de guimauve, de chaque. . . une demi-once.
M. — Toutes les deux heures une cuillerée à café.

N°. 269.

♃ Tartre tartarisé . . . . un demi-gros.
Eau de fenouil. . . . . quantité suffisante.
Sirop de manne,
— de rhubarbe, de chaque . . . . une demi-once.
M. — Toutes les deux heures, une cuillerée à café.

N°. 270.

♃ Tartre tartarisé. . . . . un demi-gros.
Vin antimonial. . . . . vingt gouttes.
Eau de fleurs de sureau. . . . . . une once et demie.
Sirop de manne,
— de guimauve, de chaque . . une demi-once.

M. — Toutes les deux heures, une cuillerée à café.

Chez les enfants robustes, très pléthoriques, on peut ajouter un scrupule de nitre.

N°. 271.

♃ Sassafras . . . . deux onces.
Réglisse. . . . . une demi-once.

C. M. — Une petite cuillerée à bouche, par jour, en infusion théiforme.

N°. 272.

♃ Asa fœtida . . . . deux gros.
Esprit de Mindererus. . . . . . . trois gros.
Mucilage de gomme arabique. . . quantité suffisante.
Eau de mélisse. . . . . trois onces.
Faites une émulsion. Ajoutez
Sirop d'orgeat. . . . . une once.

M. — Toutes les heures, une petite cuillerée.

N°. 273.

♃ Extrait de quinquina . . . . un scrupule.
— de pissenlit. . . . . un gros.
Terre foliée de tartre. . . . . . . un demi-gros.
Eau de fenouil,
Sirop de rhubarbe, de chaque. . . une once.

M. — Quatre fois par jour, une cuillerée à café.

APPENDICE.

I. *Les trois moyens cardinaux de la médecine.*

La médecine possède trois moyens qui priment tous les autres ; ce sont la saignée, les vomitifs et l'opium.

Ces moyens représentent en quelque sorte les trois méthodes fondamentales de la thérapeutique, l'antiphlogistique, la gastrique et l'excitante, et simultanément les trois systèmes fondamentaux de l'organisme, savoir : la saignée, le système de l'irritabilité, les vomitifs, celui de la nutrition, et l'opium, celui de la sensibilité. Ils pénètrent jusque dans les replis de la vie elle-même, et sont, de tous les médicaments connus, ceux qui exercent l'action la plus décisive et la plus rapide. Ces moyens, réellement héroïques, peuvent donner et la vie et la mort ; ils décident le combat dans l'instant critique, et c'est surtout le talent de les appliquer qui fonde les succès et la réputation du praticien. Chacun d'eux jouit d'une existence à part, et ne saurait être remplacé par rien.

Celui qui sait employer à propos ces trois grands moyens est passé maître dans l'art de guérir, et c'est à l'habileté avec laquelle il les manie qu'on reconnaît sa capacité pratique. Mais fort souvent on ne s'attache qu'à un seul d'entre eux. Tel médecin a fait une profonde étude des vomitifs, et juge parfaitement les cas dans lesquels ils conviennent, mais ne sait tirer aucun parti de la saignée. Tel autre connaît à fond les avantages de la saignée, mais ignore l'art de placer à propos les vomitifs et l'opium.

Nous avons vu s'écouler sous nos yeux des périodes entières pendant tout le cours desquelles ce phénomène avait pris une extension générale, à tel point que l'un ou l'autre des trois moyens régnait d'une manière exclusive. Rigoureusement parlant même, il y a toujours eu domination de l'un d'entre eux, et l'on pourrait admettre, en médecine comme en politique, une succession de monarchies caractérisées par celui qui était en possession de régenter la généralité des esprits (1).

(1) Je n'entends point par-là reprocher aux praticiens de céder aux caprices de la mode. Ces changements de sceptre ont été, sans contredit,

Il y cinquante ans, la saignée régnait d'une manière à peu près absolue; puis vint l'empire des vomitifs, qui dura longtemps, et fit place à celui de l'opium; aujourd'hui la saignée commence à remonter sur le trône.

Cependant ce sont là trois moyens dont la nature diffère totalement, qui s'appliquent à des séries de cas spéciales, qui ne sauraient se remplacer mutuellement, et qui peuvent même compromettre les jours du malade quand on les substitue l'un à l'autre.

Il me paraît donc utile de soumettre ces grands agents thérapeutiques à un examen approfondi, d'en faire ressortir la haute valeur, mais en même temps de déterminer les bornes de leur empire, d'assigner à chacun la place qui lui revient, et surtout d'indiquer les cas dans lesquels on méconnaît leur puissance, on en abuse, ou on la néglige, faute de la savoir généralement apprécier.

A. LA SAIGNÉE.

La vie de l'homme est dans son sang.

MOYSE.

La saignée a incontestablement le pas sur tous les autres moyens thérapeutiques, en ce sens qu'elle est le seul à l'aide duquel nous puissions soustraire une partie de la vie elle-même et diminuer la somme de la vitalité, en attaquant celle-ci à sa source. Car personne aujourd'hui n'élève de doutes à l'égard de la proposition contre laquelle se soulevèrent tant de contradicteurs quand je l'émis, il y a vingt-cinq ans, que le sang est animé, qu'il ne joue pas seulement le rôle de stimulus, et qu'il fait partie constituante de la vie elle-même, qu'il est un organe sous forme liquide.

Oui, je crois ce que nous enseigne l'Écriture, que *la vie de l'homme est dans son sang*. Le sang est la source d'où émane tout ce qui vit, le siége de la force plastique et créatrice dont l'action ne demeure pas un seul instant suspendue

---

l'effet des constitutions dominantes. Mais, à cet impérieux motif se mêle fort souvent une prédilection contre laquelle ne se mettent point en garde les médecins qui ne prennent pas leur propre jugement pour unique guide. On ne saurait trop méditer le magnifique Traité *De novæ febris ingressu*, de Sydenham, dans lequel ce grand homme nous apprend lui-même comment il fut contraint par la nature et par un changement survenu dans le caractère des maladies, d'abandonner la méthode qu'il avait suivie jusqu'alors, et d'en adopter une autre.

dans l'économie vivante. Sans liquide point de vie; tout ce qui vit procède du liquide, et il en est ainsi pendant la durée entière de la vie, qui n'est autre chose qu'une répétition continuelle de l'acte créateur. Sans le sang, point de vie des nerfs, ni du cerveau, quoique les nerfs ne soient point indispensables à la vie du cœur et du sang.

L'affaiblissement de la vie est donc l'*effet premier et fondamental* de la soustraction du sang. Voilà pourquoi la saignée est et sera toujours le plus puissant des moyens dans toutes les maladies où la vie du sang devient surabondante, dans celles qu'on nomme inflammatoires. Une saignée faite à temps peut, au début d'une maladie fébrile, détruire entièrement la tendance à l'inflammation; pratiquée ou répétée dans le cours d'une maladie inflammatoire, générale ou locale, déjà développée, elle peut en trancher le cours et sauver les jours du malade.

La saignée produit un *second effet*, non moins important; elle *relâche la fibre*, et ainsi *fait cesser le spasme et la contraction de cette fibre* : par là elle peut devenir anssi un moyen héroïque dans des maladies qui ne sont point précisément des inflammations, mais avec lesquelles coexiste une disposition inflammatoire, dans des affections nerveuses, spasmes, convulsions et fièvres nerveuses, dans des suppressions d'évacuations dépendantes d'une réaction spasmodique; elle peut même faciliter l'établissement de la crise, de l'éruption dans les exanthêmes.

C'est surtout de la quantité du sang qu'on tire, et de la rapidité avec laquelle ce liquide coule, que dépendent et la dépression de la vie et le relâchement de la fibre.

La saignée a pour *troisième effet* de *diminuer la quantité du sang*. Comme la pléthore sanguine n'est point une chose imaginaire, mais un état morbide très réel, et qu'une foule de maladies ne reconnaissent pas d'autre cause qu'une trop grande quantité de sang, la soustraction d'une partie de ce dernier peut être un puissant moyen curatif, à titre de simple déplétion, et indépendamment de tout état inflammatoire. Ce qui importe ici, ce n'est ni le lieu, ni l'époque de l'émission sanguine, mais seulement sa juste proportion.

Enfin, la saignée a un *quatrième effet; elle opère une révulsion*. Cet effet a une haute importance dans les congestions et affections locales. Ici c'est principalement le lieu où s'accomplit l'émission sanguine qui joue un rôle essentiel. On sait que les modernes ont élevé des doutes à l'égard de cette assertion ; mais il suffit de rappeler aux incrédules les effets de la saignée dans la pleurésie : pourquoi la saignée du pied ne produit-elle rien, non plus que celle du bras opposé, ou même aggrave-t-elle l'état, tandis que la seule qui soit utile, qui même soulage instantanément, est celle qu'on pratique sur le bras du côté malade? Plus d'une fois aussi j'ai reconnu que la saignée du bras peut arrêter le flux menstruel et la tendance à l'avortement, au lieu que celle du pied produit l'effet inverse.

Chacun voit que la saignée est le principal remède dans les inflammations et autres maladies inflammatoires ; je n'ai donc plus besoin d'insister sur ce point. Mais ce qu'on aperçoit moins distinctement, c'est que, même hors du cas d'inflammation, dans la pléthore sanguine, dans certaines affections chroniques, elle ait une importance extraordinaire comme dérivatif et surtout comme moyen éminemment prophylactique. Mon but principal ici est de démontrer cette vérité.

Nous avons oublié la saignée dans une multitude de cas où nos pères, guidés par l'expérience, l'employaient d'une manière régulière, et avec la plus grande utilité. Cette conduite de notre part tourne assurément au détriment du genre humain.

Qu'il me soit permis, à titre d'exemple, de hasarder ici une conjecture. Tout me porte à croire qu'à part l'influence morale des évènements politiques, la fréquence croissante des maladies du cœur, depuis une vingtaine d'années, se rattache principalement au faux système qui a régné pendant cette période, et qui faisait négliger la saignée : car toutes les autres causes physiques et morales existaient également autrefois ; leur action n'a pas été moins vive et moins prolongée dans la guerre de sept ans, dans celle de trente ans, et cependant les maladies du cœur n'étaient point alors si communes qu'elles le sont aujourd'hui. Mais la cause que j'assigne est nouvelle, et bien propre à faire apprécier toute l'importance de l'action qu'exercent ces causes. Autrefois, en effet, l'usage était, après toute commotion violente, physique ou morale, après une vive explosion des passions, après l'échauffement, dans le cas de pléthore, générale ou locale, en un mot toutes les fois qu'il y avait excitation quelconque du sang et raptus de ce liquide vers le centre circulatoire, de pratiquer aussitôt une saignée prophylactique, afin de prévenir toute conséquence fâcheuse, et pour détourner le sang du cœur. Malheureusement cette conduite n'a point été tenue durant les vingt dernières années. Egarés par une fausse théorie, les médecins non-seulement rejetaient la saignée de précaution dans tous ces cas, mais même prescrivaient fort souvent du vin, du rhum, ou des médicaments échauffants, dans la supposition erronée que les violentes commotions du corps et de l'âme entraînent après elle la faiblesse. Ne devait-il pas résulter de ce péché d'omission que le sang, n'éprouvant jamais de diminution ni dans sa quantité, ni dans son impétuosité, son raptus vers le cœur, quand il se répétait souvent ou se prolongeait beaucoup, finît par amener des distensions, des hypertrophies et autres désorganisations de ce viscère?

Indications de la saignée. Les cas suivants sont ceux surtout dans lesquels une longue expérience m'a démontré combien il est salutaire et indispensable de pratiquer une saignée. Ma conviction, que paraissent ne point encore partager tous les médecins, repose malheureusement sur plus d'un triste exemple des dangers qu'entraîne, au contraire, l'omission de ce grand moyen.

1°. *Grossesse.* Nos ancêtres s'étaient fait une inviolable loi d'ouvrir la veine du bras toutes les fois qu'une femme éprouvait des accidents durant les premiers mois de la grossesse, et de saigner du pied pendant les derniers mois; ils se trouvaient bien de suivre cet usage. Vint ensuite le règne des théories nerveuses, puis celui des doctrines de l'asthénie, et l'on n'osa plus tirer de sang; la bonne coutume de nos pères tomba en désuétude, on l'oublia même, et l'on posa en principe qu'une femme enceinte devant être considérée comme prédisposée à l'asthénie, toute émission sanguine portait préjudice tant à elle qu'à son fruit.

J'établis, au contraire, l'axiome suivant, qui a toujours dirigé ma conduite, sans que j'aie jamais eu à m'en repentir : *toute femme enceinte doit être regardée comme un être à double vie, produisant plus de sang qu'à l'ordinaire, privé en même temps d'une hémorrhagie qui lui était habituelle, et par conséquent plus enclin à la pléthore, à la sthénie, qu'à la faiblesse.*

Il y a deux périodes de la grossesse pendant lesquelles la saignée est l'unique moyen de prévenir un grand danger.

La première est celle des second, troisième et quatrième mois, lorsqu'il survient des accidents graves, violents maux de tête et de dents, vomissements, vertiges, syncopes, toux, oppression de poitrine, ou prodromes d'avortement, coliques, maux de reins, faiblesse des extrémités inférieures, efforts poussant vers la région utérine et vésicale. A cette époque, où le fœtus consomme encore fort peu, la suppression du flux menstruel entraîne toujours un certain degré de pléthore. Toutes les fois donc, dans les cas qui viennent d'être signalés, qu'il n'y a point des signes évidents de faiblesse et d'épuisement, je ne manque jamais de prescrire la saignée, mais au bras, car celle du pied pourrait déterminer l'avortement. C'est le plus sûr moyen de les faire cesser et de prévenir une fausse couche. Combien de fois ne m'a-t-elle pas suffi, à elle seule, pour arrêter des vomissements violents qui avaient résisté à tous les autres remèdes !

La seconde période est celle des derniers mois, peu avant la parturition, chez toute femme enceinte dont l'extérieur annonce un corps abondamment fourni de liquides, ou mieux toutes les fois qu'on n'a pas la preuve convaincante du contraire, d'un état de faiblesse et d'épuisement. La saignée, que le mieux alors est de pratiquer au pied, procure des avantages de deux sortes. D'abord, elle facilite l'accouchement : bien des fois j'ai vu, même pendant le travail, quand la malheureuse femme était déjà depuis long-temps accablée par de vaines douleurs, la saignée du pied faire cesser les spasmes, comme par enchantement, et amener une délivrance facile. En second lieu, elle prévient une foule d'accidents redoutables pendant et après l'accouchement. Je range surtout ici la mort apoplectique subite ou immédiatement après le travail de la parturition, les hémorrhagies excessives et la fièvre puerpérale. Personne ne niera que l'accouchement n'ait beaucoup d'analogie avec une lésion grave : dans un cas comme dans l'autre, il y a douleur, solution de continuité de parties organiques, perte de sang, commotion morale; tous deux sont suivis d'une fièvre. Or il est de règle, pour les bons chirurgiens, de saigner avant toute opération grave, quand l'état du sujet le comporte, parce que c'est le plus sûr moyen de se garantir d'une inflammation violente, et de prévenir d'autres suites fâcheuses. L'importance de ce précepte a été démontrée récemment jusque dans l'opération de la cataracte. Pourquoi donc voudrait-on ne pas appliquer les mêmes principes à l'opération de l'enfantement, qui ressemble tant aux opérations chirurgicales ?

C'est un événement des plus affreux lorsque, pendant ou immédiatement après un accouchement laborieux, une femme pleine de force et de santé périt subitement d'apoplexie, avec ou sans convulsions, quelquefois sans hémorrhagie, mais parfois aussi pendant ou après une grande perte de sang. J'ai bien plus souvent observé ce malheur chez les femmes jeunes et pléthoriques que chez les sujets affaiblis et épuisés; je l'ai vu survenir aussi quand on avait omis de saigner avant la parturition. Ce sont là autant de faits prouvant que l'apoplexie n'est point l'effet d'un défaut de force, mais bien d'une congestion cérébrale déterminée par les violents efforts auxquels se livre une personne dont les vaisseaux regorgent de sang. Je regarde la saignée pratiquée peu avant l'accouchement comme l'unique moyen de la prévenir, et je ne l'ai jamais non plus observée quand on avait eu soin de tirer du sang.

2°. *Cessation des menstrues*. C'est encore là une circonstance dans laquelle la saignée peut prévenir de grands maux, et cependant on l'y néglige fort souvent. La cessation du flux menstruel n'est point, comme tant de personnes se l'imaginent, le résultat d'une faiblesse générale amenée par l'âge et d'une diminution dans la quantité du sang qui se produit; elle tient uniquement à l'extinction de la vie sexuelle, à la mort des organes de la sexualité : or le reste de l'organisme et la production du sang peuvent n'en pas moins conserver toute leur énergie; souvent même c'est seulement alors que le corps acquiert de la vigueur et de l'embonpoint, précisément parce que les pertes qu'il éprouvait chaque mois n'ont plus lieu, et bien des femmes ne commencent à jouir d'une santé florissante que quand elles cessent, à proprement parler, d'appartenir à leur sexe. Mais la pléthore qui succède à la flétrissure de l'organe sécrétoire provoque fréquemment des accidents fâcheux, et ce n'est pas sans raison qu'on appelle âge critique toute la période de la vie des femmes qui s'écoule jusqu'au retour de l'équilibre. Quant à cet équilibre lui-même, il ne consiste pas uniquement dans le rétablissement d'un juste rapport entre la production et les pertes, ni dans une nouvelle répartition des humeurs : il embrasse encore une distribution nouvelle des forces, même de la productivité, qui, ayant perdu l'organe dans lequel s'accomplissaient ses actes réguliers, n'a que trop de tendance à prendre désormais une direction fausse et pathologique. De là proviennent tant d'accidents qui mettent la vie en danger, et qu'on peut ramener tous à deux sources; en effet, les uns sont des congestions sanguines vers la tête, la poitrine, l'estomac et autres viscères abdominaux, des hémorrhagies, des pertes utérines, des vomissements et des crachements de sang, des affections hémorroïdales, des maladies nerveuses; les autres tiennent à un vice de la sécrétion, à une dégénérescence de la productivité, comme la formation des squirrhes, ou leur passage à l'état de cancer, les maladies de peau, les ulcères, la goutte, l'hydropisie.

Le seul traitement qu'on doive employer à cette époque de la vie, le seul par conséquent qui puisse prévenir les accidents qu'elle entraîne, consiste à rétablir l'équilibre, à diminuer la pléthore, à détourner le sang des parties nobles, à remplacer l'organe sécrétoire éteint par d'autres déjà existants ou par de nouveaux qu'on établit.

Le plus sûr moyen de remplir les diverses indications est, à moins qu'un degré considérable de faiblesse n'en interdise l'emploi, de pratiquer une saignée modérée tous les six mois, même tous les trois mois chez les femmes pléthoriques et qui avaient des menstrues abondantes. S'il existe des congestions et des affections locales, on applique en outre, tous les deux mois, dix à seize ventouses, dérivation que j'ai trouvée fort avantageuse à cette époque de la vie, pour débarrasser le système capillaire, qui devient si fréquemment alors le siége de la maladie. La femme doit suivre un régime peu substantiel, prendre de l'exercice tous les jours, et faire usage chaque mois, pendant quatre à six jours, d'un laxatif, rafraîchissant, par exemple, boire le matin six à dix onces d'eau de Sedlitz. Lorsqu'il survient des affections et des congestions considérables et opiniâtres, par exemple des vertiges, une disposition à l'apoplexie, l'asthme, des maladies de peau, des attaques de goutte, on doit établir les cautères.

Quant aux émissions sanguines, on les éloigne d'autant plus qu'il s'est écoulé un laps de temps plus long depuis la cessation des menstrues et que la pléthore diminue davantage, de sorte qu'on arrive à n'en plus pratiquer au bout d'un an, parfois au bout de deux ou trois années. Cependant il y a des femmes d'une constitution tellement sanguine que, depuis la ménaupose jusqu'à l'âge le plus avancé, on est obligé de les saigner une fois tous les ans.

Je ne crains pas d'affirmer qu'en suivant ces préceptes, et surtout en pratiquant de temps en temps des émissions sanguines, on parvient souvent à prévenir les accidents les plus fâcheux de l'âge critique, même le cancer, ou du moins le passage du squirrhe au cancer, qu'il est si commun d'observer à cette époque.

3°. *Disposition à la phthsie pulmonaire.* On distingue deux genres ou modifications de cette disposition, l'*atonique* et la *floride* ou *inflammatoire*.

Dans la première il y a relâchement des poumons et atonie de l'économie entière ; une toux fréquente, avec expectoration muqueuse devenant de plus en plus abondante, la caractérise, et le principal moyen de prévenir la dégénérescence en véritable phthisie consiste à fortifier, à faire habituellement usage du lichen d'Islande, du quinquina et autres substances semblables. Les émissions sanguines nuiraient ici, et ne feraient qu'accélérer la transition à laquelle on veut s'opposer.

Dans la seconde, au contraire, il existe un état phlogistique des poumons, une irritation et souvent des tubercules dans ces organes, une tendance de leur part à s'enflammer, et de plus une exaltation de l'irritabilité du système sanguin entier, rougeur des pommettes, qui semblent avoir été peintes, chaleur fréquente aux joues et aux mains, pouls toujours irrité, fréquemment des élancements ou des douleurs dans la poitrine, avec toux brève et sèche, asthme, propension aux saignements de nez et mouvements fébriles. En pareil cas, l'unique moyen de conserver la vie et de prévenir l'invasion de la véritable phthisie pulmonaire est de prescrire un régime antiphlogistique, et de pratiquer de temps en temps de petites saignées. Une saignée modérée, de six à huit onces, tous les deux, trois ou quatre mois, des cautères ou mieux encore le garou aux bras, à l'intérieur le petit-lait et le lait, les sucs exprimés ou les mellites de pas-d'âne, de cerfeuil, de bourrache et de chiendent, le suc de concombre, et la digitale à petites doses, tels sont les moyens à l'aide desquels je suis souvent parvenu à faire franchir la plus dangereuse période de la vie, chez les personnes ainsi constituées, celles de seize à vingt-cinq ans. La nature elle-même nous fournit, chez les femmes, la meilleure preuve de l'utilité des émissions sanguines en pareil cas, car personne n'ignore que la menstruation est le plus sûr moyen de prévenir long-temps le développement de la phthisie pulmonaire chez celles mêmes qui y sont le plus prédisposées, tandis que, quand les règles s'arrêtent, la maladie éclate dans toute sa force et la malade est perdue sans ressource.

4°. *Disposition à l'apoplexie.* Les hommes à corps ramassé, à col court et gros, à tête d'un volume extraordinaire, en un mot ceux qui présentent les caractères de ce qu'on nomme la constitution apoplectique, ont une prédisposition naturelle à l'apoplexie, de sorte que quand ils parviennent à un certain âge, qu'ils dépassent quarante ou cinquante ans, ils éprouvent les prodromes de cette maladie, vertiges, sentiment de plénitude dans la tête, bourdonnements et tintements d'oreilles, propension inaccoutumée au sommeil, perte de la mémoire. Chez d'autres, cette disposition survient, sans complexion apoplectique, à certaines époques de la vie, par l'effet d'autres maladies, la goutte et les hémorroïdes surtout. L'âge peut même seul l'engendrer, chez les personnes pléthoriques, par le rétrécissement ou l'ossification des vaisseaux extérieurs, qui oblige le sang de se refouler vers l'intérieur et vers le cerveau, ce qu'on appelle *plethora ad spatium*.

Dans tous ces cas, où l'on rencontre les signes précurseurs énumérés plus haut et des indices de pléthore, je ne connais pas de moyens plus puissants, pour prévenir l'apoplexie et conserver la vie, que de fréquents purgatifs rafraîchissants (1), des cautères, et de temps en temps une saignée, faite alternativement tantôt au bras tantôt au pied. Les époques qui conviennent le mieux pour ces saignées prophylactiques, et que la nature elle-même nous indique, sont le temps des premières neiges, au mois de novembre, parce qu'alors la constriction des vaisseaux de la périphérie, jointe à la pression atmosphérique, détermine facilement des congestions vers la tête, et celui des premières chaleurs, au mois de mai ou de juin, parce qu'en ce moment le sang éprouve une expansion (*plethora ad volumen*) qui amène aussi des congestions cérébrales.

Je connais bon nombre de personnes qui ont poussé leur carrière jusqu'à quatre-vingts ans, en se faisant ainsi saigner chaque année. L'âge lui-même est souvent la seule et unique indication de la saignée chez les sujets qui n'en avaient pas

(1) Je ne saurais trop recommander un moyen que Kæmpf a proposé le premier contre les vertiges, et dont j'ai éprouvé un grand nombre de fois l'efficacité. C'est un mélange d'un demi-gros de gomme de gayac et d'une égale quantité de crême de tartre, qu'on prend, le soir, avant de se coucher, plusieurs jours de suite. Je l'ai trouvé excellent non-seulement contre le vertige, mais encore comme préservatif de l'apoplexie, chez les personnes âgées (où il contribue aussi à combattre la goutte atonique). On peut le répéter tous les mois. Quand il existe des congestions hémorroïdales, j'y ajoute dix à quinze grains de soufre.

eu besoin jusqu'alors, et je ne saurais trop recommander de faire une grande attention à cette particularité. N'imitons pas ces médecins qui ne voyent dans la vieillesse que faiblesse et nécessité de recourir aux toniques; chez les personnes d'un tempérament sanguin, et qui digèrent bien, la sanguification continue souvent de s'accomplir d'une manière parfaite jusqu'à un âge fort avancé, et alors seulement la quantité de sang devient dangereuse, parce que le rétrécissement des vaisseaux et la diminution de la contractilité des capillaires ne permettent plus à ce liquide de se distribuer d'une manière régulière, et amènent ainsi des congestions locales, surtout au cerveau. Aussi tel qui avait pu s'en passer jusqu'alors, est il obligé de se faire saigner tous les ans dès qu'il est arrivé à la cinquantaine ou à la soixantaine. Qu'on ne s'en laisse point imposer ici, non plus que dans l'apoplexie elle-même, par des dehors annonçant la faiblesse et l'anémie, par la pâleur et la maigreur; ce sont là fort souvent les sujets qui ont le plus de sang, et le pouls seul fournit des indices certains, par sa plénitude, sa force ou sa dureté. Ayant été appelé auprès d'un homme de soixante et douze ans, d'une complexion grèle, que je trouvai pâle, insensible, et privé de la parole, par l'effet d'une attaque d'apoplexie, je lui fis tirer d'abord une livre de sang; cette saignée ne produisant rien, et la veine ne fournissant plus, je fis ouvrir celle de l'autre bras, qui en donna encore quatorze onces; ce fut seulement après cette perte de vingt-six onces, que le malade recouvra la connaissance, la parole, et la faculté de parler, et que son attaque d'apoplexie se dissipa d'une manière complète.

5°. *Hémorrhagies*. Ici également la saignée a été beaucoup trop négligée, par suite de l'idée fausse que l'hémorrhagie dépend toujours de la faiblesse, et qu'elle remplace les émissions sanguines. On parut avoir fini par oublier que les hémorrhagies peuvent tenir aussi à la pléthore et à l'accroissement de l'activité des vaisseaux, que la perte de sang occasionée par une saignée a des effets tout différents de ceux qui résultent du saignement lent des hémorrhagies; et qu'enfin il vaut mieux que le sang dont le corps a besoin d'être débarrassé coule de la veine du bras que du poumon.

L'hémoptysie surtout mérite de fixer notre attention. Le poumon, cet organe si imprégné de sang, si facile à léser, et dont les lésions sont si peu réparables, exige, à mon avis, la saignée, toutes les fois qu'il devient le siége d'une hémorrhagie, quelque peu considérable même que soit celle-ci; je n'excepte qu'un seul cas, celui où le sang proviendrait manifestement d'une dissolution putride ou d'ulcères pulmonaires. Dans toutes les autres circonstances, on agira prudemment en pratiquant d'abord une saignée modérée, qui souvent suffira pour arrêter l'hémorrhagie, qui du moins aura l'avantage de rendre l'action d'autres moyens plus libre et plus efficace, qui, enfin, chose capitale, préviendra les suites dangereuses, l'inflammation du point saignant.

De même, dans les hémorrhagies utérines, la saignée est souvent l'unique moyen de salut, ou du moins son concours devient indispensable pour assurer le succès des autres. Je range principalement ici le cas des métrorrhagies survenant chez des femmes pléthoriques, à l'époque de la cessation du flux menstruel; car il n'y a fréquemment d'autre ressource, pour les arrêter, que de pratiquer de temps en temps une saignée au bras.

La saignée est plus rarement nécessaire dans l'hémorrhagie hémorroïdale, le saignement de nez, l'hématémèse. Cependant elle peut y devenir également indiquée et salutaire, lorsqu'il y a pléthore, ou qu'il existait antérieurement un flux de sang qui a été supprimé.

6°. *Commotions*. Je ne dois point omettre de signaler le cas important d'une violente secousse mécanique, par une chute ou un coup, à laquelle le corps aurait été exposé. La conséquence de cette commotion est toujours l'affaiblissement local d'un ou plusieurs organes intérieurs, d'où résulte la distension de ses vaisseaux et une accumulation de sang, ou l'épanchement de ce liquide soit dans le tissu cellulaire, soit au dehors (crachement de sang, hématurie, hémorrhagie utérine).

On voit survenir, après de violentes commotions, des inflammations du cerveau, des poumons, des reins, etc., qui ont cela de particulier qu'elles offrent la réunion du caractère actif et du caractère passif, c'est-à-dire une accumulation considérable et une stase du sang dans un système vasculaire affaibli, où la pléthore locale détermine un surcroît d'irritation, un dégagement plus abondant de chaleur, une inflammation. Rien n'est plus facile que de méconnaître le caractère intérieur de cet état, et c'est effectivement ce qui a eu lieu bien des fois. Sous le règne de l'asthénie, toutes les conséquences de la commotion, même les phénomènes inflammatoires, étaient considérées comme des symptômes de faiblesse, et traitées par des excitants seuls, sans émissions sanguines; aussi les malades, quand ils ne périssaient pas sur-le-champ, conservaient-ils des affections viscérales chroniques, qui se terminaient fréquemment par la consomption. Le seul traitement rationnel de ces inflammations *a commotione* consiste à réunir les deux méthodes réclamées par les deux états pathologiques qui s'y trouvent associés, par conséquent les évacuants et les toniques. Il faut commencer par une saignée, afin de faire cesser promptement la congestion locale. Cette indication remplie, on applique le froid sur la partie malade, et l'on donne à l'intérieur, s'il existe encore de la tendance à l'inflammation, des antiphlogistiques; dans le cas contraire, une infusion de fleurs d'arnica, qui jouit de propriétés spécifiques pour procurer la prompte résorption des stases et des extravasations auxquelles ont donné lieu les commotions.

La commotion peut aussi, au lieu de provoquer l'inflammation de la partie qui en reçoit les atteintes, y faire naître des affections chroniques. On doit toujours conclure de là qu'il y a stagnation des humeurs, soit dans l'intérieur des vaisseaux capillaires, soit hors de ce système (épanchements dans le tissu cellulaire, dans le parenchyme de la partie). L'histoire des stases et extravasations sanguines dans la substance des viscères n'a point encore été suffisamment étudiée. A l'extérieur, nous voyons les contusions violentes entraîner des ecchymoses, qui durent des semaines, des mois, même plus long-temps, qui s'étendent d'une partie à une autre, par exemple, de l'épaule au bout des doigts, et qui finissent souvent par amener des désorganisations, des indurations, des suppurations; la même chose arrive dans les organes internes. On a fréquemment observé, après de fortes commotions, des douleurs dans les poumons, le foie, la rate, qui persistaient pendant fort long-temps, résistaient à tous les moyens, et disparaissaient enfin d'elles-mêmes après des évacuations spontanées de sang par le poumon, l'estomac ou le canal intestinal. Mais plus fréquemment les accumulations et stases locales donnent lieu peu à peu à des obstructions incurables, à des indurations, à des suppurations, ou à d'autres métamorphoses pathologiques.

Le plus sûr moyen de prévenir tous ces maux, tant aigus, que chroniques, est de pratiquer une saignée immédiatement après la commotion.

6°. *Plethore ad spatium*. J'appelle ainsi l'état dans lequel, la sanguification continuant de s'accomplir avec une régularité parfaite, des obstacles mécaniques privent le sang de l'espace dont il a besoin pour se mouvoir et se distribuer en liberté. Ce cas est celui de tous les bossus, car les déviations du rachis ont pour effet de diminuer l'espace compris entre le bassin et la poitrine, d'obliger même l'aorte, qui suit les inflexions de la colonne épinière, à décrire des courbures considérables, d'où il résulte nécessairement que le cours du sang est gêné, et surtout que ce liquide s'accumule dans les gros vaisseaux voisins du cœur. Aussi, dans les scolioses portées à un haut degré, observe-t-on constamment des congestions hémorroïdales, ou des congestions, soit vers la poitrine, soit vers les poumons, qui ne reconnaissent pas d'autre cause que celle-là. Le seul moyen de soulager les maux qu'éprouvent ces êtres disgraciés de la nature, et de prévenir les dangers qui les menacent, est de pratiquer de temps en temps des saignées modérées.

Quelque chose d'analogue se voit chez les sujets dont les membres sont hors de proportion avec le corps, par suite d'un vice de première conformation. Les hommes à jambes très courtes sont toujours plus exposés aux congestions sanguines vers la tête et la poitrine, que ceux qui ont les extrémités inférieures fort longues. La disposition à l'apoplexie dépend même en entier de la brièveté du cou, du volume de la tête, et de l'état du reste du corps, qui est ramassé sur lui-même. Chez les petits enfants aussi, c'est la grosseur proportionnelle de la tête qui les rend si sujets aux congestions cérébrales. La disproportion peut même exister dans les vaisseaux, et fort souvent la propension continuelle à des congestions sanguines intérieures ne reconnaît pas d'autre cause que la petitesse relative des vaisseaux veineux extérieurs.

Nous devons encore rapporter ici les cas dans lesquels l'amputation d'un membre, ou la ligature et l'oblitération de gros vaisseaux (dans les anévrismes), ont privé le sang d'une grande partie de l'espace où il pouvait s'étendre.

Dans toutes ces circonstances le vice de conformation indique la nécessité de recourir aux émissions sanguines dès que le besoin s'en fait sentir; elles sont alors un des plus puissants préservatifs.

B. L'OPIUM.

Sacra vitæ anchora, circumspecte agentibus,
est opium : cymba Charontis in manu imperiti.
WEDEL.

Passons au second des moyens héroïques de la médecine, à l'opium. L'opium est un agent puissant, mystérieux, extraordinaire, dont les effets dépassent encore les bornes de notre intelligence, et que la nature elle-même n'a point en vain décoré d'une couronne (au dernier terme de sa vie végétative, sur le sommet des capsules du pavot). C'est à juste titre que nous l'appelons un moyen héroïque, car il réunit en lui toutes les qualités distinctives du héros : sa puissance pénètre jusque dans les replis les plus profonds, jusqu'à la source même de la vie; ses effets peuvent, au moment décisif, sauver les jours du malade ou en trancher le fil, suivant qu'on l'applique à propos ou à contre-temps; nulle autre substance ne saurait le remplacer, enfin il a plus d'une fois déjà régné, même en despote, sur le monde médical, et il a fait autant de bien que de mal au genre humain.

Les paroles de Wedel, dans son Opiologie, seront éternellement vraies : *sacra vitæ anchora, circumspecte agentibus, est opium; cymba Charontis in manu imperiti*. L'opium est une épée à deux tranchants, un don divin dans la main du maître, un poison redoutable dans celle de l'homme sans expérience. Oh! que n'est-il possible de le confier uniquement au vrai médecin, et de l'interdire aux médicastres!

L'histoire de l'opium est celle de la médecine. Ce médicament a subi toutes les phases de l'art de guérir, tantôt porté aux nues, et pour ainsi dire adoré, tantôt redouté et proscrit, mais toujours remis en avant, comme indispensable. Les plus grands maîtres de l'art, Galien, Sydenham, Hoffmann, Werlhof, le vénéraient, et ne concevaient pas qu'on pût être médecin sans lui. Et combien de temps y a-t-il qu'on croyait pouvoir guérir toutes les maladies avec son secours, que la plupart des médecins portaient habituellement une petite bouteille d'opium dans leur poche? N'avait-il pas écarté presque tous les autres médicaments et gardé le champ de bataille pour lui seul? Pouvons-nous disconvenir qu'alors il dominait réellement la médecine, qu'il avait même exercé la plus grande influence sur les théories médicales? C'est le fréquent usage qu'on en faisait, ce sont les effets souvent si extraordinaires qu'il produit, qui ont le plus contribué à mettre en crédit la doctrine dans laquelle l'asthénie passe pour être le caractère fondamental de toutes les maladies.

Mais il est dans la destinée du genre humain de passer d'un extrême à l'autre, et la médecine n'a pu y échapper ici. A la prédilection qu'on éprouvait pour l'opium, à l'abus qu'on en faisait, et qui a produit tant de maux il y a peu de lustres, qui a même empêché beaucoup de médecins d'apprécier la véritable valeur de ce médicament, a succédé une crainte exagérée, dont le résultat a été d'enlever à l'art l'une de ses plus précieuses ressources, et à plus d'un malade l'unique moyen qui eût pu les secourir.

Le temps est venu de chercher un juste milieu, et de réintégrer ce vieux et respectable médicament dans ses droits légitimes. Tel est le but que je me propose; je veux apprécier les vertus de l'opium, ainsi qu'elles doivent l'être, les ramener à des principes fixes, et mettre les médecins, surtout ceux qui débutent, en mesure d'éviter l'abus, sans renoncer à l'usage, quand il est indiqué. Tout ici, la vie comme la mort, dépend de notions exactes sur les effets fondamentaux, d'une juste appréciation des indications, et du talent de bien distinguer les cas.

La première condition, et la plus importante, est incontestablement de connaître et de déterminer l'effet fondamental, le caractère essentiel d'un médicament; de même que toute maladie a son caractère fondamental dans l'organisme, ainsi tout effet de médicament, qui n'est qu'une maladie provoquée par l'art, a pour caractère fondamental le changement vital intérieur qu'il détermine. Pour connaître cet effet fondamental d'un agent médicinal, il faut savoir quelle espèce de changement il occasione dans l'être vivant en général, quelle modification il apporte dans les différents systèmes, et quel est le système qu'il affecte de préférence, tout en apportant le plus grand soin à bien distinguer les uns des autres les effets prochains ou immédiats et les effets éloignés ou secondaires. Ce n'est donc point assez de savoir les noms des maladies dans lesquelles l'opium a été utile, car il peut tout au plus résulter de-là une connaissance empirique. L'analyse chimique, quelqu'exacte qu'elle soit, ne suffit pas non plus, puisqu'elle demeure toujours soumise aux lois propres et à l'autocratie de la nature. Les inductions *a priori* sont bien moins recevables encore, attendu qu'elles doivent varier à chaque modification des systèmes. L'effet fondamental ne peut donc être déduit que des effets sur l'organisme vivant, en tant qu'ils tombent sous les sens, et de la manière dont la substance se comporte avec le corps doué de la vie. Mais là même il ne faut avoir égard qu'aux effets prochains, immédiats, essentiels, constants, et non à tous les phénomènes qui suivent l'emploi du médicament, comme le fait l'homœopathie, puisqu'une foule de circonstances accidentelles, qui dépendent uniquement de l'individu ou des conditions extérieures ou intérieures du moment, peuvent entrer simultanément en jeu, et contribuer pour leur part à modifier les effets.

Il s'agit donc d'interroger l'expérience, et, parmi les effets que produit l'opium, de séparer ceux qui sont immédiats, essentiels et constants, des effets secondaires et accidentels.

Le champ est vaste et le problème épineux. On devrait croire ce dernier facile à résoudre d'après le nombre incalculable d'observations et d'expériences qui ont été recueillies depuis des milliers d'années sur l'opium. Cependant il n'en est point ainsi. En effet, il s'agit pour nous de distinguer, dans les effets, ce qui appartient à la constitution individuelle, à l'idiosyncrasie du sujet, ce qui se rapporte à la réaction changée par la maladie, ce qui dépend de la constitution épidémique ou endémique, dont on connaît la puissante influence modificatrice sur tous les êtres doués de la vie, ce qui se lie à l'habitude, comme par exemple, dans l'Orient, enfin ce qui doit être attribué aux théories diverses de l'observateur, aux lunettes à travers lesquelles il voyait, qui défiguraient complètement les faits, et qui surchargeaient la science d'un si grand nombre d'observations incomplètes et fausses. Je ferai tous mes efforts pour mettre en relief ce qu'il y a de plus essentiel dans cette masse énorme de faits et dans ceux que m'a fournis ma propre expérience. Sous ce rapport, l'une des plus fécondes périodes a été celle des derniers temps du brownisme, qu'on peut considérer comme la plus grande et la plus générale des expériences qui aient jamais été tentées avec l'opium sur le genre humain.

I. *Phénomènes constants*. Lorsque nous mettons l'opium en conflit avec l'organisme vivant, que ce soit par la surface interne ou par la surface extérieure, nous remarquons d'une manière constante les phénomènes suivants :

1°. *Le pouls s'élève*, il *devient plein et fort*. Cet effet est immédiat et constant. L'accélération, au contraire, est relative, et varie selon les états divers de la vie. Dans l'état de santé, on en remarque toujours une légère, ce qui a lieu également lorsque la force vitale se trouve exaltée. Mais quand le pouls est déjà fréquent par suite de faiblesse, l'opium le relève, le ralentit, et lui donne plus de régularité. Des doses fortes de cette substance rendent aussi le pouls lent et semblable à celui des apoplectiques.

2°. *La turgescence ou l'expansion du sang*. Elle s'annonce par la plénitude du pouls, par le gonflement de tous les vaisseaux, par les congestions sanguines qui surviennent. Elle s'opère spécialement vers la tête, vers les poumons ou vers tout autre organe quelconque qui y est prédisposé, et elle a une grande tendance à produire des hémorrhagies, même des inflammations.

Cette turgescence vitale, qui se manifeste par l'expansion du sang, doit être considérée comme un effet spécial de l'opium, et signalée d'une manière toute particulière. Les anciens la connaissaient sous le nom de *raréfaction du sang*, et ils voyaient en elle l'effet fondamental de l'opium. C'est effectivement un phénomène des plus constants, et qu'on peut toujours observer. Chez tous les sujets, même dans les cas de débilité extrême, d'anémie, le pouls devient plein et grand : il s'établit une pléthore artificielle, une véritable *plethora ad volumen*. À cela tient le danger des congestions sanguines vers la tête, quand on emploie l'opium; de cette circonstance aussi dépend la facilité avec laquelle, dans la suite, le sang se dissout et perd son mode organique de composition.

3°. *L'accroissement de la chaleur vitale*. C'est un phénomène inséparable de l'exaltation de la turgescence vitale et de l'impulsion plus forte communiquée à la circulation. C'est donc un des effets les plus constants de l'opium.

4°. *L'affection du système nerveux* et particulièrement du sensorium. Le système nerveux subit une action immédiate et énergique, qui le déprime, qui diminue la sensibilité, car il survient de la stupeur, des envies de dormir, un sommeil profond, et quand l'opium a été appliqué d'une manière locale, l'engourdissement de la partie, son insensibilité, la cessation des spasmes et des douleurs dont elle était atteinte. A la vérité, on voit quelquefois l'opium, administré à l'intérieur, accroître la vivacité, exalter le sensorium et la vie morale, déterminer même un délire qui peut aller jusqu'à la fureur; mais ce sont là des excitations qui font promptement place à l'état inverse. Elles sont au plus haut degré relatives, et dépendent soit de la dose, soit de circonstances individuelles. Elles se rapportent en partie à l'affection nerveuse qui, avant de céder à l'action déprimante fondamentale, se manifeste par une réaction vive et anomale contre l'agent qui l'attaque violemment; en partie aussi au sang qui afflue en plus grande abondance vers le cerveau, sur lequel il agit comme le plus puissant des stimulus, et dont il exalte l'activité, comme on le voit dans toute autre congestion sanguine ou état inflammatoire de ce viscère (1). En effet, c'est toujours par l'effet local qu'on apprécie le mieux l'action immédiate d'un corps quelconque sur l'organisme, et cet effet, en ce qui concerne l'opium, est constamment une diminution de la sensibilité. Le canal intestinal, mis en contact avec de l'opium, cesse d'agir; de même l'application de cette substance sur une partie extérieure y éteint la douleur, le spasme, en supposant l'épiderme entier, car la dénudation du derme rend appréciable ou douloureuse l'action de tout corps étranger, surtout résineux.

5°. *La constipation* et *la sécheresse de la gorge*, par suite de la paralysie locale du tube alimentaire et de ses vaisseaux excréteurs. C'est l'engourdissement, le sommeil des intestins.

6°. *L'accroissement de la sécrétion cutanée, la sueur.* C'est le produit de la force excitante, de l'exaltation de l'activité artérielle, de l'accroissement du mouvement vers la périphérie, joint à l'effet sédatif, à la cessation du spasme de la peau, au relâchement des orifices des vaisseaux. Voilà aussi

(1) L'effet pur de l'opium ne peut être connu que chez les hommes qui n'y sont point accoutumés; il n'y a donc point d'objection à fonder sur les effets qu'il produit chez les Turcs et autres Orientaux, ainsi que chez ceux qui, chez nous, se sont habitués à en faire usage. L'habitude engendre un rapport tout nouveau entre l'opium et un organisme auquel l'émoussement entraîné par un long abus a imprimé une modification pathologique. Le courage furibond que les Turcs doivent à l'opium est le résultat d'un effet positif et d'un effet négatif : d'un côté, l'insouciance, l'oubli du danger et de soi-même, qui tiennent à l'action déprimante de cette substance; de l'autre, l'exaltation de la force et du courage, qui se rattache à l'afflux plus considérable du sang vers le cerveau et le cœur. Chez nous aussi, ceux qui depuis long-temps prennent l'opium à hautes doses, n'éprouvent plus de sa part d'autre effet appréciable qu'un entier oubli de soi-même, de ses douleurs, de son état de maladie, d'où résulte un sentiment de satisfaction et de bonheur.

pourquoi l'opium favorise la suppuration, et pourquoi il provoque si facilement la miliaire, des pétéchies et des aphthes, dans les fièvres.

7°. On peut encore considérer comme un effet assez constant celui qui porte sur les parties génitales et les voies urinaires, dont il stimule l'action. Les organes sexuels sont surtout ceux que l'opium excite; il donne ordinairement lieu à des rêves voluptueux, à des érections, à des éjaculations. Quant à l'appareil urinaire, il accroît fréquemment la quantité de l'urine, mais d'une manière plus conditionnelle, et l'on est encore dans le doute de savoir s'il active réellement la sécrétion urinaire, ou s'il ne fait que rendre plus vif le stimulus qui pousse à vider la vessie.

8°. Lorsque l'opium est employé à très hautes doses ou pendant fort long-temps, il amène la dissolution du sang, la destruction des combinaisons organiques qui caractérisent la matière vivante, la putrescence, la gangrène, la promptitude de la putréfaction après la mort. Quoique scondaire, cet effet est un des plus constants. L'abus de l'opium peut transformer toutes les fièvres aiguës en fièvres putrides, et faire passer toutes les inflammations à la gangrène. L'usage prolongé de cette substance amène également, dans les maladies chroniques, une tendance à la dissolution et aux hémorrhagies. Chez les Turcs eux-mêmes, elle finit par déterminer une mort lente, et des hémorrhagies abondantes. La promptitude avec laquelle le cadavre passe à la putréfaction, dans tous ces cas, n'est pas un phénomène moins constant, et, sous ce rapport, l'opium ressemble à la foudre, qui produit le même effet.

II. *Effet fondamental*. Nous voyons donc, dans l'opium, une réunion fort singulière, et dont on ne connaît pas d'autre exemple, d'une vertu excitante avec une vertu sédative, d'une puissance vivifiante avec une autre mortifère, et c'est là précisément ce qui le distingue à un degré si éminent, ce qui lui donne tant de valeur dans la pratique. Diminuer la sensibilité, la vie nerveuse, et même la détruire entièrement, stimuler et exalter l'irritabilité du cœur et la vitalité du sang, c'est-à-dire ce qui fait la base de la vie organique, enfin, par un phénomène inséparable de celui-là, accroître et accélérer le travail intérieur de la vie, jusqu'au point d'occasioner une hyperanimalisation mortelle, d'éteindre toute plasticité, et d'amener un commencement de décomposition chimique, tel est le caractère essentiel, l'effet fondamental de ce médicament extraordinaire. De là son aptitude à relever et remplir instantanément le pouls abaissé par la faiblesse, à retarder celui dont la même cause a déterminé l'accélération, et à provoquer les plus violentes congestions sanguines, jusqu'à l'inflammation, de sorte que nulle autre substance n'amène aussi rapidement que lui le passage à la gangrène, la colliquation, l'hypercarbonisation, la putréfaction, la décomposition.

L'opium est donc un grand excitant et cardiaque, le plus puissant même de tous ceux que nous possédons, et cet effet, de sa part, est réellement positif, primaire, il ne dépend pas d'une réaction secondaire ou antagonistique. Les phénomènes qu'il produit dans l'état de maladie et d'épuisement extrême de la vie, nous en fournissent la preuve convaincante, s'il est vrai, comme on n'en saurait douter, que, pour apprécier la manière d'agir des substances médicinales sur le corps vivant, nous soyons obligés de ne point nous borner aux essais tentés chez des sujets bien portants, et d'appeler encore à notre secours la pathologie et les effets pathologiques. Il faut avoir été témoin des résultats surprenants et instantanés qu'une seule dose d'opium procure dans les cas d'affaissement, d'épuisement complet de la force vitale entière, dans les fièvres typheuses, dans la variole maligne. Il faut l'avoir vu rendre plein, uniforme et vigoureux un pouls à peine perceptible, fréquent, tremblant et intermittent, distribuer une chaleur uniforme à la peau, répandre partout la turgescence vitale, remplir le malade d'un sentiment nouveau de vie, de force, de courage, de bien-être, enfin, communiquer tout-à-coup l'impulsion la plus énergique au travail curatif intérieur, à la crise, qui n'avait pu jusqu'alors s'accomplir, et imprimer à toutes les productions et sécrétions salutaires un mouvement qui dès lors ne s'arrête plus.

En cela, Brown avait parfaitement raison, quoique, dès long-temps avant lui, cette propriété fût connue et mise à profit. Seulement il perdit de vue l'autre côté de l'opium, il oublia que cette substance agit aussi comme sédatif sur le système nerveux, et que même son impulsion excitante est si tumultueuse, remue si profondément la vie, qu'à la stimulation succède très facilement et très promptement une débilitation extrême, même un état paralytique, de sorte qu'on ne peut point lui attribuer une propriété fortifiante véritable et durable.

Mais l'idée d'excitation, de stimulation, n'épuise point

l'effet primaire de l'opium, pas plus que celle de surexcitation n'épuise l'effet consécutif ; car l'action de cette substance s'étend bien plus loin, l'excitation portant jusque sur le travail fondamental de la vie, sur la composition chimico-vitale, tout comme la surexcitation devient une surabondance de vie, une exaltation des phénomènes de la vie par-delà les bornes de l'état normal. C'est ce qu'attestent les promptes dégénérescences en putridité, en gangrène, en dissolution, auxquelles l'opium donne lieu.

Ainsi, la sédation ne doit pas moins que l'excitation être considérée comme effet fondamental de l'opium. Cette sédation n'est point, ainsi qu'on a coutume de l'admettre, un phénomène purement secondaire, et qui dépend de la surexcitation ; de même que l'excitation, elle constitue une action primitive, exercée directement sur les nerfs, ce que démontre surtout le pouvoir dont jouit l'opium, appliqué localement, de faire cesser la douleur, le spasme et même toute espèce d'activité.

J'obéis donc à ma pleine conviction en disant que nous ne possédons pas une seule substance médicinale qui agisse d'une manière à la fois si immédiate, si énergique et si variée sur l'ensemble de la vie et sur le principe fondamental de la vitalité entière, que l'opium. Quiconque l'emploie a entre ses mains la vie et la mort, qui se touchent de très près. Sydenham avait donc raison de dire que, sans lui, la médecine serait incomplète et insuffisante.

III. *Manière d'agir de l'opium.* Mais tout homme réfléchi se demande naturellement comment on peut expliquer ces effets surprenants, jusqu'à un certain point contraires, et qu'on ne rencontre dans aucun autre médicament.

Depuis des milliers d'années, la sagacité des médecins s'est exercée sur ce problème, l'un des plus obscurs que la nature leur offre. Rien de plus instructif, mais aussi de plus décourageant, que l'exposé des opinions successivement émises à cet égard ; nous y trouvons en même temps l'histoire de l'esprit humain et celle des différents degrés auxquels la science s'est élevée peu à peu ; et comme le mystérieux moyen dont on cherchait à dévoiler l'action, ébranle la vie organique jusque dans ses profondeurs les plus cachées, cet exposé nous fait aussi connaître les idées fondamentales qu'à chaque époque on s'est formées de la nature et de la vie elle-même.

Nous rencontrons d'abord les esprits vitaux, qu'au dire des médecins de l'antiquité, l'opium a le pouvoir d'enchaîner et de charmer d'une manière miraculeuse (1). Viennent ensuite les galénistes, qui attribuaient une nature froide à l'opium, et en conséquence y associaient des aromates. Sylvius, qui expliquait tout par la chimie, voulait que ce médicament renfermât un principe sulfuro-volatil, qui était la source de tous ses effets. Vanhelmont le faisait agir sur l'archée, dont les affections servaient à rendre raison de tous ses phénomènes. L'école mécanique dérivait ceux-ci d'une obstruction des plus petits vaisseaux, qu'elle le disait propre à déterminer. Ensuite s'éleva l'opinion, qui devint presque générale et régna long-temps, suivant laquelle l'opium agit uniquement en produisant l'expansion du sang, hypothèse que Frédéric Hoffmann lui-même adopta en grande partie. Puis, on vint à mieux connaître le système nerveux et son influence sur les fonctions organiques. Haller aperçut la différence qui existe entre la sensibilité et l'irritabilité, et cette découverte, qui changea la face de la physiologie et de la pathologie, modifia singulièrement aussi la manière de concevoir les effets de l'opium. Ces effets furent rapportés principalement, et même par Cullen exclusivement, aux nerfs (2). Dans les temps modernes, deux théories surtout méritent d'être distinguées. L'une, fort ingénieuse et imaginée par Louis Hoffmann, repose sur le principe que les petits vaisseaux et leurs terminaisons, ayant une irritabilité inférieure à celle des gros vaisseaux et du cœur, doivent la perdre avant ces derniers, sous l'influence excitante de l'opium ; de là résulte un état de faiblesse relative, une inaction, une suspension du mouvement des humeurs dans les petits vaisseaux, une résistance, une rupture d'équilibre, qui entraîne une réaction plus forte de la part du cœur. L'autre appartient au trop fameux Brown ; suivant lui, l'opium est l'excitant le plus énergique, le plus diffusible, pour le système entier ; il provoque donc d'abord une réaction des plus vives dans l'économie entière, mais, par cela même, laisse à sa suite un épuisement extrême de la force, ce que le novateur écossais appelait faiblesse indirecte. L'hypothèse la plus récente se rattache au système de la po-

(1) Le grand Bacon prétendait encore que l'opium repousse les esprits vitaux de l'extérieur, et les concentre au dedans.

(2) Cette opinion a été adoptée par M. Brachet.

larité créé par les partisans de la philosophie dite naturelle, et tient de près à celle de l'école iatrochimique.

La plupart des médecins pensent aujourd'hui que l'opium agit en irritant le système entier, et que les effets narcotiques sont une conséquence de la surexcitation, de la débilitation indirecte. A cette doctrine, j'opposerai les deux questions suivantes. Pourquoi d'autres substances tout aussi diffusibles et qui excitent prodigieusement le système vasculaire, par exemple, le musc, l'ammoniaque et le castoreum, ne produisent-elles pas également des effets narcotiques? D'un autre côté, ne voyons-nous pas des substances qui donnent lieu aux effets narcotiques les plus intenses, sans exercer aucune stimulation sur le système vasculaire, sans changer le pouls, ni la chaleur, même en retardant le pouls, et, par conséquent, en déprimant l'action du cœur? Il me semble qu'on doit conclure de là que le principe narcotique est une chose toute particulière, qui agit d'une manière immédiate et spécifique sur le cerveau et le système nerveux, indépendamment de l'irritabilité du cœur et du système vasculaire, et qui a le pouvoir de les affecter et de les déprimer directement, sans le concours d'une surexcitation. Or, ce principe narcotique existe manifestement aussi dans l'opium. Nous en avons la preuve dans l'odeur particulière de ce dernier, qui, de toute évidence, appartient à la classe des odeurs dévolues à la jusquiame, à la pomme épineuse et à d'autres plantes narcotiques, et dont la présence nous décèle toujours celle d'un principe narcotique. Nous en trouvons encore la preuve dans l'effet sédatif local de l'opium : ce médicament, lorsqu'on l'applique à l'extérieur, agit comme anodin et calmant, sans exciter en aucune manière le système vasculaire; j'ai même éprouvé, après en avoir tenu long-temps un gros morceau dans la main, pendant une journée chaude, qu'il pouvait, par le seul fait de la sympathie nerveuse, agir sur le sensorium et provoquer des symptômes de narcotisme (1). La simple application de l'opium sur les tempes, fait dormir (2) ; celle sur la région épi-

(1) Je demande à ceux qui admettent l'identité de l'action du vin et de celle de l'opium, si l'alcool, même le plus fort, a jamais produit cet effet.

(2) C'est un des moyens auxquels j'ai ordinairement recours dans l'insomnie des malades nerveux, état qui leur cause tant de fatigue; je fais appliquer tous les soirs sur les deux tempes un mélange d'une demi-once d'emplâtre de jusquiame et d'un scrupule d'opium, malaxés ensemble.

gastrique fait cesser immédiatement la sensibilité locale et l'activité nerveuse de l'estomac (appétit, faculté digestive et mouvement péristaltique); celle sur la surface intérieure du rectum arrête le mouvement péristaltique du canal intestinal. Nous voyons, en outre, que la seule vapeur de cette substance, c'est-à-dire la plus pure expression du principe narcotique, suffit pour causer de la stupeur. L'eau distillée d'opium, qui n'offre rien d'appréciable à la chimie, et qui probablement ne contient non plus que la vapeur, les parties les plus volatiles, agit comme calmant contre les douleurs de l'ophthalmie. Enfin, l'expérience prouve que l'extrait aqueux est stupéfiant, anodin et calmant, sans exciter le système sanguin (de sorte qu'il ressemble aux narcotiques purs, la jusquiame, la pomme épineuse), ce que ne fait point l'extrait résineux, et il n'en faut pas davantage pour témoigner de l'existence d'un principe narcotique qui agit sans le concours d'une excitation du sang et des vaisseaux. On peut même, en ajoutant du nitre ou autres antiphlogistiques à l'opium, lui enlever sa propriété échauffante, sans lui rien faire perdre de ses vertus sédatives.

Nous devons donc, de toute nécessité, distinguer, dans l'opium, l'effet sédatif et l'effet excitant; et la seule explication satisfaisante qu'on puisse donner, suivant moi, de sa manière d'agir, consiste à dire qu'il est une combinaison particulière et intime d'un principe narcotique et d'un principe excitant, d'une substance qui agit d'une manière spéciale sur le système nerveux, et d'une autre dont l'action porte particulièrement sur le système sanguin. Un léger coup-d'œil jeté sur les plus importants de nos narcotiques prouve que cette distinction est fondée, et qu'il n'y a pas, entre l'effet narcotique et l'effet excitant, le rapport direct, la corrélation constante, qui devraient exister si ces deux effets ne faisaient qu'un, s'ils résultaient d'une seule et même irritation. La pomme épineuse est peut-être le plus fort narcotique que nous possédions après l'opium; or, les nombreuses expériences faites sur les animaux témoignent qu'elle n'excite pas le moins du monde le pouls ni le système vasculaire sanguin; la digitale déprime même le pouls; la belladone l'émeut; l'acide hydrocyanique peut anéantir entièrement la sensibilité sans stimuler ni le cœur ni le système vasculaire. Ces remarquables différences entre les effets des narcotiques me paraissent même être la plus forte preuve qu'on puisse donner de celle qui existe entre la sensibilité et l'irritabilité, comme forces organiques fondamentales.

Adressons-nous maintenant à la chimie, cette science qui décompose tout, et demandons-lui en quels principes on parvient à résoudre l'opium. Peut-être jaillira-t-il de là quelque lumière sur les effets divers de cette substance. Peut-être y trouverons-nous la clé du mystère qui couvre les forces différentes dont elle est animée. L'ancienne chimie se contentait de traiter l'alcool par l'eau, le vin et l'alcool, et de séparer les parties solubles dans l'eau de celles qui ne se dissolvent point; il fut reconnu que la dissolution aqueuse (l'extrait aqueux) possédait les propriétés narcotiques (bien qu'à un degré plus faible), mais qu'elle ne jouissait pas des propriétés échauffantes, que, par conséquent, ces dernières appartenaient à la partie résineuse non soluble; aussi les médecins employèrent-ils l'extrait aqueux toutes les fois que l'excitation du sang et la phlogose rendaient l'usage de l'opium dangereux. La chimie moderne, qui a fait de si grandes découvertes, et qui a ouvert des voies nouvelles pour pénétrer dans l'intérieur de la nature, a dirigé aussi ses puissants instruments sur cet objet si important, et soumis l'opium aux analyses les plus minutieuses, les plus variées. Elle y a trouvé, comme éléments, de l'azote, du carbone, de l'hydrogène. Quant aux matériaux immédiats, ses résultats ont été qu'il se réduit à quatre substances, la morphine, la méconine, la narcotine et l'extractif (1). Mais les opinions sont très partagées encore sur le compte des propriétés et des effets de ces substances. Ce qu'il y a de certain, c'est que la morphine seule agit fort peu. Elle a besoin d'être combinée avec un acide, et alors elle produit des effets semblables à ceux de l'opium, qui vont même jusqu'à causer un empoisonnement mortel. Mais il reste encore la narcotine, fort active suivant les uns, presque inerte selon les autres. Il ne s'est pas non plus confirmé que, comme on le pensa d'abord, les effets excitants appartinssent à la narcotine, et les effets narcotiques à la morphine. D'ailleurs,

---

(1) Cet extractif ne me paraît point une chose indifférente, et les chimistes me permettront de leur demander s'ils ne l'ont pas traité avec trop d'insouciance, tant en général, qu'à l'égard de l'opium en particulier. Car, qu'entend-on par-là, si ce n'est la partie que nous ne connaissons point encore, et ne vaudrait-il pas mieux substituer à ce mot d'*extractif* celui de *matière problématique*, qui annoncerait au moins un problème dont la solution réclame d'ultérieures recherches?

il reste encore à étudier l'extractif, que le chimiste suédois Lindbergson assure être ce qu'il y a de plus efficace dans l'opium.

Quel résultat découle, pour le médecin, de toutes ces recherches? Ni la morphine seule, ni la narcotine seule, ni la méconine seule, ni l'extractif seul ne sont l'opium, dont M. Orfila dit lui-même que l'action tient à la réunion de ces substances; à quoi j'ajoute qu'elle dépend encore de leur mode particulier de combinaison et d'existence, que l'analyse chimique détruit. D'où il suit, pour la pratique, que celui qui veut faire usage de l'opium, doit employer l'opium lui-même. Alors il est certain de mettre en rapport avec l'économie toutes les substances que ce médicament renferme, et de les administrer à cet état particulier de combinaison organique qui est probablement ce qu'il y a de plus important dans tous les corps, la cause de leur essence proprement dite.

Ce qui, de nos jours encore, a bien plus d'importance pour le praticien, c'est l'ancienne manière de lui offrir l'opium sous la double forme de dissolution spiritueuse et de dissolution aqueuse, de teinture et d'extrait aqueux. Là, effet narcotique, avec congestion sanguine, et accroissement de l'action du cœur; ici, effet narcotique sans propriété échauffante, ou du moins avec un échauffement bien plus faible. Voilà ce que l'expérience constate, et ce qui est de la plus haute importance pour la pratique, puisqu'il y a des cas où nous voulons avoir l'action sédative réunie à l'action excitante, tandis que, dans d'autres, nous recherchons seulement la première et redoutons la seconde.

Mais, même sous le point de vue chimique, cette distinction a de l'importance; car elle nous montre au moins, sous la forme la plus simple, que les parties constituantes de l'opium qui sont solubles dans l'eau possèdent les principes narcotiques presque purs, tandis que celles dont l'alcool opère la dissolution renferment, en outre, les principes excitants, qui sont, par conséquent, à séparer des autres; or, les premiers sont le méconate de morphine et l'extractif, les seconds, la morphine pure et la narcotine.

Qu'on me permette de soumettre également ici mon opinion au creuset de la critique. L'empire de l'irritabilité diffère de celui de la sensibilité non pas seulement par le nom, mais encore quant au fond; il existe à part soi, il a en lui-même le fondement de son activité, qui n'est pas un effet secondaire, une dépendance de celle des nerfs, quoique, d'ailleurs, influencée et modifiée par cette dernière. Haller avait parfaitement raison en cela; pour s'en convaincre, il suffit de jeter un coup-d'œil sur le cœur et sur ses nerfs, si insignifiants, eu égard à la force qui l'anime, comme aussi sur le premier *punctum saliens*, qui s'étend et se contracte sans nerfs (1).

Mais, pour bien saisir l'idée de l'irritabilité et du système irritable, il faut l'embrasser dans tout son ensemble, ce qui fait que j'aime mieux employer les termes de vie du sang et du système sanguin. En effet, ce qui jouit de la vie, à proprement parler, dans ce système, c'est le sang. Le sang est son élément; le cœur et la circulation existent pour lui, et non, comme on le pense généralement, le sang pour le cœur, afin de le faire entrer en action.

C'est le sang, et non le nerf, qui est la source et le *substratum* de la vie, car le nerf lui-même a besoin du sang pour vivre. Le liquide existe avant le solide; tout ce qui a vie émane du liquide, non pas seulement à l'époque de sa première origine, mais encore pendant la durée entière de son existence. Le sang et le système sanguin sont donc la base de la vie, à proprement parler, organique, de la vie végétative et plastique; le sang est le facteur de la vie, et le nerf en est le régulateur.

La réceptivité pour les impressions du dehors ne se rapporte pas non plus uniquement au système nerveux, elle n'est pas toujours dépendante de ce système et, par conséquent, secondaire en ce qui concerne la vie du sang, car il y a des influences extérieures qui agissent tout aussi immédiatement sur le sang (sa composition, sa vie), que sur les nerfs. Je me contenterai de rappeler l'effet de la saignée, qui, manifestement, exerce une influence immédiate sur la composition, sur la vie du sang. La chaleur est dans le même cas; elle accroît la turgescence du sang, elle exalte la vie de ce liquide,

---

(1) Je citerai encore deux faits qui établissent l'indépendance de l'irritabilité, comme force organique fondamentale. L'un est la contraction et l'oscillation des fibres musculaires, même après la section des nerfs, quand on les met en contact avec des excitants, non pas seulement chimiques, mais encore mécaniques. L'autre, auquel on semble avoir fait trop peu d'attention jusqu'à ce jour, est l'absence de la fatigue, malgré un travail continuel, tel que celui qu'accomplit le cœur, tandis que toute action qui dépend de nerfs est soumise à la loi de la fatigue. Je crois que ces faits démontrent une force inhérente aux organes, qui se suffit à elle-même, qui puise en elle-même les matériaux de sa restauration, en un mot une force spéciale.

sans avoir pour cela besoin de la coopération préalable du système nerveux.

De même, l'opium agit simultanément et d'une manière immédiate sur les nerfs et sur le sang; il détermine, dans ce dernier, une exaltation momentanée de sa vitalité, qui s'annonce par le phénomène si sensible de la turgescence, par l'accroissement de l'activité du cœur, par l'exaltation de la vitalité des produits placés sous la dépendance immédiate du sang, par exemple, de la suppuration; enfin, par une accélération générale du travail de la vie, par la promptitude avec laquelle la matière organique passe à la décomposition et à la putrescence.

Il nous suffit donc d'attacher à l'idée de la vitalité un sens plus élevé et plus large que celui qu'on lui donne ordinairement aujourd'hui; ne voyons-nous pas dans les végétaux, qui sont aussi des êtres organiques vivants, des indices irrécusables de vitalité et même d'un certain degré d'irritabilité, sans nerfs? Ne voyons-nous pas certaines substances exalter la vitalité des plantes, d'autres la déprimer, la détruire même, sans qu'il y ait de nerfs, comme le prouvent assez les expériences tant de fois répétées dans ces derniers temps? Et pouvons-nous révoquer en doute qu'au fond de la vie animale, il y ait également une vie végétale de cette nature?

Pour m'exprimer en peu de mots, je dirai : l'opium appartient à la catégorie des médicaments dont le mode d'action ne peut point s'expliquer, comme celui des autres, par les idées reçues de stimulus, d'irritation, d'excitement; semblable aux agents supérieurs de la nature, à la chaleur, à la lumière, à l'électricité, il agit immédiatement sur la vitalité elle-même et sur tous les points, détermine des modifications et des manifestations de cette vitalité, la pénètre et la remplit, avec cela de particulier, qu'il exalte la sphère organico-végétative de la vie, le travail fondamental de la vie plastique, tandis qu'au contraire il déprime la sphère de la sensibilité.

IV. *Indications*. De l'effet fondamental qui vient d'être assigné à l'opium, il est facile de déduire l'indication de recourir à l'emploi de cette substance.

Les cas qui la réclament sont ceux de spasme, d'état nerveux, c'est-à-dire de perversion ou d'exaltation de la sensibilité, mais, et il importe de bien noter ceci, quand il y a en même temps diminution de l'énergie du système sanguin et de la vie entière du sang. Ceci s'applique, tant à l'économie entière qu'à chacune de ses parties, à l'état aigu comme à l'état chronique.

Plus l'éréthisme du système nerveux est exalté et l'énergie du système sanguin déprimée, ou, en d'autres termes, plus il existe de vraie faiblesse vitale, plus l'opium est indiqué et mieux il convient; il triomphe surtout quand ce désaccord met la vie dans le plus imminent danger, comme, par exemple, dans la variole maligne, la gangrène et le typhus.

En conséquence, on n'administre jamais l'opium avec plus de succès que quand le corps a été préalablement affaibli par des pertes abondantes d'humeurs, ou par des émissions sanguines et des évacuations gastriques.

Ainsi, calmer le système nerveux excité, ramener à l'état normal son action qui s'en est écartée (ici se rangent aussi les vices des sécrétions), faire cesser le spasme, surtout diminuer l'accroissement douloureux de l'énergie du cœur et de la vie organique entière, telles sont les idées fondamentales qui doivent nous déterminer à faire usage de l'opium, ou nous diriger dans l'emploi de cette substance.

L'opium est indiqué d'une manière toute spéciale dans les douleurs, quand il importe de provoquer la sueur, en général lorsqu'il y a nécessité d'accroître les efforts du centre vers la périphérie, et enfin dans les cas d'évacuations intestinales débilitantes.

Mais de là découlent aussi les contre-indications, qui sont :

1°. La pléthore sanguine et la diathèse inflammatoire. Aussi long-temps que les émissions sanguines continuent d'être indiquées, l'opium serait le plus redoutable des poisons, parce qu'il accroît beaucoup la congestion sanguine, surtout vers la tête, et qu'il exaspère l'irritation inflammatoire. Ainsi on ne doit jamais l'employer dans le début des fièvres, qui sont toujours inflammatoires au moment de leur premier développement. Mis en usage hors de propos, dans de telles circonstances, il peut transformer toute fièvre quelconque en typhus, comme on l'a vu si souvent à l'époque du brownisme.

2°. Les accumulations de saburres dans l'estomac. L'opium ne convient jamais en pareil cas, parce qu'il fixe et immobilise les matières saburrales.

3°. La tendance du sang à la dissolution et à la putrescence. L'opium ne ferait qu'accroître cette tendance.

V. *Emploi de l'opium*. Mon but ne peut être de montrer quand et comment on doit employer cet héroïque médicament dans tous les cas et dans toutes les maladies; il me faudrait pour cela passer en revue la pathologie entière, car il n'y a réellement pas une seule maladie dans laquelle on n'ait fait usage de l'opium, et avec raison, lorsque certaines circonstances se trouvaient réunies. Je ne me propose autre chose que d'indiquer les cas dans lesquels cette substance convient d'une manière spéciale, où même nul autre médicament ne saurait la remplacer, ceux dans lesquels son emploi est douteux et exige des déterminations précices, ceux enfin dans lesquels il est encore trop peu connu et usité.

1°. *Inflammations locales.* En voyant mettre les inflammations locales à la tête des maladies contre lesquelles l'opium déploie surtout sa puissance, plus d'un partisan des doctrines régnantes sur l'inflammation haussera les épaules. Mais la chose n'en est pas moins vraie, et je regarde l'emploi bien dirigé de l'opium dans ces inflammations comme un des traits qui assurent la prééminence à la pratique moderne, comme la plus grande marque de talent que puisse donner un praticien. Voici le cas. Il arrive quelquefois, assez souvent même, qu'après avoir convenablement insisté sur les émissions sanguines, générales et locales, ainsi que sur les autres moyens antiphlogistiques, on voit cependant les symptômes de l'inflammation locale ne point céder, ou qu'après avoir diminué, ils ne tardent pas à reparaître, avec un redoublement d'intensité. C'est ce qui a lieu, par exemple, dans la pleurésie, à l'égard du point de côté, de la toux et de la difficulté de respirer; le pouls offre bien de la fréquence et un caractère fébrile, mais il est si petit qu'on n'ose plus répéter la saignée. Ici la méthode antiphlogistique a rompu la part que le sang et le système sanguin prenaient à l'inflammation, mais l'irritation du système nerveux de la partie enflammée, l'exaltation de la sensibilité, ou le spasme, comme on l'appelle aussi, persiste, souvent même exaspérée par la débilitation qu'entraînent des émissions sanguines trop copieuses, et plus on continue de tirer du sang, plus aussi la douleur et les autres symptômes locaux augmentent et doivent augmenter. En pareil cas, l'opium est l'unique remède, un remède divin; vingt-quatre heures lui suffisent pour enlever tous les restes de l'inflammation, comme par enchantement, car il réunit en lui, et à un degré qu'on ne retrouve dans aucune autre substance, les deux facultés requises, savoir celle d'éteindre l'excès de sensibilité, l'état spasmodique, dans la partie, et celle de stimuler assez les vaisseaux affaiblis pour leur rendre le degré d'énergie nécessaire à la résorption du sang stagnant ou extravasé, et à l'accomplissement de la crise, tant locale que générale, sans laquelle le retour à la santé ne saurait jamais avoir lieu.

C'est ce qu'on voit surtout dans les pleurésies, ou les pneumonies douloureuses. L'opium manié avec sagesse peut épargner beaucoup de sang au malade, et souvent même seul lui sauver la vie. Mais il faut pour cela le coup-d'œil du maître; car, malheureusement, l'opium, administré hors de propos, peut également entraîner ici les plus graves inconvénients, ce dont nous n'avons eu que trop d'exemples pendant la longue domination du brownisme, quand on se contentait de prescrire ce médicament dès le début même, et sans l'avoir fait précéder par les antiphlogistiques. La douleur cessait bien, mais l'oppression persistait, l'inflammation ne se résolvait point, et elle passait soit à la gangrène suivie de mort, soit à l'induration et à la suppuration; le malade recouvrait une apparence de santé, et l'on célébrait les vertus salutaires de l'opium; mais la malheureuse victime portait en elle un germe de mort, et tôt ou tard elle succombait à la phthisie pulmonaire. Car c'est là précisément le côté dangereux de l'opium : il fait taire pour un temps les douleurs, et berce ainsi le médecin et le malade d'une illusion dangereuse en ce qu'elle fait négliger le moment favorable pour recourir à des remèdes efficaces.

L'opium n'est donc à sa place que quand les douleurs lancinantes dans la poitrine ne cessent point entièrement après l'emploi méthodique des émissions sanguines et des antiphlogistiques, ou lorsqu'après avoir cédé aux émissions sanguines, elles reviennent sans cesse, souvent avec plus de force, que le vésicatoire ne procure non plus aucun soulagement, que le pouls est petit et mou, et qu'il n'y a plus possibilité de tirer du sang. Un grain d'opium, sous forme de poudre de Dower, pris le soir, produit des effets merveilleux. Il enlève les restes de l'inflammation en une nuit, et complète la crise, tant locale que générale, qui tardait à s'accomplir. Bien des fois aussi j'ai employé avec succès l'opium uni au mercure (1), association qui permet d'agir en même temps sur la portion lymphatique de l'inflammation, et de procurer la fonte et la résorp-

(1) *R.* Calomelas, six grains; opium, deux grains; sucre blanc, deux gros. M. Faites une poudre, à partager en six paquets, dont le malade prend un toutes les deux ou trois heures.

tion des caillots ou épanchements de lymphe. Il suffira souvent, pour compléter la cure, de continuer l'usage de ce moyen pendant vingt-quatre ou quarante-huit heures, en l'aidant d'une boisson expectorante chaude. La douleur disparaît, la respiration redevient libre, le malade crache, une sueur critique s'établit, et le pouls perd son caractère fébrile.

On peut quelquefois, au début des pleurésies rhumatismales inflammatoires simples, obtenir une guérison parfaite en pratiquant d'abord une forte saignée du bras, et administrant ensuite la poudre de Dower.

Je sais même un cas de cardite dans lequel les émissions sanguines, poussées aussi loin qu'il avait été permis de le faire, ne purent mettre un terme aux affreux battements de cœur et aux inexprimables angoisses qu'éprouvait le malade; l'eau de laurier-cerise fut employée sans résultat; l'opium enleva en peu de temps, et d'une manière complète, ces restes de la maladie.

Ce que je recommande surtout lorsqu'on emploie l'opium dans des maladies inflammatoires, c'est d'avoir égard au pouls, le principal signe d'après lequel on puisse juger si cette substance convient ou non. Non-seulement il ne faut l'administrer que quand le pouls a perdu sa force et sa dureté, mais encore on doit observer avec soin le malade auquel on en a fait prendre; si le pouls redevient dur et fréquent, c'est une preuve qu'il restait encore une tendance à l'inflammation, que l'opium a exaspéré cette tendance, et qu'on l'a donné trop tôt: il importe alors de le mettre à l'écart, et de s'en tenir aux narcotiques non échauffants, la jusquiame, l'eau de laurier-cerise, la digitale.

La même chose a lieu dans toutes les autres inflammations locales, où nous devons prendre pour guide les mêmes principes. Dans les inflammations des viscères abdominaux, le foie, la rate, l'estomac, celles surtout de ce dernier organe, dont l'exquise sensibilité et les sympathies étendues peuvent faire jouer, comme on sait, un si grand rôle à la partie nerveuse, que le malade périsse, rigoureusement parlant, non de l'inflammation, mais du spasme général provoqué par elle: ici l'opium est, en effet, l'unique moyen de sauver la vie. Dans le choléra très aigu, même dans le choléra asiatique, dont le véritable traitement ne diffère point de celui des gastrites portées au plus haut degré d'intensité, où, après les émissions sanguines, le seul moyen de salut est l'opium uni au calomelas, et aidé de boissons oléoso-mucilagineuses. Dans l'entérite, dans l'ileus inflammatoire, lorsque la constriction spasmodique des intestins, la constipation, persiste par l'effet de l'état nerveux qui survit à l'inflammation dont les émissions sanguines ont opéré la destruction, rien n'est plus propre à déterminer les évacuations alvines que le calomelas, avec l'opium et les bains chauds. Ceci s'applique également aux purgatifs, auxquels on est souvent obligé de recourir, et qui n'agissent qu'autant qu'on les associe à l'opium; car j'ai vu naguères, dans un ileus opiniâtre, le plus énergique même de tous les drastiques, l'huile de *croton tiglium*, ne produire d'effet que quand on vint à y adjoindre l'opium. Dans la cystite, l'ischurie inflammatoire, l'opium fait couler l'urine lorsque les émissions sanguines ont été employées en vain, que le cathéter et les diurétiques ne procurent aucun soulagement.

Les inflammations de la gorge, le croup surtout, méritent encore une attention particulière. C'est une des règles les plus importantes de la pratique, dans toutes ces maladies, la dernière spécialement, qu'il peut survenir une époque à laquelle, après que la méthode antiphlogistique, convenablement appliquée, a fait cesser l'irritation sanguine, le malade reste atteint d'une inflammation nerveuse, c'est-à-dire d'un état spasmodique des organes de la déglutition ou de la respiration, en sorte que, dans le premier cas, la difficulté d'avaler, et, dans le second, celle de respirer, persistent comme pendant la durée de l'inflammation, finissent même par amener la mort. Insister sur les antiphlogistiques ne serait alors d'aucun secours, puisqu'il ne reste plus de l'inflammation que le spasme; on n'obtient de bons effets que de l'opium, ou d'un autre puissant antispasmodique analogue, d'un vésicatoire au col, et de cataplasmes émollients et calmants. Je crois devoir appuyer sur ce point, particulièrement en ce qui concerne le croup; car j'ai remarqué qu'on s'en tient fort souvent à la seule idée de l'inflammation et de la méthode antiphlogistique, de sorte qu'on ne guérit point le malade, tandis qu'à l'époque dont il s'agit, l'opium, le musc, enlèvent fréquemment d'une manière instantanée tous les restes du mal, les symptômes de suffocation, et sauvent la vie, dans l'acception la plus rigoureuse du terme. C'est par là seulement qu'on parvient à s'expliquer la dissidence entre les médecins, dont les uns regardent la maladie comme inflammatoire, tandis que les autres la croyent spasmodique, tous se fondant sur l'effet des moyens mis en usage pour la combattre. Ils ont tous raison à un certain égard : car bien que la maladie soit toujours inflammatoire de sa nature et au moment de sa première apparition, quoique, dans bien des cas, les antiphlogistiques la guérissent à eux seuls, cependant la période inflammatoire peut faire place, souvent avec une grande promptitude, à l'état spasmodique ou nerveux, et alors il n'y a que les antispasmodiques puissants qui aient la faculté de sauver le malade.

L'encéphalite doit être traitée d'après des principes analogues. L'opium y trouve même place à deux titres, même comme moyen d'agir d'une manière spécifique sur la sensibilité, lorsqu'après les émissions sanguines, l'application du froid et l'usage des purgatifs antiphlogistiques, la stupeur et le délire ne cèdent point, quoique le pouls ne permette plus de tirer du sang ; en pareil cas, l'inflammation a été remplacée par l'état nerveux du cerveau, ou même il s'est déjà opéré un épanchement de sérosité, et l'opium suffit fort souvent seul pour enlever complètement le reste de la maladie, bien qu'on puisse lui adjoindre le calomelas, dans la vue de favoriser la résorption. J'ai vu avec plaisir les bons effets de l'opium contre le *delirium tremens* ramener un grand nombre de médecins modernes à l'usage de ce médicament, qu'ils avaient entièrement mis de côté, pour se borner aux antiphlogistiques ; mais je n'ai pas été médiocrement surpris de voir considérer ces effets comme un phénomène nouveau, tandis que depuis longtemps l'efficacité de l'opium était connue et appréciée des meilleurs praticiens dans toutes les affections cérébrales qui sont nerveuses de leur nature, ou qui ont pris le caractère nerveux après la cessation de l'inflammation.

Chacun reconnaît aujourd'hui l'action salutaire que l'opium, appliqué d'après ces principes, exerce dans les ophthalmies.

2°. *Fièvre nerveuse* et *typhus*. J'arrive tout naturellement à l'utilité de l'opium dans la fièvre nerveuse et le typhus. Je suis fort éloigné de croire que ces maladies reconnaissent toujours pour cause une inflammation cérébrale : mais ce qu'il y a de certain, c'est que le cerveau et le système nerveux s'y trouvent toujours affectés d'une manière morbide, et que l'encéphale est le centre de la maladie, tout comme le cœur l'est dans les fièvres inflammatoires. Une congestion sanguine s'y joint souvent, comme il arrive dans toute irritation locale ; mais d'une congestion à une inflammation la distance est immense, et la participation du système sanguin n'est jamais qu'un phénomène accessoire, non essentiel. Cependant il résulte de là, quant à l'emploi de l'opium, une différence fort importante, décisive même. Quelque indiqué que ce médicament puisse sembler par l'affection nerveuse du cerveau et du système nerveux, il nuira beaucoup, s'il existe simultanément congestion sanguine ou inflammation à l'encéphale; en pareil cas, il ne ferait qu'accélérer la manifestation de l'état soporeux et de l'apoplexie. Le doute même n'est point permis à cet égard, après la triste expérience qu'on a faite pendant la domination du brownisme. Mais il n'en est pas moins nécessaire de mettre en relief l'autre côté, que celui-ci avait fait oublier, et de réintégrer l'opium dans ses droits.

Il y a quatre cas dans lesquels l'opium est salutaire, même indispensable, chez des malades atteints de fièvres nerveuses.

a. Lorsque la fièvre est purement nerveuse dès le commencement, en d'autres termes quand c'est une fièvre de faiblesse, provoquée par des fatigues, l'abus des plaisirs de l'amour ou de l'onanisme, les excès de boisson, etc., ou survenue chez un sujet déjà nerveux, et qui n'offre simultanément aucun signe d'inflammation. Dans de telles circonstances, on peut, après avoir administré quelques évacuants, recourir de suite à l'opium, qui fréquemment suffit seul pour amener la guérison. Ici se rapportent les bons effets de cette substance, tant vantés par les modernes, dans la dipsomanie, le *delirium tremens*. Il existe, en outre, une espèce de fièvre nerveuse, qui se rencontre principalement chez les sujets délicats, jeunes et nerveux; le pouls est irrité, l'accablement extrême, mais on n'observe aucun symptôme d'affection locale, si ce n'est un léger délire, et rien n'annonce qu'il y ait ni disposition à l'inflammation, ni congestion sanguine vers la tête; les antiphlogistiques soulagent, mais la fièvre et le délire persistent pendant huit à quinze jours; il suffit, pour faire cesser promptement l'un et l'autre, d'ajouter un peu de teinture d'opium à la potion antiphlogistique.

b. Lorsqu'après avoir suffisamment employé les émissions sanguines, le froid et les évacuants, les signes de la congestion disparaissent, mais le délire persiste ou même dégénère en fureur. L'état est alors purement nerveux, et, dans beaucoup de cas, on obtient tout de l'opium, qu'il vaut cependant mieux associer au calomelas. Je n'oublierai jamais la joie qu'il m'a procurée à l'occasion d'un de mes plus chers collègues; le malade était au septième jour d'un typhus très intense, pouls petit, pulsations si nombreuses qu'on pouvait à peine les compter, état soporeux, délire, soubresauts des tendons. Les émissions sanguines, le froid, les purgatifs, le calomelas avaient été largement employés. Je fis prendre la poudre précédemment indiquée de calomelas et d'opium; à la sixième dose, le pouls était relevé et lent, les spasmes avaient cessé, la tête était libre, et la crise s'opérait; l'amélioration data de ce moment, et marcha ensuite d'une manière régulière. Combien d'autres cas analogues ne pourrais-je point citer !

c. Lorsque le typhus est accompagné, dès le principe, de diarrhée, de dysenterie ou de choléra, ce qui agit comme puissant dérivatif sur le cerveau, mais accroît le danger de l'épuisement total des forces et de la mort par inanition. L'opium est l'unique moyen d'arrêter cette profusion, de calmer la surexcitation du canal intestinal, et de sauver la vie ; seulement, il faut être certain que les premières voies sont bien nettoyées. Lui seul a été efficace dans le typhus qui ravagea la Prusse en 1806 et 1807, et dont la diarrhée était la compagne essentielle.

d. Lorsque les forces sont au plus bas, et que les nervins ou excitants, même les plus énergiques, ne peuvent relever le pouls, qui est petit et fréquent. Je ne connais pas de meilleur moyen que d'ajouter du laudanum aux autres stimulants, par petites doses fréquemment répétées.

Pour apprécier cet inestimable don du ciel, il faut l'avoir vu, en une seule nuit, rendre calme, plein et fort le pouls qui était petit et fréquent, faire cesser le délire, rendre la connaissance au malade, arrêter les évacuations épuisantes, en un mot produire une métamorphose véritablement miraculeuse.

Du reste, on n'oubliera jamais, dans la fièvre nerveuse, qu'il ne faut recourir à l'opium qu'après avoir mis en usage les évacuants et les dérivatifs, et qu'on ne doit point, par conséquent, le prescrire de trop bonne heure.

3°. *Fièvre intermittente*. C'est dans la fièvre intermittente, surtout pernicieuse, que les effets de l'opium se manifestent de la manière la plus brillante. Il est réellement le seul moyen de sauver la vie, et si nous pouvons dire que nous sommes maîtres de cette maladie, c'est seulement depuis que les vertus de l'opium nous ont été révélées, ce dont nous sommes redevables à L. Hoffmann principalement. On appelle fièvre intermittente pernicieuse celle dans laquelle chaque paroxysme s'accompagne d'un symptôme dangereux, apoplexie, coma, etc., et qui tue d'ordinaire au second ou au troisième accès. L'opium peut ici sauver les jours du malade de deux manières. D'abord pendant l'accès même de l'apoplexie ; on se tromperait beaucoup en comptant sur la saignée, car l'accès n'est qu'un spasme, que l'opium seul peut faire cesser. En second lieu pendant l'apyrexie, pour prévenir l'accès ; il s'agit ici d'une fièvre intermittente, et l'important est de la supprimer en toute diligence, d'empêcher le prochain accès de se développer ; on n'y parvient sûrement qu'en donnant, pendant l'apyrexie, une once de quinquina, à la dernière prise duquel, immédiatement avant l'accès, on ajoute un grain d'opium. Cette méthode peut être considérée, en général, comme la meilleure pour faire cesser toutes les fièvres intermittentes opiniâtres.

4°. *Spasmes*. Chacun sait que l'opium est le plus puissant remède contre les affections spasmodiques, et que ces maladies sont celles dans lesquelles on l'emploie le plus fréquemment: Tout médicastre même, en prononçant le mot de spasme, laisse aussi échapper celui d'opium, mais seulement le mot, ce qui est un grand malheur, car quelle énorme différence n'y a-t-il point entre les spasmes contre lesquels l'opium se montre utile, et ceux dans lesquels il nuit, cause même d'irréparables dommages ou la mort. Je vais indiquer les moyens de distinguer ces cas les uns des autres.

Il y a trois points qu'on doit soumettre à un examen profond, avant d'administrer l'opium. Il faut examiner si le spasme est accompagné de pléthore sanguine, de congestion cérébrale, de diathèse inflammatoire, ou même engendré par quelqu'une de ces circonstances ; s'il est accompagné ou provoqué par des saburres gastriques ; enfin s'il est exempt de toute complication, et purement nerveux.

Dans le premier cas, à l'égard duquel je signale surtout les jeunes gens et les petits enfants, durant le travail de la dentition, l'opium augmente les spasmes, et peut exaspérer la maladie jusqu'au degré d'une apoplexie mortelle. L'indication est de combattre d'abord la congestion par les émissions sanguines, les antiphlogistiques et les révulsifs, qui suffisent souvent ; si les spasmes persistaient ensuite, l'opium serait permis et utile. Cependant il vaudrait encore mieux commencer par des antispasmodiques non échauffants, tels que la jusquiame, l'eau de laurier-cerise, le zinc, et n'administrer l'opium que quand ceux-là n'auraient pas produit un effet complet.

Dans le second cas, l'opium nuirait également, au lieu d'être utile. Le premier soin doit être de nettoyer l'estomac et le canal intestinal par des vomitifs et des purgatifs; après quoi, si les spasmes persistent, on donne l'opium.

Le troisième cas est le seul dans lequel l'opium convienne et soit efficace. Plus l'état spasmodique repose sur la véritable faiblesse, ou plus le malade a été préalablement débilité par des émissions sanguines et des purgatifs, en un mot, plus le pouls est petit, mou et vide, plus aussi les effets de l'opium sont avantageux. Cependant il importe de remarquer que les personnes atteintes de spasmes purement hystériques, éprouvent souvent une répugnance idiosyncrasique pour cette substance, de sorte qu'alors on fait bien de l'associer à un correctif, par exemple à la jusquiame ou au castoreum. C'est aux circonstances de ce genre que se rapportent et la composition imaginée par Sydenham, et les associations si variées de l'opium avec des substances aromatiques (thériaque, mithridate) dont les anciens médecins avaient déjà reconnu la nécessité.

Une remarque fort essentielle encore, et dont l'expérience m'a bien des fois confirmé la justesse, c'est que, dans les spasmes violents, du bas-ventre surtout, et dans ceux qui se rattachent principalement à la moëlle épinière et au nerf intercostal, l'opium a infiniment plus d'efficacité lorsqu'on l'administre sous la forme de lavements, que quand on le fait prendre par la bouche.

5°. *Affections nerveuses traumatiques.* L'irritation traumatique mérite une attention spéciale. Lorsqu'après avoir reçu une blessure grave ou perdu beaucoup de sang, le malade est étendu sur son lit, en proie à des spasmes, raide et à demi mort, ou lorsque, dans de semblables circonstances, les douleurs deviennent excessivement violentes au second ou troisième jour, le pouls et tout l'extérieur annoncent un état nerveux, l'inflammation n'a point une couleur vive, et la suppuration est plus ichoreuse que purulente; il n'y a que l'opium qui puisse changer la scène avec rapidité, parce que, d'un même coup, il apaise la douleur, fait cesser le spasme, relève la force vitale, et corrige le travail de l'inflammation et de la suppuration par son action toute spéciale sur le système sanguin et la plasticité du sang.

Il n'y a pas long-temps encore que j'ai pu m'en convaincre chez une femme qui venait de subir l'opération césarienne. L'opération avait été pratiquée cinq jours auparavant, trente-six heures après l'éruption des eaux, et en six minutes, par la main habile de M. Græfe; la malade, d'une complexion faible, avait été saignée deux fois avant de la subir, et une fois après: elle avait pris jusqu'alors la potion de Rivière, puis alternativement de l'extrait de jusquiame et de l'eau de laurier-cerise, ce qui avait modéré les souffrances. Au cinquième jour, les douleurs acquirent une violence extrême; elles ressemblaient à celles du travail de l'enfantement, et arrachaient presque des cris à la malade. Le pouls était petit, à cent trente-cinq pulsations, les mains se refroidissaient, une sueur visqueuse couvrait le corps, les lèvres de la plaie avaient une teinte blafarde. On fit prendre d'heure en heure une goutte de laudanum liquide, avec deux gouttes de liqueur anodine. Au bout de quelques heures, les douleurs cessèrent, le pouls se releva, et diminua de vingt pulsations, les lèvres de la plaie prirent une teinte inflammatoire plus vive, et la sécrétion fut moins ichoreuse; à dater de ce moment, la guérison suivit une marche régulière, et la maladie se termina heureusement.

J'ai à peine besoin de rappeler que l'opium est la seule ancre de salut qui reste dans le trisme et le tétanos traumatique. Le monde médical entier en a l'intime conviction. C'est ici précisément qu'on voit ressortir d'une manière merveilleuse la propriété dont cette substance jouit d'apaiser les spasmes. La sensibilité se trouve tellement enchaînée par l'état spasmodique, que l'effet narcotique de l'opium n'est même point senti; nous pouvons le donner sans inconvénient jusqu'à des doses énormes. Mais, dès qu'il a fait cesser le spasme, on voit reparaître la perception et la réaction normales.

Dans le tétanos aussi, l'opium en lavements, à fortes doses (une demi-once à une once de laudanum), produit souvent plus d'effet que de toute autre manière. On ne peut même quelquefois pas l'administrer autrement, à cause de l'occlusion complète de la bouche.

6°. *Folie*. L'effet de l'opium dans les maladies mentales dépend d'une foule de circonstances et d'individualités: tantôt prompt et bien évidemment salutaire, tantôt, et plus souvent, nul, parfois aussi nuisible au plus haut degré. Il importe donc de distinguer les cas avec un soin tout particulier.

La principale règle à suivre est celle-ci: plus le désordre intellectuel est purement nerveux, plus il est accompagné de véritable faiblesse, ou plus il la reconnaît pour cause, plus aussi l'opium se montrera salutaire, comme on le voit dans l'aliénation mentale due à l'abus des boissons spiritueuses ou des plaisirs de l'amour, dans celle qui a un caractère hystérique, dans celle qui est restée à la suite d'une affection inflammatoire, et dans la folie purement morale. Mais quand il y a état pléthorique ou tendance à une excitation phlogistique active du cerveau, ou quand la source du mal ne réside point dans le cerveau et le système nerveux, qu'elle se trouve dans l'abdomen, qu'elle tient à des accumulations, des congestions, des stases dans les organes de la région précordiale, ainsi qu'on le voit surtout dans la mélancolie, l'opium ne fait que nuire. Il peut cependant, même alors, être utile sur la fin, lorsque la cause matérielle a été enlevée et qu'il ne reste plus qu'un état purement nerveux.

Ici encore il importe de faire remarquer que l'opium en lavements produit souvent bien plus d'effet, dans le délire nerveux, que quand on le donne par la voie de l'estomac.

7°. *Toux et affections de poitrine.* Ce sont également là des cas dans lesquels l'opium joue un grand rôle. On ne saurait nier que certaines espèces de toux, même de phthisie pulmonaire, peuvent être guéries par cette substance. Mais il est tout aussi certain qu'elle en aggrave bien plus qu'elle n'en soulage, qu'elle peut même provoquer une véritable inflammation du poumon, et déterminer le passage à la phthisie pulmonaire. Tout dépend de la différence qui existe entre les affections de poitrine, eu égard à leur nature, et de l'habileté avec laquelle le médecin parvient à les distinguer les unes des autres. Si la toux est de nature inflammatoire, effet ou tout au moins compagne d'une inflammation ou d'une congestion sanguine des poumons, l'opium ne manquera jamais de nuire. On en doit dire autant de la toux catarrhale, aussi long-temps qu'elle se trouve jointe à une irritation inflammatoire, et de la toux gastrique, qui ne cède qu'aux vomitifs, l'opium n'étant propre qu'à l'aggraver. Mais, dans la toux purement nerveuse ou spasmodique, rien de plus efficace que ce dernier médicament. Une seule dose de poudre de Dower, prise le soir, suffit pour la faire disparaître complètement. L'opium est aussi un des principaux moyens à mettre en usage pendant la seconde période, ou période nerveuse, de la coqueluche. Il y a même une espèce de phthisie, qui, durant sa première période, est complètement nerveuse, et qui résulte d'une exaltation de la sensibilité des poumons et du système nerveux entier ; ce qu'il importe alors, c'est de diminuer la sensibilité locale et générale ; or, rien n'est plus propre que l'opium, non-seulement à produire cet effet, mais encore à calmer la toux, quand, d'ailleurs, on le seconde par le lait d'ânesse, la gelée de lichen d'Islande et de salep, les bains tièdes, et les vêtements de flanelle sur la peau.

8°. *Dysenterie.* L'emploi de l'opium dans cette maladie fournit matière à des considérations d'un haut intérêt. Ici encore il importe de bien distinguer les cas.

Celui qui voudrait donner de l'opium dans une dysenterie bilieuse ou inflammatoire, ferait périr le malade. Au contraire, dans une dysenterie purement rhumatismale, c'est l'unique moyen de salut. L'effroyable dysenterie rhumatismale, causée par l'humidité et le froid, qui fit tant de ravages dans l'armée prussienne en 1792, tant qu'on la combattit, comme c'était alors l'usage, par la rhubarbe en poudre, ne redevint curable et ne cessa que quand on lui opposa généralement l'opium.

Cependant je conseille de commencer toujours par faire vomir au moyen de l'ipécacuanha, avant de passer à l'administration de l'opium, et de donner celui-ci, non pas en grande quantité à la fois, mais par petites fractions, souvent répétées, en le mêlant avec un mucilage ou une émulsion ; autrement on courrait le risque de déterminer une suppression brusque de la dysenterie, ce qui est toujours nuisible, tandis qu'on doit uniquement avoir en vue de diminuer peu à peu la sécrétion du mucus et du sang, comme aussi de faire cesser le spasme qui retient les matières alvines, but auquel on ne parvient jamais mieux qu'en suivant la méthode dont je viens de parler.

9°. *Diabète.* Quelque chose d'analogue a lieu dans le diabète ; car la cause prochaine de cette maladie est également un éréthisme morbide des reins, qui peut aller jusqu'à l'état convulsif, et qui, dans le diabète sucré, s'accompagne d'une perversion spéciale de la productivité (de la sécrétion chimico-organique), en sorte qu'au lieu des sels ordinaires de l'urine, il se produit du sucre. L'opium est assurément le plus énergique des moyens à mettre en usage contre cette cause prochaine, bien que les causes éloignées, qui varient à l'infini, et qui souvent sont directement contraires les unes des autres, puissent imposer la nécessité de commencer par employer d'autres moyens et d'autres méthodes, quelquefois suffisants pour procurer la guérison. Mais, quand on ne découvre aucune de ces causes éloignées, telles que pléthore, congestion, métastases, obstructions abdominales, ou quand la maladie persiste après leur destruction, et qu'il ne reste plus à combattre que le diabète, comme tel, que l'éréthisme des reins, avec l'altération spécifique de leur faculté sécrétoire, l'opium satisfait aux deux seules indications qu'on ait encore à remplir; il fait cesser l'éréthisme nerveux local, et il imprime une impulsion énergique vers la périphérie, il favorise et active la transpiration cutanée, qui agit comme contre-irritation et dérivatif. Le régime animal et l'opium à fortes doses, long-temps continués, sont les principaux moyens curatifs connus; l'expérience m'a appris qu'ils avaient réellement l'efficacité que leur ont attribuée Warren, Rollo, Blane et M. de Stosch, dans l'estimable traité qu'il vient de publier sur cette maladie.

Poisons, miasmes. Un des plus remarquables effets de l'opium est son action antimiasmatique et antivénéneuse.

C'était un fait reconnu dans l'antiquité que l'opium résiste aux poisons et à la contagion. On sait qu'un électuaire composé, comme la thériaque, d'un mélange d'opium et d'aromates, doit son nom à l'usage journalier qu'en faisait Mithridate, roi de Pont, pour se rendre inaccessible aux poisons. L'empereur Marc-Aurèle employait la thériaque dans la même vue.

On ne saurait disconvenir qu'un certain degré d'insensibilité et d'émoussement des nerfs ne soit propre à diminuer l'action des poisons et des miasmes sur l'organisme, puisque cette action repose sur la réceptivité de l'économie, qui elle-même dépend de la sensibilité. Ce qui le prouve, c'est le fait remarquable du peu d'aptitude à être atteint par les maladies contagieuses et épidémiques qu'on remarque chez les hypochondriaques et les hystériques, en qui la direction de la sensibilité, et sa concentration à l'intérieur, affaiblissent singulièrement la faculté de recevoir les impressions du dehors.

Mais nous devons bien distinguer ici les poisons animés, ou les miasmes, des poisons inanimés.

A l'égard des premiers, l'opium ne peut être utile contre eux que de deux manières; d'abord, en rendant les nerfs moins aptes à recevoir l'impression qu'ils exercent, et affaiblissant la réaction nerveuse, puis, en provoquant la sueur, et déterminant ainsi la volatilisation et l'expulsion du poison. Mais les anciens n'avaient point fait assez d'attention à la propriété qu'il possède d'accroître la circulation, d'échauffer, d'enflammer, et de cette négligence vint le funeste abus qu'on fit de lui dans les fièvres aiguës; car, persuadé, comme on l'était, que ces maladies dépendaient toujours d'un miasme, qu'il fallait repousser au dehors, on les convertissait ainsi presque toutes en fièvres malignes et putrides, accompagnées de miliaire et de pétéchies.

L'opium sera donc constamment nuisible dans le cas de miasmes aigus, si ce n'est, toutefois, durant les premiers moments de l'infection, car une dose de poudre de Dower, après laquelle on favorise la sueur, suffit souvent alors pour faire disparaître en vingt-quatre heures les premières traces de la maladie.

Mais il joue un rôle plus important dans les miasmes chroniques, où sa propriété de stimuler le sang, de volatiliser, de pousser à la périphérie, produit des effets très salutaires, et peut suppléer à ce qui manque souvent, en pareil cas, du côté de la réaction de l'organisme.

Prenons d'abord pour exemple un empoisonnement syphilitique. Une multitude de faits ont établi sans réplique que l'opium est le meilleur moyen de détruire certains reliquats de vérole, contre lesquels le mercure ne peut plus rien. Il fut un temps, de 1780 à 1785, où les Anglais crurent pouvoir guérir la syphilis par ce médicament seul, sans mercure, et ils en ont aussi publié un grand nombre d'exemples. Point de doute non plus que l'opium ne soit, à lui seul, capable de détruire les symptômes de l'infection syphilitique; car l'arcane de Bernard, composé d'opium et d'alcali, possédait cette propriété. L'expérience, tant la mienne que celle des autres, m'a convaincu que si l'opium ne peut remplacer le mercure, eu égard à la faculté spécifique que ce métal possède de tuer le miasme syphilitique, il a, du moins, l'incontestable puissance de favoriser et de régulariser la maladie dont les mercuriaux frappent l'organisme, la réaction qu'ils déterminent, l'élaboration et l'élimination critiques du miasme sans lesquelles la guérison ne saurait s'accomplir. Pendant la seconde période de l'infection, après la cessation de l'état inflammatoire, j'ai vu l'opium, associé au mercure, rendre manifestement plus prononcés et plus rapides les effets de ce dernier moyen. En l'unissant au sublimé, dans des cas de syphilis invétérée et surtout de vérole dégénérée par l'abus et l'usage non méthodique des préparations mercurielles, j'ai obtenu des résultats bien plus prononcés que quand j'administrais le sublimé seul, et je considère même cette association comme une condition absolue du succès en pareille circonstance. L'opium ne se borne point alors à corriger le mercure, ainsi qu'on l'admet généralement, il aide encore à son action, et la rend plus énergique. Non-seulement il écarte les effets accessoires, toujours si désagréables et souvent si dangereux, de ce sel corrosif, l'ardeur et les spasmes d'estomac, les nausées, les coliques, la diarrhée, mais encore il exalte à un degré extraordinaire son influence sur le miasme, dont il détruit surtout l'aptitude à se reproduire, principal objet du traitement. On ne saurait non plus attacher trop de prix à l'impulsion vers la périphérie que l'opium imprime, et que ne peut communiquer le mercure, car de là résultent, particulièrement chez les sujets débiles et engourdis, des sueurs salutaires et des évacuations critiques.

Pour bien juger des effets de l'opium, et apprécier convenablement son emploi dans la syphilis, je suis obligé d'entrer dans quelques détails sur la maladie fort remarquable, mais souvent obscure et complexe, qu'on désigne sous le nom de syphilis invétérée, modifiée, dégénérée, larvée (*sequela*, *morbus secundarius syphiliticus*), et qui malheureusement est si répandue aujourd'hui, remplit d'amertume les jours d'un si grand nombre d'hommes. Il s'en faut qu'elle soit toujours un seul et même état : loin de là, elle varie souvent beaucoup.

D'abord on doit bien distinguer le poison encore subsistant et l'aptitude à reproduire ce poison.

Le poison peut être détruit, mais l'aptitude à le reproduire persister encore dans l'organisme. C'est le cas le plus ordinaire au milieu de ces traitements mercuriels incomplets et trop tôt interrompus, dont il est si ordinaire qu'on se contente aujourd'hui lorsque les symptômes disparaissent. Or, cette aptitude à reproduire est principalement une propriété des nerfs, comme tout ce qui porte le caractère de spécificité dans l'organisme, même, à l'état normal, la sécrétion, l'individualité. Il suit donc de là que le plus puissant des nervins, l'opium, doit avoir une efficacité toute spéciale pour la combattre, et être, sous ce rapport, le meilleur adjuvant du mercure.

Le poison peut aussi se trouver latent, endormi. L'expérience a suffisamment prouvé qu'il est sujet à suspendre son action, sans pour cela cesser d'exister, et l'analogie s'élève en faveur de ce phénomène, car la chaleur peut exister dans le corps à l'état latent, aussi bien qu'à l'état de liberté, et même d'autres miasmes, celui de la rage, par exemple, peuvent demeurer des mois entiers, des années, sans annoncer le moins du monde leur présence. Quel moyen serait plus apte que l'opium, par sa vertu stimulante et diffusible, qui pénètre partout, à éveiller ce germe endormi, à le rendre l'objet d'une élaboration critique, et quand il est fixé par une incarcération spasmodique chronique, comme le cas semble avoir réellement lieu quelquefois (état latent), à dissiper le spasme et à remettre le miasme en liberté ?

Il peut se faire encore que, par le fait de son ancienneté, le poison ait pénétré trop profondément dans l'organisme, et se soit, pour ainsi dire, assimilé avec lui. Quelle substance a plus que l'opium le pouvoir de s'insinuer dans les moindres replis de l'économie, de provoquer une nouvelle réaction dans les organes les plus éloignés et les plus délicats?

Enfin, dans le cas, si commun aujourd'hui, où le poison, à qui les attaques incessantes, mais toujours incomplètes, du mercure, ont fait perdre son caractère spécifique, sans le détruire lui-même, est devenu un produit pathologique nouveau, une dyscrasie toute spéciale, pour laquelle nous n'avons point encore de nom, et que le mercure n'a plus le pouvoir d'anéantir à lui seul ; dans celui, où l'abus et l'usage déréglé du mercure ont mis le malade en proie à un véritable empoisonnement mercuriel; dans tous ces cas, la propriété excitante et diffusible de l'opium, le pouvoir qu'il a de déterminer des mouvements critiques, et surtout des crises cutanées, correspondent parfaitement aux indications à remplir.

J'accorde qu'il est souvent fort difficile, impossible même, de distinguer ces divers états les uns des autres, à tel point qu'on est dans l'usage de les confondre tous ensemble sous l'appellation commune de reliquats vénériens, ou de vérole dégénérée. Mais je puis assurer que, même après l'inutile emploi des traitements par les frictions et la salivation, je les ai vus céder parfaitement au sublimé associé avec l'opium.

S'il y a véritable maladie mercurielle, le mercure ne pourra point la guérir, et à cette circonstance on la reconnaîtra; car le soufre seul peut débarrasser entièrement le malade, mais l'opium est aussi de tous les moyens celui qui aide le plus à la guérison.

Ceci me conduit au second point que je dois examiner dans ce paragraphe, la vertu antidotaire de l'opium dans les empoisonnements par des substances inorganiques, métalliques surtout, mercurielles, saturnines et arsenicales. Dans tous les empoisonnements secondaires, c'est-à-dire lorsque le poison, après avoir exercé son action toxique locale, est passé dans les secondes voies, ou le système entier, l'opium joue un des premiers rôles. On sait qu'il est le principal moyen sur lequel on puisse compter dans l'empoisonnement par le plomb, après que les premières voies ont été bien nettoyées. La même chose a lieu dans les empoisonnements par le mercure et l'arsenic, bien qu'ici on doive joindre à l'opium le grand neutralisant chimique de tous les poisons métalliques, le soufre. C'est incontestablement là-dessus aussi que repose, en grande partie, la remarquable vertu antisialagogue de ce médicament, qui le rend un des moyens les plus efficaces pour prévenir la salivation, quand on emploie le mercure, et même pour la guérir, quoique cet effet de sa part puisse dépendre en partie de sa propriété diaphorétique, et être, par conséquent, un phénomène de dérivation et de contre-irritation.

L'opium exerce également, par la promptitude avec laquelle il détermine la sueur, une influence décisive dans la morsure des vipères et autres empoisonnements analogues, qui sont l'effet de venins animaux.

11°. *Crise, vivification de la peau.* J'arrive à la propriété, si caractéristique, dont jouit l'opium, de stimuler le système cutané et d'agir sur les sécrétions pathologiques de cette membrane. Il la manifeste d'une manière bien tranchée dans deux cas.

Le premier cas est celui de la variole. Lorsque, dans une petite vérole maligne, nerveuse, la suppuration ne fait point de progrès, vers le cinquième ou sixième jour après l'éruption, qu'elle dégénère en une sécrétion séreuse, ichoreuse, que les boutons ne se remplissent point, qu'ils prennent même un aspect livide, et semblent sur le point de tomber en gangrène, avec prostration extrême des forces, et violente fièvre typheuse, je ne connais point de moyen qui soit plus apte que l'opium à rétablir la suppuration, à compléter la crise, et par conséquent à sauver la vie du malade. Je m'en suis souvent convaincu dans mon jeune âge, particulièrement pendant le cours de la variole maligne qui régna épidémiquement à Weimar, en 1786. Dans cette circonstance, il agit à la fois par ses deux propriétés, par la calmante, en faisant cesser le redoutable et douloureux spasme qui s'est emparé de la peau entière, par l'excitante, en imprimant une impulsion critique énergique au tissu à demi mort des téguments extérieurs.

Le second cas est celui de la gangrène, de celle surtout qui survient localement aux parties externes, chez les personnes avancées en âge, sans être précédée de gangrène. Comme la cause tient ici à un défaut de vitalité plastique, l'opium est l'unique moyen de salut : l'expérience de tous les praticiens en fait foi.

L'opium possède une aptitude spéciale à favoriser la suppuration et à faire naître un pus de bonne qualité. On peut tirer un parti avantageux de cette propriété, dans une multitude de circonstances.

On a reconnu que, sous l'influence de ce médicament, non-seulement il survient des sueurs, mais encore la peau se couvre fréquemment d'éruptions d'une forme indéterminée, plus analogues à la miliaire qu'à toute autre. J'ai surtout observé cet exanthême chez les personnes qui portent en elles un principe arthritique caché. Dans une foule de cas, il a un caractère critique. Un tel effet de la part de l'opium le rend précieux dans une multitude de maladies chroniques, principalement nerveuses, qui, plus souvent qu'on ne le pense, sont matérielles, c'est-à-dire, produites par un principe morbifique qui s'est jeté sur les nerfs, dont il trouble l'action normale. Il me suffira de citer un exemple. Un homme de moyen âge était atteint, depuis plusieurs années déjà, d'une coxalgie qui le faisait boiter; il fut pris d'un accès de dysenterie, qui le mit dans la nécessité de recourir à l'opium; cette substance provoqua une sueur fort abondante et une éruption cutanée générale, qui le débarrassa de sa coxalgie. Depuis lors, il a pu se servir librement de son membre. Tout porte à croire qu'ici la coxalgie n'était autre chose qu'une métastase, sur la hanche, d'un principe rhumatismal que l'opium mobilisa, et qu'il rejeta, par la crise cutanée, sous la forme d'un exanthême.

12°. *Fausses organisations*. L'opium exerce une influence salutaire fort remarquable dans certaines productions morbides extérieures, notamment dans quelques espèces de polypes du vagin, du nez, du conduit auditif, etc., où son usage prolongé à l'extérieur amène peu à peu la flétrissure de l'excroissance, et finalement une guérison complète. Cette propriété mériterait d'être mise à profit plus souvent, et dans diverses sortes de vices d'organisation.

13°. *Palliation*. Pour terminer, il me reste à examiner la vertu palliative de l'opium, que l'on considère ordinairement comme une chose accessoire, mais qui devient souvent l'objet principal, et à l'égard de laquelle cette substance l'emporte de beaucoup sur tous les autres narcotiques.

Pallier, c'est apaiser les souffrances, calmer les douleurs, tranquilliser le malade, relever son courage, et lui rendre la mort plus facile. N'est-ce pas, dis-je, beaucoup dans cette pauvre vie terrestre, qui n'offre souvent qu'un enchaînement de misères et de maux, et que trop fréquemment même il est si difficile de quitter pour se reposer dans les bras de la mort? Quelle substance possède au même degré que l'opium cette propriété de répandre des consolations sur la vie! Je ne crains pas d'avancer que, n'en eût-il même pas d'autre, nous devrions voir en lui l'un des plus grands bienfaits de la Providence, comparable, sous ce rapport, au sommeil qui marche en frère à ses côtés.

Nul moyen n'est aussi propre que lui à calmer la douleur, à diminuer les angoisses, à les faire même cesser pendant quelque temps; ce n'est pas cent fois, mais mille, qu'à ma visite du matin j'ai trouvé un changement complet dans la mine, la voix et tout l'extérieur des malades auxquels j'avais fait prendre de l'opium la veille au soir, et en général l'effet dure vingt-quatre heures.

Je rappellerai seulement la triste position du phthisique incurable, qui s'avance peu-à-peu, vers la tombe, au milieu des plus cruels étouffements; les affreuses douleurs qui tourmentent jour et nuit l'infortuné atteint d'un cancer, à l'activité dévorante duquel rien ne peut le soustraire; la longue agonie de l'homme frappé d'une hydropisie de poitrine. En pareil cas, qui voudrait être médecin sans opium? Combien de malades ce médicament n'a-t-il point arrachés au désespoir! car, ce qu'il y a de plus remarquable dans ses effets, c'est qu'il ne se borne point à faire taire les douleurs physiques, mais donne de l'énergie à l'âme, la relève et lui procure du calme.

L'un des effets les plus précieux de cette propriété calmante, est celui qui consiste à rendre la mort plus douce dans les cas difficiles, à procurer cette euthanasie qui est aussi un devoir sacré pour le médecin, et son plus beau triomphe, quand il ne peut plus retenir les liens de la vie. Non-seulement l'opium enlève les douleurs de la mort, mais il inspire le courage de mourir, il contribue même physiquement à faire naître la disposition morale qui rend l'esprit apte à s'élever dans les régions célestes.

Un fait tout récent, pris parmi tant d'autres que je pourrais citer, suffira pour exemple. Un homme, tourmenté depuis long-temps par des douleurs de poitrine et des vomiques, fut enfin aux portes de la mort; une effroyable agonie, accompagnée d'étouffements continuels, s'empara de lui, et le plongea dans un véritable désespoir; c'était un spectacle horrible à voir, et qui frappait de terreur les assistants eux-mêmes. Vers midi, cet homme prit, toutes les heures, un demi-grain d'opium; au bout de trois heures, il était devenu calme; après avoir avalé quatre grains, il céda au sommeil, et dormit plusieurs heures; il se réveilla tout dispos, sans douleurs ni anxiété, et si calme, si fortifié au moral, qu'il prit congé des siens avec courage, même avec une sorte de gaîté, leur donna sa bénédiction, et se rendormit tranquillement pour ne plus se réveiller ici-bas.

VI. *Inconvénients et dangers.* Un mot encore sur les inconvénients et les dangers de l'opium. Ils sont malheureusement fort grands, et l'on aurait de la peine à décider si l'opium n'a pas causé autant de mal que de bien dans le monde. Mais on peut en dire autant de la saignée, de la poudre à canon et de tous les agents de la nature, sans excepter le feu. Plus la puissance de faire le bien est grande, plus aussi celle de faire le mal est considérable : et qui voudrait renoncer à une telle puissance, parce que l'abus qu'on en fait peut entraîner des maux?

Le premier danger de l'opium, et sans contredit le plus grand, ne tient pas à sa léthalité, mais aux illusions qu'il fait naître. Il réduit au silence les douleurs, les agitations, les spasmes et autres sensations pénibles, qui sont, à proprement parler, la voix de la nature souffrante, le langage dont elle se sert pour invoquer des secours. Il s'empare même de l'esprit et de l'imagination, et sait inspirer à l'âme tant de courage et d'espérance, qu'il dérobe le véritable état des choses au malade et au médecin, dissimule le péril, et fait passer dans une insouciante inertie les jours où il aurait fallu déployer le plus d'activité, le seul instant où il eût été possible d'appliquer avec avantage les ressources de l'art.

Le second danger est celui d'une affection apoplectique du

cerveau. On doit surtout le redouter chez les petits enfants pendant la première année de la vie, époque de la vie à laquelle je ne saurais trop prémunir contre l'emploi de l'opium, car une seule goutte de laudanum peut être alors une dose très forte et même trop considérable. Il ne faut donc y recourir que dans le cas de nécessité absolue, par exemple pour combattre une diarrhée épuisante, qui met la vie en danger, et le mieux est de l'administrer sous la forme de lavement. A l'intérieur on donne, en quatre prises, une goutte de laudanum broyée avec du sucre.

Le troisième est celui qu'on court, dans les inflammations actives, d'exaspérer l'inflammation, et d'en accélerer le passage à la suppuration et à la gangrène.

Le quatrième se rattache à l'incarcération des saburres, à la fixation des stases abdominales, à l'accroissement de la congestion sanguine dans le système de la veine porte.

Le cinquième tient à l'augmentation de la colliquation et de la putrescence dans le sang, avec sueurs colliquatives, à la production de la miliaire, des pétéchies, des aphthes. On doit le redouter dans toutes les fièvres, celles principalement de nature gastrique, lorsqu'on emploie l'opium à contre-temps, à doses trop élevées, ou pendant trop long-temps.

Le sixième enfin est l'habitude. On peut finir, dans les affections chroniques, par s'accoutumer tellement à l'opium, qu'il devienne, même après la cessation de la maladie, un besoin journalier pour amener la sensibilité générale au degré qui constitue le bien-être, pour vivifier l'économie entière, pour rendre les facultés physiques et morales aptes à s'exercer. Les buveurs s'habituent de même à l'eau-de-vie, qui devient enfin un impérieux besoin. Or, les résultats sont semblables dans l'un et l'autre cas; il faut accroître sans cesse les doses, ce qui affaiblit de plus en plus les nerfs, et amène le tremblement, la destruction des forces digestives et de la nutrition, le *delirium tremens*, l'émoussement des sens et de l'intelligence, des hémorrhagies, la dissolution du sang, le marasme.

C. LES VOMITIFS.

Si quid movendum est, move.
HIPPOCRATE.

En nommant les vomitifs, je parle d'un moyen curatif employé par la nature elle-même. Le vomissement est un des phénomènes les plus ordinaires, par lequel la nature annonce le développement d'un état morbide intérieur. C'est une des opérations les plus importantes de la nature, un acte par lequel il lui arrive très fréquemment de faire cesser la maladie, soit à son début, soit pendant son cours.

Cependant vomir est un des actes les plus tumultueux de l'organisme, un des plus contraires même à la nature, une inversion complète de l'ordre des choses, une évacuation par des voies qui ne servent ordinairement qu'à l'ingestion, une sorte de convulsion organique, comparable aux explosions volcaniques de la nature inorganisée.

Dans les profondeurs les plus cachées de l'organisme, au milieu et au centre de la sympathie nerveuse, mais en même temps aussi au foyer de la reproduction organique, dans le premier et le plus important des organes par lesquels les choses du dehors s'introduisent en nous, dans celui où tout ce qui doit faire partie de notre corps reçoit le premier cachet de notre nature, il survient une révolution, une commotion, qui agite le diaphragme et les organes respiratoires de violents mouvements convulsifs, qui ébranle même le cœur, ce point central de la vie organique, qui pénètre le système nerveux tout entier jusqu'aux dernières extrémités des nerfs, qui remplit l'âme d'une sensation nouvelle, particulière, unique dans son genre, non douloureuse, mais plus pénible que la douleur, de cette sensation comparable à la faim, mais en sens inverse, à laquelle on donne le nom de dégoût, qui provoque même, chez les personnes irritables, des accidents nerveux intenses, des syncopes, des sueurs froides, des spasmes, des convulsions, qui enfin, non-seulement détermine l'expulsion du contenu de l'estomac et de matières même plus éloignées, mais encore imprime un surcroît d'activité à toutes les autres sécrétions, à celles du foie, de la peau, du canal intestinal, des bronches et des reins.

Un tel acte a dû attirer dans tous les temps l'attention des médecins, et c'est en effet ce qui a eu lieu. Dès les siècles les plus reculés on a regardé le vomissement, naturel ou provoqué, comme un des plus importants moyens de l'art.

Les anciens s'étaient contentés d'établir la théorie de l'utilité et de l'emploi des vomitifs sur les bases de l'humorisme et de la mécanique. Vers le milieu du dernier siècle, les médecins commencèrent (Cullen, Tissot, Schaeffer, Stoll) à envisager davantage ces médicaments sous le point de vue dynamique, et à les employer comme moyens d'apaiser le spasme, de modifier la sensibilité, de faire cesser l'irritation fébrile, de corriger la sécrétion biliaire. Malheureusement on alla trop loin dans cette nouvelle direction, et l'on abusa des vomitifs. Ce fut alors le règne du gastricisme.

Brown et son école parurent ensuite : l'emploi des vomitifs fut frappé de proscription, ou du moins restreint au seul cas de crudités dans l'estomac, après une surcharge de ce viscère. Du reste, on les considéra comme de purs débilitants.

Ne doit-on pas déplorer le sort de l'art qui se vit dépouillé d'un de ses plus précieux moyens par l'étroitesse des idées théoriques, la manie des réformes, l'esprit de secte, et surtout le dédain de l'expérience ! N'est-il pas surprenant que l'école qui déclarait la guerre à toutes les idées matérielles de l'humorisme, soit précisément celle qui a fait retomber les vomitifs dans la classe des moyens appartenant à la méthode purement humorale, c'est-à-dire, dans celle des évacuants, et qu'en croyant porter ses vues plus haut, on n'ait fait que limiter davantage son horison ?

Sous le nom de gastricisme, toute idée de vomitif était représentée comme une idée grossière et indigne d'un médecin philosophe, sans qu'on prît la peine de réfléchir que, même déjà dans les mains de Stoll, la méthode gastrique n'avait pas pour unique but d'évacuer, que tous ses partisans raisonnables visaient plus à l'effet dynamique qu'au phénomène matériel, et qu'à coup sûr ils interprétaient mieux et plus largement la nature que les sectateurs de l'excitement, qui pourtant les regardaient d'un œil de pitié.

La vérité triompha enfin. On en revint à l'usage des vomitifs, comme à celui de la saignée. Mais alors on tomba dans un autre extrême : on ne vit plus que le côté dynamique de ces médicaments, et l'on n'eut aucun égard à leur effet matériel évacuant ; en un mot, on les considéra comme de simples nervins, et sous ce point de vue on en abusa.

Aujourd'hui nous sommes de nouveau placés entre deux écoles, d'un côté celle de Broussais, qui voit partout inflammation et n'a soif que de sang, de l'autre celle de Hahnemann, qui se borne à temporiser et qui rejette tous les moyens héroïques. L'une et l'autre repoussent les vomitifs, qui sont pour elles des moyens uniquement propres à troubler et même dangereux au plus haut degré.

La médecine se trouve même aujourd'hui dans l'étrange situation de voir les uns n'employer les vomitifs qu'empiriquement, et souvent avec excès, les autres s'en abstenir, parce qu'ils les croyent inutiles et dangereux (1).

Oh ! sainte nature, montre-nous donc la véritable voie, tracée par toi-même dans notre art, et préserve-nous des erreurs de l'école !

Le vice était, comme il est de nos jours, dans la manière incomplète d'envisager le mode d'action des vomitifs. Les uns ne voyent encore en eux que des évacuants, et les autres que des excitants, des irritants ; on n'a égard dans un cas qu'à leur effet matériel, et dans l'autre qu'à leur effet dynamique. Mais ici, de même que partout ailleurs en médecine, soit pour expliquer la production des maladies, soit pour concevoir l'action des médicaments, il faut réunir les deux ordres de considérations. C'est une loi que je me suis faite de tout temps et que j'ai toujours proclamée. A la condition seule de cette réunion on obtient une explication satisfaisante et complète.

---

(1) Naguères encore un écrivain estimable disait qu'il ne faut jamais prescrire de vomitifs, si ce n'est quand des poisons ont été introduits dans l'estomac. Je ne puis me défendre de reproduire ici un passage que j'écrivis il y a trente-cinq ans, et qui malheureusement s'applique encore à l'époque actuelle. « Il est douloureux de voir des écrivains jeunes et sans expérience biffer d'un trait de plume les résultats les mieux constatés de l'expérience des siècles passés, et priver ainsi le genre humain d'un de ses plus puissants remèdes, du moins pour quelque temps, et chez une certaine classe de médecins ; c'est donc un devoir pour quiconque aime réellement la vérité, de ne point garder le silence, de proclamer à haute voix, et sans nul égard pour aucune théorie, ce que la nature nous a enseigné pendant une longue série d'années. Quand bien même nous accorderions que, dans les sciences comme en politique, les révolutions sont quelquefois nécessaires pour changer le cours des idées, quoiqu'un progrès lent semble être une voie plus sûre et plus digne de la raison, il n'en faudrait pas moins sauver du naufrage les vérités qui sont devenues la propriété légitime du genre humain, afin qu'elles ne périssent point, et qu'on ne soit pas réduit à les découvrir de nouveau. »

Nous allons donc établir le mode d'action des vomitifs, non d'après des spéculations, mais sous la dictée de l'expérience ; puis nous ferons connaître les indications, non point non plus avec le secours de la théorie, mais telles qu'elles ressortent de la pratique, c'est-à-dire en relatant les signes sur lesquels elles reposent ; ensuite nous passerons en revue les cas dans lesquels ces moyens sont utiles, nécessaires, parfois les seuls capables de sauver le malade, et ceux aussi dans lesquels ils sont nuisibles, ou peuvent même devenir un poison mortel ; enfin, nous tracerons les règles à suivre pour les employer d'une manière complète, nous décrirons l'art d'exciter le vomissement, art dont l'importance est très grande.

I. *Mode d'action*. Les vomitifs ont des effets de deux genres, les uns locaux, et les autres généraux.

A. Effets locaux. Ils sont également au nombre de deux, suivant qu'il en résulte une évacuation, ou une stimulation, une modification de l'activité nerveuse.

Quant à ce qui concerne l'évacuation, les vomitifs amènent au dehors, non-seulement les matières contenues dans l'estomac, mais encore celles qui se trouvent au-delà de ce viscère, dans le duodénum. L'évacuation s'étend même à la vésicule du fiel, aux conduits biliaires et au foie, d'où la bile est chassée jusque dans l'estomac, tant par l'irritation que par l'effet mécanique de la pression. Il se passe donc là un phénomène que nous ne pourrions jamais produire avec un purgatif, et auquel précisément doit être attribuée la grande utilité des vomitifs dans les maladies bilieuses. Cette puissance évacuatrice agit même sur les poumons et les voies aériennes; et l'on ne saurait nier que l'ébranlement imprimé à toute l'économie, que les contractions convulsives du diaphragme et des muscles intercostaux dont le vomissement s'accompagne, ne soient aptes à chasser mécaniquement le mucus, le pus ou les concrétions lymphatiques accumulés dans les voies aériennes, à en débarrasser les poumons, au grand soulagement du malade, dont la vie dépend quelquefois de là seulement, comme nous en avons la preuve dans les engouements muqueux de la poitrine chez les petits enfants, dans la coqueluche, le croup. Ce ne sont point seulement des matières grossières, des mucosités, de la bile, des crudités, qui sortent ainsi ; car le vomissement paraît même pouvoir en entraîner de plus subtiles, par exemple, des principes contagieux, ainsi que le témoigne l'efficacité des vomitifs dans les cas d'infection ou au début des fièvres contagieuses.

Mais l'effet nerveux local n'est pas moins important que l'évacuation. Par lui, les vomitifs peuvent changer totalement le mode d'action des nerfs de l'estomac, du foie et des parties voisines, en un mot du plexus solaire entier, ce dont on a la preuve, tant par la cessation des états spasmodiques de ces organes que par les modifications imprimées aux sécrétions, qui reprennent leur caractère normal. C'est cet effet nerveux qui, en même temps que s'opère l'expulsion des mucosités, de la bile, des acides, etc., fait cesser l'état morbide à la présence duquel tenait la production de ces saburres, dont par conséquent il tarit la source.

B. Effets généraux. Ils tiennent à la sympathie des nerfs de l'estomac et de la région précordiale. Les connexions de ces nerfs avec tout le reste du système nerveux donnent une haute importance à ces effets généraux, et font qu'ils pénètrent tous les systèmes de l'économie. On peut les distinguer en ceux qui excitent ou stimulent, ceux qui dérivent par antagonisme (antispasmodiques), et ceux qui activent la sécrétion et la résorption.

L'effet excitant s'annonce principalement par l'éveil donné à l'action des poumons et du cœur, qui sont les premiers à s'en ressentir. Aussi emploie-t-on les vomitifs avec avantage pour ranimer la vie dans les asphyxies, les paralysies, l'apoplexie et la coqueluche (paralysie du cerveau et des poumons).

L'effet révulsif et dérivatif, antispasmodique, entre souvent en jeu, et joue un rôle fort important, car la contre-irritation porte ici sur la partie la plus essentielle après le cerveau, sur le centre du système ganglionnaire, qui sympathise avec toutes les parties de l'organisme. Cet effet peut donc, par cela même, s'étendre à tous les points de l'économie. C'est ainsi que les vomitifs deviennent un des plus puissants moyens pour calmer des spasmes de toute espèce. On les a même appliqués avec succès au traitement de l'épilepsie, des fièvres intermittentes, des spasmes, de l'asthme, de la toux convulsive. Ils sont surtout fort utiles dans les affections morales du cerveau, dans les aliénations mentales. Employés même à petites doses, ils peuvent produire de très grands effets par leur action contre-irritante et calmante.

L'effet qui consiste à rendre les sécrétions plus actives se manifeste spécialement à la peau. C'est là-dessus que repose l'influence salutaire des vomitifs dans les rhumatismes et les exanthêmes. Mais ces médicaments accroissent aussi la sécrétion des reins, du canal intestinal, des bronches et des glandes salivaires. Ils activent également l'absorption par le système lymphatique, comme le prouve assez la part qu'ils prennent à la disparition des hydropisies, même articulaire et scrotale, et à la résolution des stases et tuméfactions locales.

II. *Indications et contre-indications. L'indication* principale est celle-ci : *vomitus vomitu sanatur.* Hippocrate l'a formulée ainsi : *si quid movendum est, movè.* En d'autres termes, dès que la nature elle-même demande le vomissement pour évacuer quelque chose de nuisible, qu'elle tend à l'établir, ou qu'elle l'a déjà mis en train, c'est un impérieux devoir de le favoriser, et jamais on ne désobéit impunément à cette injonction.

Cependant il faut bien s'assurer que cet effort de la nature tient à une accumulation de matières dans l'estomac, autrement dit, à une turgescence gastrique. On le reconnaît à ce qu'il existe en même temps des indices de saburres gastriques. De là suit la règle de n'employer les vomitifs qu'autant qu'il y a des signes de saburres dans l'estomac.

En effet, le vomissement peut dépendre d'une foule d'autres causes. Il peut tenir à une affection inflammatoire de l'estomac, qui exaspère l'irritabilité de ce viscère jusqu'au point de le déterminer à se soulever. Il peut être le résultat d'une exaltation de la sensibilité. Il peut même, ce qui arrive plus souvent encore, se rattacher à une simple affection sympathique de l'estomac, en sorte que l'irritation qui le détermine ait son siége, non dans ce viscère, mais dans une autre partie, quelquefois éloignée; tel est le cas, par exemple, du vomissement qui procède du foie, de la rate, du pancréas, des reins (surtout dans les cas de calculs rénaux), du cerveau (dans l'hydrocéphale, les commotions cérébrales).

Dans toutes ces circonstances un vomitif serait inutile, nuisible, même parfois mortel, par exemple, dans la gastrite.

Mais, indépendamment de cette indication générale, le médecin peut prescrire les vomitifs à titre de substances agissant avec énergie sur les nerfs, pour exciter, pour dériver, pour activer la sécrétion et la résorption. C'est ce qui arrive, par exemple, dans la folie, les spasmes, les rhumatismes, etc., en supposant qu'il n'existe point de contre-indications.

Les *contre-indications* des vomitifs sont :

1°. L'inflammation, et avant tout celle de l'estomac, en présence de laquelle ces substances pourraient agir précisément comme poison, et causer une mort immédiate. Toute véritable inflammation d'autres viscères internes les contre-indique également, parce qu'ils ne pourraient qu'exaspérer la phlegmasie et la rendre plus dangereuse. Mais je prie de bien noter que je parle d'une véritable inflammation; car une irritation qui semble inflammatoire n'entraîne point la même interdiction. Ici je dois m'élever contre une erreur des temps modernes, et prendre le parti des vomitifs, dont elle a fait prononcer l'exclusion. On est allé jusqu'au point d'appeler tout spasme d'estomac inflammation. Cependant je puis assurer qu'une foule de spasmes d'estomac, même parmi les plus douloureux, ont cédé instantanément à un vomitif, entre mes mains, lorsqu'ils dépendaient d'une matière gastrique. On ne saurait non plus considérer les inflammations érysipélateuses comme des contre-indications; loin de là même, les vomitifs sont le meilleur moyen pour les combattre.

La règle empirique est donc de s'abstenir des vomitifs toutes les fois qu'il y a forte fièvre, langue rouge et sèche, soif intense, violentes douleurs brûlantes dans l'estomac, et impossibilité de rien conserver dans ce viscère, car ce sont là les signes d'une véritable gastrite.

2°. La constipation défend aussi d'employer les vomitifs; car non-seulement ils agissent alors d'une manière plus violente, donnent lieu à des spasmes, et peuvent déterminer des congestions fâcheuses vers la tête et la poitrine, mais encore ils peuvent rendre la constipation elle-même plus opiniâtre, déterminer un mouvement antispéristaltique continuel, et faire naître l'iléus. En pareil cas on doit toujours, avant d'administrer les vomitifs, commencer par vider les intestins à l'aide d'un lavement.

On est dans l'usage de considérer encore les hernies, la grossesse et les règles comme autant de contre-indications des vomitifs. Je conviens que, dans tous ces cas, il vaut mieux épargner le vomissement au malade, et essayer d'arriver au but par des purgatifs; mais quand la vie en dépend, l'imminence du danger fait taire des craintes moins vives, et l'on ne doit point hésiter à faire vomir. Les personnes atteintes de hernies peuvent d'ailleurs prévenir la procidence de l'intestin au moyen d'un bandage bien appliqué, ou en comprimant la tumeur à chaque vomissement.

Enfin, je dois ajouter qu'il ne faut jamais donner de vomitifs immédiatement après un accès de colère, quelle que soit leur efficacité pour provoquer l'écoulement de la bile; car ils pourraient entraîner des suites fâcheuses et même fort dangereuses. On commence par administrer des calmants rafraîchissants, et lorsque la vive excitation nerveuse est apaisée, on peut faire prendre un vomitif.

III. *Art d'exciter le vomissement.* Nul médicament ne demande autant d'art que le vomitif, pour être employé d'une manière convenable; c'est principalement au manque de connaissance à cet égard qu'il faut s'en prendre de ce qu'on accuse si souvent ce moyen d'être resté sans effet, ou d'avoir agi avec trop de force, et de ce qu'il est tombé en discrédit dans l'esprit d'un grand nombre de médecins.

L'une des principales causes des résultats défavorables entraînés par les vomitifs, tenait jadis, et tient encore aujourd'hui, à la coutume de les administrer en une seule dose. Mais nul ne saurait déterminer d'avance le degré d'irritabilité de l'estomac et de turgescence de la matière, d'où dépend l'effet du médicament, et il peut se faire qu'une même dose soit énorme dans telle circonstance donnée, tandis que, dans une autre, elle ne déterminera aucune réaction.

La première règle est donc de ne jamais administrer un vomitif en une seule dose, et de le faire prendre toujours à doses fractionnées. Cette méthode présente deux avantages: d'abord, les premières doses agissent comme digestif, et disposent la matière à se laisser plus aisément évacuer ; puis, on est maître de calculer exactement l'effet, et de faire qu'il ne soit jamais ni trop fort ni trop faible. On donne donc, de quart en quart-d'heure, environ le quart de la dose totale, et l'on continue ainsi jusqu'à ce que le vomissement commence à s'établir ; alors on attend une demi-heure, et s'il ne survient point trois vomissements durant ce laps de temps, on fait encore prendre la moitié de la dose qui a été administrée jusqu'alors. Les liquides que le malade boit, ne sont pas non plus sans importance. Trop boire, peut, en délayant le vomitif, affaiblir son action, ou, en distendant l'estomac, rendre l'évacuation difficile et accroître l'anxiété. Le mieux est donc de ne point boire après les premières doses, et avant que les nausées se prononcent; alors seulement, on prend une tasse d'infusion de camomille, ce que l'on répète à la suite de chaque vomissement. Lorsque ce dernier s'effectue avec beaucoup de peine, on emploie avec succès l'eau chaude contenant un peu de beurre.

Le vomissement doit se répéter au moins trois fois, pour

déblayer convenablement l'estomac ; en un mot, il doit durer jusqu'à ce que la bile vienne à la bouche ; c'est là le seul signe annonçant que l'estomac a été nettoyé d'une manière complète.

Il n'y a que trois cas dans lesquels on doit préférer de faire prendre à la fois la dose entière du vomitif : ce sont celui d'insensibilité extrême de l'estomac (par exemple dans certains typhus), d'aliénation mentale, de saburres muqueuses, celui d'empoisonnement, qui exige une prompte évacuation, celui enfin de diarrhée, parce qu'il est à craindre alors que de petites doses ne franchissent l'estomac et n'aggravent la maladie.

Après la dose, ce qui mérite une grande attention, c'est le choix du moyen auquel on a recours pour déterminer le vomissement, chaque substance ayant des propriétés accessoires auxquelles on doit avoir égard. Le tartre émétique possède une vertu vomitive très énergique ; mais, à l'instar de toutes les préparations métalliques, il ébranle violemment l'organisme, et, de plus, il augmente les déjections alvines. En conséquence, il convient chez les sujets apathiques, dans le cas de mucosités visqueuses, et quand il y a tendance à la constipation. Mais on doit l'éviter chez les personnes délicates, irritables, ou déjà atteintes de diarrhée. L'ipécacuanha est plus antispasmodique, moins incisif, plus constipant ; de sorte qu'il convient chez les sujets très irritables, enclins aux spasmes, ou frappés de diarrhée. L'oximel scillitique est excellent pour détacher les mucosités, et il excite doucement le vomissement, ce qui le rend approprié surtout aux cas dans lesquels les premières voies sont gorgées de mucosités. J'ai donc trouvé que le mieux était d'unir ensemble ces trois substances, afin d'avoir ensemble l'effet antispasmodique, l'effet incisif et l'effet pénétrant, et de les corriger ainsi l'un par l'autre. En général je me sers de la potion n°. 258.

Il me reste encore un point à examiner, la manière de préparer le malade, et les précautions que rendent nécessaires les circonstances concomitantes. C'est le plus important de tous ; en le négligeant, on s'expose à ce que les vomitifs ne produisent rien, ou à ce qu'ils entraînent des effets nuisibles, même très dangereux. Il faut distinguer les cas suivants :

1°. L'immobilité des saburres. Les matières sont encore trop visqueuses, trop fixées, trop enveloppées de mucosités gluantes. Nous reconnaissons cet état à la langue chargée, mais dont l'enduit est sec et ferme, à l'absence des nausées et à celle des envies de vomir. Si l'on se hâte trop alors de donner un vomitif, on fatigue inutilement le malade, et l'on provoque de violents hauts de corps et vomissements, sans effets, car il ne sort point de matières altérées. Il faut donc commencer par administrer des digestifs, soit le sel ammoniac (quand il y a tendance à la diarrhée, ou même déjà diarrhée), soit le tartre tartarisé (lorsqu'il y a propension à la constipation). Le résultat est que les symptômes gastriques disparaissent d'eux-mêmes, au milieu d'évacuations alvines douces, et que le vomitif devient inutile, ou que les signes de turgescence vers le haut se prononcent davantage, que les matières deviennent plus mobiles ; on donne alors un vomitif, qui agit aisément et d'une manière efficace.

2°. La mobilité des saburres. Il y a déjà une forte turgescence, qui se décèle par l'enduit épais, humide et mou de la langue, par la grande propension à vomir, ou même déjà par des vomissements. On doit bien donner de suite un vomitif en pareil cas, mais avec circonspection, dans la crainte d'exciter des vomissements excessifs. En conséquence, on évite le tartre émétique, et l'on prescrit cinq grains d'ipécacuanha, avec de l'oximel scillitique, tous les quarts-d'heure, jusqu'à suffisant effet.

3°. L'existence de la pléthore ; pouls plein et fort, fièvre aiguë, disposition inflammatoire ; un vomitif, donné sans préparation, pourrait produire beaucoup de mal, déterminer les plus violentes congestions vers la tête et la poitrine, amener même des ruptures de vaisseaux, des hémorrhagies. Il faut donc, en premier lieu, combattre la pléthore sanguine par une saignée modérée, ce qui prévient ces conséquences fâcheuses.

4°. L'état spasmodique. Le malade est extrêmement irritable et nerveux, sujet aux spasmes, aux syncopes, il éprouve beaucoup de douleurs à la région précordiale et de l'anxiété. Le vomitif pourrait provoquer des spasmes violents, même des vomissements excessifs, si l'on ne détruisait point auparavant, ou simultanément, l'anomalie du système nerveux. On débute donc par des frictions antispasmodiques et des cataplasmes narcotiques sur la région épigastrique; on donne, à l'intérieur, des calmants, et on ajoute à la potion vomitive quelques grains de jusquiame ou de castoreum.

5°. Le malade a la diarrhée, et cependant il présente tous

les signes d'une turgescence vers le haut. Il est à craindre, en pareil cas, que le vomitif, l'émétique surtout, ne s'échappe par le bas, et ne fasse qu'accroître la diarrhée, sans nettoyer l'estomac. On prescrit donc d'abord du sel ammoniac dans une émulsion de gomme arabique, puis une dose entière d'ipécacuanha.

Ce cas arrive assez fréquemment dans les fièvres typheuses graves, compliquées d'engourdissement de l'estomac; la vie court alors de grands dangers, et le problème est un des plus difficiles de la pratique. Le malade, accablé de faiblesse, est au huitième, neuvième ou dixième jour de la fièvre; on remarque en lui de la sopeur et autres symptômes nerveux; sa langue est très chargée (ordinairement les évacuants ont été omis); il y a des hauts de corps, des envies de vomir, de l'anxiété, et en même temps une diarrhée aqueuse continuelle, souvent colliquative. Ici, un vomitif est indispensable : il est même l'unique moyen de sauver la vie; mais on doit craindre qu'il ne franchisse l'estomac, et qu'il n'augmente la diarrhée colliquative, ce qui mettrait le malade dans le plus grand danger. L'important est de faire d'abord cesser la diarrhée et de réveiller l'excitabilité normale de l'estomac. On y parvient en faisant prendre d'abord une dose d'opium avec de l'ipécacuanha, appliquant des fomentations vineuses, aromatiques, sur l'épigastre, donnant un lavement d'amidon avec l'opium, et administrant ensuite un scrupule d'ipécacuanha à la fois. Plus d'une fois, par cette méthode, je suis arrivé à mon but et j'ai amené un commencement de convalescence. Un vésicatoire sur la région épigastrique peut également contribuer à ranimer l'irritabilité éteinte de l'estomac. J'ai vu un malade, qui avait pris, depuis quatre heures, un vomitif sans en éprouver aucun effet, vomir de lui-même dès que le vésicatoire commença d'agir.

Je dois encore ici ajouter une remarque. Beaucoup de personnes s'imaginent que tout est fini après le vomissement. Mais il n'en est point ainsi : pour que l'effet du vomitif soit complet, il faut que le malade aille plusieurs fois à la selle, car les contractions de l'estomac refoulent toujours une partie des saburres dans le duodénum, où le foie verse en outre une plus grande quantité de bile, et ces matières ont besoin d'être expulsées par le bas, sans quoi le soulagement et l'effet ne sont point complets. Si donc les déjections n'ont pas lieu d'elles-mêmes, on ne manquera jamais, après le vomissement, de prescrire un purgatif léger.

Je terminerai par quelques réflexions sur les vomissements excessifs. Ils tiennent ordinairement à ce qu'on a négligé de préparer le malade, ou à ce qu'on lui a fait prendre une trop forte dose de vomitif. Les vomissements ne s'arrêtent point, et le cas peut devenir dangereux, soit parce qu'il survient une gastrite ou une hématémèse, soit au moins parce que les forces sont épuisées au plus haut degré. Heureusement nous possédons ici des moyens dont l'effet est certain. Le premier consiste à prendre des boissons mucilagineuses abondantes, après quoi on prescrit la potion de Rivière (mais non la poudre effervescente, qui, presque toujours, irrite encore davantage un estomac déjà trop irrité), sous la forme suivante : ♃ Carbonate de potasse, deux gros; suc de citron, quantité suffisante; eau de mélisse, trois onces; sirop de fleurs d'oranger, une once; une cuillerée à bouche, toutes les demi-heures. En même temps, on applique sur la région épigastrique de la menthe crêpue bouillie dans du vin.

IV. *Application aux cas particuliers*. Examinons maintenant, d'après les principes qui viennent d'être posés, les maladies auxquelles les vomitifs s'appliquent plus particulièrement, celles aussi dans lesquelles ils sont trop négligés, ou mal appréciés, et accompagnons cette revue de remarques puisées dans notre propre pratique.

1°. *Fièvres aiguës*. Dans toutes les fièvres, le plexus nerveux de la région précordiale et le nerf grand sympathique semblent être le premier point irrité, en quelque sorte le foyer d'où part l'irritation fébrile. Nous en avons la preuve dans les sensations qui accompagnent la première apparition d'une fièvre, la perte d'appétit et de faculté digestive qui a lieu sur-le-champ, les frissons qui partent de cette région, etc. Cette affection nerveuse toute spéciale n'a point encore été expliquée jusqu'à présent. Nul moyen n'est plus propre que les vomitifs à la combattre, et à agir sur le plexus nerveux qu'elle a pour siége. Aussi les regarde-t-on avec raison comme l'antifébrile le plus général, comme le meilleur moyen d'anéantir la fièvre en elle-même, de détruire l'irritation fébrile dès les premiers moments de son développement; même à doses faibles, et insuffisantes pour faire vomir, ils produisent d'excellents effets, et l'expérience a depuis long-temps constaté les avantages de la poudre de James, qui est, comme l'on sait, un oxide d'antimoine.

Mais il y a des fièvres dans lesquelles cette affection de l'estomac et du canal intestinal parvient à un haut degré, non-seulement d'irritation morbide, mais encore d'altération des sécrétions et des humeurs, et demeure l'objet principal, la source proprement dite de tous les accidents, non pas seulement au début, mais encore pendant le cours entier de la maladie, à laquelle par conséquent elle imprime son caractère. Nous donnons à ces fièvres l'épithète de gastriques, sans nous arrêter aux vaines hypothèses qu'on a imaginées pour les expliquer, et dont aucune ne repose sur l'expérience. Le fait est qu'il y a des fièvres dans lesquelles les signes et les effets de l'affection gastrique et de la perversion des humeurs sont le point capital, dans lesquelles il n'y a non plus d'autre moyen de soulager, ou même, si elles ont atteint un haut degré d'intensité, de sauver la vie du malade, que celui d'employer les vomitifs et les purgatifs.

L'indication fondamentale, en pareil cas, est donc d'écouter la voix de la nature, de favoriser la tendance qu'elle manifeste à solliciter le vomissement. *Vomitus vomitu curatur*. Appelé auprès d'un malade qui, au début d'une fièvre, lui présente des nausées ou des vomissements, avec bouche mauvaise et langue chargée d'un enduit jaune ou brun, le médecin commet une faute grave lorsqu'il n'a point recours au vomitif, et le pauvre malade l'expie cruellement, car il importe de saisir l'instant où la nature demande une évacuation, où elle y est disposée, et c'est ici surtout qu'Hippocrate avait raison de dire : *quid movendum est*, *move*. Souvent même il n'y a plus moyen de réparer les maux qui résultent de l'omission d'un vomitif. Administré à temps, il peut étouffer la maladie dès sa naissance ; de même son omission peut la rendre longue, difficile à guérir, incurable. C'est là une vérité dont les jeunes praticiens ne sauraient trop se pénétrer. Qu'on ne croie pas pouvoir remplacer le vomitif par un purgatif. Les purgatifs n'expulsent jamais ce qu'un vomitif entraîne au dehors : j'ai vu des restes d'aliments indigérés demeurer dans l'estomac, malgré des purgations continuées pendant quinze jours, et n'en sortir que par l'effet d'un vomitif. Il ne faut point oublier, en outre, que c'est un grand avantage pour le malade, surtout dans le cas de saburres putrides, d'en être débarrassé par la voie la plus courte; car, en parcourant tout le canal intestinal, et faisant par conséquent un long séjour dans le corps, elles lui nuiraient infiniment, par irritation, débilitation et résorption. Mais ce qui est plus important encore, les purgatifs ne provoquent jamais cette révolution salutaire, dans tout le système nerveux et sécrétoire de l'estomac et du foie, qui a le pouvoir d'en changer totalement le mode d'action et de tarir la source des saburres gastriques.

Un seul vomissement ne suffit pas toujours. Il est souvent nécessaire de répéter deux et trois fois le vomitif. En un mot, il faut y revenir aussi souvent que la nature détermine une nouvelle turgescence vers le haut.

On doit avoir égard aux complications et aux diverses formes de la fièvre gastrique. Nous distinguons, sous le rapport des matières, la fièvre saburrale, la fièvre bilieuse, la fièvre muqueuse, la fièvre vermineuse; et sous celui de la forme, la fièvre gastrique inflammatoire, nerveuse, putride.

L'inflammation, tant générale que locale, peut se joindre à toute fièvre gastrique. Elle exige qu'on la prenne en considération avant tout : constamment il faut la dompter, par les émissions sanguines nécessaires, avant de procéder à l'emploi du vomitif.

Dans la complication nerveuse et putride, on doit soutenir les forces vitales, et à cet effet administrer simultanément des nervins, des excitants, des toniques et des antiseptiques.

Le traitement de la fièvre saburrale simple, de celle qui est causée par des matières indigestes, n'exige ordinairement autre chose que des vomitifs et des purgatifs.

La fièvre bilieuse demande également de la prudence, à cause des inflammations qui la compliquent souvent, dans le système hépatique surtout, et de l'âcreté parfois considérable qu'a acquise la bile elle-même; sous ce dernier rapport, il faut s'abstenir des vomitifs énergiques, ne point surtout les administrer à dose pleine et entière, et faire prendre en même temps des boissons délayantes.

La fièvre muqueuse est toujours accompagnée d'un grand état d'engourdissement des organes digestifs. C'est donc celle dans laquelle l'emploi des vomitifs se trouve plus particulièrement indiqué; mais elle réclame en outre le concours de dissolvants et d'incisifs énergiques.

Le vomitif peut être utile aussi dans la fièvre vermineuse, tant pour expulser les vers, qui se fourvoyent quelquefois jusque dans l'estomac, que pour éteindre certains symptômes sympathiques. Ainsi un vomitif peut faire cesser instantanément les violents points de côté, en apparence pleurétiques, qui se rencontrent si souvent dans cette maladie.

En général, les affections sympathiques des organes situés au-dessus du diaphragme (poitrine, col et tête), dans les fièvres gastriques, annoncent une turgescence vers le haut, et indiquent l'emploi des vomitifs.

2°. *Fièvre intermittente*. Je suis persuadé, d'après tous les symptômes essentiels de cette maladie, qu'elle a son foyer proprement dit dans les nerfs de la région précordiale et dans le grand sympathique, et ma conviction repose en outre sur les excellents effets des vomitifs. Bien des fois on a vu un vomitif, pris avant l'accès, le prévenir. Les espèces ordinaires de fièvres intermittentes, celles surtout du printemps, guérissent fréquemment par le seul usage des vomitifs, dans l'intervalle desquels on administre du sel ammoniac. Dans les plus graves mêmes, celles qui exigent le quinquina, il y a nécessité de commencer par faire vomir : l'avantage qu'on en retire est de rendre le quinquina plus facile à supporter ensuite, et la fièvre plus prompte à céder. J'ai souvent vu le quinquina, ou la quinine, qui se digère mieux, ne point arrêter la fièvre, qui, loin de-là même, devenait plus forte et anticipait; le malade se sentait mal à son aise jusque dans les apyrexies; qu'on vînt alors à suspendre le quinquina, et à donner un vomitif, la scène changeait tout d'un coup, l'écorce du Pérou opérait parfaitement, la fièvre s'arrêtait, et la guérison ne tardait point à avoir lieu.

Naguère encore j'ai eu l'occasion de me convaincre de cette puissance extraordinaire des vomitifs. Un homme d'un certain âge, qui, l'année précédente, avait été atteint d'une jaunisse grave, retomba malade; les principaux symptômes étaient l'insommie, le défaut d'appétit, l'anxiété, la difficulté de respirer, l'intermittence du pouls, l'irrégularité des selles, de fréquents mouvements fébriles, mais sans type régulier, et une teinte jaune des yeux. Cet état dura trois semaines, puis il fut suivi d'un amaigrissement inquiétant et d'une grande prostration des forces. Le malade avait fait usage jusqu'alors d'extraits fondants et de sel ammoniac. Comme la fièvre devenait plus prononcée chaque soir, et commençait à se régler, comme, en outre, la fièvre intermittente régnait d'une manière épidémique, on lui fit prendre de la quinine, à la dose de six grains d'abord, puis de huit, chaque jour. Mais chaque fois qu'on augmentait la dose de ce médicament, la fièvre prenait aussi plus d'intensité, et l'on fut parconséquent obligé de s'arrêter. On crut voir dans cette circonstance une indication de recourir aux vomitifs. Deux grains de tartre émétique procurèrent quatre vomissements et plusieurs selles, qui entraînèrent une grande quantité de bile et de mucosités. A dater de ce moment, toute trace de fièvre disparut, l'anxiété cessa, ainsi que l'oppression et la toux, l'appétit et le sommeil revinrent, et le teint s'éclaircit ; en un mot le malade entra en convalescence, et celle-ci marcha d'une manière régulière. Il avait donc suffi d'évacuer la bile accumulée, et de modifier, de régulariser l'action du système hépatique.

Je dois signaler un effet des vomitifs dont j'ai souvent profité avec beaucoup d'avantage. Il n'est pas rare que la fièvre intermittente ait une marche irrégulière, qu'elle ne présente pas d'intermission décidée, qu'elle n'observe point de type, et qu'elle se rapproche d'une fièvre continue. Qu'on donne alors un vomitif, et la maladie deviendra une fièvre intermittente régulière, avec des apyrexies bien marquées, qui guérira promptement par le quinquina.

3°. *Fièvres contagieuses*. Il n'est pas douteux que les nerfs de l'estomac et de la région précordiale sont le premier point sur lequel porte l'action des miasmes fébriles, souvent même la voie par laquelle ces dernières s'introduisent dans l'économie. Le vomissement et autres symptômes gastriques sont d'ordinaire les premiers signes de l'infection qui commence à agir. C'est ce qu'on voit dans la petite vérole, dans la rougeole, et surtout très fréquemment dans le typhus contagieux. Il n'en faut pas davantage pour nous porter à faire usage des vomitifs à cette époque. Nous pouvons espérer par là d'expulser une partie du principe contagieux, de détruire son action, et d'empêcher qu'il se reproduise. Bien des fois, en effet, j'ai vu ces médicaments, administrés au début, diminuer beaucoup la violence de la maladie. On pourrait même avec leur secours prévenir les conséquences d'une contagion typheuse probable.

Plus tard, au contraire, quand le principe contagieux a été admis dans l'organisme et y a déployé son action, quand la nature fait déjà des efforts critiques pour le rejeter à la peau, en un mot, dans la fièvre exanthématique, je recommande une grande circonspection. Si la période d'éruption a commencé, si l'exanthême apparaît déjà, la révolution et la contre-irritation produites à l'intérieur par les vomitifs pourraient exercer une influence nuisible, même dangereuse, sur la crise cutanée, comme je l'ai vu quelquefois. Il ne faut donc y recourir que dans le cas d'une indication pressante, et quand les symptômes gastriques en rendent l'emploi indispensable.

Mais, dans les maladies qui succèdent à ces fièvres exanthématiques contagieuses, une époque arrive à laquelle on peut employer les vomitifs avec beaucoup d'avantage. C'est un point sûr lequel je crois devoir appeler l'attention, parce que c'est précisément celui auquel on songe en général le moins. Dans la rougeole, en particulier, et dans la toux qu'elle laisse si souvent après elle, toux qui n'est que l'effet et le signe d'un reste d'irritation psorique dans les poumons, et qui peut, comme on sait, passer si aisément à la dégénérescence tuberculeuse, les vomitifs me paraissent être les moyens les plus efficaces. J'en ai eu un exemple frappant chez le malade dont je vais rapporter l'histoire. Une petite fille de douze ans avait très bien supporté la rougeole; on était au quatorzième jour de la maladie; l'état était très satisfaisant, depuis quelques jours déjà la fièvre avait cessé, et l'appétit même commençait à renaître; mais tout à coup ce dernier disparut complètement, la toux redevint violente, la respiration était difficile, la faiblesse augmentait, la malade dormait mal, elle éprouvait des maux de tête et de la constipation, les purgatifs même agissaient peu : je fis prendre un vomitif; il y eut six vomissements, qui entraînèrent une grande quantité de mucosités et de bile; dès ce moment il s'établit une diarrhée spontanée, véritablement critique, déterminant quatre à cinq selles par jour, et qui dura ainsi plusieurs jours; la toux disparut, l'appétit revint, les forces reprirent, et la santé ne tarda pas à être complètement rétablie.

4°. *Angine*, *croup*. Dans toutes les inflammations de la gorge, les vomitifs sont, d'après mon expérience, un des moyens les plus actifs et le plus généralement utiles. L'irritation qu'ils exercent sur les nerfs et la membrane muqueuse du pharynx paraissent avoir une influence salutaire, et souvent même décisive, sur la prompte résolution des irritations et des stases inflammatoires. La difficulté d'avaler ne doit point empêcher d'y recourir, car le malade vomit beaucoup plus facilement qu'il n'avale. J'excepte seulement l'angine inflammatoire pure, au plus haut degré, en un mot, l'état ou l'époque qui exige impérieusement les émissions sanguines.

Les vomitifs sont surtout utiles dans les cas suivants, où l'on ne saurait trop les recommander.

a. Dans l'angine proprement gastrique, c'est-à-dire lorsqu'au début les symptômes de l'inflammation de la gorge sont associés à ceux de l'état gastrique, langue chargée, bouche mauvaise, nausées, envies de vomir, vomissement. Ici l'angine n'est qu'une affection sympathique de la gastrose, avec turgescence vers le haut, et il suffit, pour la guérir, de donner un vomitif, qui souvent fait disparaître sur-le-champ les symptômes les plus graves d'inflammation à la gorge.

b. Dans le croup. Les vomitifs ont une puissante action sur cette maladie, et principalement à deux époques, d'après mon expérience.

Ils conviennent au début. S'il existe un moyen de prévenir le développement du croup, d'arrêter même cette maladie dans ses commencements, c'est à coup sûr le vomitif. J'en ai eu la preuve dans une multitude de cas, parmi lesquels j'en signalerai seulement un. Un enfant de trois ans, bien portant, robuste, pléthorique, ayant été refroidi par un vent du nord-est, éprouva pendant trois jours des mouvements fébriles, avec toux; toutes les nuits, vers trois heures, il survenait une toux spasmodique si violente, avec symptômes de suffocation et bruit analogue à l'aboiement d'un chien, qu'on crut à un accès d'asthme de Millar, et qu'on prescrivit le musc, avec du calomelas dans les intervalles. Je vis ce malade pour la première fois au quatrième jour : le pouls était plein et fréquent; excitation continuelle à la toux, respiration tantôt plus et tantôt moins oppressée, tête libre, du reste gaîté, même un peu d'appétit, mais langue chargée. Je reconnus le croup commençant, qui, ainsi qu'on le voit quelquefois, était accompagné de spasmes périodiques des organes respiratoires, et je prescrivis sur-le-champ la potion suivante : tartre émétique, un grain; ipécacuanha en poudre, un scrupule; oximel scillitique et sirop de framboises, de chaque une demi-once; eau de fontaine, une once : à prendre par cuillerées à café, tous les quarts-d'heure, jusqu'à ce que le vomissement survînt. Après que le malade eut vomi trois fois, une grande quantité de mucosités, la toux cessa, et l'enfant dormit pendant quatorze heures d'un sommeil calme, accompagné de sueurs abondantes. Le lendemain matin, la toux et la dyspnée avaient complètement disparu, la crise était accomplie, et le commencement de croup avait avorté.

Les vomitifs conviennent aussi vers la fin, quand la fausse membrane s'est produite, qu'elle est détachée, mais qu'elle ne peut point sortir, d'où résultent une respiration râlante et un accroissement des symptômes de suffocation. Le vomitif aide à l'expulsion des masses membraneuses, gluantes, et débarrasse les organes respiratoires. En voici un exemple. Un enfant de deux ans, qui s'était toujours bien porté, à cela près de fréquents coryza, fut pris d'un croup des plus intenses. Appelé dans la soirée du second jour, je le trouvai en proie aux plus redoutables accès de suffocation, avec toux aboyante et respiration sifflante; tendance continuelle à tenir la tête haute et à alonger le cou; pouls à cent vingt pulsations. Huit sangsues furent appliquées au col; on donna du calomelas toutes les heures, et un lavement vinaigré. Après l'effet des sangsues, et la prise de huit grains de calomelas, qui procurèrent plusieurs selles, il y eut un notable soulagement. A midi, le pouls n'offrait plus que quatre-vingt-dix pulsations, mais la respiration était encore râlante et la voix rauque. Je fis appliquer deux nouvelles sangsues, et prescrivis tous les quarts-d'heure la potion vomitive précédente. Une amélioration complète en fut la suite. Le traitement fut terminé par une potion avec carbonate de potasse un scrupule; eau de fontaine, une once; sirop de manne, une demi-once; vin antimonial, vingt gouttes, dont le malade prit une cuillerée à café toutes les deux heures.

c. Dans l'angine parotidienne, maladie de gorge qui ne se voit ordinairement qu'à l'état épidémique. Elle a bien son siége primitif dans les glandes parotides et sublinguales; mais, avec le temps, et lorsqu'elle prend de l'intensité, elle attaque aussi les glandes intérieures et la membrane muqueuse de la gorge, de sorte qu'elle peut rendre la suffocation imminente, et même amener un trisme complet. En pareil cas, et à la dernière extrémité, un vomitif est le principal remède, le seul même qui puisse sauver la vie. Quand la maladie est légère, comme elle n'offre alors aucun danger, et qu'elle appartient à la catégorie des inflammations plus particulièrement séreuses des tissus muqueux et glandulaires, la méthode antiphlogistique et diaphorétique générale suffit pour la guérir. Mais il n'en est plus ainsi dès qu'elle a acquis plus d'intensité; les émissions sanguines elles-mêmes, le calomelas et les vésicatoires échouent souvent, et il n'y a que les vomitifs qui puissent mettre le malade hors de danger. On en pourra juger par le fait suivant: une femme de vingt-six ans fut atteinte d'une angine parotidienne portée au plus haut degré; non-seulement les parotides, mais encore les glandes sous-maxillaires et sublinguales, la membrane muqueuse interne, les amygdales, étaient tellement gonflées, que la malade éprouvait les plus grandes difficultés à avaler, et qu'elle ne respirait non plus qu'avec peine ; les mâchoires mêmes étaient immobiles au point que les dents s'écartaient fort peu les unes des autres ; il y avait un véritable trisme ; on était déjà au neuvième jour. Les saignées, les sangsues, les vésicatoires, les mercuriaux, les cataplasmes, les frictions, tout avait échoué ; la fièvre était continuelle et forte. Il ne restait d'autre ressource que le vomitif ; cependant on hésitait à l'employer, en raison de l'occlusion presque complète du pharynx et des mâchoires, qui faisait craindre qu'en refluant à la bouche, et ne trouvant point d'issue au dehors, les matières ne déterminassent la suffocation. Cependant, il fallut bien l'essayer ; l'effet en fut surprenant. Les organes qui refusaient le passage à toutes les substances venues du dehors, le frayèrent à celles qui sortaient de l'estomac ; trois vomissements copieux eurent lieu avec facilité ; immédiatement après, le trisme cessa, le gonflement glandulaire diminua, la déglutition fut possible, et en peu de jours le rétablissement était complet.

Je ne saurais trop recommander les vomitifs, même pour prévenir cette maladie. A une époque où elle régnait épidémiquement, et n'épargnait même point les enfants à la mamelle, j'ai vu un vomitif, administré dès le début, en arrêter les progrès, et amener une prompte guérison.

d. Dans l'angine gangréneuse. Dans cette maladie si dangereuse, mais qui, par bonheur, est rare, et ne se voit guères chez nous que comme symptôme d'une scarlatine maligne, où les signes d'une dégénérescence gangréneuse se prononcent dès l'apparition même des accidents inflammatoires, les vomitifs sont le moyen sur lequel on peut le plus compter, surtout au début.

e. Dans le stomacace. Je regarde les vomitifs comme le plus grand des spécifiques contre cette affection, comme celui qui agit avec le plus de rapidité. J'ai vu, dans des cas où l'on avait épuisé en vain tous les évacuants et tous les antiphlogistiques, un seul vomitif faire cesser cette maladie à la fois si pénible et si dégoûtante.

En un mot, je le répète, le vomitif est le meilleur remède et l'unique moyen de salut dans toutes les inflammations de la gorge, lorsque les antiphlogistiques et les antispasmodiques n'ont pu triompher du mal, qui menace de causer la suffocation.

5°. *Pneumonie*. Il est une espèce de pneumonie dans laquelle la saignée, le nitre, l'opium, les vésicatoires, en un mot tous les moyens échouent, et qui ne cède qu'aux vomitifs. C'est même là le plus grand triomphe de ces médicaments, qui seuls peuvent sauver la vie du malade, quand tous les autres ont été employés sans succès. J'ai vu des temps où l'on se bornait à saigner dans toutes les pneumonies, sans rien faire autre chose ; puis d'autres où l'on n'avait recours qu'à l'opium et aux excitants; enfin d'autres encore où l'on ne faisait usage que des sangsues et du calomelas ; mais, à toutes ces périodes, j'ai trouvé maintes fois la confirmation de cette grande vérité pratique, qu'il y a des cas rebelles à tous les traitements, si ce n'est à la méthode vomitive. Qu'est elle-même la méthode de Peschier, devenue si célèbre dans ces derniers temps, si ce n'est celle que Schrœder, Tissot, Stoll et Richter recommandaient déjà, il y a quarante ans, et qui consiste à employer le tartre émétique dans la péripneumonie, à faire vomir d'abord, puis à provoquer une purgation modérée?

Nous donnons à ces pneumonies le nom de pneumonies gastriques ou fausses. Elles se rattachent au système gastrique par les liens d'une causalité immédiate, et sont ou des irritations purement consensuelles, des reflets de l'affection gastrique, ou de véritables phlogoses, provoquées dans les poumons par cette irritation sympathique, en tous points analogues par conséquent aux inflammations érysipélateuses extérieures qui naissent de la même source gastrique et que les vomitifs font cesser.

Ce qui les distingue des pneumonies purement inflammatoires, c'est que le pouls n'est point aussi dur, aussi fort, aussi difficile à déprimer, qu'il est même parfois mou et petit; c'est qu'on observe, dès le début, des signes d'affection gastrique, comme langue chargée, jaune ou brune, mauvais goût dans la bouche, qui est surtout amère, répugnance complète pour les aliments, nausées, envies de vomir ou vomissement, pesanteur ou douleur à la région précordiale, céphalalgie à la partie antérieure de la tête, quelquefois même délire, teinte le jaunâtre autour de la bouche, dans les plis du visage et dans le blanc des yeux ; c'est enfin qu'on remarque presque toujours, dès le début même, un accablement extraordinaire et un état général de courbature. Le point de côté, symptôme principal de ces affections, est souvent si douloureux, que les inspirations ne sont guères moins difficiles et brèves qu'on les observe dans la pleurésie inflammatoire la plus intense.

Lorsqu'en arrivant auprès du malade on le trouve dans cet état d'affection violente de poitrine, avec tous les signes de turgescence gastrique, langue jaune ou brune, dégoût, hauts de corps, ou vomissements spontanés, pesanteur à l'épigastre, anxiété, pouls fréquent, mais ni plein, ni dur, il n'y a d'autre parti à prendre que celui d'administrer sur-le-champ un vomitif, car la violence de l'affection de poitrine tient à la mobilité extrême et à la turgescence des saburres gastriques, et en est le produit. Un vomissement bilieux ou saburral abondant surviendra bientôt, et l'on sera surpris de voir la douleur de poitrine, le point de côté, l'oppression, l'anxiété, disparaître souvent tout-à-coup et comme par enchantement.

Mais parfois aussi ce caractère gastrique est associé dès le principe à une véritable inflammation, c'est-à-dire, qu'il y a pneumonie gastrique inflammatoire ou inflammatoire gastrique. Le pouls est plein et dur, la soif vive, l'urine rouge comme du feu, la chaleur considérable. En pareil cas, il faut d'abord détruire le caractère inflammatoire par les émissions sanguines et le traitement antiphlogistique, après quoi on applique la méthode antigastrique.

Ainsi, lorsqu'on rencontre un pouls dur et plein, avec les signes de la turgescence gastrique, que le malade est jeune, et sa constitution pléthorique, on doit saigner du bras, puis faire prendre un vomitif. Quelquefois le caractère propre de la maladie ne se dessine pas après l'usage de ce dernier; il faut alors le faire suivre par la saignée.

Je vais citer, à titre d'exemple, un cas tiré de ma pratique. Une femme de trente-cinq ans était atteinte d'une fièvre violente, avec un point de côté très douloureux. On remarquait chez elle, en outre, toux brève et sèche, respiration courte et oppressée, mal de tête violent, symptômes gastriques, pouls plein et dur. J'ordonnai une large saignée du bras droit, et de plus, parce qu'il y avait constipation, une mixture de sel de Glauber, avec le vin antimonial et l'électuaire de séné. Après la saignée, les douleurs diminuèrent pendant quelques heures, mais elles reparurent ensuite avec un redoublement d'intensité; le lendemain, le pouls était plus plein et plus fréquent que la veille, mais il n'offrait plus de dureté, le mal de tête était violent, la toux sèche avait augmenté; le siége de la douleur, le rebord des côtes, la région hépatique, présentaient de la tuméfaction, et étaient douloureux au toucher, ce qui prouvait que le foie participait à l'état inflammatoire : des nausées se déclarèrent, en outre, et la langue se couvrit d'un enduit mou, jaune-brun. En présence de cette complication manifeste de l'état inflammatoire et de l'état gastrique, et parce que la dureté du pouls persistait, je fis encore pratiquer une saignée de deux palettes; le sang ne se couvrit pas d'une couenne. Les douleurs diminuèrent peu, et les nausées s'accrurent, il y eut même des envies de vomir. Alors je donnai le tartre émétique et l'ipécacuanha à doses fractionnées. La malade vomit, à trois reprises, une grande quantité de bile et de mucosités. Aussitôt après, diminution considérable des douleurs et de la fièvre; le pouls tomba de cent dix pulsations à quatre-vingt-dix. Dès ce moment, la convalescence fit chaque jour des progrès, sous l'influence de purgatifs doux, dont l'usage fut continué pendant quelque temps.

Cependant les signes du caractère gastrique ne sont pas toujours si prononcés, et il y a des pneumonies gastriques latentes ou larvées qui réclament une grande attention de la part du praticien; car, bien que l'état soit le même, les symptômes gastriques ne se dessinent pas à beaucoup près aussi nettement. Le diagnostic peut alors présenter des doutes. Mais d'abord on se laisse guider par les indications négatives. Il y a un violent point de côté, une oppression des plus fortes, et cependant le pouls n'est point inflammatoire, on ne découvre aucun des autres signes généraux de la synoque. Ayant égard alors aux circonstances commémoratives, telles que chagrins, contrariétés, trouble de la digestion, et prenant de plus en considération le sentiment de pesanteur et de tension à la région précordiale, l'aspect de la langue, ou même la teinte jaunâtre du visage, il n'y a plus à hésiter. Je signale surtout l'anxiété comme un symptôme capital de l'état gastrique caché. Elle peut, en pareil cas, s'élever au plus haut degré de violence, et il faut bien se garder de la confondre avec l'anxiété inflammatoire. Elle indique de la manière la plus pressante la nécessité de recourir aux vomitifs, qui seuls peuvent la faire cesser. Enfin, dans les cas très douteux, on essaie une petite saignée : si l'état est vraiment inflammatoire, quelques onces de sang suffiront déjà pour procurer un peu de soulagement, et on laissera couler ce liquide; si l'état est purement gastrique, les douleurs, loin de diminuer, s'accroîtront, et on fermera aussitôt la veine, car on sera certain d'avoir affaire à une affection gastrique. Il arrive quelquefois que, pendant la saignée, ou immédiatement après, une turgescence se prononce subitement, les saburres gastriques, mises en liberté, provoquant un vomissement bilieux spontané. Un vomitif, administré de suite, produit alors les meilleurs effets. Il faut également ranger ici les circonstances dans lesquelles la véritable nature du mal a été méconnue dès le premier jour, où l'on a déjà saigné plusieurs fois, toujours sans utilité, sans diminution des symptômes du côté de la poitrine, où, enfin, le malade continue d'offrir de la fièvre, des douleurs de poitrine, de la gêne dans la respiration et des signes gastriques, l'état du pouls interdisant d'insister davantage sur les émissions sanguines; ici le vomitif peut, quelquefois même très tard, procurer un soulagement complet, être l'unique moyen d'écarter le danger.

Ces cas dans lesquels les vomitifs, négligés d'abord contre la pneumonie, n'en deviennent pas moins nécessaires à une époque tardive, sont fort remarquables, et prouvent combien les émétiques sont puissants, même indispensables, en pareille circonstance. Ils se sont fréquemment offerts à moi, durant le cours de ma pratique, et ils recommencent à devenir communs aujourd'hui, qu'un attachement trop exclusif aux théories inflammatoires et à la méthode des émissions sanguines fait souvent perdre entièrement de vue le caractère gastrique. Parmi un grand nombre d'exemples, j'en choisirai un seulement.

Une femme de trente ans fut prise de tous les symptômes d'une inflammation pulmonaire. Son médecin employa les saignées, les sangsues, les évacuants, et déploya tout l'appareil antiphlogistique interne. Les accidents les plus intenses diminuèrent, mais l'affection principale persista. Appelé près de la malade, au huitième jour, je la trouvai dans l'état suisuit : forte fièvre, toux continuelle, difficulté de respirer, anxiété constante et pénible, alternant quelquefois avec des syncopes, faiblesse extrême, tête entreprise, délire, pouls petit, fréquent et mou, urine jumenteuse, langue couverte d'un enduit jaune brun, diarrhée aqueuse épuisante. Il fallait prendre promptement son parti, car beaucoup de temps avait été perdu, et la vie était en jeu. L'état du pouls, la nature de l'urine, et plus encore la possibilité d'inspirer sans tousser annonçaient que l'anxiété, la toux et la difficulté de respirer ne tenaient plus à une véritable inflammation du poumon. Evidemment, ce qui pressait le plus c'était de relever les forces (les règles avaient paru en outre), et de modérer la diarrhée qui les épuisait. Je prescrivis donc la poudre de Dower à petites doses, et des lavements mucilagineux. Il s'ensuivit un calme de six heures; mais ensuite, l'anxiété reparut, plus grande encore, avec point de côté, nausées, pouls extrêmement petit, fréquent et intermittent, syncopes, vertiges, déjections alvines involontaires. L'inutilité des calmants, la persistance et même l'exaspération des symptômes du côté de la poitrine, mais par dessus tout l'anxiété et les nausées, annonçaient qu'il y avait encore des matières irritantes dans l'estomac, qu'on devait leur attribuer la continuité des affections de poitrine, des spasmes et de la fièvre, que les vomitifs étaient indiqués, et que seuls ils pouvaient amener une crise salutaire dans un état de choses où la vie se trouvait réellement compromise. Mais la prostration des forces et la diarrhée les rendaient fort incertains; ils pouvaient franchir l'estomac, et porter l'épuisement au comble. Je commençai donc par faire prendre une petite dose de poudre de Dower; quelques heures après, j'administrai, de dix en dix minutes, six grains d'ipécacuanha; à la quatrième prise, il se déclara, par trois fois, un copieux vomissement de mucosités bilieuses. La malade dormit ensuite plusieurs heures, d'un sommeil tranquille : à son réveil, respiration parfaitement libre, plus d'anxiété, plus de point de côté. Le lendemain, moins de fièvre, poitrine et tête complètement dégagées; il ne restait plus que de la faiblesse et de la tendance à la diarrhée. En un mot, le traitement était terminé; un seul vomitif avait fait cesser en quelques heures un état qui mettait la vie en danger; la convalescence ne tarda pas à s'établir, et rien ne l'entrava dans sa marche.

Je dois encore citer deux cas de ce genre, ne fût-ce que pour fixer davantage l'attention des jeunes praticiens sur un point trop négligé, et leur faire sentir toute l'importance des vomitifs. En effet, dans ces deux cas, un seul vomitif, non-seulement sauva le malade, ce qui était le plus essentiel, mais encore fonda la réputation du médecin, et décida de tout son avenir.

Un de mes condisciples, au sortir des écoles, alla tenter la fortune dans une grande capitale. A peine arrivé, il fut appelé auprès d'un personnage éminent, que les premiers médecins du lieu traitaient depuis dix jours d'une maladie aiguë de poitrine. On avait essayé en vain les saignées, les vésicatoires, les béchiques. Le malade était plongé dans un état soporeux, avec la respiration stertoreuse, une grande oppression de poitrine et une fièvre violente, en un mot, sur les bords du tombeau. Le jeune médecin sortait de Gœttingue, et appartenait à l'école de Richter, dans laquelle il avait appris à connaître les pneumonies gastriques. Trouvant qu'au milieu de tous ces signes fâcheux, le malade éprouvait souvent des soulèvements de cœur et des envies de vomir, que sa langue était épaisse, molle et couverte d'un enduit brun, que la région précordiale présentait de la tension, et que le malade y portait fréquemment la main, il conclut de là que l'estomac renfermait encore des saburres, et prescrivit un vomitif. Le malade rendit une quantité énorme de matières bilieuses, et fut sauvé. Le médecin, regardé comme un véritable Esculape, devint en peu de temps le plus répandu et le plus considéré des praticiens de la ville.

L'autre cas concerne une princesse généralement vénérée. Depuis onze jours, elle était atteinte d'une pneumonie accompagnée de miliaire. Ses médecins avaient tout tenté, mais inutilement. Le danger était au comble, et l'on doutait du salut de la malade. Un médecin étranger, qu'on appela près d'elle, osa lui donner un vomitif, malgré l'état de faiblesse dans lequel elle se trouvait. Elle vomit, et ce fut le signal de son rétablissement. Celui qui l'avait sauvée devint premier médecin.

Mais je vais plus loin, et, m'appuyant sur une longue expérience, je soutiens que, dans toutes les pneumonies, tant avec que sans douleurs de poitrine, lorsque l'inflammation n'est point assez violente pour réclamer la saignée, nul moyen n'égale le vomitif pour procurer une guérison certaine, prompte et complète. On donne toutes les heures un demi-grain de tartre émétique, car l'antimoine paraît être rigoureusement nécessaire en ce cas. La première dose fait vomir; les autres purgent doucement, poussent à la sueur et provoquent l'expectoration ; en un mot, l'émétique opère tout ce qu'il y a nécessité d'accomplir, et souvent ainsi termine la cure à lui seul.

Ceci est vrai, non pas seulement de la pneumonie gastrique, mais encore des pneumonies catarrhales et rhumatismales, qu'on rencontre si fréquemment. Ici l'effet ne dépend pas tant de l'évacuation que de l'irritation exercée sur les organes de la région précordiale, et qui agit d'une manière toute spécifique, comme dérivatif, sur ceux de la poitrine.

De quel avantage ne serait-il pas pour le genre humain que ces remarques eussent pour résultat de rendre les médecins plus réservés sur l'usage du calomelas, dont on fait aujourd'hui un emploi beaucoup trop fréquent!

6°. *Erysipèle à la face.* Dans toutes les espèces d'érysipèle, les vomitifs et les purgatifs sont les principaux moyens de traitement. Mais l'érysipèle à la face est surtout celui dans lequel ils méritent réellement le nom de spécifique. On sait à quel degré d'intensité cette maladie peut s'élever, et combien alors elle met la vie en danger. Le malade est en proie à une fièvre des plus violentes, à l'anxiété, au délire, même à la fureur : tout annonce alors que l'érysipèle s'est propagé jusqu'au cerveau. Même en ce cas, il n'y a de salut à attendre que des vomitifs. Plus d'une fois, après que les émissions sanguines avaient été, comme de coutume, employées sans succès, j'ai vu ces médicaments produire des effets salutaires aussi prompts que décisifs. Qu'on les donne hardiment, sans se laisser arrêter par les congestions apparentes, et qu'on ne craigne point d'y revenir, s'ils ne suffisent pas la première fois.

7°. *Aphthes.* Les aphthes sont du nombre des maladies qui indiquent l'emploi des vomitifs. Ces productions anomales de la membrane muqueuse s'accompagnent toujours d'une perversion des sécrétions stomacales, ce qui les rend fort sujettes à s'étendre jusque dans l'estomac. De légers moyens gastriques suffisent ordinairement pour faire cesser les aphthes chez les petits enfants; mais pour peu qu'ils se montrent opiniâtres, un vomitif est le meilleur moyen de les guérir en très peu de temps. On en peut dire autant des affections aphtheuses chez les adultes.

8°. *Toux.* Il est une espèce de toux qu'on appelle à juste titre gastrique, attendu qu'elle s'annonce par des signes bien prononcés d'état anomal et d'accumulation dans l'estomac, langue chargée, défaut d'appétit, nausées, etc., et qu'elle reconnaît évidemment ces deux circonstances pour causes. Les moyens les plus propres à la guérir sont les délayants, les évacuants et surtout les vomitifs. On peut l'attaquer en vain, pendant des mois entiers, par les béchiques ordinaires, tandis qu'elle cède à un seul vomitif.

9°. *Coqueluche.* La coqueluche n'est point une maladie inflammatoire, non plus qu'une maladie simplement gastrique. C'est une maladie convulsive et contagieuse des nerfs précordiaux et pulmonaires, qui s'accompagne souvent d'une affection inflammatoire fébrile, à son début, mais qui revient toujours à son véritable caractère, et qui, constamment aussi, exerce sur la sécrétion muqueuse de ces organes une influence dont l'effet est de la rendre plus abondante et plus épaisse. Sous deux points de vue, les vomitifs sont les plus puissants moyens à lui opposer; d'abord, parce qu'ils déterminent une dérivation énergique, qui calme le caractère spasmodique; ensuite, parce qu'ils procurent l'évacuation des mucosités visqueuses accumulées, et contribuent à modifier la sécrétion muqueuse elle-même. L'expérience confirme pleinement ces résultats. Chaque fois qu'on administre un vomitif, il soulage pendant quelques jours, et rend les accès moins graves. J'ai toujours trouvé qu'on facilitait et accélérait singulièrement la guérison de la maladie en associant aux antispasmodiques et aux irritants de la peau l'usage des vomitifs répétés de temps en temps.

10°. *Phthisie pulmonaire.* Les vomitifs ne sont point propres à guérir cette maladie, malgré tous les éloges que leur a prodigués l'anglais Reid. Ils pourraient même nuire beaucoup dans l'espèce et durant la période inflammatoires, lorsqu'il y a tendance au crachement de sang. Mais il y a deux cas dans lesquels on peut se trouver bien de les employer. Le premier est celui de la phthisie purulente, lorsque, sans offrir aucun symptôme d'inflammation, le malade éprouve de la peine à cracher, ce qui accroît la fièvre et l'anxiété : un purgatif administré de temps en temps peut alors lui procurer un grand soulagement. L'autre est celui de la phthisie muqueuse, ayant sa source dans le bas-ventre, dépendant d'un état maladif et d'accumulations dans le système digestif, comme il arrive à la toux gastrique dont j'ai parlé plus haut, et qui peut même finir par dégénérer en phthisie muqueuse; en pareil cas, j'ai obtenu les meilleurs effets de l'emploi répété des vomitifs.

11°. *Asthme, Catarrhe suffocant.* On sait que l'asthme est une maladie très pénible et souvent fort dangereuse. Les vomitifs tiennent aussi un rang distingué parmi les moyens à l'aide desquels on peut le combattre; donnés de temps en temps, dans l'asthme humide ou muqueux, s'ils ne procurent pas une guérison complète, du moins soulagent-ils beaucoup. Quant à l'asthme sec et convulsif, ils y sont le plus puissant remède que je connaisse; souvent même n'y a-t-il qu'eux qui puissent sauver la vie lorsque l'affection revient d'une manière périodique, par accès bien réglés, et met instantanément le malade en danger de périr. L'expérience a démontré que les vomitifs parviennent à dissiper le spasme, lors même qu'on a employé sans succès le musc et l'opium.

Les mêmes remarques sont applicables aussi au catarrhe suffocant, ou à la paralysie pulmonaire, cette maladie qui a tant de ressemblance avec l'apoplexie, dont elle diffère seulement en ce que ce sont les nerfs des poumons et non ceux du cerveau qui se trouvent frappés de paralysie, ce qui fait même que le cerveau demeure parfaitement libre et le malade en pleine connaissance, bien qu'il y ait imminence de la suffocation et respiration stertoreuse. Le vomitif, employé après la saignée, est le plus grand moyen de salut, le seul même qui reste encore.

12°. *Dysenterie et choléra.* Dans la dysenterie, l'ipécacuanha, donné au début, est un des principaux moyens de traitement. Chez un nombre infini de malades, je n'ai eu besoin, pour la guérir, que d'administrer d'abord ce vomitif, et de prescrire ensuite des émulsions de gomme arabique, avec de petites doses d'opium. Constamment j'ai remarqué que le vomitif, donné d'abord, exerçait l'influence la plus favorable sur le traitement, et qu'il en abrégeait la durée ; car, lorsqu'on l'avait omis, les meilleurs moyens n'avaient plus un effet aussi certain, ni aussi prompt. Mais ici l'ipécacuanha mérite toujours la préférence sur l'émétique, parce que, de sa nature, il a une action plus soutenue, même quand on le fait prendre à petites doses.

Il peut se présenter jusque dans le choléra des circonstances qui rendent les vomitifs indispensables. On sait que le but, dans cette maladie, est de faire cesser le plus promptement possible les évacuations excessives par des calmants ; mais il reste quelquefois des nausées, de la dyspepsie et des symptômes bilioso-gastriques, d'où l'on peut conclure que les amas de bile n'ont point été entièrement évacués, ou qu'il s'en est reproduit de nouveaux. J'ai quelquefois remarqué que rien n'était plus propre qu'un vomitif modéré à dissiper cet état d'une manière rapide et complète.

13°. *Rhumatismes.* J'ai recueilli peu de faits relatifs aux effets des vomitifs dans les rhumatismes, parce qu'ordinairement d'autres moyens m'ont réussi, et que volontiers j'épargne à l'estomac les efforts et la débilitation que ceux-là entraînent.

Mais l'expérience d'autres praticiens m'a convaincu qu'ils y déployaient réellement une grande efficacité. Je n'en pense pas moins, cependant, qu'il vaut mieux essayer d'abord d'autres remèdes, et que le cas où ils se montreraient insuffisants est le seul où l'on doive recourir aux vomitifs, qui portent toujours une atteinte profonde au système digestif, l'un des plus importants appareils de l'économie.

14°. *Folie.* Les vomitifs me paraissent être, avec les affusions froides, les plus puissants de tous les moyens physiques aptes à combattre l'aliénation mentale, en raison de la dérivation énergique qu'ils déterminent. Puisqu'il est certain que toutes les anomalies de l'action cérébrale, celles surtout qui affectent la forme de la mélancolie, s'accompagnent d'une grande inertie et d'une insensibilité extrême des nerfs abdominaux (du système ganglionnaire), puisqu'il est constant que cette destruction d'équilibre est une des principales causes de la folie, des substances capables d'exciter si vivement l'action des organes du bas-ventre doivent être bien placées ici, et contribuer d'une manière très efficace à rétablir l'équilibre, par conséquent à régulariser l'activité cérébrale. Ajoutons encore une circonstance à laquelle on me paraît n'avoir point fait assez d'attention, je veux dire l'importance du sens qui réside dans l'estomac, de la sensibilité particulière dévolue à cet organe, qui se manifeste par la faim, plus encore par l'appétit, et surtout par le dégoût. Le sentiment de la faim est un des plus impérieux et des plus pénétrants ; il influe jusque sur l'ame, qu'il peut même réduire au désespoir et à l'égarement, ce qui était nécessaire, puisque de ce sens et du sens génital dépendent et la conservation du genre humain et la vie, l'action même dans l'univers. Voilà pourquoi la faim est un des plus grands moyens, quand l'homme est tombé dans la folie, de le ramener à lui-même, c'est-à-dire de le rétablir dans ses rapports normaux avec lui-même et le monde. Le dégoût et l'envie de vomir agissent également sur ce sens, mais produisent sur lui un effet inverse de celui de la faim ; combien de malheureux n'ont-ils pas déjà été rétablis par là depuis le temps de Mutzel ?

Mon expérience confirme pleinement toutes ces données. J'ai vu les vomitifs produire des effets extraordinaires, non-seulement dans la mélancolie, mais encore dans les manies les plus furibondes, et dans le délire particulier des ivrognes. Je signalerai aussi la mélancolie suicide, dans quelques cas de laquelle j'ai vu les idées de suicide s'effacer chaque fois qu'on administrait des vomitifs, sous l'empire desquels, en y associant la gratiole et les sels neutres, on parvenait à obtenir une guérison complète (1).

15°. *Apoplexie, paralysie.* Il faut s'abstenir des vomitifs, dans l'apoplexie, tant que le pouls est plein et la face rouge, en un mot, tant qu'il y a encore indication de tirer du sang; mais on ne saurait trop les recommander quand ces symptômes n'existent point; il sont alors les plus puissants moyens d'excitation et de rappel à la vie; souvent même il n'y a qu'eux qui soient capables de sauver les malades.

Mais comme un usage intempestif entraîne les plus graves inconvénients, et peut hâter la mort, je vais déterminer exactement les cas dans lesquels un vomitif convient contre l'apoplexie.

A. Quand l'apoplexie est d'origine purement gastrique, c'est-à-dire, lorsqu'elle a éclaté au sortir de table, après une surcharge de l'estomac, ou qu'elle est accompagnée de nausées, de vomissements spontanés, de langue sale et chargée. Ici un vomitif est le véritable moyen de guérir radicalement, de détruire la cause : seulement, on doit commencer par saigner, si le pouls est plein et le sujet pléthorique.

B. Lorsque, l'apoplexie étant sanguine, l'état comateux ne cesse point après qu'on a tiré assez de sang et déprimé le pouls.

C. Quand l'apoplexie est nerveuse ou séreuse, avec pouls petit et faible dès le commencement, face pâle et tirée, au lieu d'être rouge et vultueuse. Ici, on doit débuter par le vomitif.

Ce qui vient d'être dit de l'apoplexie s'applique également à toutes les espèces de paralysies. Plus d'une fois les vomitifs ont été les meilleurs moyens de guérir ces dernières.

16°. *Asphyxie, surtout des nouveau-nés.* Dans mon opinion, et d'après mon expérience, les vomitifs sont un des moyens les plus importants pour éveiller la vie chez les nouveau-nés, pour la mettre en train, quand elle est faible et qu'une cause quelconque en a suspendu le jeu. Tout ici dépend de faire entrer en exercice la respiration et la petite circulation. Or, quel est l'excitant qui agit d'une manière plus immédiate, plus mécanique même, sur le diaphragme, les

(1) Consultez surtout Esquirol, *Des Maladies mentales considérées sous les rapports médical, hygiénique et medico-légal.* Paris, 1838. 2 vol. in-8.

muscles de la poitrine, le cœur et les poumons, que le vomissement? Ajoutons que, dans une foule de cas, la cause unique de l'inaction de ces organes, et de l'asphyxie qui s'en suit, est l'engouement des bronches par des mucosités, dont la faiblesse du nouveau-né ne lui permet pas de se débarrasser. Ce qu'on appelle alors asphyxie n'est donc souvent autre chose qu'une véritable suffocation. Or, en pareil cas, il ne reste réellement d'autre ressource que le vomissement, pour écarter les matières muqueuses dont les voies aériennes sont remplies, et je suis étonné de ne pas voir figurer parmi les moyens capables de rappeler les nouveau-nés à la vie, ce grand moyen, que je recommande de la manière la plus instante.

Pour confirmer ce que je viens de dire, je rapporterai un fait dont j'ai été le témoin. Une dame avait déjà eu deux fois le malheur d'accoucher d'enfants venus morts au monde, quoiqu'ils fussent d'ailleurs vigoureux et bien constitués. Ces petits êtres ne laissaient échapper aucun son, tout au plus faisaient-ils entendre un léger bruit; on ne remarquait point de respiration en eux, et, au bout de quelque temps, ils étaient totalement privés de vie. L'habile médecin avait employé en vain tous les moyens imaginables, bains, insufflation d'air, frictions, lotions, lavements, etc. Au troisième accouchement, on réclama mes avis. Je reconnus qu'il s'agissait d'un cas d'obstacle à la respiration, et je résolus d'employer le vomitif, que je tins tout préparé d'avance. L'enfant vint au monde facilement et heureusement, mais présentant les mêmes phénomènes que ses précédents-frères; point de cris, ni de respiration, seulement un faible son grêle au moment de la sortie. Je le fis mettre de suite dans un bain chaud, et je lui coulai dans la bouche une cuillerée d'oximel scillitique, avec un grain d'ipécacuanha et un peu d'infusion de camomille; au bout de six minutes, je donnai une seconde cuillerée; alors survint un violent vomissement de matières muqueuses, et de suite un cri vif; la respiration était en train, et l'enfant sauvé. Tout alla ensuite parfaitement, et aujourd'hui cet enfant est un homme robuste, plein de santé.

Les vomitifs devraient être aussi plus souvent employés qu'on ne le fait maintenant dans l'asphyxie des adultes, par les mêmes motifs que chez les nouveau-nés, pour éveiller l'action des organes respiratoires à l'aide d'une puissante excitation provoquée dans leur voisinage. Enfin, pour débarrasser les poumons des matières qui pourraient s'y être amassées, on devrait, dès qu'il y a possibilité d'avaler, couler dans la gorge une dissolution de tartre émétique, ou, si le malade n'avalait point, injecter cette même liqueur dans les veines.

17°. *Maladies des enfants*. Parmi tous les moyens que la médecine pratique emploie chez les enfants, le premier rang appartient, d'après mon expérience, aux vomitifs. Dans la plupart des cas, chez ces petits êtres, le principe morbifique siége à la région précordiale, et il est de nature matérielle. Leur système nerveux ganglionnaire exerce une influence sympathique puissante, tant pathogénétique que thérapeutique, et toute action qui porte sur lui a, dans l'économie entière, un retentissement bien plus grand et bien plus décisif que chez les adultes. Enfin, les enfants vomissent avec beaucoup plus de facilité que ces derniers. L'expérience m'a démontré mille fois toutes ces vérités, et je pourrais remplir plusieurs volumes de faits qui les attestent. Dans une multitude de circonstances, un seul vomitif, donné au début, m'a suffi pour faire complètement cesser, et de suite, les fièvres les plus intenses, pour arrêter des affections de la poitrine ou de la gorge qui allaient éclater, pour mettre un terme à des toux violentes que nul moyen n'avait pu apaiser, pour guérir des vomissements, des diarrhées, des dysenteries, pour éteindre même des convulsions, quand elles avaient leur source dans les nerfs de la région précordiale. Voici quel est le résultat de mon expérience au terme de ma longue pratique : lorsqu'un enfant, surtout pendant la première année de la vie, est atteint de fièvre, avec défaut d'appétit et langue sale, et plus encore quand il vomit déjà de lui-même, ou qu'il a des envies de vomir, on ne doit jamais négliger de lui administrer un vomitif. On retirera un avantage immense de cette méthode; souvent, il ne faudra rien de plus pour clore le traitement, et d'ailleurs, quand on ne donne pas des vomitifs au début, il devient ensuite difficile de les compenser par d'autres moyens, même par des émétiques prescrits plus tard. Qu'on ne se laisse point non plus arrêter par la coexistence de la toux ou de la difficulté de respirer; car très fréquemment ces symptômes sont mis complètement de côté par le vomitif.

J'excepte un seul cas, celui dans lequel l'enfant serait atteint de fièvre avec état soporeux. Ici, il y a toujours congestion au cerveau, peut-être même commencement d'hydrocéphale inflammatoire, et le vomitif pourrait nuire.

Du reste, il ne faut pas que la crainte de voir les efforts du vomissement provoquer une congestion céphalique (ce qui peut être réellement une contre-indication chez les adultes) détourne d'administrer un vomitif aux enfants; ils vomissent avec bien moins de peine que les adultes, et d'autant plus facilement qu'ils sont plus petits.

Cependant il faut ne jamais provoquer au-delà de trois à quatre vomissements, et prendre un vomitif léger, qui soit en même temps incisif et antispasmodique, car le choix de la substance est fort important. Chez les très petits enfants, et quand il y a déjà de la tendance à vomir, une cuillerée à café d'oximel scillitique, tous les quarts-d'heure, avec l'infusion de camomille, suffit parfaitement. Chez ceux qui sont plus grands, on emploie un mélange d'ipécacuanha et d'oximel scillitique, ce dernier contribuant toujours d'une manière puissante, par sa propriété incisive, à faciliter le vomissement. Chez ceux qui sont plus âgés encore, on ajoute une petite quantité de tartre émétique, uniquement pour rendre l'irritation un peu plus vive; on s'en abstient seulement lorsqu'il y a beaucoup de propension à la diarrhée, parce que l'émétique est fort sujet à franchir les limites de l'estomac. Par exemple, chez les petits enfants, on emploie la formule suivante : ipécacuanha en poudre, un scrupule; oximel scillitique, sirop de framboises et eau pure, de chaque, une demi-once; on en donne une cuillerée à café tous les quarts-d'heure, jusqu'à ce que le vomissement commence, et l'on attend l'effet, qui, dans beaucoup de cas, est suffisant; si une demi-heure s'écoulait sans que le vomissement recommençât, on ferait prendre une seconde cuillerée. Cette mixture est la meilleure dont on puisse se servir chez les enfants qui n'ont point dépassé l'âge d'un an. Chez ceux qui sont plus âgés, on ajoute un quart de grain de tartre émétique.

18°. *Empoisonnements*. La première pensée qui se présente naturellement à l'esprit quand un poison a été introduit par la bouche, est de l'expulser par la même voie, qui est la plus expéditive. En cela on ne fait qu'imiter la nature. La règle, sans exception, consiste à provoquer le vomissement toutes les fois qu'on arrive à temps et qu'on peut présumer que la matière vénéneuse se trouve encore dans l'estomac. Il faut seulement distinguer ici deux cas. Quelquefois, après l'ingestion de poisons âcres et caustiques, le vomissement est déjà si violent qu'on n'a pas besoin d'autre chose que de le favoriser et de l'entretenir en faisant boire du lait et de l'huile en abondance. Mais parfois aussi il n'existe pas, ou l'on n'observe que des soulèvements de cœur, ce qui arrive surtout après l'empoisonnement par des substances narcotiques. Dans cette circonstance, on doit administrer un vomitif, et plus particulièrement que tout autre le tartre émétique. Il y a même des cas où le narcotisme a tellement émoussé la sensibilité de l'estomac, que l'émétique ne produit aucun effet, et qu'on est obligé de recourir à un moyen plus actif, le vitriol blanc. Le temps nous apprendra jusqu'à quel point la pompe stomacale peut remplacer le vomissement; il me semble néanmoins que la contraction des parois même du viscère est plus propre qu'une simple succion mécanique à le débarrasser de poisons qui se seraient déjà fixés à ses parois et insinués dans ses replis.

II. *Les relations du médecin.*

L'instinct qui pousse l'homme à soulager ses frères souffrants a été la source de la médecine, et il doit continuer de l'être encore pour que l'art demeure pur et noble, pour qu'il fasse réellement le bonheur de celui qui s'y adonne et du genre humain.

Vivre pour les autres et non pour soi, telle est l'essence de la profession médicale ; à son but suprême, celui de sauver la vie et la santé des autres, le médecin doit sacrifier, non-seulement son repos, son avantage personnel, les commodités et les agréments de la vie, mais encore sa santé et son existence, même au besoin son honneur et sa réputation.

La médecine est donc un art sublime et divin, puisque ses obligations rentrent dans les lois les plus saintes de la religion et de la philanthropie, puisqu'elle exige que celui qui s'y consacre fasse une abnégation entière de soi-même et sache s'élever au-dessus des mesquins calculs de la vie commune. Il n'y a qu'un homme éminemment moral qui puisse être médecin, dans la véritable acception du mot, et il n'y a qu'un tel médecin qui puisse trouver le bonheur dans l'exercice de sa profession; car lui seul sent, au fond de son cœur, qu'à son existence se rattache un but supérieur, qui l'élève au-dessus de la vie elle-même, de ses joies et de ses peines. Anoblir son esprit, sacrifier sa personnalité aux intérêts généraux et à un autre monde, semer le bien autour de lui, tel est le but de son existence. Quoi de plus propre à l'y conduire qu'une profession qui, à chaque instant, lui offre l'occasion, ou même lui impose l'obligation d'y aspirer, et à laquelle il est impossible de se vouer, quand on ne sait pas faire le sacrifice de son égoïsme et renoncer à toutes les illusions de ce bas-monde? Les devoirs du vrai médecin sont donc toujours en harmonie avec ses propres principes, avec ses convictions intimes, d'où ils naissent en quelque sorte spontanément. Ce qu'il doit faire, il le fait avec joie, et de là résulte pour lui le suprême bonheur de la vie, l'accord parfait entre l'extérieur et l'intérieur. Malheur à celui dont les efforts ont pour but l'ambition ou la fortune! Il sera toujours en contradiction avec lui-même et avec ses devoirs; sans cesse il verra ses espérances déçues, ses désirs ne seront jamais remplis, et il maudira enfin une profession qui ne le rémunère point, parce qu'il n'en connaît pas la véritable récompense.

Cette simple vue embrasse la morale entière, ou ce qu'on appelle la politique du médecin, expression fort inconvenante, car, nulle part plus qu'en médecine, on n'acquiert la conviction que la seule bonne politique consiste à agir comme doit le faire un homme d'honneur et de raison. La règle qui découle de là, et qui doit servir de loi fondamentale à toutes les relations du médecin, est celle-ci : Dirige tes actions de telle manière qu'elles se rapprochent le plus possible du but suprême de ta mission, la conservation de la vie des autres, le rétablissement de leur santé et l'adoucissement de leurs souffrances. Que le médecin ait continuellement cette règle présente à l'esprit, elle le mettra toujours dans le droit chemin, et elle lui sera un guide sûr dans tous les cas, même les plus compliqués.

Envisageons maintenant les relations du praticien sous ce point de vue. Elles sont de trois sortes, celles avec les malades, celles avec le public et celles avec ses confrères.

A. RELATIONS DU MÉDECIN AVEC LES MALADES.

Dans l'exercice de son art, le médecin doit ne voir que l'homme, et ne faire aucune différence entre les pauvres et les riches, les grands et les petits. Celui qui souffre le plus, celui qui court le plus de danger, doit l'emporter sur les autres, quelle que soit, d'ailleurs, sa condition. Je plains le médecin qui calcule l'importance de ses malades d'après leur rang ou leur fortune : il ne connaît point encore la plus belle récompense de sa profession. Qu'est-ce qu'une poignée d'or auprès des larmes de la reconnaissance brillant dans l'œil du pauvre, qui se voue à nous tout entier, et se fait à jamais notre débiteur, précisément parce qu'il ne peut rien nous dire, rien nous donner, tandis que le riche croit, par ses dons, acquitter sa dette, souvent même se dispenser de toute reconnaissance, sans penser que ce qu'il offre n'a de valeur qu'autant qu'il s'y rattache un sentiment plus profond, à défaut duquel ce qu'on a fait pour lui est salarié comme le sont des services vulgaires ou les humbles travaux de l'artisan. Combien de fois le médecin n'est-il pas le seul ami qui reste au pauvre gisant sur son lit de douleur ! Il lui apparaît comme un ange consolateur, ses soins compatissants lui ramènent l'espérance qui l'abandonnait, et son art lui fait couler de nouvelles forces dans les veines.

S'il y avait un homme assez malheureux pour ne pas trouver une récompense suffisante dans ces nobles sentiments, ou du moins pour penser que la médecine des pauvres ne mène à rien de plus, qu'il sache que la voix du pauvre qu'on a tiré des portes du tombeau parle plus haut et a plus de portée que celle du riche qui, en comptant avec le médecin, croit souvent avoir acheté le droit de se montrer ingrat envers lui et de rabaisser les services qu'il en a reçus.

Que le médecin mette de l'attention, de l'exactitude, de la conscience dans tout ce qui concerne sa profession. Qu'il n'agisse jamais avec légèreté ; qu'en toute occasion il pèse bien ses actions, et n'entreprenne rien sans avoir mûrement réfléchi. Qu'il voie dans le malade, jamais un moyen, mais toujours un but, jamais un simple sujet d'expérience, de la nature ou de l'art, mais toujours un homme, c'est-à-dire, le but suprême de la nature elle-même. Rarement, sans doute, les fautes du médecin deviennent justiciables des tribunaux ordinaires, puisqu'une fois l'événement accompli on ne parvient presque jamais à rétablir le fait ; mais un tribunal bien autrement redoutable l'attend dans son for intérieur, celui de sa propre conscience, qui n'admet ni prétextes, ni excuses, dont le défaut d'accusateur public n'arrête pas les poursuites, et qui n'absout qu'une âme pure, innocente, convaincue de n'avoir rien négligé pour sauver le malade. L'expérience vînt-elle même plus tard lui révéler qu'il aurait pu mieux agir, il éprouvera des regrets, mais sa conscience ne lui reprochera rien, parce qu'il a fait tout ce qui alors dépendait de lui. Qu'il se garde bien seulement de négliger ses devoirs, ou d'agir autrement qu'il ne le devrait, soit par légèreté, par insouciance, ou par des considérations personnelles, soit, ce qui peut arriver, même au meilleur praticien, par esprit de système ou manie d'expérimentation; car, en pareil cas, le juge intérieur ne reste pas muet, et, tôt ou tard, ses reproches mérités infligent une sévère et rude punition.

Mais l'habileté et l'art ne suffisent point seuls. La conduite du médecin a aussi une haute importance; c'est par elle surtout qu'il se recommande au public, qu'il perce dans le monde, qu'il inspire la confiance, car la société n'étant point compétente pour apprécier son talent, il est naturel et équitable qu'elle en juge d'après la manière dont il se comporte. Un médecin de très médiocre capacité peut acquérir une grande vogue par la seule influence d'une conduite sage, sans laquelle le plus habile demeure perdu dans l'ombre ou méconnu. Son extérieur n'est donc point une chose indifférente; il doit correspondre à la gravité de sa profession, de ses rapports. Il faut que le médecin sache inspirer la confiance, qu'il soit affable avec dignité, poli sans affectation, enjoué sans bouffonnerie, sérieux quand le cas l'exige et que ses paroles ont besoin d'avoir du poids, complaisant et facile dans les choses indifférentes, mais inébranlable à l'égard des préceptes importants, compatissant et cordial, pénétré de respect pour la religion et ses consolations, ni laconique, ni discoureur, encore moins colporteur des caquets du jour; il faut que son attention entière soit consacrée au patient, que nulle circonstance ne lui échappe, qu'il interroge tout avec soin, que les alentours même du malade deviennent l'objet de ses investigations; qu'il ne soit ni exalté, ni vulgaire, ni petit-maître, ni pédant, et tienne en tout un juste milieu; qu'il évite de se montrer passionné et emporté, que toujours il soit calme et posé, car il n'y a que le sang-froid et la circonspection qui fassent naître la confiance. C'est une grande faute, fort ordinaire aux jeunes médecins, ceux surtout de l'époque actuelle, que de tout faire pour appeler sur eux l'attention, soit en affectant de suivre la mode dans leurs vêtements ou dans leurs doctrines, soit en cherchant à se singulariser par des paradoxes ou des bizarreries, soit même en affichant hautement le charlatanisme: car il y a une grande différence entre faire sensation et inspirer la confiance; l'un empêche même l'autre, et la confiance seule peut être la source d'un bonheur durable. Attirer sur soi l'attention peut faire sans doute que, pendant quelque temps, un médecin devienne le sujet de toutes les conversations et attire la foule chez lui; mais le charme de la nouveauté ne tarde pas à s'éteindre, et c'en est fait alors du météore; tandis que l'homme de talent qui poursuit sans relâche son but avec modestie et loyauté, peut bien rester quelque temps inaperçu, mais n'en établit que plus sûrement son avenir, par cela même qu'il attire lentement à lui la confiance et l'amitié des personnes capables d'apprécier un vrai mérite.

Un devoir important, mais malheureusement très négligé par nos jeunes médecins, consiste à tenir un journal exact des malades que l'on soigne. Lorsque le bruit du jour a cessé, et que la tranquillité du soir invite à la méditation, on consacre encore quelques heures de solitude à ses malades, on confie au papier les points les plus saillants de leur histoire, les changements qui sont survenus, les remarques qu'on a faites sur l'origine et le traitement de la maladie, les moyens qu'on a mis en usage, et l'on réfléchit mûrement encore sur le tout. Que le médecin ne laisse point passer une seule soirée sans remplir encore ce dernier devoir envers ses malades, sans couronner ainsi l'œuvre de sa journée. Là, dans le silence de la nuit, bien des choses lui apparaîtront tout autrement qu'elles ne se sont montrées à lui; là, il aura des idées et des inspirations qui ne pouvaient s'offrir au milieu du tumulte. C'est à ce moment seul, quand la vie intérieure sort de son sommeil, que les objets arrivent à elle, et qu'elle s'y intéresse réellement : car il n'y a que ce qui s'insinue dans notre propre intérieur, et nous accompagne toujours, même à notre insu, qui devienne réellement notre propriété, et ce n'est que quand on s'est bien pénétré de son sujet qu'on peut espérer d'y faire quelque chose de grand, de parvenir à de nouvelles vues. On demandait un jour à Newton comment il était arrivé à ses admirables découvertes : j'y pensais continuellement, dit-il, et cette réponse si simple ne laisse rien à désirer.

Ce qui constitue l'artiste, ce n'est pas l'exécution, quelque soignée qu'elle puisse être, mais la pensée empreinte dans l'œuvre. Pour qu'un traitement soit bon, il faut que le médecin l'ait, non pas copié ou imité, mais inventé de nouveau.

Je ne saurais donc dissimuler que je considère cette occupation journalière, non-seulement comme un moyen capital, mais encore comme une condition rigoureuse pour devenir grand et parfait tant dans sa pratique que dans l'art en général. Je puis citer l'exemple de nos plus grands médecins, d'un Boerhaave, d'un Hoffmann, d'un Stoll, d'un Lentin, qui tous s'y livraient assidûment, et qui tous en préconisent l'utilité. Elle a de plus l'avantage immense de procurer une collection de faits complets, dont on a soi-même médité tous les détails, par conséquent un trésor d'expérience propre, dans lequel on puise ensuite beaucoup d'instruction, et qui nous éclaire sur nous-mêmes, en nous permettant de comparer les changements successifs de nos vues et de nos méthodes. Enfin, elle est fort utile aux malades, puisqu'elle fournit les moyens de se procurer un tableau exact et complet de leur état sanitaire, des maladies qu'ils ont tour à tour éprouvées, et des moyens qui les ont soulagés dans tels ou tels cas, ce qui est toujours d'une haute importance.

Il en est de même des visites faites aux malades. Quand donc cessera-t-on de regarder la seule présence du médecin comme une visite, et de calculer ses soins d'après le nombre de fois qu'il se rend auprès du malade? Ah! la tête ne peut aller aussi vite que les jambes, comme le disait si bien Zimmermann; et voir un malade des seuls yeux du corps, quelque fréquemment qu'on le répète, n'est guère autre chose que rendre à la maladie des honneurs proportionnés à son rang. Une véritable visite doit être faite avec calme, avec recueillement, et ne pas être trop courte; il faut que le médecin y soit tout entier, que son attention porte uniquement sur le malade, qu'il en fasse une étude complète. Des visites de cette sorte sont les seules qui remplissent leur objet, et le médecin en retire deux avantages. D'abord, il inculque au malade la conviction de l'intérêt que sa position lui inspire et gagne ainsi sa confiance. Ensuite, il établit entre le patient et lui un rapprochement intime, un rapport parfait, comme disent les magnétiseurs, état tout particulier de l'âme qui seul permet d'individualiser réellement la maladie, de plonger un regard scrutateur jusqu'au fond de son essence, qui apprend à bien comprendre les appels que la nature fait à l'art, et qui suscite en nous des pensées prenant immédiatement leur source dans la maladie elle-même. Une seule de ces visites a plus de prix qu'une multitude de celles dont tant de médecins se contentent. Il peut même y avoir des cas, dans les affections chroniques, où la vue trop fréquente du malade, précisément parce qu'elle dégénère en habitude, rende notre coup-d'œil moins sûr, et finisse par ne plus nous permettre de distinguer un arbre d'une forêt : j'ai plus d'une fois éprouvé que s'abstenir pendant quelques jours de voir le malade, était le meilleur moyen d'arriver à envisager les choses sous un nouveau point de vue, et à remarquer des phénomènes qui avaient échappé jusqu'alors à notre examen. Cependant, comme il est aussi quelques jeunes médecins qui, par délicatesse, prolongent trop leurs visites, je dois rappeler qu'on peut également pécher par excès sous ce rapport, et qu'en général voir souvent le malade est la première condition pour gagner sa confiance et acquérir une connaissance exacte de la maladie qui l'afflige. Qu'on évite seulement les visites sans nécessité, qui causent d'inutiles émotions aux malades, et peuvent même faire soupçonner le médecin d'agir dans des vues intéressées.

Le rôle du médecin ne se borne point à guérir. C'est aussi un devoir pour lui, et un grand mérite, de prolonger la vie, et de la rendre supportable dans les maladies incurables. Combien donc sont coupables ceux qui, méconnaissant leur mission, se rebutent ou demeurent spectateurs oisifs, négligent leurs malades ou les abandonnent ! Il est vrai qu'en pareil cas l'intérêt peut s'éteindre dans l'esprit de l'artiste ; mais il doit persévérer, s'accroître même dans le cœur de l'homme. Assurément, l'infortuné qui souffre sans espoir a des titres plus sacrés à notre compassion, que celui à qui la perspective de guérir rend ses douleurs moins amères, et c'est une belle œuvre, un acte de charité qui plaît à tout cœur sensible, de rendre la vie supportable, de nourrir le reste d'espérance qui ne s'éteint jamais dans le cœur même du plus malheureux, et de consoler au moins, quand on ne saurait sauver. D'ailleurs notre vue est trop courte pour qu'on puisse toujours affirmer, avec certitude de ne point se tromper, qu'il n'y a plus de salut. Je regarde même comme une règle importante de ne jamais perdre ni l'espoir, ni le courage. L'espérance suggère des idées, ouvre de nouvelles voies à l'esprit, et peut même rendre possible ce qui semblait ne point l'être. Celui qui n'espère plus cesse de penser, il tombe dans l'apathie, et le malade doit nécessairement périr, puisque celui qui était appelé à le secourir est déjà mort. Le médecin ne doit même point abandonner l'agonisant, dont il peut encore devenir le bienfaiteur, en lui rendant la mort moins cruelle.

Conserver la vie des hommes, et, quand il y a possibilité, la prolonger, tel est le but suprême de la médecine. Tout médecin a juré de ne rien faire qui soit capable de raccourcir les jours d'un de ses frères. Cette maxime a beaucoup d'importance : c'est une de celles dont on ne peut jamais s'écarter sans courir risque de produire des malheurs incalculables. Mais y demeure-t-on toujours strictement et consciencieusement fidèle? Lorsqu'un homme est frappé d'un mal incurable, qu'un malade invoque lui-même la mort, ou que la vie d'une femme est mise en danger par la grossesse, que le médecin, même honnête homme, ne se demande pas s'il n'est point permis, si ce n'est même pas un devoir de débarrasser un peu plutôt le malheureux du fardeau qui l'accable, ou de sacrifier la vie de l'enfant à celle de sa mère. Quelque plausible que puisse sembler ce raisonnement, quelque haut que la voix du cœur parle pour l'appuyer, il n'en est pas moins faux ; tout acte auquel il servirait de base serait coupable au plus haut degré, et mériterait punition. Ce serait, en effet, détruire l'essence du médecin. Sa seule mission est de conserver la vie ; qu'elle soit un bonheur ou un malheur, qu'elle ait du prix ou qu'elle en manque, ces questions ne le regardent point. S'il les faisait entrer en ligne de compte parmi les motifs déterminants de sa conduite, les conséquences seraient incalculables, et il deviendrait l'être le plus dangereux de la société; car, une fois la ligne franchie, une fois persuadé que le droit lui appartient de prononcer sur la nécessité d'une vie, il ne faut plus qu'une progression graduelle pour étendre à d'autres cas encore cette effroyable pensée du défaut de valeur et par conséquent de l'inutilité d'une vie d'homme.

Ce n'est pas seulement par des actions qu'on peut abréger la vie d'un malade; on le peut également par des paroles, par des démonstrations, et le médecin peut assumer cette responsabilité sur sa tête sans la moindre mauvaise intention. Son devoir l'oblige donc à être constamment sur ses gardes, et à éviter tout ce qui serait capable d'abattre ou de décourager le malade. Jamais il ne doit rien partir de lui qui soit en état de nuire ou d'abréger les jours de celui qui lui a confié sa santé. Ses discours, ses démonstrations, son extérieur, tout en lui doit tendre à vivifier. Qu'il se persuade bien que le malade le considère comme un homme appelé à prononcer en dernier ressort sur sa vie ou sa mort, et qu'il épie ce jugement dans ses yeux, dans l'expression de ses traits. Ne sait-on pas que la crainte, celle surtout de la mort, l'anxiété et la frayeur sont les plus dangereux de tous les poisons, et qu'ils paralysent immédiatement la force vitale, tandis que l'espérance et le courage sont les plus puissants moyens de ranimer la vie, et que leur énergie surpasse souvent celle de tous les médicaments, dont les meilleurs n'auraient même aucun effet sans leur coopération? Le médecin doit donc s'attacher à nourrir l'espérance et le courage du malade, peindre les choses en beau, dissimuler le danger, et affecter d'autant plus de sérénité que la position devient plus alarmante. Il échappe d'ailleurs au soupçon de légèreté ou d'ignorance en dévoilant la vérité aux parents, auxquels il peut même, s'il les trouve insouciants ou négligents, rembrunir encore le tableau, au lieu de chercher à en atténuer les teintes sombres. On voit, d'après cela, combien est blâmable la conduite de ceux qui ne se font point scrupule de révéler au malade le danger qu'il court, même de lui annoncer la mort, et combien est déplacée celle des parents qui prient le médecin de se charger d'une pareille tâche. Personne n'a le droit de la lui imposer, et jamais il ne doit souffrir qu'on la lui remette. Annoncer la mort, c'est la donner, et telle ne saurait jamais être la mission de l'homme qui n'est ici-bas que pour répandre la vie. Lors même que le malade exige qu'on lui dise la vérité, sous prétexte de mettre ordre à ses affaires, ou pour d'autres motifs quelconques, il ne faut jamais lui déclarer positivement que ses jours sont désormais comptés; je sais deux cas où d'excellents médecins ont eu à se reprocher la mort immédiate de malades auxquels ils avaient dévoilé l'incurabilité du mal, par condescendance pour leurs pressantes sollicitations.

Le médecin doit savoir risquer, non-seulement sa vie, mais encore, ce qui est plus précieux, son honneur et sa réputation, lorsque les jours du malade se trouvent compromis. Nous arrivons ici à un cas qui est incontestablement l'un des plus difficiles de la médecine entière, parce qu'un faux sentiment d'honneur peut aisément faire sortir du droit chemin, où l'on ne reste qu'en demeurant fidèle aux vrais principes. On s'aperçoit qu'il n'y a qu'un seul moyen capable de sauver le malade; mais ce moyen est douteux, l'essayer présente des dangers, et, s'il ne réussit pas, le public ne manquera point de rejeter la responsabilité entière sur le médecin. Le faux politique n'aura égard qu'à cette dernière circonstance; il aimera mieux laisser périr le malade que de paraître l'avoir tué, et n'essaiera point ce qui peut-être l'aurait sauvé. Mais le médecin probe ne voit que le salut d'un homme; il s'aperçoit qu'en préférant sa propre réputation, il agirait comme un pur égoïste, et violerait la plus sainte loi de la médecine; il sait que c'est l'intention et non le résultat qui détermine nos actions, qu'il n'a, par conséquent, qu'à consulter son devoir et sa conscience sans s'inquiéter de ce qui adviendra; il n'hésite donc point à mettre en usage ce moyen douteux, et il jouit ou de voir le succès couronner sa noble conduite, ou du triomphe plus grand encore d'avoir sacrifié ce qu'il possédait de plus cher à son devoir; plus les hommes le méconnaîtront, plus il se sentira, dans son propre intérieur, élevé au-dessus de leurs jugements; sa conscience le récompensera mieux que ne pourraient le faire ici-bas les honneurs et la renommée. En général, toutes les fois que le médecin entreprend un traitement, il doit se faire une loi d'assumer, avec le malade, les jugements faux et injustes du public. L'issue et tous les jugements qui reposent nécessairement sur le résultat seul ne sont point en notre pouvoir, et doivent, par conséquent, nous être indifférents. Interrogez les meilleurs médecins, et ils vous diront que les cas dans lesquels ils ont échoué sont souvent ceux dans lesquels ils ont déployé le plus de talent, ceux qui leur ont coûté le plus de peine, ceux par lesquels ils ont acquis le plus de mérite à leurs propres yeux. La seule chose qui dépende de nous, en médecine, c'est la conviction d'avoir rempli loyalement notre devoir, et cela suffit; nul ne saurait nous ravir cet éloge, qui nous place autant au-dessus des injustices de la société, que la vie intérieure est au-dessus de la vie extérieure.

Ce qui souvent contribue plus que le mal physique à rendre la tâche du médecin difficile, c'est la différence de manière de voir parmi les hommes. Préjugés de mille espèces, degrés infinis d'éducation, caractère, tempérament, entourages, tout se réunit pour empêcher le bien. C'est un point à l'égard duquel le médecin doit connaître les hommes. Mais quel est celui qui n'acquerra pas promptement cette connaissance, s'il a quelque peu de bon sens. Je ne connais pas de profession qui en fournisse plus d'occasions. La connaissance des hommes, la justesse du tact et la prudence peuvent seules diriger le médecin, et le mener au but à travers les obstacles. Il serait impossible, inutile même, de tracer des règles à cet égard, car elles profiteraient bien peu à celui qui en aurait besoin. Je me contenterai donc d'indiquer brièvement les principales catégories auxquelles on peut, sous ce point de vue, rapporter les malades : ce sont les méticuleux, les insouciants, les crédules, les incrédules, les dociles, les taciturnes, les babillards, les imaginaires, les demi-médecins. Les malades de ces deux dernières classes sont les plus désagréables de tous, car ils ne disent point ce qu'ils sentent, ils ne sont pas contents de recevoir un bon conseil, ils veulent encore connaître et discuter les motifs qui l'ont dicté, ils se permettent même de modifier à leur gré les prescriptions qu'ils reçoivent. Chez eux, il faut faire un devoir particulier de la loi générale, rejeter sur le médecin, non-seulement la maladie, mais encore l'idée de la maladie, qui est souvent plus accablante qu'elle-même, et les en débarrasser tout-à-fait.

L'art de formuler est fort important, et mérite plus d'attention qu'on n'y en consacre ordinairement. C'est le dernier résultat de l'examen fait par le médecin, c'est le seul document qui reste de ses vues et de son talent, c'est une pièce qui fait même autorité en justice. Combien un peu trop de précipitation, une faute même d'écriture, ne peuvent-ils point influer sur le sort du malade et la réputation du médecin ! On ne saurait donc y apporter trop de soin, et tout praticien devrait se faire une invariable règle de relire ses formules après les avoir écrites.

Des moyens dangereux ne doivent jamais être laissés entre les mains des malades, du moins en assez grande quantité pour pouvoir compromettre l'existence. Il est effrayant de voir dans les chambres des malades des bouteilles contenant une demi-once et jusqu'à une once entière d'opium. S'il arrive de là un malheur, la faute en est toujours au médecin.

Nul médecin qui se respecte ne débitera de remèdes secrets, n'en permettra même à ses malades, car comment pourrait-il juger de choses qu'il ne connaît point ?

Toutes les fois que la chose est possible sans nuire au but principal, il faut préférer les moyens qui coûtent peu à ceux dont le prix est élevé, et les remèdes indigènes à ceux des pays lointains. Diminuer les frais, ou du moins ne pas les accroître sans nécessité, contribue à alléger le mal dont on entreprend la cure, et il est du devoir d'un bon citoyen d'épargner à l'Etat de payer des impôts à l'étranger. Il y a de la cruauté à négliger ce soin chez les personnes peu fortunées, et, en leur donnant la vie, à leur enlever les moyens de vivre.

Sous ce rapport, le médecin peut être le plus grand bienfaiteur de ses malades, en ayant égard, non-seulement avec bienveillance, mais encore avec délicatesse, à leurs facultés pécuniaires. Je n'entends point parler ici des pauvres proprement dits, sur le sort desquels l'Etat veille, ou la charité publique, mais de la classe infiniment plus à plaindre, qui, si elle trouve les moyens de subvenir aux nécessités de la vie tant qu'elle jouit de la santé, souffre du besoin dès que la maladie se présente, en un mot, de ceux qui sont réellement pauvres sans vouloir le paraître, des pauvres honteux. Le médecin est presque le seul qui les connaisse, et personne mieux que lui ne peut soulager leur misère, sans qu'ils s'en aperçoivent. J'indiquerai, par exemple, un moyen de diminuer beaucoup les frais du traitement, sans avoir l'air de faire la médecine à titre gratuit et de ranger le malade dans la classe des indigents; il consiste à convenir avec le pharmacien d'un signe qui, placé en tête des formules, lui indiquera d'exiger seulement ses déboursés, sans profit : on épargnera ainsi au malade un tiers, souvent même une moitié des frais. De cette manière, on vient au secours des nécessiteux, en ménageant leur amour-propre, ce qui est le cachet de la bienfaisance.

B. RELATIONS DU MÉDECIN AVEC LE PUBLIC.

L'opinion publique n'a pour personne autant d'importance que pour le médecin. Il est l'homme du peuple dans le sens propre du mot, et la voix du peuple décide de son sort. Il doit donc ne point dédaigner les moyens qui peuvent la faire tourner en sa faveur. C'est un orgueil très blâmable, dans un jeune médecin, que de se mettre au-dessus de l'opinion publique, et de n'y attacher aucun prix. Le sage place mieux son orgueil, il le met à parvenir au but qu'il se propose; mais qui veut le but, veut aussi les moyens. Le but du médecin est de guérir : plus il trouve d'occasions de s'exercer, plus il approche de ce but et devient le bienfaiteur de ses semblables; or, la bonne opinion générale est une condition principale de succès; donc tout médecin raisonnable doit se faire un devoir de la conquérir et de la conserver.

Il est vrai que des talents transcendants ou un hasard heureux peuvent, en quelque sorte, forcer l'opinion, et élever un médecin, même contre la voix générale. Mais ce sont là de rares exceptions. La règle est que le jeune médecin éveille peu à peu, parmi le public, une disposition qui lui soit favorable, et qui inspire aux autres le courage et l'envie de lui confier ce qu'ils ont de plus précieux, l'existence et la santé.

Les principaux moyens d'arriver à cette conquête sont, indépendamment de soins consciencieux prodigués aux malades, une inébranlable droiture, une vie régulière, la modération, la conduite sage et mesurée que j'ai indiquée plus haut, la modestie, la circonspection dans ses jugements et ses démonstrations, la prudence dans le choix de ses sociétés, et le soin d'éviter jusqu'aux apparences défavorables. Que le médecin, celui surtout qui débute, n'oublie jamais qu'il est plus observé qu'un autre homme. Il appartient à la société toute entière; chacun est intéressé à bien connaître celui auquel un jour peut-être sa vie sera confiée, et chacun aussi s'arroge le droit de le juger.

Le médecin n'appartient à aucun parti, la popularité est son élément, et la liberté d'esprit sa plus noble prérogative. Qu'il se garde donc bien d'embrasser aucune bannière politique, ou de s'engager dans des relations qui l'y obligeraient. Il doit s'estimer heureux que sa profession lui permette, lui fasse même un devoir de ne point participer aux dissentions qui divisent les citoyens, et de ne voir jamais que l'homme seul.

Il sera fort utile que le médecin cherche, par ses discours ou ses écrits, à répandre des notions plus exactes sur les moyens de conserver la santé et de traiter raisonnablement les maladies, à combattre les préjugés, à provoquer des institutions qui améliorent l'état sanitaire général. C'est là certainement un des plus sûrs et des meilleurs moyens de faire le bien, de répandre son nom parmi le public, d'établir sa réputation et d'appeler à soi la confiance. Il faut seulement agir avec circonspection lorsqu'on attaque des préjugés enracinés ou des habitudes favorites, car un style peu mesuré ou mordant pourrait révolter le public, et, sans le corriger, lui faire prendre l'auteur en aversion.

En général, l'esprit de saillie et le goût de la satyre sont des qualités dangereuses chez un jeune médecin. A nul autre ils ne nuisent autant qu'à l'homme devant lequel on est obligé de se montrer dans toute sa nudité, et de dévoiler des faiblesses ou des secrets dont personne autre n'a le moindre soupçon. La plus grande partie du public aimera mieux se confier à une tête bornée qu'à un railleur ou à celui qui vise à l'esprit. Combien se sont, par un seul bon mot, attiré des ennemis irréconciliables ; les hommes pardonnent plus aisément une offense réelle qu'une raillerie.

La discrétion est une des qualités les plus indispensables au médecin, car sa profession comporte qu'il devienne le dépositaire des secrets les plus cachés, et qu'il remplace le confesseur. Il tient entre ses mains le bonheur, non-seulement d'individus, mais de familles entières, et ce serait le dernier degré de la bassesse que de révéler indiscrètement ce qu'on lui confie, ou d'en abuser par calcul. Il doit éviter jusqu'à l'apparence même, par conséquent, parler le moins possible de ses malades, répondre brièvement et vaguement aux questions qu'on lui adresse sur leur compte, et surtout bien se garder d'entrer dans aucun détail en ce qui concerne l'intérieur de leur vie domestique.

Qu'avant tout, le médecin se préserve de passer pour joueur, buveur ou débauché, car ces défauts sont en contradiction directe avec sa profession, et lui enlèvent irrémissiblement la confiance du public. Un joueur ne prend point d'intérêt à ses malades, un homme porté à boire ne conserve pas sa tête, et celui qui aime la volupté n'a ni la pureté ni la solidité de caractère dont tout médecin doit indispensablement être doué.

Il est donc très avantageux que le médecin soit marié et qu'il fasse bon ménage. Par là, non-seulement il attirera d'avantage la confiance, celle des femmes surtout, mais encore il échappera à plus d'un soupçon, et évitera même certaines propositions.

Tout ce qui a l'apparence de l'avidité doit être évité. La rapacité rabaisse le médecin et l'art, repousse les malades peu fortunés, et prive de ce qui vaut mieux que la richesse, une bonne renommée.

C. RELATIONS DU MÉDECIN AVEC SES CONFRÈRES.

Elles sont de deux sortes, les unes générales, les autres ayant trait aux malades.

Quant aux premières, ce devrait être une loi de s'estimer réciproquement, ou, si la chose n'était pas possible, de se tolérer au moins. Rien n'est plus difficile que de juger les autres, mais nulle part on n'y trouve plus d'obstacles qu'en médecine. On a déjà beaucoup de peine à pardonner au public de s'en arroger la prétention; mais il est révoltant de voir des médecins, qui connaissent les difficultés de l'art et de son appréciation, juger leurs confrères avec dureté ou dédain, et chercher à s'élever en rabaissant les autres.

Puissé-je donc inculquer aussi profondément dans l'âme de mes confrères qu'elle l'est dans la mienne, cette vérité que tout médecin qui en rabaisse un autre déprécie l'art et soi-même.

D'abord, plus le public apprend à connaître de défauts chez les médecins, et plus on les lui rend méprisables ou suspects, plus le prix qu'il attachait à la médecine baisse; et comme cette diminution de confiance rejaillit bientôt de l'art sur ceux qui l'exercent, le censeur ne tarde pas à s'en ressentir aussi. La malice publique s'exercerait certainement moins sur le compte des médecins, et leurs fautes fourniraient un aliment moins habituel à la conversation, s'ils ne donnaient point eux-mêmes l'exemple. Il faut être dépourvu de sens commun et dominé par le plus étroit égoïsme pour croire sérieusement qu'on se place au-dessus des autres en les dépréciant.

En second lieu, cette conduite viole les premiers principes de la morale et de la religion, qui nous ordonnent de ne point dévoiler les fautes des autres, mais de les excuser. Le médecin qui s'en rend coupable perd donc plus, dans l'esprit des personnes bien pensantes, que celui qu'il cherche à rabaisser; car, ce dernier ne perd que comme artiste, tandis que lui perd comme homme, et une mauvaise action est pire qu'un mauvais traitement médical.

Enfin, tous ces critiques impitoyables devraient bien se persuader que la mesure dont ils se servent pour les autres leur sera également appliquée à eux. Quiconque traite son prochain avec arrogance et dureté doit être certain qu'on en usera de même à son égard, et cela de plein droit.

La modestie dans les manières et les discours pare tous les hommes, et plus que personne un jeune médecin : elle lui procure des amis parmi ses confrères, elle lui fournit des occasions de s'instruire, elle contribue par conséquent à son propre perfectionnement et à son avancement dans le monde.

La médecine n'est point encore arrivée, il s'en faut de beaucoup, à un degré de perfection et de précision qui permette de juger toutes les méthodes curatives en dernier ressort. Nous n'avons point de code qui soit légal et généralement adopté ; chacun est libre d'envisager à sa guise l'organisme et les moyens de le traiter, pourvu que ses idées ne répugnent point à la raison et à l'expérience. Personne ne disconviendra qu'au lit du malade on peut arriver au but par des voies différentes, et que les apparentes contradictions du traitement s'expliquent fort bien par les réactions diverses de l'organisme. La nature organique n'est point renfermée dans d'aussi étroites limites que nos systèmes, autrement on n'aurait pas vu tant de théories se succéder les unes aux autres, et chacune d'elles compter des succès, quand on venait à en faire l'application. En dernière analyse, l'expérience et les résultats rigoureux qui en découlent sont la seule chose vraie et durable en médecine ; plus un médecin a observé long-temps et avec attention la manière dont le corps vivant se comporte envers les impressions du monde extérieur, celles surtout des agents thérapeutiques, plus il est parfait comme artiste. Chacun peut donc avoir son système, son mode particulier d'envisager les choses. Le jeune médecin principalement peut s'estimer heureux de connaître les doctrines les plus nouvelles, d'être en état de s'élever partout à des déductions orthodoxes; mais ce qu'il importe, c'est que nul ne s'imagine posséder seul la vérité, c'est que chacun respecte l'opinion des autres, celle surtout des médecins mûris par une longue expérience, c'est que personne ne perde de vue que quiconque s'imagine tout savoir n'en est encore qu'au premier échelon de la science, et que commencer à douter, à sentir qu'il y a des choses qu'on ignore, est le signe certain qu'enfin l'on s'engage dans la route du progrès, et l'unique moyen de s'élever à la perfection.

Que le jeune médecin estime, dans un vieux praticien, la maturité de l'expérience, le coup-d'œil profond et exercé, l'étendue et la solidité des connaissances, l'habileté à distinguer ce qui est important de ce qui n'a aucune valeur réelle, le tact pratique, l'art, que l'exercice seul peut faire acquérir, de réduire les principes généraux à la forme spéciale du sujet, et d'individualiser jusque dans les moindres détails le cas et le traitement, la connaissance et l'appréciation des agents médicinaux et de leurs propriétés spécifiques, enfin le talent de choisir en toutes circonstances le lieu, le moment et la mesure convenables. Qu'il cherche à mériter sa confiance et son amitié, sollicite ses conseils dans les cas difficiles, et profite de son commerce;

non-seulement il tirera de là de grands avantages pour sa propre instruction, mais encore il se ménagera un appui, dont le médecin a si souvent besoin au début de sa carrière.

Mais que, de son côté, le vieux médecin honore, dans son jeune confrère, la fraîcheur et la pureté du coup-d'œil, les idées nouvelles sur la nature et sur l'art, l'avidité de savoir, l'amour ardent de la vérité, l'application, la bonne volonté, et l'éducation systématique ; qu'il n'oublie point que lui-même a dû parcourir cette route, et que mille obstacles ont entravé ses premiers pas ; qu'il l'accueille avec bienveillance et paternellement, lui ouvre volontiers le trésor de son expérience, lui fasse cordialement remarquer ses fautes dans les heures d'intimité, les excuse et les couvre aux yeux du public ; qu'enfin surtout il se montre circonspect et humain dans les consultations, parce qu'en de telles occurrences la parole de l'homme à cheveux blancs peut souvent décider de tout l'avenir du jeune homme.

C'est une vérité démontrée qu'en médecine la plus petite circonstance change l'état des choses et leur signification, et qu'il y a impossibilité absolue de juger la conduite tenue par un autre, lorsqu'on ne l'a point suivie pas à pas, lorsqu'on n'a point été exactement informé de toutes les particularités.

Il suit donc de là que c'est toujours la preuve d'un esprit étroit, d'un savoir peu étendu, ou d'un mauvais cœur, quand un médecin porte un jugement défavorable sur ses confrères. Il convient à l'homme d'honneur, même lorsqu'on lui demande son avis sur ce point, de s'abstenir, en alléguant qu'un médecin ne saurait avoir d'opinion qu'autant qu'il connaît parfaitement tout les détails du cas ; si cette ressource lui manque, il doit tout expliquer à l'avantage de son confrère, ce qui n'est point difficile. En agissant ainsi, il honorera toujours et l'art et lui-même.

Quant aux relations des confrères avec les malades, nous avons d'abord à examiner ici les consultations.

Généralement parlant, l'utilité des consultations, surtout quand elles sont nombreuses, est très problématique. Si les opinions sont unanimes, la réunion de plusieurs ne procure aucun avantage; si elles diffèrent, il ne peut résulter de là que désordre et confusion dans le traitement. D'ailleurs, les passions et les intérêts personnels s'y glissent trop souvent, et ce qu'il y a de plus fâcheux encore, l'intérêt qu'inspire le malade se trouve divisé, et par conséquent diminué, quand plusieurs médecins, même habiles, sont appelés à donner leur avis sur son compte. Cependant il peut y avoir des cas où ces réunions soient utiles, même indispensables : tels sont celui d'une maladie très compliquée et opiniâtre, qui commence à embarrasser le médecin ordinaire, celui dans lequel le malade perd une partie de sa confiance, celui où le traitement entraîne une grande responsabilité, celui enfin où le malade inspire un si vif intérêt, qu'on redoute de s'en fier à ses propres lumières.

Mais, pour qu'une consultation soit réellement utile, il faut qu'elle réunisse les conditions suivantes :

Qu'elle ne soit pas nombreuse ; deux ou tout au plus trois médecins suffisent. Que les consultants ne soient point ennemis déclarés, point entêtés, point partisans d'une secte *à priori* : qu'ils soient mûris par l'expérience, et qu'ils aient le talent de comprendre les idées des autres, d'entrer dans leurs pensées.

Qu'on s'y occupe principalement du diagnostic, de la détermination des causes et du caractère de la maladie, et qu'ensuite on arrête le plan du traitement. L'exécution doit, de toute nécessité, être livrée non à une commission, mais à un seul, le médecin ordinaire.

Le principe suprême de tout médecin consultant doit être de n'avoir en vue que le bien du malade, et de renoncer entièrement à son individualité dans cette réunion de plusieurs forces pour parvenir à un but commun. Si les médecins étaient bien pénétrés de ce simple sentiment, il n'y aurait jamais d'altercations ni de scènes scandaleuses, et les consultations tourneraient toujours au profit des malades, tandis que les médecins semblent souvent ne se réunir que pour se faire réciproquement valoir, placer le médecin ordinaire et sa conduite sous un jour équivoque, et, au lieu de s'assimiler les uns avec les autres, soutenir opiniâtrement leurs opinions particulières.

Il suit donc de là que le malade ne doit jamais être témoin de la consultation ; on se contente de lui en communiquer le résultat, autant, du moins, qu'il peut le connaître. Ce serait agir non-seulement sans noblesse, mais encore avec cruauté envers le malade que de lui donner à entendre qu'on regarde comme mauvais le traitement auquel il a été soumis jusqu'alors.

Que, pendant la réunion, chacun expose modestement son opinion, en développant les motifs sur lesquels il se fonde, et si les avis sont partagés, qu'on cherche à s'entendre, à se rendre plus intelligible, sans faire preuve d'entêtement ni d'esprit de chicane, et qu'on essaie d'entrer dans la série d'idées de ses confrères, ou pour s'y ranger soi-même, ou, si on ne peut l'adopter, pour les convaincre d'autant plus sûrement par leur propre manière d'envisager les choses. Souvent, en effet, aujourd'hui surtout, le désaccord ne tient qu'à la différence des vues et du langage, et il suffit, pour y mettre un terme, de traduire son opinion dans la langue d'autrui. Si l'un des consultants a une idée favorite, un remède de prédilection, qu'on lui cède volontiers sur ce point, pourvu qu'il n'en puisse résulter aucun inconvénient; c'est le meilleur moyen de prouver qu'on n'est point guidé par l'opiniâtreté et d'obtenir de la condescendance quant à l'objet principal. S'il devenait absolument impossible de concilier les opinions, et d'arriver à poser les bases d'un traitement, la seule ressource serait de s'en remettre à la décision du malade : c'est à lui qu'il appartient alors de faire connaître le médecin en qui il a le plus de confiance et dont on doit suivre le plan.

Rien n'est plus mauvais que l'habitude contractée par certains malades de consulter des médecins autres que celui qui les traite, et rien n'est plus blâmable que l'usage adopté par certains praticiens de céder à ces demandes, d'en profiter même pour inspirer de la défiance contre le médecin ordinaire et chercher à l'évincer. L'homme loyal n'agira jamais ainsi; il repoussera les questions qui lui seront adressées, il en fera sentir l'indiscrétion au malade, il lui démontrera l'impossibilité d'établir un jugement et de donner aucun conseil sans s'entendre avec le médecin ordinaire, sans connaître le plan qu'il a adopté. Qu'on ne croie pas qu'il soit indifférent d'émettre en général son opinion sur la maladie et le traitement. On peut par là, même sans nulle mauvaise intention, semer le doute et la défiance dans l'âme du malade, et faire naître des difficultés ou des désagréments pour le médecin ordinaire. Cependant, si l'on s'apercevait que le traitement est mauvais, l'intérêt du malade devrait imposer silence à toute autre considération. Il y aurait là un devoir impérieux à remplir; si la vie se trouvait en jeu, il faudrait sans hésitation faire aussitôt ce que la conscience prescrirait, et nul médecin bien pensant ne saurait en être blessé ; si, au contraire, le danger n'était point pressant, on proposerait une consultation, et, dans le cas où des motifs particuliers porteraient le malade à la refuser, on ferait secrètement connaître son opinion au médecin ordinaire. C'est ainsi qu'on doit concilier ses devoirs envers les malades avec ceux envers ses confrères, et qu'on se rend utile aux uns sans nuire aux autres.

Quand le malade a perdu toute confiance en son médecin, et qu'il est résolu de se remettre entièrement aux soins d'un autre, celui-ci ne peut pas plus le refuser, que l'autre prendre son acceptation en mauvaise part, attendu que la confiance des hommes est libre et commande le respect. Qu'on ait soin seulement, de part et d'autre, d'agir franchement, avec ménagement, et comme le doivent faire des hommes de bonne compagnie.

Lorsqu'un malade passe d'un médecin à un autre, presque toujours il cherche à justifier cette démarche en disant beaucoup de mal du premier, à tort ou à raison, et malheureusement la politique des praticiens vulgaires les pousse à abonder dans ce sens, à déverser le blâme sur les méthodes de traitement qui ont été suivies avant eux. Ce n'est point ainsi qu'agit le médecin loyal. Il sent qu'une telle conduite manquerait de noblesse, eu égard à son confrère, et serait même cruelle envers le malade, qu'il affligerait doublement en lui faisant acquérir la conviction, non-seulement que la peine et le temps ont été jusqu'alors dissipés en pure perte, mais qu'encore la maladie est devenue plus grave et incurable. On ne conçoit pas qu'un homme sensible puisse, par de pareilles déclarations, abreuver souvent d'amertume les derniers jours d'un être qui souffre : sinon par ménagement, du moins par humanité, il doit approuver ce qui a été fait avant lui, apaiser les doutes du malade, et chercher d'autres causes pour expliquer le défaut de succès.

TABLE DES MATIERES.

N.

O.

P.

R.

T.

U.

V.

FIN.

ON TROUVE CHEZ LE MÊME LIBRAIRE.

ANDRAL, Précis d'anatomie pathologique. *Paris*, 1829, 3 v. in-8. 18 0
BAYLE (A. L. J.). Traité élémentaire d'Anatomie descriptive, 4e. édit. *Paris*, 1833, in-18. 7 0
BEGIN, Nouveaux Elémens de chirurgie et de Médecine opératoire, 2e. édit. *Paris*, 1838, 3 vol. in-8. 20 0
BERZELIUS, De l'Emploi du chalumeau dans les analyses chimiques, *Paris*, 1822, in-8. fig. 6 50
— Traité complet de Chimie, trad. par A. J. L. Jourdan et Esslinger, avec des Notes et des Additions communiquées par l'auteur, *Paris*, 1828-1833, 8 vol. in-8. figures. 56 0
— Théorie des proportions chimiques, et Tables synoptiques des poids anatomiques des corps simples et de leurs combinaisons les plus importantes, 2e. édit. très augmentée, *Paris*, 1835, in-8. figures. 8 0
BEUDANT (E. S.), Traité élémentaire de minéralogie, 2e édit. *Paris*, 1833, 2 vol. in-8. fig. 22 0
BRIAND, Manuel de médecine légale, 3e. édit. in-8. *Paris*, 1836. 8 0
— Manuel complet d'hygiène, ou Traité des moyens de conserver la santé. 3e. édit. in-8. *Paris*, 1838. 8 0
BROUSSAIS, Histoire des Phlegmasies ou inflammations chroniques, fondée sur de nouvelles Observations de Clinique et d'Anatomie pathologique, 3e. édit. *Paris*, 1838, 3 vol. in-8. 22 0
— Examen des Doctrines médicales et des systèmes de Nosologie, précédé de propositions renfermant la substance de la médecine physiologique, 3e. édit. *Paris*, 1829-1834, 4 forts vol. in-8. 22 0
DELABARRE, Traité de la seconde Dentition, etc., in-8, avec 22 planches, 1819. 10 0
— Traité de la Partie mécanique du chirurgien dentiste, 2 vol. in-8, avec 42 planches, *Paris*, 1820. 16 0
DESFONTAINES, Flora Atlantica, sive Historia plantarum quæ in Atlante, agro Tunetano, et Algeriensi, etc. *Parisiis*, 1798, 2 v. in-4, avec 263 planches, gravées d'après les dessins de Redouté. 100 0
— Histoire des Arbres et Arbrisseaux qui peuvent être cultivés en pleine terre. *Paris*, 1809, 2 vol. in-8. 15 0
— Catalogus plantarum horti regii Parisiensis cum Annotationibus de Plantis novis aut minus cognitis, 3e édition, *Paris*, 1829, in-8. 7 0
DESLANDES, De l'Onanisme et des autres abus vénériens, considérés dans leurs rapports avec la santé, *Paris*, 1835, in-8. 7 0
DICTIONNAIRE de Médecine et de Chirurgie pratiques, par MM. Andral, Bégin, Blandin, Bouillaud, Bouvier, Cruvelhier, Cullerier, Deslandes, Devergie, Dugès, Dupuytren, Foville, Guibourt, Jolly, Lallemand, Londe, Magendie, Martin-Solon, Ratier, Rayer, Roche et Sanson, *Paris*, 1829-1836, 15 forts v. in-8. 105 0
DICTIONNAIRE de Médecine, Chirurgie, Pharmacie, Physique, Chimie, etc., par MM. Béclard, Chomel, Cloquet et Orfila, augmenté d'un Supplément par M. Tavernier, *Paris*, 1826-1832, 3 v. in-8. 20 0
— Le supplément de M. Tavernier séparément, in-8. 3 0
GERDY, Traité des Bandages, des pansements et de leurs Appareils, *Paris*, 1837-1838, 2 vol. in-8, atlas in-4. 18 0

HENRI et GUIBOURT, Pharmacopée raisonnée, ou Traité de Pharmacie théorique et pratique, 2e édit. *Paris*, 1833, 2 vol. in-8. fig. 18 0

HUFELAND, Traité de la Maladie scrofuleuse; ouvrage couronné par l'Académie impériale des curieux de la nature, trad. de l'allemand sur la 3e. édition de 1819, accompagné de notes par J. B. Bousquet, D. M., et suivi d'un mémoire sur les scrofules, par M. le baron Larrey, avec 2 planches, *Paris*, 1821, in-8. 6 0

— L'Art de prolonger la Vie de l'Homme, trad. de l'allemand, par A. J. L. Jourdan, D. M. *Paris*, 1824, in-8. 6 0

HUTIN, Manuel de Physiologie de l'Homme, 2e. édit. *Paris*, 1838, in-18. 6 0

LABESCHE, Manuel de Géologie, traduit de l'anglais, avec des additions par M. Brochant, *Paris*, 1833, in-8. fig. 16 0

LAENNEC, De l'Auscultation médiate, ou Traité du diagnostic des Maladies des Poumons et du Cœur, etc., 4e. édit. *Paris*, 1836, 3 vol. in-8. 21 0

LAGNEAU, Exposé des Symptômes de la Maladie Vénérienne, 6e édition, *Paris*, 1826, 2 vol. in-8. 12 0

LAUTH, Nouveau manuel de l'Anatomiste. 2e. édit. *Paris*, 1836, in-8. 10 0

LOUIS (P. C. A.), Recherches anatomico-pathologiques sur la Phthisie, *Paris*, 1825, in-8. 7 0

— Mémoires ou Recherches anatomico-pathologiques sur plusieurs Maladies, *Paris*, 1826, in-8. 7 0

MAGENDIE, Précis Elementaire de Physiologie, 4e. édit. *Paris*, 1836, 2 vol. in-8. 17 0

— Formulaire pour l'Emploi et la Préparation de plusieurs nouveaux Médicamens, 9e édit. *Paris*, 1836, in-12, br. 5 0

MAYOR, Nouveau système de déligation, *Genève*, 1837, 2 vol. in-8, fig. 6 0

MECKEL (F.). Manuel d'Anatomie générale, descriptive et pathologique, traduit de l'allemand, et augmenté des Faits nouveaux dont la Science s'est enrichie jusqu'à ce jour, par G. Breschet, chef des travaux anatomiques de la Faculté de Médecine de Paris, et A. J. L. Jourdan, D. M. P. *Paris*, 1825, 3 vol. in-8, de 800 pages chacun. 50 0

MERAT et DELENS, Dictionnaire universel de Matière médicale et de thérapeutique générale, contenant l'indication, la description et l'emploi de tous les médicamens connus dans les diverses parties du globe, *Paris*, 1830-1834, 6 forts vol. in-8. 52 0

NYSTEN, Dictionnaire de Médecine, 5e. édit. revue par Briand, Bricheteau et Henry, *Paris*, 1838, in-8. 10 0

OLLIVIER (C. P.). De la Moëlle épinière et de ses maladies, 2e. édit. 2 vol. in-8. fig. *Paris*, 1837. 13 0

ROUX, Relation d'un Voyage à Londres en 1814, ou Parallèle de la Chirurgie anglaise avec la Chirurgie française, in-8. *Paris*, 1815. 8 0

RICORD, Traité pratique des maladies vénériennes, *Paris*, 1838, in-8. 9 0

BIBLIOTHEQUE ROYALE

www.ingramcontent.com/pod-product-compliance
Ingram Content Group UK Ltd.
Pitfield, Milton Keynes, MK11 3LW, UK
UKHW021924210726
13857UKWH00008B/29